Diversos tipos de imagens:
- Ilustrações anatômicas realistas e detalhadas para aprimorar a compreensão
- Representações esquemáticas de contextos funcionais
- Fotografias de anatomia de superfície
- Registro de técnicas de imagem.

Imagens

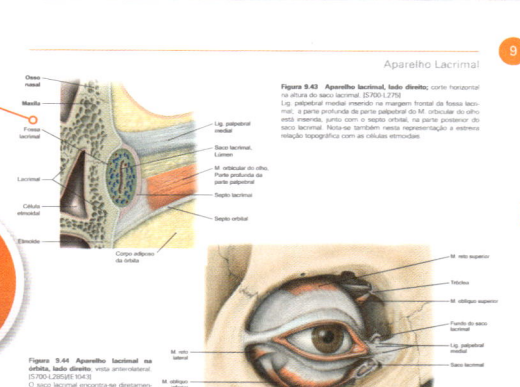

Legendas detalhadas explicam as estruturas e as relações topográficas mais importantes.

O boxe **Correlação Clínica** mostra a estrutura comprometida, de modo a promover a fixação do conhecimento.

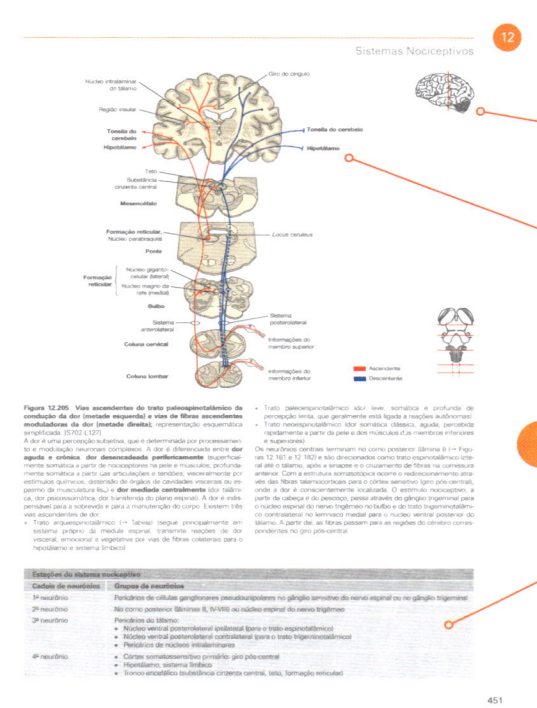

Planos de corte orientam a visualização das estruturas anatômicas.

Dica de estudo: estruturas importantes estão em **negrito**.

As **Tabelas** mostram as correlações.

Questões de autoavaliação

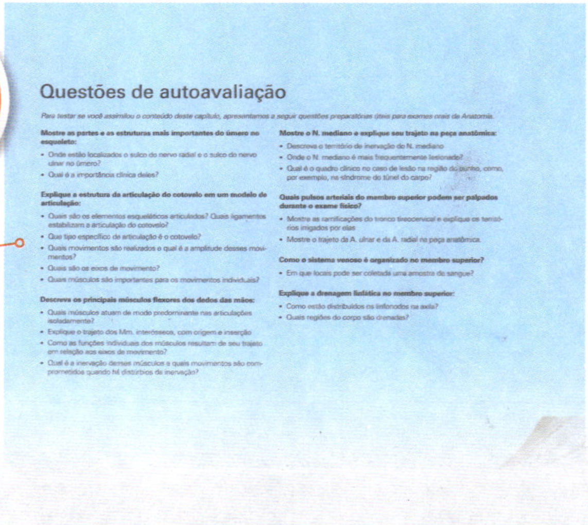

Questões de **provas de Anatomia** são apresentadas no fim do capítulo para verificação de aquisição do conhecimento.

O que você encontra na 25ª edição:

Volume 1 — Anatomia Geral e Sistema Muscular

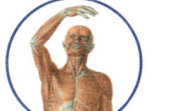
1 Anatomia Geral
Orientação no Corpo → Superfícies → Desenvolvimento → Sistema Locomotor → Vasos Sanguíneos e Nervos → Técnicas de Imagem → Pele e Anexos Cutâneos

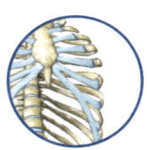
2 Tronco
Superfície → Desenvolvimento → Esqueleto → Técnicas de Imagem → Musculatura → Vasos Sanguíneos e Nervos → Topografia, Dorso → Mama → Topografia, Abdome e Parede Abdominal

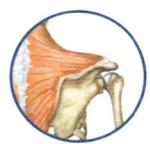
3 Membro Superior
Superfícies → Desenvolvimento → Esqueleto → Musculatura → Vasos Sanguíneos e Nervos → Topografia → Cortes

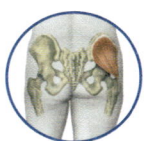
4 Membro Inferior
Superfícies → Esqueleto → Musculatura → Vasos Sanguíneos e Nervos → Topografia → Cortes

Volume 2 — Órgãos Internos

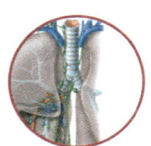
5 Órgãos do Tórax
Topografia → Coração → Pulmão → Esôfago → Cortes

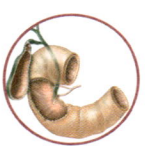
6 Órgãos do Abdome
Desenvolvimento → Topografia → Estômago → Intestino → Fígado e Vesícula Biliar → Pâncreas → Baço → Vascularização e Drenagem Linfática → Cortes

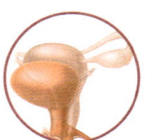
7 Pelve e Retroperitônio
Topografia → Rim e Glândulas Suprarrenais → Vias Urinárias → Reto e Canal Anal → Órgãos Genitais Masculinos → Órgãos Genitais Femininos → Cortes

Volume 3 — Cabeça, Pescoço e Neuroanatomia

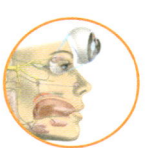
8 Cabeça
Visão Geral → Ossos e Articulações → Tecido Adiposo e Epicrânio → Musculatura → Topografia → Vasos Sanguíneos e Nervos → Nariz → Boca e Cavidade Oral → Glândulas Salivares

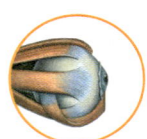
9 Olho
Desenvolvimento → Esqueleto → Pálpebras → Glândula lacrimal e Aparelho Lacrimal → Musculatura Ocular → Topografia → Bulbo do Olho → Via Óptica

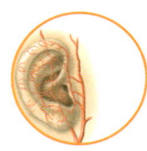
10 Orelha
Visão Geral → Orelha Externa → Orelha Média → Tuba Auditiva → Orelha Interna → Audição e Equilíbrio

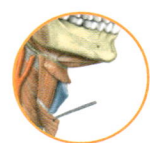
11 Pescoço
Visão Geral → Musculatura → Faringe → Laringe → Glândula Tireoide → Topografia

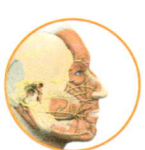
12 Encéfalo e Medula Espinal
Desenvolvimento → Considerações Gerais → Encéfalo → Meninges e Suprimento Sanguíneo → Áreas do Cérebro → Nervos Cranianos → Medula Espinal → Cortes

Quadros

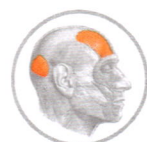
Quadros de Músculos, Articulações e Nervos
Cabeça → Pescoço → Tronco → Membro Superior → Membro Inferior → Nervos Cranianos

F. Paulsen, J. Waschke

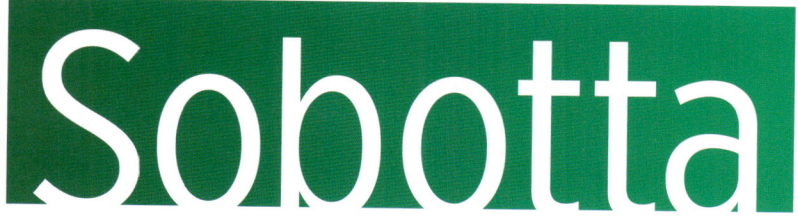

Atlas de Anatomia Humana

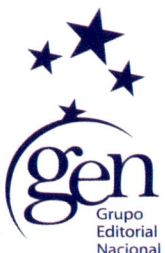

O GEN | Grupo Editorial Nacional – maior plataforma editorial brasileira no segmento científico, técnico e profissional – publica conteúdos nas áreas de ciências da saúde, exatas, humanas, jurídicas e sociais aplicadas, além de prover serviços direcionados à educação continuada e à preparação para concursos.

As editoras que integram o GEN, das mais respeitadas no mercado editorial, construíram catálogos inigualáveis, com obras decisivas para a formação acadêmica e o aperfeiçoamento de várias gerações de profissionais e estudantes, tendo se tornado sinônimo de qualidade e seriedade.

A missão do GEN e dos núcleos de conteúdo que o compõem é prover a melhor informação científica e distribuí-la de maneira flexível e conveniente, a preços justos, gerando benefícios e servindo a autores, docentes, livreiros, funcionários, colaboradores e acionistas.

Nosso comportamento ético incondicional e nossa responsabilidade social e ambiental são reforçados pela natureza educacional de nossa atividade e dão sustentabilidade ao crescimento contínuo e à rentabilidade do grupo.

Friedrich Paulsen e Jens Waschke (Editores)

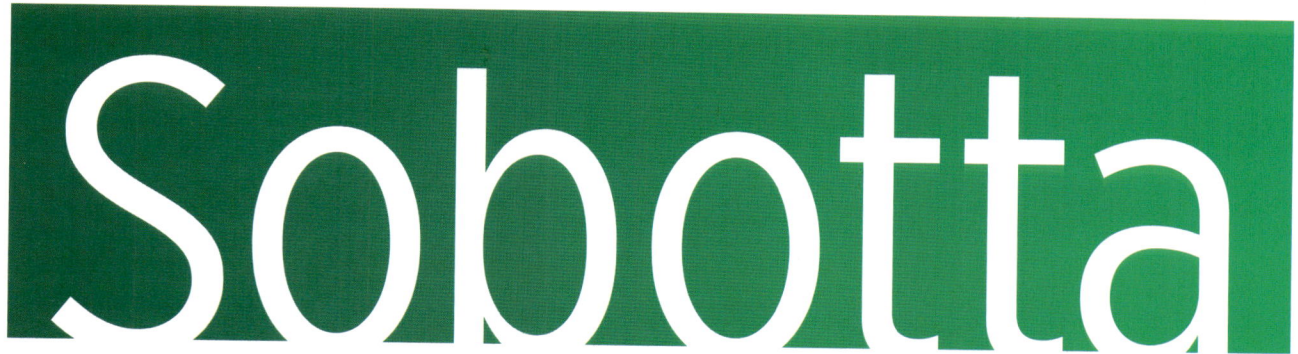

Atlas de Anatomia Humana

Órgãos Internos

25ª edição

Revisão Técnica
Marco Aurélio R. Fonseca Passos
Médico. Mestre em Anatomia pela Universidade Federal do Rio de Janeiro (UFRJ). Doutor em Ciências pela Universidade do Estado do Rio de Janeiro (UERJ). Chefe do Departamento de Anatomia da UERJ.

Tradução
Eliane Garcia Diniz
Maria de Fátima Azevedo
Mariana Villanova Vieira

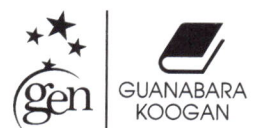

All rights reserved.
25. Auflage 2022
© Elsevier GmbH, Deutschland
Der Urban & Fischer Verlag ist ein Imprint der Elsevier GmbH.
This 25th edition of *Sobotta Atlas der Anatomie* by Friedrich Paulsen and Jens Waschke is published by arrangement with Elsevier GmbH, Urban & Fischer Munich.
ISBN: 978-3-437-44140-0
Esta 25ª edição de *Sobotta Atlas der Anatomie*, de Friedrich Paulsen e Jens Waschke, é publicada por acordo com Elsevier GmbH, Urban & Fischer Munich.

Os autores deste livro e a editora empenharam seus melhores esforços para assegurar que as informações e os procedimentos apresentados no texto estejam em acordo com os padrões aceitos à época da publicação. Entretanto, tendo em conta a evolução das ciências, as atualizações legislativas, as mudanças regulamentares governamentais e o constante fluxo de novas informações sobre os temas que constam do livro, recomendamos enfaticamente que os leitores consultem sempre outras fontes fidedignas, de modo a se certificarem de que as informações contidas no texto estão corretas e de que não houve alterações nas recomendações ou na legislação regulamentadora.

Data do fechamento do livro: 17/11/2022

Os editores e a editora se empenharam para citar adequadamente e dar o devido crédito a todos os detentores de direitos autorais de qualquer material utilizado neste livro, dispondo-se a possíveis acertos posteriores caso, inadvertida e involuntariamente, a identificação de algum deles tenha sido omitida.

Atendimento ao cliente: (11) 5080-0751
faleconosco@grupogen.com.br

Direitos exclusivos para a língua portuguesa
Copyright © 2023 by
GEN | Grupo Editorial Nacional S.A.
Publicado pelo selo Editora Guanabara Koogan Ltda.
Travessa do Ouvidor, 11
Rio de Janeiro – RJ – 20040-040
www.grupogen.com.br

Reservados todos os direitos. É proibida a duplicação ou reprodução deste volume, no todo ou em parte, em quaisquer formas ou por quaisquer meios (eletrônico, mecânico, gravação, fotocópia, distribuição pela Internet ou outros), sem permissão, por escrito, do GEN | Grupo Editorial Nacional Participações S/A.

Editoração eletrônica: Anthares

Ficha catalográfica

S659
25. ed.
v. 2

Sobotta: atlas de anatomia humana: órgãos internos / Friedrich Paulsen, Jens Waschke; revisão técnica Marco Aurélio R. Fonseca Passos; tradução Eliane Garcia Diniz, Maria de Fátima Azevedo, Mariana Villanova Vieira. - 25. ed. - Rio de Janeiro: Guanabara Koogan, 2023.
il. ; 28 cm.

Tradução de: Sobotta atlas der anatomie
Apêndice
Inclui bibliografia e índice
ISBN 978-85-9515-953-2

1. Anatomia humana - Atlas. I. Paulsen, Friedrich. II. Waschke, Jens. III. Passos, Marco Aurélio R. Fonseca. IV. Diniz, Eliane Garcia. V. Azevedo, Maria de Fátima. VI. Vieira, Mariana Villanova.

22-80379
CDD: 611.00222
CDU: 611(084.4)

Gabriela Faray Ferreira Lopes- Bibliotecária- CRB-7/6643

Para informações atualizadas acessar: **www.elsevier.de**

O criador deste Atlas, Prof. Dr. Med. Johannes Sobotta, falecido em 1945, foi Professor e Diretor do Anatomischen Instituts der Universität Bonn.

Edições alemãs e anos de publicação:
1ª edição: 1904-1907, J.F. Lehmanns Verlag, München
2ª a 11ª edições: 1913-1944, J.F. Lehmanns Verlag, München
12ª edição: 1948 e as edições seguintes, Urban & Schwarzenberg, München
13ª edição: 1953, Editor H. Becher
14ª edição: 1956, Editor H. Becher
15ª edição: 1957, Editor H. Becher
16ª edição: 1967, Editor H. Becher
17ª edição: 1972, Editores H. Ferner e J. Staubesand
18ª edição: 1982, Editores H. Ferner e J. Staubesand
19ª edição: 1988, Editor J. Staubesand
20ª edição: 1993, Editores R. Putz e R. Pabst, Urban & Schwarzenberg, München
21ª edição: 2000, Editores R. Putz e R. Pabst, Urban & Fischer, München
22ª edição: 2006, Editores R. Putz e R. Pabst, Urban & Fischer, München
23ª edição: 2010, Editores F. Paulsen e J. Waschke, Urban & Fischer, Elsevier, München
24ª edição: 2017, Editores F. Paulsen e J. Waschke, Urban & Fischer, Elsevier, München

Edições autorizadas:
Árabe
Chinesa (edição em chinês simplificado/caracteres complexos)
Coreana
Croata
Espanhola
Francesa
Grega (nomenclatura em latim/grego)
Holandesa
Húngara
Indonésia
Inglesa (nomenclatura em latim/inglês)
Italiana
Japonesa
Polonesa
Portuguesa (nomenclatura em latim/português)
Russa
Tcheca
Turca
Ucraniana

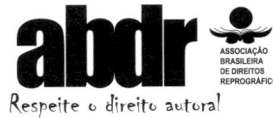

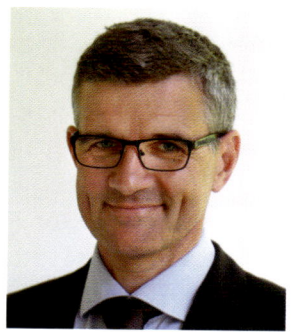

Prof. Dr. Friedrich Paulsen
Cursos de anatomia prática (dissecção) para os alunos

Friedrich Paulsen atribui grande importância ao ensino da anatomia por meio da dissecção de cadáveres. *"A dissecção é essencial não só para a compreensão tridimensional da anatomia, como também para a formação das bases práticas para muitas disciplinas da área da Saúde; nas aulas de dissecção, tem-se o primeiro contato com o corpo, os órgãos e os tecidos, e discute-se, na maioria dos casos, também pela primeira vez, o tema morte, suas causas clínicas e o processo de morrer. Tanto a anatomia quanto a maneira de lidar com situações especiais são aprendidas em grupo. Em nenhum outro momento haverá um contato tão próximo com os colegas e os professores."*

Friedrich Paulsen nasceu em Kiel, em 1965; após a escola secundária em Braunschweig, completou sua graduação em Enfermagem. Estudou Medicina na Christian-Albrechts-Universität (CAU) em Kiel. Após a residência na Uniklinik für Mund-, Kiefer- und Gesichtschirurgie e um período como médico assistente na Universitäts-HNO-Klinik, mudou-se, em 1998, para o Anatomische Institut da CAU, durante o "Ärzteschwemme", onde habilitou-se em 2001 na disciplina de anatomia com a orientação do Prof. Dr. Bernhard Tillmann. Em 2003, Paulsen foi convidado para ser professor C3 de Anatomia na LMU Munique e MLU de Halle-Wittenberg. Em Halle, ele fundou um centro de treinamento de anatomia clínica. Rejeitou um convite da Universität des Saarlandes e se tornou, em 2010, professor de anatomia e diretor do Instituto da Friedrich-Alexander-Universität de Erlangen-Nürnberg (FAU). Friedrich Paulsen é membro honorário da Anatomical Society (Grã-Bretanha e Irlanda) e da Societatea Anatomistilor (Romênia). Ele é secretário da Anatomical Society desde 2006, foi secretário geral da International Federation of Associations of Anatomy (IFAA) de 2009 a 2019 e foi presidente da European Federation of Experimental Morphology (EFEM), a principal organização de anatomistas europeus. Também é professor visitante no Departamento de Anatomia Topográfica e Cirurgia Operatória da Sechenov-University (Moscou/Rússia) e foi professor visitante na Wroclaw Medical University (Wroclaw/Polônia) e na Khon-Kaen University (Khon-Kaen/Tailândia). Foi agraciado com inúmeros prêmios científicos, incluindo o prêmio de pesquisa Dr. Gerhard Mann SICCA, o prêmio de pesquisa SICCA da SICCA-Forschungspreis des Berufsverbands der Augenärzte, na Alemanha, e a medalha comemorativa da Comenius-Universität, em Bratislava. Além disso, recebeu vários prêmios de ensino. Seus principais interesses de pesquisa são a superfície do olho, as proteínas e os peptídios nas lágrimas e no sistema lacrimal e o estudo das causas do olho seco.

Prof. Dr. med. Friedrich Paulsen

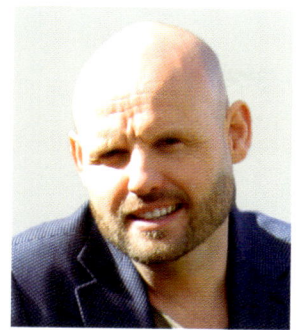

Prof. Dr. Jens Waschke
Mais clínica nas aulas

Para Jens Waschke, um dos principais desafios da anatomia moderna é combinar o seu ensino às necessidades da formação e da prática clínica. *"As aplicações clínicas apresentadas neste Atlas aos alunos de anatomia no primeiro semestre da faculdade mostram, ao mesmo tempo, a importância dessa disciplina para a futura prática clínica e a compreensão da anatomia humana, e não apenas o aprendizado das estruturas. Por outro lado, não apresentamos conhecimento específico, que é necessário apenas para alguns especialistas em determinados procedimentos complementares ou intervenções cirúrgicas, como é feito em outros livros modernos. Como no início de sua formação os estudantes não conseguem distinguir entre noções básicas necessárias e conhecimento especializado, isso demandaria muito tempo e perda do foco no que é essencial."*

Jens Waschke, nascido em 1974 em Bayreuth, estudou Medicina na Universität Würzburg e, em 2000, concluiu o doutorado em Anatomia. Após a residência em Anatomia e Medicina Interna, habilitou-se, em 2007, para a disciplina de Anatomia e Biologia Celular. Entre 2003 e 2004, envolveu-se com pesquisas em fisiologia por um período de nove meses na University of California, em Davis. A partir de 2008, foi titular da recém-fundada cátedra III na Universität Würzburg, antes de ser nomeado para a Ludwig-Maximilians-Universität de Munique. Lá, ele ocupa, desde 2011, no Instituto Anatômico, a cátedra I de Anatomia. Ele rejeitou propostas para trabalhar em Viena (MUW) e Hanover (MHH). Desde 2012, lidera a empresa de *software* quoWADIs-Anatomie junto com o Dr. Andreas Dietz. Em 2018, Jens Waschke tornou-se presidente da Anatomischen Gesellschaft e é membro do seu conselho até 2022. Também é membro honorário fundador da Anatomical Society of Ethiopia (ASE) e membro do Comitê de Especialistas do IMPP.

Em sua pesquisa, examina, principalmente, os mecanismos biológicos da célula que controlam a adesão entre as células e o fluxo de substâncias através das barreiras externas e internas do corpo humano. O foco de sua investigação são os mecanismos que conduzem a adesão de células rompidas em doenças como pênfigo (doença de pele caracterizada pela formação de bolhas), cardiomiopatias arritmogênicas e doença de Crohn. O objetivo é compreender melhor a adesão celular e descobrir novas abordagens terapêuticas.

Prof. Dr. med. Jens Waschke

Prefácio

No prefácio da primeira edição do Atlas, em maio de 1904, Johannes Sobotta escreveu: "Tantos anos de experiência em dissecção anatômica levaram o editor, na representação do sistema nervoso periférico e do sistema vascular, a proceder de modo que o aluno percebesse, nas ilustrações do livro, as partes relevantes apresentadas como ele está acostumado a vê-las na peça anatômica, ou seja, os vasos e os nervos da mesma região ao mesmo tempo. Além disso, o Atlas contém tanto texto como tabelas. Suas principais figuras incluem, além dos desenhos auxiliares e esquemáticos e as explicações das tabelas, uma apresentação curta e breve do texto para a orientação rápida de como usar o livro no laboratório de anatomia".

Assim como a moda, os hábitos de leitura e aprendizado dos estudantes também se modificam constantemente. As novas mídias e a disponibilidade de informações e atrações certamente são as principais razões pelas quais isso ocorre muito mais rapidamente hoje em dia. Esses avanços tecnológicos e, com isso, a exigência dos alunos para atlas e livros didáticos que eles desejam usar, bem como a disponibilidade digital do conteúdo, devem ser considerados pelos autores e editores. Discussões e pesquisas sistemáticas com os alunos servem para avaliar suas expectativas. Às vezes, no entanto, o mercado também é um indicador de mudança: livros didáticos detalhados para os cursos da saúde são muito apreciados pelos alunos, visto que atendem às suas necessidades didáticas, além de possibilitarem que sejam mais bem-sucedidos nos exames. Da mesma forma, as figuras de atlas como o Sobotta, cuja qualidade tem fascinado muitas gerações de médicos e profissionais ligados à medicina em todo o mundo, são consideradas pelo estudante muito complicadas e detalhadas. Essa percepção ocorre após a consideração sobre como os pontos fortes do Atlas, que na sua tradição secular com 25 edições é uma referência de acurácia e qualidade, podem ser adaptados aos conceitos didáticos modernos, sem perder sua originalidade.

Do ponto de vista didático, temos o já utilizado conceito do Atlas em três volumes, como Sobotta aplicou desde a primeira edição, mantendo-os divididos em: Anatomia Geral e Sistema Muscular (Volume 1), Órgãos Internos (Volume 2) e Cabeça, Pescoço e Neuroanatomia (Volume 3).

O conceito mencionado no prefácio da primeira edição, de correlação das figuras do Atlas com um texto explicativo, continua sendo praticado nesta edição; conceito atual e que utilizamos com modificações. Cada imagem é acompanhada por uma breve explicação, que é projetada para apresentar a figura aos alunos e elucidar por que determinada peça anatômica e a representação da região foram escolhidas. Os capítulos foram sistemáticos no que se refere à NKLM/NKLZ (Nationaler Kompetenzbasierter Lernzielkatalog Medizin [www.nklm.de]/Zahnmedizin [www.nklz.de]) e abrangem os atuais padrões de aprendizagem, adicionando e substituindo várias ilustrações. Grande parte dessas novas figuras é apresentada para que a aprendizagem das formas de irrigação sanguínea e inervação, particularmente relevantes, seja facilitada sob os aspectos didáticos. Além disso, muitas imagens já existentes foram revisadas, e as legendas foram reduzidas e marcadas com negrito, para facilitar o acesso ao conteúdo anatômico. Inúmeras referências à prática clínica devem fazer da "anatomia tediosa" uma anatomia clínica e viva, que possibilite ao iniciante visualizar a relevância da anatomia para sua futura atividade profissional. Os dados clínicos são uma prévia do que acontece na assistência à saúde. Conceitualmente, as páginas de introdução dos capítulos são novas, incluindo uma visão geral do conteúdo, os tópicos mais importantes, bem como um caso comum na prática clínica. Ao fim de cada capítulo, foram incluídas questões que costumam ser feitas em provas orais. Como na 24ª edição, cada capítulo inclui uma breve introdução à embriologia dos órgãos descritos.

Aprender Anatomia não é difícil, mas demanda tempo. Mais tarde, as horas de sacrifício serão proveitosas para o médico e para o paciente. A 25ª edição do Sobotta não tem apenas o objetivo de facilitar a aprendizagem, mas também tornar esse tempo de aprendizado interessante, de modo que, no período de estudo, assim como durante a atividade profissional, o Atlas seja constantemente consultado.

Erlangen e Munique, verão de 2022, exatos 118 anos após a publicação da primeira edição.

Friedrich Paulsen e Jens Waschke

Agradecimentos

O trabalho da 25ª edição do Sobotta foi mais uma vez muito prazeroso e aumentou nossa intensa identificação com o Atlas.

Um Atlas abrangente como o Sobotta exige hoje, mais do que nunca, um trabalho em equipe em conjunto com a coordenação de uma editora. Agradecemos muito pela ajuda e pelo apoio da editora de conteúdo Sonja Frankl, que já supervisionou várias edições do Sobotta e cuja vasta experiência contribuiu expressivamente; sem ela, não seria possível fazer um trabalho tão importante. Lembramos, com satisfação, das conferências mensais por telefone, nas quais a Dra. Beilmann e a Sra. Frankl nos ajudaram com o *design* das páginas e compreenderam, de forma notável, como unir duas diferentes personalidades em um estilo de trabalho consistente. Sibylle Hartl foi responsável, juntamente com a Dra. Beilmann, pela coordenação do projeto e por toda a produção. Nós a agradecemos muitíssimo. Sem a força e o suporte da Sra. Kathrin Nühse esta edição não teria sido possível. Outras pessoas envolvidas na edição e no sucesso do processo e a quem calorosamente agradecemos são: Sr. Martin Kortenhaus (edição), equipe da GmbH (imagem oficial e registro) e Nicola Kerber (diagramação).

Um agradecimento especial à nossa equipe de ilustração: Dra. Katja Dalkowski, Anne-Kathrin Hermanns, Martin Hoffmann, Sonja Klebe, Jörg Mair, que elaboraram várias imagens novas, além de revisarem as já existentes.

Agradecemos pela ajuda na criação de imagens clínicas ao PD Dr. med. Frank Berger, Institut für Klinische Radiologie der Ludwig-Maximilians-Universität de Munique; Prof. Dr. med. Christopher Bohr, Clínica e Policlínica de Otorrinolaringologia, Universitätsklinikum Regensburg – anteriormente UK-Erlangen/FAU; Dr. med. Eva Louise Bramann, Klinik für Augenheilkunde der Heinrich-Heine-Universität Düsseldorf; Prof. Dr. med. Andreas Dietz, diretor da Klinik und Poliklinik für Hals-Nasen-Ohrenheilkunde, Universität Leipzig; Prof. Dr. Arndt Dörfler, Institut für Radiologie, Neuroradiologie, Friedrich-Alexander-Universität Erlangen-Nürnberg; Prof. Dr. med. Gerd Geerling, Klinik für Augenheilkunde der Heinrich-Heine-Universität Düsseldorf; Dr. Med. Berit Jordan, Universitäts-Klinik und Poliklinik für Neurologie, Martin-Luther-Universität Halle-Wittenberg; Prof. Dr. Marco Kesting, médico e dentista, Mund-, Kiefer- und Gesichtschirurgische Klinik, Friedrich-Alexander-Universität Erlangen-Nürnberg; PD Dr. med. Axel Kleespies, Chirurgische Klinik, Ludwig-Maximilians-Universität München; Prof. Dr. med. Norbert Kleinsasser, Universitätsklinik für Hals-Nasen-Ohrenkrankheiten, Julius-Maximilians-Universität Würzburg; PD Dr. med. Hannes Kutta, HNO-Praxis Hamburg-Altona/Ottensen; Dr. Med. Christian Markus, Klinik für Anästhesiologie, Julius-Maximilians-Universität Würzburg; Sra. MTA Hong Nguyen e PD Dr. Martin Schicht, Institut für Funktionelle und Klinische Anatomie, Friedrich-Alexander-Universität Erlangen-Nürnberg; Jörg Pekarsky, Institut für Anatomie II, Funktionelle und Klinische Anatomie, Friedrich-Alexander-Universität Erlangen-Nürnberg; Dr. med. Dietrich Stövesandt, Klinik für Diagnostische Radiologie, Martin-Luther-Universität Halle-Wittenberg; Prof. Dr. Med. Jens Werner, Chirurgische Klinik, Ludwig-Maximilians-Universität München; Dr. Med. Dent. Tobias Wicklein, Erlangen, e Prof. Dr. Med. Stephan Zierz, diretor da Universitätsklinik und Poliklinik für Neurologie, Martin-Luther-Universität Halle-Wittenberg.

Por último, mas não menos importante, agradecemos às nossas famílias, que não só tiveram de compartilhar a nossa atenção com a 25ª edição do Sobotta, mas também permaneceram sempre ao nosso lado, aconselhando-nos diante dos problemas encontrados e nos apoiando com carinho.

Erlangen e Munique, verão de 2022

Friedrich Paulsen e Jens Waschke

Endereços dos editores

Prof. Dr. med. Friedrich Paulsen
Institut für Anatomie, Lehrstuhl Funktionelle und Klinische Anatomie
Friedrich-Alexander-Universität Erlangen-Nürnberg
Universitätsstraße 19
91054 Erlangen

Prof. Dr. med. Jens Waschke
Anatomische Anstalt der LMU München
Lehrstuhl Anatomie I – vegetative Anatomie
Pettenkoferstraße 11
80336 München

Representação realista como a maior prioridade

Sabine Hildebrandt,** Friedrich Paulsen, Jens Waschke

É inconcebível que um médico exerça sua profissão sem um profundo conhecimento anatômico. A compreensão detalhada da estrutura, das relações topográficas e vias de irrigação arterial, da drenagem venosa e linfática e da inervação de regiões e órgãos do corpo é fundamental para o diagnóstico, a terapia e o prognóstico de doenças. Os métodos de aquisição do conhecimento anatômico são, principalmente, visual, cognitivo e tátil e, em última análise, só pode ser aprendido de maneira otimizada via inspeção, palpação e dissecação do corpo humano. Imagens, desenhos e programas tridimensionais, que representam os elementos essenciais, ajudam a desenvolver no cérebro uma ideia tridimensional das condições do corpo humano, para armazená-la a longo prazo e associar os nomes às estruturas.

O princípio visual nem sempre foi aplicado ao ensino de anatomia. Os escritos dos grandes anatomistas da Antiguidade, como a escola de **Hipócrates de Kos** (460-370 a.C.) e **Galeno de Pérgamo** (131-200), eram textos sem ilustrações, uma vez que nenhuma representação realista em forma de livro era tecnicamente possível, nem eram realizadas dissecações de seres humanos.[1-4] Mesmo **Mondino di Luzzi** (1270-1326), que, como reformador da anatomia, introduziu a dissecação de cadáveres no ensino dessa ciência em Bolonha e escreveu o primeiro "livro" de anatomia em 1316, teve de desistir das ilustrações. Seu trabalho é uma coleção de 77 páginas que foi a base do treinamento médico por vários séculos.[1,4] Por uma questão de clareza, foram anexadas ilustrações individuais de outro compêndio médico contemporâneo, que eram de pouca utilidade prática devido à falta de detalhes e aos erros significativos.

O Renascimento enfatizou a importância de ser fiel à natureza. **Leonardo da Vinci** (1452-1519) enfatizou a representação visual do conteúdo anatômico e preparou anatomicamente os cadáveres para depois retratá-los em esboços.[5] Infelizmente, ele não completou seu trabalho de anatomia planejado, mas deixou como herança um grande número de desenhos anatômicos dos seus estudos. Assim, em 1543, **Andreas Vesalius** (1514-1564) publicou "*De humani corporis fabrica libri septem*", o primeiro livro a representar totalmente a anatomia baseada na dissecação de corpos humanos e ilustrada com inúmeras xilogravuras de alta qualidade, embora não fossem coloridas.[6,7] Essa prática mudou ao longo dos anos, e a qualidade da imagem atingiu seu primeiro ápice em um trabalho publicado pelo anatomista **Jean Marc Bourgery** (1797-1849) e seu ilustrador, **Nicolas Henri Jacob** (1782-1871). Bourgery e Jacob criaram, em conjunto, um atlas de anatomia de oito volumes ao longo de um período de mais de 20 anos, sendo provavelmente a primeira coautoria explícita entre anatomista e desenhista. A desvantagem dessa obra e daquela criada por Vesalius, no entanto, era que tais livros de grande formato eram tão caros e difíceis de manusear que eram, e ainda são, muito valorizados por médicos ricos e conhecedores de arte do seu tempo, até os dias atuais, mas inadequados para a formação básica em Medicina. O livro *Anatomy Descriptive and Surgical*, publicado por **Henry Gray** (1827-1861) em 1858, que continha ilustrações com base em dissecações, mas não era colorido, rapidamente se estabeleceu no mundo de língua inglesa como uma alternativa acessível para os estudantes.[8]

Por volta de 1900, **August Rauber** (1841-1917) publicou, com **Friedrich Wilhelm Kopsch** (1868-1955), **Carl Heitzmann** (1836-1896), **Carl Toldt** (1840-1920), **Werner Spalteholz** (1861-1940) e vários outros autores em diferentes editoras, livros de anatomia, que, como atlas manuais ou em combinação com um livro didático, tinham a pretensão de apresentar a anatomia de modo completo. No entanto, o anatomista **Johannes Sobotta** (1869-1945), que trabalhou em Würzburg, argumentou que eles eram muito detalhados e, portanto, inadequados para uso em estudos médicos. Além disso, em sua opinião, o preço era injustamente alto para a qualidade das ilustrações. Assim, o objetivo de Sobotta era "*produzir um atlas com ilustrações fiéis à natureza e adequado para uso por estudantes de medicina na sala de dissecação*".[9] Desde então, todos os editores do Atlas Sobotta seguiram esse princípio básico.

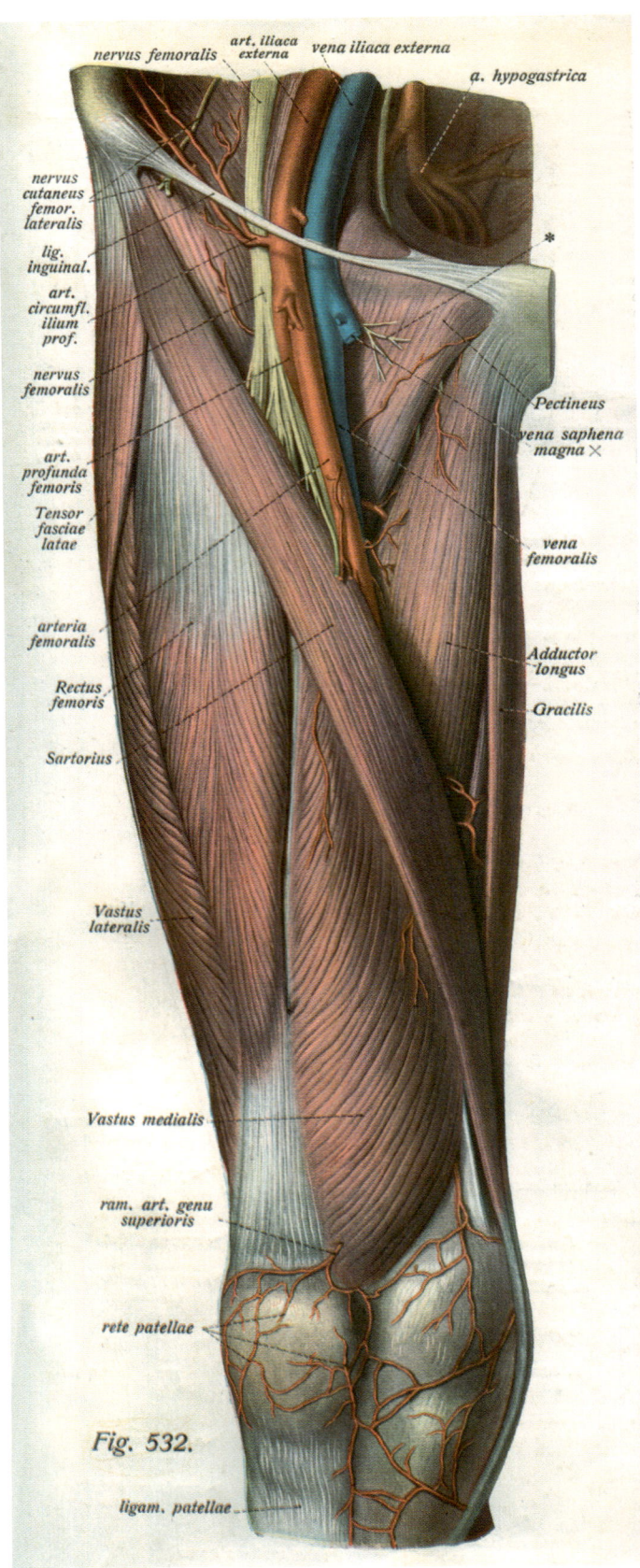

Figura 1 Desenho dos músculos anteriores da coxa com base em uma preparação (1ª edição do Atlas).

A primeira edição do Atlas, lançada em 1904, foi publicada por J. F. Lehmanns sob o título *Atlas de Anatomia Descritiva do Homem em 3 volumes* (*Atlas der deskriptiven Anatomie des Menschen in 3 Banden*) e continha 904 ilustrações, em sua maioria coloridas, que Johannes Sobotta criou em grande parte junto com o desenhista **Karl Hajek** (1878-1935), o qual desempenhou papel importante na qualidade e no sucesso da obra. De fato, o Atlas parece ter causado um efeito disruptivo após seu surgimento, o que propiciou grande avanço no desenvolvimento de livros e atlas de anatomia. Na época da primeira edição do Atlas, os músculos foram coloridos em muitos dos outros atlas mencionados, e as vias de irrigação, drenagem e inervação foram destacadas individualmente em cores. No entanto, uma coloração completa e realista de ilustrações inteiras de um local ou da parte de um membro só estava disponível no Atlas Sobotta e só se tornou possível com uma técnica de impressão implementada no mais alto nível. Incluímos aqui uma ilustração da primeira edição com base em uma preparação da coxa (→ Figura 1). Mesmo mais de 100 anos depois, essas imagens ainda parecem recentes e naturais; portanto, são atemporais.

Ao longo das edições seguintes, os editores acrescentaram muitas ilustrações, e as já existentes foram constantemente revisadas e adaptadas à percepção e à sensibilidade estética do momento. Infelizmente, não é possível citar de maneira adequada todos os artistas que fizeram do Atlas o que é hoje ao longo das suas 25 edições. Entretanto, artistas individuais devem ser destacados como representantes desse grupo. A partir de 1925, **Erich Lepier** (1898-1974) trabalhou como desenhista na Urban & Schwarzenberg, inicialmente para vários clínicos e depois para o anatomista Eduard Pernkopf. Após a Segunda Guerra Mundial e depois que a empresa Urban & Schwarzenberg assumiu a publicação do Atlas da Editora J. F. Lehmanns, Lepier também foi responsável por inúmeras ilustrações na obra.

Para as edições posteriores, a partir da 20ª, publicada em 1993, destaca-se **Sonja Klebe**, com quem os editores ainda hoje trabalham com muita confiança, conforme ilustrado na → Figura 2, usando uma representação da anatomia da cabeça.

Para edições posteriores, ilustrações de outros trabalhos anatômicos e clínicos publicados pela Editora Elsevier também foram incluídas no Atlas. Desde a virada do milênio, as ilustrações anatômicas nas obras de todas as editoras foram criadas principalmente de modo digital. Desde então, os avanços tecnológicos possibilitaram a criação de imagens anatômicas de maneira diferente de como costumava ser. Originalmente, como no Atlas Sobotta, novas ilustrações foram desenhadas exclusivamente com base em amostras anatômicas reais.

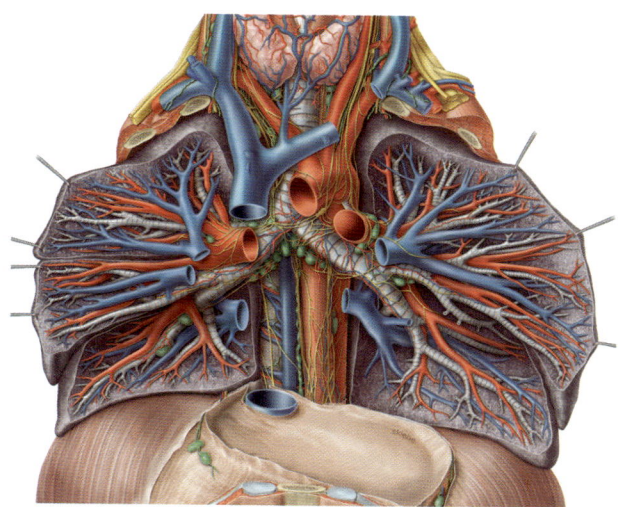

Figura 3 Desenho de um preparado anatômico de pulmão do Atlas Pernkopf (25ª edição do Atlas, → Figura 5.113). [S700-L238]/[T300]

As representações esquemáticas para simplificação foram derivadas em um princípio dedutivo. Atualmente, desenhos de linhas simples e esquemas são elaborados com programas de computador, incorporando as texturas de diferentes tecidos de acordo com um princípio indutivo, de tal maneira que o resultado é a impressão da representação anatômica genuína de uma amostra. Os resultados são impressionantemente claros, mas permanecem "falsos". A abordagem é muito atraente por razões organizacionais e econômicas: em contraste com o período anterior à Segunda Guerra Mundial, quase nenhum instituto de anatomia hoje tem os próprios ilustradores que possam criar as ilustrações com a mesma qualidade trabalhando com os anatomistas sobre as amostras, como foi possível anteriormente. Além disso, quase não há taxidermistas nos institutos de anatomia que possam encontrar tempo para produzir amostras anatômicas da mais alta qualidade. Os anatomistas contemporâneos não são mais apenas professores universitários e autores de livros didáticos, mas também cientistas que realizam pesquisas e dependem de fundos voltados para o alto desempenho. Devido a esses desenvolvimentos, dificilmente é possível para os anatomistas trabalhar junto com seus desenhistas por vários meses em uma única imagem a fim de otimizá-la. Com isso, esse tipo de representação de ilustrações está praticamente abandonado e quase não há ilustrações que possam competir com aquelas dos atlas de anos anteriores ou mesmo superá-las. Por isso, ilustrações como as do Atlas Pernkopf continuam a ser usadas como modelos no Atlas Sobotta, para que seu conteúdo e sua qualidade de representação sejam considerados insuperáveis, como mostra a → Figura 3 sobre a preparação dos pulmões. Os editores não conhecem ilustração comparável da estrutura pulmonar e das vias de irrigação e drenagem associadas, já que esta mostra todos os detalhes vasculares, incluindo as vias linfáticas.

No entanto, essa decisão de reproduzir ilustrações do Atlas Pernkopf só pode ser justificada com base em um exame consciente do contexto de injustiça[10] em que foram criadas – sob o nacional-socialismo e em memória de suas vítimas, cujos corpos são retratados aqui. Como isso se aplica a todos os modelos de atlas que já existiam e foram desenvolvidos durante tal período, esse histórico deve ser discutido com mais detalhes.[11]

O trabalho anatômico no ensino e na pesquisa, bem como na produção de novos materiais didáticos, incluindo os atlas, dependia e depende de um suprimento adequado de cadáveres. Na Alemanha, assim como no resto do mundo, tradicionalmente isso se baseava nos cadáveres de pessoas que morriam em instituições públicas e cujos familiares não os reivindicavam para sepultamento. Isso só mudou fundamentalmente na Alemanha e em alguns outros países no fim do século XX, quando os programas de doação de corpos se tornaram efetivos.[12,13] Antes, em sua maioria, eram cadáveres de instituições psiquiátricas e prisões, ou de pessoas que haviam cometido suicídio; historicamente, o primeiro suprimento anatômico legalmente regulamentado foi de pessoas executadas. Normas legais correspondentes foram repetidamente adaptadas pelos governos, inclusive no Terceiro Reich.[14,15] Com raras exceções,

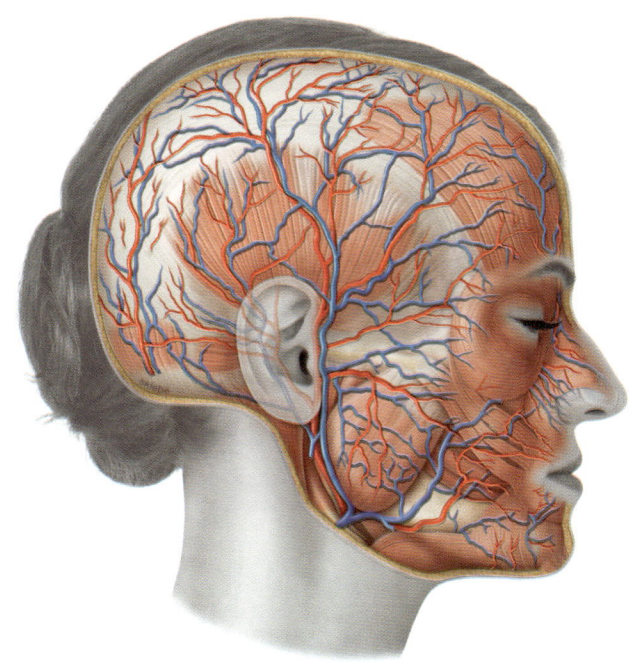

Figura 2 Desenho de Sonja Klebe mostrando o trajeto dos vasos na cabeça (25ª edição do Atlas, → Figura 8.83). [S700-L238].

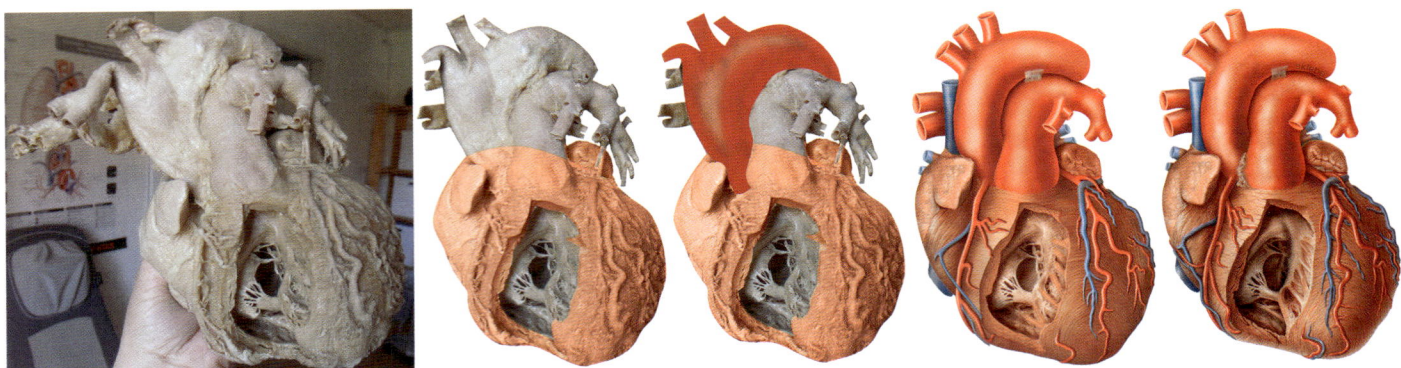

Figura 4 Desenvolvimento passo a passo de um desenho de Sonja Klebe da topografia do coração, a partir de um plastinado e fotos. [L238]

a falta de cadáveres para ensino e pesquisa foi tema constante na história da anatomia. Isso mudou de modo significativo sob o nacional-socialismo. Nos primeiros anos após 1933, ainda existiam as habituais petições de anatomistas (mulheres anatomistas em cargos de liderança universitária não existiam antes de 1945) junto às autoridades responsáveis para melhorar o cuidado com os cadáveres. Entretanto, pouco tempo depois, seus pedidos se tornaram concretos, com a solicitação de acesso aos locais de execução e aos cadáveres de pessoas executadas, ou de entrega dos cadáveres de prisioneiros de guerra. Portanto, os anatomistas não eram apenas receptores passivos dos cadáveres das vítimas, eles os procuravam ativamente para ensino e, sobretudo, para pesquisa.[16]

No Terceiro Reich, entre os cadáveres das instituições psiquiátricas, estavam os de pessoas assassinadas como parte do programa de "eutanásia", conforme documentado por vários institutos de anatomia.[17,18] Entre os que haviam cometido suicídio, houve um aumento de judeus perseguidos a partir de 1933.[19] Devido às mudanças na legislação nacional-socialista e à perseguição dos chamados "inimigos do povo alemão", o número de prisioneiros aumentou, não apenas no sistema penal normal e nas prisões da Gestapo, mas principalmente na rede em constante expansão de campos de concentração e campos descentralizados para prisioneiros de guerra e trabalhadores forçados. Por causa da escalada da violência e das condições de vida desumanas, as taxas de mortalidade eram altas nessas instituições, e os corpos eram enviados para muitos institutos anatômicos. O número de execuções após julgamentos civis e militares também aumentou exponencialmente sob o nacional-socialismo, sobretudo durante os anos de guerra.[20] Todos os institutos anatômicos recebiam os corpos dos executados, sem exceção, independentemente da convicção política individual dos anatomistas que trabalhavam com esses corpos.

Embora mais de 80% dos anatomistas que permaneceram na Alemanha nacional-socialista tenham se juntado ao Partido Nacional-Socialista dos Trabalhadores Alemães (NSDAP, do alemão *Nationalsozialistische Deutsche Arbeiterpartei*), nem todos eram ideólogos nacional-socialistas tão convictos quanto o reitor vienense da faculdade de Medicina e professor de anatomia **Eduard Pernkopf** (1888-1955). Ele não só se aproveitou do acesso irrestrito a corpos de vítimas executadas do nacional-socialismo, principalmente para estudos científicos, como muitos de seus colegas fizeram; porém, junto com seus assistentes e um grupo de ilustradores médicos, criaram os próximos volumes de sua *Topographischen Anatomie des Menschen* (*Anatomia Topográfica do Homem*), que ele havia começado no início da década de 1930. É altamente provável que grande parte das imagens do atlas criadas durante os anos de guerra mostre vítimas do regime nacional-socialista, uma vez que o departamento de anatomia da Universidade de Viena teve acesso aos corpos de pelo menos 1.377 pessoas executadas na cidade de Viena pelo sistema prisional entre 1938 e 1945, mais da metade deles de condenados por alta traição.[21] Erich Lepier, como seus colegas ilustradores Karl Endtresser (1903-1978) e Franz Batke (1903-1983), deixaram sinais claros de sua afinidade política com o nacional-socialismo em assinaturas de imagens criadas durante a guerra. Lepier muitas vezes integrou uma suástica em suas letras e runas Endtresser e Batke SSR – características conspícuas que inicialmente não foram comentadas. Apesar disso, o trabalho recebeu grande popularidade entre anatomistas, cirurgiões e ilustradores médicos. As razões para isso foram os detalhes naturais, uma paleta de cores intensificada por um novo processo de impressão e a chamada representação "estratigráfica" de Pernkopf de uma região do corpo da superfície às profundezas em uma sequência de preparações. Após a guerra, Lepier copiou vários originais de Pernkopf para o Atlas Sobotta, substituindo as ilustrações de Karl Hajek. Curiosamente, as imagens muito detalhadas das cavidades do corpo com seus órgãos, que também representavam o sistema linfático, não foram reproduzidas. A falta de desenhos correspondentes em muitas edições do Atlas Sobotta pode ser explicada pelo fato de que a importância do sistema linfático para o diagnóstico e o tratamento de tumores malignos não foi plenamente pesquisada durante muito tempo. Uma vez que essa importante função do sistema linfático é agora bem conhecida, os editores contemporâneos consideram a inclusão das ilustrações de alta qualidade de Pernkopf como um bom exemplo de que o uso adicional de desenhos dessa obra se justifica.

Logo após a publicação da primeira edição americana do Atlas Pernkopf, em 1963/1964, surgiram questionamentos sobre o pano de fundo político da obra, mas estes não foram seguidos por estudos de autores americanos[22] até a década de 1980, antes de um debate público sobre a ética do uso do Atlas Pernkopf ocorrer no meio da década de 1990. As recomendações foram desde a retirada completa dele das bibliotecas até seu uso historicamente informado.[23] Urban & Schwarzenberg deixaram de publicar o trabalho, mas isso não encerrou seu uso, principalmente por cirurgiões.[24,25] Em 2016, como parte de uma investigação sistemática da anatomia sob o nacional-socialismo, surgiu uma nova investigação sobre o uso ético das imagens de Pernkopf em situações cirúrgicas especiais.[26] Essa questão teve uma resposta formulada com base na ética médica judaica, no *responsum* do rabino Joseph Polak, *Vienna Protocol* (*Protocolo de Viena*).[27-29] Um *responsum* é uma resposta acadêmica e legal tradicional a uma pergunta feita a um rabino. Polak concluiu que a maioria das autoridades certamente permitiria o uso das imagens de Pernkopf se elas ajudassem a salvar vidas humanas (de acordo com o princípio "*piku'ach nefesh*": a precedência do preceito de preservar a vida sobre todos os outros preceitos). No entanto, esse uso está vinculado à condição absoluta de que todo o mundo esteja ciente da procedência dessas imagens. Só assim os mortos recebem pelo menos parte da dignidade a que têm direito.

Com base no *Vienna Protocol* e na condição de que as vítimas do nacional-socialismo, cujos corpos são mostrados nas ilustrações do Atlas Pernkopf, sejam honradas, os editores da nova edição do Atlas Sobotta aqui apresentada consideram justificado apresentar algumas dessas imagens, que foram redesenhadas: **para tratar e salvar futuros pacientes por meio da melhor instrução visual anatômica possível, em memória das vítimas**.

Na 25ª edição, o número total de ilustrações cresceu para mais de 2.500. Ainda hoje, a prioridade continua a ser criar imagens com os vários desenhistas e artistas gráficos que se aproximem o máximo possível das preparações anatômicas reais. Esse objetivo é exemplificado na → Figura 4. Nela, foi feito um plastinado* a partir do coração de um corpo doado, que a ilustradora e desenhista Sra. Klebe usou, junto com fotografias de diferentes perspectivas, para criar uma nova ilustração. A profundidade espacial, que possibilita o aprendizado da anatomia tridimensional, é fruto do processo de exploração da artista, que não teria sido possível sem a própria visualização e "compreensão" da preparação.

Os editores gostariam de agradecer a todos os ilustradores, desenhistas e artistas que contribuíram, bem como à equipe editorial da Elsevier, sem a qual o Atlas não teria sido possível neste formato.

Boston, Erlangen e Munique, 2022
Sabine Hildebrandt, ** *Friedrich Paulsen e Jens Waschke*

Referências bibliográficas

1. Persaud TVN. Early history of human anatomy. Springfield: Charles C Thomas, 1984.
2. Persaud TVN. A history of human anatomy: the post-Vesalian era. Springfield: Charles C Thomas, 1997: 298, 309.
3. Rauber A, Kopsch F. Anatomie des Menschen. 7. Aufl. Leipzig: Thieme, 1906.
4. Roberts KB, Tomlinson JDW. The fabric of the body. Oxford: Oxford University Press, 1992.
5. Clayton M, Philo R. Leonardo da Vinci Anatomist. London: Royal Collection Trust, 2017.
6. Garrison DH, Hast MH. The fabric of the human body (kommentierte Übersetzung des Werks von Andreas Vesalius). Basel: Karger, 2014.
7. Vollmuth R. Das anatomische Zeitalter. München: Verlag Neuer Merkur, 2004.
8. Hayes B. The Anatomist: A True story of Gray's Anatomy. Ballantine, 2007. ISBN 978-0-345-45689-2.
9. Sobotta, J. Atlas der Anatomie des Menschen. 1. Aufl. München: J. F. Lehmanns-Verlag, 1904–1907.
10. Arbeitskreis »Menschliche Präparate in Sammlungen« (2003): Empfehlungen zum Umgang mit Präparaten aus menschlichem Gewebe in Sammlungen, Museen und öffentlichen Räumen, in: Deutsches Ärzteblatt 2003; 100: A1960–A1965. Dort heißt es unter anderem: "Ergibt sich, dass der Verstorbene aufgrund seiner Abstammung, Weltanschauung oder wegen politischer Gründe durch staatlich organisierte und gelenkte Gewaltmaßnahmen sein Leben verloren hat oder besteht die durch Tatsachen begründete Wahrscheinlichkeit dieses Schicksals, ist dies eine schwere Verletzung seiner individuellen Würde. Wurde ein solcher Unrechtskontext im Einzelfall festgestellt, sind die Präparate aus den einschlägigen Sammlungen herauszunehmen und würdig zu bestatten, oder es ist in vergleichbar würdiger Weise damit zu verfahren." Dabei ist insbesondere bei Präparaten aus der NS-Zeit „einem differenzierten Umgang mit den einzelnen Präparaten – nach ausführlicher Recherche zur Provenienz – vor einer unterschiedslosen Entfernung aller zwischen 1933 und 1945 entstandenen Präparate aus Sammlungen eindeutig Vorrang zu geben." Für Präparate ungeklärter Herkunft und Datierung gelten folgende Empfehlungen: „Bestände, die nach einer ersten Begutachtung ungeklärter Herkunft und allem Anschein nach im 20. Jahrhundert entstanden sind, sollten zunächst separiert und einer eingehenden Überprüfung unterzogen werden. Wenn sich nach einer Untersuchung keine Eindeutigkeit der Zuordnung ergibt, sind diese Präparate grundsätzlich zu bestatten, es sei denn, es bestehen dem zuwiderlaufende übergeordnete Gesichtspunkte, die im Einzelfall darzulegen, zu dokumentieren und zu begründen sind."
11. Eine ausführliche Darstellung der Geschichte der Anatomie im Nationalsozialismus findet sich bei: Hildebrandt S. The Anatomy of Murder: Ethical Transgressions and Anatomical Science in the Third Reich. New York: Berghahn Books, 2016.
12. Garment A, Lederer S, Rogers N, et al. Let the Dead Teach the Living: The Rise of Body Bequeathal in 20th-century America. Academic Medicine 2007; 82, 1000–1005.
13. Habicht JL, Kiessling C, Winkelmann A. Bodies for anatomy education in medical schools: An overview of the sources of cadavers worldwide. Acad Med 2018; 93: 1293–1300.
14. Stukenbrock K. Der zerstückte Coerper: Zur Sozialgeschichte der anatomischen Sektionen in der frühen Neuzeit (1650–1800). Stuttgart: Franz Steiner Verlag, 2001.
15. Hildebrandt S. Capital Punishment and Anatomy: History and Ethics of an Ongoing Association. Clinical Anatomy 2008; 21: 5–14.
16. Noack T, Heyll U. Der Streit der Fakultäten. Die medizinische Verwertung der Leichen Hingerichteter im Nationalsozialismus. In: Vögele J, Fangerau H, Noack T (Hrsg.). Geschichte der Medizin – Geschichte in der Medizin. Hamburg: Literatur Verlag, 2006: 133–142.
17. Eine ausführliche Darstellung der Geschichte der Anatomie im Nationalsozialismus findet sich bei: Hildebrandt S. The Anatomy of Murder: Ethical Transgressions and Anatomical Science in the Third Reich. New York: Berghahn Books, 2016.
18. Czech H, Brenner E. Nazi victims on the dissection table – the anatomical institute in Innsbruck. Ann Anat 2019; 226: 84–95.
19. Goeschel C. Suicide in Nazi Germany. Oxford: Oxford University Press, 2009.
20. Zahlen zusammengestellt in Hildebrandt 2016 →17.
21. Angetter DC. Anatomical Science at University of Vienna 1938–45. The Lancet 2000; 355: 1445–57.
22. Weissmann G. Springtime for Pernkopf. Reprinted 1987. In: Weissmann G (ed.). They All Laughed at Christopher Columbus. New York: Times Books; Williams, 1988: 48–69.
23. Hildebrandt S. How the Pernkopf Controversy Facilitated a Historical and Ethical Analysis of the Anatomical Sciences in Austria and Germany: A Recommendation for the Continued Use of the Pernkopf Atlas. Clinical Anatomy 2006; 19: 91–100.
24. Yee A, Coombs DM, Hildebrandt S, et al. Nerve surgeons' assessment of the role of Eduard Pernkopf 's Atlas of Topographic and Applied Human Anatomy in surgical practice. Neurosurgery 2019; 84: 491–498.
25. Yee A, Li J, Lilly J, et al. Oral and maxillofacial surgeons' assessment of the role of Pernkopf's atlas in surgical practice. Ann Anat 2021; 234: 1–10.
26. Vollständige Dokumentation zu dieser Anfrage und der Geschichte der Rezeption des Pernkopf Atlas sowie des „Vienna Protocol" in: Vol. 45 No. 1 (2021): Journal of Biocommunication Special Issue on Legacies of Medicine in the Holocaust and the Pernkopf Atlas, https://journals.uic.edu/ojs/index.php/jbc/article/view/10829 (letzter Zugriff: 27. November 2021).
27. Polak JA. Vienna Protocol for when Jewish or possibly-Jewish human remains are discovered. Wiener Klinische Wochenschrift 2018; 130: S239–S243.
28. Vienna Protocol 2017. How to deal with Holocaust era human remains: recommendations arising from a special symposium. „Vienna Protocol" for when Jewish or Possibly-Jewish Human Remains are Discovered. Im Internet: https://journals.uic.edu/ojs/index.php/jbc/article/view/10829/9795 (letzter Zugriff: 21. Oktober 2021).
29. Hildebrandt S, Polak J, Grodin MA, et al. The history of the Vienna Protocol. In: Hildebrandt S, Offer M, Grodin MA (eds.). Recognizing the past in the present: medicine before, during and after the Holocaust. New York: Berghahn Books, 2021: 354–372.

---

*N.T.: A plastinação é um método de preservação de amostras biológicas criado pelo Dr. Gunther von Hagens, em 1977. Esse método preserva as amostras em um estado muito próximo do aspecto em vida.

**Sabine Hildebrandt, MD. Pesquisadora Científica Associada. Professora Assistente de Pediatria, Harvard Medical School, Boston, EUA.

1. Lista de abreviaturas

Singular:
A. = Artéria
Lig. = Ligamento
M. = Músculo
N. = Nervo
Proc. = Processo
R. = Ramo
V. = Veia
Var. = Variação

Plural:
Aa. = Artérias
Ligg. = Ligamentos
Mm. = Músculos
Nn. = Nervos
Procc. = Processos
Rr. = Ramos
Vv. = Veias

♀ = feminino
♂ = masculino

Porcentagens:
Em vista das grandes faixas de variação das medidas individuais do corpo, os dados percentuais dos tamanhos são incluídos apenas como critérios gerais.

2. Denominações gerais das orientações e posições do corpo

Os seguintes termos descrevem a posição mútua dos órgãos e das partes do corpo, às vezes sem levar em conta a posição do corpo no espaço, bem como a orientação e a posição dos membros.
Esses termos devem ser considerados não apenas para a anatomia humana, mas também para a prática clínica e para a anatomia comparada.

Denominações gerais
anterior – posterior = frente – trás (p. ex., artérias tibiais anterior e posterior)
ventral – dorsal = para o abdome – para as costas
superior – inferior = acima – abaixo (p. ex., conchas nasais superior e inferior)
cranial – caudal = em direção à cabeça – em direção ao cóccix
direito – esquerdo = direcionado para o lado direito – direcionado para o lado esquerdo (p. ex., artérias ilíacas comuns direita e esquerda)
interno – externo = dentro – fora
superficial – profundo = próximo da superfície – longe da superfície (p. ex., músculos flexores superficiais e profundos dos dedos)
médio, intermédio = entre duas outras estruturas (a concha nasal média, p. ex., está localizada no ponto médio entre as conchas nasais superior e inferior)
mediano = localizado na linha mediana (fissura mediana anterior da medula espinal). Por meio de um corte sagital mediano, o corpo é dissecado em duas partes simetricamente iguais
medial – lateral = próximo ao meio do corpo – próximo ao lado do corpo (p. ex., fossas inguinais medial e lateral)

frontal = no plano da fronte, também que se projeta para a frente (p. ex., processo frontal da maxila)
longitudinal = no sentido do comprimento (p. ex., músculo longitudinal superior da língua)
sagital = no plano sagital
transversal = no plano transverso
transverso = que atravessa (p. ex., processo transverso da vértebra torácica)

Denominações de orientações e posições em relação aos membros
proximal – distal = próximo da raiz dos membros – próximo da extremidade dos membros (p. ex., articulações radiulnares proximal e distal)

Para os membros superiores:
radial – ulnar = no lado radial – no lado ulnar (p. ex., artérias radial e ulnar)

Para as mãos:
palmar – dòrsal = para o lado da palma – para o lado do dorso da mão (p. ex., aponeurose palmar, músculo interósseo dorsal)

Para os membros inferiores:
tibial – fibular = no lado tibial – no lado fibular (p. ex., artéria tibial anterior)

Para os pés:
plantar – dorsal = para o lado da planta do pé – para o lado do dorso do pé (p. ex., artérias plantares lateral e medial, artéria dorsal do pé)

3. Uso de parênteses

( ): Os parênteses foram utilizados com diferentes objetivos:
– Para termos técnicos que também são apresentados em parênteses na Terminologia Anatômica (p. ex., M. psoas menor)
– Para termos técnicos que, embora não mencionados na Terminologia Anatômica, são utilizados na prática clínica (p. ex., nó de Henry, lâmina papirácea)
– Para informações sobre a descrição mais próxima da primeira referência, como R. espinal (A. vertebral).

4. Correlação de cores

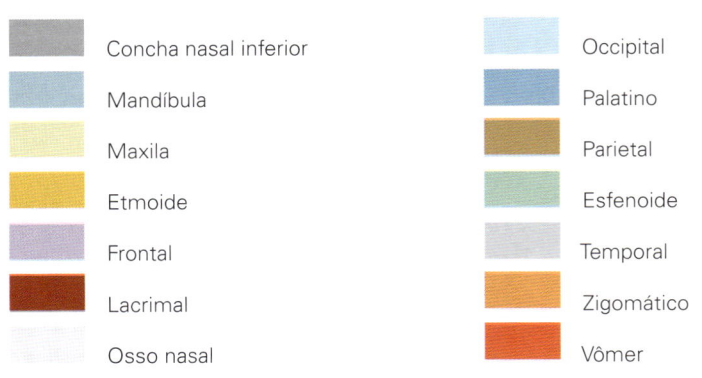
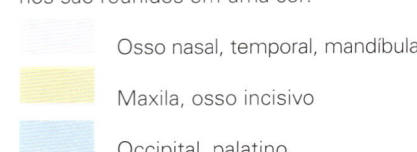

No recém-nascido, os seguintes ossos cranianos são reunidos em uma cor:

Osso nasal, temporal, mandíbula
Maxila, osso incisivo
Occipital, palatino

Créditos das imagens

A referência à respectiva fonte da figura encontra-se entre colchetes no fim do texto da legenda para todas as figuras da obra. Os caracteres especiais são entendidos da seguinte maneira:
[…]/[…] = após apresentação de
[…/…] = colaboração entre autor e ilustrador
[…~…] = modificado pelo autor ou ilustrador
[…-…] = trabalho combinado com o desenhista

Todos os gráficos e ilustrações que não estejam especialmente marcados são © Elsevier GmbH, Munique.
Os editores são muito gratos aos colegas clínicos mencionados a seguir por fornecerem imagens de ultrassonografia, tomografia computadorizada e ressonância magnética, bem como imagens endoscópicas e fotos coloridas de locais cirúrgicos e pacientes.

B500	Benninghoff-Archiv: Benninghoff A, Drenckhahn D. Anatomie, div. Bd. und Aufl. Elsevier/Urban & Fischer
B501	Benninghoff. Drenckhahn D, Waschke J. Taschenbuch Anatomie, div. Aufl. Elsevier/Urban & Fischer
C155	Földi M, Kubik S. Lehrbuch der Lymphologie. 3. A. Gustav Fischer, 1993
C185	Voss H, Herrlinger R. Taschenbuch der Anatomie. Gustav Fischer, 1963
E102-005	Silbernagl S. Taschenatlas der Physiologie. 3. A. Thieme, 2009
E107	Blechschmidt E. Die vorgeburtlichen Entwicklungsstadien des Menschen. S. Karger AG, 1961
E262-1	Rauber A, Kopsch F. Anatomie des Menschen. Band I. Thieme, 1987
E282	Kanski, J. Clinical Ophthalmology: A Systematic Approach. 5th ed. Butterworth-Heinemann, 2003
E288	Forbes C, Jackson W. Color Atlas and Text of Clinical Medicine. 3rd A. Elsevier/Mosby, 2003
E329	Pretorius ES, Solomon JA. Radiology Secrets Plus. 3rd ed. Elsevier/Mosby, 2011
E336	LaFleur Brooks, M.: Exploring Medical Language. 7th ed. Elsevier/Mosby, 2008
E339-001	Asensio JA, Trunkey DD. Current Therapy of Trauma and Surgical Critical Care. 1st ed. Elsevier/Mosby, 2008
E347-09	Moore KL, Persaud TVN, Torchia MG. The Developing Human. 9th ed. Elsevier/Saunders, 2013
E347-11	Moore KL, Persaud TVN, Torchia MG. The Developing Human. 11th ed. Elsevier/Saunders, 2020
E377	Eisenberg RL, Johnson N. Comprehensive Radiographic Pathology, Skeletal System. Elsevier/Mosby, 2012
E380	Eiff MP, Hatch RL. Fracture Management for Primary Care. 3rd ed. Elsevier/Saunders, 2012
E393	Adam A, Dixon AK. Grainger & Allison's Diagnostic Radiology. 5th ed. Elsevier/Churchill Livingstone, 2008
E402	Drake R, Vogl AW, Mitchell A. Gray's Anatomy for Students. 1st ed. Elsevier, 2005
E402-004	Drake R, Vogl AW, Mitchell A. Gray's Anatomy for Students. 4th ed. Elsevier, 2020
E404	Herring JA. Tachdijan's Pediatric Orthopaedics. 4th ed. Elsevier/Saunders, 2008.
E458	Kelley LL, Petersen C. Sectional Anatomy for Imaging Professionals. 2nd ed. Elsevier, 2007
E460	Drake R, et al. Gray's Atlas of Anatomy. 1st ed. Elsevier, 2008
E475	Baren JM, et al. Pediatric Emergency Medicine. 1st ed. Elsevier/Saunders, 2008
E513-002	Herring W. Learning Radiologie – Recognizing the Basics. 2nd ed. Elsevier/Saunders, 2012
E530	Long B, Rollins J, Smith B. Merrill's Atlas of Radiographic Positioning and Procedures. 11th ed. Elsevier/Mosby, 2007
E563	Evans R. Illustrated Orthopedic Physical Assessment. 3rd ed. Elsevier/Mosby, 2008
E602	Adams JG, et al. Emergency Medicine. Expert Consult. Elsevier/Saunders, 2008
E625	Myers E, Snyderman C. Operative Otolaryngology: Head and Neck Surgery. 3rd ed. Elsevier/Saunders, 2008
E633-002	Tillmann BN. Atlas der Anatomie. 2. A. Springer, 2010
E633-003	Tillmann BN. Atlas der Anatomie. 3. A. Springer, 2017
E684	Herrick AL, et al. Orthopaedics and Rheumatology in Focus. 1st ed. Elsevier/Churchill Livingstone, 2006
E708	Marx J, Hockberger RS, Walls RM. Rosen's Emergency Medicine. 7th revised ed. Elsevier/Mosby, 2009
E748	Seidel H, et al. Mosby's Guide to Physical Examination. 7th ed. Elsevier/Mosby, 2011
E761	Fuller G, Manford MR. Neurology. An Illustrated Colour Text. 3rd ed. Elsevier/Churchill Livingstone, 2010
E813	Green M, Swiontkowski M. Skeletal Trauma in Children. 4th ed. Elsevier/Saunders, 2009
E821	Pauwels F. Gesammelte Abhandlungen zur funktionellen Anatomie des Bewegungsapparates. Springer, 1965
E838	Mitchell B, Sharma R. Embryology. An Illustrated Colour Text. 1st ed. Elsevier/Churchill Livingstone, 2005
E867	Winn HR. Youmans Neurological Surgery. 6th ed. Elsevier/Saunders, 2011
E908-003	Corne J, Pointon K. Chest X-ray Made Easy. 3rd ed. Elsevier/Churchill Livingstone, 2010
E943	Kanski J. Clinical Ophthalmology. A Systemic Approach. 6th ed. Butterworth-Heinemann, 2007
E984	Klinke R, Silbernagl S. Lehrbuch Physiologie. 5. A. Thieme, 2005
E993	Auerbach P, Cushing T, Harris NS. Auerbach's Wilderness Medicine. 7th ed. Elsevier, 2016
E1043	Radlanski RJ, Wesker KH. Das Gesicht. Bildatlas klinische Anatomie. 2. A. KVM, 2012
F201-035	Abdul-Khaliq H, Berger F. Angeborene Herzfehler: Die Diagnose wird häufig zu spät gestellt. Dtsch Arztebl, 2011;108:31–2
F264-004	Hwang S. Imaging of Lymphoma of the Musculoskeletal System. Radiologic Clinics of North America, 2008;46/2:75–93
F276-005	Frost A, Robinson C. The painful shoulder. Surgery, 2006;24/11:363–7
F276-006	Marsh H. Brain tumors. Surgery. 2007; 25/12:526–9
F276-007	Hobbs C, Watkinson J. Thyroidectomy. Surgery 2007;25/11:474–8
F698-002	Meltzer CC, et al. Serotonin in Aging, Late-Life Depression, and Alzheimer's Disease: The Emerging Role of Functional Imaging. Neuropsychopharmacology, 1998; 18/:407–30
F702-006	Stelzner F, Lierse W. Der angiomuskuläre Dehnverschluss derterminalen Speiseröhre. Langenbecks Arch. klin. Chir. 1968;321:35–64
F885	Senger M, Stoffels HJ, Angelov DN. Topography, syntopy and morphology of the human otic ganglion: A cadaver study. Ann Anat, 2014;196:327–35
F1062-001	Bajada S, Mofidi A, Holt M, Davies AP. Functional relevance of patellofemoral thickness before and after unicompartmental patellofemoral replacement. The Knee, 2012;19/3:155–228
F1067-001	Lee MW, McPhee RW, Stringer MD. An evidence-based approach to human dermatomes. Clin Anat, 2008;21(5):363–73
F1082-001	Weed LH. Forces concerned in the absorption of cerebrospinal fluid. Am J Physiol, 1935;114/1:40–5
G056	Hochberg MC, et al. Rheumatology. 5th ed. Elsevier/Mosby, 2011
G123	DeLee JC, Drez D, Miller MD. DeLee & Drez's Orthopaedic Sports Medicine. 2nd ed. Elsevier/Saunders, 2003
G159	Forbes A. et al. Atlas of Clinical Gastroenterology. 3rd ed. Elsevier/Mosby, 2004
G198	Mettler F. Essentials of Radiology. 2nd ed. Elsevier/Saunders, 2005
G210	Standring S. Gray's Anatomy. 42nd ed. Elsevier, 2020
G211	Ellenbogen R, Abdulrauf S, Sekhar L. Principles of Neurological Surgery. 3rd ed. Elsevier/Saunders, 2012

G217	Waldman S. Physical Diagnosis of Pain. 2nd ed. Elsevier/Saunders, 2009
G305	Hardy M, et al. Musculoskeletal Trauma. A guide to assessment and diagnosis. 1st ed. Elsevier/Churchill Livingstone, 2011
G322	Larsen WJ. Human embryology. 1st ed. Elsevier/Churchill Livingstone, 1993
G343	Netter FH. Atlas of Human Anatomy. 5th ed. Elsevier/Saunders, 2010
G435	Perkin GD, et al. Atlas of Clinical Neurology. 3rd ed. Elsevier/Saunders, 2011
G463	DeLee JC, Drez D, Miller MD. DeLee & Drez's Orthopaedic Sports Medicine. Principles and Practices. 3rd ed. Elsevier/Saunders, 2010
G465	Tang JB, et al. Tendon Surgery of the Hand. 1st ed. Elsevier/Saunders, 2012
G548	Swartz MH. Textbook of Physical Diagnosis. 7th ed. Elsevier, 2014
G568	Applegate E. J. The Sectional Anatomy Learning System-Concepts. 3rd ed. Elsevier/Saunders, 2009
G570	Wein AJ, et al. Campbell-Walsh Urology. 10th ed. Elsevier/Saunders, 2012
G617	Folkerth RD, Lidov H. Neuropathology. Elsevier, 2012
G645	Douglas G, Nicol F, Robertson C. Macleod's Clinical Examination. 13th ed. Elsevier/Churchill Livingstone, 2013
G704	Hagen-Ansert SL. Textbook of Diagnostic Sonography. 7th ed. Elsevier/Mosby, 2012
G716	Pagorek S, et al. Physical Rehabilitation of the Injured Athlete. 4th ed. Elsevier/Saunders, 2011
G717	Milla S, Bixby S. The Teaching Files- Pediatrics. 1st ed. Elsevier/Saunders, 2010
G718	Soto J, Lucey B. Emergency Radiology- The Requisites. 1st ed. Elsevier/Mosby, 2009
G719	Thompson SR, Zlotolow A.: Handbook of Splinting and Casting (Mobile Medicine). 1st ed. Elsevier/Mosby, 2012
G720	Slutsky DJ. Principles and Practice of Wrist Surgery. 1st ed. Elsevier/Saunders, 2010
G721	Canale ST, Beaty J. Campbell's Operative Orthopaedics (Vol.1). 11th ed. Elsevier/Mosby, 2008
G723	Rosenfeld JV. Practical Management of Head and Neck Injury. 1st ed. Elsevier/Churchill Livingstone, 2012
G724	Broder J. Diagnostic Imaging for the Emergency Physician. 1st ed. Elsevier/Saunders, 2011
G725	Waldmann S, Campbell R. Imaging of Pain. 1st ed. Elsevier/Saunders, 2011
G728	Sahrmann S. Movement System Impairment Syndromes of the Extremities, Cervical and Thoracic Spines. 1st ed. Elsevier/Mosby, 2010
G729	Browner BD, Fuller RP. Musculoskeletal Emergencies. 1st ed. Elsevier/Saunders, 2013
G744	Weir J, et al. Imaging Atlas of Human Anatomy. 4th ed. Elsevier/Mosby, 2011
G749	Le Roux P, Winn H, Newell D. Management of cerebral aneurysms. Elsevier/Saunders, 2004
G1060-001	Schünke M, Schulte E, Schumacher U. Prometheus. Allgemeine Anatomie und Bewegungsapparat. Band 1. 5. A. Thieme, 2018
G1060-002	Schünke M, Schulte E, Schumacher U. Prometheus. Innere Organe. Band 2. 5. A. Thieme, 2018
G1060-003	Schünke M, Schulte E, Schumacher U. Prometheus. Kopf, Hals, Neuroanatomie. Band 3. 5. A. Thieme, 2018
G1061	Debrunner HU. Orthopädisches Diagnostikum. 4. A. Thieme, 1982
G1062	Liniger H, Molineus G. Der Unfallmann. J.A. Barth, 1974
G1063	Vossschulte KF, et al. Lehrbuch der Chirurgie. Thieme, 1982
G1064	Schmidt H-M, Lanz U. Chirurgische Anatomie der Hand. Hippokrates, 1992
G1065	Tubiana R. The Hand, Vol. 1. Saunders, 1981
G1066	Gegenbaur C, Göpfert E. Lehrbuch der Anatomie des Menschen, Band III/1: Das Blutgefäßsystem. W. Engelmann, 1913
G1067	Baumgartl E. Das Kniegelenk. Springer, 1964
G1068	Tandler J. Lehrbuch der systematischen Anatomie, 3. Band. Das Gefäßsystem. F.C.W. Vogel, 1926
G1069	Loeweneck H, Feifel G. Bauch. In: Praktische Anatomie (begründet von von Lanz T, Wachsmuth W). Springer, 2004
G1070	Debrunner HU, Jacob AC. Biomechanik des Fußes. 2. A. Ferdinand Enke, 1998
G1071	Carpenter MB. Core Text of Neuroanatomy. 2nd ed. Williams & Wilkins, 1978
G1072	Schultze O, Lubosch W. Atlas und kurzgefasstes Lehrbuch der topographischen und angewandten Anatomie. 4. A. Lehmanns, 1935
G1073	Kubik S. Visceral lymphatic system. In: Viamonte Jr M, Rüttmann A (eds.). Atlas of Lymphography. Thieme, 1980
G1076	Schiebler TH, Korf H-W. Anatomie. 10. A. Steinkopff bei Springer, 2007
G1077	Zilles K, Rehkämper G. Funktionelle Neuroanatomie. 3. A. Springer, 1998
G1078	Stelzner F. Die anorectalen Fisteln. 3. A. Springer, 1981
G1079	Bourgery JM, Jacob NH. Atlas of Human Anatomy and Surgery. TASCHEN, 2007
G1080	Tillmann B. Farbatlas der Anatomie: Zahnmedizin-Humanmedizin. Thieme, 1997
G1081	Purves D, et al. NeuroScience. 3rd ed. Sinauer Associates Inc, 2004
G1082	von Hagens G, Whalley A, Maschke R, Kriz W. Schnittanatomie des menschlichen Gehirns. Steinkopff, 1990
G1083	Braus H, Elze C. Anatomie des Menschen, Band 3. Periphere Leitungsbahnen II, Centrales Nervensystem, Sinnesorgane. Springer, 1960
G1084	Martini FH, Timmons MJ, Tallitsch RB. Anatomie. 1. A. Pearson, 2017
G1085	Brodmann K. Vergleichende Lokalisationslehre der Großhirnrinde in ihren Prinzipien, dargestellt aufgrund des Zellenbaues. J.A. Barth, 1909
G1086	Rohen JW. Anatomie für Zahnmediziner. Schattauer, 1994
G1087	Spoendlin H. Strukturelle Organisation des Innenohres. In: Oto-Rhino-Laryngologie in Klinik und Praxis. Band 1. (Hrsg. Helms J, Herberhold C, Kastenbauer E). Thieme, 1994: 32–74
G1088	Nieuwenhuys R, Voogd J, van Huijzen C. Das Zentralnervensystem des Menschen. Ein Atlas mit Begleittext. 2. A. Springer, 1991
G1089	Berkovitz KB, et al. Oral Anatomy, Histology and Embryology. 5th ed. Elsevier/Mosby, 2017
G1091	Kandel ER, Koester JD, Mack SH, Siegelbaum SA. Principles of Neuroscience. 6th ed. McGraw Hill, 2021
H043-001	Mutoh K, Hidaka Y, Hirose Y, Kimura M. Possible induction of systemic lupus erythematosus by zonisamide. Pediatr Neurol, 2001;25(4):340–3
H061-001	Dodds SD, et al. Radiofrequency probe treatment for subfailure ligament injury: a biomechanical study of rabbit ACL. Clin Biomech, 2004;19(2):175–83
H062-001	Sener RN. Diffusion MRI: apparent diffusion coefficient (ADC) values in the normal brain and a classification of brain disorders based on ADC values. Comput Med Imaging Graph, 2001;25(4):299–326
H063-001	Heller AC, Kuether T, Barnwell SL, Nesbit G, Wayson KA. Spontaneous brachial plexus hemorrhage-case report. Surg Neurol, 2000;53(4):356–9
H064-001	Philipson M, Wallwork N. Traumatic dislocation of the sternoclavicular joint. Orthopaedics and Trauma, 2012;26(6):380–4
H081	Yang B, et al. A Case of Recurrent In-Stent Restenosis with Abundant Proteoglycan Component. Korean Circulation, 2003;33(9):827–31
H084-001	Custodio C, et al. Neuromuscular Complications of Cancer and Cancer Treatments. Physical Med Rehabilitation Clin North America, 2008;19(1):27–45
H102-002	Armour JA, et al. Gross and microscopic anatomy of the human intrinsic cardiac nervous system. Anat Rec, 1997;247:289–98
H230-001	Boyden EA. The anatomy of the choledochoduodenal junction in man. Surg Gynec Obstet, 1957;104:641–52
H233-001	Perfetti R, Merkel P. Glucagon-like peptide-1: a major regulator of pancreatic b-cell function. Eur J Endocrinol, 2000;143:717–25.

H234-001	Braak H. Architectonics as seen by lipofuscin stains. In: Peters A, Jones EG (eds.): Cerebral Cortex. Cellular Components of the Cerebral Cortex. Cellular Components of the Cerebral Cortex, Vol I. Plenum Press, 1984:59–104
J787	Colourbox.com
J803	Biederbick & Rumpf
K383	Cornelia Krieger, Hamburg
L106	Henriette Rintelen, Velbert
L126	Dr. med. Katja Dalkowski, Buckenhof
L127	Jörg Mair, München
L131	Stefan Dangl, München
L132	Michael Christof, Würzburg
L141	Stefan Elsberger, Planegg
L157	Susanne Adler, Lübeck
L190	Gerda Raichle, Ulm
L231	Stefan Dangl, München
L238	Sonja Klebe, Löhne
L240	Horst Ruß, München
L266	Stephan Winkler, München
L271	Matthias Korff, München
L275	Martin Hoffmann, Neu-Ulm
L280	Johannes Habla, München
L281	Luitgard Kellner, München
L284	Marie Davidis, München
L285	Anne-Katrin Hermanns, „Ankats Art", Maastricht, NL
L303	Dr. med. Andreas Dietz, Konstanz
L316	Roswitha Vogtmann, Würzburg
L317	H.-C. Thiele, Gießen
L318	Tamas Sebesteny, Bern, CH
L319	Marita Peter, Hannover
M282	Prof. Dr.med. Detlev Drenckhahn, Würzburg
M492	Prof. Dr. med. Peter Kugler, Würzburg
M502	Prof. Dr. med O. Trentz, Zürich
M519	Prof. Dr. G. A. Wanner, Zürich
M526	T.H.K. Schiedeck, Ludwigsburg
M580	Prof. Dr. med. W. Kriz, Heidelberg
M614	Prof. Dr. Wolfgang Rüther, Hamburg
M1091	Prof. Dr. Reinhard Pabst, Hannover
O534	Prof. Dr. Arnd Dörfler, Erlangen
O548	Prof. Dr. med Andreas Franke, Kardiologie, Klinikum Region Hannover
O892	Priv.-Doz. Dr. med. habil. L. Mirow, Landkreis Mittweida Krankenhaus GmbH
O1107	Dr. Helmuth Ferner, Privatklinik Döbling, Wien
O1108	Prof. Hans-Rainer Duncker, Gießen
O1109	August Vierling (1872–1938), Heidelberg
P310	Prof. Dr. med. Friedrich Paulsen, Erlangen
P319	Frau Dr. med Berit Jordan, Uniklinik Halle
P320	Prof. Dr. med Frank Hanisch, Uniklinik Halle
P498	Prof. Dr. med. Philippe Pereira, SLK-Kliniken Heilbronn, Klinik für Radiologie
Q300	Pernkopf-Archiv: Pernkopf E. Atlas der topgraphischen und angewandten Anatomie des Menschen, div. Bd. und Aufl. Elsevier/Urban & Fischer
R170-5	Welsch U, Kummer W, Deller T. Histologie- Das Lehrbuch: Zytologie, Histologie und mikroskopische Anatomie. 5. A. Elsevier/Urban & Fischer, 2018
R234	Bruch H-P, Trentz O. Berchtold Chirurgie. 6. A. Elsevier/Urban & Fischer, 2008
R235	Böcker W, Denk H, Heitz P, Moch H. Pathologie. 4. A. Elsevier/Urban & Fischer, 2008
R236	Classen M, Diehl V, Kochsiek K. Innere Medizin. 6. A. Elsevier/Urban & Fischer, 2009
R242	Franzen A. Kurzlehrbuch Hals-Nasen-Ohren-Heilkunde 3. A. Elsevier/Urban & Fischer, 2007
R247	Deller T, Sebesteny T. Fotoatlas Neuroanatomie. 1. A. Elsevier/Urban & Fischer, 2007
R252	Welsch U. Atlas Histologie. 7. A. Elsevier/Urban & Fischer, 2005
R254	Garzorz N. Basics Neuroanatomie. 1. A. Elsevier/Urban & Fischer, 2009
R261	Sitzer M, Steinmetz H. Neurologie. 1. A. Elsevier/Urban & Fische, 2011
R306	Illing St, Classen M. Klinikleitfaden Pädiatrie.8. A. Elsevier/Urban & Fischer, 2009
R314	Böckers T, Paulsen F, Waschke J. Sobotta Lehrbuch Anatomie. 2. A. Elsevier/Urban & Fischer, 2019
R316-007	Wicke L. Atlas der Röntgenanatomie. 7. A. Elsevier/Urban & Fischer, 2005
R317	Trepel M. Neuroanatomie. 5. A. Elsevier/Urban& Fischer, 2011
R331	Fleckenstein P, Tranum-Jensen J. Röntgenanatomie. 1. A. Elsevier/Urban & Fischer, 2004
R333	Scharf H-P, Rüter A. Orthopädie und Unfallchirurgie. 2. A. Elsevier/Urban & Fischer, 2018
R349	Raschke MJ, Stange R. Alterstraumatologie- Prophylaxe, Therapie und Rehabilitation 1. A. Elsevier/Urban & Fischer, 2009
R388	Weinschenk S. Handbuch Neuraltherapie. Diagnostik und Therapie mit Lokalanästhetika. 1. A. Elsevier/Urban & Fischer, 2010
R389	Gröne B. Schlucken und Schluckstörungen: Eine Einführung. 1. A. Elsevier/Urban & Fischer, 2009
R419	Menche N. Biologie- Anatomie- Physiologie. 9. A. Elsevier/Urban & Fischer, 2020
R449	Hansen JT. Netter's Clinical Anatomy. 4th ed. Elsevier/Urban & Fischer, 2018
S002-5	Lippert H. Lehrbuch Anatomie. 5. A. Elsevier/Urban & Fischer, 2000
S002-7	Lippert H. Lehrbuch Anatomie. 7. A. Elsevier/Urban & Fischer, 2006
S008-4	Kauffmann GW, Sauer R, Weber WA. Radiologie. 4. A. Elsevier/Urban & Fischer, 2008
S100	Classen M, et al. Differentialdiagnose Innere Medizin 1. A. Urban & Schwarzenberg, 1998
S124	Breitner B. Chirurgische Operationslehre, Band III, Chirurgie des Abdomens. 2. A. Urban & Schwarzenberg, 1996
S130-6	Speckmann E-J, Hescheler J, Köhling R. Physiologie. 6. A. Elsevier/Urban & Fischer, 2013
S133	Wheater PR, Burkitt HG, Daniels VG. Funktionelle Histologie. 2. A. Urban & Schwarzenberg, 1987
S700	Sobotta-Archiv: Sobotta. Atlas der Anatomie des Menschen, div. Aufl. Elsevier/Urban & Fischer
S701	Sobotta-Archiv: Hombach-Klonisch S, Klonisch T, Peeler J. Sobotta. Clinical Atlas of Human Anatomy. 1st ed. Elsevier/Urban & Fischer
S702	Sobotta-Archiv: Böckers T, Paulsen F, Waschke J. Sobotta. Lehrbuch Anatomie, div. Aufl. Elsevier/Urban & Fischer
T127	Prof. Dr. Dr. Peter Scriba, München
T419	Jörg Pekarsky, Institut für Anatomie LST II, Universität Erlangen-Nürnberg
T534	Prof. Dr. med. Matthias Sitzer, Klinik für Neurologie, Klinikum Herford
T663	Prof. Dr. Kurt Fleischhauer, Hamburg
T719	Prof. Dr. Norbert Kleinsasser, HNO-Klinik, Universitätsklinikum Würzburg
T720	PD Dr. med. Hannes Kutta, Universitätsklinikum Hamburg-Eppendorf
T786	Dr. Stephanie Lescher, Institut für Neuroradiologie, Klinikum der Goethe-Universität, Frankfurt, Prof. Joachim Berkefeld, Institut für Neuroradiologie, Klinikum der Goethe-Universität, Frankfurt
T832	PD Dr. Frank Berger, Institut für Klinische Radiologie der LMU, München
T863	C. Markus, Uniklinik Würzburg
T867	Prof. Dr. Gerd Geerling, Universitätsklinikum Düsseldorf
T872	Prof. Dr. med. Micheal Uder, Universitätsklinikum Erlangen
T882	Prof. Dr. med Christopher Bohr, Universitätsklinikum Regensburg
T884	Tobias Wicklein, Erlangen
T887	Prof. Dr. med Stephan Zierz, Dr. Jordan, Uniklinik Halle
T893	Prof. Galanski, Dr. Schäfer, Abteilung Diagnostische Radiologie, Med. Hochschule Hannover
T894	Prof. Gebel, Abteilung Gastroenterologie und Hepatologie, Med. Hochschule Hannover
T895	Dr. Greeven, St.-Elisabeth-Krankenhaus, Neuwied
T898	Prof. Jonas, Urologie, Med. Hochschule Hannover
T899	Prof. Kampik, Prof. Müller, Augenklinik, Universität München

T900	Dr. Kirchhoff, Dr. Weidemann, Abteilung Diagnostische Radiologie, Med. Hochschule Hannover
T901	Dr. Meyer, Abteilung Gastroenterologie und Hepatologie, Med. Hochschule Hannover
T902	Prof. Pfeifer, Radiologie Innenstadt, Institut für radiologische Diagnostik, Universität München
T903	Prof. Possinger, Prof. Bick, Medizinische Klinik und Poliklinik II mit Schwerpunkt Onkologie und Hämatologie, Charité Campus Mitte, Berlin
T904	Prof. Ravelli (verstorben), ehem. Institut für Anatomie, Universität Innsbruck
T905	Prof. Reich, Klinik für Mund-Kiefer-Gesichtschirurgie, Universität Bonn
T906	Prof. Reiser, Dr. Wagner, Institut für radiologische Diagnostik, LMU, München
T907	Dr. Scheibe, Chirurgische Abteilung, Rosman-Krankenhaus Breisach
T908	Prof. Scheumann, Klinik für Viszeral- und Transplantationschirurgie
T909	Prof. Schillinger, Frauenklinik, Universität Freiburg
T910	Prof. Schliephake, Mund-Kiefer-Gesichtschirurgie, Universität Göttingen
T911	Prof. Schlösser, Zentrum Frauenheilkunde, Med. Hochschule Hannover
T912	cand. med. Carsten Schröder, Kronshagen
T916	PD Dr. Vogl, Radiologische Poliklinik, Universität München
T917	Prof. Witt, Klinik für Neurochirurgie, Universität München
T975	Dr. Noam Millo, Department of Radiology, Health Sciences Centre, University of Manitoba
T1129	Prof. Dr. med. Dr. med. dent. Marco Kesting, Erlangen
T1157	Priv. Doz. Dr. R. Fuhrmann, Bad Neustadt a. d. Saale
T1188	Prof. Dr. med. Horst-Werner Korf, Frankfurt
T1189	Prof. Dr. med. Esther Asan, Julius-Maximilians-Universität Würzburg
T1190	Prof. Dr. Dr. Robert Nitsch, WWU, Münster
T1191	Prof. Dr. Dr. Dr. Günter Rager, Fribourg
X338	Visible Human Data® Project, US National Library of Medicine
X389	Kummer B. Funktionelle Anatomie des Vorfußes. Verhandl Deutsch Orthop Ges. 53. Kongr. Hamburg 1966, Enke, 1987:482–93

Sumário

Órgãos do Tórax
Topografia 4
Coração 28
Pulmão 72
Esôfago 86
Cortes 98

Órgãos do Abdome
Desenvolvimento 116
Topografia 120
Estômago 146
Intestino 158
Fígado e Vesícula Biliar 178
Pâncreas 200
Baço 212
Vascularização e Drenagem Linfática 218
Cortes 220

Pelve e Retroperitônio
Topografia 238
Rim e Glândulas Suprarrenais 254
Vias Urinárias 274
Reto e Canal Anal 284
Órgãos Genitais Masculinos 294
Órgãos Genitais Femininos 322
Cortes 354

Órgãos do Tórax

Topografia 4

Coração 28

Pulmão 72

Esôfago 86

Cortes 98

5

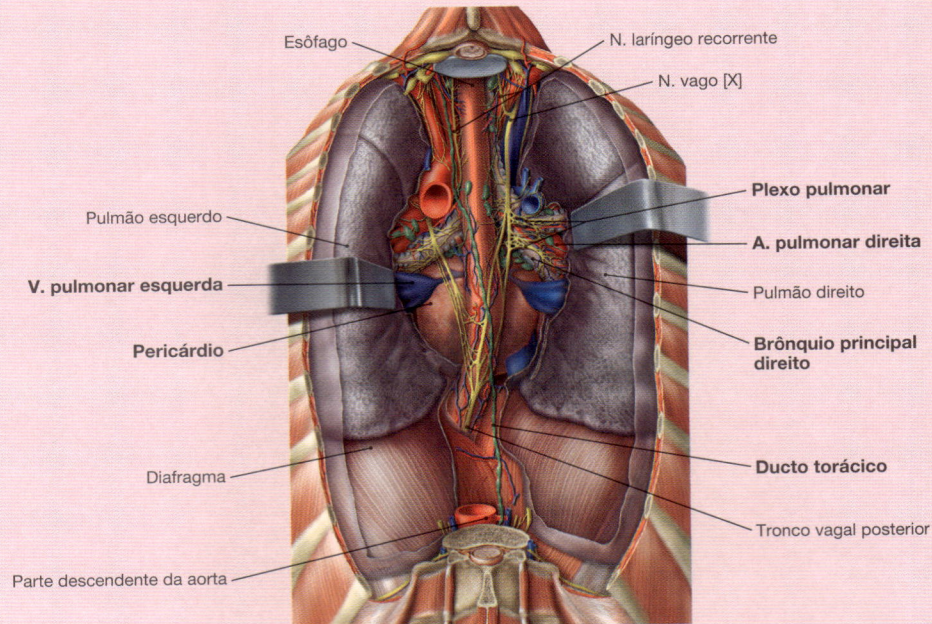

Visão geral

A abertura da **cavidade torácica** é uma das principais práticas durante o curso de dissecção, sendo realizada por professores e alunos com um misto de admiração, entusiasmo e interesse. A exposição do coração e dos pulmões, bem como a possibilidade de tocar esses órgãos vitais do corpo com as próprias mãos, é considerada, nesses momentos de aprendizado, um grande privilégio. A cavidade torácica é envolvida pela caixa torácica a partir das costelas, da coluna vertebral torácica e do esterno. **Inferiormente** é separada do abdome pelo **diafragma**, e **superiormente** não existe **limite distinto** até o pescoço. Quando se remove a parede torácica anterior, que é constituída pelos importantes **músculos respiratórios acessórios**, torna-se visível o contorno da cavidade torácica em **duas cavidades pleurais**, em torno dos pulmões e do espaço intermediário de tecido conjuntivo do **mediastino**.

No mediastino, o **timo** está localizado imediatamente atrás do esterno. A **V. cava superior** está deslocada para a direita. O arco da **artéria principal** (**aorta**) domina o mediastino superior. Entre os grandes vasos estão a **traqueia**, que se divide em brônquios principais direito e esquerdo, e, posteriormente a ela, o **esôfago**. No mediastino inferior está localizado o **coração**, recoberto pelo seu pericárdio, apoiado no diafragma. As duas cavidades pleurais estão em volta dos **pulmões**.

Tópicos mais importantes

Após estudar e compreender os principais tópicos deste capítulo, segundo as diretrizes do Nationalen Kompetenzbasierten Lernzielkatalog Medizin (NKLM), você será capaz de:

Cavidade torácica
- Descrever os limites da cavidade torácica com o mediastino e a cavidade pleural, incluindo as vias de condução, na peça anatômica
- Descrever a localização e a função do timo.

Coração
- Explicar em linhas gerais o desenvolvimento do coração, incluindo a circulação fetal com possíveis malformações
- Mostrar a localização, a orientação e a projeção do coração, com as estruturas circundantes, na peça anatômica e na radiografia
- Descrever as estruturas interna e externa da cavidade cardíaca, bem como as camadas da parede, incluindo o pericárdio e o esqueleto cardíaco na peça anatômica
- Explicar a construção, a função e a projeção, bem como os locais de ausculta das diferentes valvas cardíacas, junto de sua fisiologia e patologia, na peça anatômica
- Mostrar o sistema de condução elétrica com a localização exata do nó sinoatrial e do nó atrioventricular (AV) na peça anatômica e compreender a inervação autônoma do coração
- Indicar as artérias coronárias com todos os seus ramos principais na peça anatômica e descrever a sua importância na patogênese, no diagnóstico e no tratamento da doença da artéria coronária. Descrever as principais características das veias.

Traqueia e pulmões
- Explicar a estrutura das vias respiratórias inferiores, seu desenvolvimento e as seções da traqueia
- Indicar a projeção dos pulmões e a sua divisão em lobos e segmentos, bem como a classificação da árvore brônquica na peça anatômica
- Descrever o circuito respiratório (troca gasosa) e o circuito sistêmico dos pulmões, com origem, trajeto e função, bem como o sistema linfático e a inervação autônoma.

Esôfago
- Mostrar as porções e as constrições do esôfago, bem como as suas relações anatômicas no cadáver
- Descrever os mecanismos esfinctéricos das regiões proximal e distal do esôfago e sua importância clínica
- Explicar as vias de drenagem das diferentes partes do esôfago, incluindo a relação das veias com o sistema porta.

Relação com a clínica

A seguir, é apresentado um estudo de caso que reforça a correlação entre os muitos detalhes anatômicos e a prática clínica mais atual.

Embolia pulmonar

História
Uma estudante de 22 anos é levada por uma ambulância ao pronto-socorro pela manhã. Ela relata que acordou com falta de ar e tosse, após ter retornado para os EUA em um voo no dia anterior. Além disso, observou, ao levantar-se, que sua perna esquerda estava muito mais grossa.

Achados da avaliação
A frequência cardíaca (120 bpm) e a frequência respiratória (35/min) estão significativamente aumentadas. A paciente está lúcida, acordada e totalmente orientada. Ela sente forte dor na perna esquerda e se queixa de falta de ar e dor torácica. A perna esquerda está avermelhada e mostra veias dilatadas; a circunferência está aumentada no tornozelo e na coxa.

Exames complementares
A gasometria arterial mostra redução do teor de oxigênio no sangue. Devido à suspeição de embolia pulmonar, são determinados, na coleta de sangue, especialmente os valores dos parâmetros de coagulação e dos dímeros D, que são formados por produtos de clivagem de coágulos sanguíneos (trombos). A angiotomografia computadorizada (ATC) da cavidade torácica indica que múltiplos ramos das artérias pulmonares estão anormais. A ecocardiografia indica sobrecarga das câmaras direitas. A ultrassonografia (US) dúplex (Doppler) colorida confirma que as veias profundas do membro inferior, na região da V. femoral no lado esquerdo, estão ocluídas por um coágulo de sangue (trombo).

Diagnóstico
Embolia pulmonar com trombose venosa profunda (→ Figura a). O coágulo da V. femoral parece ter se descolado parcialmente e ocluiu as artérias pulmonares na forma de êmbolo. Como fatores de risco foram considerados, antes da exclusão de um distúrbio de coagulação no voo transatlântico, o consumo de contraceptivos orais e tabagismo.

Tratamento
Por meio do acesso venoso, é iniciada a dissolução (lise) de coágulos sanguíneos com um ativador do plasminogênio. Além disso, a paciente recebe uma sonda nasal com oxigênio. A lise é bem-sucedida, e, após uma semana, a paciente está assintomática.

Laboratório de anatomia
Para a compreensão deste caso clínico, precisamos atentar a duas regiões do corpo: as veias dos membros inferiores e os órgãos da cavidade torácica. As veias são um pouco negligenciadas nas aulas de Anatomia e, geralmente, são reduzidas a apenas estruturas acompanhantes das artérias, com trajeto paralelo e, muitas vezes, com o mesmo nome. Em algumas regiões, há, no entanto, exceções a essa regra, ou certas referências clínicas que exigem uma explicação. Nos membros há um sistema de **veias superficiais (epifasciais)**, que funciona independentemente das artérias, e um **sistema de veias profundas (subfasciais)** no qual, distalmente (no antebraço/pernas), geralmente duas veias acompanham a artéria correspondente e se unem mais proximalmente. Como as veias superficiais, no entanto, são conectadas ao sistema venoso profundo por meio das **veias perfurantes**, que têm válvulas saculares inferiores e, assim, permitem o fluxo sanguíneo apenas no sentido das veias profundas, a maior parte (cerca de 75%) do sangue venoso flui, pelo sistema venoso profundo, de volta para o coração.

Trombos nas veias profundas são potencialmente fatais, porque podem ser deslocados pela corrente sanguínea. Eles se deslocam na forma de êmbolos pela **veia cava inferior** para o átrio direito, deste para o **ventrículo direito** e daí para as **artérias pulmonares**, que direcionam o sangue pobre em oxigênio para os pulmões.

 No lado direito está localizado o brônquio principal sobre a artéria; a veia está na parte mais anterior. Os nódulos pretos na superfície de corte de um pulmão removido representam linfonodos no hilo do pulmão.

Quando se remove o parênquima do pulmão na altura do hilo, pode-se ver que as artérias pulmonares se distribuem em conjunto com a distribuição da árvore brônquica, enquanto as **Vv. pulmonares** exibem trajeto independente. A cor amarelada das artérias pulmonares é característica, porque, como todas as artérias próximas do coração, elas são do tipo elástico, em virtude das muitas fibras elásticas na sua camada muscular. Quando, em caso de embolia pulmonar, grande parte do diâmetro do vaso é ocluída, a superfície de troca gasosa é bastante reduzida e, por conseguinte, ocorre falta de ar (dispneia). No entanto, é o aumento da pressão na circulação pulmonar que põe em risco a vida, porque o ventrículo direito não consegue compensar isso imediatamente nem a longo prazo, o que pode, por meio de *cor pulmonale*, levar à morte.

 Segurar o coração pela primeira vez com as próprias mãos provoca uma sensação especial! Para orientar-se, é preciso segurar o coração do mesmo modo que ele está localizado no mediastino. Então, o ventrículo direito está para a frente!

Portanto, durante a preparação do coração, é preciso prestar atenção à espessura da parede do ventrículo direito (3 a 5 mm), pois esta normalmente corresponde a aproximadamente um terço da espessura da parede do ventrículo esquerdo. Maior diâmetro da parede do ventrículo direito pode ser um sinal de sobrecarga crônica do coração direito.

De volta à clínica
O tratamento consistiu em anticoagulante oral durante seis meses. O exame de biologia molecular revelou uma mutação do fator de coagulação V e, portanto, uma predisposição hereditária elevada para risco de trombose. Portanto, foram desencorajados o tabagismo e o uso de contraceptivo oral. No caso de viagens mais longas e de gravidez, foram recomendados à paciente a injeção subcutânea de heparina de baixo peso molecular e o uso de meias compressivas.

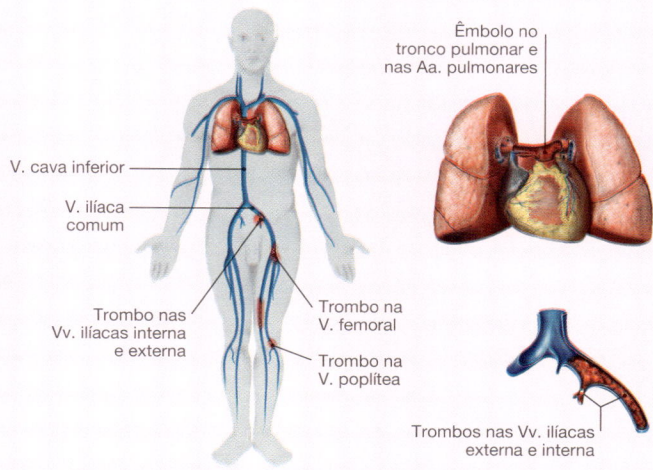

Figura a Trombose venosa profunda da perna complicada com embolia pulmonar. [S702-L266]

Topografia

Anatomia de Superfície

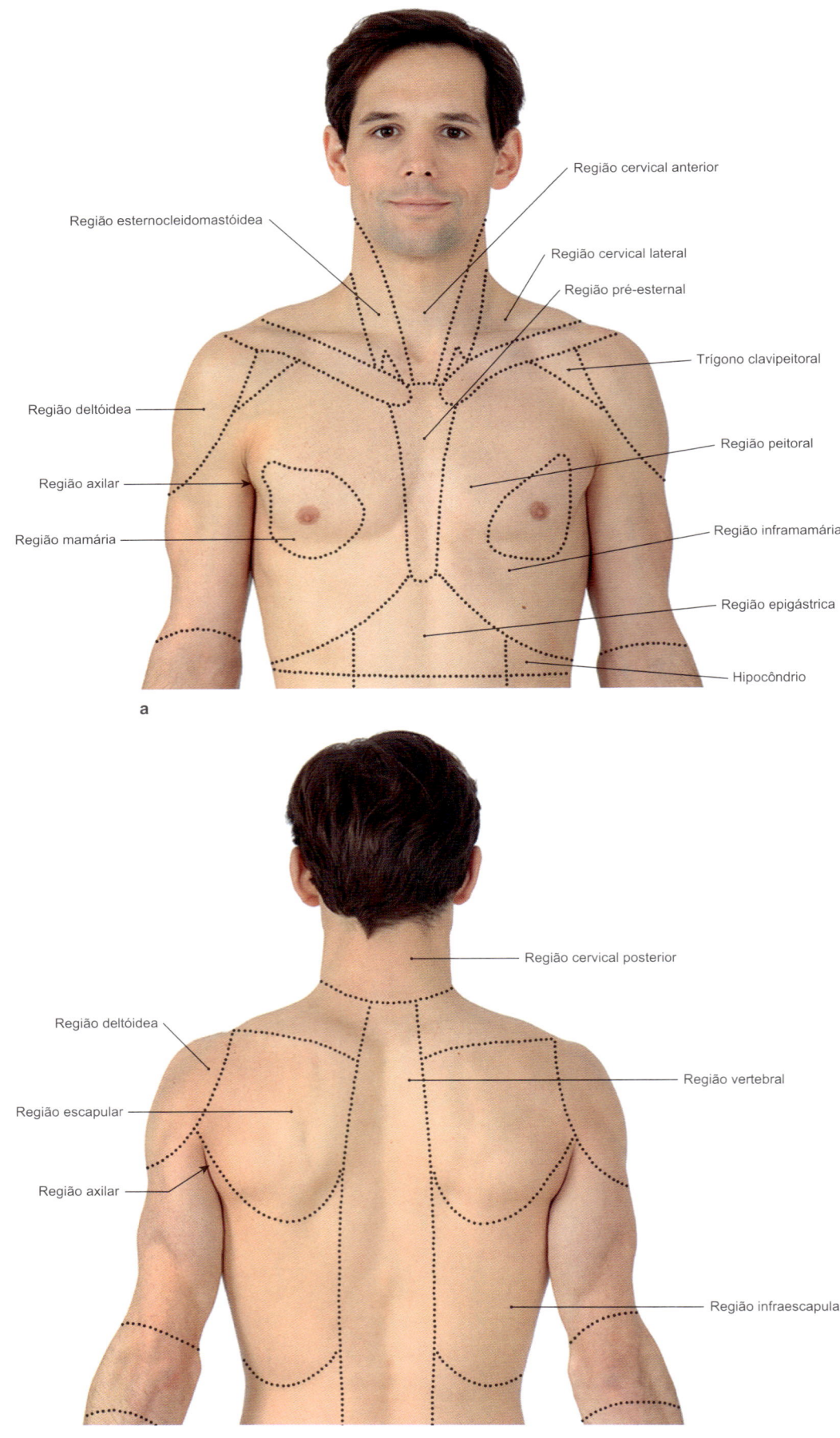

Figura 5.1a e b Regiões do tórax. [S701-J803].
a Vista anterior.
b Vista posterior.

Anatomia de Superfície

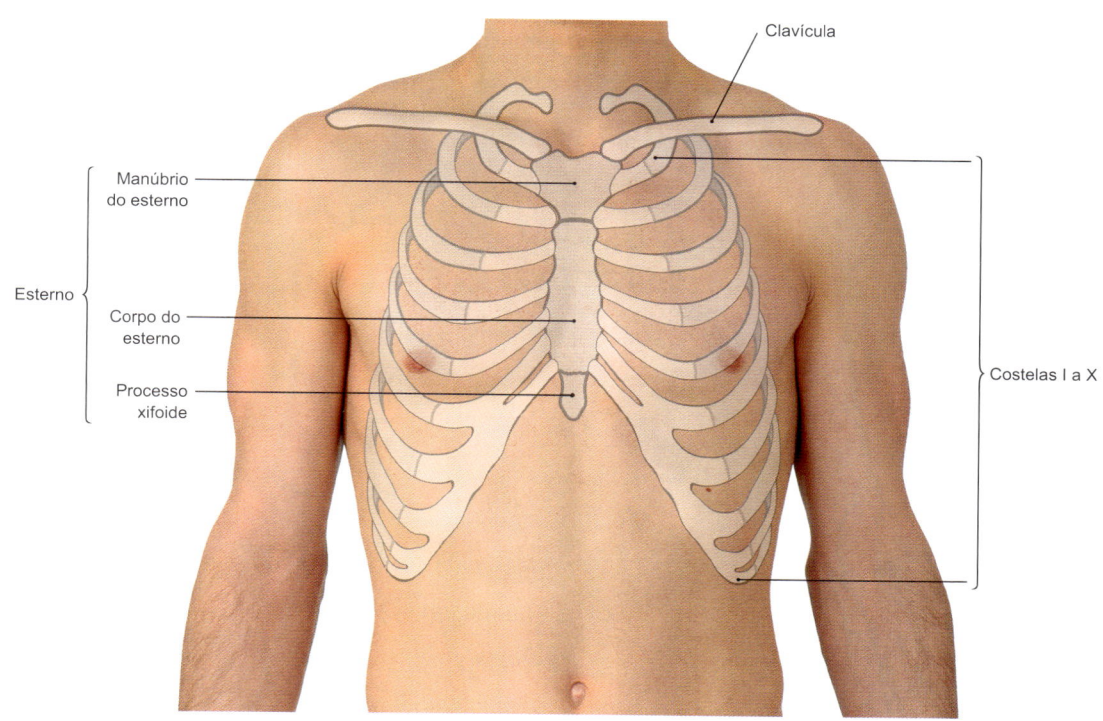

Figura 5.2 Projeção dos ossos da caixa torácica na parede anterior do tórax; vista anterior. [S701-L271-L126].

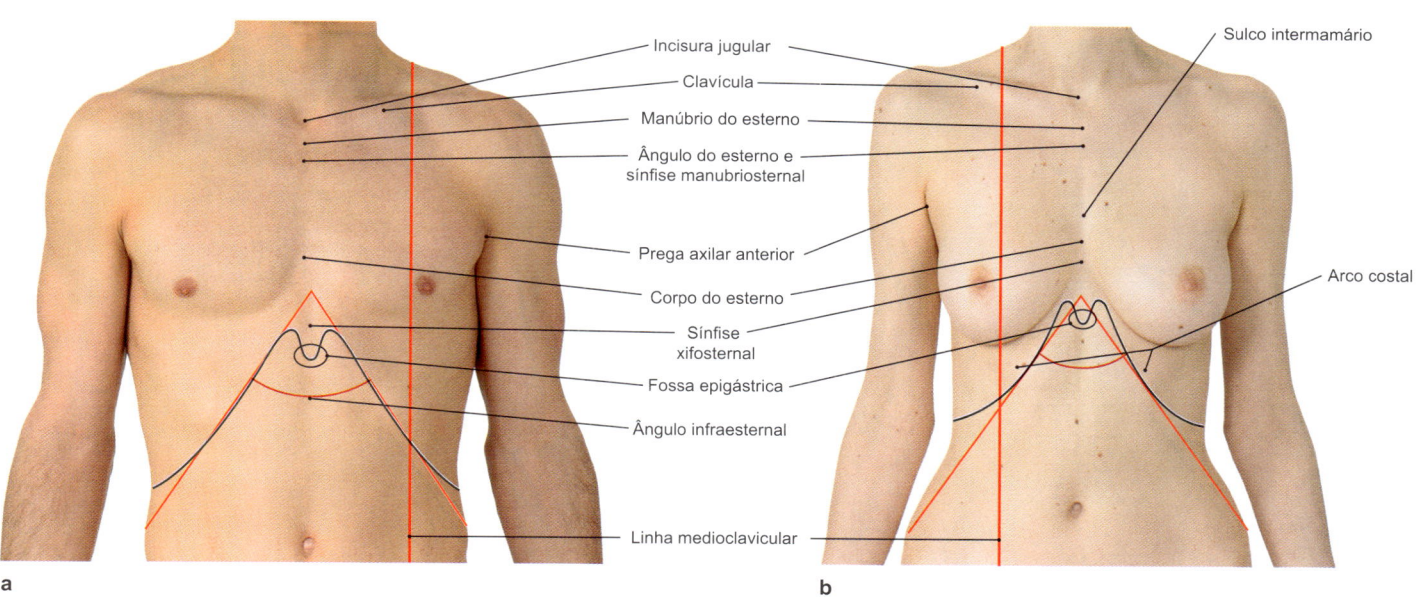

Figura 5.3a e b Referências anatômicas da superfície na parede anterior do tórax; vista anterior. [S701-J803].

a Parede torácica masculina
b Parede torácica feminina.

Topografia

Cavidades Pleurais e Mediastino

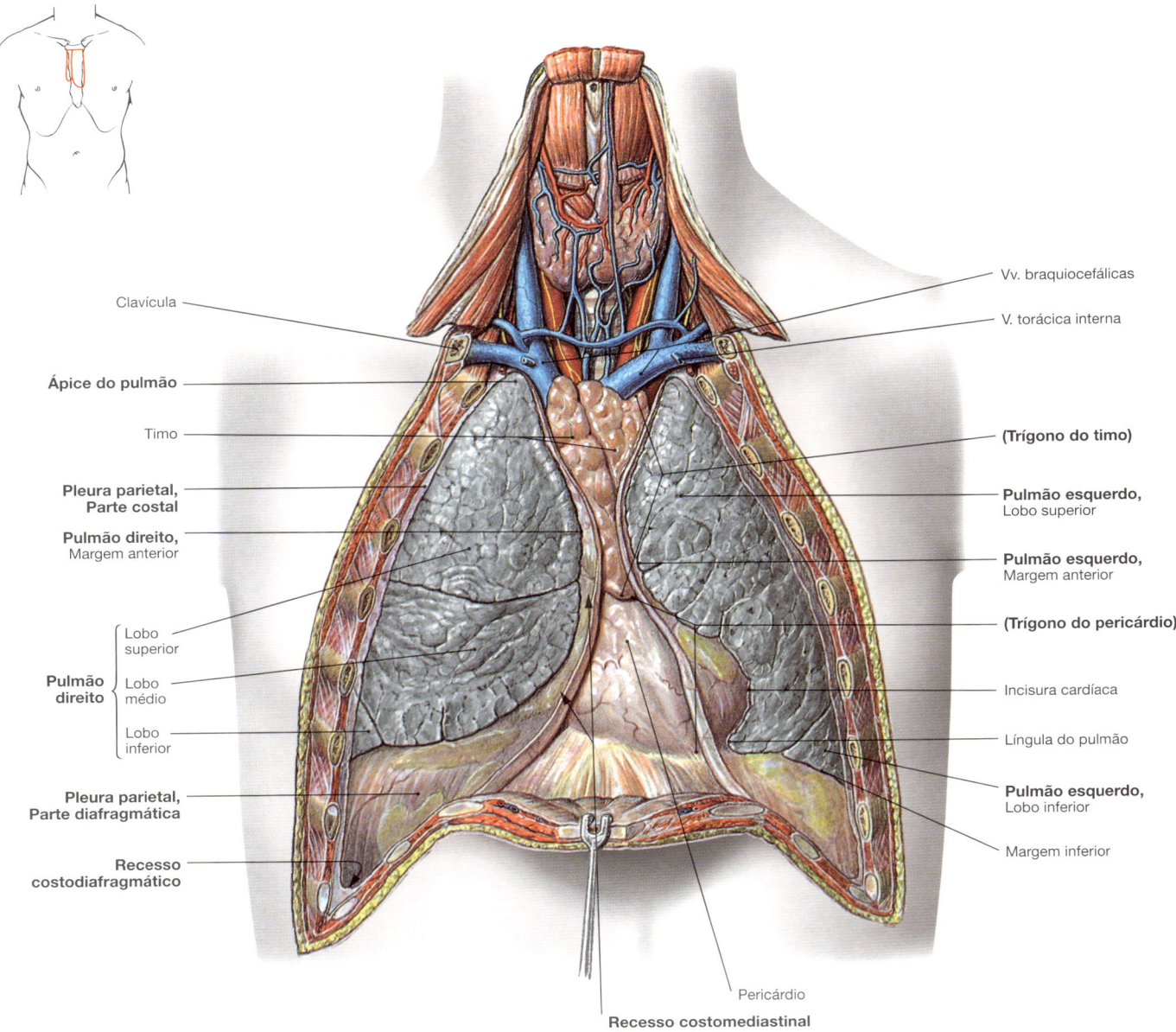

Figura 5.4 Mediastino e cavidades pleurais de um adolescente; vista anterior, após a retirada da parede torácica. [S700]
Após a abertura da **cavidade torácica**, são visualizadas as duas cavidades pleurais, localizadas em torno dos pulmões. As cavidades pleurais estão separadas, na parte mediana do tórax, por um espaço de tecido conjuntivo denominado **mediastino**. O mediastino contém o coração, envolto pelo **pericárdio**, assim como o **timo** e uma série de **vias autônomas** que conectam a cavidade torácica com o pescoço, através da abertura superior do tórax, e com o abdome, através do diafragma.
A cavidade pleural é recoberta pela **pleura parietal**. A pleura parietal está dividida em partes mediastinal, costal e diafragmática. A **pleura visceral** recobre a face externa dos pulmões. Ambos os folhetos pleurais formam um espaço de espessura capilar, que contém no total 5 m𝓁 de um líquido seroso, que reduz o atrito dos pulmões em relação à parede do tronco.

Na região superior, as cavidades pleurais de ambos os lados ultrapassam a abertura torácica superior em torno de 2,5 a 5 cm com a **cúpula da pleura**. Os limites mediais da pleura estão entre o trígono do timo, acima, e o trígono do pericárdio, abaixo. As cavidades pleurais apresentam quatro pares de **recessos pleurais**, no interior dos quais os pulmões se expandem durante a inspiração profunda:
- **Recesso costodiafragmático**: lateralmente, até 5 cm abaixo da linha axilar média
- **Recesso costomediastinal**: anteriormente, de ambos os lados, entre o mediastino e a parede torácica
- **Recesso frenicomediastinal**: caudalmente, entre o diafragma e o mediastino
- **Recesso vertebromediastinal**: posteriormente, ao lado da coluna vertebral (→ Figura 5.139b).

Correlações clínicas

Um aumento do volume de líquido no espaço pleural (**efusão ou derrame pleural**) pode ocorrer no caso de uma pneumonia devido ao envolvimento inflamatório da pleura (pleurite), devido à estase sanguínea na insuficiência cardíaca (coração esquerdo) ou devido a tumores do pulmão e da pleura. Além disso, existem derrames quilosos da pleura, nos quais a linfa vinda do ducto torácico penetra na cavidade pleural. Os derrames pleurais causam um som maciço à percussão. Devem ser puncionados no recesso costodiafragmático, de modo a esclarecer a causa e melhorar o desempenho respiratório.

Cavidade Torácica

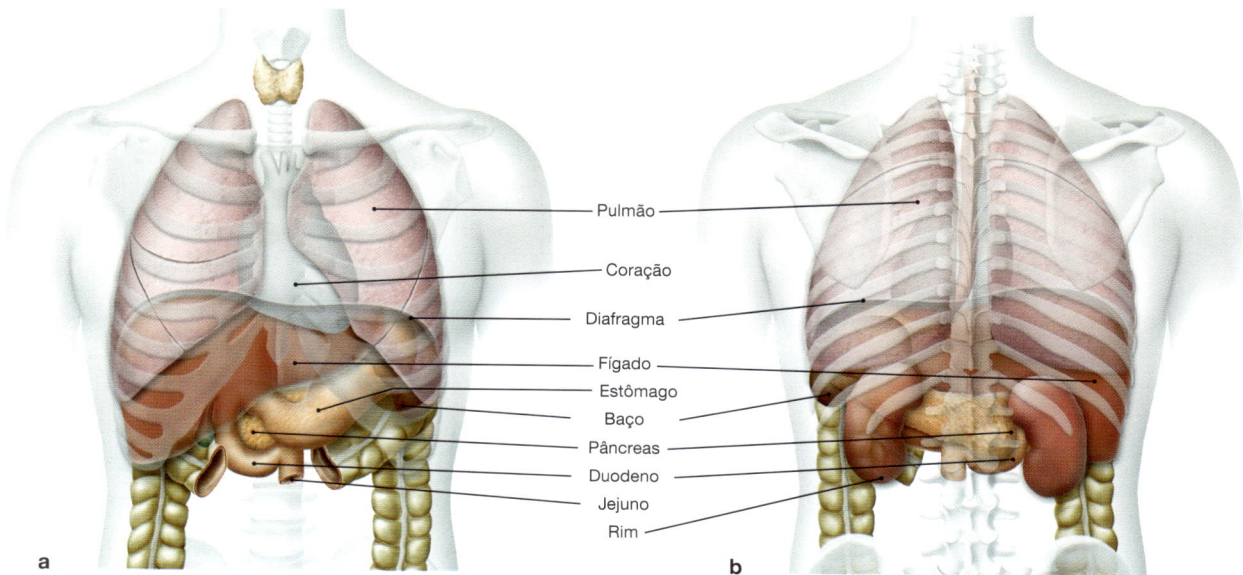

Figura 5.5a e b   Cavidade torácica e órgãos da parte superior do abdome; diagrama esquemático. [S700-L275]
a Vista anterior.
b Vista posterior.
Na cavidade torácica estão localizados o **coração**, envolto pelo pericárdio no **mediastino**, e, portanto, entre as duas **cavidades pleurais** e os **pulmões direito e esquerdo**. Como as cúpulas do diafragma são posicionadas relativamente altas (à direita, durante a expiração no 4º espaço intercostal [EIC]; à esquerda, ½ a 1 EIC mais baixo), as costelas também cobrem, além dos órgãos da cavidade torácica, os **órgãos da parte superior do abdome** (à direita, fígado e vesícula biliar; à esquerda, estômago e baço; em ambos os lados, os rins e as glândulas suprarrenais). Esses órgãos são, portanto, relativamente bem protegidos contra impactos mecânicos.

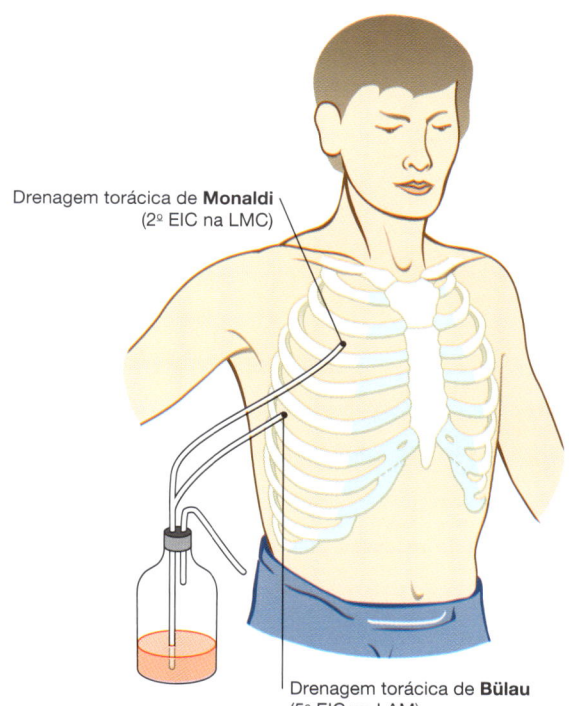

Figura 5.6   Drenagem torácica; vista anterior direita; diagrama esquemático. [S702-L126]
Durante a drenagem torácica, são distinguidas duas vias de acesso: na drenagem de **Monaldi**, a punção é aplicada no 2º espaço intercostal (2º EIC), na linha medioclavicular (LMC); na abordagem de **Bülau**, é aplicada no 5º EIC, na linha axilar média (LAM).

Correlações clínicas

Se a excursão pulmonar for comprometida por acúmulo de sangue na cavidade pleural (hemotórax) ou por ar na cavidade pleural (pneumotórax hipertensivo), ou por redução do volume do pulmão em decorrência de pneumotórax, é realizada uma **drenagem torácica** para retirar o sangue e descomprimir os pulmões. Para isso existem duas abordagens nas quais o risco de dano a órgãos vizinhos é o mais baixo possível:
- **Drenagem de Monaldi:** no 2º EIC na LMC. Não se deve inserir a agulha mais medialmente, para não danificar a artéria e a veia torácica cujo trajeto é paraesternal. Lateralmente estão localizados os vasos linfáticos axilares e os Nn. intercostobraquiais
- **Drenagem de Bülau:** no 5º EIC, na linha axilar média. Nesta abordagem, não se punciona o fígado, que se encontra abaixo do hemidiafragma direito. Esta pode se deslocar até o 4º EIC na expiração máxima.

Para a emergência pré-hospitalar, ambas as vias de acesso podem ser utilizadas; no entanto, em caso de pneumotórax, o acesso de Monaldi é a escolha clínica.

Topografia

Mediastino

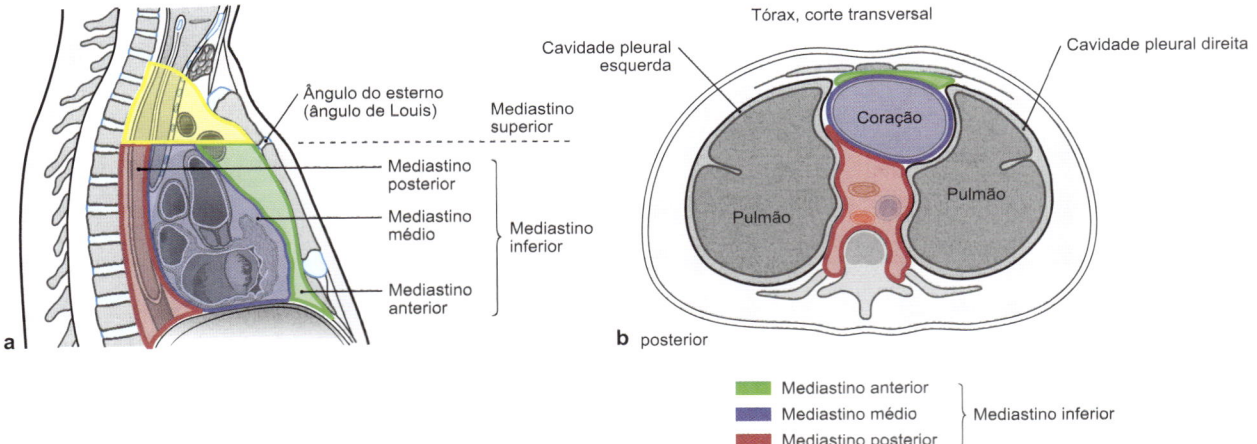

Figura 5.7a e b Divisões do mediastino; diagrama esquemático.
a Corte sagital com vista pelo lado direito. [S700-L126]
b Corte transversal com vista inferior. [S701-L126]
O espaço de tecido conjuntivo que separa as duas cavidades pleurais é denominado **mediastino**. O mediastino é dividido em inferior, onde se encontra o coração, e superior. O mediastino inferior é subdividido, ainda, em mediastino anterior, anteriormente ao coração; mediastino médio, contendo o pericárdio e o coração; e mediastino posterior, posteriormente ao pericárdio.
Nota clínica: O ângulo do esterno (ângulo de Louis) é um marco de referência da superfície palpável no limite entre o mediastino superior e inferior.

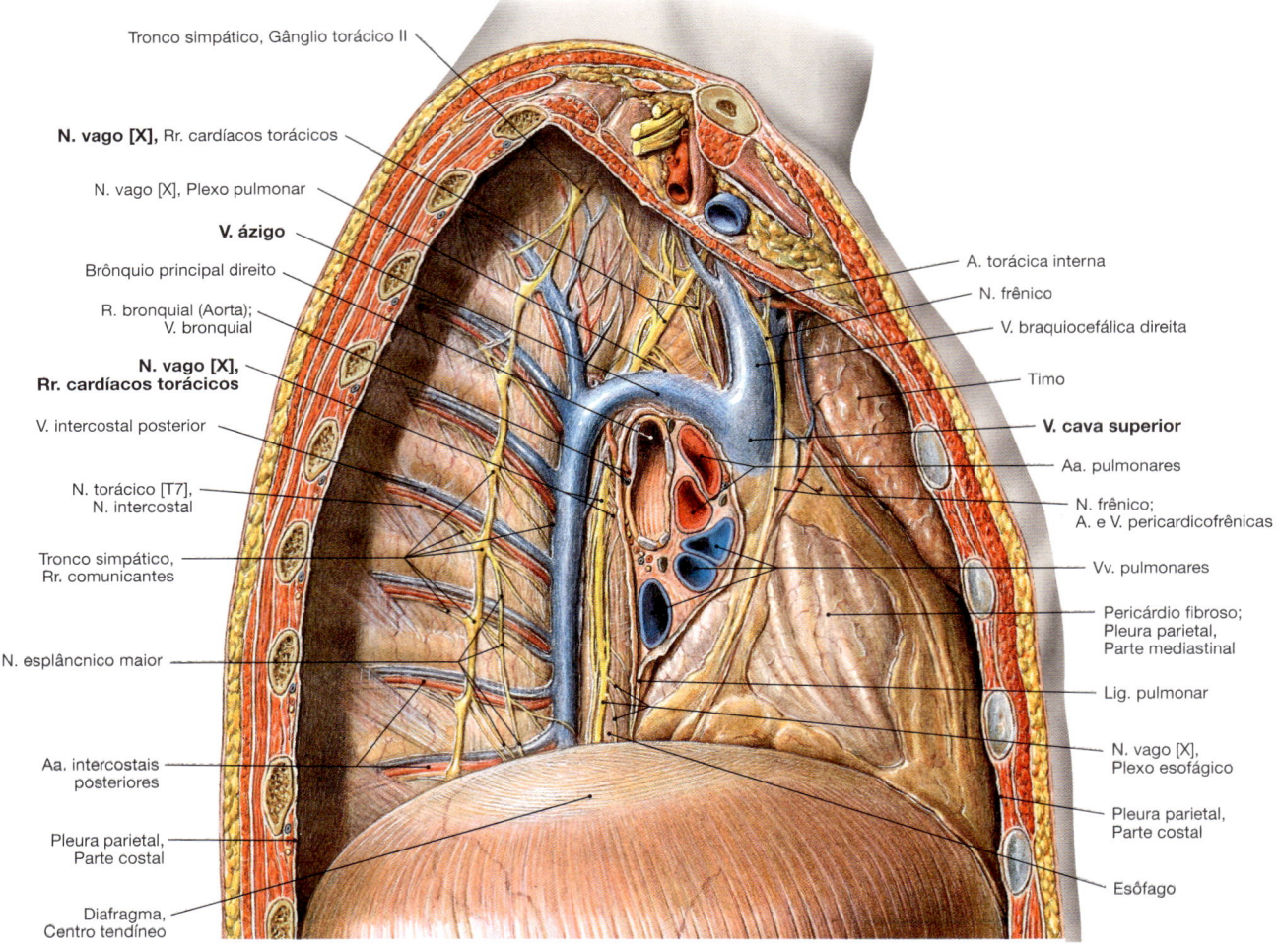

Figura 5.8 Mediastino e cavidade pleural de um adolescente; vista pelo lado direito, após a retirada da parede torácica lateral e do pulmão direito. [S700]
Em vista pelo lado direito, uma estrutura particularmente proeminente no mediastino posterior é a **V. ázigo**, que ascende lateralmente à coluna vertebral, passa sobre a raiz do pulmão direito e, em seguida, desemboca posteriormente na V. cava superior, na altura das vértebras torácicas T IV-V. O trajeto das outras estruturas é semelhante ao da cavidade pleural esquerda (→ Figura 5.9). O **N. vago [X]** avança do brônquio principal direito para o esôfago, enquanto o **N. frênico** chega ao pericárdio à frente da V. cava superior.

Mediastino

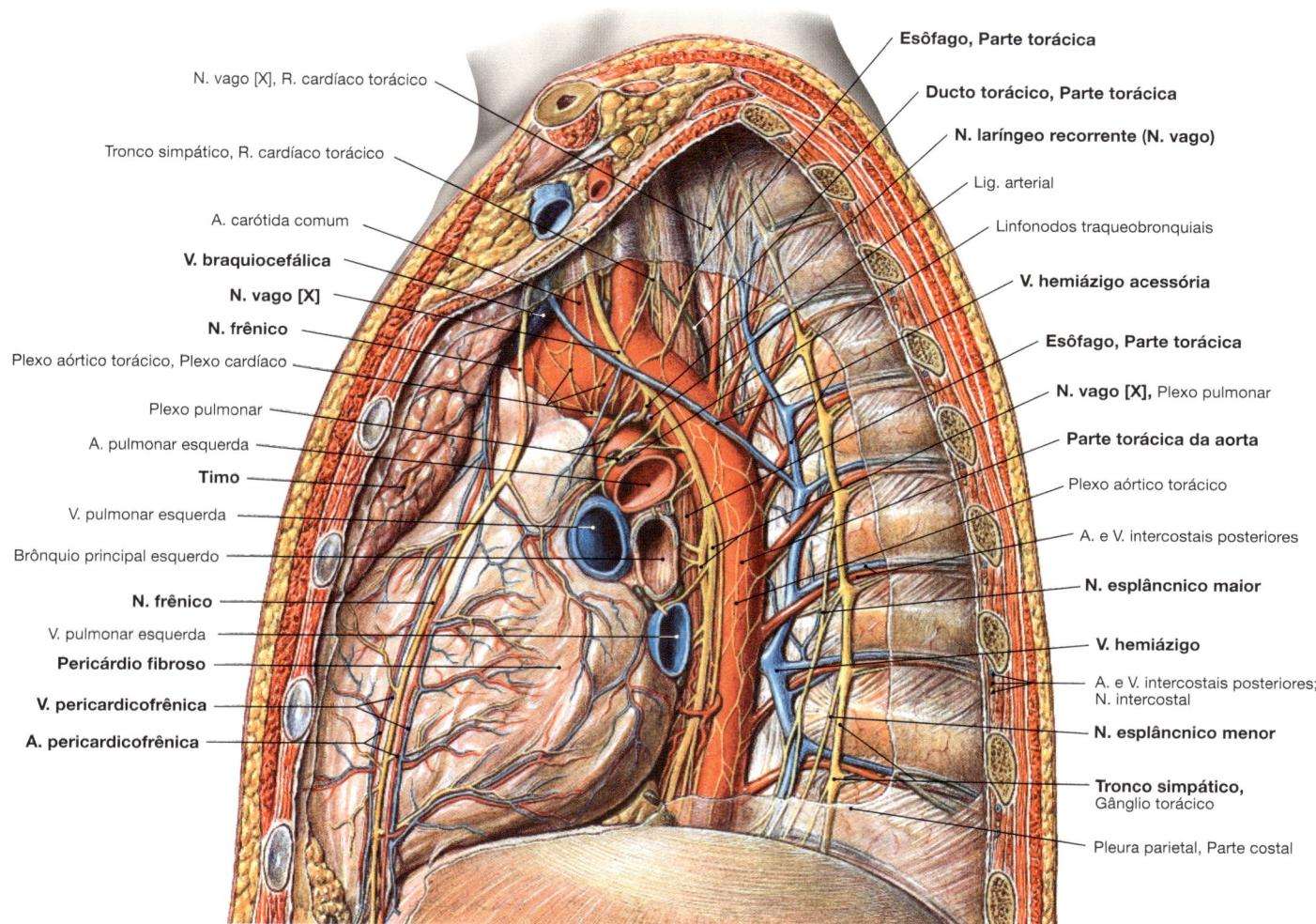

Figura 5.9 Mediastino e cavidade pleural de um adolescente; vista pelo lado esquerdo, após a retirada da parede torácica esquerda e do pulmão esquerdo. [S700]

Na vista esquerda, o mediastino posterior é dominado pela **parte torácica da aorta**, que desce à esquerda à frente da coluna vertebral. Lateralmente à coluna vertebral está localizada a **V. hemiázigo**, que penetra na V. ázigo entre as vértebras T VII e T X. Geralmente se comunica com a **V. hemiázigo acessória**, que drena o sangue das Vv. intercostais superiores. Mais lateralmente ainda e sobre as cabeças das costelas encontram-se os **gânglios do tronco simpático**, a partir dos quais se originam os **Nn. esplâncnicos maior e menor**. O **N. vago [X]** projeta-se por trás da raiz dos pulmões, ao lado do esôfago, originando o **N. laríngeo recorrente**, que se recurva no lado esquerdo, ao redor do arco da aorta. No mediastino médio encontra-se o pericárdio, e sobre este, o **N. frênico**, acompanhado pelos **vasos pericardiofrênicos**. No mediastino superior, o timo recobre anteriormente os grandes vasos da base do coração.

Conteúdo dos mediastinos	
Conteúdo do mediastino superior	**Conteúdo do mediastino inferior**
• Timo • Traqueia • Esôfago • Arco da aorta • Vv. braquiocefálicas e V. cava superior • Tratos linfáticos: troncos linfáticos (ducto torácico, troncos broncomediastinais) e linfonodos mediastinais • Divisão autônoma do sistema nervoso (tronco simpático, N. vago [X] com N. laríngeo recorrente) • N. frênico	• **Mediastino anterior:** drenagem linfática retroesternal da mama, linfonodos mediastinais anteriores • **Mediastino médio:** pericárdio com vasos próximos ao coração (parte ascendente da aorta, tronco pulmonar, V. cava superior), N. frênico com vasos pericardiofrênicos, linfonodos mediastinais médios • **Mediastino posterior:** parte descendente da aorta, esôfago com plexo esofágico do N. vago, N. vago (tronco vagal anterior e posterior), ducto torácico, tronco simpático com Nn. esplâncnicos, V. ázigo e V. hemiázigo, além dos vasos linfáticos intercostais, linfonodos mediastinais posteriores

Topografia

Timo

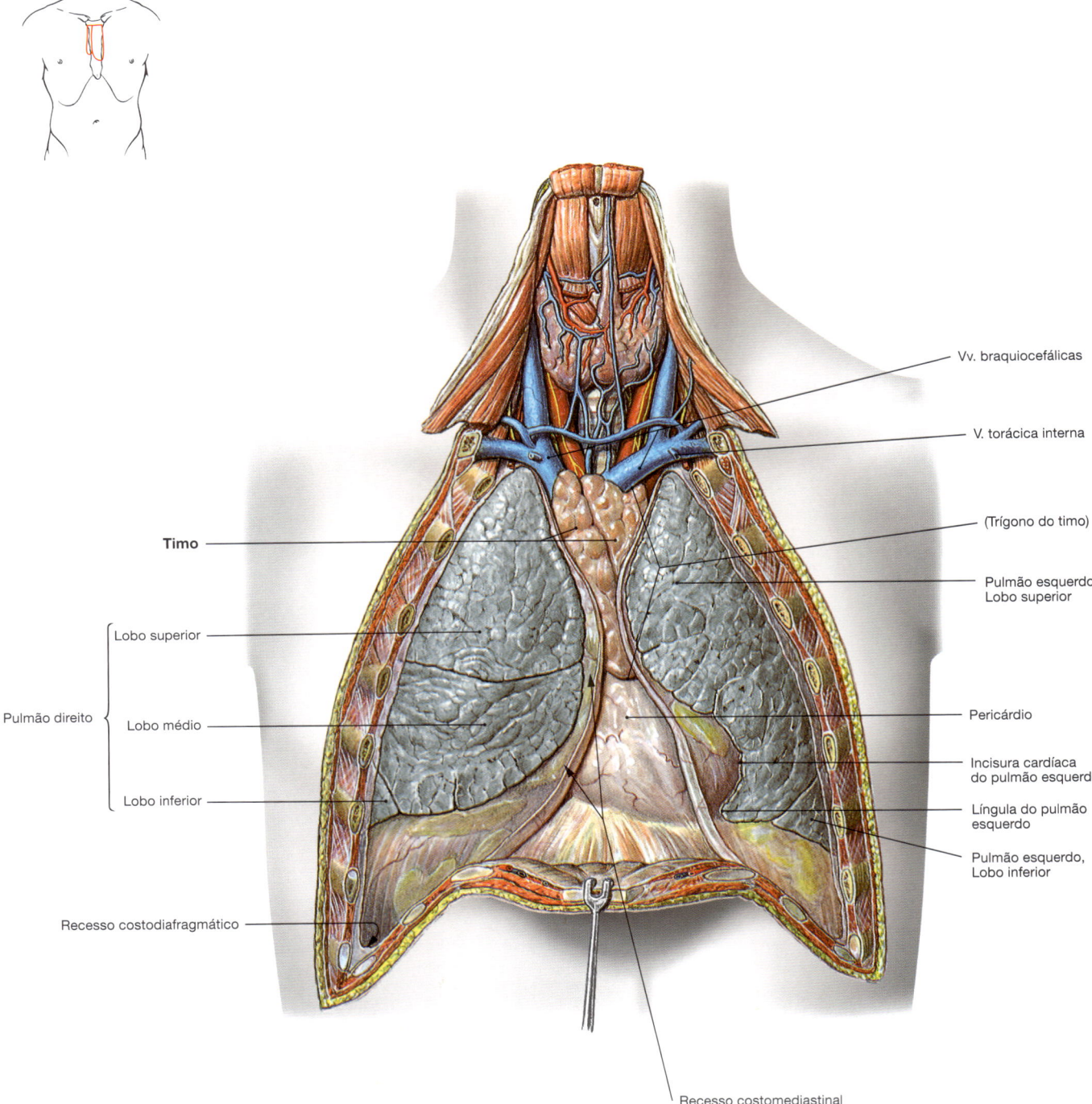

Figura 5.10 Mediastino superior com timo em um adolescente; vista anterior; após retirada da parte anterior do tronco. [S700]

O **timo** fica localizado no mediastino anterior, entre as margens mediais das cavidades pleurais. A composição tecidual do timo muda com a idade, e seu peso é de aproximadamente 20 g em adultos. Como seu volume total (5 cm x 3 cm x 1 cm) pouco se modifica, é relativamente maior no recém-nascido do que no adulto (→ Figura 5.12). Em um adulto jovem o timo é relativamente grande. Após a puberdade, o tecido tímico é progressivamente substituído por tecido adiposo, de tal forma que frequentemente é difícil identificar o timo nos idosos; neles, o timo é praticamente substituído por dois depósitos de gordura. Assim, apenas resquícios do timo são encontrados nas peças anatômicas. Esses resquícios são identificados macroscopicamente graças a pequenos ramos da A. torácica interna/A. tiróidea inferior e às conexões com as Vv. braquiocefálicas, que geralmente entram no polo superior do timo. Não obstante, tecido tímico específico sempre é preservado para possibilitar a defesa imune.

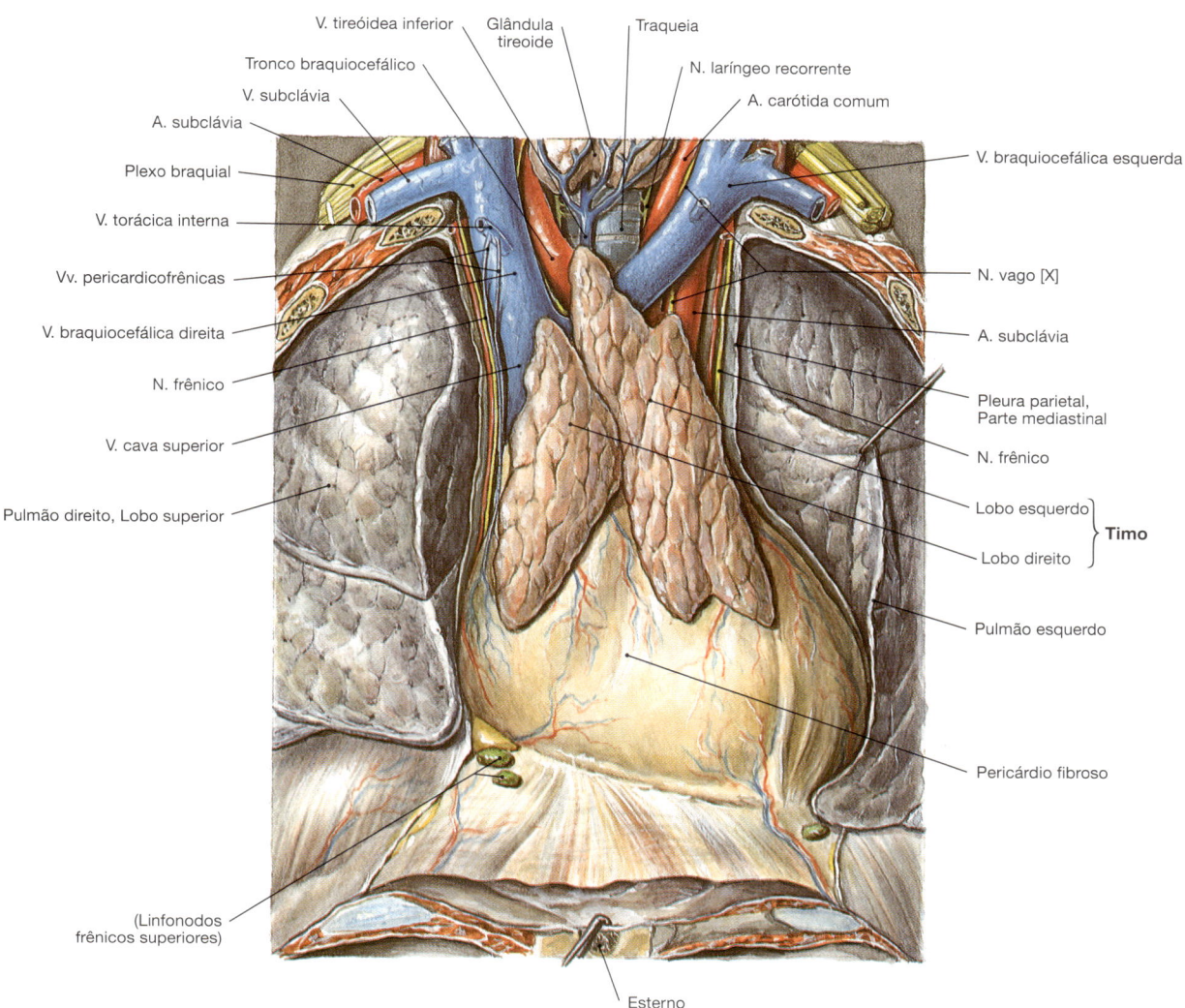

Figura 5.11 Timo de um adolescente; vista anterior. [S700]
O timo é um **órgão linfático primário**. Ele atua na proliferação e na seleção de linfócitos T, que migram do timo, após a sua maturação, de modo a assumir as defesas imunológicas celulares específicas nos órgãos linfáticos secundários.

O timo desenvolve-se a partir do endoderma do 3º par de bolsas faríngeas e do ectoderma do 3º par de sulcos faríngeos. À macroscopia, ele é composto por dois lobos (direito e esquerdo), localizados na parte anterior do mediastino superior, sobre os grandes vasos da base do coração. Esses lobos são microscopicamente subdivididos em lóbulos.

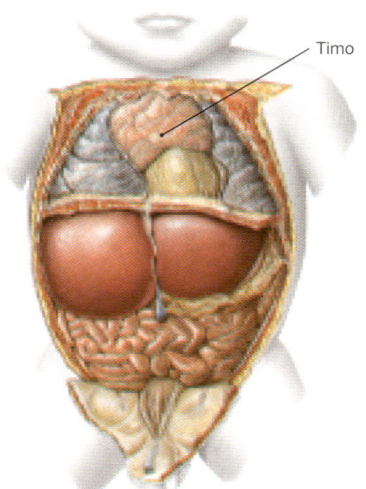

Figura 5.12 Localização do timo de um recém-nascido; vista anterior, após a retirada da parede anterior do tronco. [S700]

Topografia

Nervo Frênico

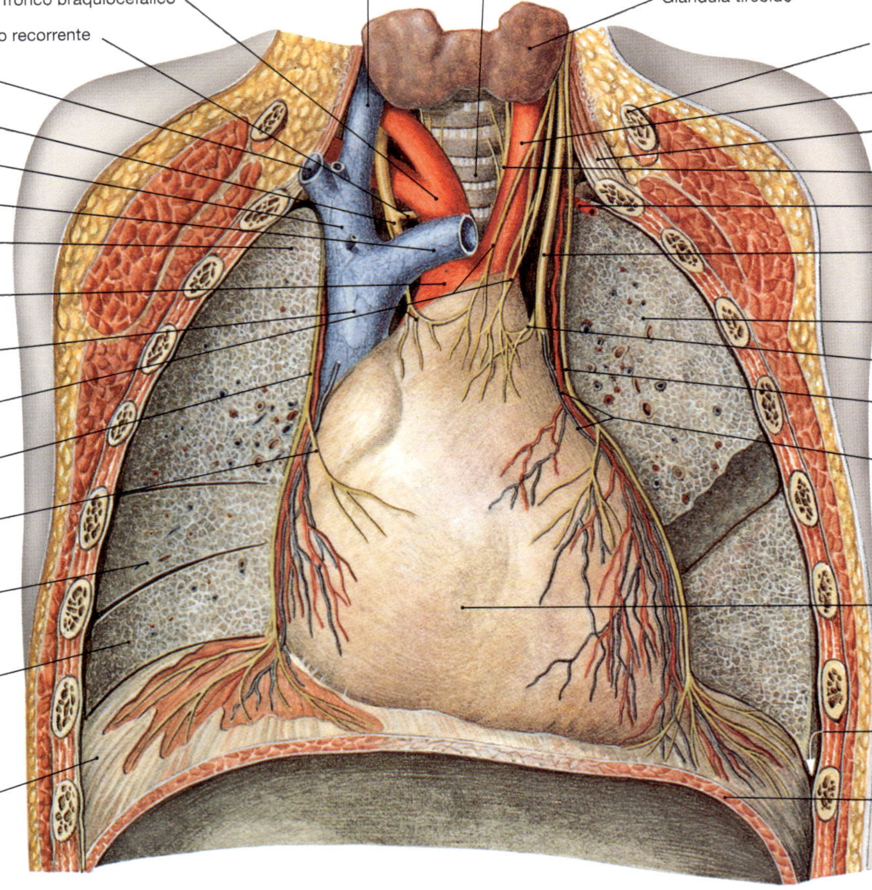

Figura 5.13 Mediastino médio; vista anterior, após a retirada da parede torácica anterior. Os pulmões estão seccionados no plano frontal. [S700]

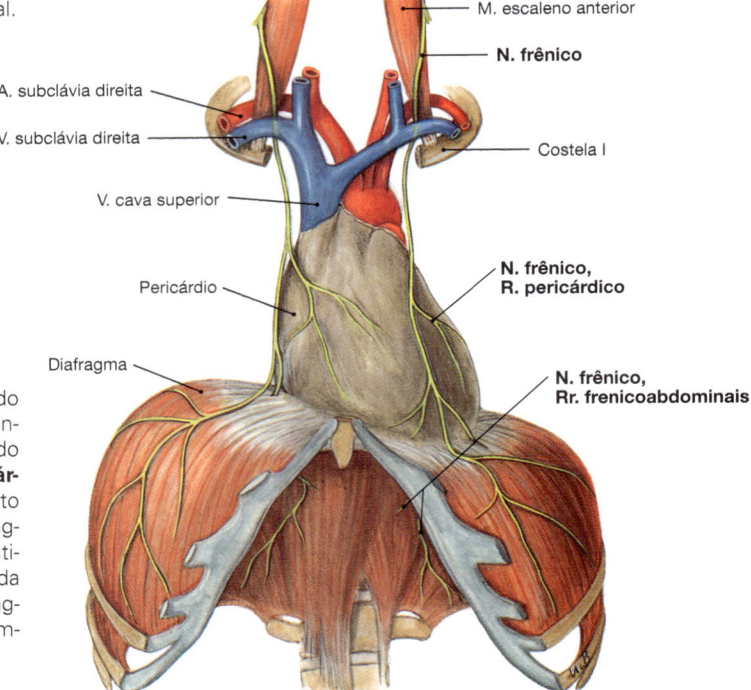

Figura 5.14 Trajeto do N. frênico. [S700]
O **N. frênico** origina-se dos segmentos C3-C5 (principalmente C4) do plexo cervical, segue no pescoço sobre o M. escaleno anterior no sentido caudal (músculo-guia!) e, em seguida, atinge a parte inferior do **mediastino médio**, anteriormente à raiz dos pulmões sobre o **pericárdio**, onde – em companhia dos vasos pericardicofrênicos – é recoberto pela parte mediastinal da pleura parietal, descendo ao longo do diafragma e suprindo a sua inervação motora. Além disso, tem ramos sensitivos para o pericárdio (ramo pericárdico), para a parte diafragmática da pleura parietal e para o peritônio parietal, sob a face inferior do diafragma (Rr. frenicoabdominais). Os ramos frenicoabdominais inervam também o peritônio visceral sobre o fígado e a vesícula biliar.

Correlações clínicas

O trajeto do N. frênico – condicionado ao desenvolvimento embrionário – tem importância clínica nas **paraplegias**. As lesões da medula espinal abaixo de C4 não causam distúrbios respiratórios, enquanto uma lesão do segmento C4 pode levar à asfixia.

A inervação do **fígado e da vesícula biliar** pelos Rr. frenicoabdominais pode causar **dor referida no ombro direito** (em caso de punção hepática ou de inflamação da vesícula biliar). Em rupturas do baço, a dor irradia de modo semelhante para o ombro esquerdo.

Vasos Sanguíneos do Mediastino Superior – Arco da Aorta

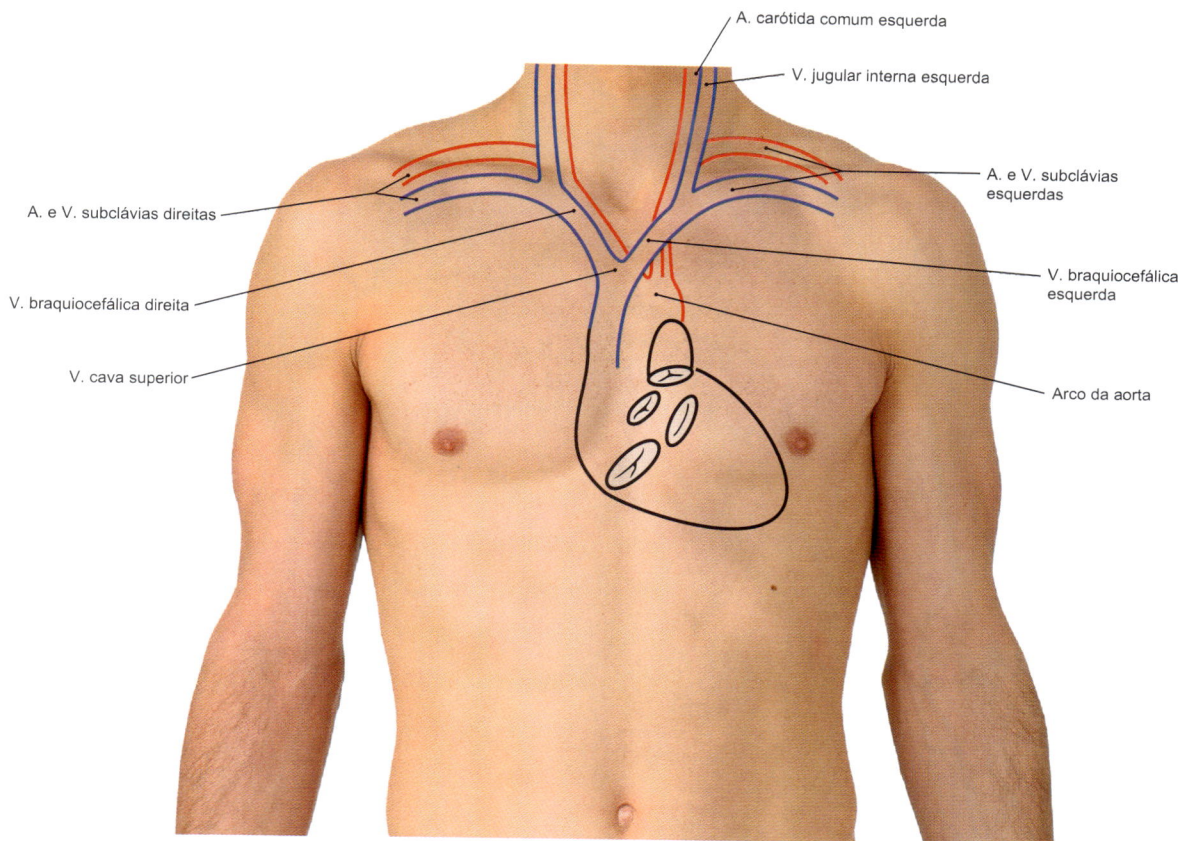

Figura 5.15 Projeção dos grandes vasos do mediastino superior na parede anterior do tórax; vista anterior. [S701-J803-L126].

A veia braquiocefálica esquerda cruza o mediastino superior atrás do manúbrio do esterno e se une atrás da primeira articulação esternocostal com a veia braquiocefálica direita, para formar a **veia cava superior**.

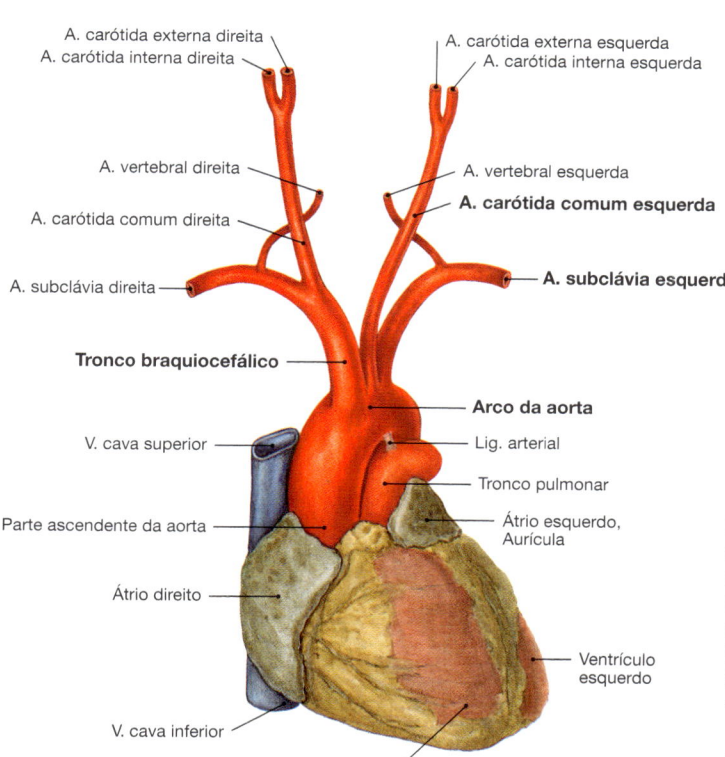

Figura 5.16 Parte ascendente e arco da aorta, com emergência das grandes artérias; vista anterior. [S700]

A **parte ascendente da aorta** está envolta pelo pericárdio e no mediastino inferior. Avança pelo mediastino superior para o **arco da aorta**, que está ligado ao tronco pulmonar pelo Lig. arterial e, em seguida, continua com a parte descendente torácica da aorta (→ Figura 5.20). O arco da aorta origina os seguintes ramos:
- Tronco braquiocefálico (à direita), que se ramifica na A. subclávia direita e na A. carótida comum direita
- A. carótida comum esquerda
- A. subclávia esquerda.

Topografia

Arco da Aorta e seus Ramos

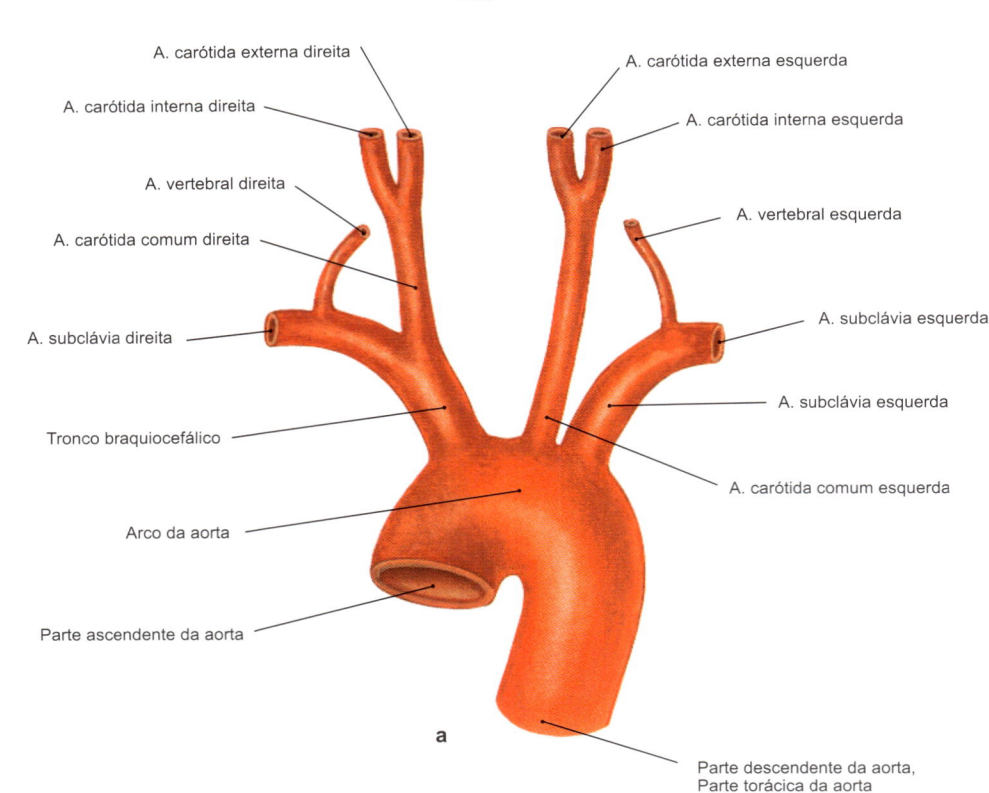

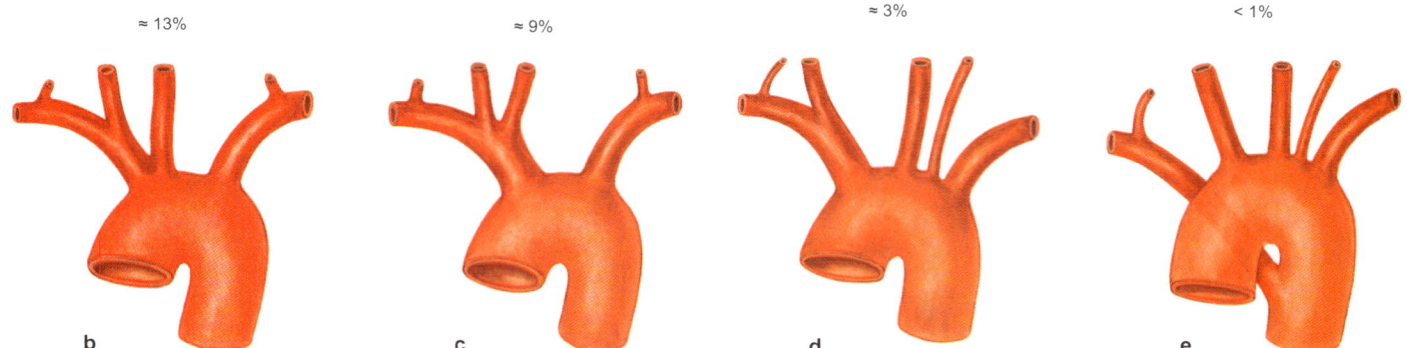

Figura 5.17a-e   Variações da emergência das grandes artérias a partir do arco da aorta. [S700]
a Morfologia clássica.
b Origem comum do tronco braquiocefálico e da A. carótida comum esquerda.
c Tronco comum para o tronco braquiocefálico e para a A. carótida comum esquerda.
d Saída independente da A. vertebral esquerda a partir do arco da aorta.

e Saída da A. subclávia direita como último ramo derivado do arco da aorta. Essa artéria anômala segue, em geral, posteriormente ao esôfago no lado direito e pode provocar problemas na deglutição (**disfagia lusória**).
A ocorrência de uma **A. tireóidea ima** independente, que segue para a glândula tireoide e se origina do tronco braquiocefálico ou como segundo ramo do arco da aorta, é relativamente rara.

Correlações clínicas

É importante que o cirurgião cardiotorácico conheça o trajeto dos nervos que cruzam o arco da aorta durante os **procedimentos cirúrgicos neste arco**. A lesão do **nervo laríngeo recorrente esquerdo** pode causar rouquidão e dispneia aos esforços, e a lesão do **nervo frênico esquerdo** pode causar insuficiência respiratória. O nervo frênico corre no lado esquerdo, **lateralmente** à artéria carótida comum esquerda e **anteriormente** à artéria subclávia esquerda, permanecendo **posterior** à veia subclávia esquerda e cruzando o arco da aorta **anteriormente** e também os vasos no hilo do pulmão (→ Figura 5.81). O nervo vago esquerdo corre **posteriormente** à veia braquiocefálica esquerda, **lateralmente** à artéria carótida comum esquerda e **medialmente** à artéria subclávia esquerda, **anteriormente** sobre o arco da aorta, em cuja margem inferior origina o nervo laríngeo recorrente. O nervo vago então gira **posteriormente** e desce atrás dos vasos no hilo pulmonar.

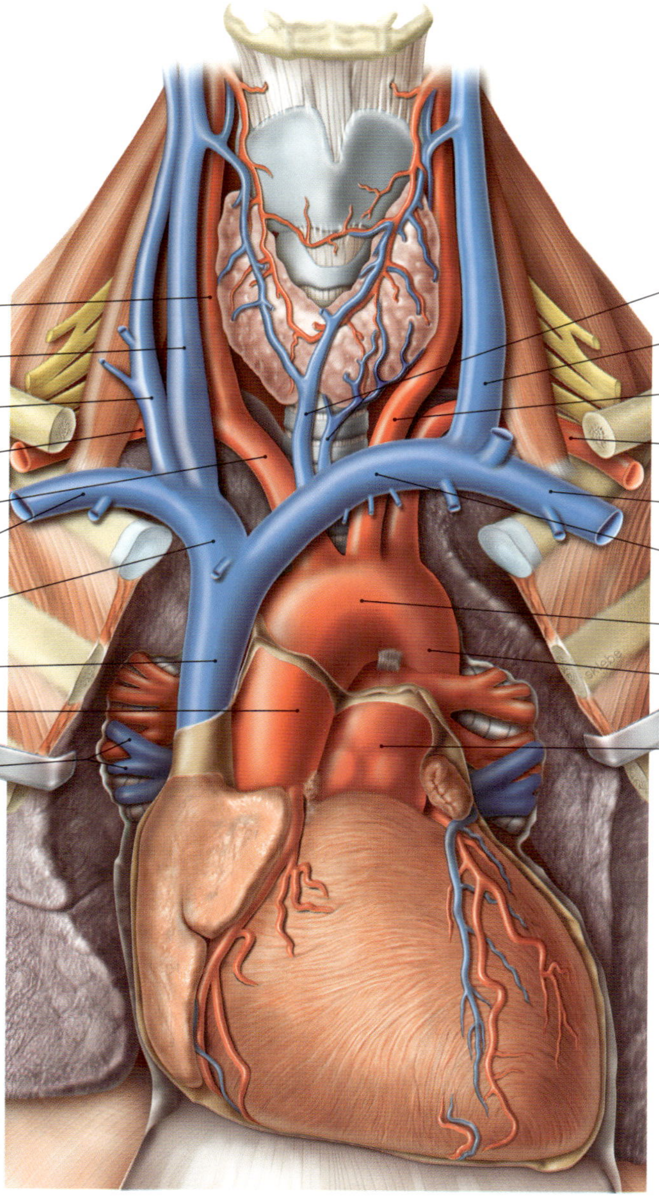

Vasos do Mediastino Superior – Abertura Superior do Tórax

Figura 5.18 Vasos sanguíneos do mediastino superior e da abertura superior do tórax; vista anterior. [S701-L238].
A artéria subclávia entra bilateralmente junto com o plexo braquial através do **hiato dos escalenos**, que está localizado entre os músculos escalenos anterior e médio e é limitado abaixo pela inserção dos músculos na primeira costela.

Correlações clínicas

O hiato dos escalenos pode ser muito estreito, se houver uma costela cervical extra a partir da vértebra proeminente (C VII). Nesse caso, o processo transverso desta vértebra, cujas extremidades representam rudimentos de costelas, estão estendidos. Alternativamente, um M. escaleno mínimo adicional pode diminuir esse espaço. O resultado é uma **síndrome do desfiladeiro torácico**, em que o plexo braquial e a artéria subclávia são comprimidos, principalmente quando o indivíduo levanta o braço, podendo levar a déficit de pulso e dormência no braço.
[E402]

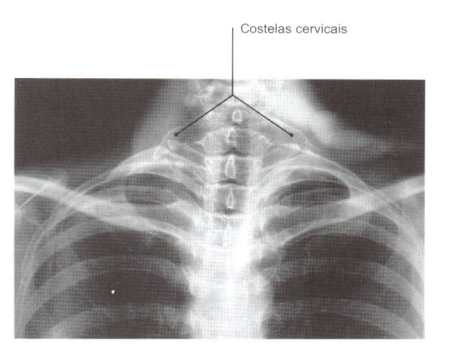
Costelas cervicais

Topografia

Arco da Aorta e seus Ramos

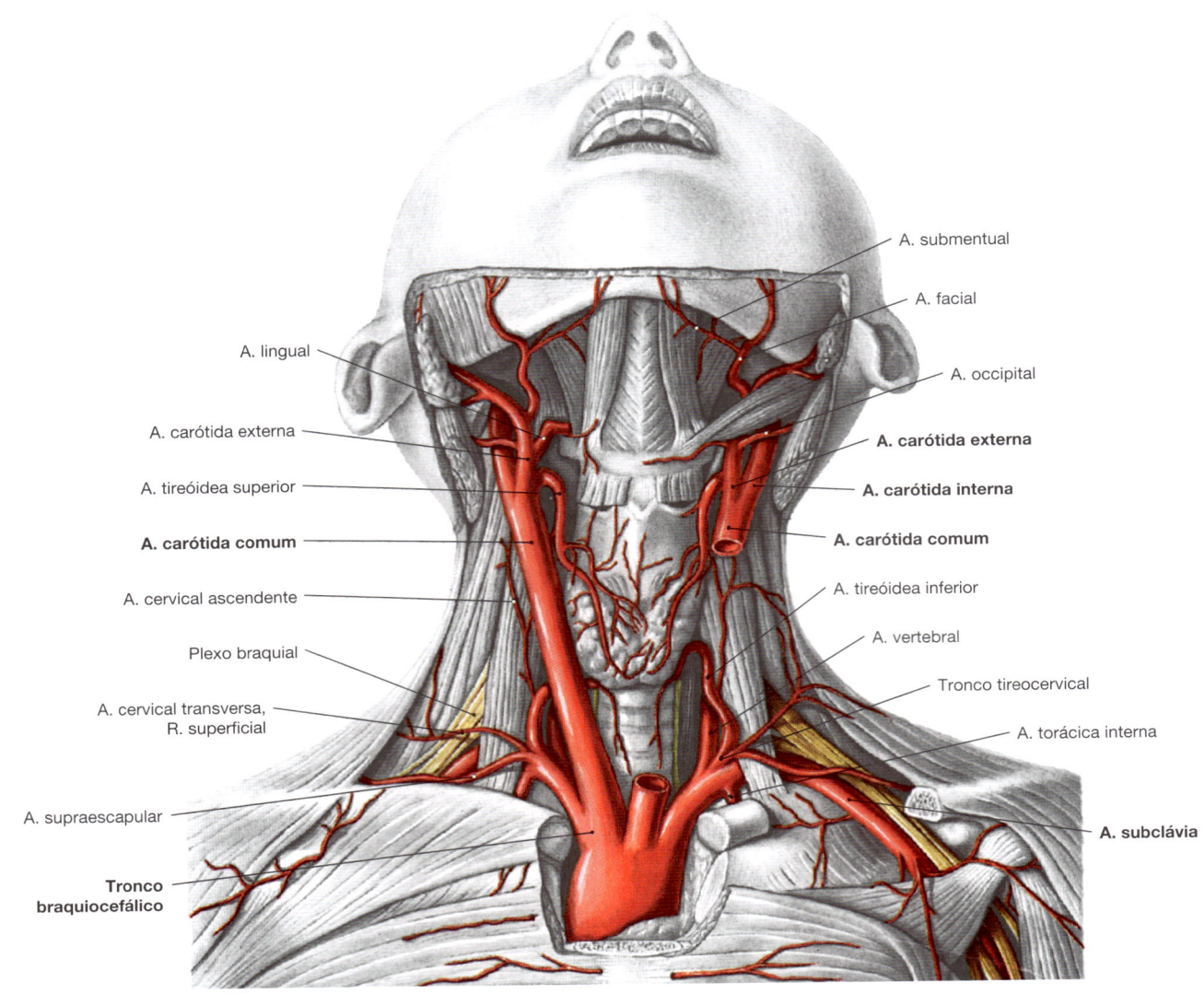

Figura 5.19 Arco da aorta, com emergência das grandes artérias; vista anterior após remoção do manúbrio do esterno. [B500-L238]/[G1068]
No mediastino superior, o primeiro ramo do **arco da aorta** emerge à direita como tronco braquiocefálico, que se divide na A. subclávia direita e na A. carótida comum direita. Em seguida, surgem os ramos da A. carótida comum esquerda e da A. subclávia esquerda.

São distinguidas uma **parte torácica** da aorta descendente (aorta torácica) e uma **parte abdominal** (aorta abdominal).
A **aorta** em seu **trajeto torácico** é dividida em:
* **Parte ascendente da aorta** com as Aa. coronárias
* **Arco da aorta**: ver anteriormente
* **Parte descendente da aorta** com ramos parietais para a irrigação da parede do tronco e ramos viscerais para os órgãos torácicos.

Aorta e seus Ramos

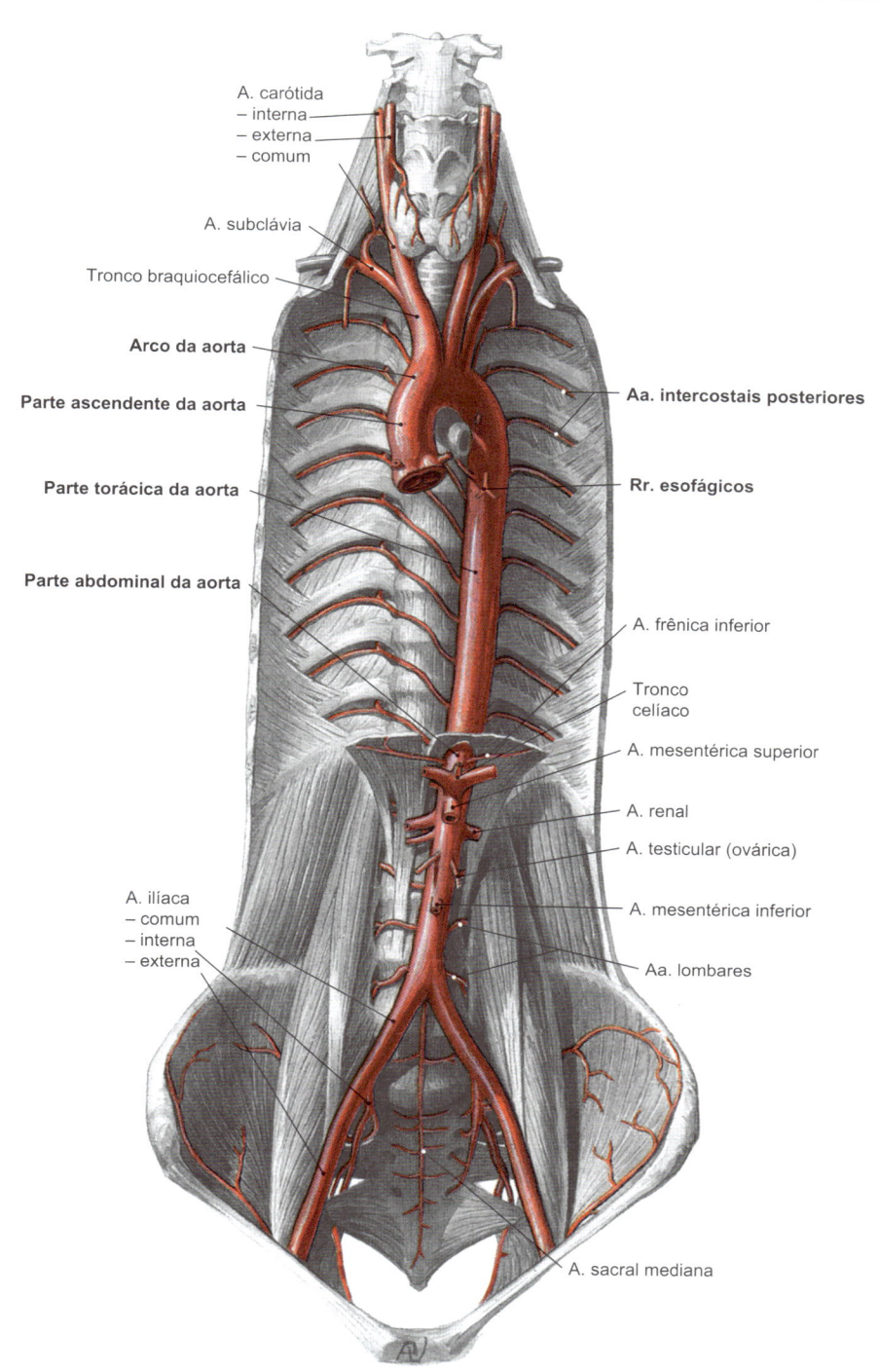

Figura 5.20 Segmentos da aorta com emergências das grandes artérias; vista anterior após a remoção da parede anterior do tronco, de todos os órgãos e de todas as outras vias de condução das cavidades torácica, abdominal e pélvica. [G1066-O1109]

Ramos parietais da parte torácica da aorta:
- **Aa. intercostais posteriores** (nove pares; as duas primeiras artérias intercostais se originam do tronco costocervical da A. subclávia)
- **A. subcostal** (abaixo da costela XII)
- **A. frênica superior**: para a parte superior do diafragma.

Ramos viscerais da parte torácica da aorta:
- **Rr. bronquiais**: irrigação do pulmão
- **Rr. esofágicos**: 3 a 6 ramos para o esôfago
- **Rr. mediastinais**: finos ramos para irrigação do mediastino e do pericárdio.

A aorta segue na altura da vértebra T XII através do hiato aórtico do diafragma, que é formado pelos dois pilares da porção lombar do diafragma, e continua na **parte abdominal da aorta**. Esta também tem ramos parietais e viscerais, e se divide, então, na altura da vértebra L IV em seus ramos terminais.

Ramos parietais da parte abdominal da aorta:
- **A. frênica inferior**: para a parte inferior do diafragma
- **Aa. lombares** (quatro pares; o último par se origina da A. sacral mediana).

Ramos viscerais da parte abdominal da aorta:
- **Tronco celíaco**: primeiro ramo ímpar na altura da vértebra T XII, diretamente abaixo do hiato aórtico (→ Figura 5.20)
- **Aa. suprarrenais médias**: finos ramos para as glândulas suprarrenais
- **A. mesentérica superior**: ramo ímpar na altura da vértebra L I (→ Figura 5.20)
- **Aa. renais**: as artérias renais se originam na altura da vértebra L II
- **Aa. testiculares/ováricas**: ramos descendentes para irrigação dos testículos nos homens e dos ovários nas mulheres
- **A. mesentérica inferior**: ramo ímpar na altura da vértebra L III (→ Figura 5.20).

Os **ramos terminais** da parte abdominal da aorta são as duas **artérias pélvicas** (**Aa. ilíacas comuns**) e a **A. sacral mediana,** ímpar, à frente do sacro.

Topografia

Veias do Mediastino Posterior

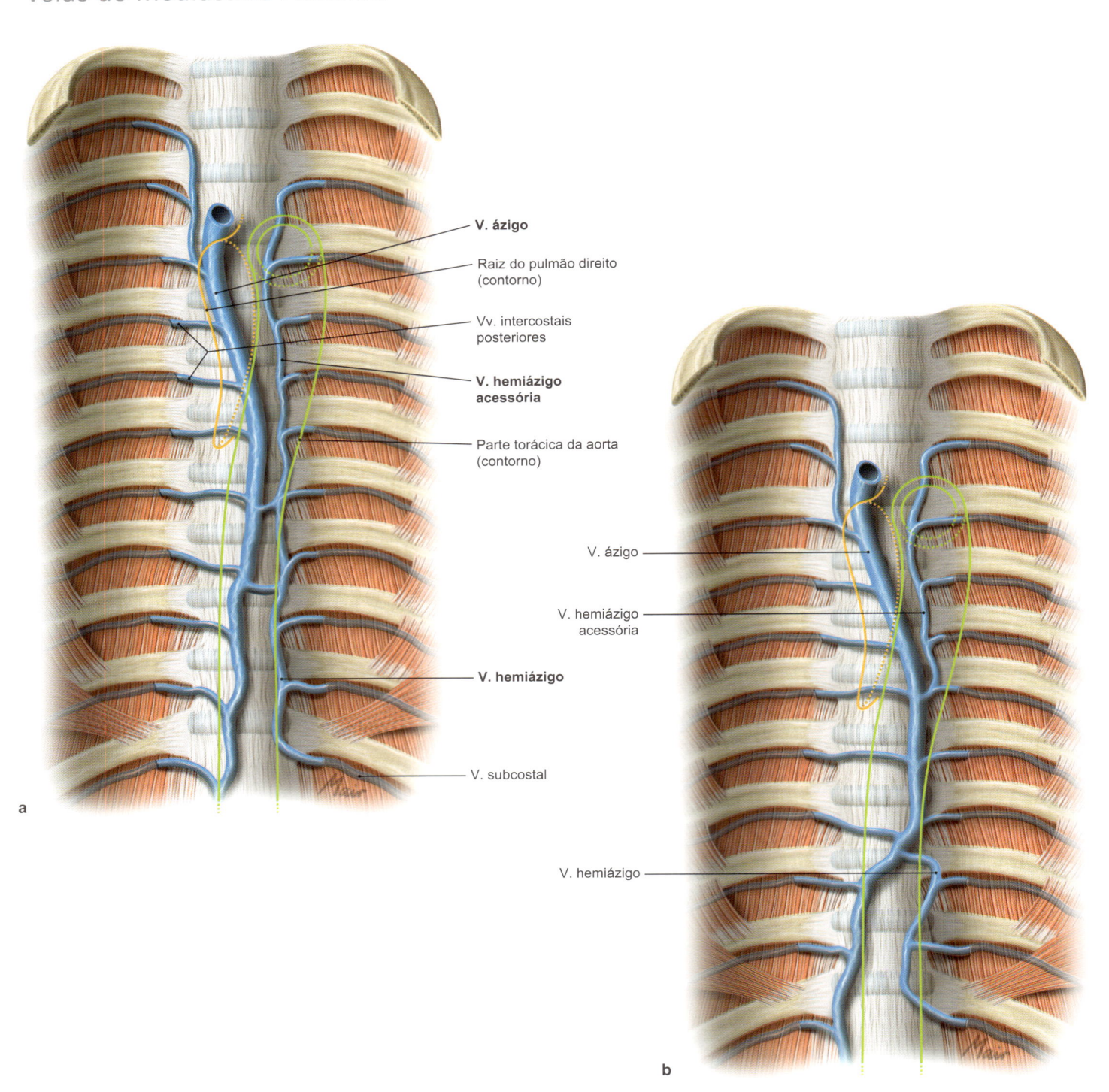

Figura 5.21a e b Veias do sistema ázigo; vista anterior após a remoção da parede anterior do tronco, de todos os órgãos e de todas as outras vias de condução da cavidade torácica. [S700-L127]/[G210]

a A **veia cava superior** se forma à direita da coluna vertebral, atrás da primeira articulação esternocostal, por meio da associação das duas Vv. braquiocefálicas (→ Figura 5.22). Antes da confluência no átrio direito do coração, na altura das vértebras T IV e T V, ela incorpora a V. ázigo, que antes cruza o brônquio principal direito. A V. ázigo forma, com a V. hemiázigo correspondente, o **sistema ázigo**. Com os seus afluentes parietais e viscerais, o sistema corresponde aos ramos da aorta descendente.

Afluentes parietais da V. ázigo:
- Vv. intercostais posteriores: a partir da parede posterior do tronco
- V. subcostal: abaixo da última costela bilateralmente
- Vv. frênicas superiores: a partir da parte superior do diafragma.

Afluentes viscerais da V. ázigo:
- Afluentes venosos do mediastino com todos os seus órgãos (Vv. mediastinais, Vv. esofágicas, Vv. bronquiais, Vv. pericárdicas).

b A V. ázigo segue na metade inferior do mediastino, em geral anteriormente à coluna vertebral ou até mesmo do seu lado esquerdo, de modo que nem sempre é formada uma **V. hemiázigo**. Se presente, a hemiázigo flui entre as vértebras T VII e T X para a V. ázigo, onde seu trajeto ascendente continua por meio da **V. hemiázigo acessória**.

Veias do Mediastino Posterior

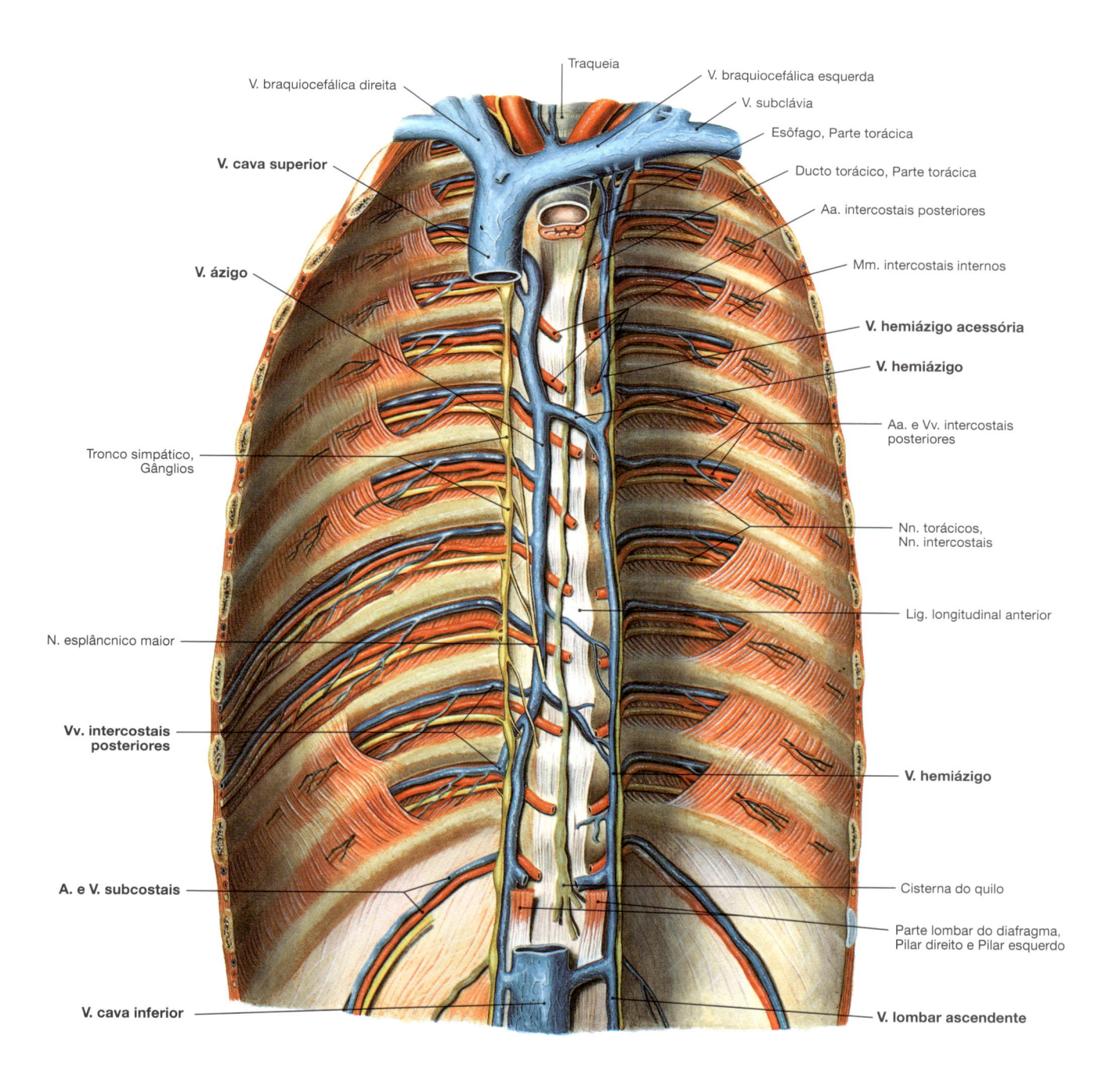

Figura 5.22 Veias do sistema ázigo; vista anterior da parede posterior do tronco, após a retirada do diafragma. [S700]

O sistema ázigo une as Vv. cavas superior e inferior e corresponde, em suas tributárias, aos ramos da parte torácica da aorta. A **V. ázigo** ascende ao **lado direito** da coluna vertebral e desemboca posteriormente na V. cava superior, na altura das vértebras T IV e T V. À **esquerda**, sua correspondente é a **V. hemiázigo**, que desemboca na V. ázigo, e está localizada na altura das vértebras T VII a T X. Uma **V. hemiázigo acessória** coleta o sangue a partir das Vv. intercostais superiores. Abaixo do diafragma, a V. lombar ascendente continua o trajeto das veias do sistema ázigo para a direita e a esquerda e se conecta com a V. cava inferior. Portanto, o sistema ázigo possibilita a circulação entre as duas veias cavas. Essas **anastomoses cavocavais** contam com as seguintes **tributárias**:

- **V. epigástrica superior** (tributária da V. torácica interna) e V. epigástrica inferior (tributária da V. ilíaca externa)
- **V. toracoepigástrica** (derivada da V. axilar) e **V. epigástrica superficial** (derivada da V. femoral)
- **Vv. ázigo/hemiázigo** (junção com V. cava superior) e **Vv. lombares** (junção com V. cava inferior)
- **Plexo venoso vertebral** com conexão com Vv. intercostais/lombares no sistema ázigo, na V. ilíaca interna ou diretamente na V. cava inferior.

Topografia

Artérias do Mediastino Posterior

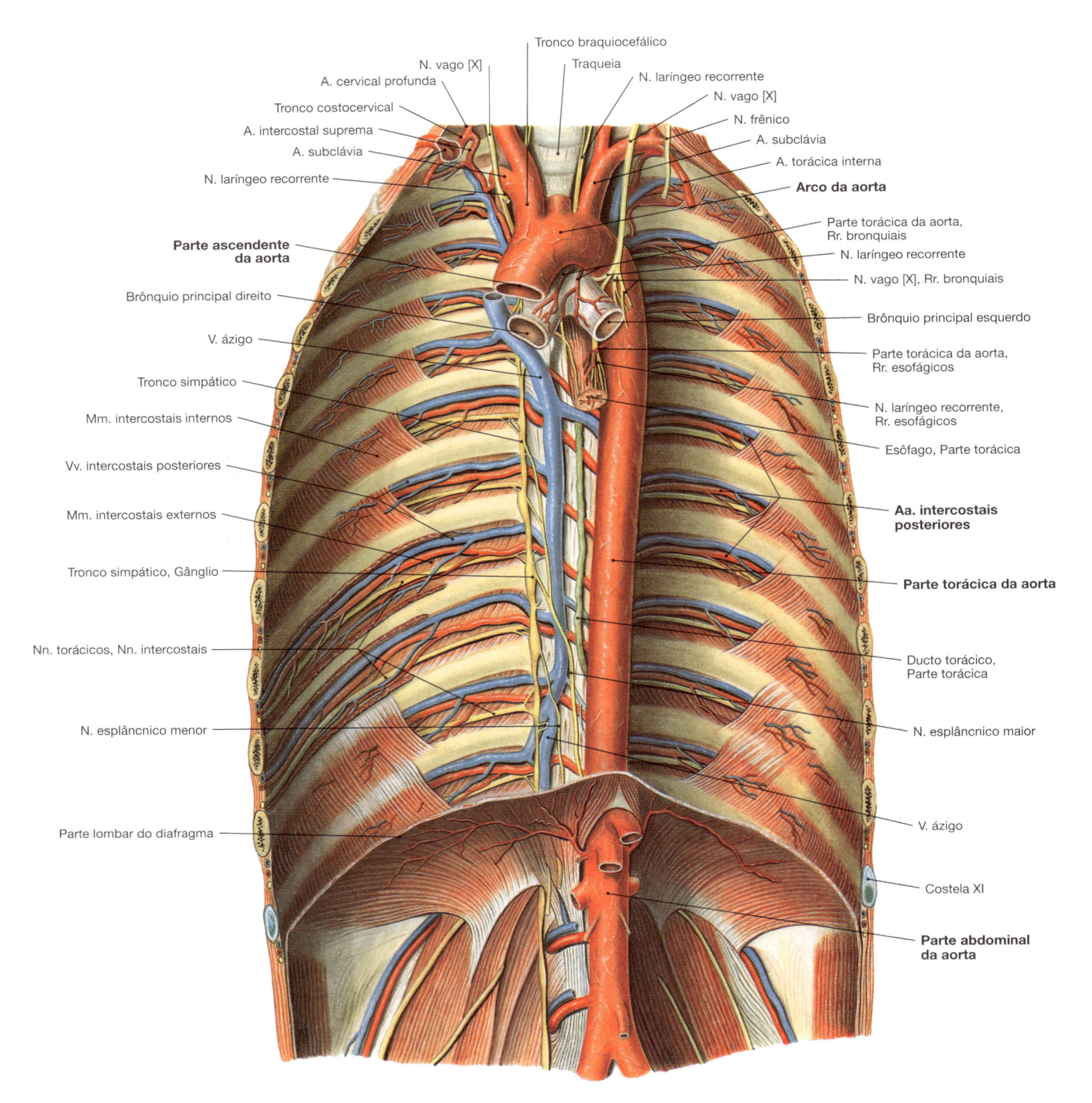

Figura 5.23 Parte descendente da aorta; vista anterior sobre a parede posterior do tronco. [S700]

A parte descendente da aorta (**parte torácica da aorta**) desce no mediastino posterior e, em seguida, atravessa o diafragma (**parte abdominal da aorta**).

Ramos da parte torácica da aorta (Aorta torácica)	
Ramos	Artérias
Ramos parietais – para a parede do tronco	• Aa. intercostais posteriores: 9 pares (os dois primeiros são ramos do tronco costocervical da A. subclávia) • A. subcostal: do último par sob a costela XII • A. frênica superior: para a face superior do diafragma
Ramos viscerais – para os órgãos do tórax	• Rr. bronquiais: circuito sistêmico do pulmão (à direita mais frequentemente derivados da 3ª A. intercostal posterior direita) • Rr. esofágicos: 3 a 6 ramos para o esôfago • Rr. mediastinais: pequenos ramos para o mediastino e para o pericárdio

Nervos do Mediastino Posterior

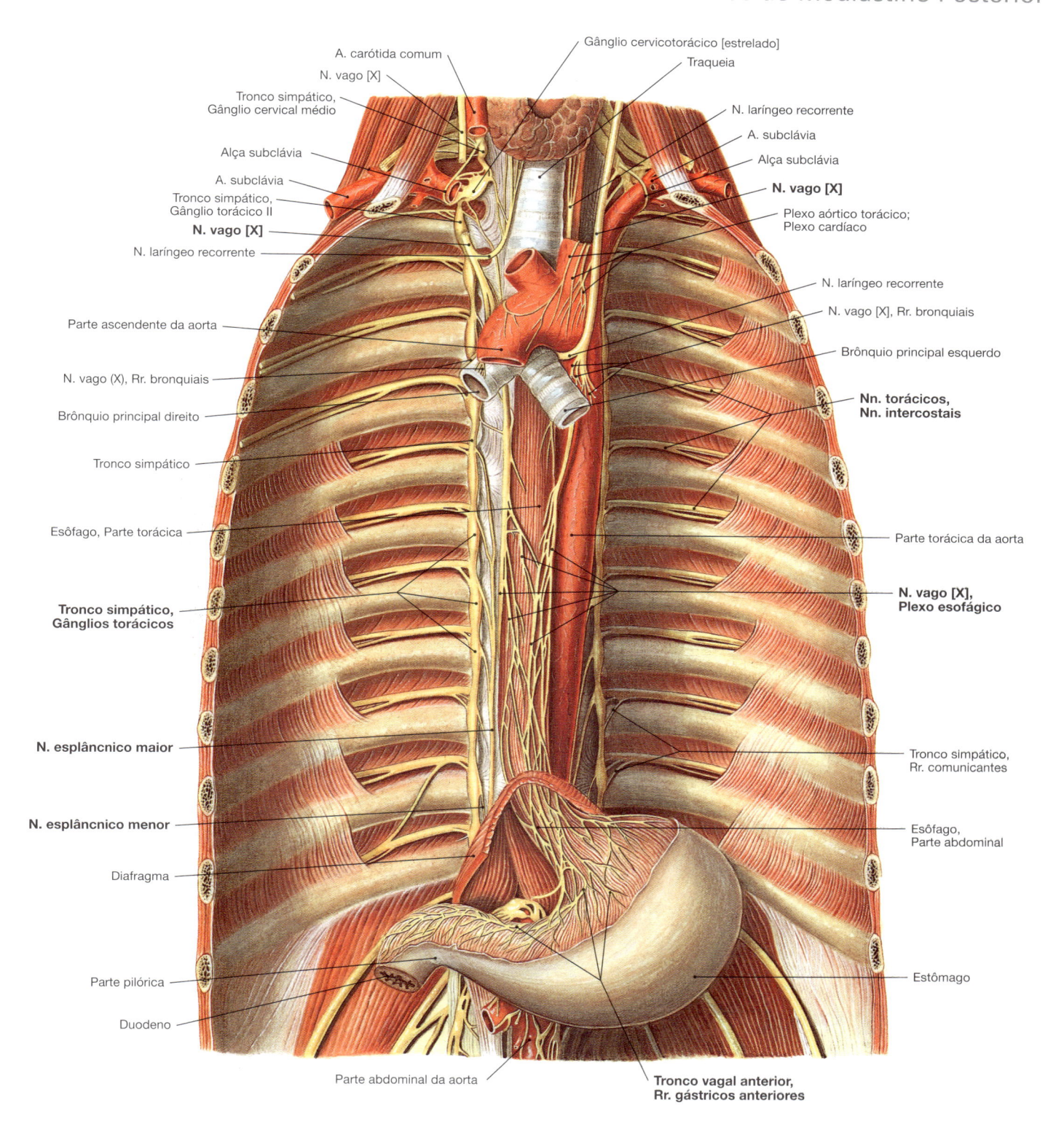

Figura 5.24 Nervos do mediastino posterior; vista anterior da parede posterior do tronco, após a retirada do diafragma. [S700]

No mediastino posterior, por um lado, encontram-se os Nn. intercostais do **sistema nervoso somático**, e, por outro lado, encontram-se os segmentos das partes simpática (tronco simpático) e parassimpática (Nn. vagos) como componentes da **divisão autônoma do sistema nervoso**. O **tronco simpático** forma, no mediastino posterior, uma cadeia paravertebral constituída por 12 gânglios torácicos, conectados por ramos interganglionares. Os neurônios pré-ganglionares da parte simpática localizam-se nos cornos laterais (C8-L3) da medula espinal e saem com os nervos espinais do canal vertebral. Os Rr. comunicantes brancos conduzem as fibras para os gânglios do tronco simpático, nos quais os corpos celulares dos neurônios pós-ganglionares se localizam. Seus axônios seguem de volta para os nervos espinais pelos Rr. comunicantes cinzentos e suas ramificações. Alguns neurônios pré-ganglionares não estabelecem conexões sinápticas no tronco simpático, mas seguem com os Nn. esplâncnicos maior e menor para os plexos nervosos sobre a parte abdominal da aorta, onde fazem sinapses. Os neurônios pré-ganglionares dos **Nn. vagos** seguem posteriormente à raiz dos pulmões, ao longo do esôfago, e aqui formam o plexo esofágico. A partir deste plexo são formados dois troncos (troncos vagais anterior e posterior), que seguem com o esôfago através do diafragma em direção aos plexos nervosos autônomos da parte abdominal da aorta. Entretanto, neste local não ocorrem conexões sinápticas, uma vez que os neurônios pós-ganglionares se encontram habitualmente nas imediações dos respectivos órgãos.

Topografia

Vasos Linfáticos e Linfonodos do Mediastino

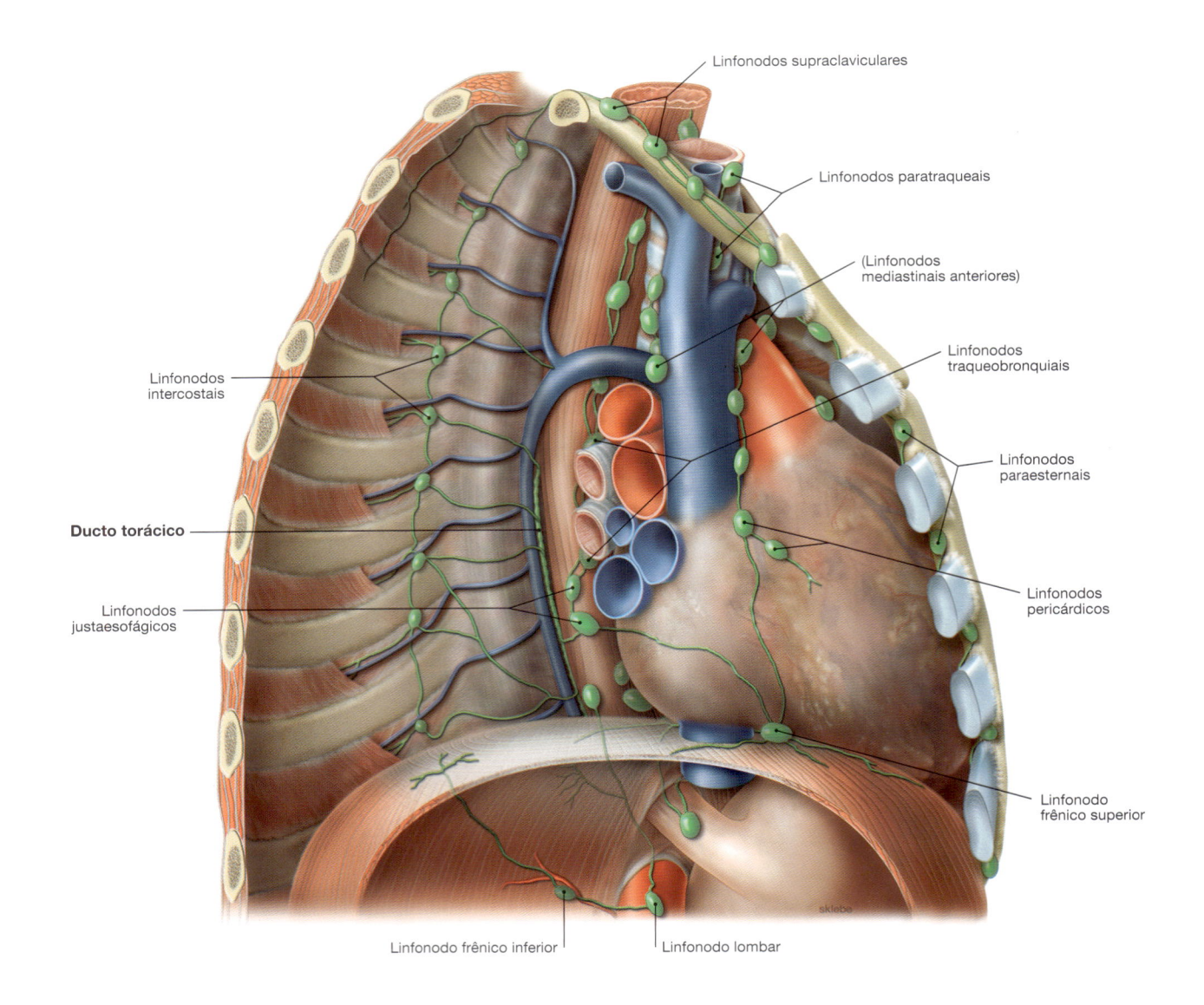

Figura 5.25 Vasos linfáticos e linfonodos do mediastino; vista anterolateral direita, após a retirada da parede torácica lateral. [S700-L238]/[C155]

No mediastino encontram-se diferentes grupos de linfonodos, que podem ser divididos em linfonodos parietais (drenagem das paredes do tronco) e viscerais (drenagem dos órgãos do tórax). A partir daí, a linfa é drenada para os grandes troncos linfáticos.

Linfonodos parietais:
- **Linfonodos paraesternais**: de ambos os lados do esterno. Eles coletam a linfa da parede anterior do tronco, das mamas e do diafragma. Daí a linfa é lançada no tronco subclávio
- **Linfonodos intercostais**: entre as cabeças das costelas. Drenam a linfa da parede posterior do tórax. Os tratos linfáticos eferentes desembocam diretamente no ducto torácico.

Linfonodos viscerais com conexões com os troncos broncomediastinais:
- **Linfonodos mediastinais anteriores**: de ambos os lados dos grandes vasos do coração; drenagem da linfa dos pulmões e da pleura, do diafragma (linfonodos frênicos superiores), do coração e pericárdio (linfonodos pericárdicos), além do timo
- **Linfonodos mediastinais posteriores**: adjacentes aos brônquios e à traqueia (linfonodos traqueobronquiais e paratraqueais) e ao esôfago (linfonodos justaesofágicos).

Vasos Linfáticos do Mediastino

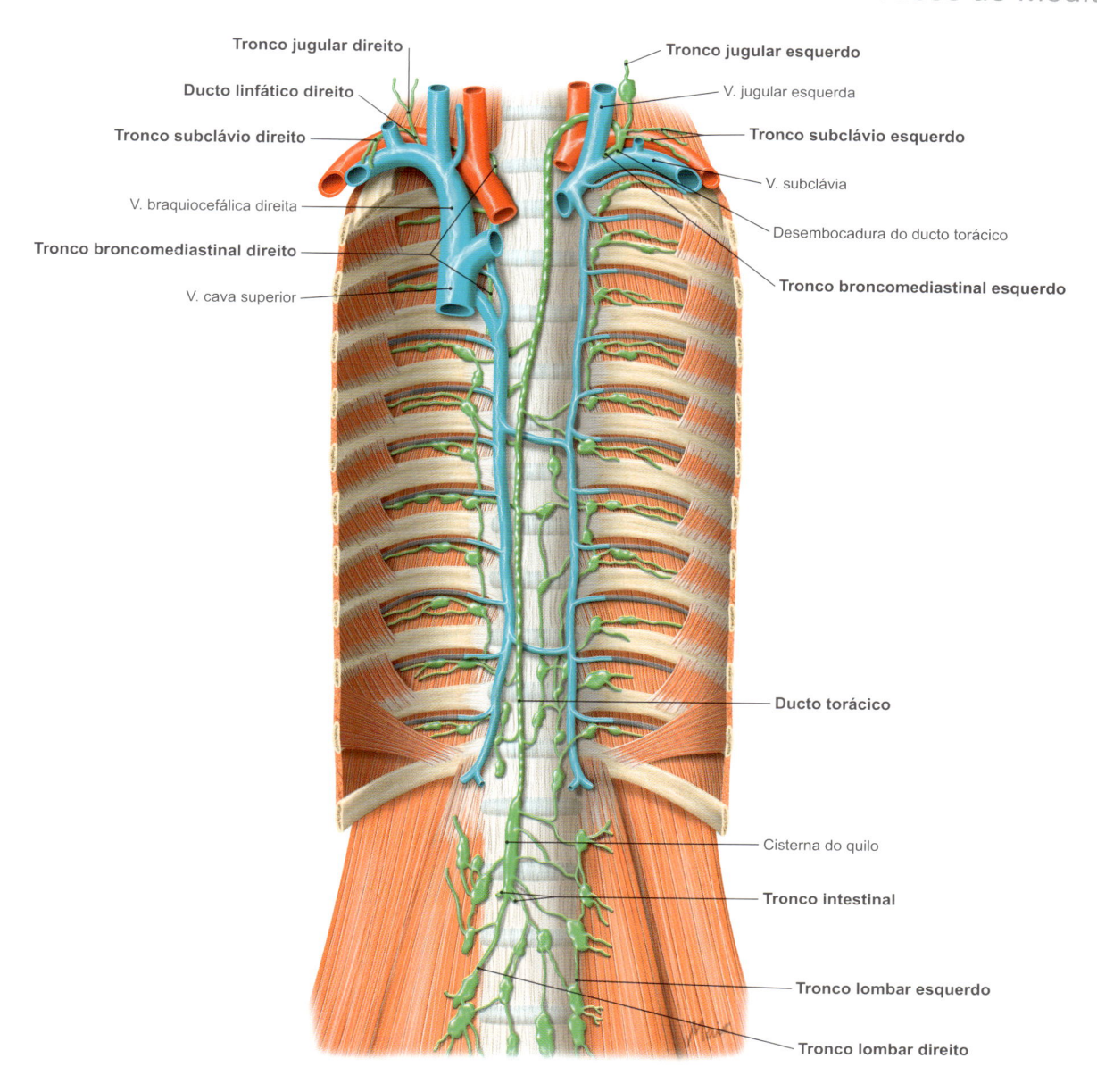

Figura 5.26 Troncos linfáticos da cavidade torácica; vista anterior da parede posterior do tronco após a remoção do diafragma. [S700-L127]/[G210].

O **ducto torácico** se forma abaixo do diafragma pela união do **tronco intestinal** com o **tronco lombar**. A posição da união muitas vezes é estendida para formar a **cisterna do quilo**, cuja posição é muito variável, mas geralmente está localizada no nível de L II. O ducto torácico segue anteriormente à coluna vertebral no nível de T XII, atravessando o diafragma, ascendendo pelo mediastino posterior, inicialmente em posição posterior à aorta e, em seguida, posteriormente ao esôfago até T IV, passa sobre a cúpula esquerda da pleura e desemboca posteriormente na região do ângulo venoso esquerdo (entre as veias subclávia e jugular interna), excedendo a clavícula em 3 a 4 cm. Um pouco antes de sua desembocadura, recebe o **tronco broncomediastinal esquerdo**, que segue independentemente no mediastino, assim como o **tronco subclávio esquerdo** (do membro superior) e o **tronco jugular esquerdo** (do pescoço). À direita, um **ducto linfático direito**, habitualmente mais curto (1 cm), se une aos troncos linfáticos correspondentes e desemboca no ângulo venoso direito.

Correlações clínicas

Se o ducto torácico for lesionado durante cirurgias no esôfago ou no arco da aorta, ou por neoplasias do esôfago ou linfomas no mediastino posterior, a linfa do abdome extravasa para as cavidades pleurais. Forma-se então um **derrame pleural quiloso (quilotórax)**, que contém as gorduras dos alimentos ingeridos, absorvida no intestino e que portanto, é leitoso e turvo. Como um a dois litros de linfa passam pelo ducto torácico todos os dias, os derrames pleurais geralmente se formam diariamente e precisam ser drenados. Além disso, é estressante para os pacientes que eles precisem de dieta zero e nutrição parenteral por semanas, até que o extravasamento no ducto torácico tenha cicatrizado.

Topografia

Mediastino Posterior

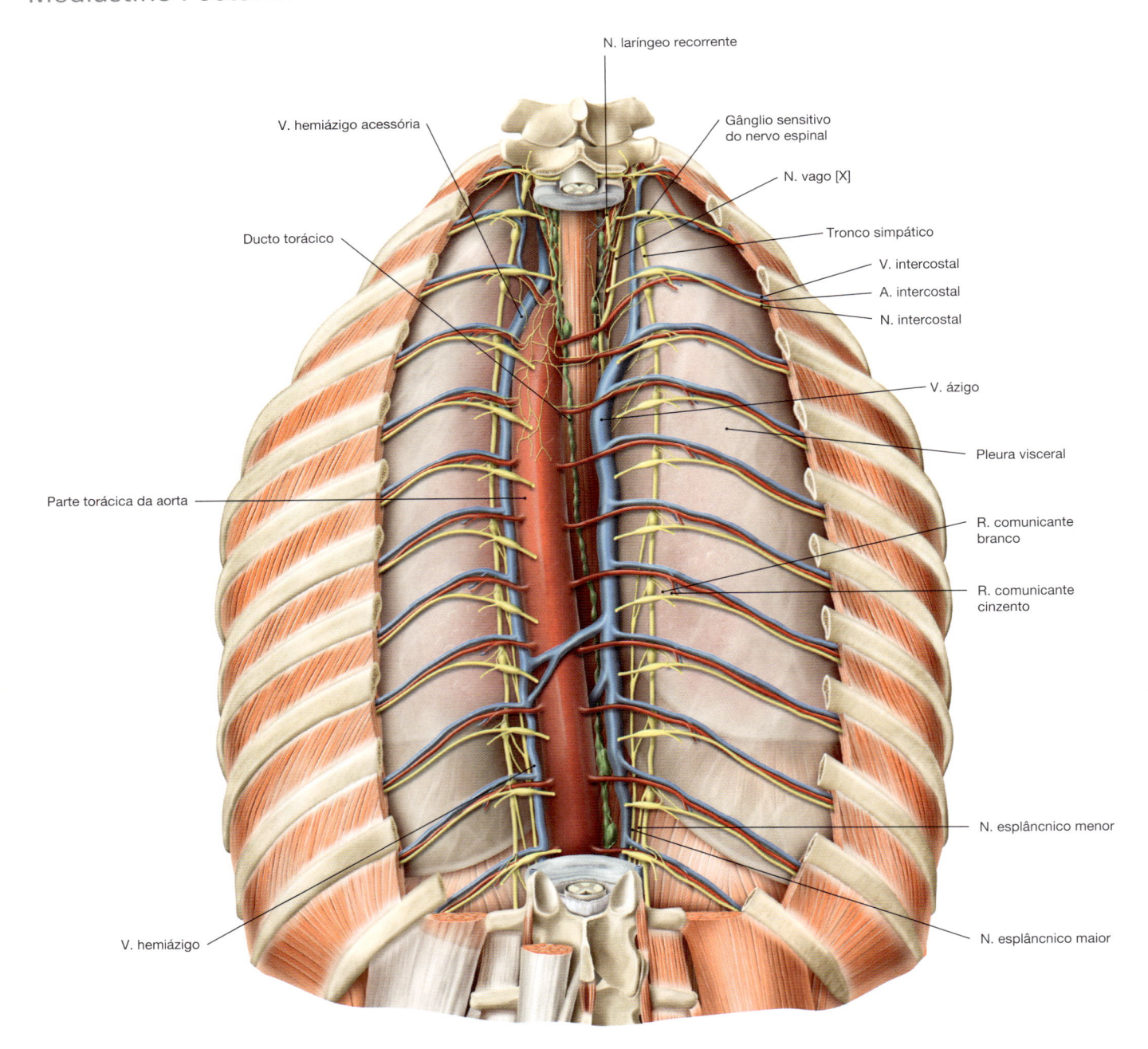

Figura 5.27 Mediastino posterior; vista posterior; após a remoção da parede posterior do tronco, incluindo a coluna vertebral. [S700-L275]/[Q300]

Esta vista mostra a topografia das artérias, das veias e dos vasos linfáticos no mediastino posterior. Como esta representação geralmente não é usada no curso de preparações por dissecação, é particularmente útil para a compreensão da localização das estruturas. O feixe intercostal (de cranial para caudal: **V**. intercostal, **A**. intercostal, **N**. intercostal; **VAN**), que está localizado na margem inferior das costelas, segue posteriormente à parte costal da pleura, em direção lateral. As Aa. intercostais surgem de forma segmentar a partir da **parte descendente da aorta**, que se curva para a esquerda a partir do plano mediano. À direita da coluna vertebral, que foi removida nas regiões lombar e cervical, emerge a **V. ázigo**, que recebe a drenagem das Vv. intercostais. No lado esquerdo, ela se relaciona com a **V. hemiázigo**, que desemboca na veia ázigo na altura das costelas VIII e IX, e cranialmente com a **V. hemiázigo acessória**. Os Nn. intercostais se relacionam com os Rr. anteriores dos nervos espinais. A partir dos nervos espinais, seguem os Rr. comunicantes como ramos de conexão para a cadeia simpática da divisão autônoma do sistema nervoso (**tronco simpático**). Entre aorta e V. ázigo surge o ramo linfático principal do corpo humano, o **ducto torácico**, anteriormente à coluna vertebral. No mediastino superior, o esôfago mantém contato direto com a coluna vertebral.

Correlações clínicas

Uma **interrupção cirúrgica (simpaticotomia)** ou **ressecção cirúrgica (simpatectomia)** do tronco simpático torácico é realizada em casos raros quando a terapia medicamentosa para sudorese profusa (hiperidrose) na face, no pescoço ou no braço não funciona ou quando uma vasoconstrição excessiva, na síndrome de Raynaud, causa dedos doloridos quando a pessoa está com frio. O procedimento é possível porque os **neurônios sudomotores**, que percorrem o tronco simpático até as glândulas sudoríparas, ascendem dos segmentos T2 a T7 e depois seguem o trajeto com as **fibras vasoconstritoras**. As fibras visceroaferentes também seguem nos troncos simpáticos.

Mediastino Posterior

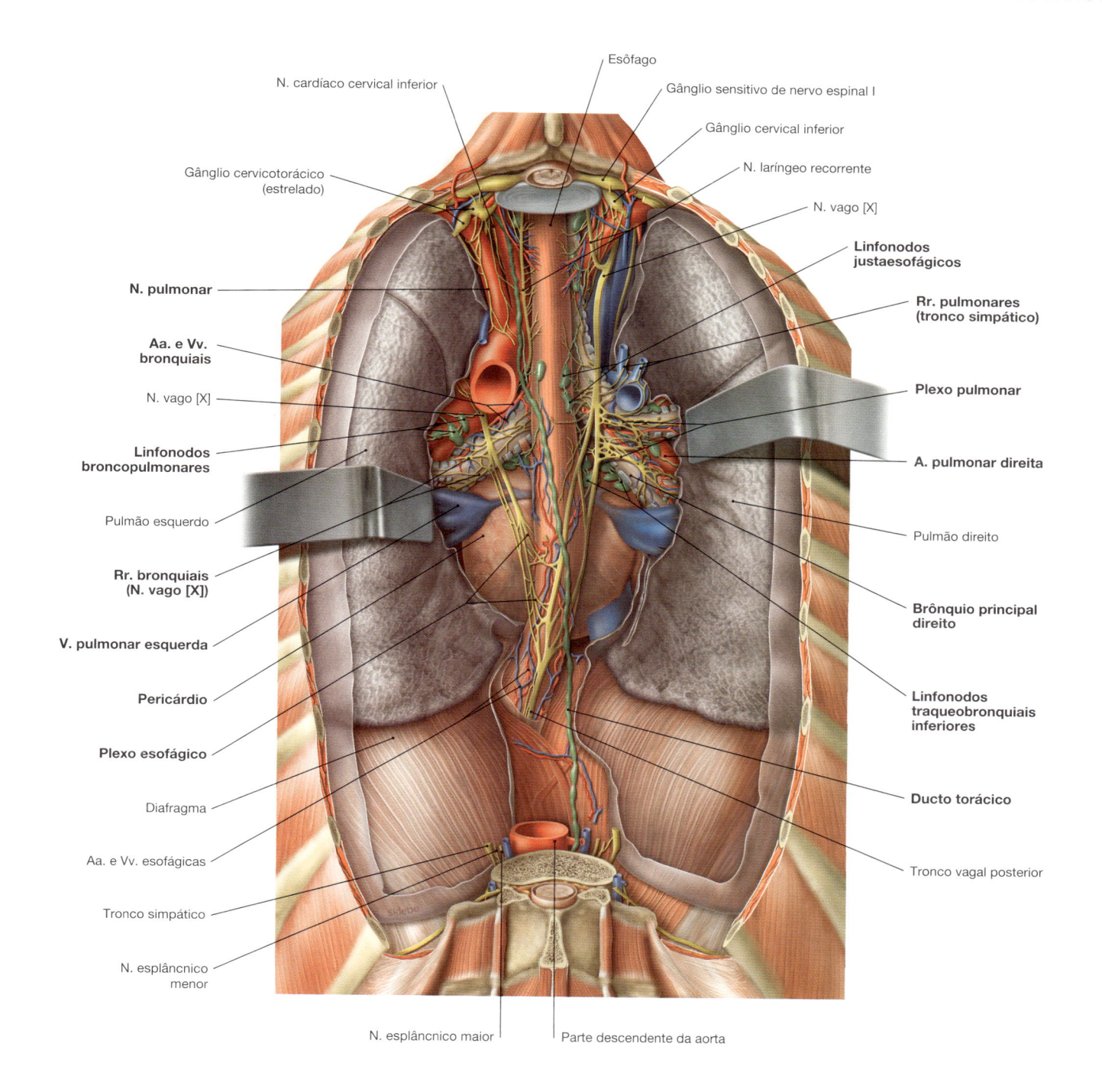

Figura 5.28 Mediastino posterior; vista posterior; após a remoção da parede posterior do tronco, incluindo a coluna vertebral. A parte costal da pleura foi aberta, e os pulmões estão rebatidos lateralmente em ambos os lados. Além disso, a parte descendente da aorta e o sistema ázigo, assim como a cadeia simpática na sua passagem através do diafragma, foram removidos. [S700-L238]/[Q300]

O **ducto torácico** emerge anteriormente à coluna vertebral. Ele é formado abaixo do diafragma, a partir dos troncos lombares e intestinais, e segue à direita, posterior à aorta, através do hiato aórtico. Nessa apresentação, toda a parte torácica do **esôfago**, o **pericárdio** anteriormente a este e a **raiz do pulmão** são visíveis.

O esôfago atravessa o hiato esofágico na parte lombar do diafragma. Ele é acompanhado por um plexo nervoso autônomo (**plexo esofágico**), cuja parte parassimpática se concentra acima do hiato esofágico nos **troncos vagais**. O tronco vagal posterior aqui visível, devido à rotação do estômago no desenvolvimento, emerge principalmente das fibras do N. vago direito. O **plexo pulmonar** autônomo é distintamente formado, especialmente na parte posterior, e acompanha os brônquios principais ao hilo do pulmão. Ele recebe suas fibras parassimpáticas dos Nn. vagos, e suas fibras simpáticas, da cadeia simpática (não mostrado aqui).

Topografia

Abertura Superior do Tórax

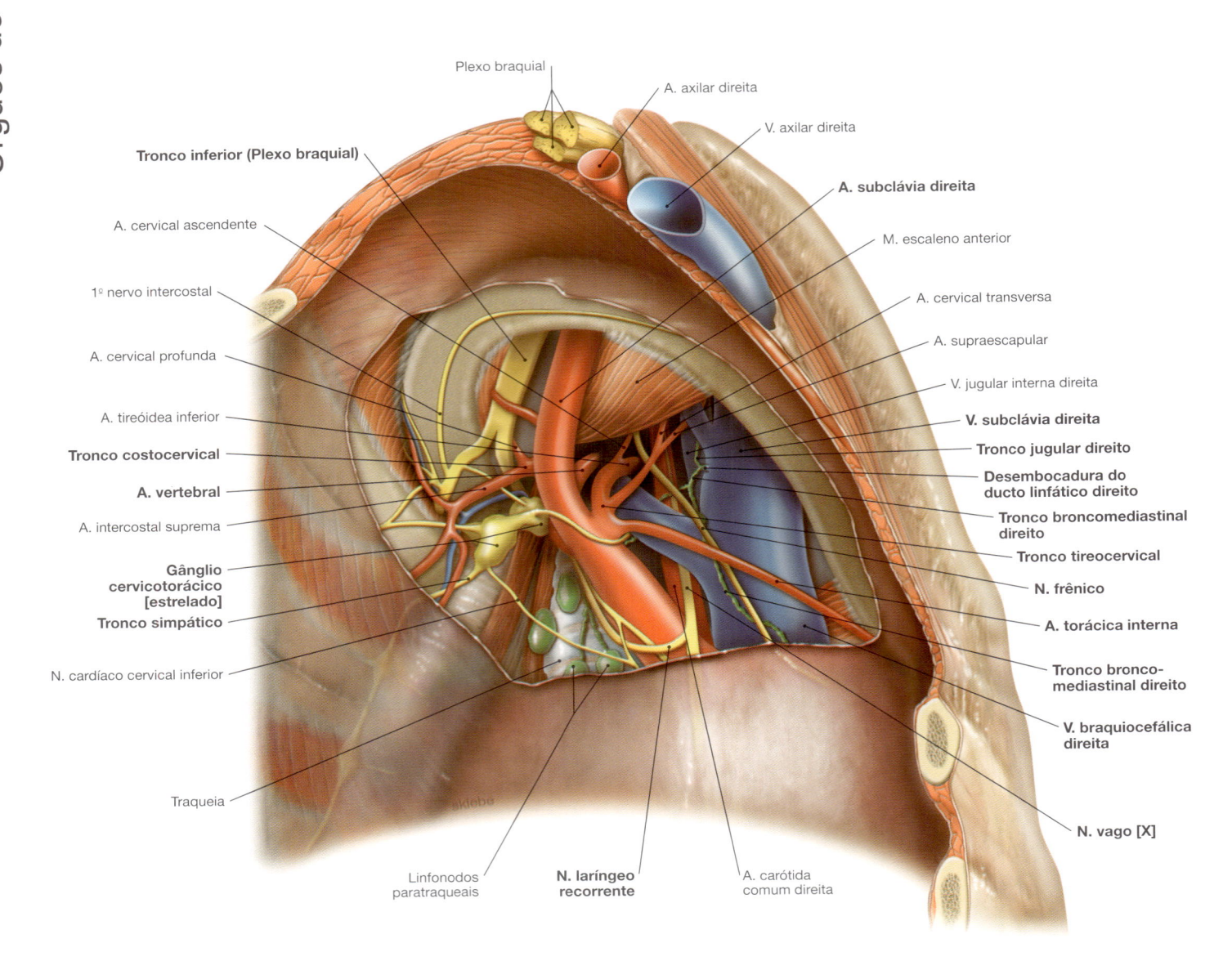

Figura 5.29 Vasos sanguíneos e nervos da abertura superior do tórax, lado direito; vista inferior, após a retirada da cúpula da pleura. [S700-L238]/[Q300]

A cúpula da pleura é cruzada, anteriormente ao M. escaleno, pela V. subclávia e, posteriormente ao músculo **(hiato dos escalenos)**, pela A. subclávia e pelo plexo braquial. A A. subclávia origina a **A. torácica interna**, que desce em direção à face lateral do esterno, a **A. vertebral** e o **tronco tireocervical** com seus ramos. Posteriormente ao M. escaleno anterior origina-se o **tronco costocervical**, que se divide na artéria cervical profunda e na A. intercostal suprema. O **N. frênico** encontra-se anteriormente à V. braquiocefálica. Mais posteriormente, o **N. vago** dá origem, ao longo de seu trajeto, ao **N. laríngeo recorrente**, que no lado direito segue ao redor da A. subclávia, antes de ascender em direção ao pescoço. Posteriormente à A. subclávia encontra-se o **tronco simpático** com o seu **gânglio cervicotorácico** (ou estrelado). A estrutura mais difícil de ser identificada é o curto **ducto linfático direito**, o qual, após a união entre o tronco broncomediastinal e o tronco subclávio, desemboca no ângulo venoso direito (entre a V. subclávia e a V. jugular interna).

5 Abertura Superior do Tórax

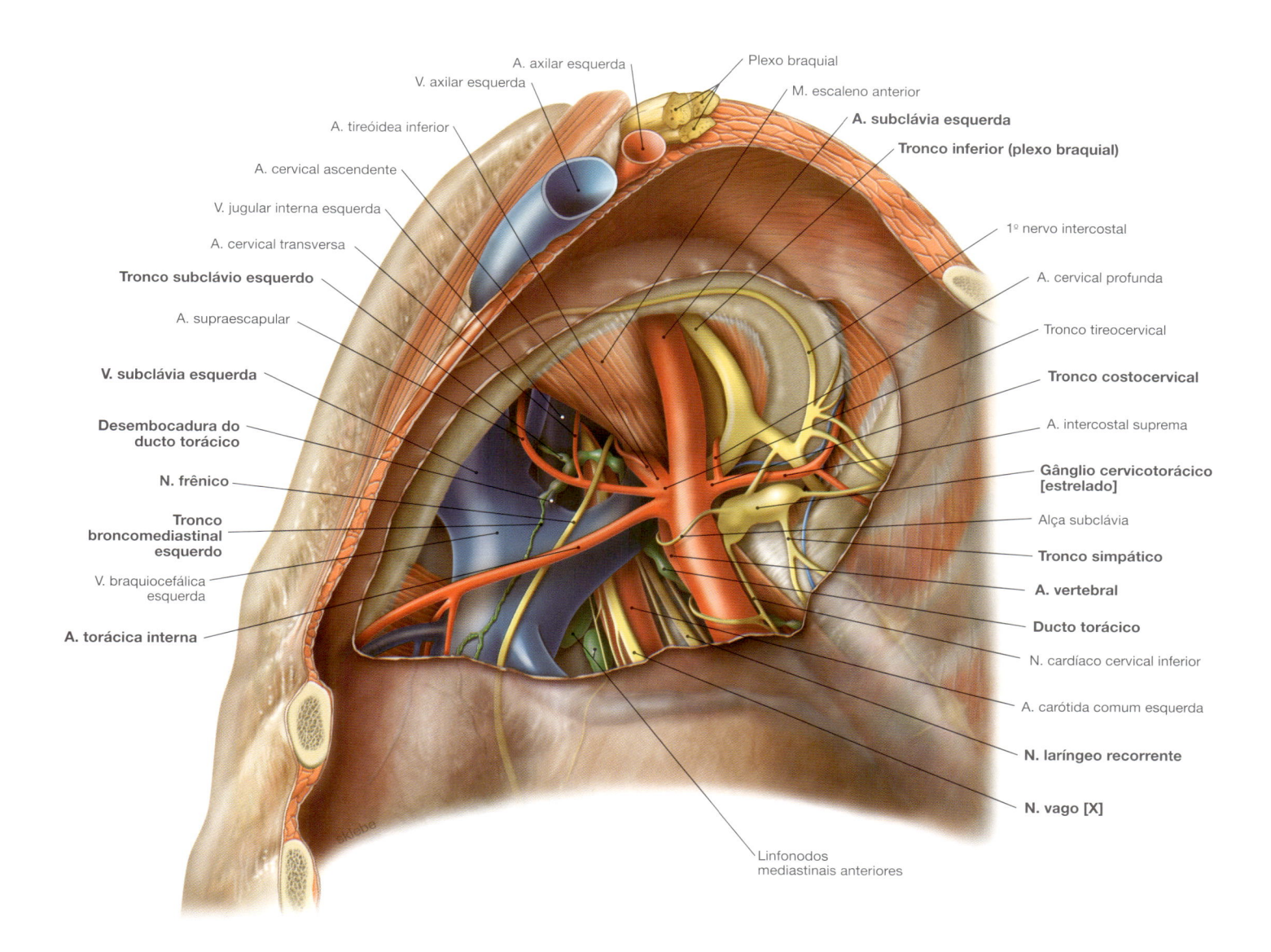

Figura 5.30 Vasos sanguíneos e nervos da abertura superior do tórax, lado esquerdo; vista inferior, após a retirada da cúpula da pleura. [S700-L238]/[Q300]

Aqui estão descritas apenas as estruturas cujo trajeto é diferente do das estruturas vasculonervosas do lado direito (→ Figura 5.29). No lado esquerdo do corpo, o **N. vago [X]** desce mais caudalmente, antes de originar o **N. laríngeo recorrente**, que se dispõe ao redor do arco da aorta (não visualizado) antes de ascender em direção ao pescoço. Observa-se particularmente o trajeto do **ducto torácico**, uma vez que é frequentemente destruído ou lesionado nessa região durante as dissecções. O **ducto torácico** ascende no mediastino posterior e se estende através da cúpula esquerda da pleura, antes de desembocar posteriormente na região do ângulo venoso esquerdo (entre a V. subclávia e a V. jugular interna). Antes de sua desembocadura, recebe o tronco broncomediastinal, o tronco subclávio e o tronco jugular (não visualizados).

Coração

Organização do Sistema Circulatório

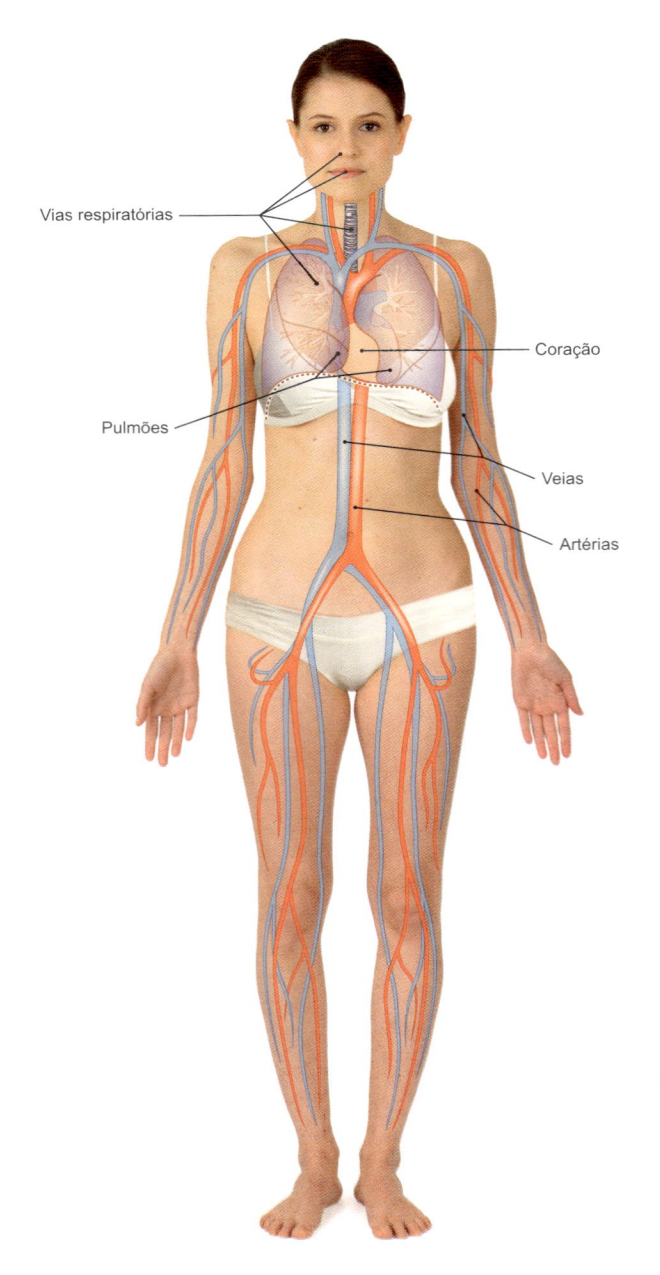

Figura 5.31 Sistema cardiorrespiratório; em azul: sangue pobre em oxigênio, em vermelho: sangue rico em oxigênio. [S701-J803-L126].
O coração e os vasos sanguíneos (**sistema circulatório**) formam uma unidade funcional com os pulmões e as vias respiratórias (**sistema respiratório**), que na prática clínica é denominado **sistema cardiorrespiratório**.
O coração atua como uma bomba que está conectada a todos os órgãos e partes do corpo através dos vasos sanguíneos. Assim, fornece ao corpo sangue rico em oxigênio, que se torna oxigenado nos pulmões. O dióxido de carbono (CO_2) produzido durante o metabolismo nos órgãos e músculos é transportado de volta da periferia do corpo para os pulmões, onde é liberado no ar que respiramos.

Nesse sistema, o coração bombeia o sangue do coração pelas **artérias** para os órgãos, de onde retorna ao coração pelas **veias**. A divisão em artérias e veias baseia-se unicamente na direção do fluxo sanguíneo em relação ao coração!
Artérias e veias são chamadas de **macrocirculação** porque são visíveis a olho nu. Na periferia do corpo e nos órgãos, os vasos da **microcirculação** estão conectados entre as artérias e as veias: a pressão sanguínea é reduzida nas **arteríolas**, para que a troca de substâncias e gases possa ocorrer nos **capilares**. As **vênulas** recolhem o sangue novamente e se unem para formar veias.

Correlações clínicas

Se as artérias estiverem obstruídas por coágulos sanguíneos (êmbolos) que se espalharam pela área ou pelo endurecimento das artérias (arteriosclerose), **há redução do fluxo sanguíneo (isquemia)** para os órgãos conectados às artérias (**infartos**) ou partes do corpo. As oclusões das veias por coágulos sanguíneos locais (**trombose**) podem levar a acúmulo de sangue com **edema** ou, se os coágulos forem levados para os pulmões, no caso de **embolia**, pode causar sobrecarga do coração.

Se os vasos da microcirculação estiverem comprometidos, também podem ocorrer doenças, algumas das quais se expressam de maneira semelhante. O enrijecimento das arteríolas pode levar à pressão alta (**hipertensão arterial sistêmica**). No caso de trombose ou distúrbios da composição do sangue, mais líquido escapa dos vasos sanguíneos nos capilares e leva à **formação de edema**. Por outro lado, o edema associado a **inflamação** se deve a extravasamento de líquido das vênulas.

Organização do Sistema Circulatório

Circulação sistêmica

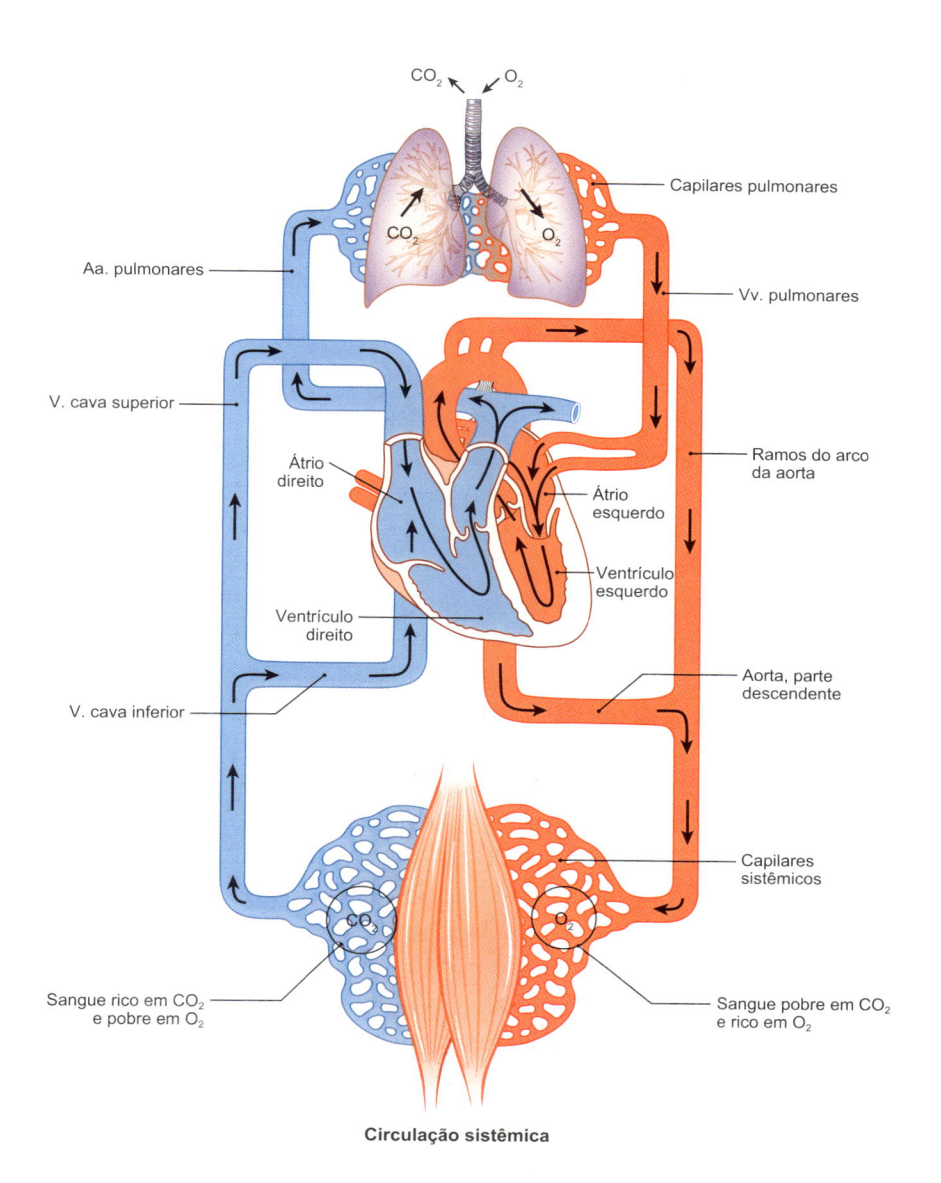

Figura 5.32 Organização do sistema circulatório; azul: sangue pobre em oxigênio, vermelho: sangue rico em oxigênio. [S701-L126]

São distinguidas a **circulação sistêmica** (grande circulação) e a **circulação pulmonar** (pequena circulação), que são organizadas consecutivamente. O coração é o órgão superior do sistema circulatório e atua como uma bomba de sucção e pressão. Nesse sentido, o coração é dividido em duas metades, que por sua vez consistem em um átrio e um ventrículo.

O sangue do coração é bombeado para as **artérias** e retorna ao coração pelas **veias**. O conteúdo de oxigênio é irrelevante para esta divisão! Na circulação sistêmica, o sangue rico em oxigênio do ventrículo esquerdo é conduzido pela aorta e pelas artérias a jusante para a periferia, onde o oxigênio será consumido e o dióxido de carbono será captado. O sangue venoso é, portanto, pobre em oxigênio e retorna para o coração através das veias que, antes da sua confluência no átrio direito, se unem às veias cavas superior e inferior. Este sangue é, então, bombeado, do ventrículo direito, pelo tronco pulmonar e pelas artérias pulmonares, para a circulação pulmonar, onde ocorrem novamente a absorção de oxigênio no sangue e a eliminação de dióxido de carbono. As veias pulmonares levam sangue rico em oxigênio para o átrio esquerdo, para a conclusão do circuito.

Como o coração é responsável pela distribuição de sangue no corpo, as suas funções são idênticas às do sangue.

As **principais funções** do sistema cardiovascular são:
- Fornecimento de oxigênio e nutrientes do organismo (transporte dos gases respiratórios e nutrientes)
- Termorregulação (transporte de calor no sangue)
- Função protetora (transporte de células do sistema imunológico e anticorpos)
- Controle hormonal (transporte de hormônios)
- Hemostasia (transporte de plaquetas e fatores de coagulação).

Coração

Estrutura do Coração

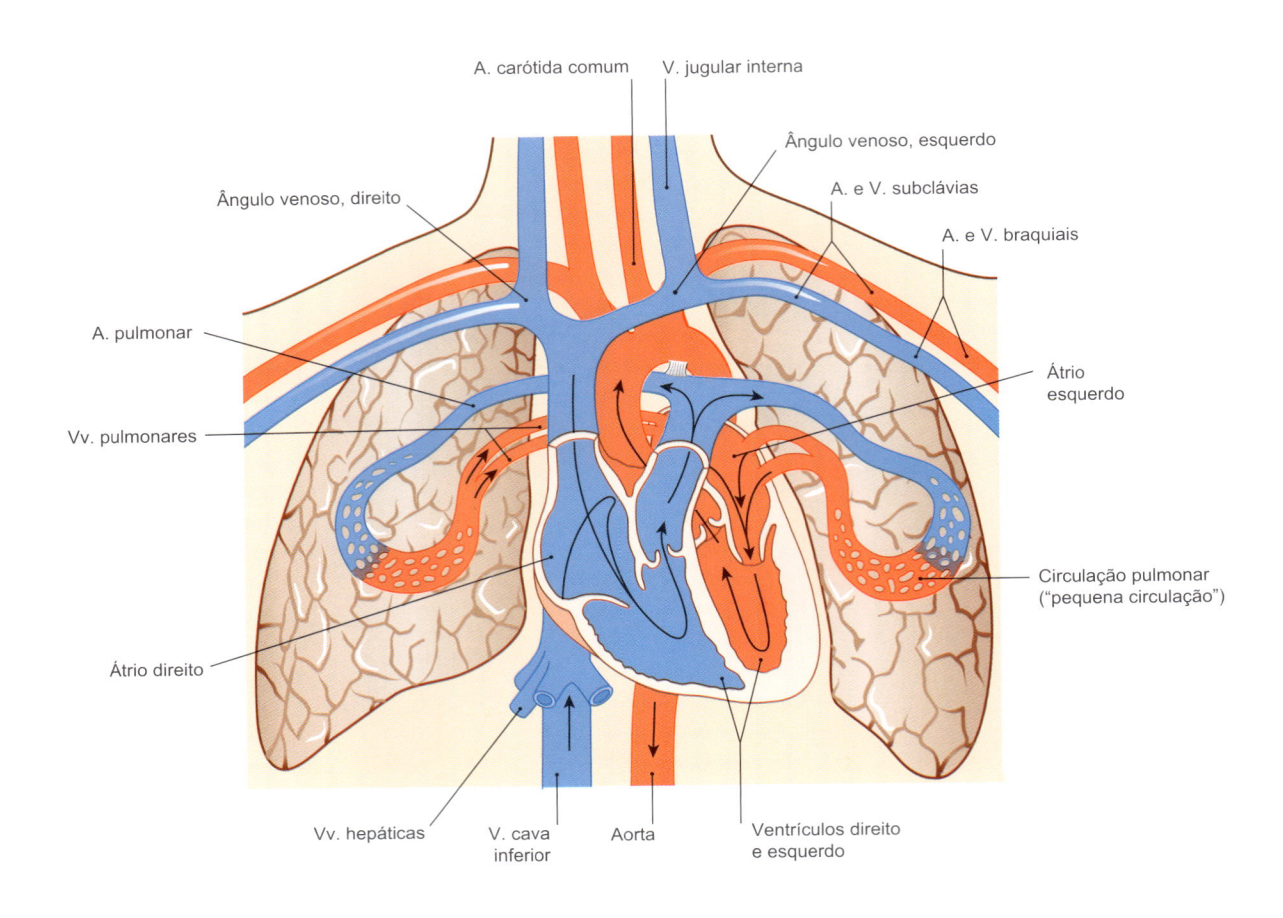

Figura 5.33 Organização do sistema circulatório; azul: sangue pobre em oxigênio, vermelho: sangue rico em oxigênio. [S702-L126]/[B500]~[M282]

O coração é dividido nas **partes esquerda e direita** pelo septo atrioventricular. As duas partes do coração são divididas, por meio de valvas (valvas atrioventriculares), nos **átrios** direito e esquerdo e nos **ventrículos** direito e esquerdo. Portanto, existem duas partes do septo atrioventricular:

- **Septo interatrial** entre os átrios
- **Septo interventricular** entre os ventrículos. É constituído por uma estreita porção membranosa cranial (parte membranácea), enquanto a maior parte é composta por músculo cardíaco (parte muscular).

5 Anatomia de Superfície do Coração

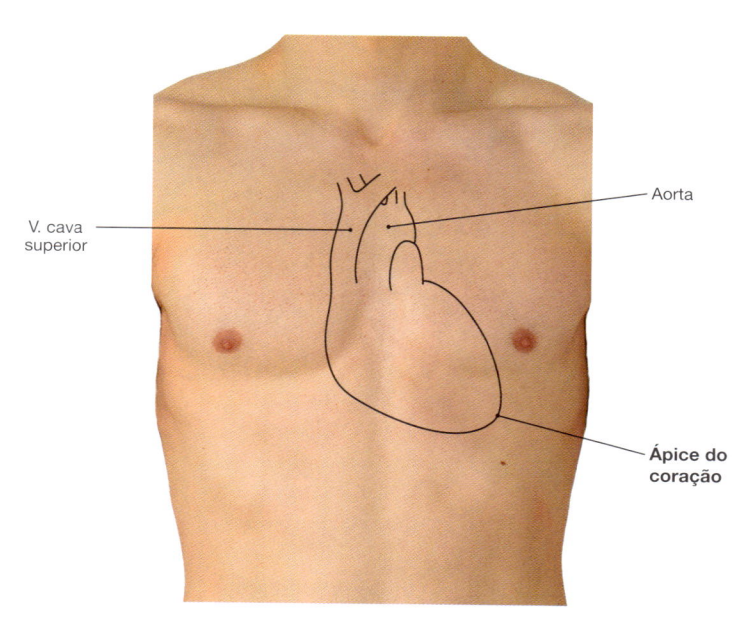

Figura 5.34 Projeção do contorno do coração, na parede anterior do tórax.
O coração não está localizado no centro da cavidade torácica, mas deslocado para a esquerda. [S700-J803-L126]
A **margem direita do coração** projeta-se da terceira à sexta cartilagem costal, sobre uma linha 2 cm lateralmente à margem direita do esterno.

A **margem esquerda do coração** projeta-se sobre uma linha de união entre a margem inferior da 3ª costela (2 a 3 cm em posição paraesternal) e a linha medioclavicular à esquerda.

Figura 5.35 Zona da dor cardíaca referida (zona de Head). [S700-L126]/[G1071]
As vias nervosas aferentes do coração, por meio das quais os estímulos são transmitidos para a parte central do sistema nervoso (SNC), convergem nos respectivos segmentos da medula espinal, com as fibras nervosas oriundas das áreas cutâneas (dermátomos) associadas. O coração está relacionado com os **dermátomos T3 e T4**. Essa área cutânea, na qual a dor é sentida, é denominada **zona de Head** do coração.

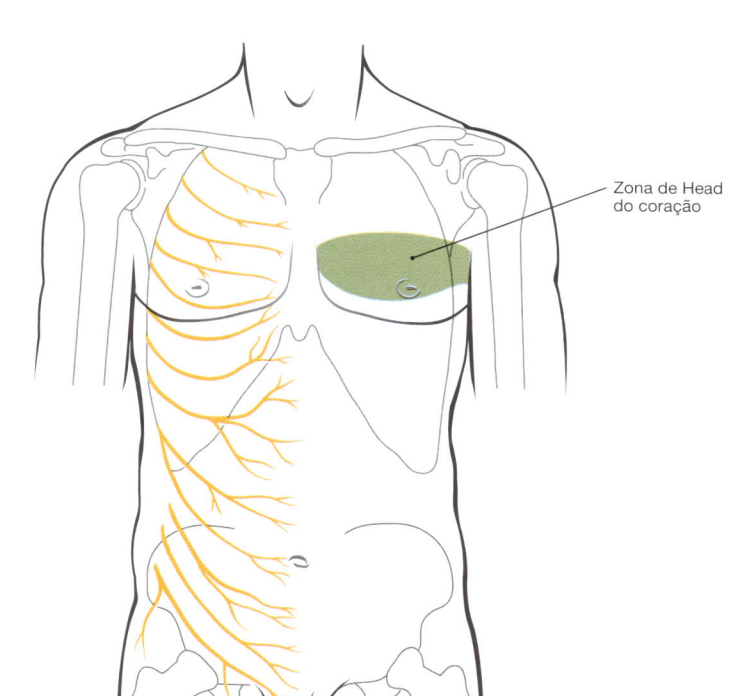

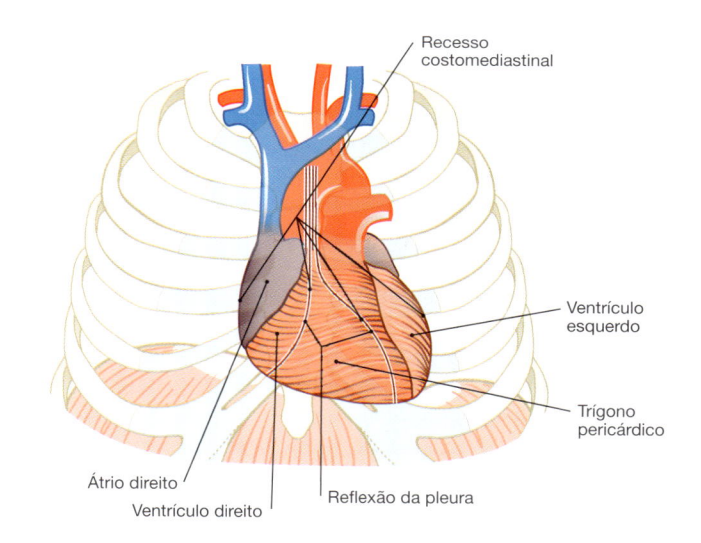

Figura 5.36 Projeção do coração no tórax; representação esquemática. [S700-L126]/[(B500-L240)~M282]

Correlações clínicas

A redução, por exemplo, do fluxo sanguíneo pode provocar **angina de peito** ou **infarto do miocárdio** associados a dor espontânea, hiperalgesia e dor referida nos dermátomos T3 e T4 (zona de Head do coração).

Coração

Projeção do Coração

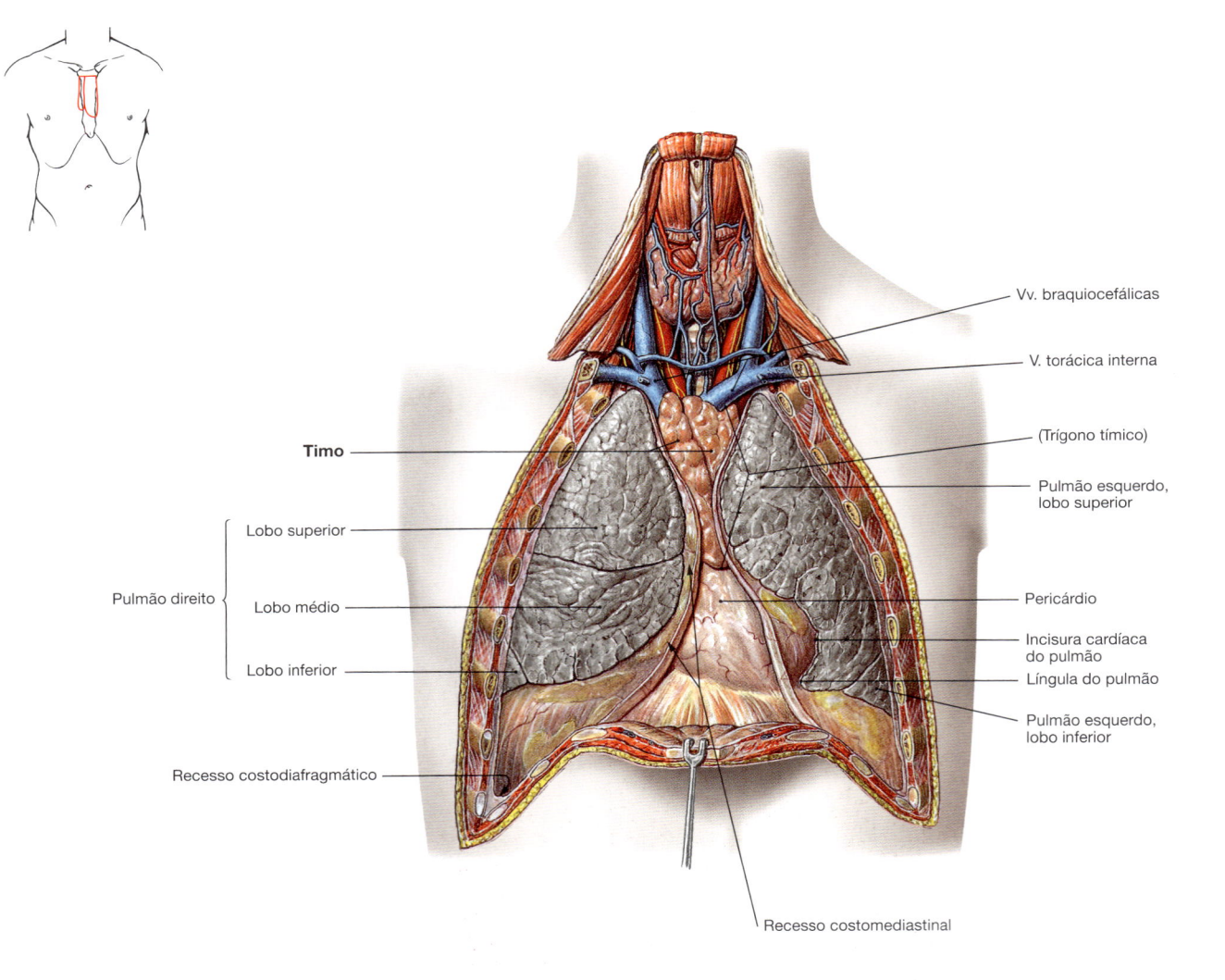

Figura 5.37 Projeção do coração no tórax; mediastino e cavidades pleurais, após a remoção da parede torácica; vista anterior. [S700]

O coração é uma cavidade muscular, em forma de cone, com quatro câmaras. O seu tamanho corresponde ao tamanho do punho cerrado de uma pessoa; ele pesa, em média, 250 a 300 g. O coração tem **quatro faces**: a **face esternocostal**, orientada anteriormente, corresponde predominantemente ao ventrículo direito; a **face diafragmática**, orientada para baixo, é composta por partes dos dois ventrículos; as **faces pulmonares** são formadas, à direita, pelo átrio direito e, à esquerda, principalmente pelo ventrículo esquerdo. Como resultado, o ventrículo direito não participa, nem à direita nem à esquerda, na formação da margem do coração. A parte posterior do coração não tem designação anatômica oficial. Esta área é incorporada pelo átrio esquerdo. Como os átrios são há muito considerados parte das veias a montante, aparentemente é renunciada a designação da parte posterior.

A maior parte da face esternocostal é recoberta dos dois lados pelo pulmão e pela pleura. Estas áreas correspondem ao **recesso costomediastinal** da cavidade pleural. Abaixo da costela IV, as margens da pleura se separam e delimitam o **trígono pericárdico**, no qual o pericárdio entra em contato direto com a parede anterior do tronco.

Correlações clínicas

Quando o **peso do coração é superior a 500 g (peso crítico do coração)**, o fluxo sanguíneo para o músculo cardíaco não é mais suficiente, o que pode levar a falta de fluxo sanguíneo (isquemia) e morte do tecido cardíaco (infarto). Aumentos de até 1.100 g são chamados de cardiomegalia (popularmente, **coração de boi**). A **percussão** cardíaca pode fornecer informações iniciais sobre as **dimensões** do órgão. A projeção dos contornos do coração, que são cobertos pela pleura do recesso costomediastinal, corresponde ao campo do **embotamento cardíaco relativo**, porque nele o som de percussão através dos pulmões cheios de ar parece menos embotado. Se este campo se estender à esquerda sobre a linha medioclavicular, trata-se de um sinal do aumento do coração esquerdo. A área da parede torácica anterior em que está localizada a parte do coração é chamada de trígono pericárdico e é a área de **macicez cardíaca absoluta**, porque o som de percussão é maximamente embotado (→ Figura 5.34). Esta área não tem relevância diagnóstica, mas pode ser usada em caso de emergência para injeção no ventrículo direito **(injeção intracardíaca)**, sem lesão da pleura com risco de formação de pneumotórax. A agulha é introduzida 2 cm à esquerda da margem paraesternal no quarto ao quinto espaço intercostal. No entanto, esta conduta é relativamente arriscada e, portanto, foi em grande parte abandonada.

Radiografia do Coração

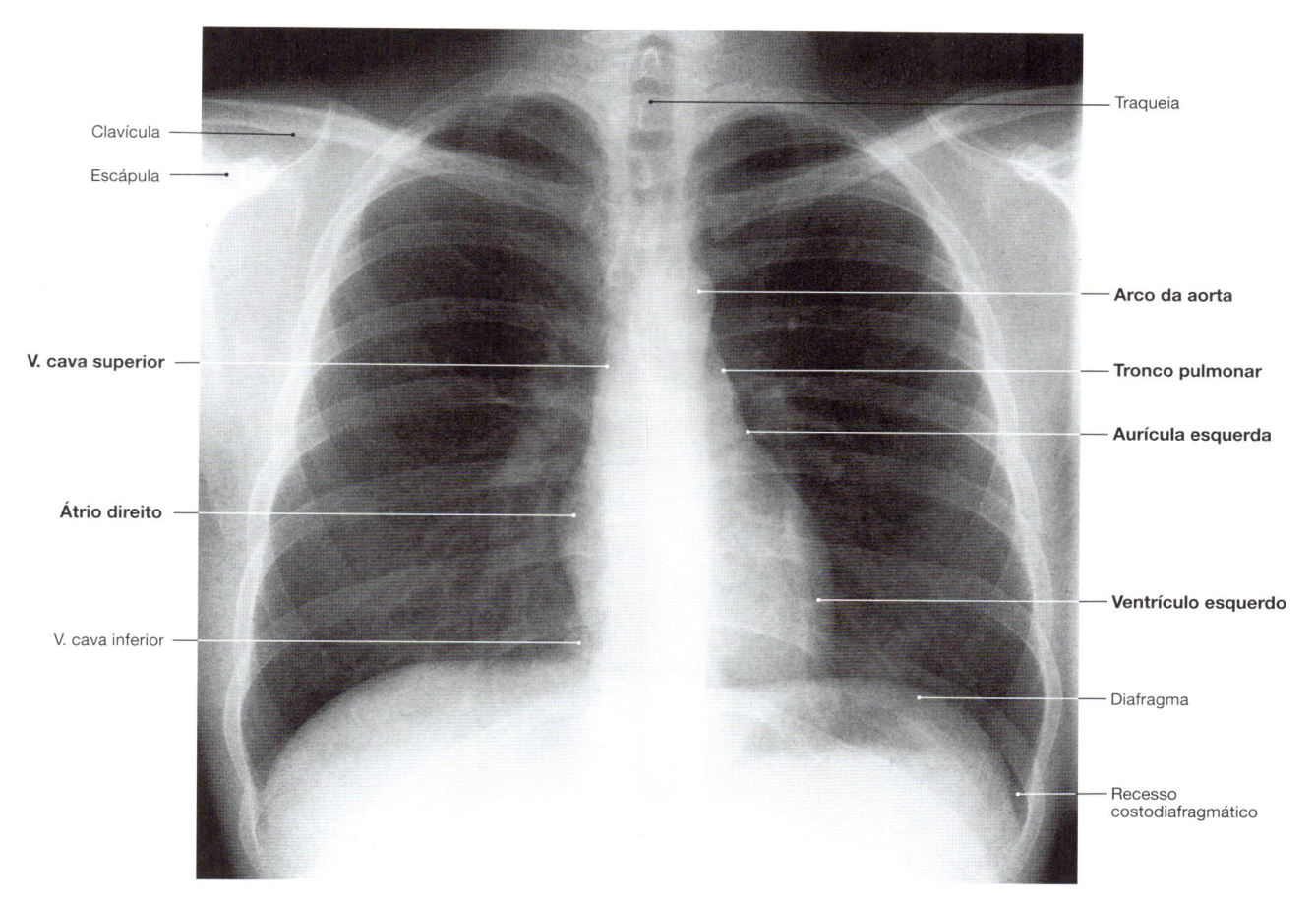

Figura 5.38 Cavidade torácica, com os órgãos torácicos; radiografia em incidência posteroanterior. [S700-T893]

A radiografia fornece informações sobre o tamanho do coração. Além do tamanho absoluto, o conhecimento das estruturas envolvidas na formação do contorno do coração é importante (→ Figura 5.39).

Figura 5.39 Esquema dos contornos do coração na radiografia. [S700]

A **margem direita do coração** é formada, de cima para baixo, pelas seguintes estruturas:
- V. cava superior e
- Átrio direito.

A **margem esquerda do coração** é delimitada, de cima para baixo, pelas seguintes estruturas:
- Arco da aorta
- Tronco pulmonar
- Aurícula esquerda e
- Ventrículo esquerdo.

Portanto, o ventrículo direito não participa da formação de nenhuma das margens cardíacas em PA!
M = Plano mediano do corpo

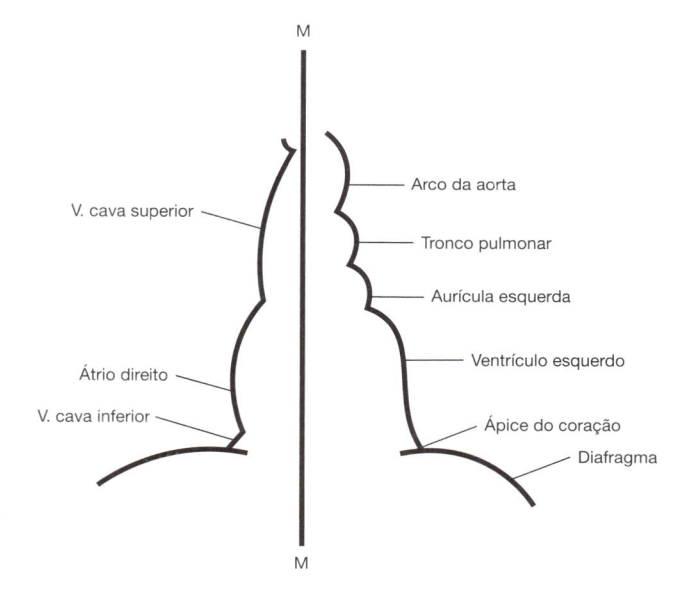

Correlações clínicas

Uma radiografia panorâmica do tórax fornece informações sobre o tamanho do coração. O diâmetro transversal do coração é variável entre os diferentes indivíduos. Entretanto, quando ocupa mais da metade do diâmetro do tórax, há aumento de tamanho do coração, que pode estar relacionado a **hipertrofia** da musculatura ou a **dilatação** da parede cardíaca. Na maioria das vezes, ocorre aumento de tamanho na margem esquerda (face pulmonar esquerda), o que indica alteração do ventrículo esquerdo. A causa pode ser **aumento da pressão arterial** (hipertensão) na circulação sistêmica ou **estenose** ou **insuficiência** da **valva da aorta** ou **insuficiência** da **valva atrioventricular esquerda (mitral)**. Por sua vez, o aumento de tamanho do ventrículo direito, por exemplo, devido a hipertensão pulmonar, doença pulmonar obstrutiva crônica (asma) ou oclusão das artérias pulmonares (embolia pulmonar) não é visível nas radiografias em PA, uma vez que o ventrículo direito não forma margens cardíacas nesta incidência. Neste caso, radiografias laterais, tomografia computadorizada (TC) ou ressonância magnética (RM) são mais adequadas.

5 Coração

Desenvolvimento

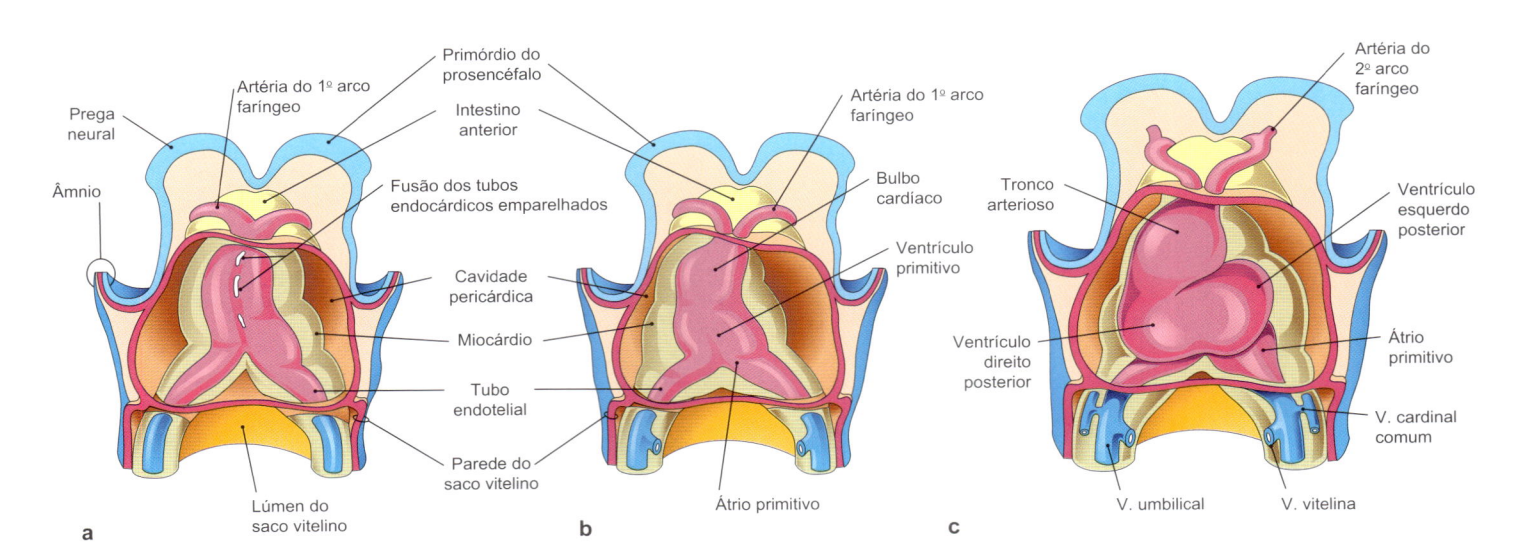

Figura 5.40a-c Estágios de desenvolvimento do coração nas 3ª a 5ª semanas. [E347-11]

Na **3ª semana** forma-se, no mesoderma da zona cardiogênica, a partir de um plexo vascular, o **tubo endocárdico**, inicialmente em formato de "ferradura". Espaços em fenda ao redor do tubo endocárdico levam à formação da cavidade pericárdica, que se une à cavidade do corpo. O folheto interno da cavidade pericárdica se condensa para formar o miocárdio. O epicárdio origina-se de células que migram a partir do septo transverso e do primórdio do fígado. Os ramos do tubo endocárdico fundem-se para formar um **tubo cardíaco** que, ao fim da 3ª semana, já se contrai de forma rítmica. O tubo cardíaco organiza-se inicialmente em um par de átrios, com o seio venoso como segmento de entrada do fluxo sanguíneo, um ventrículo e um cone arterial como segmento de saída do fluxo sanguíneo. Por meio do crescimento longitudinal diferenciado dos segmentos individuais e rearranjos estruturais, na **4ª a 5ª semanas** forma-se, a partir do tubo cardíaco, a **alça cardíaca**, em "formato de S". A conexão entre o átrio e o ventrículo é estreitada, de modo a formar um canal atrioventricular único e que desemboca, inicialmente, na parte esquerda do ventrículo, mas que, futuramente, se desloca para a linha média e, devido aos coxins endocárdicos, se subdivide em aberturas atrioventriculares direita e esquerda. Os coxins endocárdicos formam as valvas atrioventriculares.

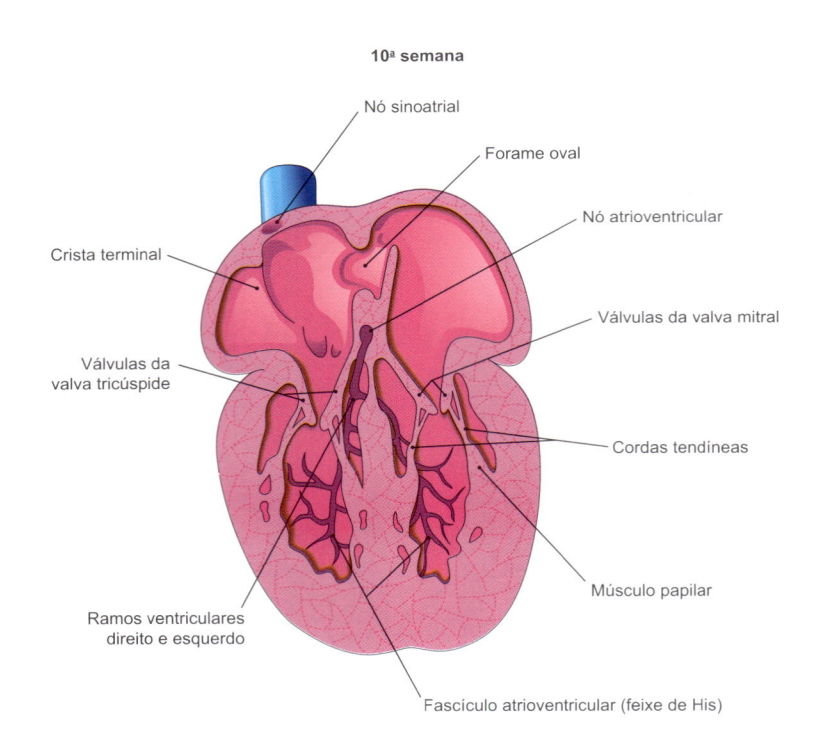

Figura 5.41 Estágios de desenvolvimento do coração na 5ª a 10ª semanas. [E347-11]

Na 5ª a 10ª semanas, desenvolve-se um **septo interventricular** (parte muscular), que separa – de modo incompleto – o ventrículo único em dois ventrículos. Entretanto, eles se comunicam entre si até o fim da 7ª semana, até que os dois ventrículos sejam definitivamente separados, devido à formação da parte membranácea do septo interventricular. O cone arterial do trato de saída é dividido de modo espiralado e forma – juntamente com o subsequente saco aórtico – o **tronco pulmonar** e a **aorta**.

Do saco aórtico originam-se as **artérias que constituem os arcos aórticos**. No entanto, dos seis arcos da aorta, desenvolvem-se apenas o terceiro, o quarto e o sexto, que se tornam partes de artérias próximas ao coração. A partir do terceiro arco aórtico origina-se a A. carótida comum, a partir do quarto arco da aorta à direita originam-se partes da A. subclávia, e à esquerda origina-se o arco da aorta. A partir do sexto arco da aorta desenvolvem-se as Aa. pulmonares e o ducto arterial.

Desenvolvimento

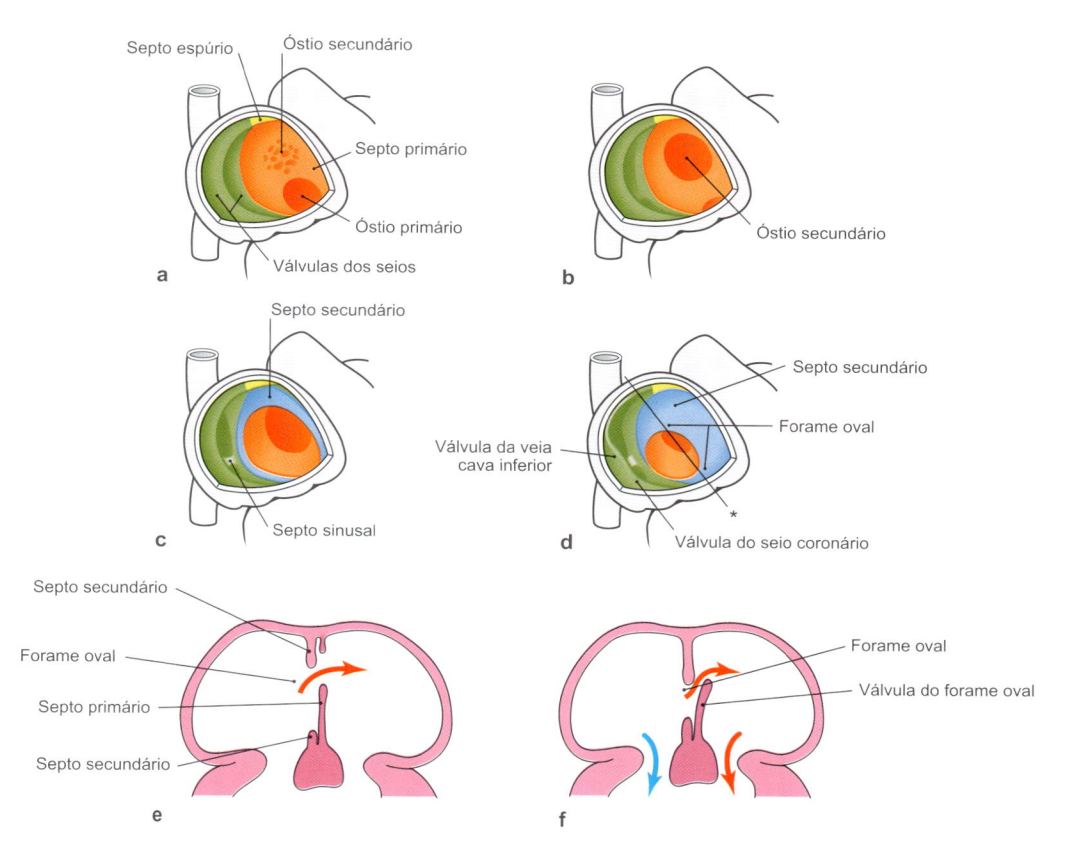

Figura 5.42a-f Etapas da septação atrial na 5ª semana (a, b), na 6ª semana (c, e) e na 7ª e 8ª semanas (d, f); vista do átrio direito aberto (**a-d**) e do septo atrial (**e** e **f**). a-d [S702-L126]/[G1072], e,f [E347-11]

a A septação do átrio primitivo acontece na **5ª a 7ª semanas** e se inicia com a formação do **septo primário**, que cresce da região dorsal e superior e, na parte inferior, deixa aberto o **óstio primário**.

b Na parte superior do septo primário surge o **óstio secundário**, devido à morte celular programada (apoptose).

c, e À direita do septo primário desenvolve-se o septo secundário. Ambos os septos se encontram e delimitam juntos o forame oval.

d, f O septo primário forma a **válvula do forame oval**, que conduz o fluxo de sangue do átrio direito para o átrio esquerdo (→ Figura 5.44). Após o nascimento, a válvula do forame oval fecha o forame oval devido ao aumento de pressão no átrio esquerdo (→ Figura 5.46).

*Plano de corte em e, f

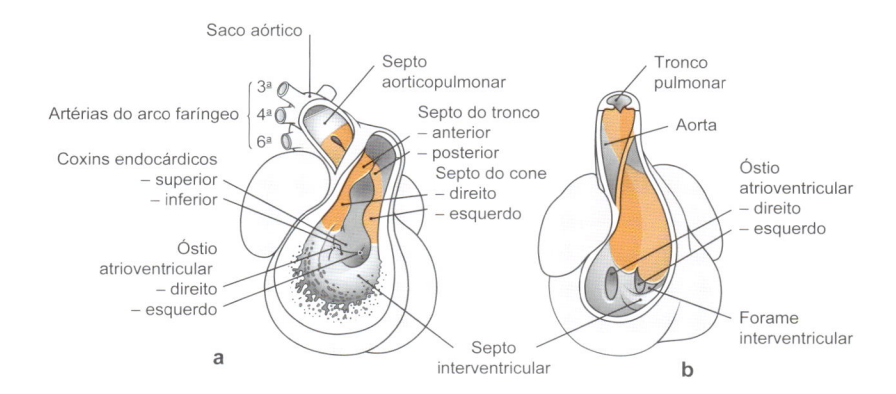

Figura 5.43a e b Septação da via de saída; vista anterior após exposição da via de saída. [S702-L126]/[G1072]

Na 5ª à 7ª semana, a via de saída também é dividida. Os segmentos individuais (cone cardíaco, tronco arterial, saco aórtico), que já são visíveis no tubo cardíaco (→ Figura 5.40), são separados por protuberâncias. Como essas projeções estão alinhadas verticalmente, aparece um **septo aorticopulmonar** transposto. Por meio deste, a via de saída é dividida em espiral na parte ascendente da aorta e no tronco pulmonar.

Correlações clínicas

Quando não há a subdivisão em espiral da via de saída, a parte ascendente da aorta e o tronco pulmonar seguem diretamente em paralelo. Com isso, a aorta se origina falsamente do ventrículo direito, e o tronco pulmonar, do ventrículo esquerdo (**transposição dos grandes vasos**). Essa malformação faz com que a circulação sistêmica e a circulação pulmonar sejam completamente separadas e, assim, impede que o sangue rico em oxigênio chegue à circulação sistêmica e, portanto, aos órgãos. Portanto, nesses casos, os septos interventricular e interatrial não são fechados, de modo que existem defeitos do septo interventricular por ocasião do nascimento. Sem esses orifícios, a sobrevida é impossível! Esses defeitos cardíacos são, no entanto, relativamente raros, representando 5% de todas as cardiopatias.

Coração

Circulação Pré-Natal

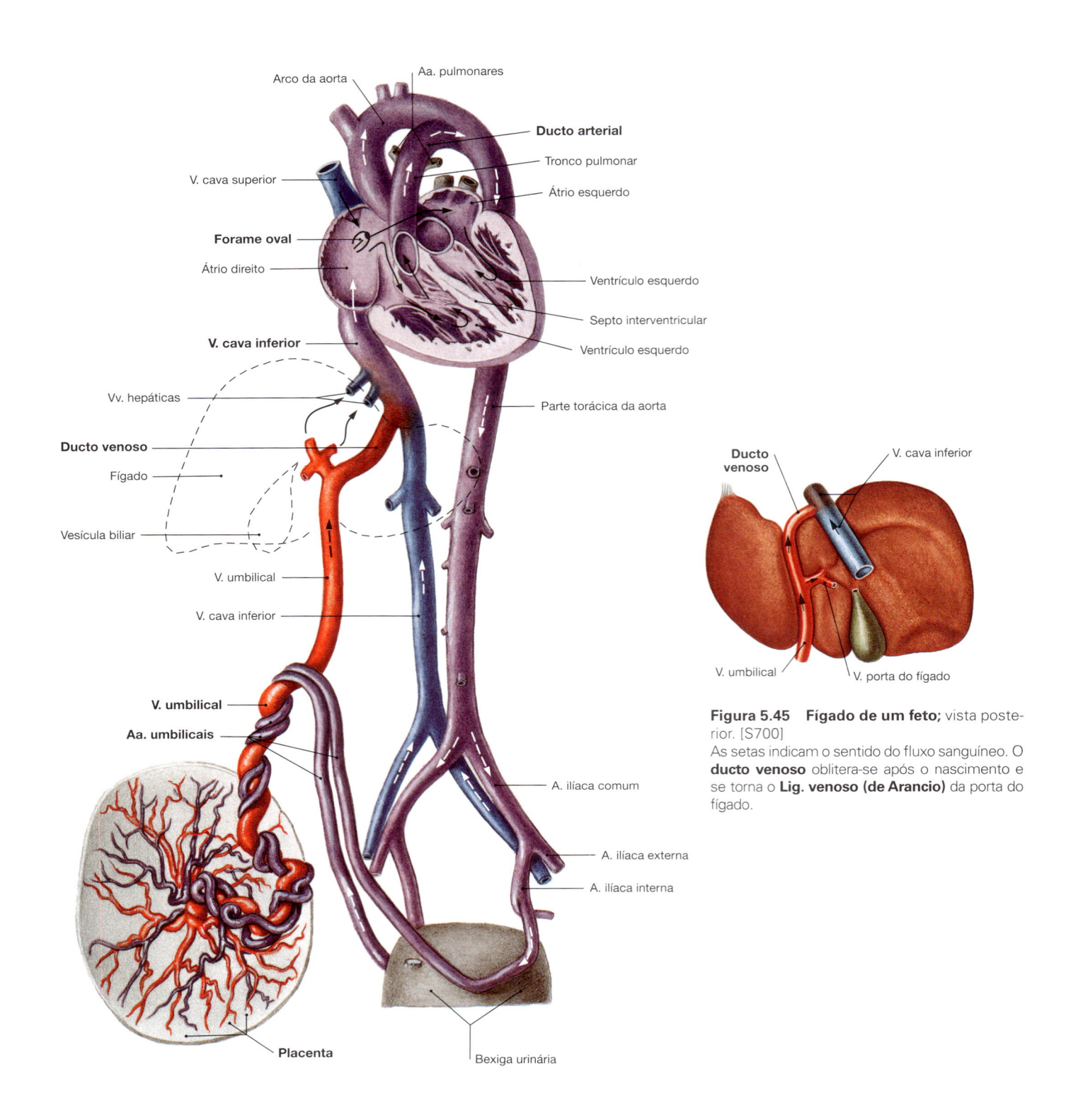

Figura 5.44 Circulação pré-natal (ou circulação fetal); representação esquemática. [S700]
Nesta figura, o conteúdo de oxigênio do sangue está representado por cores: sangue rico em oxigênio em vermelho, sangue pobre em oxigênio em azul e sangue misto em roxo. As setas indicam o sentido da corrente sanguínea.
A circulação fetal distingue-se da circulação pós-natal, entre outras coisas, pela presença dos vasos umbilicais, do ducto venoso, do ducto arterial e do forame oval (→ Figura 5.46).
O sangue pobre em oxigênio do feto (misto), vindo das Aa. ilíacas internas, atinge a placenta através das **Aa. umbilicais**. Daí, após a oxigenação, retorna ao feto pela V. umbilical e é desviado para o fígado através do **ducto venoso**, uma vez que a resistência do fluxo sanguíneo no fígado é relativamente alta. Graças à válvula da veia cava inferior), o sangue é direcionado, predominantemente, para o átrio esquerdo através do **forame oval**. Consequentemente, o sangue rico em oxigênio é carreado aos órgãos pelo caminho mais curto. O sangue da V. cava superior atinge o ventrículo direito e daí – através da anastomose representada pelo **ducto arterial** (anteriormente denominado ducto de Botal) – é conduzido do tronco pulmonar para a aorta, sendo consequentemente desviado da circulação pulmonar, ainda não funcional.

Figura 5.45 Fígado de um feto; vista posterior. [S700]
As setas indicam o sentido do fluxo sanguíneo. O **ducto venoso** oblitera-se após o nascimento e se torna o **Lig. venoso (de Arancio)** da porta do fígado.

Circulação Pós-Natal

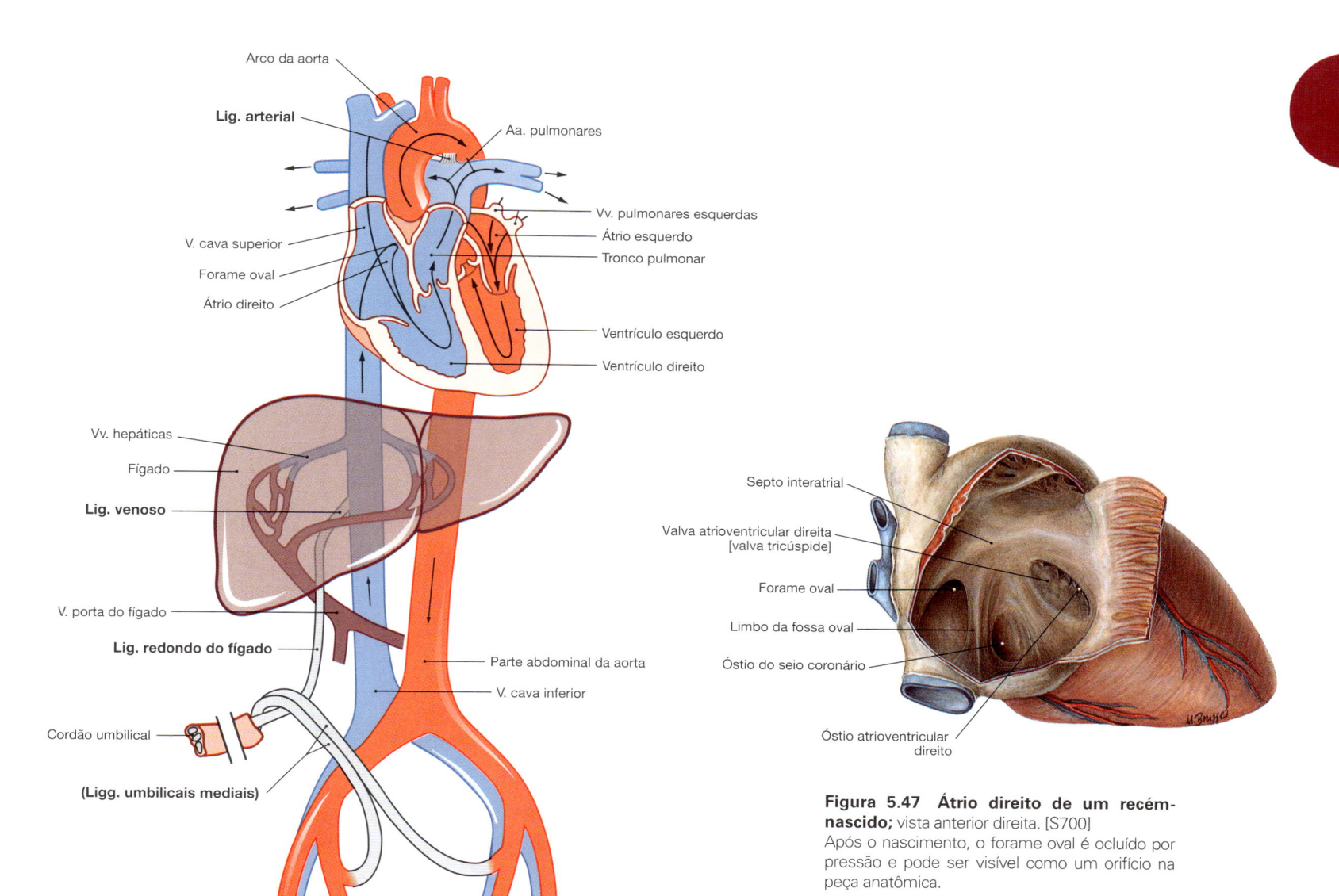

Figura 5.47 Átrio direito de um recém-nascido; vista anterior direita. [S700]
Após o nascimento, o forame oval é ocluído por pressão e pode ser visível como um orifício na peça anatômica.

Figura 5.46 Esquema da circulação pós-natal. [S700-L126]/[G1060-002]
No parto, a circulação placentária é interrompida. Devido ao início da atividade dos pulmões, a circulação pulmonar é iniciada com a respiração, de modo que a pressão aumenta no átrio esquerdo. Durante a conversão da circulação fetal para a circulação pós-natal, ocorrem as seguintes alterações:
A comunicação do tipo válvula – proporcionada pelo forame oval – entre os átrios direito e esquerdo é fechada passivamente, devido ao aumento de pressão no átrio esquerdo. Subsequentemente, a válvula do forame oval se funde com o septo secundário. Onde existia o forame oval, permanece a **fossa oval**.

O ducto arterial oblitera-se em alguns dias e constitui o **Lig. arterial** (→ Figura 5.55).
O ducto venoso é obliterado após o nascimento e se torna o **Lig. venoso** da porta do fígado (hilo hepático).
A V. umbilical é obliterada e transforma-se no **Lig. redondo do fígado**, entre o fígado e a parede do abdome.
A parte distal das Aa. umbilicais transforma-se nos **Ligg. umbilicais mediais** direito e esquerdo, formando as pregas umbilicais mediais no relevo interno da parede do abdome.

Correlações clínicas

Ducto arterial persistente: como a prostaglandina E_2 promove a dilatação deste ducto, um inibidor da síntese de prostaglandinas promove o seu fechamento e, eventualmente, evita uma cirurgia. Entretanto, uma vez que esta substância ativa é utilizada – ainda que em parte – como anti-inflamatório e analgésico nas mulheres grávidas, também pode provocar o fechamento precoce do ducto arterial.

Forame oval pérvio: em cerca de 20% dos adultos, permanece um orifício no forame oval. Habitualmente não há repercussões funcionais, embora isso possa contribuir para que trombos vindos das veias das pernas atinjam a circulação sistêmica como êmbolos e, daí, causar infartos em diferentes órgãos e acidentes vasculares encefálicos (AVE).

Coração

Defeitos de Formação Cardíacos

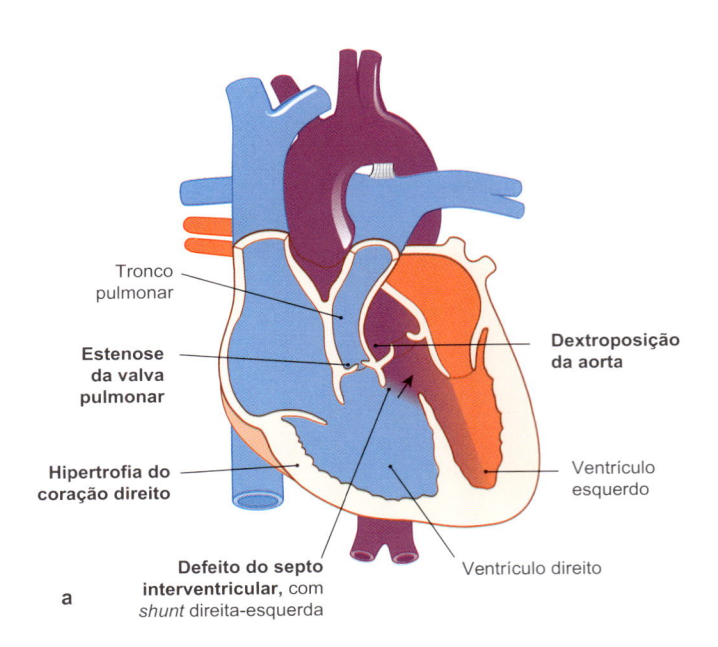

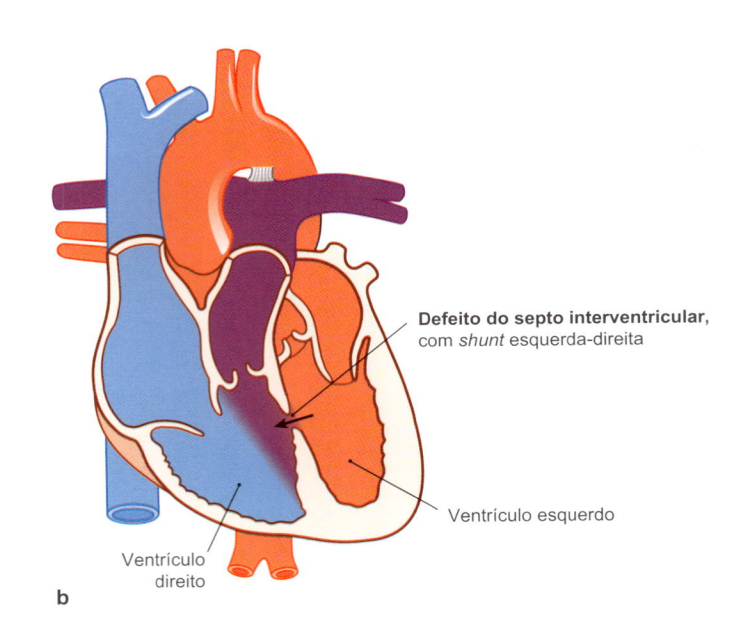

Figura 5.48a e b Defeitos de formação cardíacos: tetralogia de Fallot e defeito do septo interventricular, diagrama esquemático; vista anterior. [S702-L126]/[F201-035]
Se as etapas de septação relativamente complexas no desenvolvimento do coração não forem adequadas, as crianças nascem com defeitos cardíacos. A compreensão do desenvolvimento é importante para o diagnóstico e para o tratamento cirúrgico.
a Tetralogia de Fallot. Se a via de saída não for dividida simetricamente, ocorre a **tetralogia de Fallot**. Trata-se da malformação mais frequente com *shunt* direita-esquerda (9% de todos os defeitos cardíacos) na qual o sangue flui do ventrículo direito para a circulação sistêmica.
b Defeito de septo interventricular. O defeito do septo interventricular (ou comunicação interventricular, CIV) é a malformação cardíaca mais comum em geral (25% de todos os defeitos cardíacos). Nele o septo interventricular não se fecha completamente, principalmente na parte membranácea, de modo que o sangue é bombeado do ventrículo esquerdo para a circulação pulmonar, o que é referido como **shunt esquerda-direita**.

Correlações clínicas

Malformações cardíacas congênitas são encontradas em 0,75% de todos os recém-nascidos e, por isso, são os mais frequentes distúrbios do desenvolvimento. Felizmente, nem todos os **defeitos** cardíacos exigem tratamento, uma vez que, frequentemente, não são relevantes do ponto de vista funcional. Para que a origem e a sintomatologia clínica das principais malformações cardíacas sejam entendidas na medicina de crianças e de adolescentes, deve-se estar familiarizado com o desenvolvimento do coração – pelo menos nos seus aspectos principais. Devido à sua importância clínica e à relevância dos exames em diferentes especialidades, as principais malformações cardíacas congênitas serão aqui descritas. Do ponto de vista fisiopatológico, os defeitos cardíacos mais frequentes podem ser classificados em três grupos:

- O grupo mais frequente consiste nos defeitos com **shunt esquerda-direita** (defeitos do septo interventricular, 25%; defeitos do septo interatrial, 12%, persistência do ducto arterial, 12%), nos quais o sangue flui da esquerda para a direita devido à pressão mais alta na circulação sistêmica. Devido à hipertensão pulmonar ocorre insuficiência do coração direito, caso não haja correção cirúrgica
- Os defeitos com **shunt direita-esquerda** (tetralogia de Fallot, 9%; transposição dos grandes vasos, 5%), por sua vez, são caracterizados pela coloração azulada da pele (cianose), porque o sangue pobre em oxigênio – vindo da circulação pulmonar – alcança a circulação sistêmica
- O terceiro grupo é representado pelos **defeitos com obstrução** (estenose da valva do tronco pulmonar, estenose da valva da aorta, estenose do istmo da aorta, cada um com 6%), nos quais ocorre hipertrofia dos respectivos ventrículos associados.

A **tetralogia de Fallot** é uma combinação de quatro defeitos: defeito no septo interventricular, estenose da valva do tronco pulmonar, hipertrofia do ventrículo direito e aorta "cavalgante". Devido à septação assimétrica do cone arterial, a valva do tronco pulmonar se apresenta estreitada, e a aorta dilata e se posiciona sobre o septo ("cavalgante"). Devido ao estreitamento da valva do tronco pulmonar ocorre hipertrofia do coração direito, responsável pelo *shunt* direita-esquerda, ocasionado pelo defeito do septo interventricular e, consequentemente, o aparecimento de cianose.

5 Defeitos de Formação Cardíacos

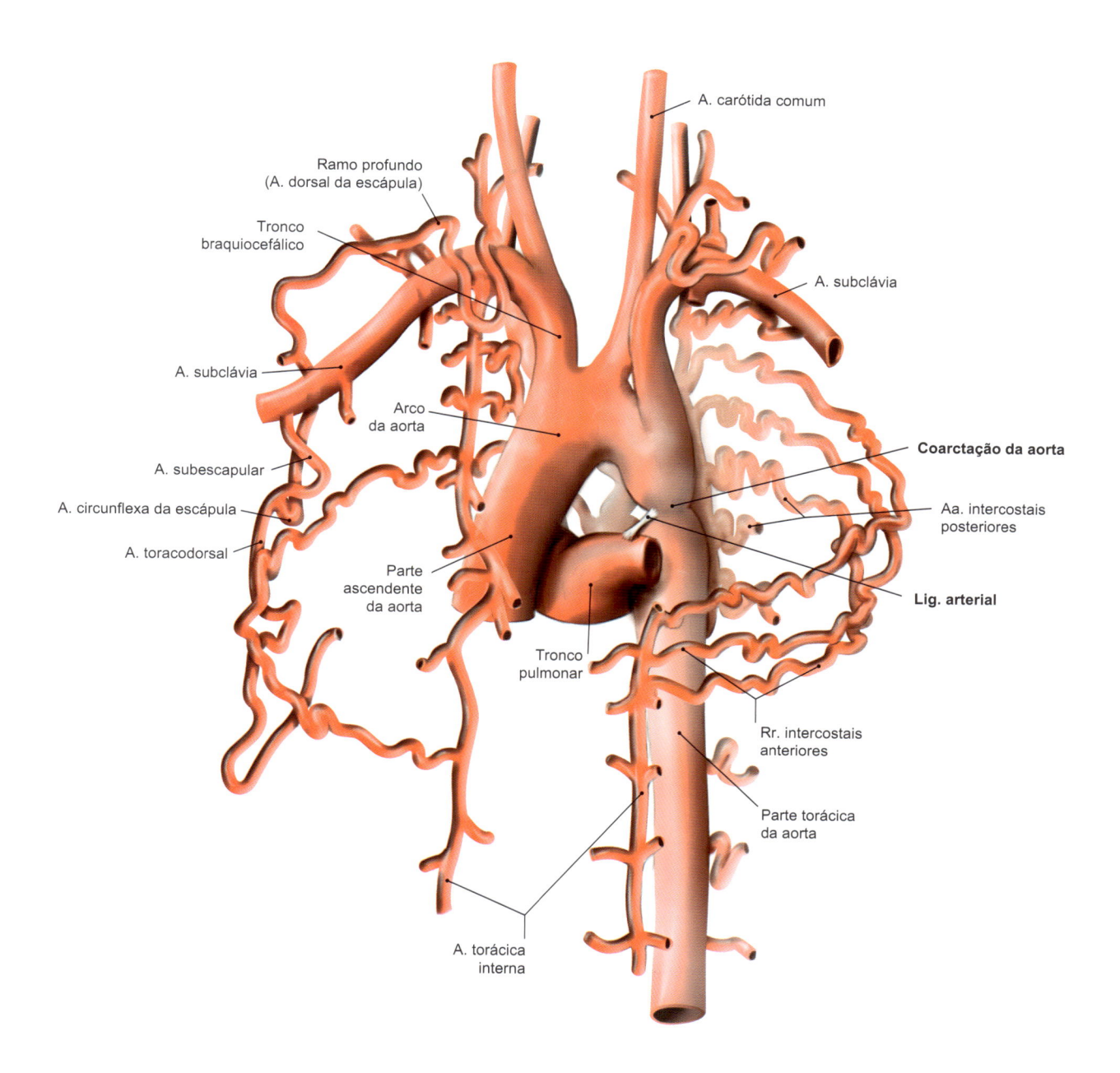

Figura 5.49 Coarctação da aorta, diagrama esquemático parcial; vista anterior. [S702-L266]
Após o nascimento, o canal arterial se fecha devido ao aumento da concentração sanguínea de oxigênio. Se o fechamento do canal arterial ultrapassar as porções circundantes do arco da aorta, ocorrerá coarctação da aorta.

Correlações clínicas

Na **coarctação da aorta** ocorre hipertrofia do coração esquerdo com hipertensão na parte superior do corpo. Na parte inferior do corpo, a pressão é, em contrapartida, muito baixa. Para o diagnóstico, considera-se sopro cardíaco sistólico entre as escápulas e "apagamento ou corrosão" das margens inferiores das costelas visíveis nas radiografias. Comumente a A. torácica interna aumenta de volume, assim como as Aa. intercostais, e isso "corrói" as margens inferiores das costelas. A estenose deve ser tratada cirurgicamente ou por dilatação porque, caso contrário, provoca precocemente insuficiência cardíaca e acidente vascular encefálico. Como as prostaglandinas no sangue mantêm aberto o canal arterial pelo relaxamento dos seus músculos, pode ser usado um inibidor da prostaglandina para fornecer um tampão permanente após o nascimento. Como esses agentes são parcialmente incluídos em medicamentos para alívio de dor e inflamação, podem causar, em gestantes, o fechamento prematuro do canal arterial, com danos ao feto.

Coração

Localização do Coração

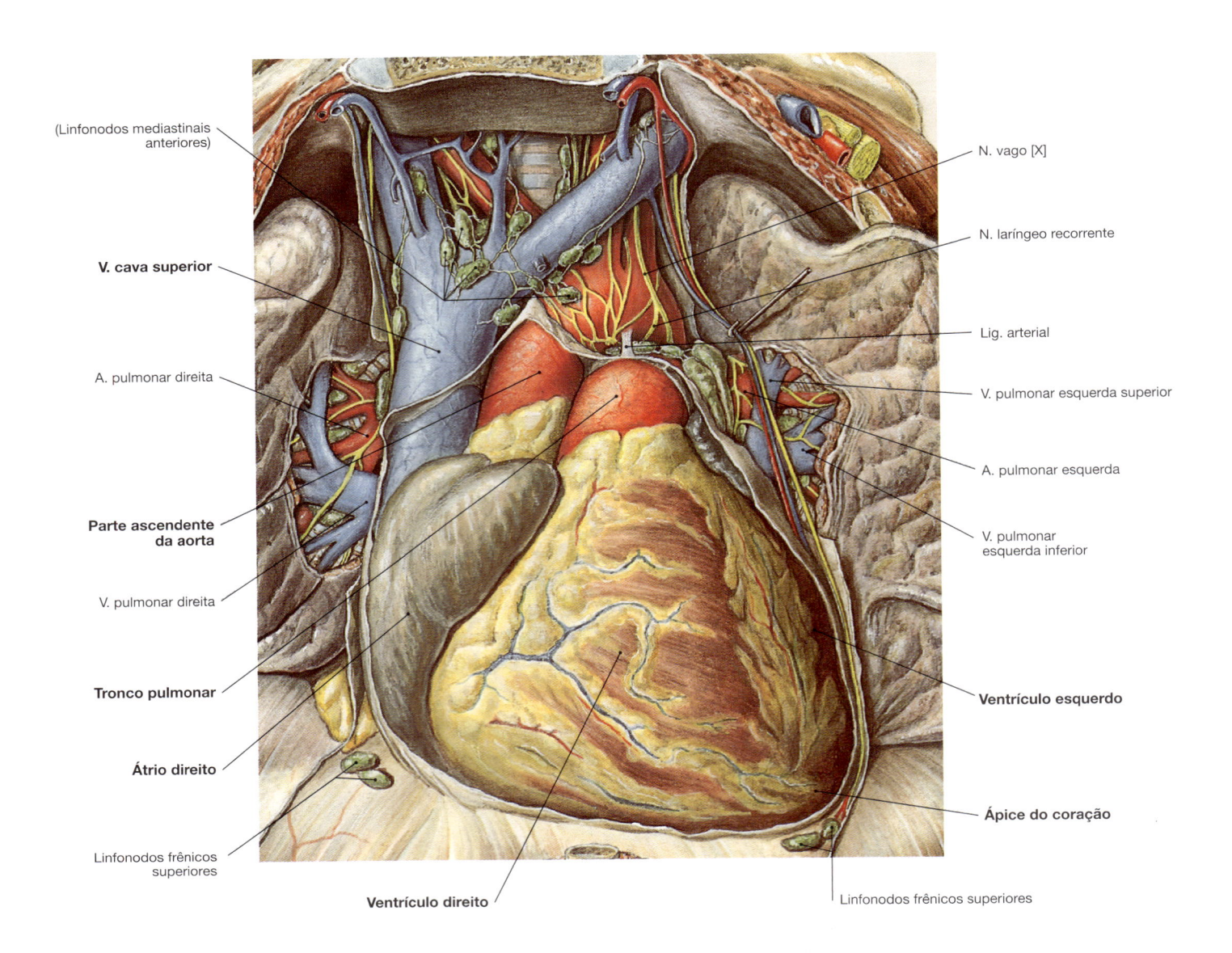

Figura 5.50 Posição do coração no tórax; vista anterior, após abertura do pericárdio. [S700]

O coração se localiza na cavidade pericárdica, na região inferior do mediastino médio. O coração apresenta uma base ampla, direcionada para cima e para a direita, que corresponde ao plano valvar na origem dos grandes vasos. O ápice do coração aponta para a esquerda, para baixo e para a frente. A base e o ápice estão unidos através do **eixo longitudinal** (12 cm), que segue no tórax em sentido oblíquo, a partir da região posterior, superior e direita para a direção anterior, inferior e esquerda, formando um **ângulo** de cerca de 45° **com todos os três planos do espaço**. O coração apresenta quatro faces (→ Figura 5.36). A face anterior do coração (**face esternocostal**) é formada, predominantemente, pelo ventrículo direito. A face inferior (**face diafragmática**) apoia-se sobre o diafragma e é composta por partes dos ventrículos direito e esquerdo. Do ponto de vista clínico, a face inferior corresponde, portanto, à "parede posterior" no ECG, quando, p. ex., se considera um infarto da parede posterior. A **face pulmonar** é ocupada à direita pelo átrio direito e à esquerda pelo ventrículo esquerdo.

Correlações clínicas

Ao se examinarem **vítimas de traumatismo**, a topografia do local abdominal deve ser conhecida para descartar rapidamente, com auxílio da ultrassonografia, hemorragia interna (**ultrassonografia FAST**, avaliação ultrassonográfica focada no traumatismo, do inglês *Focused Assessment with Sonography for Trauma*). Com o transdutor do ultrassom, os chamados cortes longitudinais e transversais são exibidos para diferentes posicionamentos na parede do abdome, nos quais são registradas as quatro regiões a seguir:
- Cranialmente abaixo do arco costal, para visualizar o **pericárdio** e descartar tamponamento cardíaco
- Corte lateral direito do corpo para visualizar o **recesso subfrênico** do peritônio e o **recesso sub-hepático** do peritônio à direita (também recesso hepatorrenal ou espaço de Morrison) ao redor do fígado
- Corte lateral esquerdo do corpo, para visualizar o **recesso subfrênico** do peritônio à esquerda (também espaço de Koller) ao redor do baço
- Acima da sínfise púbica, para visualizar a **escavação retouterina** (fundo de saco ou bolsa de Douglas) nas mulheres e a **escavação retovesical** (espaço de Proust) nos homens (→ Figura 6.19).

Pericárdio

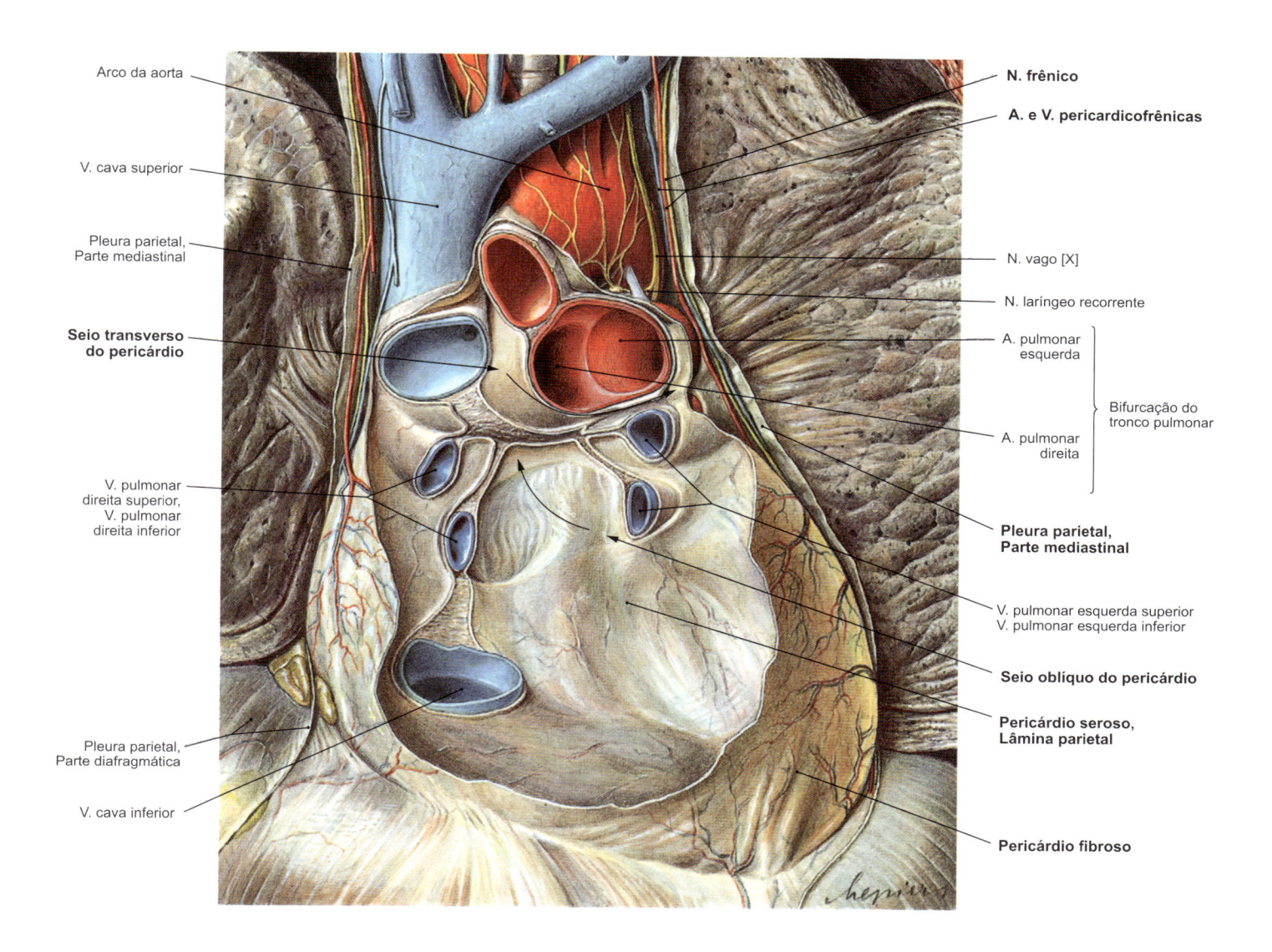

Figura 5.51 Pericárdio; vista anterior, após a remoção da parede anterior do pericárdio e a retirada do coração. [S700]
O pericárdio envolve o coração, estabiliza sua posição e possibilita a contração com mínimo atrito. O pericárdio é composto externamente por um **pericárdio fibroso**, constituído por tecido conjuntivo denso, internamente ao qual repousa uma túnica serosa, caracterizada como **pericárdio seroso**. Esta parte do pericárdio seroso representa a lâmina parietal, que se reflete para a região anterior, no nível da emergência dos grandes vasos, como a lâmina visceral (ou **epicárdio**) sobre a superfície do coração. Na face posterior dos átrios, as pregas de reflexão do pericárdio sobre o epicárdio formam um ramo vertical entre as Vv. cavas inferior e superior e um ramo horizontal entre as Vv. pulmonares superiores dos lados direito e esquerdo. Deste modo, formam na face posterior do pericárdio dois espaços em forma de fenda (seios do pericárdio, setas):
- Seio transverso do pericárdio: acima do ramo horizontal, entre a V. cava superior, a aorta e o tronco pulmonar
- Seio oblíquo do pericárdio: abaixo do ramo horizontal, entre as Vv. pulmonares de ambos os lados.

Estrutura e função

O **pericárdio fibroso** está unido às seguintes estruturas:
- Centro tendíneo do diafragma
- Face posterior do esterno (ligamentos esternopericárdicos)
- Bifurcação da traqueia (membrana broncopericárdica).

Externamente, o pericárdio se sobrepõe à **parte mediastinal da pleura parietal**. Entre as duas estruturas seguem o N. frênico e os vasos pericardicofrênicos.
O epicárdio é a lâmina visceral do pericárdio seroso.

Coração

Pericárdio

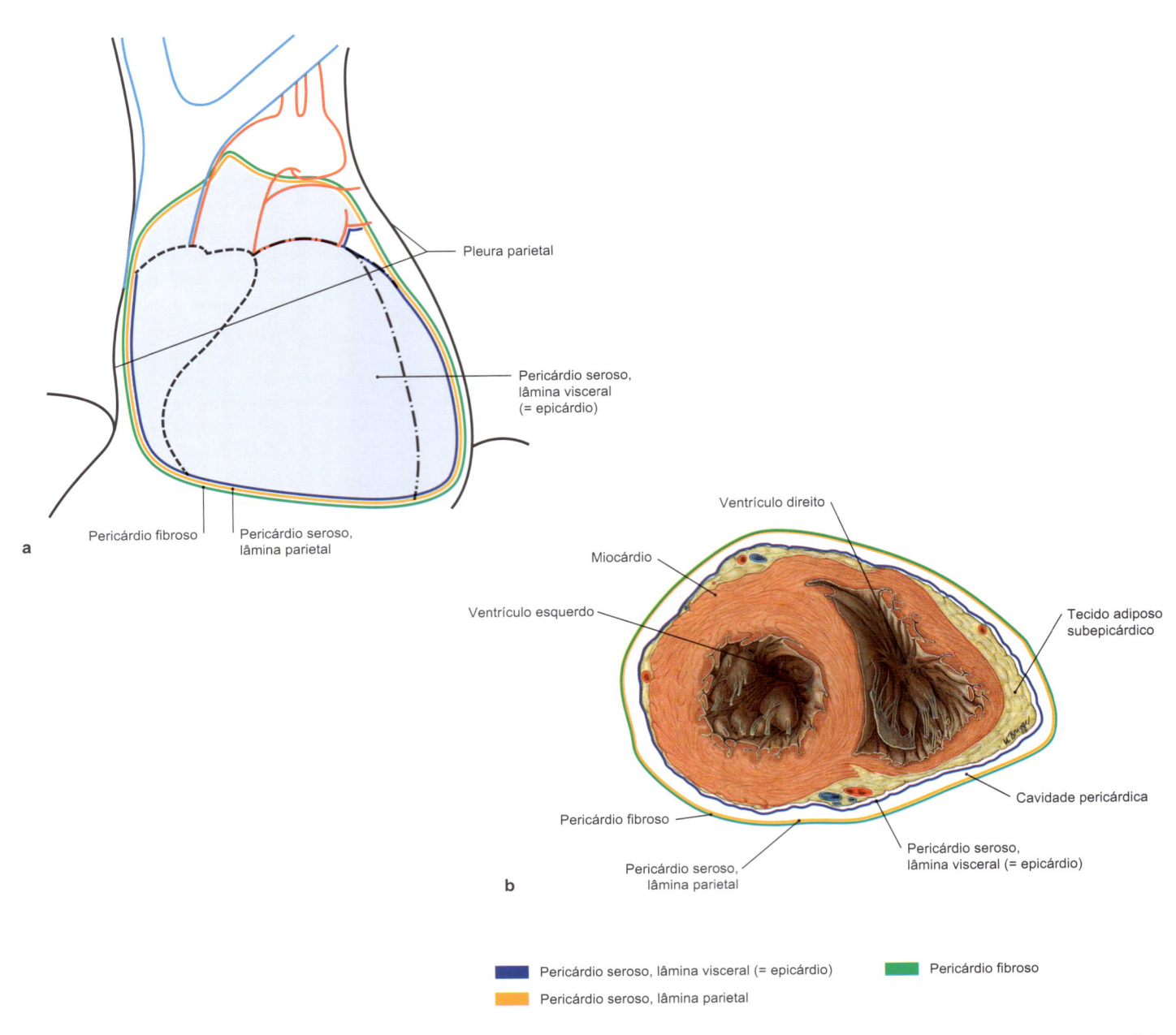

Figura 5.52a e b Camadas do pericárdio; diagrama esquemático. [S701-L231].
a Vista anterior.
b Corte transversal do coração, vista inferior.
A camada externa do **pericárdio fibroso** consiste em tecido conjuntivo colagenoso denso. No interior, repousa uma túnica serosa com uma única camada de células mesoteliais de cobertura, o **pericárdio seroso**.

A lâmina parietal do pericárdio seroso situa-se diretamente no pericárdio fibroso. Acima, na parte anterior do coração, na área dos grandes vasos próximos ao coração, ele se funde com a lâmina visceral, que recobre toda a superfície do coração e forma a camada externa da parede do coração, o **epicárdio**. Portanto, a parte ascendente da aorta, o tronco pulmonar e a última parte da veia cava superior situam-se dentro do pericárdio e, portanto, por definição, no mediastino médio inferior.

Correlações clínicas

Normalmente, são encontrados no pericárdio cerca de 15 a 35 mℓ de um líquido seroso. Entretanto, o pericárdio contém 700 a 1.100 mℓ, incluindo o coração. No caso de insuficiência cardíaca ou de inflamação do pericárdio (**pericardite**), pode haver acúmulo de líquido (**derrame pericárdico**) e o coração pode ter sua atividade funcional comprometida.
No caso de ruptura da parede cardíaca, após um infarto do coração ou devido a uma lesão (p. ex., uma lesão perfurante), pode ocorrer o que se chama de **tamponamento pericárdico** a partir de 150 mℓ de volume sanguíneo derramado, no qual o sangue acumulado compromete a contração cardíaca, com consequências fatais. [H043-001]

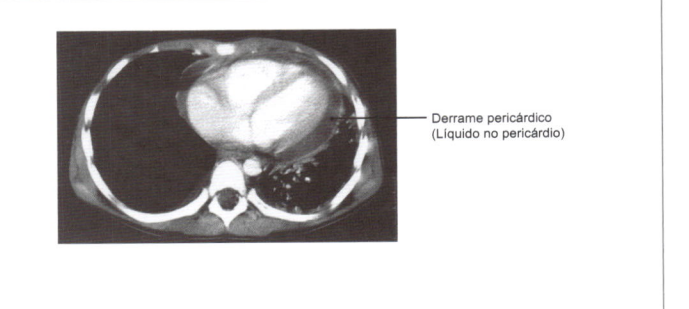

Seios do Pericárdio

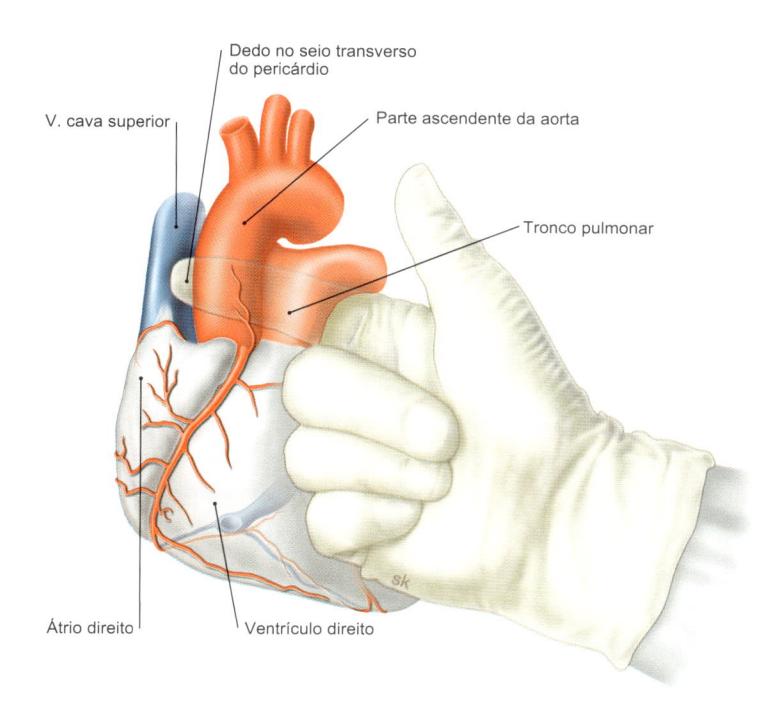

Figura 5.53 Seio transverso do pericárdio; diagrama esquemático, vista anterior. [S701-L238].
Na parte posterior dos átrios, as pregas da lâmina parietal do pericárdio seroso sobre a lâmina visceral (= epicárdio) formam um ramo vertical entre as veias cavas inferior e superior e um ramo horizontal entre as veias pulmonares superiores dos lados direito e esquerdo (→ Figura 5.51). O seio transverso do pericárdio desenvolve-se acima do ramo horizontal, no qual um dedo pode ser inserido. Na frente do dedo estão as artérias (parte ascendente da aorta e tronco pulmonar), atrás dele a veia cava superior.

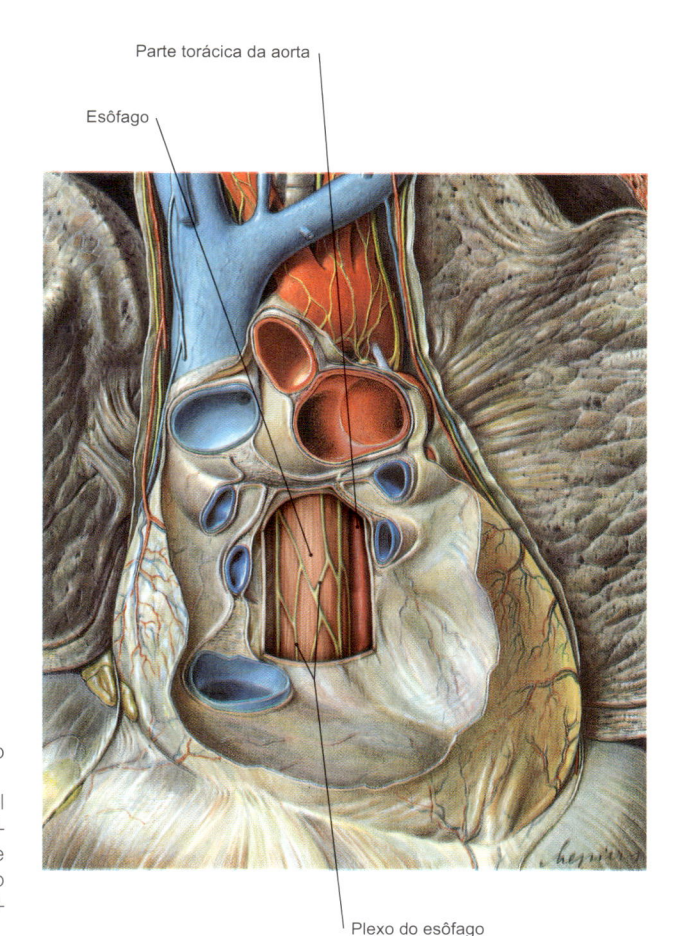

Figura 5.54 Seio oblíquo do pericárdio; vista anterior após remoção do coração e fenestração do pericárdio em sua face posterior. [S700].
O **seio oblíquo do pericárdio** é uma fenda abaixo do ramo horizontal da prega pericárdica posterior que se estende até a prega vertical direita entre as veias cava superior e inferior. Situa-se entre os pares de veias pulmonares em ambos os lados. O esôfago com o plexo nervoso vagal (plexo do esôfago) está localizado diretamente atrás do seio oblíquo do pericárdio.

Correlações clínicas

O seio transverso do pericárdio e o seio oblíquo do pericárdio são usados para conectar uma **máquina de circulação extracorpórea** durante a cirurgia cardíaca e para **interromper** as **vias acessórias de estimulação** do miocárdio em caso de arritmia cardíaca.

A proximidade do esôfago com o átrio esquerdo do coração possibilita a visualização das valvas cardíacas pela **ecocardiografia transesofágica**.

Coração

Coração

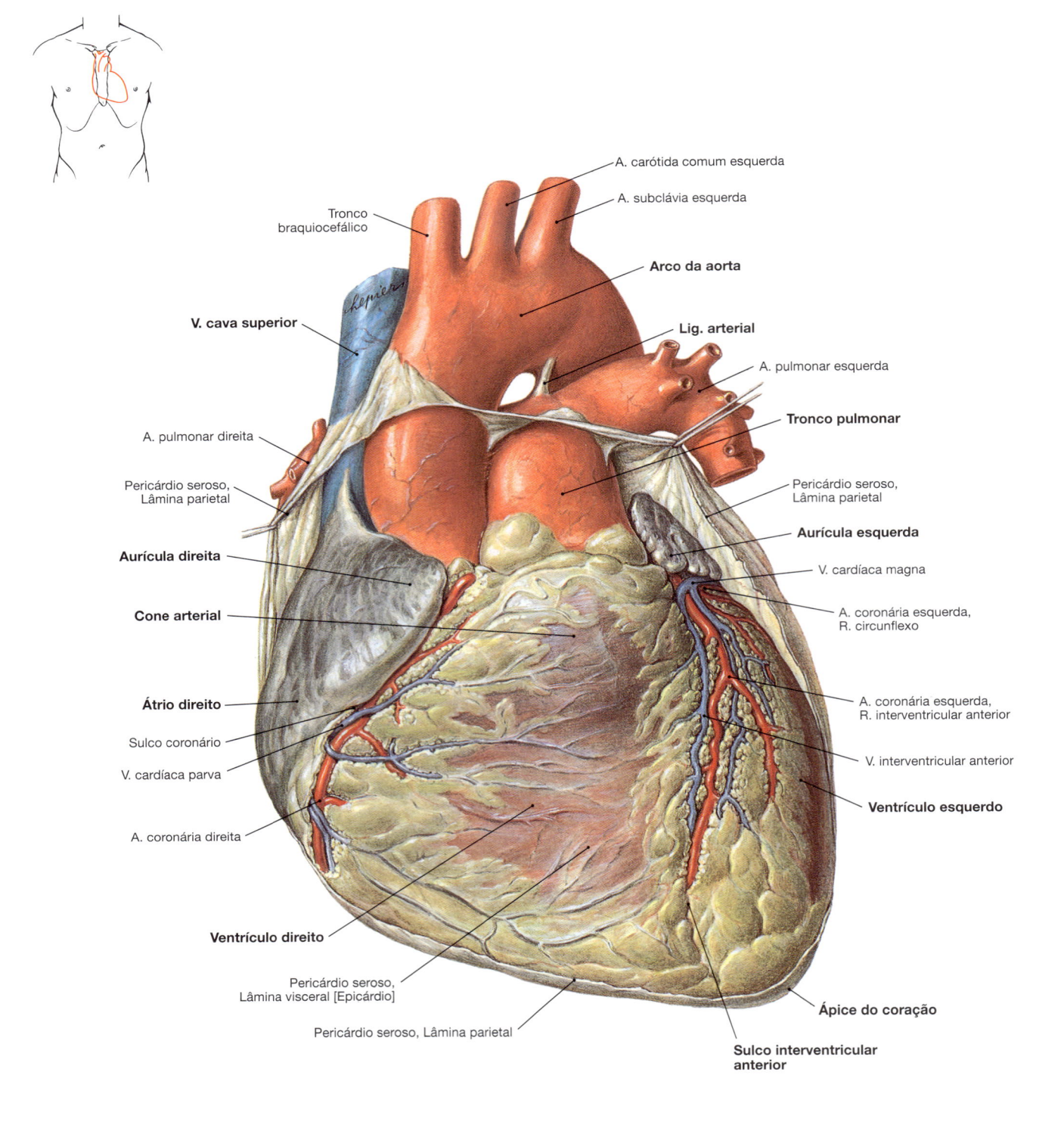

Figura 5.55   Coração; vista anterior. [S700]
O coração pesa 250 a 300 g e apresenta aproximadamente o tamanho da mão fechada. O ápice do coração está voltado para a esquerda e para baixo. A base corresponde à posição do **sulco coronário**, no qual – entre outras – segue a A. coronária direita. O coração é constituído, em cada um dos lados – direito e esquerdo – por um ventrículo e um átrio. Na face anterior (face esternocostal), observa-se a posição do septo interventricular pela presença do **sulco interventricular anterior**, no qual segue o R. interventricular anterior da A. coronária esquerda. Na face inferior (face diafragmática), os ventrículos são delimitados pelo **sulco interventricular posterior** (→ Figura 5.56). No ventrículo direito existe uma dilatação antes da transição do cone arterial para o tronco pulmonar. Em contrapartida, a origem da aorta a partir do ventrículo esquerdo não é identificada externamente devido ao trajeto espiralado da aorta por trás do tronco pulmonar. Este último se apresenta unido ao arco da aorta por meio do Lig. arterial, um resquício do ducto arterial da circulação fetal (→ Figura 5.44). Ambos os átrios apresentam um saco em fundo cego, denominado aurícula (aurículas direita e esquerda). No átrio direito desembocam as Vv. cavas superior e inferior, enquanto no átrio esquerdo desembocam as quatro Vv. pulmonares.

Coração

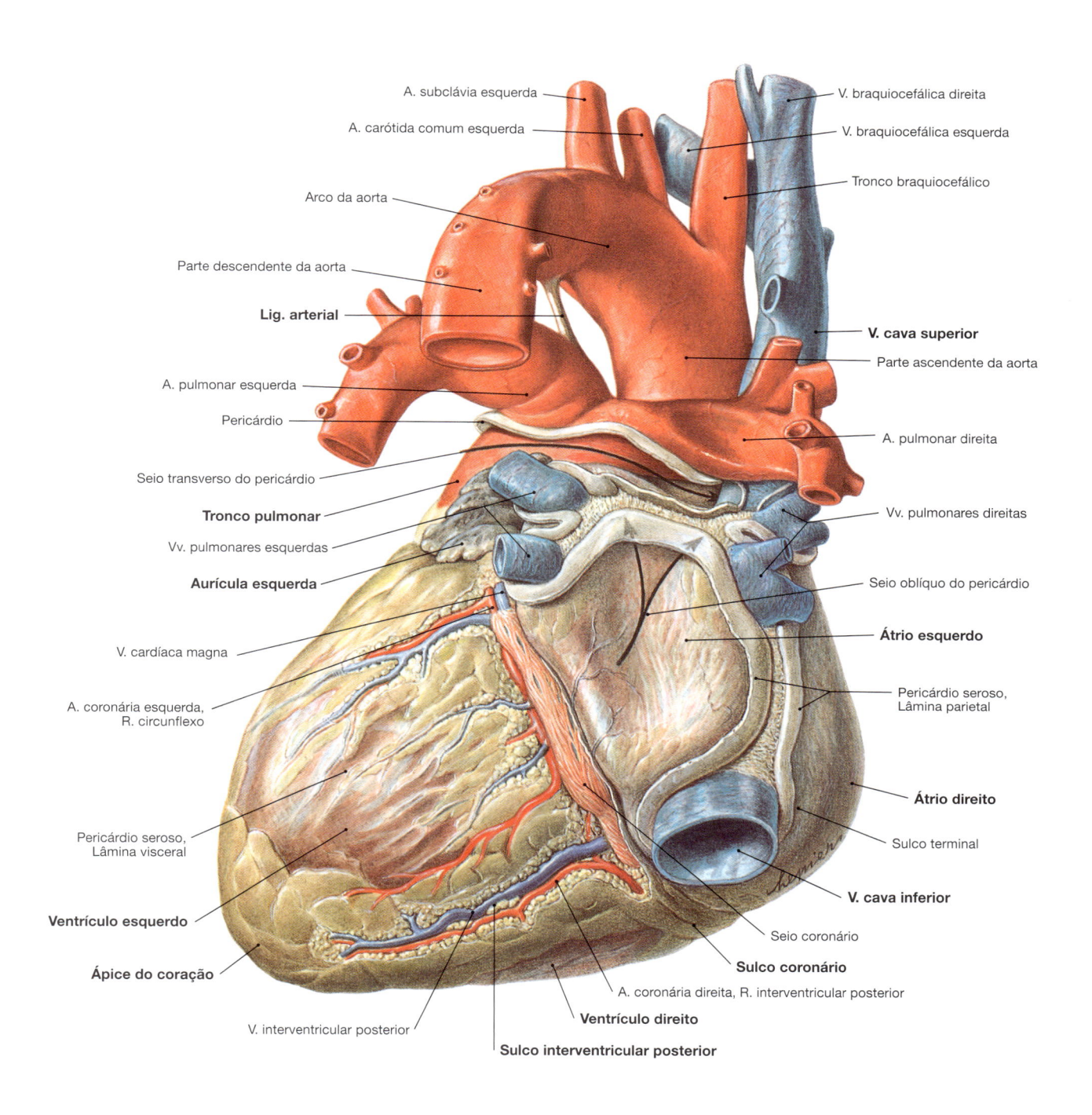

Figura 5.56 Coração; vista posterior (explicação → Figura 5.55). [S700]

Correlações clínicas

A maioria dos corações examinados nos cursos de dissecção está aumentada de tamanho. Isto indica que são frequentes as doenças, afetando o coração e ocasionando **hipertrofia** (p. ex., na hipertensão arterial) ou **dilatação** (uso abusivo de álcool, doenças virais, condições genéticas).

Em atletas de competição (em decorrência de treinamentos ou uso de anabolizantes), o peso do coração pode atingir 500 g. Este é considerado o **peso crítico do coração**, uma vez que, com este peso, uma perfusão sanguínea suficiente do órgão não é garantida e isso pode levar a um infarto do miocárdio.

Coração

Parede do Coração

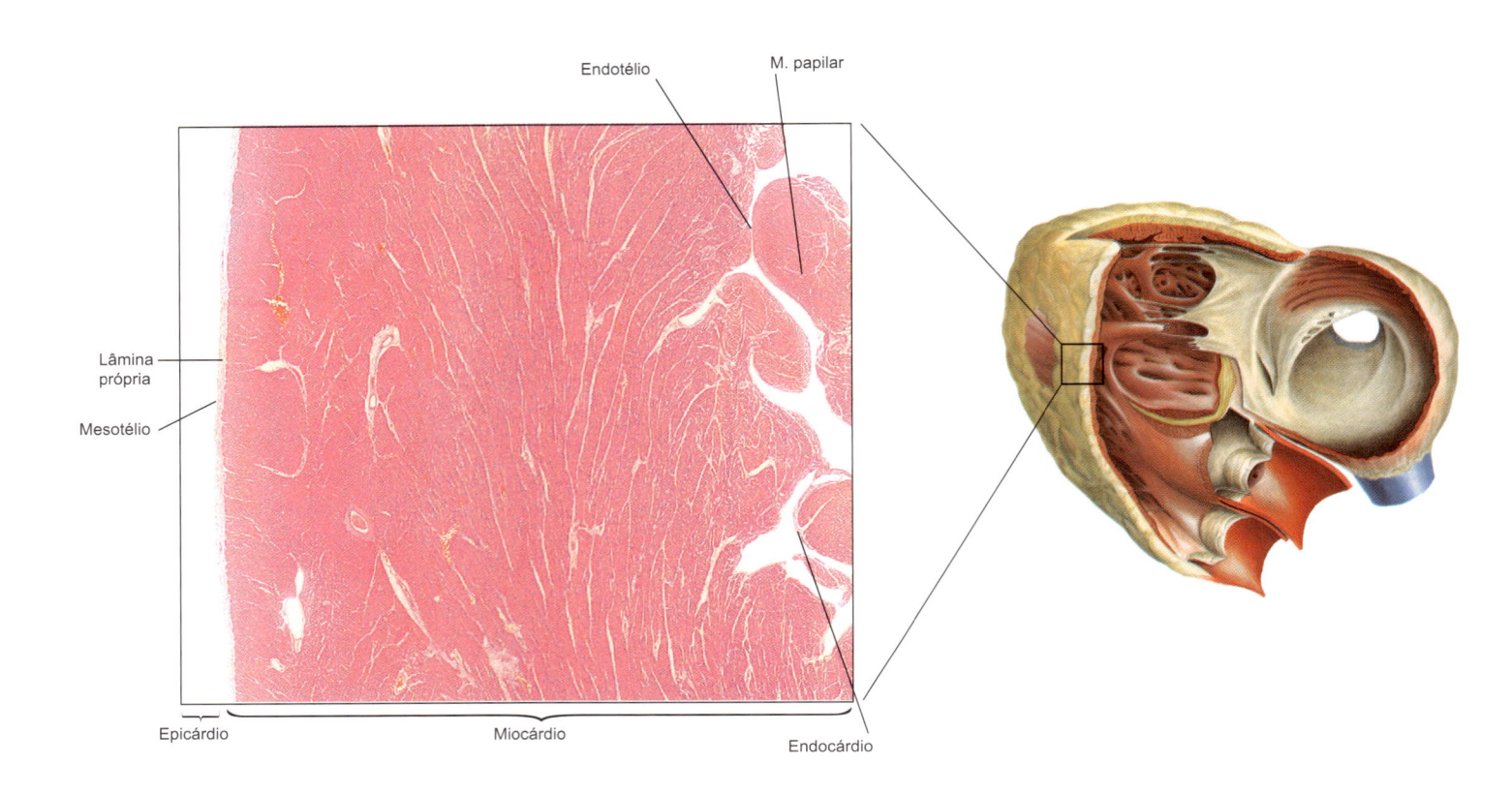

Figura 5.57 Estrutura histológica da parede do coração; secção do átrio direito. [S700]/[F201-035]
A parede do coração é constituída por três túnicas:
- **Endocárdio:** túnica interna formada por um endotélio e tecido conjuntivo frouxo subendotelial
- **Miocárdio:** musculatura cardíaca formada por células musculares estriadas cardíacas (cardiomiócitos)
- **Epicárdio:** túnica serosa associada a uma tela subserosa, na face externa, correspondente ao folheto visceral do pericárdio seroso. A tela subserosa contém, na espécie humana, uma grande quantidade de tecido adiposo unilocular, no qual os vasos sanguíneos e os nervos do coração estão incluídos.

Musculatura do Coração

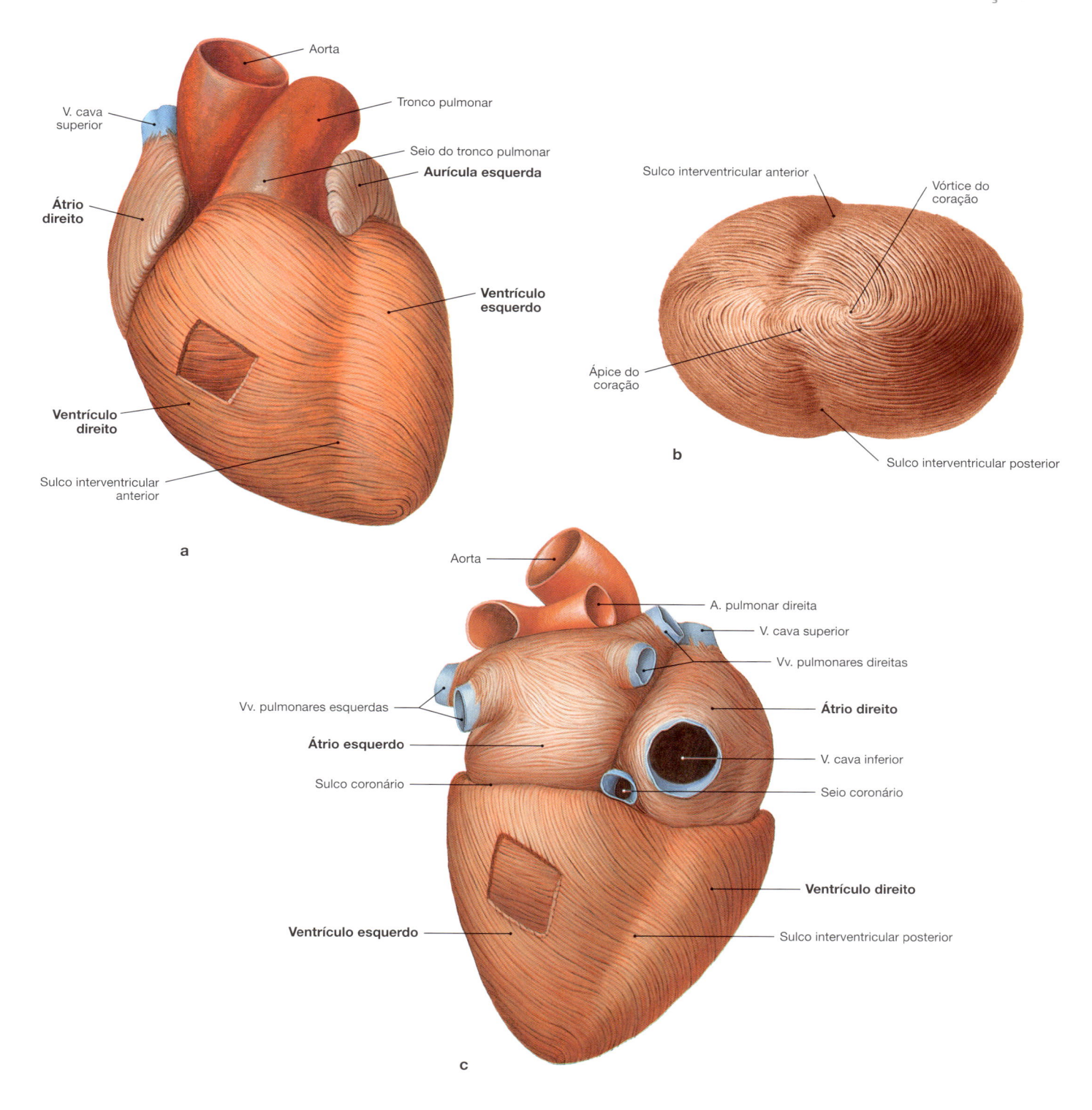

Figura 5.58a-c   Musculatura do coração (miocárdio). [S700]
a Vista anterior.
b Vista a partir do ápice do coração.
c Vista anterior e inferior.
A musculatura cardíaca (miocárdio) é composta por fibras musculares estriadas cardíacas (cardiomiócitos) individuais e que seguem um trajeto oblíquo ao redor do coração. Na parede dos átrios e do ventrículo direito elas formam duas camadas, enquanto no ventrículo esquerdo elas formam até três camadas. O miocárdio – e, portanto, toda a parede cardíaca – é bem mais espesso na região do ventrículo esquerdo, pois o ventrículo esquerdo deve bombear o sangue com uma pressão mais elevada para a circulação sistêmica do que o ventrículo direito. A espessura da parede do ventrículo direito varia entre 3 e 5 mm, enquanto a do ventrículo esquerdo varia entre 8 e 12 mm.

Correlações clínicas

Espessura da parede do **ventrículo esquerdo acima de 15 mm** caracteriza **hipertrofia**, que pode ser causada por hipertensão arterial ou por estenose da valva da aorta. No **ventrículo direito**, a hipertrofia é caracterizada quando a espessura da parede **ultrapassa 5 mm**.

Além de estenose da valva do tronco pulmonar, a hipertensão pulmonar é outra causa possível, podendo estar associada a doença pulmonar obstrutiva crônica (p. ex., asma) ou a embolia pulmonar.

Coração

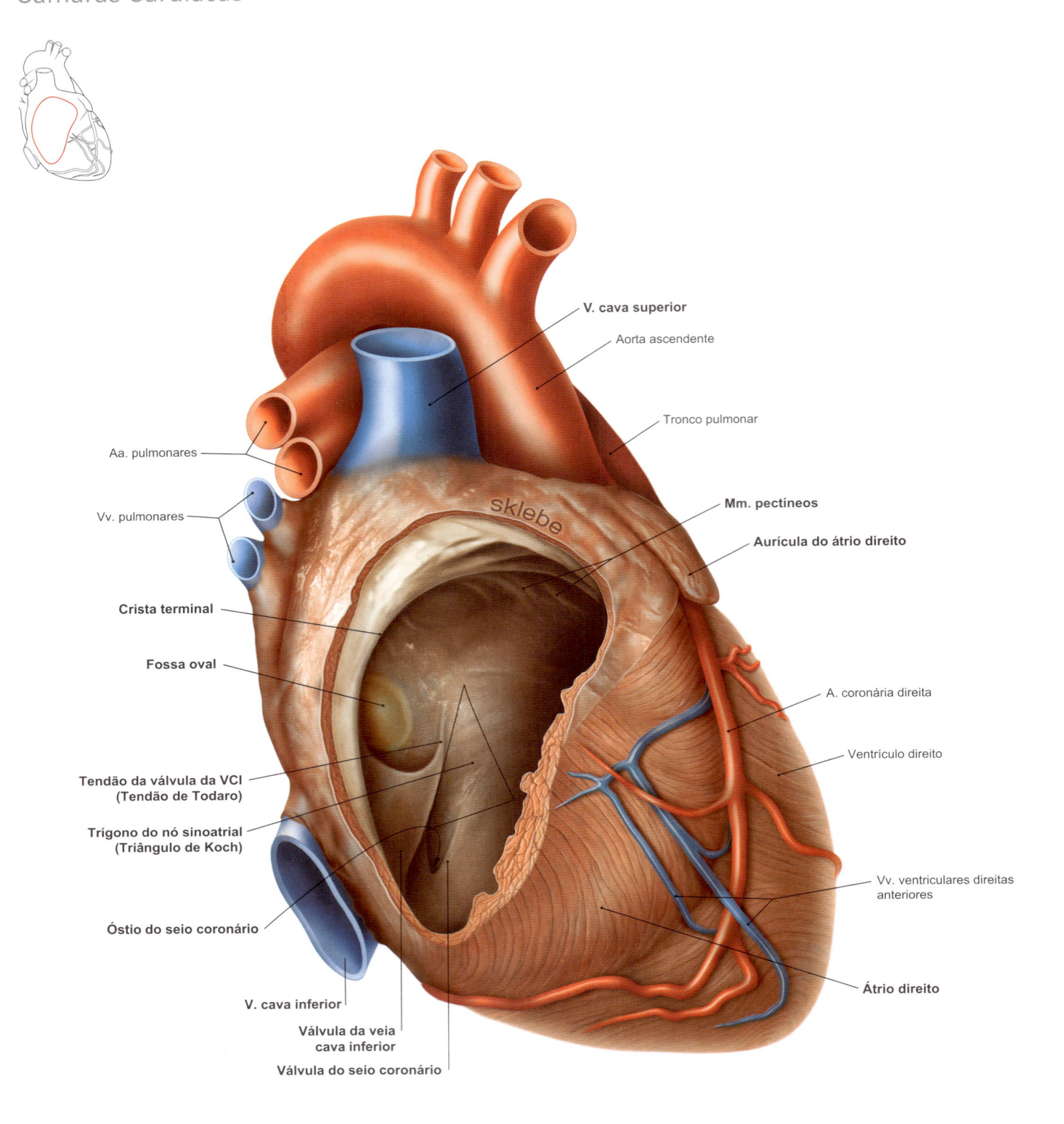

Câmaras Cardíacas

Figura 5.59 **Átrio direito**; vista pelo lado direito após a fenestração do átrio direito. [S700-L238].

O **átrio direito** é a cavidade cardíaca mais complicada, porque vários vasos fluem para o átrio direito, e muitas estruturas podem ser vistas no relevo interno. As **veias cavas superior (VCS) e inferior (VCI)** bem como o **seio coronário**, que representa a maior veia do coração, desembocam no átrio direito. A VCI e o seio coronário têm, cada um, uma válvula falciforme que delimita a confluência (**válvula da veia cava inferior e válvula do seio coronário**). A válvula da VCI continua como o **tendão de Todaro** (tendão da válvula da veia cava inferior), que se irradia para o esqueleto fibroso cardíaco sob o endocárdio. O tendão de Todaro e a válvula do seio coronário, juntamente com a válvula septal da valva atrioventricular, delimitam o **trígono do nó atrioventricular (triângulo de Koch)**, no qual está localizado o nó atrioventricular (AV) do sistema de condução.

Na extensão da VCI pode ser vista a **fossa oval**, que é um resquício da circulação fetal. Em contraste com muitas outras ilustrações, esta mostra muito claramente a **crista terminal**, que delimita a parte lisa do átrio entre as duas veias cavas da parte ocupada pelos **músculos pectíneos**. Na frente, o átrio estendeu-se até a **aurícula do átrio direito**.

Câmaras Cardíacas

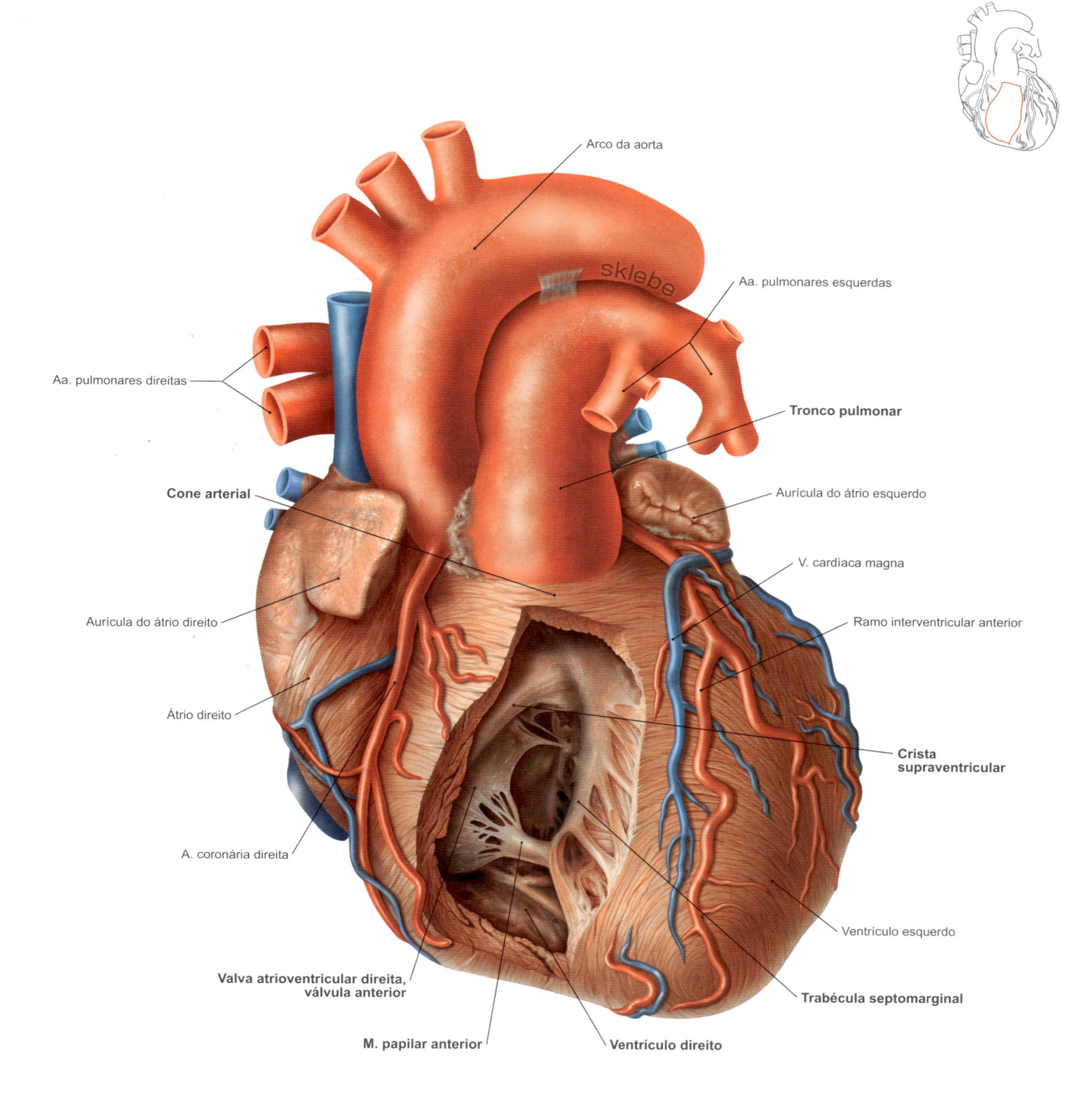

Figura 5.60 Ventrículo direito; vista anterior após fenestração do ventrículo direito. [S700-L238].
A janela no **ventrículo direito** possibilita a visualização das estruturas internas sem alterar sua posição. A **valva atrioventricular direita** é a conexão com o átrio direito, de onde o sangue flui para o ventrículo (influxo) e então, sendo desviado ao redor da **crista supraventricular**, atinge o **cone arterial** expandido e mais adiante no **tronco pulmonar** (efluxo).
A **trabécula septomarginal** é claramente reconhecível como a conexão entre o septo interventricular e o **músculo papilar anterior direito**. As fibras do complexo estimulante do coração correm nesta faixa muscular da trabécula (corda de Leonardo da Vinci).

Coração

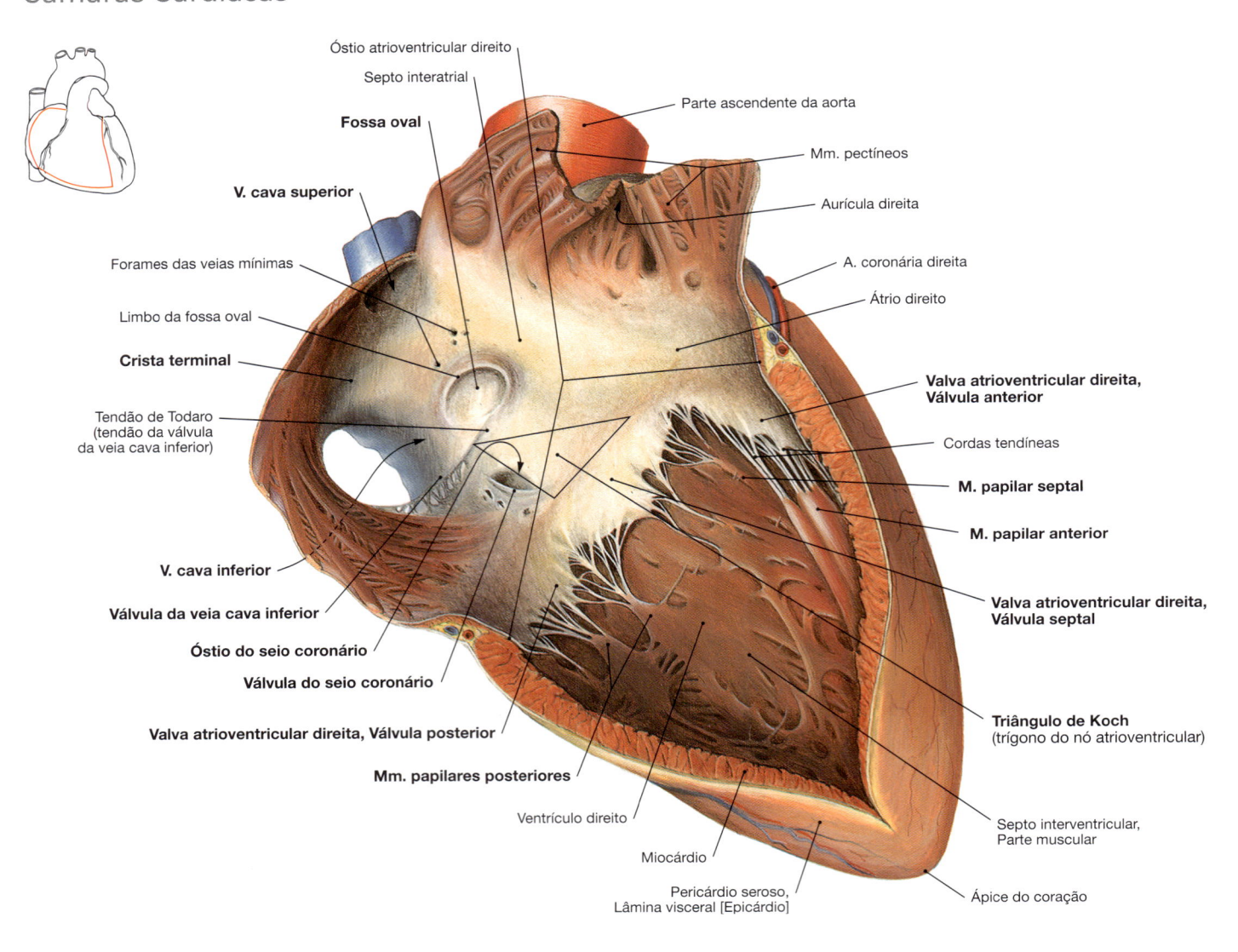

Câmaras Cardíacas

Figura 5.61 Átrio direito e ventrículo direito; vista anterior. [S700]
O átrio direito é composto por um segmento com uma face interna lisa, o seio das veias cavas, e uma parte cujo relevo interno é irregular devido às elevações provocadas pelos músculos pectíneos. Entre esses dois segmentos se encontra a **crista terminal**, que representa a principal estrutura de orientação, uma vez que, no seu limite superior e sobre a face externa (subepicárdica), se encontra o nó sinoatrial do complexo estimulante do coração e condutor do impulso cardíaco (→ Figura 5.63), entre a desembocadura da V. cava superior e a aurícula direita. Na parede de separação entre os átrios (septo interatrial) se encontra a **fossa oval** – um remanescente do forame oval –, cuja margem elevada constitui o limbo da fossa oval. O **óstio do seio coronário** – a maior veia do coração – tem uma válvula (a válvula do seio coronário), e também na abertura da V. cava inferior existe uma válvula (a válvula da veia cava inferior); ambas as válvulas, entretanto, não fecham completamente o lúmen das veias. Pequenas veias cardíacas também desembocam diretamente no átrio direito (forames das veias mínimas). Ao longo da válvula da veia cava inferior se encontra o tendão da válvula da veia cava inferior (tendão de Todaro). Este tendão também é importante como estrutura de orientação, uma vez que ele delimita o trígono do nó atrioventricular (**triângulo de Koch**) – no qual se encontra o nó atrioventricular (nó AV) –, juntamente com a desembocadura do seio coronário e a valva atrioventricular direita (tricúspide) (→ Figuras 5.74 a 5.76). No ventrículo direito, as três válvulas estão fixadas por meio das cordas tendíneas a três **músculos papilares** (Mm. papilares anterior, posterior e septal). Da parede de separação entre os ventrículos (septo interventricular), apenas a parte muscular está visível aqui. Desta parte se estendem fibras (não visualizadas) do complexo estimulante do coração até o **M. papilar anterior**. Esta ligação é denominada **trabécula septomarginal** (banda moderadora ou corda de Leonardo da Vinci) (→ Figura 5.76).

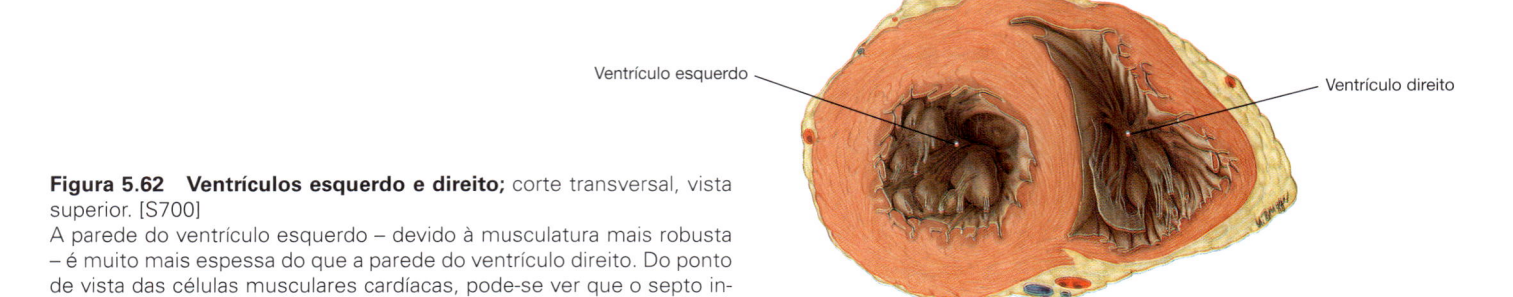

Figura 5.62 Ventrículos esquerdo e direito; corte transversal, vista superior. [S700]
A parede do ventrículo esquerdo – devido à musculatura mais robusta – é muito mais espessa do que a parede do ventrículo direito. Do ponto de vista das células musculares cardíacas, pode-se ver que o septo interventricular faz parte, em termos funcionais, do ventrículo esquerdo.

Câmaras Cardíacas

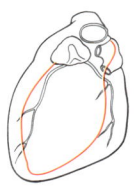

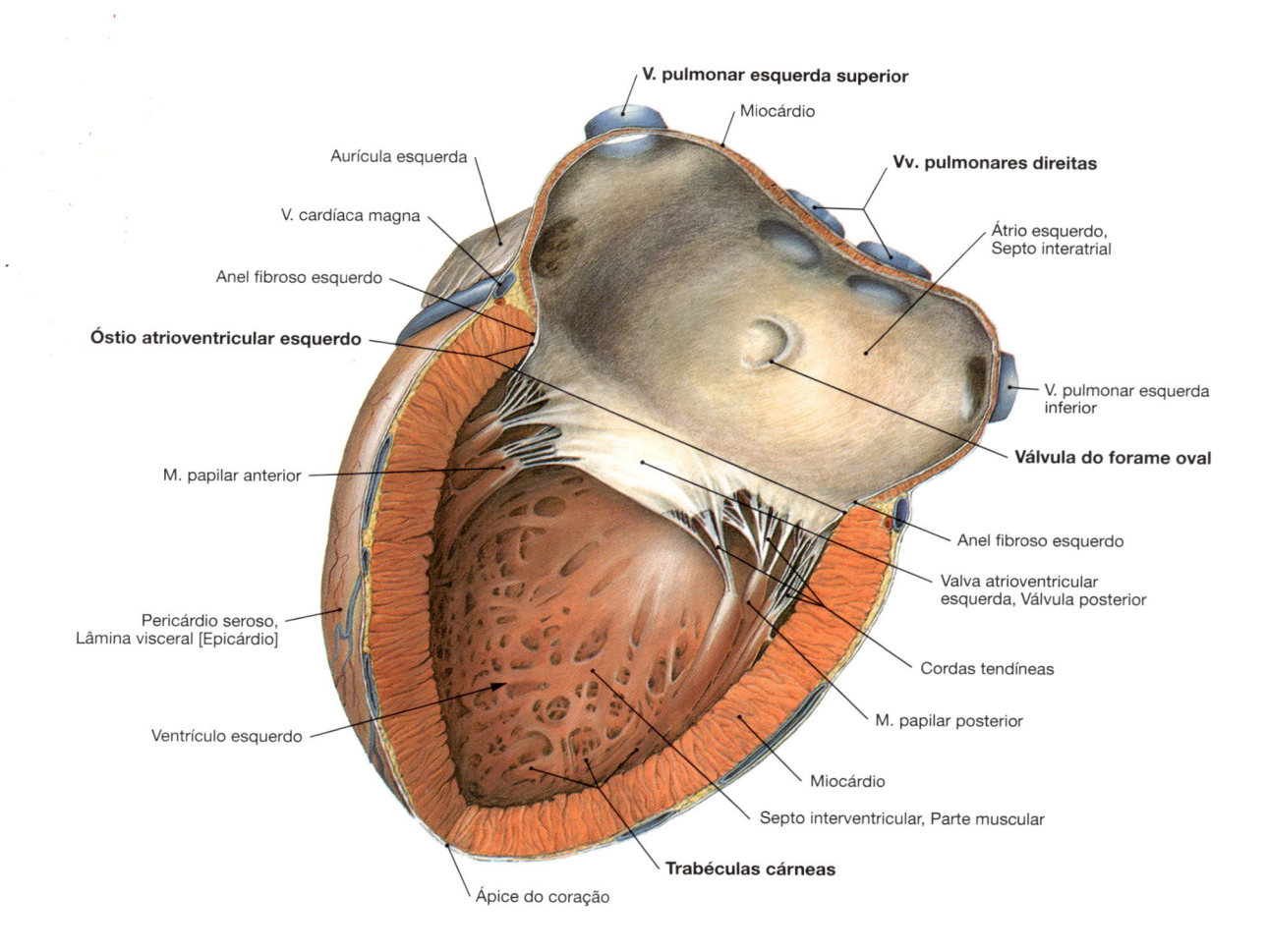

Figura 5.63 Átrio esquerdo e ventrículo esquerdo; vista lateral. [S700]

O átrio esquerdo tem uma aurícula esquerda. No átrio desembocam as quatro Vv. pulmonares. Na parede septal se projeta a válvula do forame oval, como uma crista em formato de meia-lua. Ela é um remanescente do septo primário do desenvolvimento do coração (→ Figura 5.42). O óstio atrioventricular esquerdo contém a valva atrioventricular esquerda (mitral) e representa a conexão com o ventrículo esquerdo. A parede do ventrículo não é lisa, apresentando uma série de elevações, caracterizadas como trabéculas cárneas.

Coração

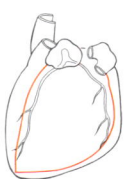

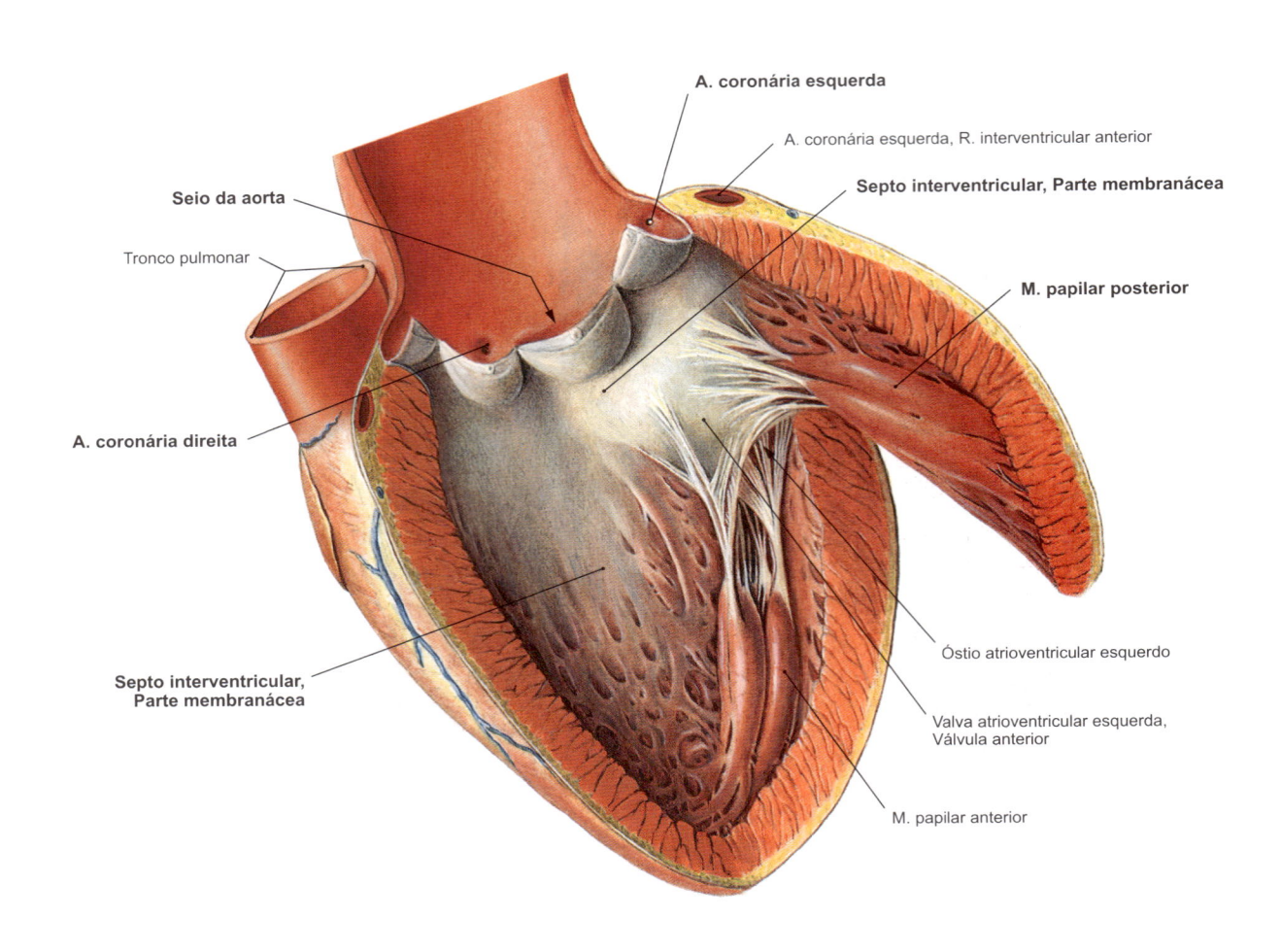

Câmaras Cardíacas

Figura 5.64 Ventrículo esquerdo; vista lateral. [S700]
A **parte membranácea** do septo interventricular, sob a valva atrioventricular esquerda, tem aproximadamente 1 cm². A maior parte da parede ventricular, por outro lado, é constituída por musculatura (parte muscular do septo interventricular). Sob a valva da aorta estão localizadas pequenas dilatações, denominadas **seios da aorta (seios de Valsalva)**. Nos seios da aorta são encontrados os primeiros ramos da aorta, as **Aa. coronárias** esquerda e direita.

Valvas Cardíacas e Esqueleto Fibroso Cardíaco

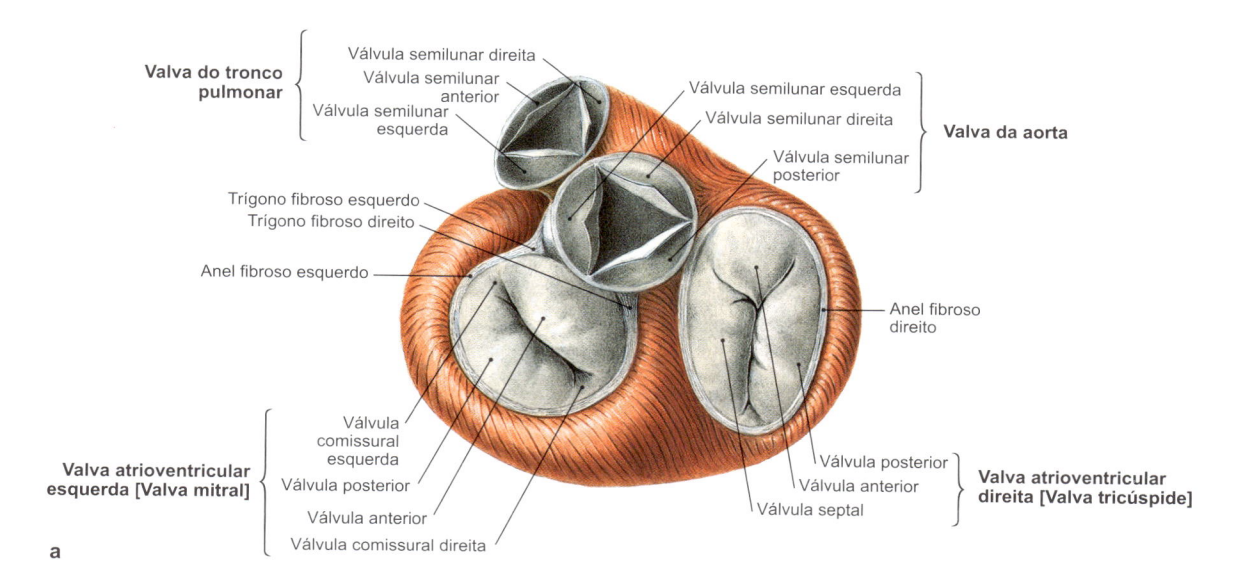

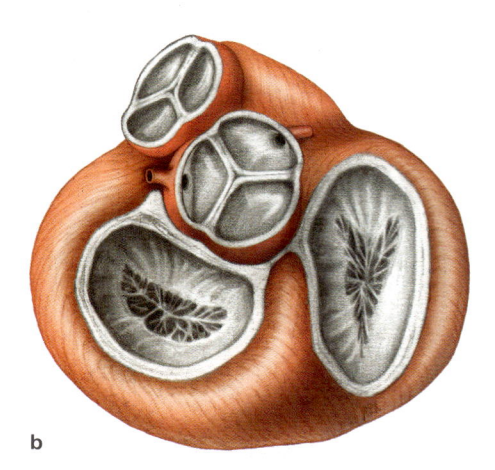

Figura 5.65a e b Valvas cardíacas; vista superior, após a retirada dos átrios, da aorta e do tronco pulmonar.
a Vista com as válvulas semilunares abertas durante a sístole. [S700]
b Vista com as válvulas das valvas AV abertas durante a diástole. [S701-L285]

O coração tem duas **valvas atrioventriculares**, cada uma situada entre um átrio e um ventrículo. A valva atrioventricular direita é composta por três válvulas (**valva tricúspide**). A valva atrioventricular esquerda é composta por duas válvulas (**valva bicúspide ou mitral**). Ambas as valvas atrioventriculares consistem em uma zona periférica fina (atrial) e uma zona de coaptação central mais espessa, que é responsável pelo fechamento estanque da valva. As valvas atrioventriculares estão ancoradas nos Mm. papilares por meio das cordas tendíneas, que impedem o prolapso das valvas. Além destas existem, entre os ventrículos e os grandes vasos, a **valva da aorta**, à esquerda, e a **valva do tronco pulmonar**, à direita, formadas – cada uma – por três válvulas semilunares. As válvulas semilunares têm uma lúnula em forma de meia-lua com um nódulo central como reforço nas margens do fechamento. Durante a fase de expulsão (**sístole**), na qual o sangue é ejetado dos ventrículos para os grandes vasos, as **válvulas semilunares das valvas da aorta e do tronco pulmonar se abrem**, e as valvas atrioventriculares se fecham. Na fase de enchimento (**diástole**), as **valvas atrioventriculares se abrem**, de modo que o sangue dos átrios flua para os ventrículos. As valvas da aorta e do tronco pulmonar estão fechadas.

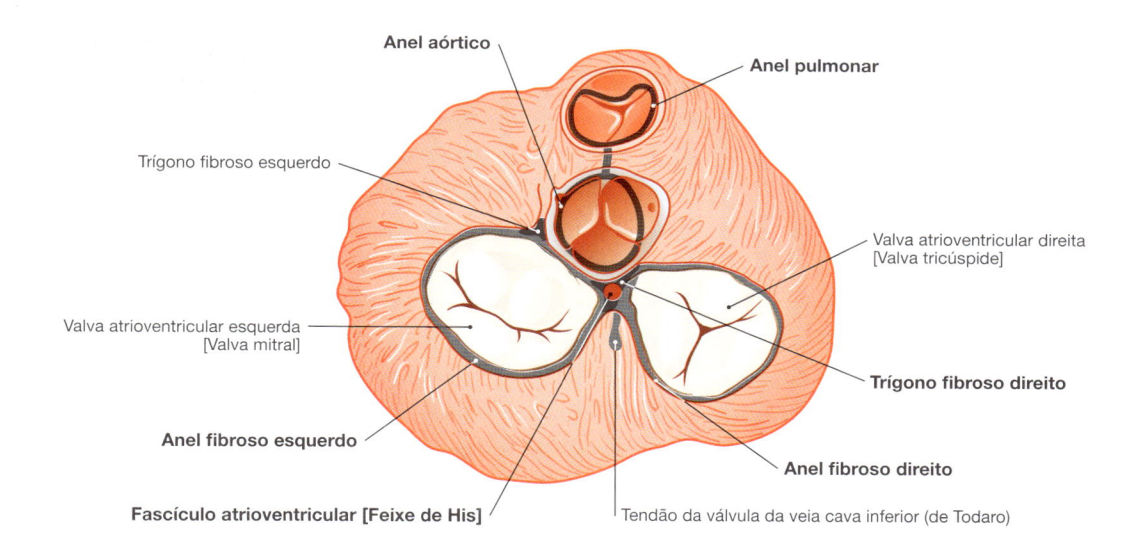

Figura 5.66 Esqueleto fibroso do coração; vista superior, representação esquemática. [S700-L126]/[B500~M282-L240]

As valvas cardíacas estão fixadas ao esqueleto fibroso do coração. Este esqueleto é composto por tecido conjuntivo denso que forma um anel fibroso ao redor das valvas atrioventriculares (anéis fibrosos direito e esquerdo) e um anel fibroso ao redor das valvas da aorta e do tronco pulmonar. Entre os anéis fibrosos das valvas atrioventriculares se encontra o trígono fibroso direito, que é atravessado pelo fascículo atrioventricular do complexo estimulante do coração, a partir do átrio direito para o septo interventricular. Além da **estabilização das valvas cardíacas**, o esqueleto fibroso do coração também atua no **isolamento elétrico entre os átrios e os ventrículos**, uma vez que todas as células musculares cardíacas estão fixadas ao esqueleto fibroso do coração e, consequentemente, não atravessam dos átrios para os ventrículos. Com isso, a excitação é conduzida adiante para os ventrículos por meio do fascículo atrioventricular (feixe de His).

Coração

Valvas Cardíacas

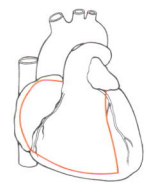

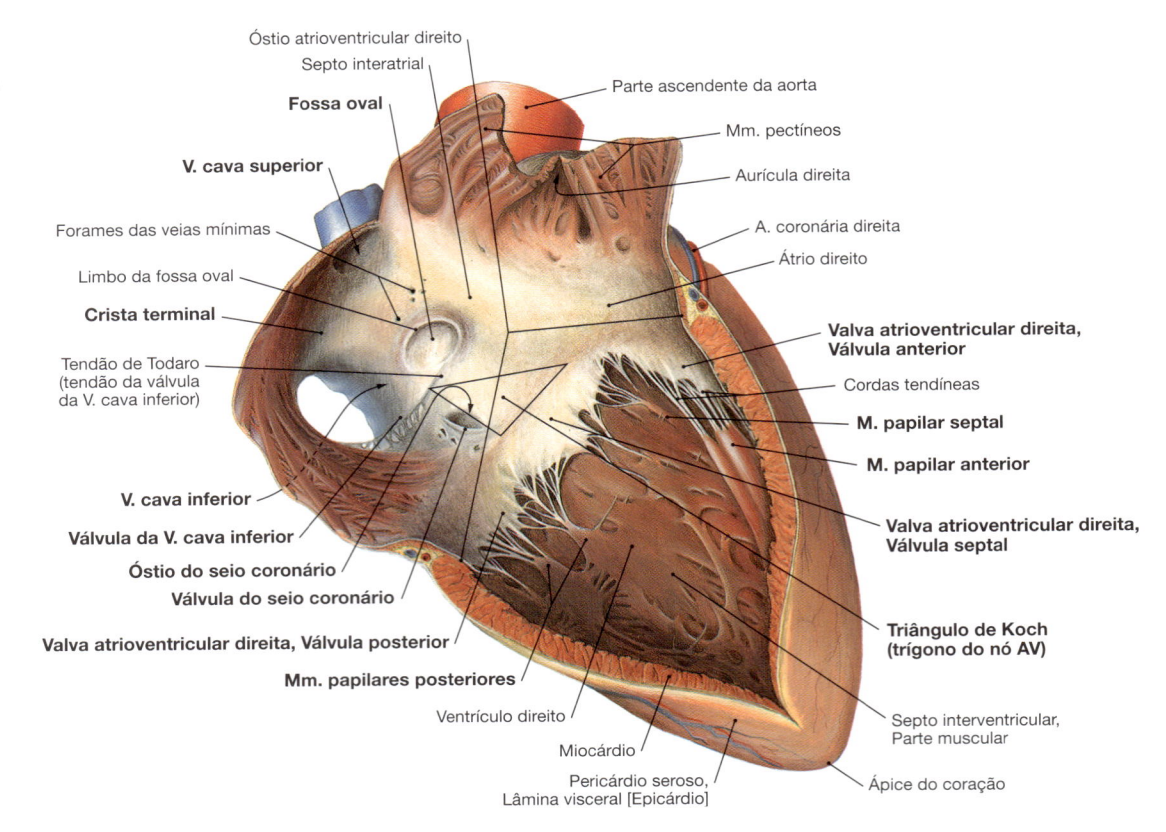

Figura 5.67 Valva atrioventricular direita; vista anterior. [S700]
O átrio direito e o ventrículo direito são separados pela valva tricúspide (valva atrioventricular direita). Esta consiste em **três válvulas (válvulas anterior, posterior e septal)**, que são ligadas a três **músculos papilares** (Mm. papilares anterior, posterior e septal) pelas cordas tendíneas. Por meio da contração ativa dos músculos papilares, pode-se evitar o movimento das válvulas da valva para o átrio durante a contração ventricular.

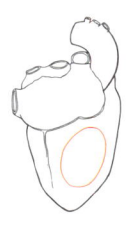

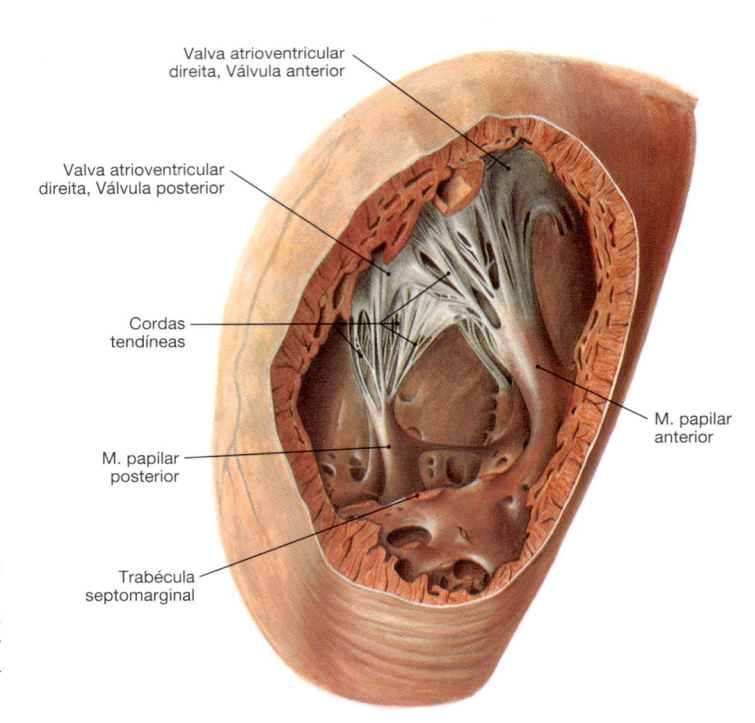

Figura 5.68 Músculos papilares da valva atrioventricular direita; vista posterior. [S700]
O ventrículo direito foi aberto pelo septo, de modo que se pode ver dois dos três **Mm. papilares**. As **cordas tendíneas** conectam o M. papilar anterior à válvula anterior da valva atrioventricular direita (valva tricúspide) e o M. papilar posterior à válvula posterior.

Valvas Cardíacas

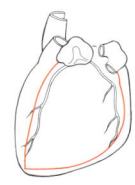

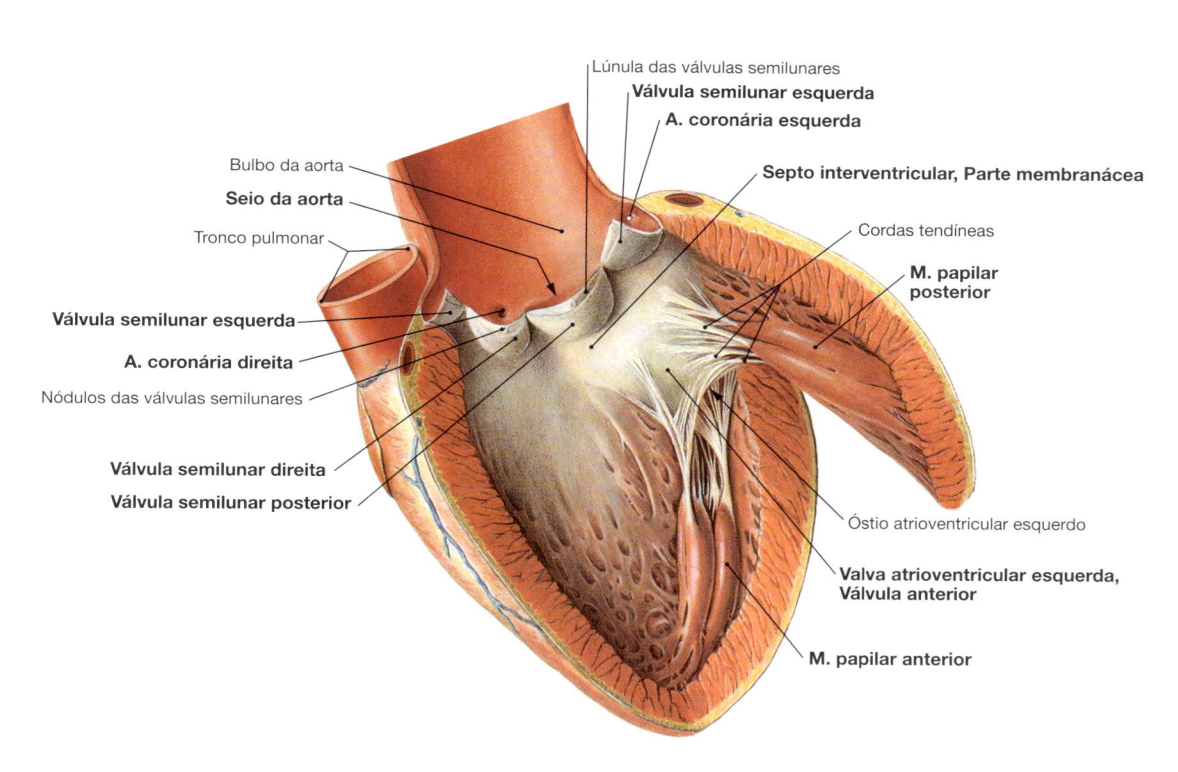

Figura 5.69 Valva atrioventricular esquerda e valva da aorta; vista lateral. [S700]
A valva atrioventricular esquerda (valva mitral) é composta por apenas duas válvulas (válvulas anterior e posterior), que são subdivididas antero-lateralmente e posteromedialmente em pequenas subseções (válvulas comissurais). Assim, existem apenas dois **músculos papilares** (Mm. papilares anterior e posterior). Através da **valva da aorta**, que consiste em três válvulas saculares (válvulas semilunares, direita, esquerda e posterior) o sangue é bombeado para o bulbo da aorta.

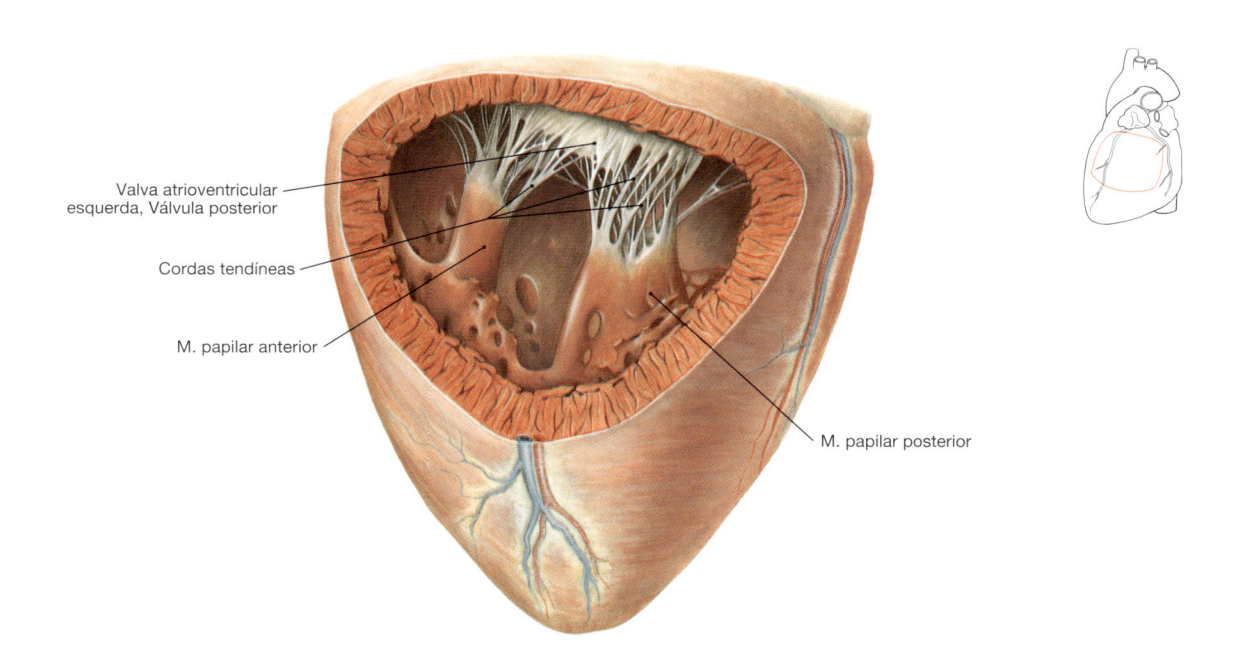

Figura 5.70 Músculos papilares da valva atrioventricular esquerda; vista anterior superior. [S700]
O ventrículo esquerdo é aberto para que se possa detectar os dois **músculos papilares** da valva atrioventricular esquerda. As **cordas tendíneas** conectam o M. papilar anterior à válvula anterior da valva atrioventricular esquerda e o M. papilar posterior à válvula posterior.

Coração

Projeção das Valvas Cardíacas

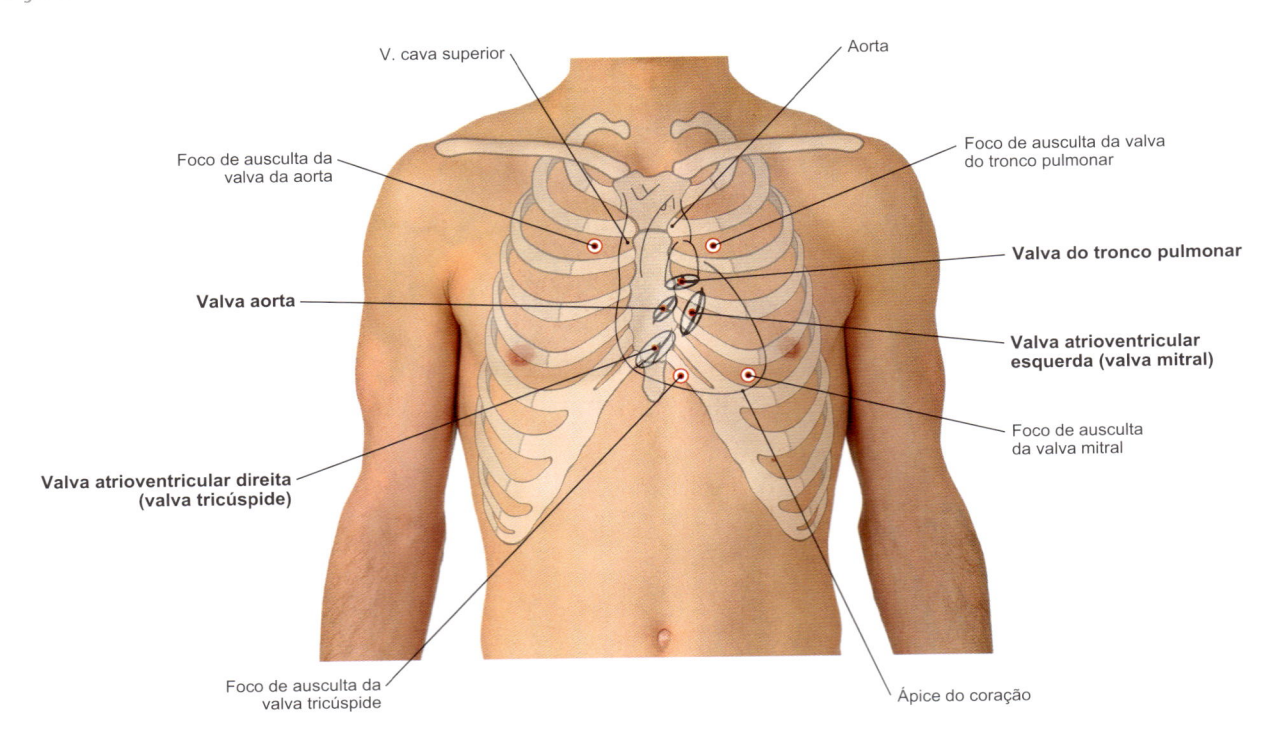

Figura 5.71 Projeção das valvas cardíacas e os locais de ausculta na parede torácica anterior. [S701-J803-L126]
A **projeção das quatro valvas cardíacas** forma uma cruz discretamente deslocada do plano mediano para a esquerda. A projeção direta das valvas é de menor importância prática, pois o som cardíaco resultante da região da valva e, se houver, os sopros cardíacos, são conduzidos com o fluxo sanguíneo para os focos de auscultação, nos quais o coração é auscultado.

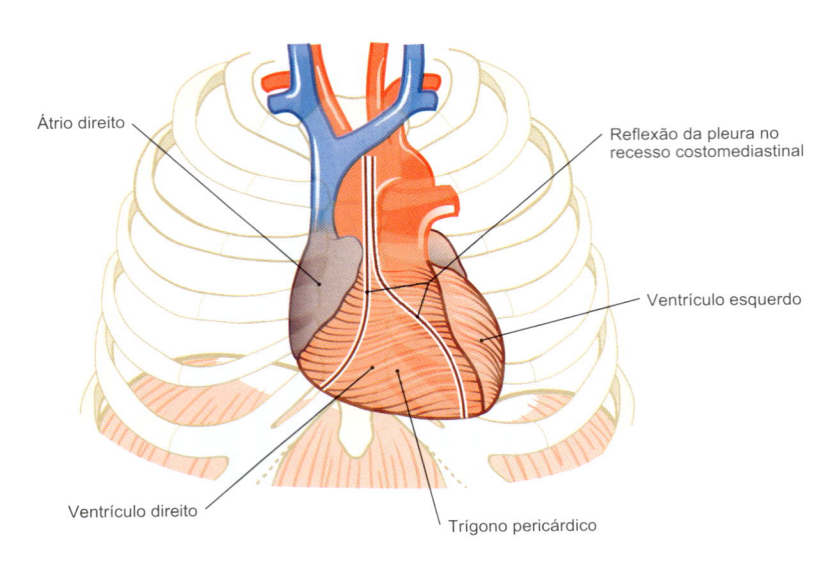

Figura 5.72 Projeção do coração no tórax ósseo; vista anterior. [S701-L126]/[(B500-L240)~M282]. O átrio direito aponta para a direita, enquanto o ventrículo direito está localizado anteriormente e logo atrás do esterno. O átrio esquerdo e o ventrículo esquerdo estão no lado esquerdo do corpo.

Locais de projeção e ausculta das valvas cardíacas		
Valva cardíaca	Locais de projeção das valvas cardíacas	Locais dos focos de ausculta das valvas cardíacas
Valva pulmonar	Margem esternal esquerda (!), 3ª cartilagem costal	2º EIC esquerdo paraesternal
Valva da aorta	Margem esternal esquerda, 3º EIC	2º EIC direito paraesternal
Valva atrioventricular esquerda	4ª a 5ª cartilagens costais esquerdas	5º EIC esquerdo na linha medioclavicular
Valva atrioventricular direita	Posterior ao esterno, 5ª cartilagem costal	5º EIC direito paraesternal

EIC = Espaço intercostal.

Alterações das Valvas Cardíacas

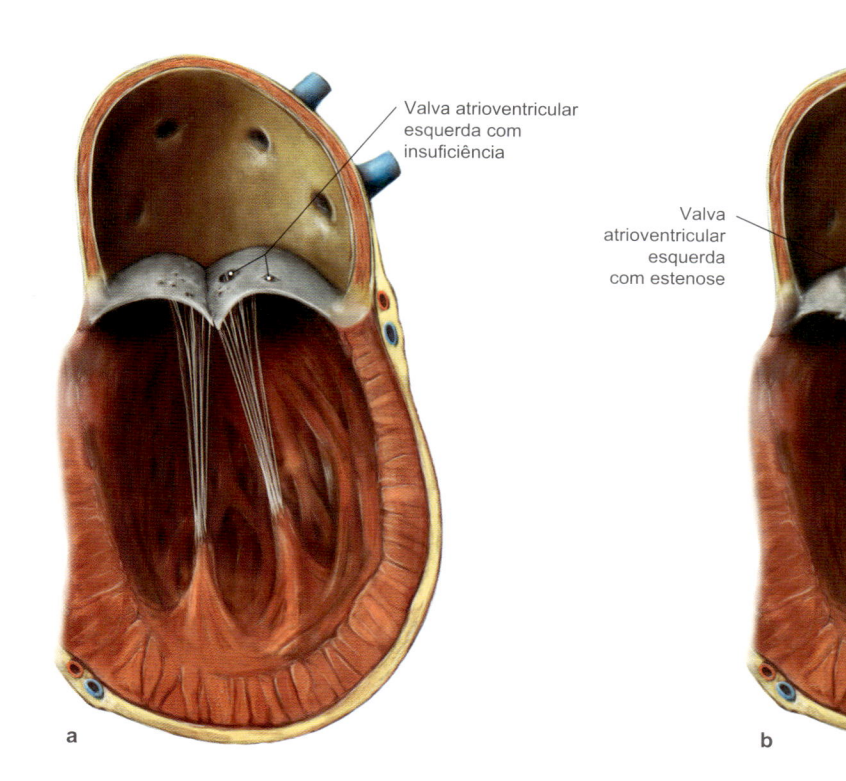

Figura 5.73a e b Alteração patológica das valvas cardíacas, usando o exemplo da valva atrioventricular esquerda (mitral). [S702-L266]
a Insuficiência mitral.
b Estenose mitral.
Além da estenose congênita das valvas cardíacas, que está incluída nos defeitos cardíacos, é possível, por exemplo, que **processos inflamatórios** ou **alterações degenerativas** causem defeitos ou deformidades das valvas cardíacas, que estão associados a **insuficiência ou estenose das valvas**.

As valvas cardíacas defeituosas, em determinado grau de gravidade que prejudique a função cardíaca, devem ser substituídas por **valvas artificiais ou valvas cardíacas de porco**. As valvas podem ser inseridas por via transtorácica ou por meio de um cateter cardíaco (TAVI, "implante transcateter de valva aórtica"). Cada vez mais, as valvas mitral e aórtica também são reparadas em caso de insuficiência.

Labels na figura:
- a: Valva atrioventricular esquerda com insuficiência
- b: Valva atrioventricular esquerda com estenose

Correlações clínicas

Durante a **ausculta** do coração com o estetoscópio, são ouvidos **sons cardíacos** em diferentes locais, resultantes da ação cardíaca:
- A **primeira bulha cardíaca (B1)** se origina no início da sístole pela contração ventricular e contrapulso das valvas atrioventriculares
- A **segunda bulha cardíaca (B2)** é formada no início da diástole pelo fechamento das válvulas semilunares.

Alguns **sons cardíacos**, no entanto, não ocorrem no estado saudável e surgem devido ao mau funcionamento das válvulas. A constrição (estenose), bem como a não oclusão (insuficiência) das valvas, podem causar sons anormais. A cronologia e a localização dos sons fornecem informações sobre a disfunção da respectiva valva.

O som é mais alto nos respectivos focos de ausculta das valvas. Se, durante a **sístole** (ou seja, entre a primeira e a segunda bulhas cardíacas), ocorrer um som sobre uma **valva atrioventricular**, isso indica **insuficiência (regurgitação)**, pois a valva deveria estar fechada nesta fase. Se o som for auscultado na **diástole** sobre uma valva atrioventricular, isso sugere **estenose**, porque a valva deveria estar aberta na fase de enchimento. O oposto ocorre nas **válvulas semilunares das valvas da aorta e do tronco pulmonar**. A estenose pode ser congênita ou adquirida (doenças reumáticas, endocardite bacteriana). As insuficiências geralmente são adquiridas e também podem ser devidas a infartos do miocárdio, se os músculos papilares, que ancoram as válvulas, tiverem sido lesionados.

Coração

Sistema de Condução Cardíaco (Complexo Estimulante do Coração)

Aorta
V. cava superior
Nó sinoatrial
Nó atrioventricular
Trígono do nó atrioventricular [Triângulo de Koch]
Fascículo atrioventricular
Ramo esquerdo
Ramo direito
Septo interventricular
Rr. subendocárdicos

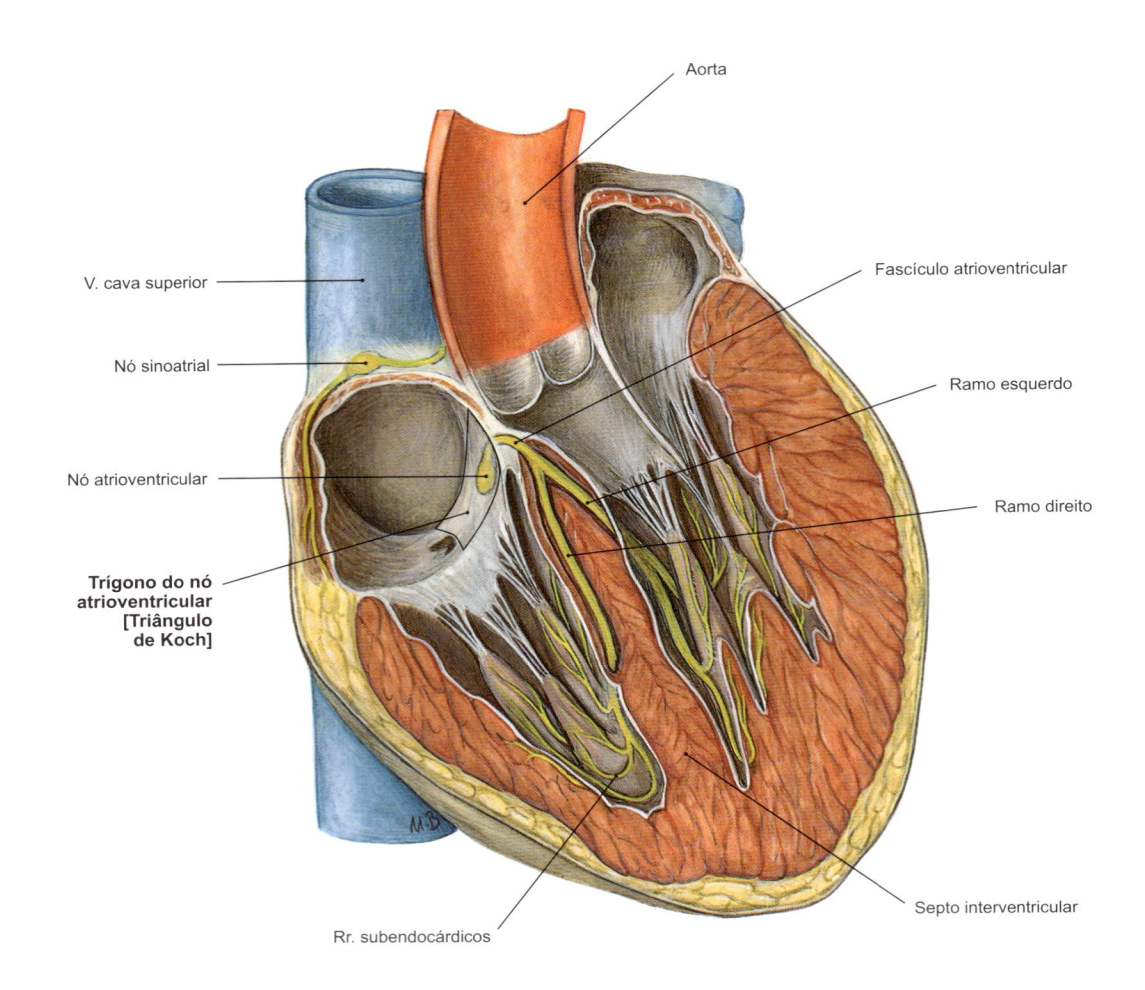

Figura 5.74 Sistema de condução do coração ao longo do eixo cardíaco em um coração seccionado. [S700]

O coração tem um sistema autogerador e condutor do impulso cardíaco, denominado sistema de condução (complexo estimulante do coração), composto por células musculares cardíacas modificadas (não são fibras nervosas!). Ele está organizado em quatro segmentos:
- **Nó sinoatrial** (nó de Keith-Flack)
- **Nó atrioventricular** (nó de Aschoff-Tawara)
- **Fascículo atrioventricular** (feixe de His)
- **Ramos direito e esquerdo do fascículo atrioventricular** (ramos de Tawara).

O estímulo origina-se de modo independente no nó sinoatrial devido à despolarização espontânea das células musculares, com uma frequência de cerca de 70/min. O **nó sinoatrial** (SA) tem cerca de 3 × 10 mm de extensão e se encontra na parede do átrio direito, em posição subepicárdica, entre a desembocadura da V. cava superior e a aurícula direita, em um sulco (sulco terminal do coração) que corresponde internamente à crista terminal. Ocasionalmente, ele é recoberto por um coxim de tecido adiposo subepicárdico, de modo que seja visível a olho nu. Uma artéria própria (ramo do nó sinoatrial) estende-se para o nó sinoatrial e normalmente se origina da A. coronária direita. Do nó sinoatrial, o estímulo é conduzido através do miocárdio do átrio até o nó AV, sendo aí minimamente retardado, de modo a possibilitar o enchimento suficiente dos ventrículos.

O **nó AV** tem cerca de 5 × 3 mm de extensão e se encontra na ponta do triângulo de Koch, no miocárdio do septo atrioventricular. O triângulo de Koch é delimitado pelo tendão da válvula da veia cava inferior, pela desembocadura do seio coronário e pela válvula septal da valva atrioventricular direita (→ Figura 5.67). O nó AV tem também um suprimento arterial próprio (R. do nó atrioventricular), que se origina da artéria dominante (normalmente a A. coronária direita) na saída do R. interventricular posterior.

Do nó AV, o estímulo segue para o **fascículo atrioventricular** (feixe de His), com cerca de 4 × 20 mm, que atravessa o trígono fibroso direito, sendo transmitido ao septo interventricular.

Na parte membranácea do septo interventricular, o fascículo AV divide-se em seus **ramos**. O ramo esquerdo (de Tawara) ramifica-se em um fascículo anterior, um fascículo septal e um fascículo posterior, para os respectivos segmentos do miocárdio, incluindo os músculos papilares, e também para o ápice do coração. O ramo direito desce em posição subendocárdica em meio ao septo interventricular até o ápice do coração e atinge o músculo papilar anterior através da trabécula septomarginal (→ Figura 5.76).

Sistema de Condução Cardíaco (Complexo Estimulante do Coração)

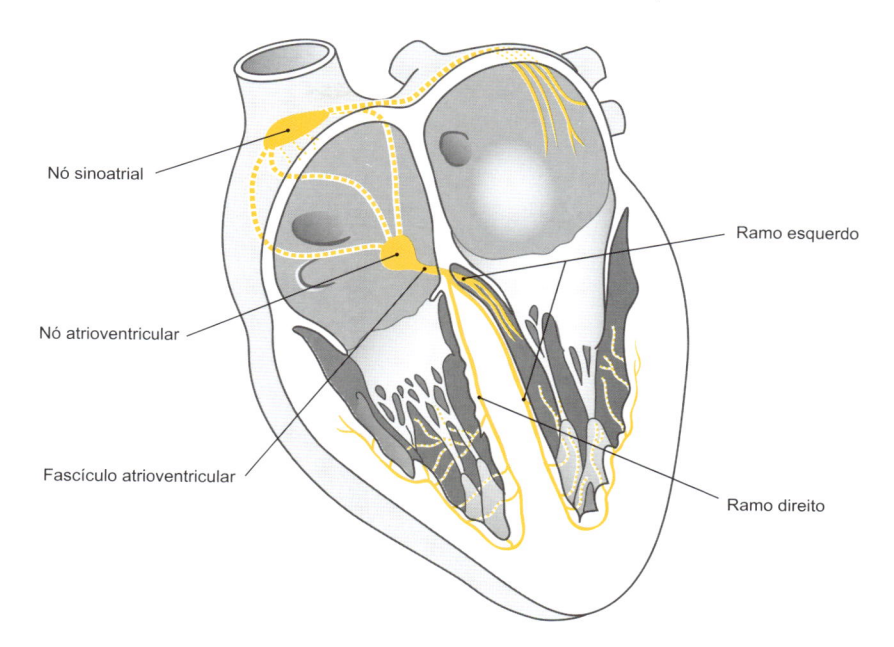

Figura 5.75 Sistema de condução cardíaco (complexo estimulante do coração); representação esquemática. [S700-L126]

As linhas pontilhadas nos átrios indicam que a propagação da excitação nessa região não é feita por tecido muscular cardíaco especializado, mas pelo sistema normal.

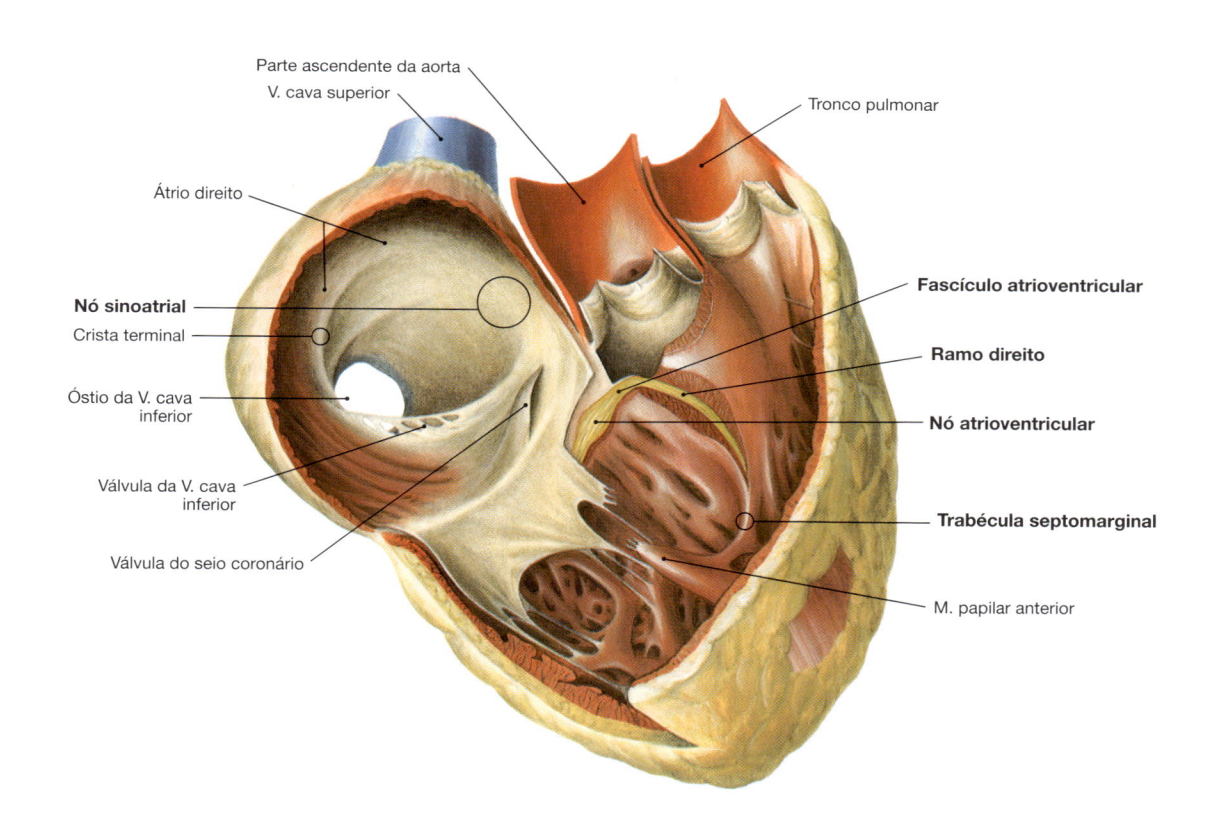

Figura 5.76 Sistema de condução cardíaco (complexo estimulante do coração). [S700]
O complexo estimulante (sistema de condução do coração) está organizado em **quatro segmentos** (→ Figura 5.74).

Na figura está bem visível a forma pela qual uma parte do ramo direito do fascículo atrioventricular atinge o músculo papilar direito através da **trabécula septomarginal**.

Coração

Sistema de Condução Cardíaco (Complexo Estimulante do Coração)

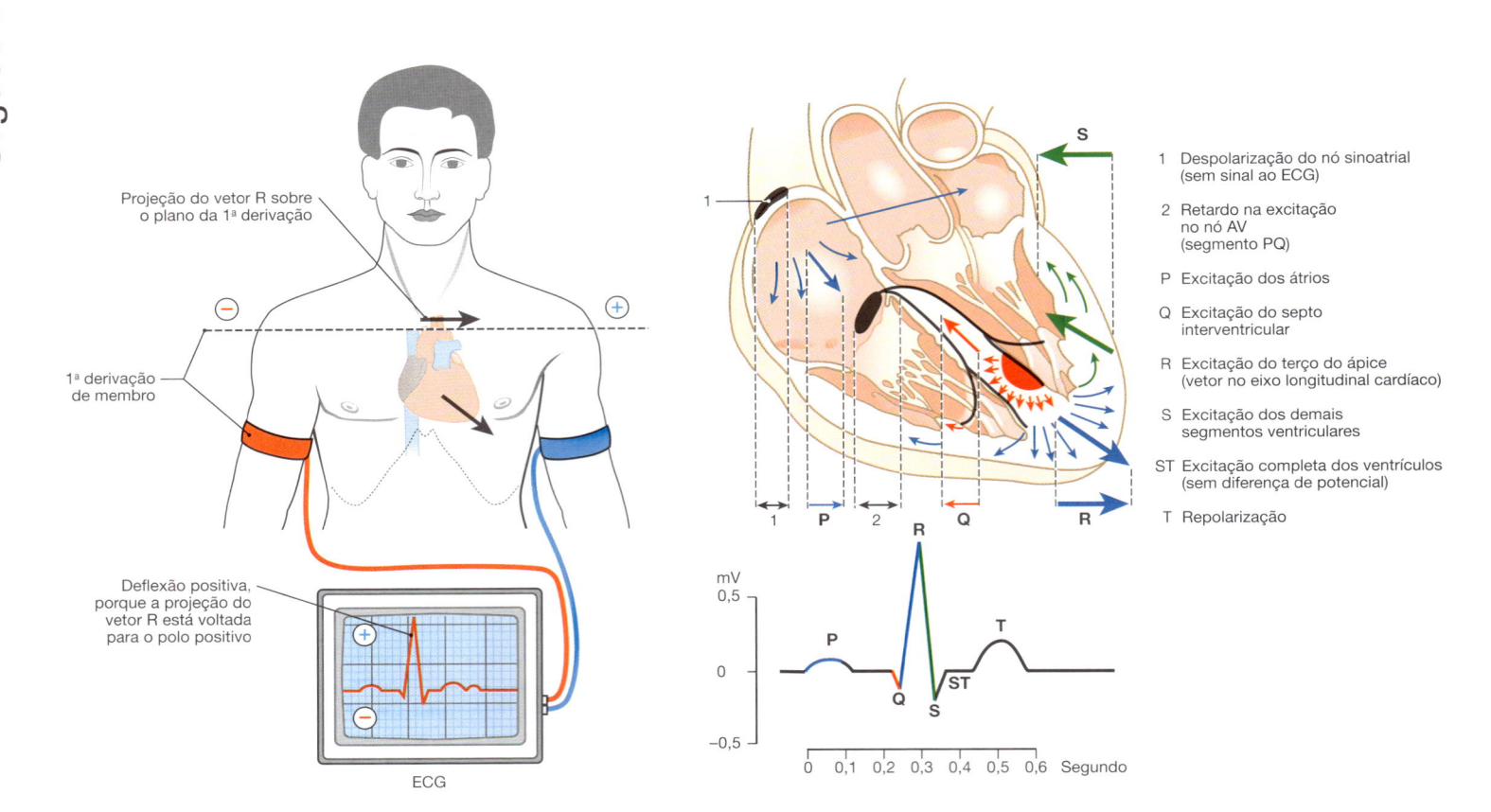

Figura 5.77 Bases anatômicas do eletrocardiograma (ECG).
[S700-L126]/[(B500-L240)~M282]

O estímulo propaga-se do nó sinoatrial e, após um retardo de condução no nó AV, em seguida é transmitido através do fascículo atrioventricular ao septo interventricular. Os ramos direito e esquerdo do fascículo ramificam-se e estimulam, finalmente, a musculatura ventricular. Essa propagação do estímulo cardíaco pode ser investigada por meio de eletrodos colocados sobre a superfície do corpo. Quando o estímulo passa pelos eletrodos colocados na superfície corporal, ocorre uma deflexão positiva (para cima). O estímulo do nó sinoatrial não é detectado devido ao pequeno tamanho do nó. O estímulo dos átrios corresponde à **onda P**. O retardo do estímulo no nó AV corresponde ao segmento PQ, no qual todo o miocárdio atrial é excitado e, consequentemente, não há alteração demonstrável de potencial. A **onda Q** é produzida devido à propagação retrógrada de curta duração do estímulo no septo interventricular. O ramo ascendente da **onda R** forma-se pela propagação do estímulo para o ápice do coração, enquanto o ramo descendente e a **onda S** se originam pela propagação do estímulo vindo do ápice do coração. O registro do segmento ST indica que todo o miocárdio ventricular é excitado. Como a repolarização segue no sentido inverso, uma deflexão positiva é produzida ainda para a **onda T** no ECG. Como pelo menos três derivações dos membros são captadas de forma típica, pode-se determinar o eixo elétrico do coração a partir da derivação com a maior onda R e, consequentemente, a orientação deste eixo elétrico. Entretanto, o eixo elétrico do coração não é idêntico ao eixo anatômico do coração, uma vez que a massa muscular de ambos os ventrículos e a excitabilidade do tecido também exercem influência.

Correlações clínicas

Com o ECG podem ser identificados **distúrbios do ritmo cardíaco**, nos quais o coração pode bater rapidamente (**taquicardia, > 100 bpm/min**), lentamente (**bradicardia, < 60 bpm/min**) ou de forma irregular (**arritmia**). Além disso, distúrbios da perfusão sanguínea também podem afetar a propagação do estímulo na doença cardíaca coronariana (p. ex., infarto do miocárdio) e em outras doenças, como inflamações do miocárdio. O ECG é particularmente importante para a detecção de infarto do miocárdio.

Quando fibras atriais se desviam do nó AV e estabelecem conexões diretamente com o fascículo atrioventricular ou com a musculatura ventricular (feixe de Kent), podem ocorrer distúrbios do ritmo cardíaco (**síndrome de Wolff-Parkinson-White**). Quando esses distúrbios do ritmo cardíaco são sintomáticos e não podem ser tratados pelo uso de medicamentos, o feixe de condução acessório (feixe de Kent) deve ser destruído com o auxílio de um cateter cardíaco.

Inervação do Coração

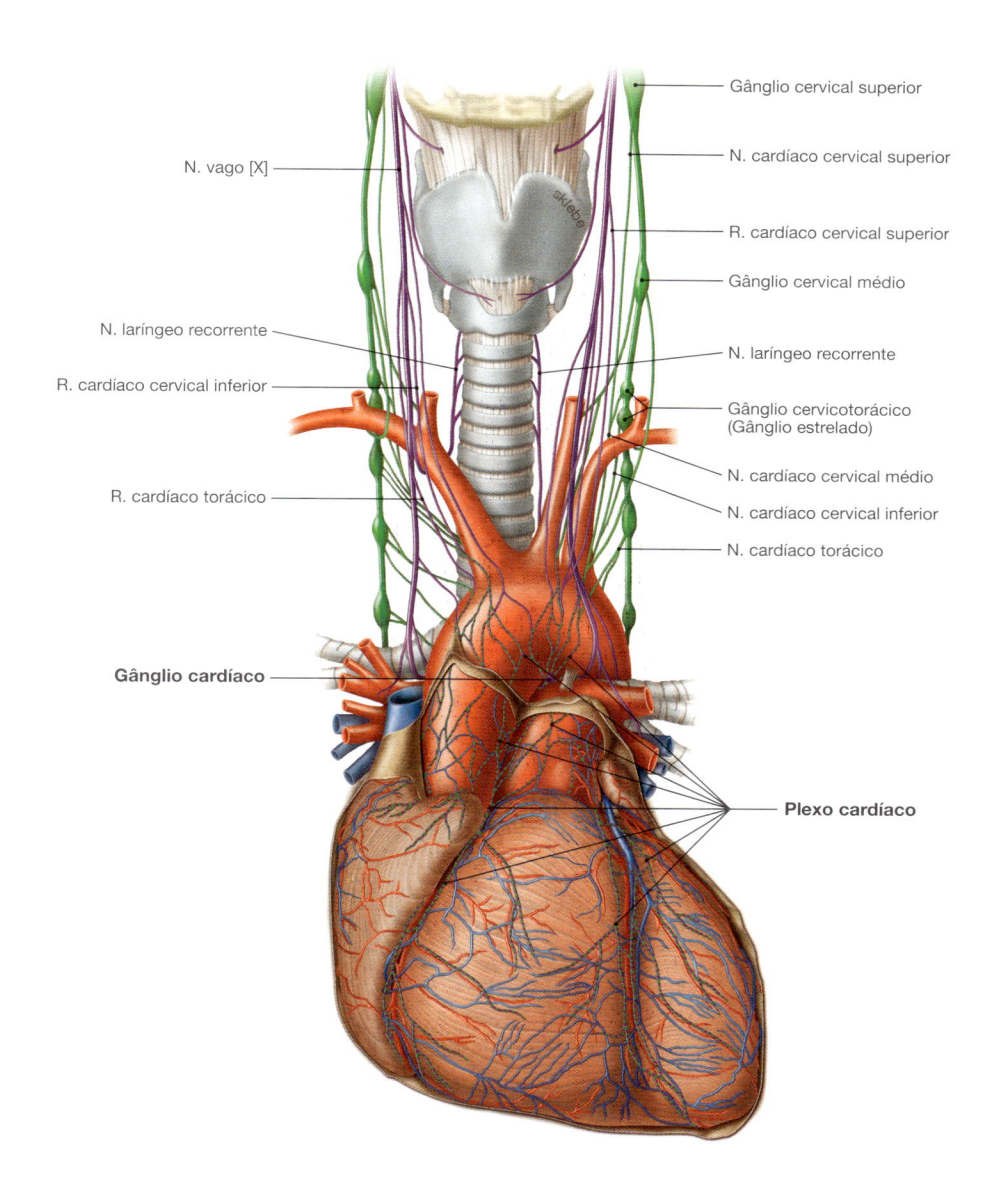

Figura 5.78 Inervação do coração: plexo cardíaco com fibras nervosas simpáticas (em verde) e parassimpáticas (em roxo); representação esquemática. [S700-L238]

A função do complexo estimulante do coração e do miocárdio de contração pode ser ajustada pela inervação autônoma de acordo com as necessidades do desempenho funcional de todo o corpo. Esta parte da divisão autônoma do sistema nervoso é o **plexo cardíaco**, que contém fibras simpáticas e parassimpáticas. Com relação às **fibras simpáticas**, trata-se de fibras pós-ganglionares de neurônios cujos corpos celulares estão localizados nos gânglios cervicais do tronco simpático e que atingem o plexo cardíaco através de três nervos (Nn. cardíacos cervicais superior, médio e inferior). A **parte simpática da divisão autônoma do sistema nervoso** aumenta a frequência cardíaca (efeito cronotrópico positivo), a condução dos estímulos (efeito dromotrópico positivo) e a excitabilidade (efeito batmotrópico positivo) das fibras musculares cardíacas. Além disso, a força de contração também aumenta (efeito inotrópico positivo) e o relaxamento é acelerado (efeito lunotrópico positivo). A **parte parassimpática da divisão autônoma do sistema nervoso** atua de modo inverso sobre os efeitos cronotrópico, dromotrópico e batmotrópico, e promove também um efeito inotrópico negativo. Embora tenha sido descrito por muito tempo que apenas os átrios eram inervados pelo parassimpático, agora está claro que o miocárdio de todas as quatro cavidades cardíacas é alcançado por fibras vagais. As **fibras nervosas parassimpáticas** são fibras nervosas pré-ganglionares derivadas do nervo vago [NC X] e atingem o plexo cardíaco como Rr. cardíacos cervicais superior e inferior, onde estabelecem conexões sinápticas com neurônios pós-ganglionares em até 500 pequenos gânglios microscópicos (gânglios cardíacos).

Correlações clínicas

O tônus simpático aumentado, p. ex., devido ao estresse, é acompanhado de frequência cardíaca aumentada **(taquicardia)** e de elevação da pressão arterial **(hipertensão)**. A lesão das fibras nervosas parassimpáticas também pode causar taquicardia. O aumento do trabalho cardíaco aumenta a necessidade de oxigênio das células musculares cardíacas e pode causar angina de peito e infarto do miocárdio devido ao estreitamento das artérias coronárias (doença coronariana).

Coração

Inervação do Coração

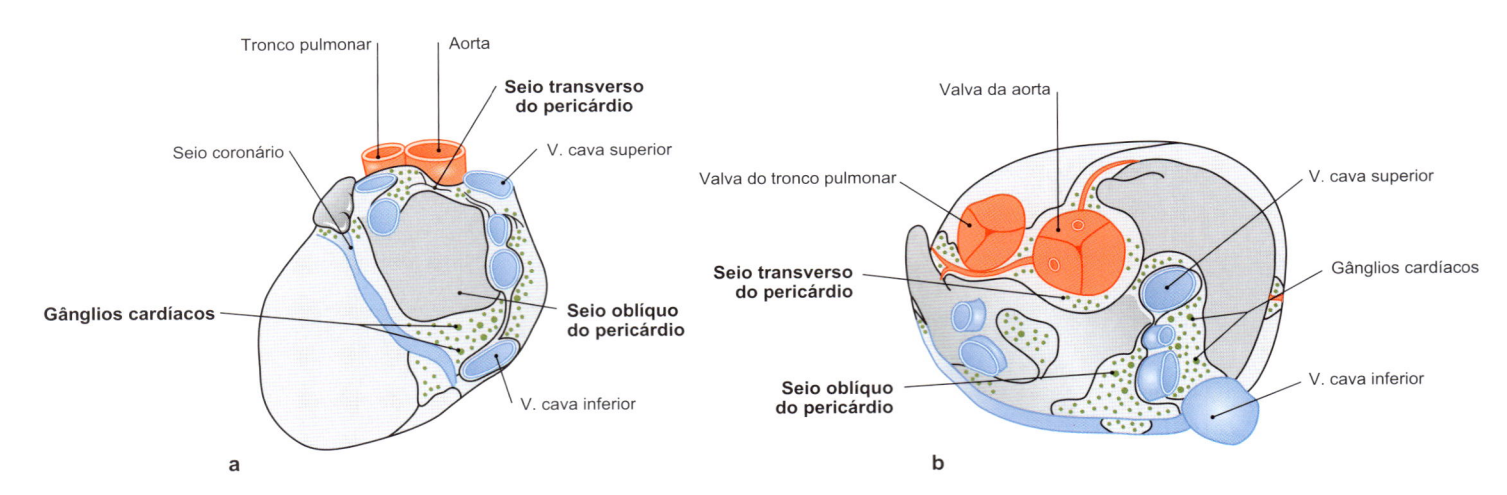

Figura 5.79a e b   Plexo cardíaco com gânglios; representação esquemática. [S700-L126]/[H102-002]~[B500-M282-L132]
a Vista posterior.
b Vista superior.
A transmissão de impulsos das **fibras nervosas parassimpáticas** do **plexo cardíaco** ocorre nos próprios gânglios (**gânglios cardíacos**). Assim como em outros órgãos, em cujas paredes estes gânglios estão frequentemente incorporados, os gânglios cardíacos parassimpáticos são, na sua maioria, microscópicos e, portanto, não são visíveis ao exame a olho nu. Os gânglios contêm os corpos celulares (pericário) dos neurônios parassimpáticos pós-ganglionares e estão localizados em grande número, principalmente nos grandes vasos, bem como incorporados no epicárdio na superfície do coração. Até 500 pequenos gânglios, **grupo anterior superficial**, podem ser reconhecidos na parte ascendente da aorta. O **grupo posterior profundo** estende-se para o seio transverso do pericárdio e, portanto, entre os vasos arteriais (parte ascendente da aorta e tronco pulmonar) e venosos (V. cava superior e Vv. pulmonares). Este grupo posterior estende-se nas dobras do invólucro posterior do pericárdio inferiormente para o seio oblíquo do pericárdio.

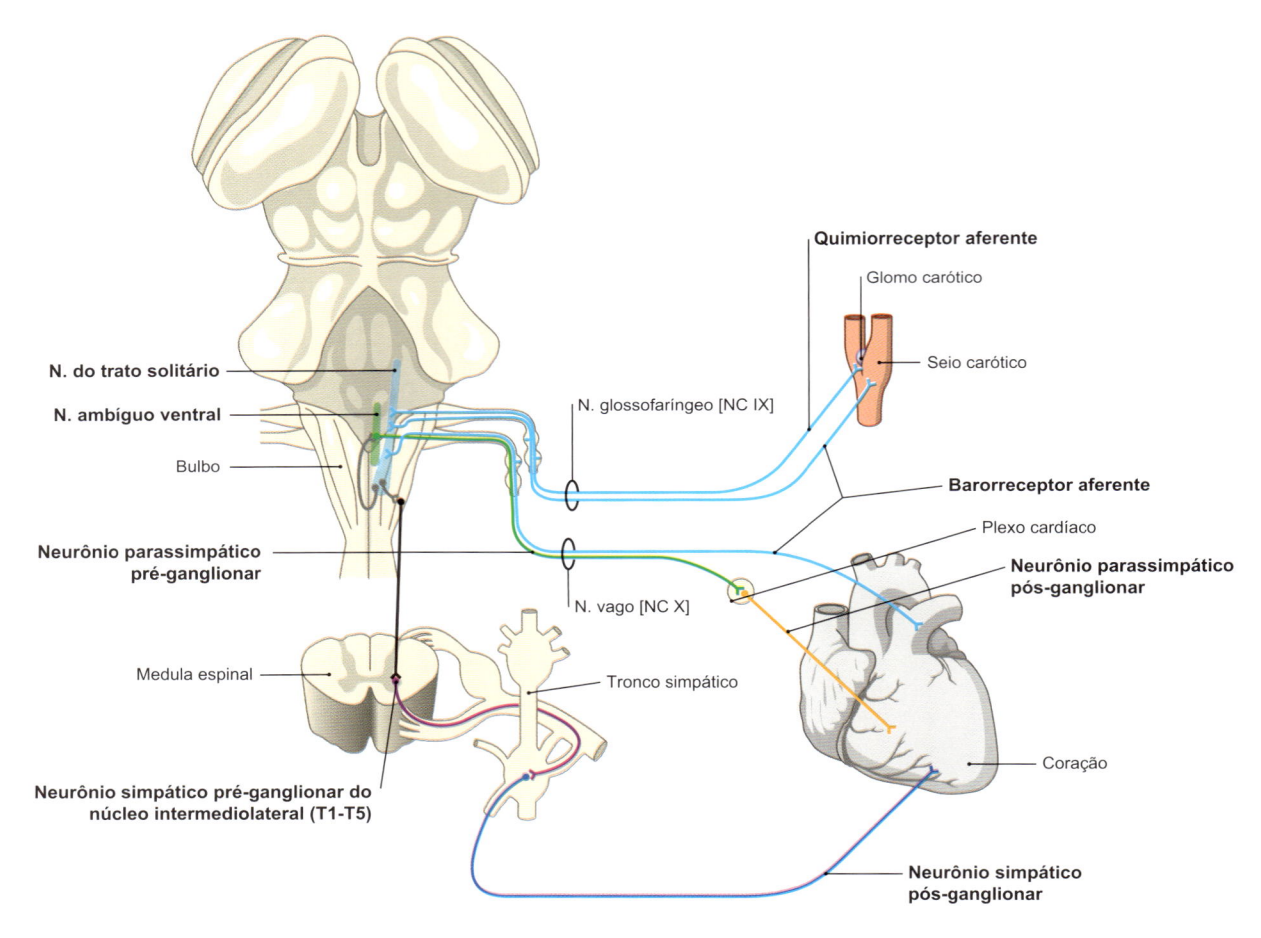

Figura 5.80   Regulação da inervação autônoma do coração, diagrama esquemático. [S701-L127].
Os quimiorreceptores do glomo carótico e os barorreceptores da parede do seio carótico e dos grandes vasos do coração trazem informações sobre a concentrações de oxigênio e dióxido de carbono no sangue e a pressão sanguínea pelo N. glossofaríngeo [NC IX] e pelo N. vago [NC X], para o **núcleo do trato solitário** no tronco encefálico. O N. vago [NC X] induz redução no débito cardíaco da **parte anterior do núcleo ambíguo** via plexo cardíaco. O aumento do débito cardíaco, em contrapartida, é induzido pela ativação do sistema nervoso simpático, cujos neurônios pré-ganglionares estão localizados no **núcleo intermediolateral** do corno lateral dos segmentos medulares T1-T5.

Plexo Cardíaco

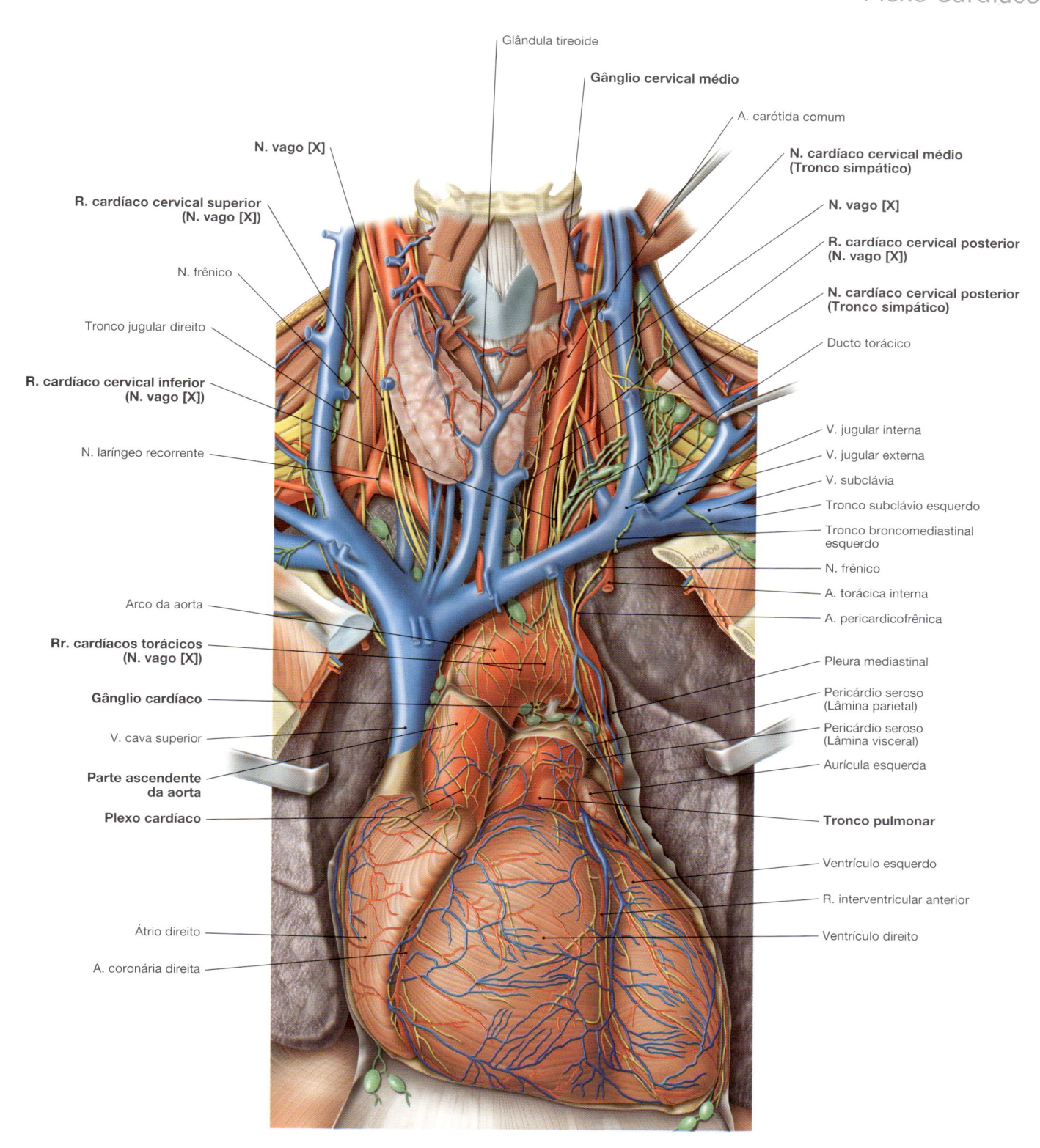

Figura 5.81 Plexo cardíaco *in situ*; a parede torácica anterior foi removida, o mediastino e o pericárdio foram abertos para expor o coração; vista anterior. [S700-L238]/[Q300]

A figura mostra o mediastino superior e o mediastino médio. No centro é mostrado o **plexo cardíaco** em sua posição natural (*in situ*), incluindo o trajeto dos neurônios autônomos. Os **neurônios simpáticos** pós-ganglionares seguem como **Nn. cardíacos cervicais superior, médio e inferior** do tronco simpático até o plexo cardíaco. O segmento anterior superficial do plexo se estende para frente na parte ascendente da aorta e tronco pulmonar. Então, os neurônios seguem inicialmente os ramos das artérias coronárias e se estendem deles para a superfície do coração. Os **neurônios parassimpáticos** são constituídos, no entanto, por fibras nervosas pré-ganglionares oriundas do N. vago [X] e seu N. laríngeo recorrente. Elas alcançam, como **ramos cardíacos cervicais superior e inferior** e como **ramos cardíacos torácicos**, o plexo cardíaco, onde serão conectadas a até 500 gânglios, na maioria microscópicos (**gânglios cardíacos**) nos neurônios pós-ganglionares. Um gânglio maior é localizado à direita do ligamento pulmonar, entre o tronco pulmonar e o arco da aorta.

Coração

Artérias Coronárias

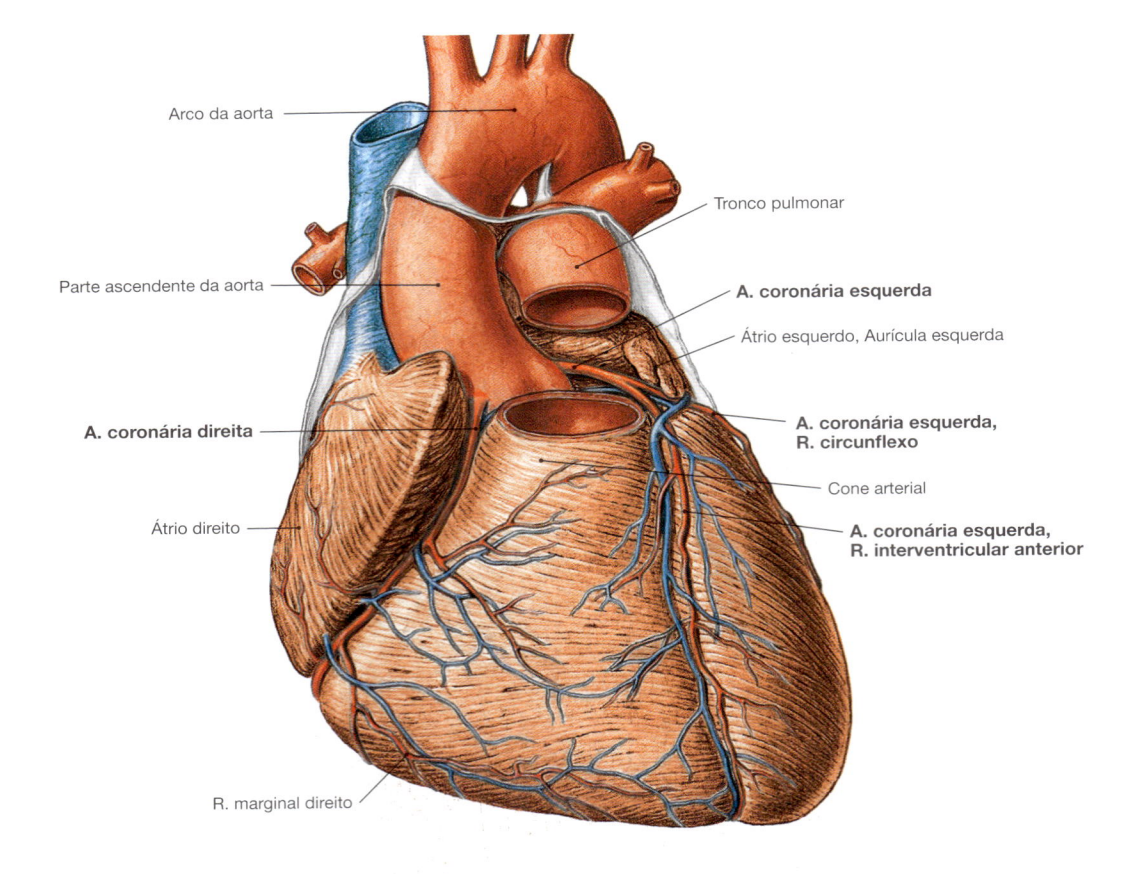

Figura 5.82 Artérias coronárias; vista anterior. [S700]

A **A. coronária direita** origina-se no seio valvar direito da aorta, segue no sulco coronário até a margem inferior e passa sobre a face diafragmática, na qual normalmente origina o **R. interventricular posterior** como ramo terminal.

A **A. coronária esquerda** origina-se do seio valvar esquerdo da aorta e após 1 cm emite o **R. interventricular anterior**, que se estende para o ápice do coração, e **R. circunflexo**, que segue no sulco coronário, ao redor da margem esquerda do coração, sobre a face posterior. Geralmente, a artéria coronária que dá origem ao R. interventricular posterior é aquela caracterizada como "dominante". Na maioria dos casos a artéria coronária direita é predominante, e juntos, os tipos equilibrado (→ Figuras 5.86, 5.89 e 5.90a) e direito (→ Figuras 5.88 e 5.90c) de suprimento correspondem a 75% dos casos (→ Figura 5.90).

Ramos da artéria coronária	
Artéria coronária	Ramos
Principais ramos da A. coronária direita	• R. do cone arterial • R. do nó sinoatrial (dois terços dos casos): para o **nó sinoatrial** • R. marginal direito • R. posterolateral direito • R. do nó atrioventricular: para o **nó AV** (em dominância) • R. interventricular posterior (em dominância) com Rr. interventriculares septais, que suprem o **fascículo atrioventricular**
Principais ramos da A. coronária esquerda	**R. interventricular anterior:** • R. do cone arterial • R. lateral (termo clínico: R. diagonal) • Rr. interventriculares septais **R. circunflexo:** • R. do nó sinoatrial (um terço dos casos): para o **nó sinoatrial** • R. marginal esquerdo • R. posterior do ventrículo esquerdo

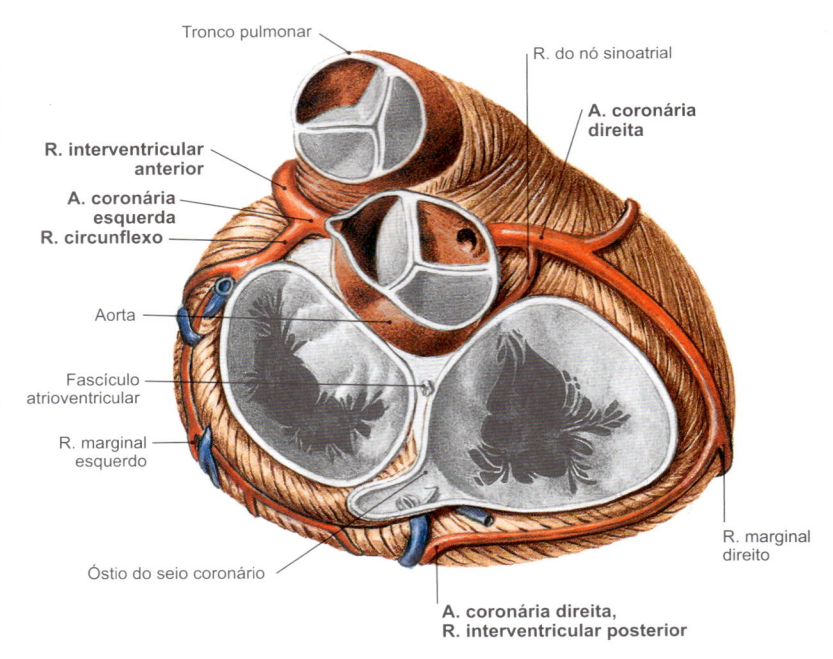

Figura 5.83 Artérias coronárias; vista superior. [S700]

Artérias Coronárias

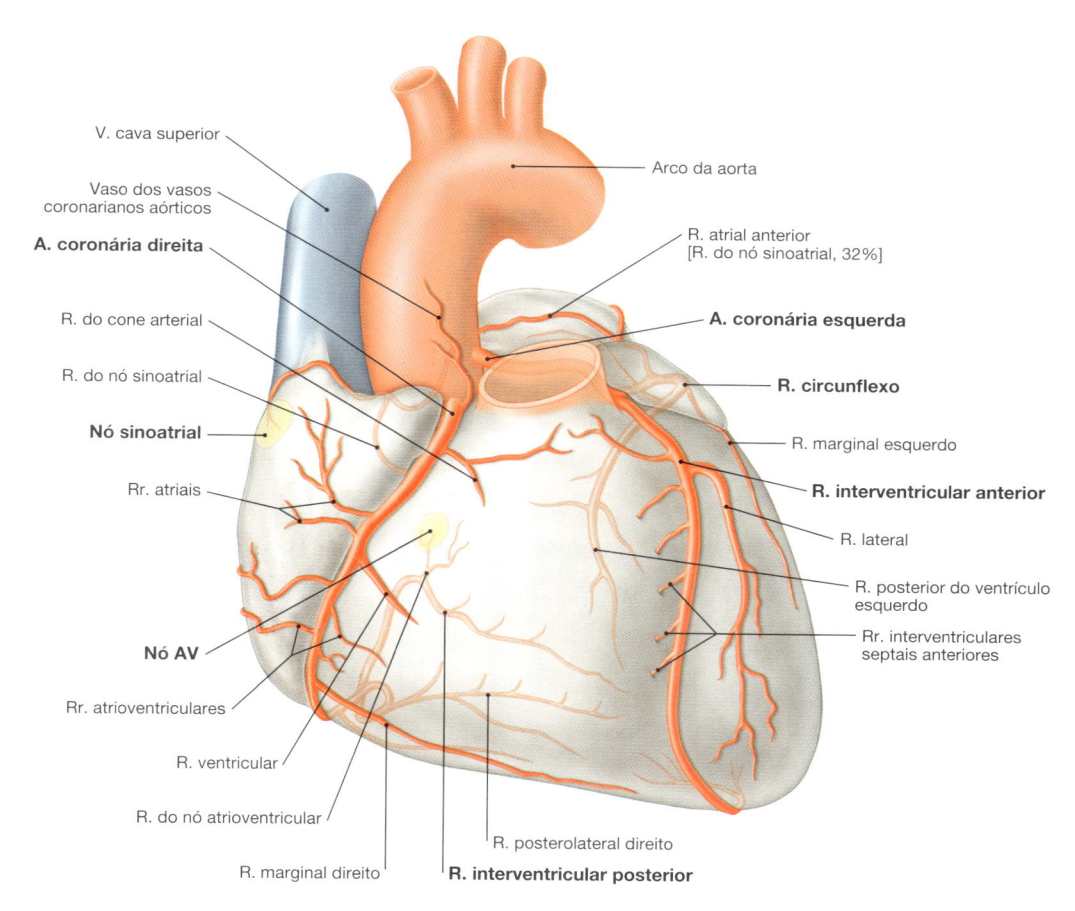

Figura 5.84 Ramos das artérias coronárias. [S700-L238]/[(B500-M282-L132)/O1107]

A **A. coronária direita** desce pelo sulco coronário quase verticalmente. O **R. do nó sinoatrial** ramifica-se como o primeiro ramo para a direita, que, inicialmente coberto pela aurícula direita, segue para o nó sinoatrial. Além disso, mais ramos na face esternocostal suprem o átrio e o ventrículo direitos. Antes de a artéria coronária direita passar pela face diafragmática, ela origina o **R. marginal direito**. Na região inferior do coração, a A. coronária direita geralmente origina (tipo de suprimento balanceado) o **R. interventricular posterior**. Neste local, onde penetra quase verticalmente no sulco interventricular posterior, emerge o **R. do nó atrioventricular**.

Ao contrário da A. coronária direita, a **A. coronária esquerda** divide-se logo nos seus dois ramos principais: o **R. interventricular anterior** continua na face esternocostal o curso para caudal e emite o **R. lateral** na direção do ápice do coração. O **R. circunflexo** supre a face pulmonar esquerda com o **R. marginal esquerdo**, antes de se voltar para a face diafragmática. Nela, o R. circunflexo forma o **R. posterior do ventrículo esquerdo** como ramo terminal.

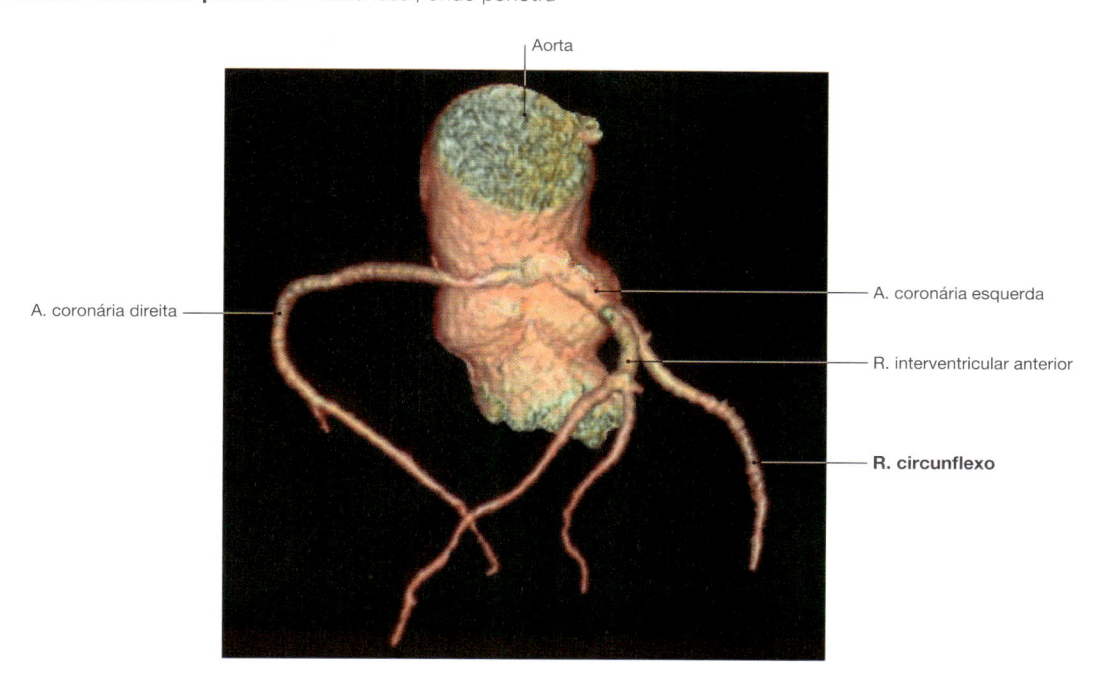

Figura 5.85 Angiotomografia computadorizada do coração: renderização de volume para a representação 3D não invasiva da árvore coronária em mulher de 55 anos. [S700-T832]

Coração

Tipos de Irrigação pelas Artérias Coronárias

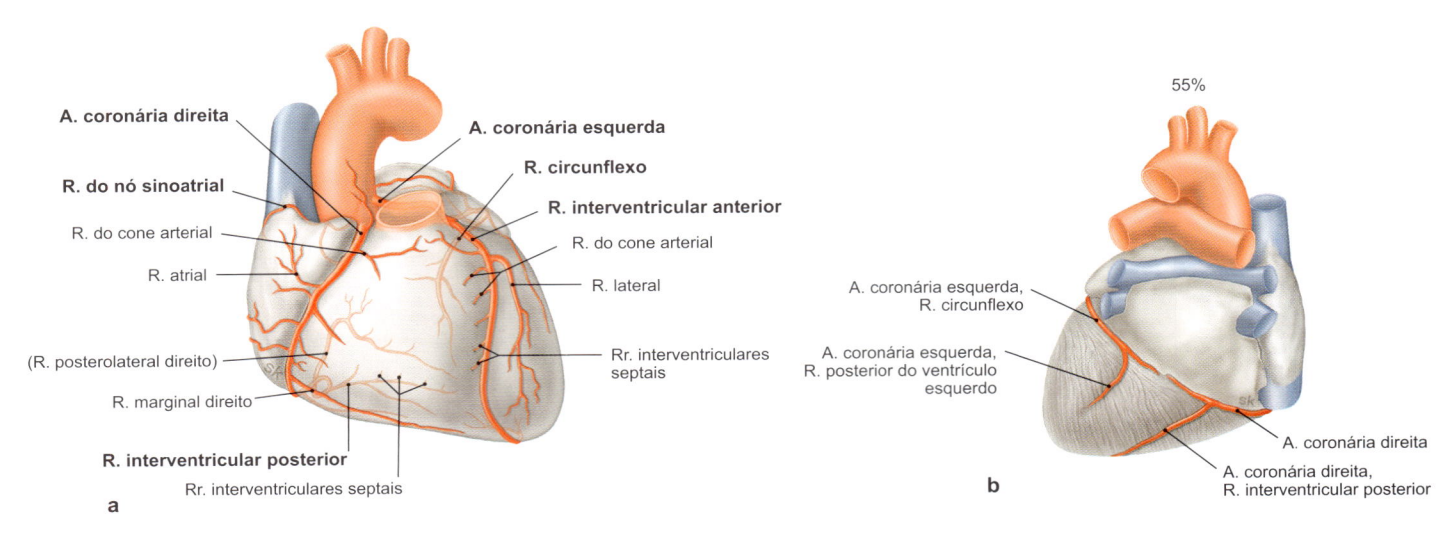

Figura 5.86a e b Tipo equilibrado de irrigação pelas artérias coronárias. [S700-L238]
a Vista anterior.
b Vista posterior.

Os tipos de suprimento das artérias coronárias têm um grande impacto na gravidade e nos sintomas clínicos de um infarto cardíaco.
Em 55% dos casos, o R. interventricular posterior se origina da A. coronária direita, mas não envolve a face posterior do ventrículo esquerdo. Este arranjo é denominado **tipo equilibrado de irrigação**.

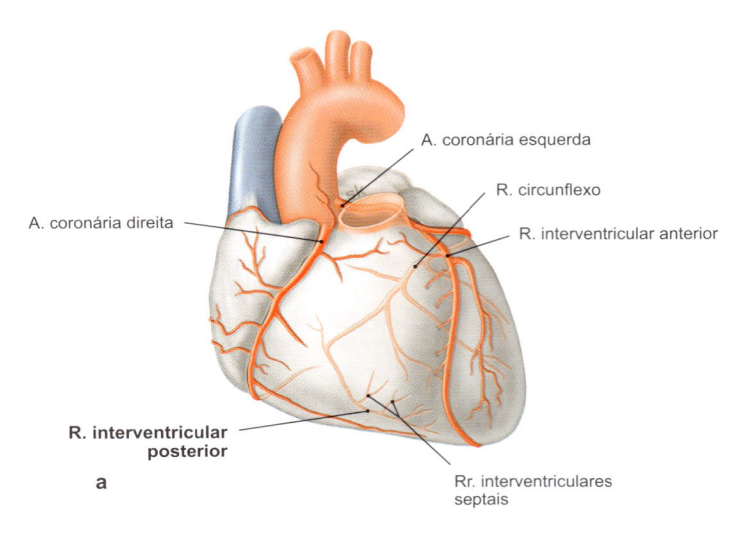

Figura 5.87a e b Tipo esquerdo de irrigação pelas artérias coronárias. [S700-L238]
a Vista anterior.
b Vista posterior.

Em 11 a 20% dos casos, o R. interventricular posterior é derivado da A. coronária esquerda, que corresponde ao **tipo esquerdo de irrigação**.

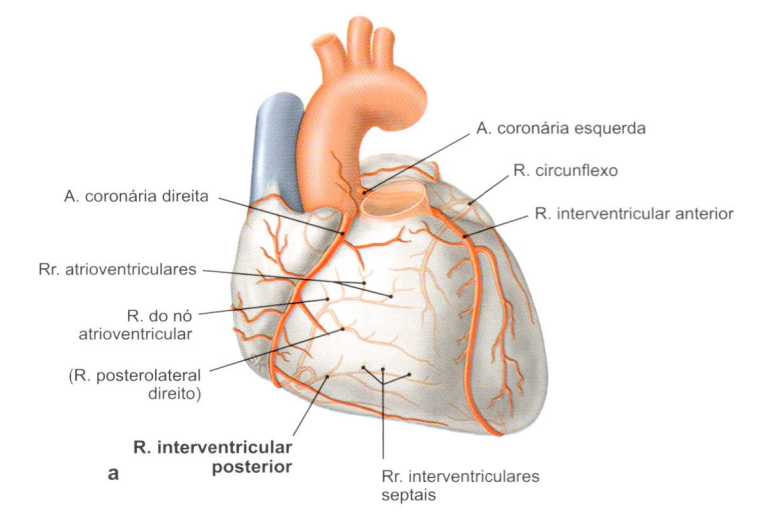

Figura 5.88a e b Tipo direito de irrigação pelas artérias coronárias. [S700-L238]
a Vista anterior.
b Vista posterior.

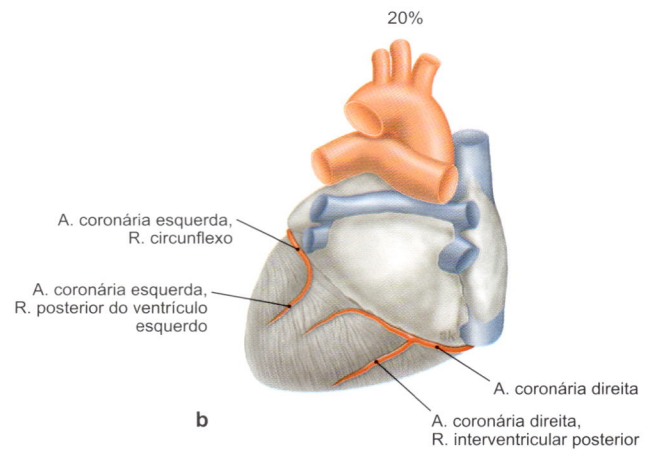

Em 14 a 25% dos casos, a A. coronária direita não origina somente o R. interventricular posterior, mas também irriga partes da face posterior do ventrículo esquerdo. Esse é o **tipo direito de irrigação**.

Tipos de Irrigação pelas Artérias Coronárias

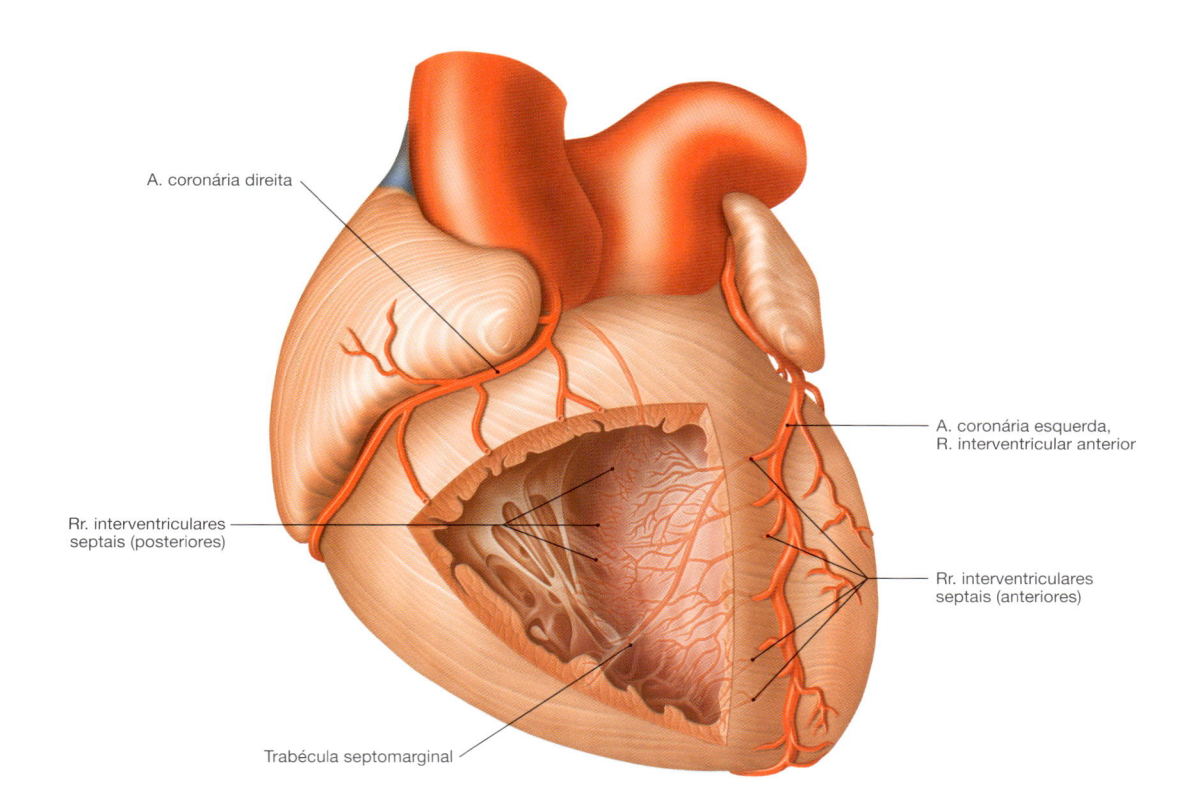

Figura 5.89 Irrigação arterial do septo interventricular, tipo de irrigação balanceada; vista anterior. [S700-L238]/[(B500-M282-L132)/O1107]

Os **dois terços anteriores do septo interventricular (SIV)**, incluindo a trabécula septomarginal (banda moderadora) e o músculo papilar anterior direito, são supridos pelos ramos septais do **ramo interventricular anterior**. Apenas o **terço posterior** recebe sangue dos ramos septais do R. interventricular posterior, que, no tipo de irrigação balanceada e no tipo de irrigação com dominância direita, se origina da A. coronária direita. Portanto, além da distinção do tipo de irrigação, ainda há uma classificação quanto ao "domínio" de uma A. coronária, especialmente usada clinicamente. Neste caso, a distinção depende de qual A. conária emite o ramo interventricular posterior e, assim, está envolvida no suprimento da parte posterior do SIV e da parte adicional do ventrículo esquerdo na face diafragmática ("parede posterior" na clínica). No tipo de irrigação mais comum de dominância direita, a artéria dominante é a A. coronária direita, o que ocorre em torno de 80% dos casos. Em apenas 20% dos casos, a artéria dominante é a A. coronária esquerda.

A **artéria dominante** supre também o **nó atrioventricular (AV)** e o **fascículo atrioventricular** (feixe de His). O ramo para o nó AV geralmente penetra na parede cardíaca, onde o ramo interventricular posterior se ramifica a partir do sulco coronário para o sulco interventricular posterior. O feixe de His é suprido pelos ramos septais proximais do ramo interventricular posterior. Portanto, na maioria dos casos ("como regra"), tanto o nó sinoatrial (SA) como marca-passo primário da excitação cardíaca quanto o nó AV e o feixe de His são supridos pela A. coronária direita.

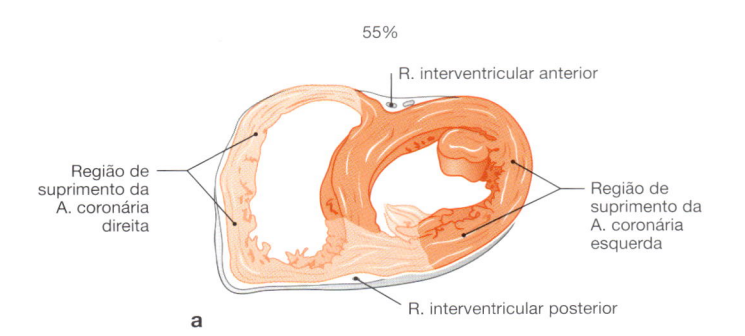

Figura 5.90a-c Regiões de suprimento da A. coronária direita (em vermelho-claro) e da A. coronária esquerda (em vermelho-escuro) em corte transversal; vista inferior. [S700-L126]/[F201-035~(B500-M282-L132)]

a Tipo equilibrado de irrigação: a A. coronária esquerda supre os dois terços anteriores do septo interventricular através dos Rr. interventriculares septais, derivados do R. interventricular anterior. Ramos correspondentes, derivados do R. interventricular posterior da A. coronária direita, atingem o terço posterior do septo interventricular.

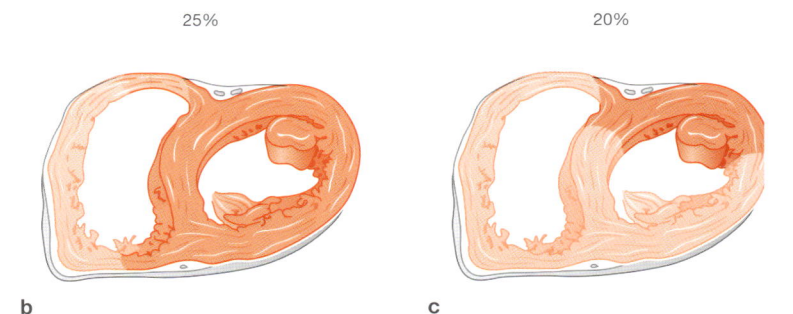

b Tipo esquerdo de irrigação: a A. coronária esquerda supre todo o septo interventricular e também o nó AV.

c Tipo direito de irrigação: dois terços do septo interventricular e grande parte da face posterior do ventrículo esquerdo são supridos pela A. coronária direita.

Esse padrão de distribuição tem repercussão sobre a gravidade do infarto do miocárdio no caso de oclusão de uma das artérias coronárias.

Coração

Doença de Artéria Coronária

Irradiação de dor característica na doença da artéria coronária (angina de peito)

b Placa de arteriosclerose na túnica íntima

c Placa com hemorragia

d Ruptura da placa com formação de trombo

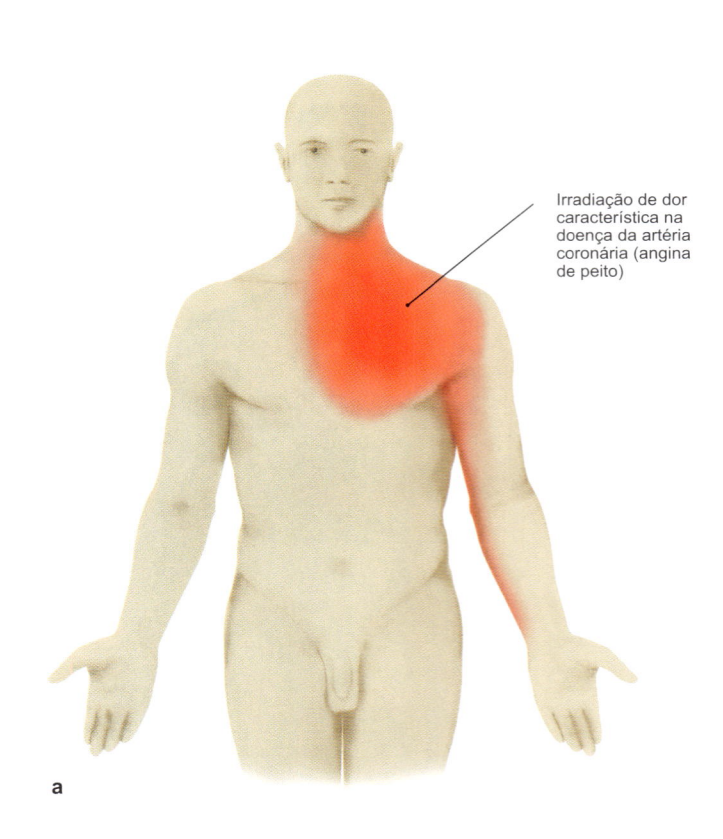

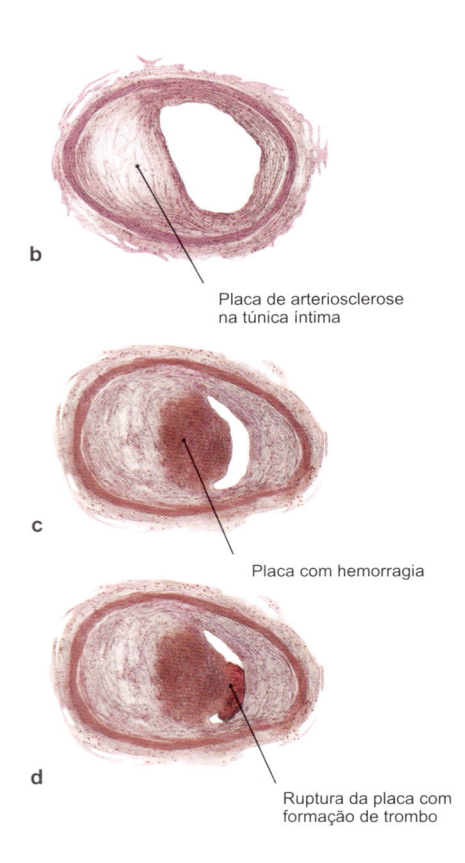

Figura 5.91a-d Doença da artéria coronária (DAC). [S702-L266]
a Sintomas: quando na doença da artéria coronária (DAC) há restrição repentina do suprimento sanguíneo (isquemia) do miocárdio (doença coronariana aguda), geralmente ocorre dor torácica, que é conhecida como **angina de peito**. Esse sintoma não permite distinguir se ainda é possível um pequeno suprimento do miocárdio ou se, em caso de fechamento completo, é iminente a necrose de células musculares. Se o miocárdio se deteriorar, ocorre o **infarto do miocárdio**, que pode até levar à morte cardíaca súbita. De acordo com a zona de dor referida (área de Head), a dor é percebida principalmente na região torácica esquerda e irradia para o braço esquerdo, assim como para a metade esquerda do pescoço. No entanto, deve-se considerar que também é possível a dor irradiar para o lado direito ou, ainda, não ser sentida, porque os fatores de risco que levam à DAC também, comumente, podem danificar as fibras nervosas aferentes, como, por exemplo, no diabetes melito. Nas mulheres, uma irradiação "atípica" inferiormente no abdome superior é mais comum, de modo que são relatadas, por exemplo, "dor de estômago". Portanto, a exclusão de infarto do miocárdio sem investigação diagnóstica minuciosa é impossível!
b-d Arteriosclerose como causa de DAC: na maioria dos casos, a DAC é causada pela **arteriosclerose** da artéria coronária e seus ramos.

Os fatores de risco são: diabetes melito, hipertensão arterial, níveis sanguíneos elevados de colesterol (hipercolesterolemia) e tabagismo. Isso dá origem a um processo inflamatório na túnica íntima das artérias coronárias, que é desencadeado pelos depósitos de lipídios contendo colesterol. No **processo inflamatório crônico**, são formadas placas de arterioesclerose (**b**), que reduzem o lúmen vascular, e nas quais pode ocorrer hemorragia (**c**). Devido às condições do fluxo, principalmente as saídas das Aa. coronárias a partir da parte descendente da aorta ou os pontos de saída dos ramos a partir das artérias coronárias são comumente danificados pela formação de placas. Se essas placas se romperem, a camada protetora das células endoteliais é perdida, e se formam coágulos de sangue (trombos) (**d**), que podem obstruir o lúmen. Se o fechamento for completo e não ocorrer recanalização espontânea, o tecido muscular cardíaco se deteriora, e ocorre **infarto do miocárdio**. É importante observar que a arteriosclerose é uma **doença sistêmica**, envolvendo toda a circulação do corpo, na qual a pressão arterial é elevada. Portanto, os pacientes com infarto do miocárdio correm maior risco de sofrer acidente vascular encefálico, infarto renal ou intestinal ou doença oclusiva arterial periférica (DOAP), na qual a marcha é dolorosamente limitada por causa da deficiência do fluxo sanguíneo.

Correlações clínicas

Para o diagnóstico e terapia da doença de artéria coronária (DAC), os ramos das artérias coronárias com seus territórios irrigados e os tipos de irrigação são de importância fundamental (→ Figuras 5.86 a 5.88).
Ressalta-se que a **designação clínica dos ramos arteriais** difere da anatomia. É interessante estar familiarizado com os seguintes termos:
- A artéria coronária esquerda é abreviada como **ACE**, e a artéria coronária direita como **ACD**
- O ramo interventricular anterior (**RIVA**) da artéria coronária esquerda é conhecido como descendente anterior esquerda (**DAE**) na prática clínica, e o ramo interventricular posterior da artéria coronária direita é conhecido como descendente posterior direita (**DPD**)
- O ramo circunflexo da artéria coronária esquerda é abreviado como **RCX**.

Áreas de Suprimento das Artérias Coronárias

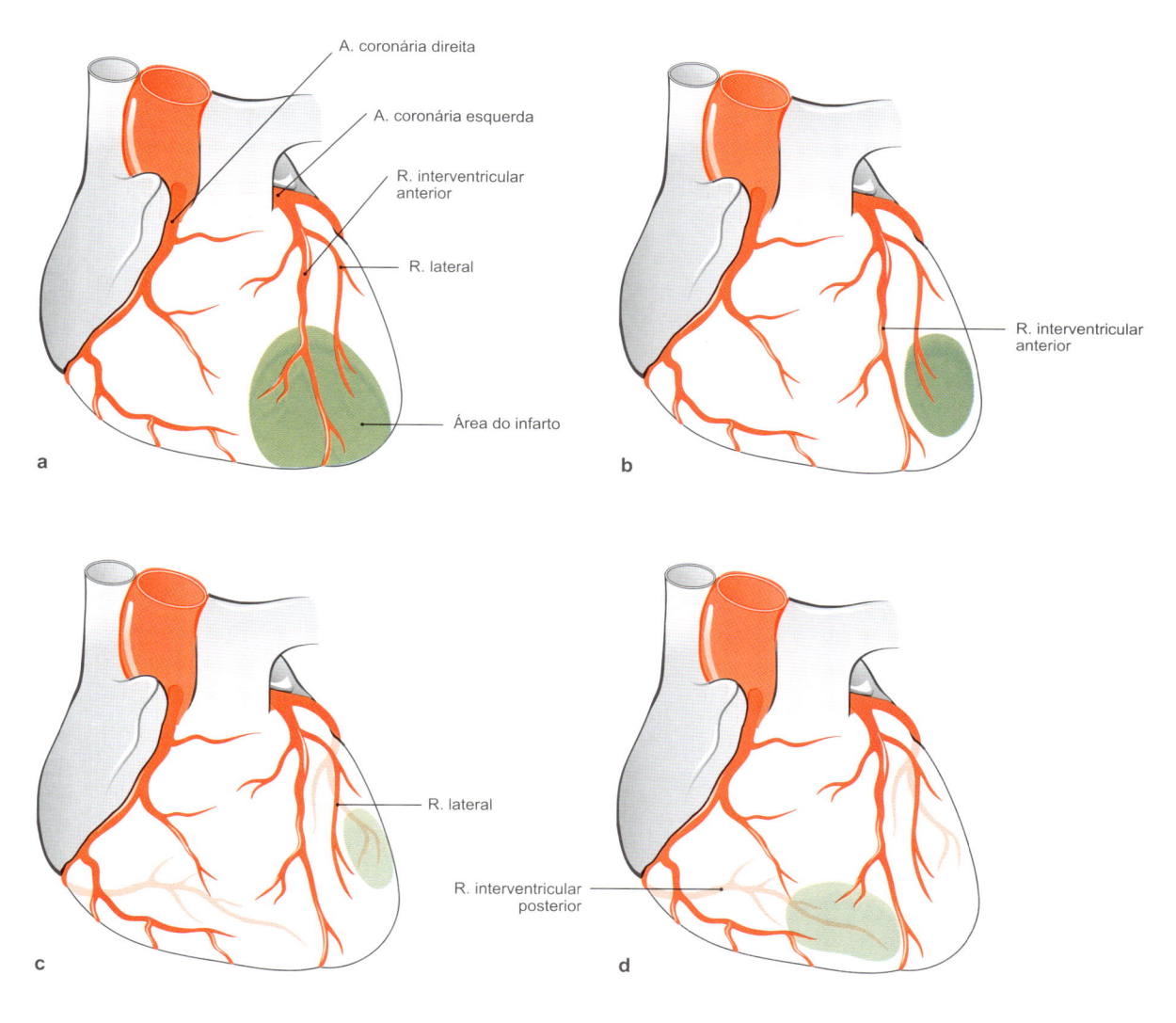

Figura 5.92a-d Padrão de infartos no caso de oclusão das artérias coronárias. [S700-L126]/[G1060-002]

a Na oclusão isolada do R. interventricular anterior ocorre **infarto da parede anterior**.

b Quando apenas o R. lateral é envolvido, isto resulta em **infarto da parede lateral**.

c Uma oclusão do R. circunflexo causa um infarto na face diafragmática, situada inferiormente, o que é caracterizado como um **infarto da parede posterior**.

d É importante observar que uma oclusão do R. interventricular posterior também pode levar a um infarto da parede posterior.

Correlações clínicas

Como as artérias coronárias são ramos terminais funcionais, a oclusão de ramos individuais causa padrão definido de infarto. Esse padrão frequentemente pode ser demonstrado pelo ECG em diferentes derivações. As evidências mais seguras são avaliadas de modo mais bem-sucedido por meio de cateterismo com administração de contraste. O **infarto da parede anterior** ocorre quando o R. interventricular anterior (RIVA) é ocluído. Durante um **infarto da parede posterior**, a região do nó AV é acometida, uma vez que sua artéria nutrícia geralmente se origina na saída do R. interventricular posterior (→ Figura 5.84). Isto pode, adicionalmente, causar bradicardia. Como a parede muscular do ventrículo direito apresenta uma necessidade menor de oxigênio do que a do ventrículo esquerdo, devido às relações de pressão, no caso de oclusão proximal da A. coronária direita ocorre frequentemente também um infarto isolado da parede posterior. Neste caso, devido à irrigação diminuída do nó sinoatrial, a bradicardia se manifesta de forma bastante pronunciada. [H081]

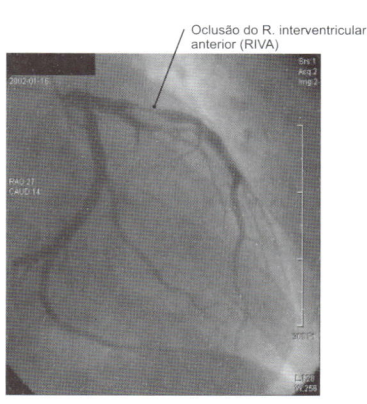

Angiografia coronária do RIVA

Coração

Áreas de Suprimento das Artérias Coronárias

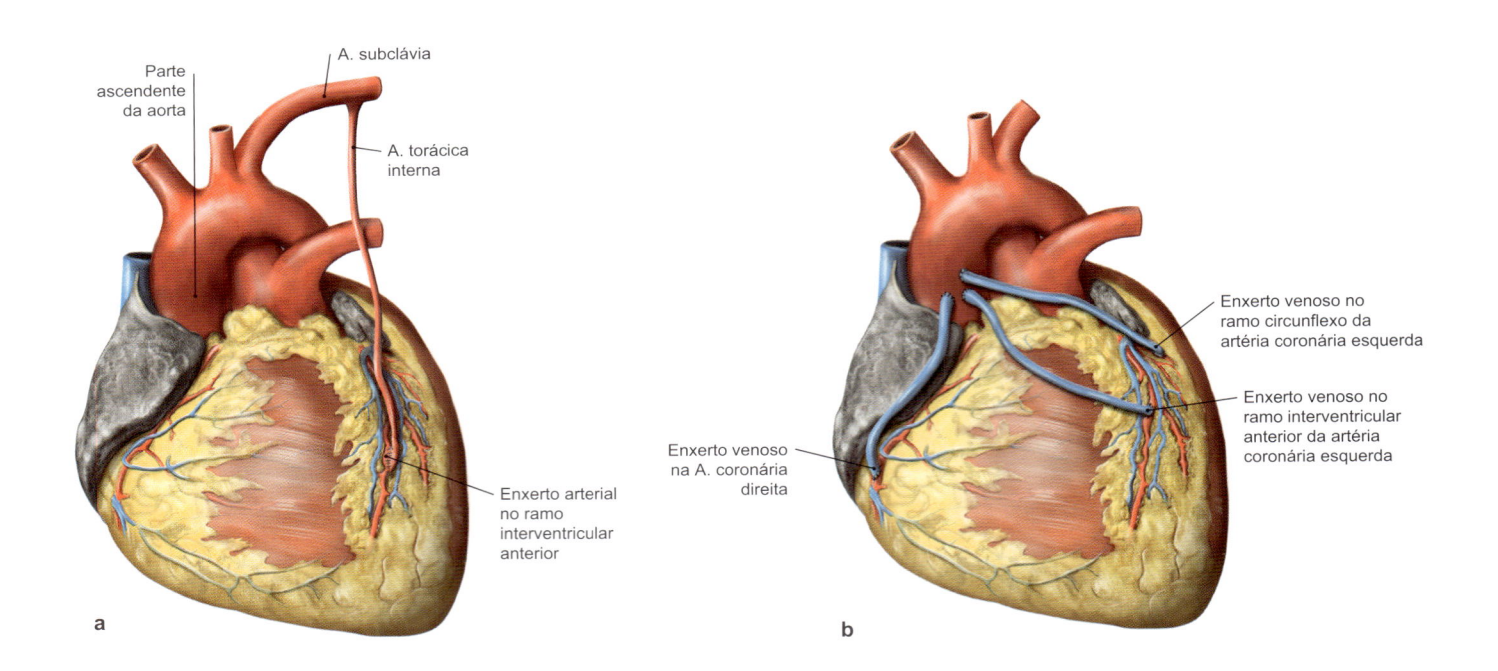

Figura 5.93a e b Cirurgia de revascularização do miocárdio em caso de oclusão das artérias coronárias.
[S702-L266]
a Enxerto arterial.
b Enxerto venoso.

No caso de oclusão de extensão significativa, é necessária a cirurgia de revascularização do miocárdio, especialmente se forem afetados mais de um dos três ramos principais [artéria coronária direita (ACD), ramo circunflexo (RCX) da artéria coronária esquerda ou ramo interventricular anterior da artéria coronária esquerda].

Quando é usado um **enxerto arterial**, a **artéria torácica interna** é seccionada na parede torácica e suturada distalmente à estenose da artéria coronária. A vantagem desta técnica é que o vaso mantém sua saída natural e, como artéria, está adaptado às condições de pressão sanguínea que ocorrem. Portanto, os enxertos arteriais permanecem pérvios por mais tempo do que os enxertos venosos, mas só podem ser realizados dois enxertos, no máximo, porque existem apenas duas artérias torácicas internas.

Se houver mais de duas estenoses, deve-se recorrer a **enxertos venosos**. Neste caso, a **V. safena magna** geralmente é retirada da perna e conectada da aorta aos respectivos ramos vasculares, porque essa veia é a mais longa do corpo humano e de fácil acesso devido à sua localização epifascial. As taxas de oclusão são significativamente maiores nos enxertos venosos.

Correlações clínicas

No caso de IAM, é desejável a restauração do fluxo sanguíneo na **situação de emergência**, pela **inibição da agregação plaquetária** e, possivelmente, por lise do trombo. Se a terapia medicamentosa não for possível na situação aguda, um procedimento invasivo tem de ser realizado. Conforme explicado anteriormente, se houver oclusão de mais de dois dos três troncos principais (artéria coronária direita, RCX, LAD) e a função de bombeamento estiver muito comprometida, geralmente é indicada cirurgia de revascularização do miocárdio. Se, durante o **cateterismo cardíaco** para confirmação do diagnóstico, for possível **dilatação da artéria coronária estenosada por balão** e colocação de **stent** (endoprótese vascular) e apenas um ou dois troncos principais forem afetados com função de bombeamento apenas ligeiramente restrita, pode ser dispensada a cirurgia de revascularização do miocárdio.

Além do fato de que os dois procedimentos invasivos são realizados por profissionais diferentes (cirurgião cardíaco e cardiologista), há uma crítica crescente de que muitos procedimentos de cateterismo cardíaco são realizados porque são mais bem recompensados pelo sistema de saúde. Há também indícios de que a dilatação das estenoses existentes não melhora o prognóstico na DAC estável, uma vez que as oclusões iminentes não ocorrem necessariamente nas estenoses existentes, podendo ser consequentes a ruptura de placas ateroscleróticas em outras partes das artérias coronárias. Como essas placas ainda não foram detectadas de forma confiável, o cateterismo cardíaco para visualizar as estenoses também não é útil nesses casos.

Vasos do Coração

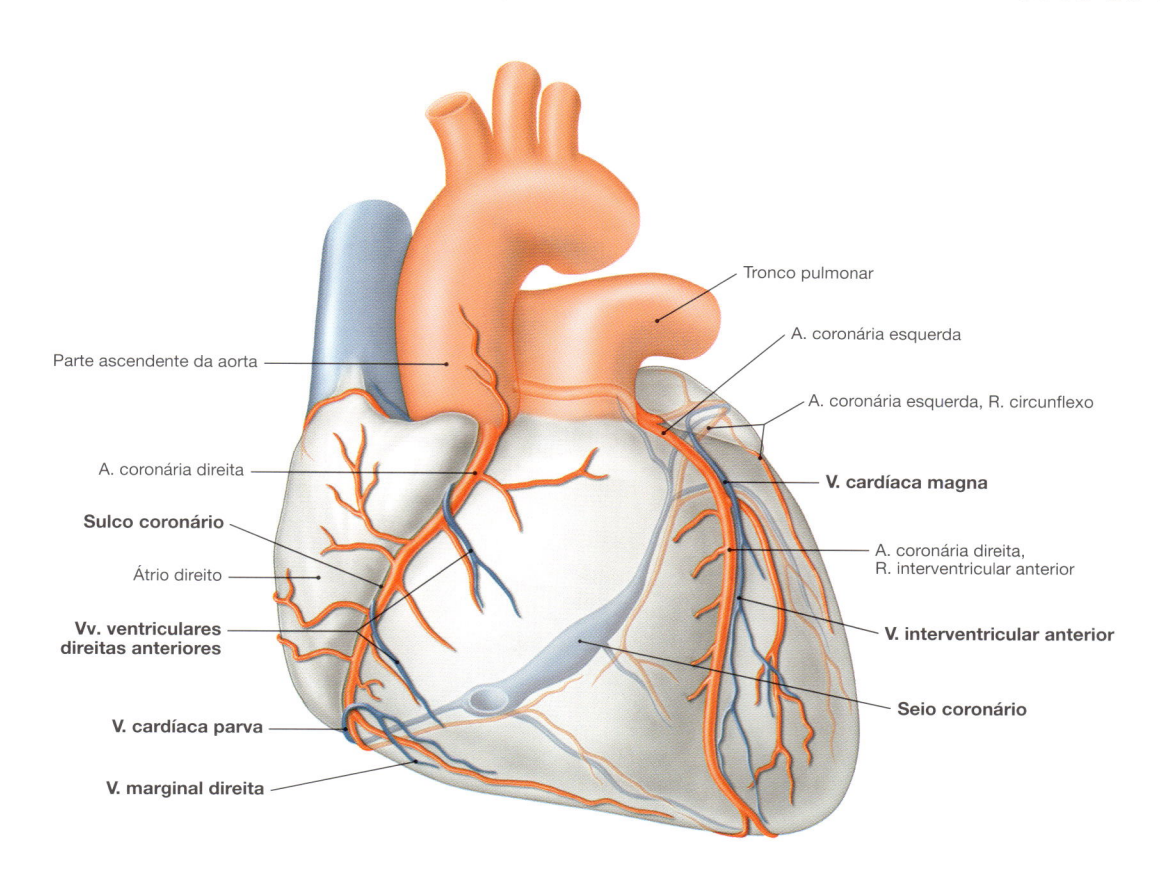

Figura 5.94 Veias do coração; vista anterior. [S700-L238]
O sangue venoso do coração é drenado por **três sistemas de veias**. Setenta e cinco por cento do sangue são drenados pelo **seio coronário** e desembocam no átrio direito. Os demais 25% atingem diretamente os átrios e os ventrículos pelos **sistemas transmural** e **endomural**.

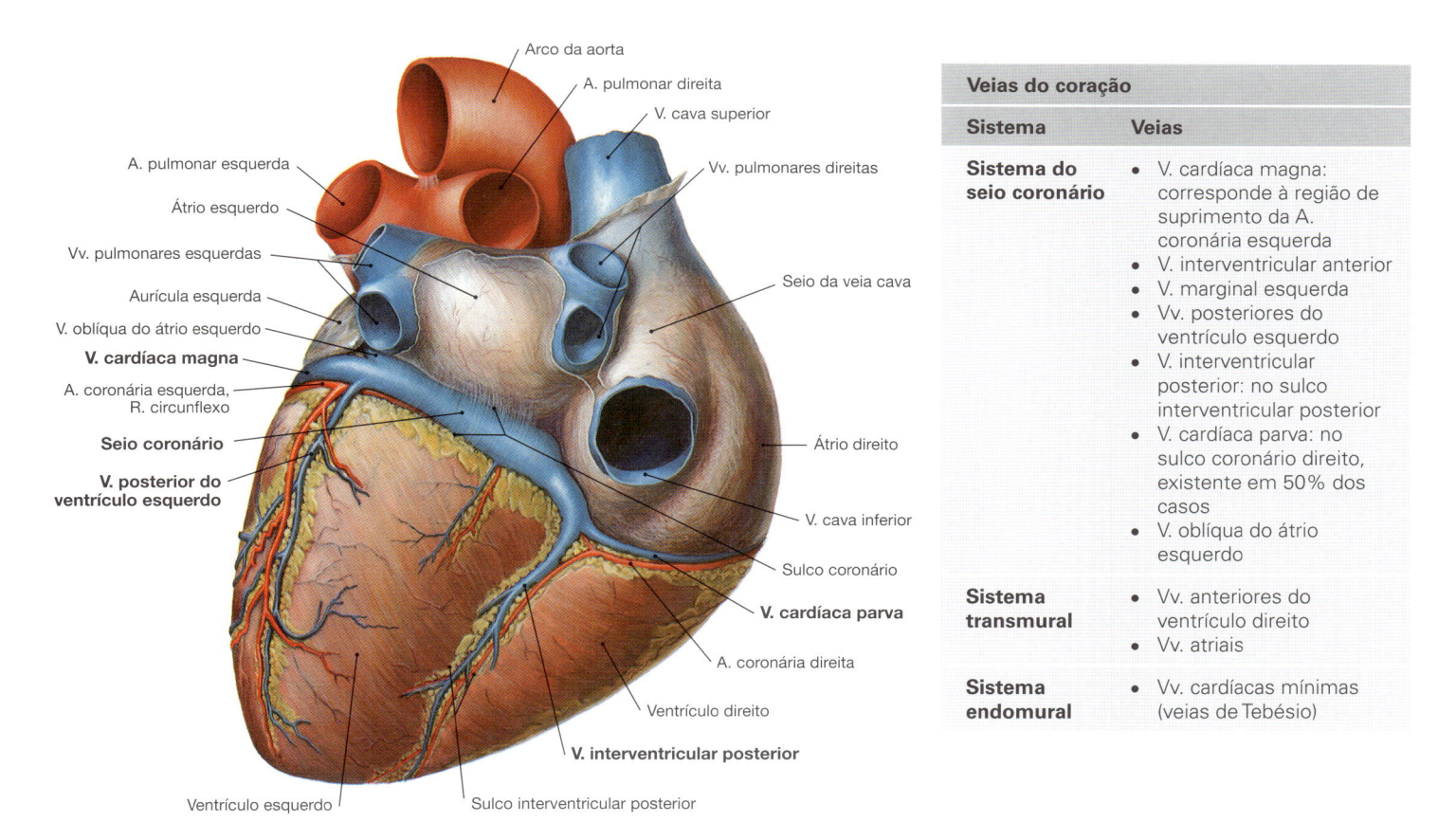

Veias do coração	
Sistema	Veias
Sistema do seio coronário	• V. cardíaca magna: corresponde à região de suprimento da A. coronária esquerda • V. interventricular anterior • V. marginal esquerda • Vv. posteriores do ventrículo esquerdo • V. interventricular posterior: no sulco interventricular posterior • V. cardíaca parva: no sulco coronário direito, existente em 50% dos casos • V. oblíqua do átrio esquerdo
Sistema transmural	• Vv. anteriores do ventrículo direito • Vv. atriais
Sistema endomural	• Vv. cardíacas mínimas (veias de Tebésio)

Figura 5.95 Veias do coração; vista posterior e inferior. [S700]

Pulmão

Anatomia de Superfície da Traqueia e dos Brônquios

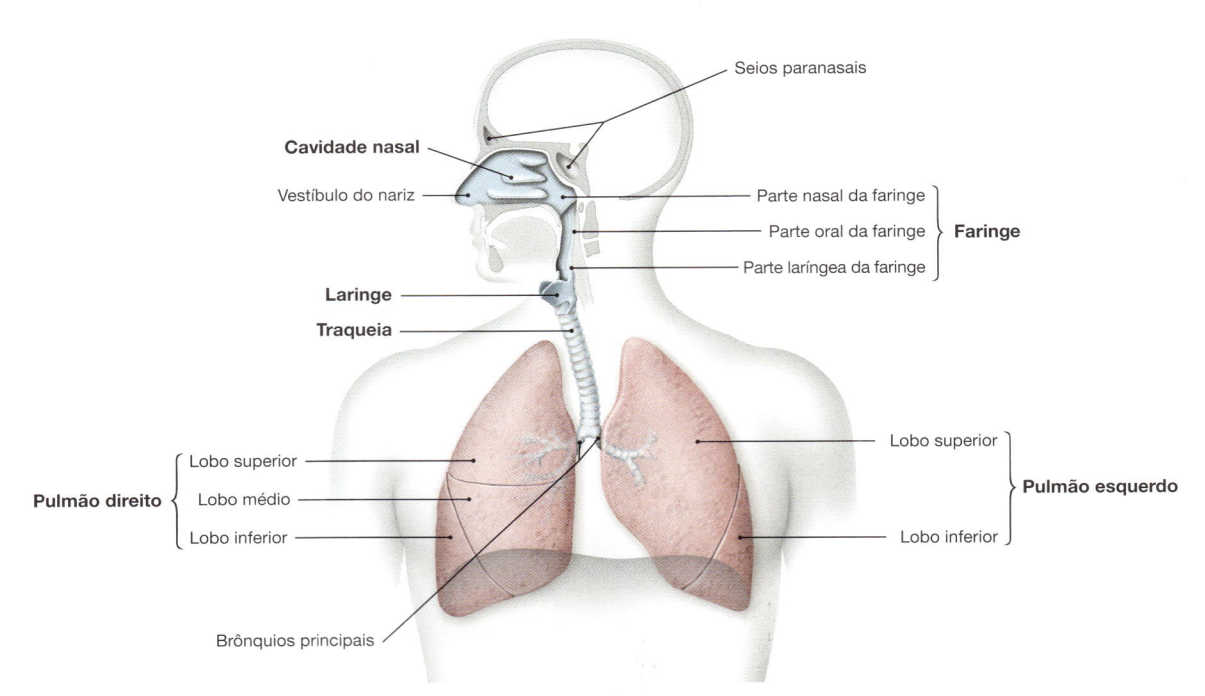

Figura 5.96 Vias respiratórias superiores e inferiores; representação esquemática. [S700-L275]
O sistema respiratório está dividido em vias respiratórias superiores e inferiores.
As vias respiratórias **superiores** incluem os seguintes segmentos:
- Cavidade nasal
- Faringe.

As vias respiratórias **inferiores** são compostas pelas seguintes partes:
- Laringe
- Traqueia
- Pulmões.

O pulmão direito tem três lobos, enquanto o pulmão esquerdo tem apenas dois.

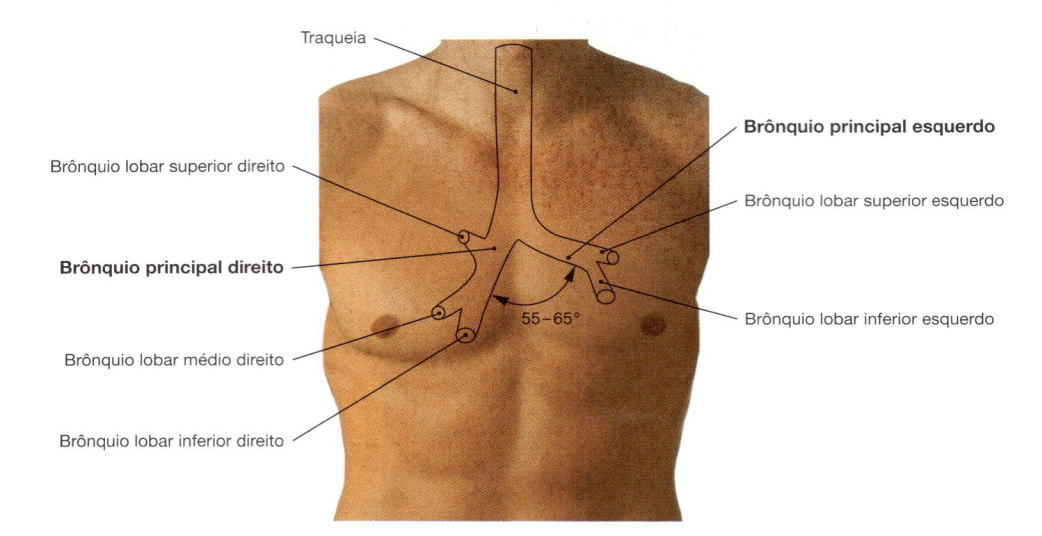

Figura 5.97 Projeção da traqueia e dos brônquios principais na parede anterior do tórax. [S700]
A traqueia tem 10 a 13 cm de comprimento e se alonga até cerca de 5 cm com uma inspiração profunda. Seu início no nível da cartilagem cricóidea da laringe está projetado sobre a 7ª vértebra cervical; a bifurcação, onde ocorre a divisão nos dois brônquios principais, está projetada entre as vértebras T IV e T V (costelas II e III). O ângulo entre os brônquios principais varia entre 55° e 65°. O **brônquio principal direito** é mais calibroso, tem 1 a 2,5 cm de comprimento, e se posiciona **quase verticalmente**, enquanto o **brônquio principal esquerdo** tem quase o dobro do comprimento, sendo mais horizontal.

Correlações clínicas

Devido à verticalização do brônquio principal direito, em caso de **aspiração** de corpos estranhos, o material aspirado atinge – na maioria das vezes – o **pulmão direito**. Em caso de sufocamento iminente, esta informação pode trazer uma vantagem em termos de tempo para o médico assistente!
A posição assimétrica dos brônquios principais também precisa ser levada em conta durante a **intubação**: um tubo endotraqueal é introduzido pela boca até as vias respiratórias inferiores para possibilitar ventilação. Quando o tubo é introduzido demais, geralmente atinge o brônquio principal direito, mais verticalizado, e apenas o pulmão direito é ventilado. Portanto, os pulmões devem ser auscultados após a colocação do tubo endotraqueal, para garantir sua posição correta na traqueia.

Anatomia de Superfície dos Pulmões

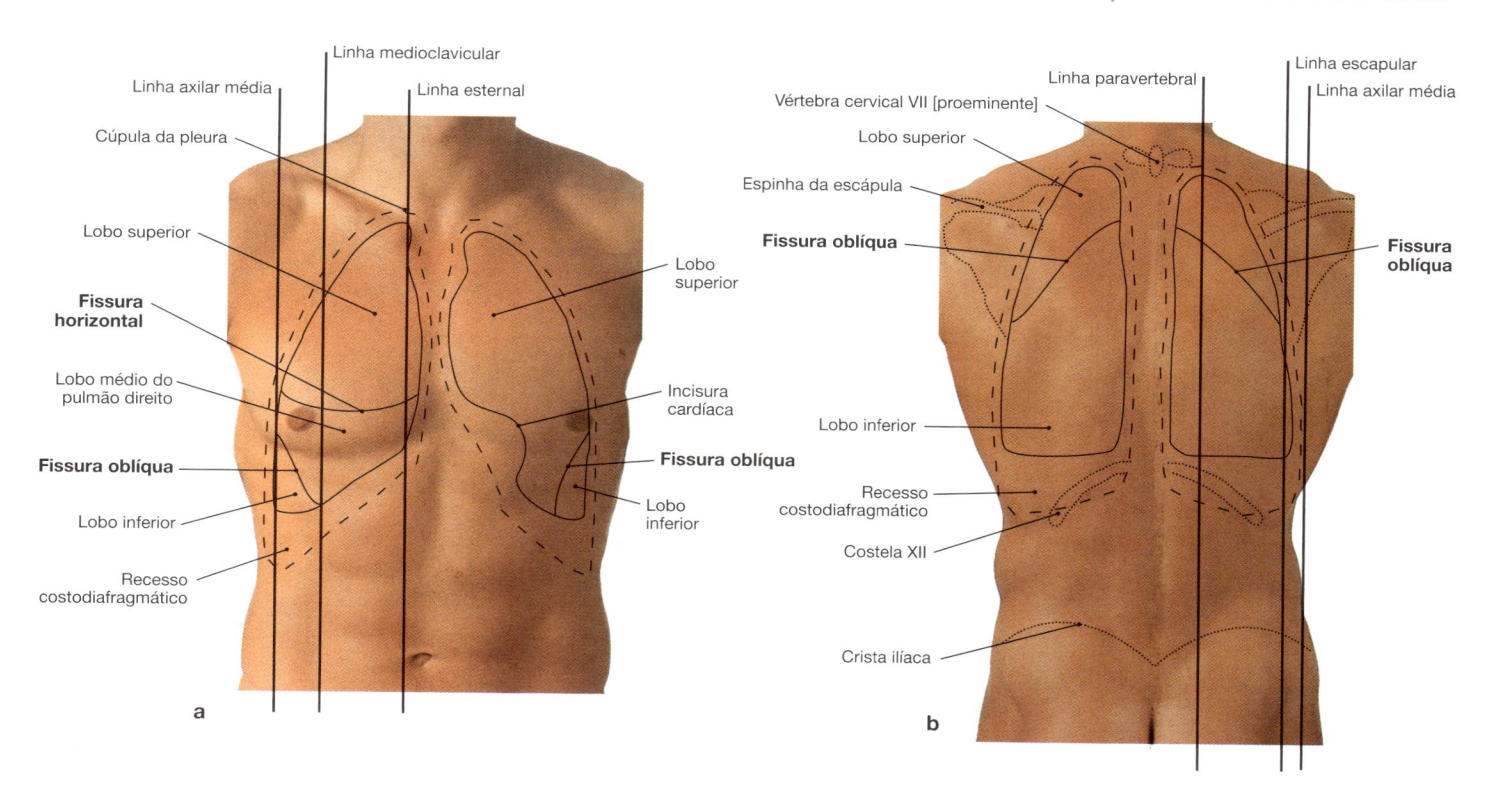

Figura 5.98a e b Projeção dos limites dos pulmões e da pleura. [S700]
a Projeção na parede anterior do tórax.
b Projeção sobre o dorso.

O **pulmão direito** tem três lobos, separados pela **fissura oblíqua** e pela **fissura horizontal**. Deste modo, a fissura oblíqua segue posteriormente à costela IV e, assim, separa os lobos superior e inferior. Em seguida, a partir da linha axilar média, ela desce de modo mais inclinado e atinge a costela VI na linha medioclavicular. Portanto, na face anterior do pulmão, a fissura oblíqua separa os lobos médio e inferior (→ Figura 5.105). Anteriormente, a fissura horizontal acompanha a costela IV e separa os lobos superior e médio.

O **pulmão esquerdo** tem apenas dois lobos, separados pela **fissura oblíqua**. Devido à expansão do mediastino à esquerda, produzida pelo coração (incisura cardíaca), o volume do pulmão esquerdo é menor, e sua posição é diferente do pulmão direito na linha esternal e na linha medioclavicular (tabela a seguir).

Cada **cavidade pleural** é recoberta pela **pleura parietal**. A pleura parietal se subdivide em partes mediastinal, costal e diafragmática (→ Figura 5.4). As cavidades pleurais apresentam quatro espaços de reserva (recessos pleurais). O maior deles é o **recesso costodiafragmático**, que se estende lateralmente na linha axilar até 5 cm de profundidade.

Limites dos pulmões = linhas sólidas; limites das pleuras = linhas pontilhadas.

Limites dos pulmões e da pleura		
Linha de orientação	Limites do pulmão direito	Limites do pulmão esquerdo
Linha esternal	Cruza a costela VI	Cruza a costela IV
Linha medioclavicular	Paralela à costela VI	Cruza a costela VI
Linha axilar média	Cruza a costela VIII	Igual à direita
Linha escapular	Cruza a costela X	Igual à direita
Linha paravertebral	Cruza a costela XI	Igual à direita

Limites da pleura: associados a uma costela mais profunda.

Correlações clínicas

Os limites dos pulmões e os limites pleurais são importantes no exame físico porque permitem a determinação do **tamanho e a mobilidade respiratória** dos pulmões e a **localização de alterações patológicas**, que podem indicar inflamação pulmonar (pneumonia) ou aumento do volume de líquido no espaço pleural (derrame pleural). Os **derrames pleurais** são puncionados no recesso costodiafragmático.

Apenas a **pleura parietal** é inervada por nociceptores e, por isso, é **sensível à dor**. Quando uma pneumonia ou tumores do pulmão são acompanhados por dor torácica, presume-se que haja envolvimento da pleura parietal.

Quando o ar invade a cavidade pleural, os pulmões se colabam total ou parcialmente **(pneumotórax)**. Consequentemente, à percussão detecta-se hipersonoridade.

Pulmão

Desenvolvimento

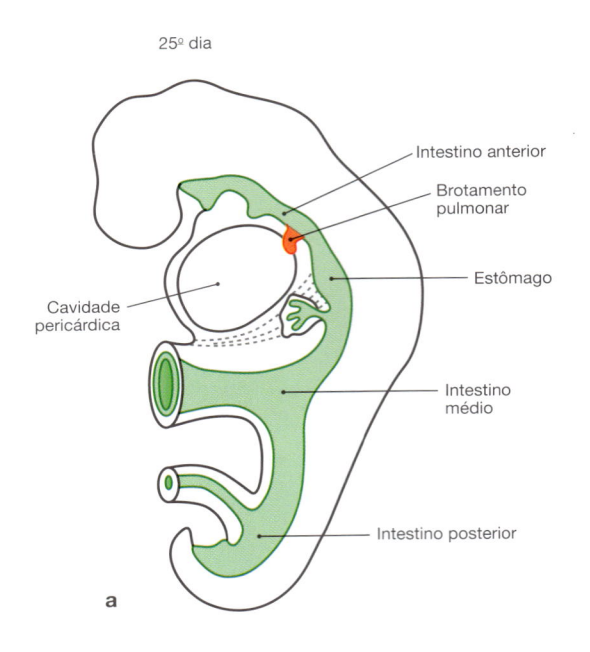

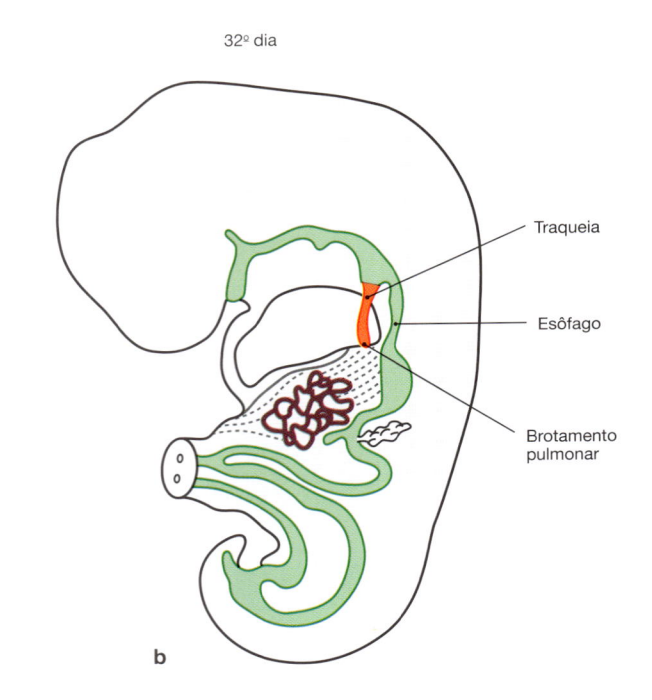

Figura 5.99a e b Desenvolvimento das vias respiratórias inferiores. [S700-L126]/[B501-O1108-L317]
a Desenvolvimento no 25º dia.
b Desenvolvimento no 32º dia.
Os epitélios da laringe, da traqueia e dos pulmões desenvolvem-se a partir da **4ª semana**, do endoderma do intestino anterior. Os tecidos conjuntivos, a musculatura lisa e os vasos sanguíneos são derivados do mesoderma circunjacente. Um **brotamento pulmonar** é formado, e se estende para a **bainha laringotraqueal**. Na extremidade inferior dessa bainha são encontrados os **brotamentos bronquiais**, que são os precursores dos brônquios principais.

Correlações clínicas

Um distúrbio na separação entre o esôfago e a traqueia pode ocasionar a formação de ligações irregulares (**fístulas traqueoesofágicas**), frequentemente acompanhadas de um esôfago em fundo cego (**atresia de esôfago**).

A partir da **28ª semana**, os alvéolos produzem **surfactante**, uma substância que diminui a tensão superficial dos alvéolos. A partir da **35ª semana**, a produção geralmente é suficiente, de modo a possibilitar – se necessário – a **respiração espontânea**. Em caso de produção insuficiente de surfactante, ocorre a **síndrome da angústia respiratória (SAR)**, que representa a mais frequente causa de morte em recém-nascidos prematuros. Até 60% dos prematuros com menos de 30 semanas de idade gestacional desenvolvem SAR. Como somente no momento do parto os pulmões passam a ser preenchidos com ar, o médico-legista pode atestar a circunstância da morte com a **prova de docimasia**: no caso de natimorto, o pulmão afunda, e quando a morte ocorre após o nascimento, o pulmão boia.

Desenvolvimento

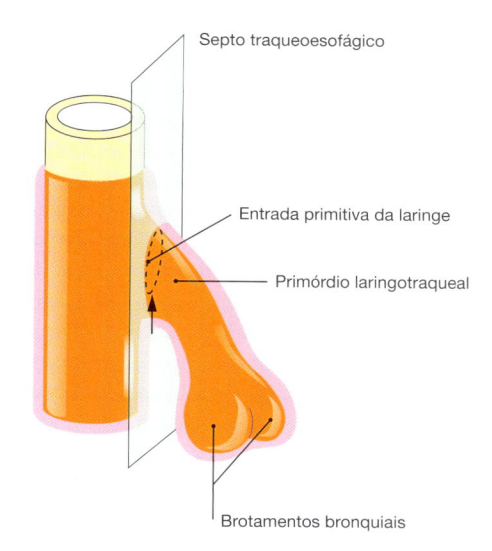

Figura 5.100 Desenvolvimento do septo traqueoesofágico. [E347-09]
Durante a 4ª e 5ª semanas, formam-se pregas de mesênquima de ambos os lados, que se unem para formar o septo esofagotraqueal e, consequentemente, promovem a separação entre os primórdios das vias respiratórias inferiores e do esôfago.

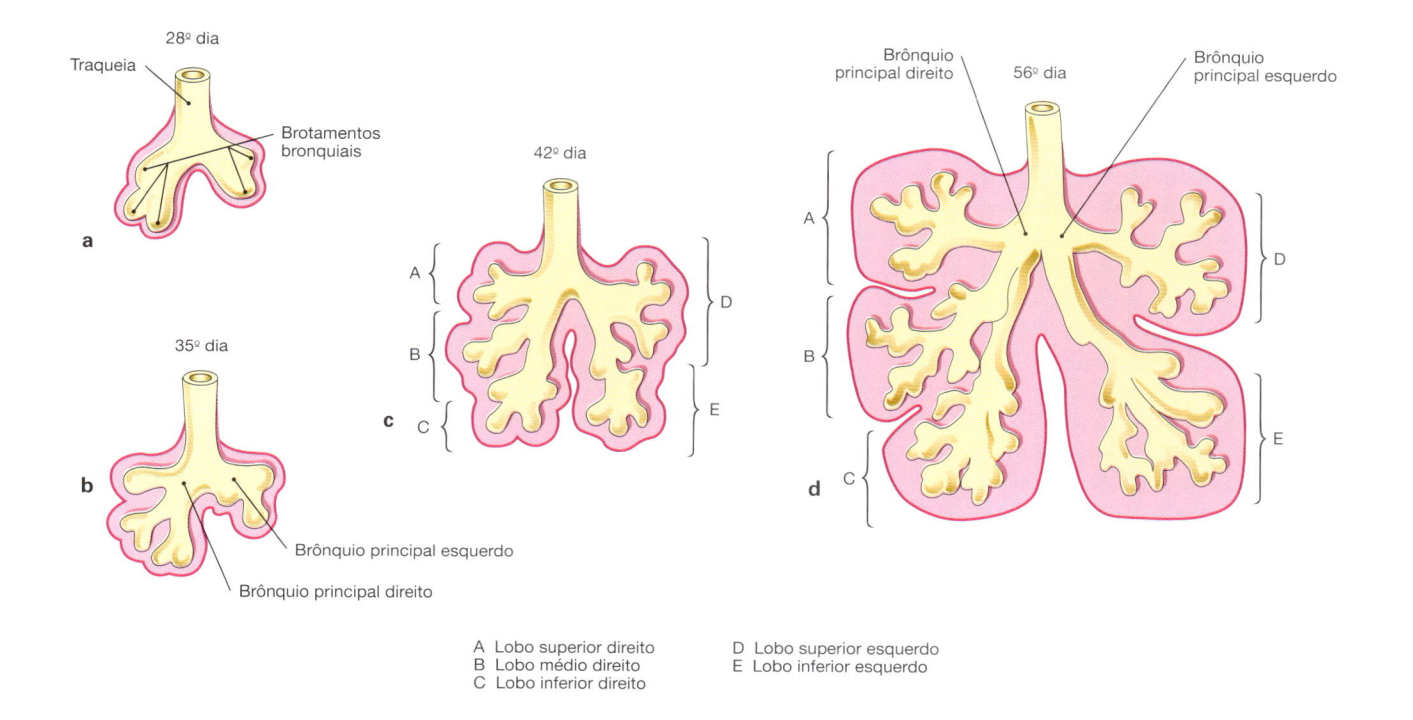

A Lobo superior direito
B Lobo médio direito
C Lobo inferior direito
D Lobo superior esquerdo
E Lobo inferior esquerdo

Figura 5.101a-d Estágios do desenvolvimento pulmonar. [E347-09]
a Desenvolvimento no 28º dia.
b Desenvolvimento no 35º dia.
c Desenvolvimento no 42º dia.
d Desenvolvimento no 56º dia.
Podem-se distinguir três fases do desenvolvimento pulmonar, que se sobrepõem parcialmente:
- **Fase pseudoglandular** (7ª a 17ª semanas): formação dos segmentos condutores das vias respiratórias
- **Fase canalicular** (13ª a 26ª semanas): desenvolvimento inicial dos segmentos respiratórios (i. e., que realizam as trocas gasosas) das vias respiratórias
- **Fase alveolar** (23ª semana ao 8º ano de vida): formação dos alvéolos. Portanto, o desenvolvimento dos pulmões não é completo por ocasião do nascimento, continuando na infância.

Correlações clínicas

Se a separação do sistema respiratório inferior do esôfago através do septo traqueoesofágico, abaixo da laringe, não ocorrer corretamente, podem se formar **fístulas** entre o esôfago e a traqueia, que geralmente estão associadas à **oclusão do esôfago (atresia esofágica)**. Os lactentes aspiram o leite materno para os pulmões e o expelem pela boca e nariz quando expiram.

Pulmão

Traqueia e Brônquios

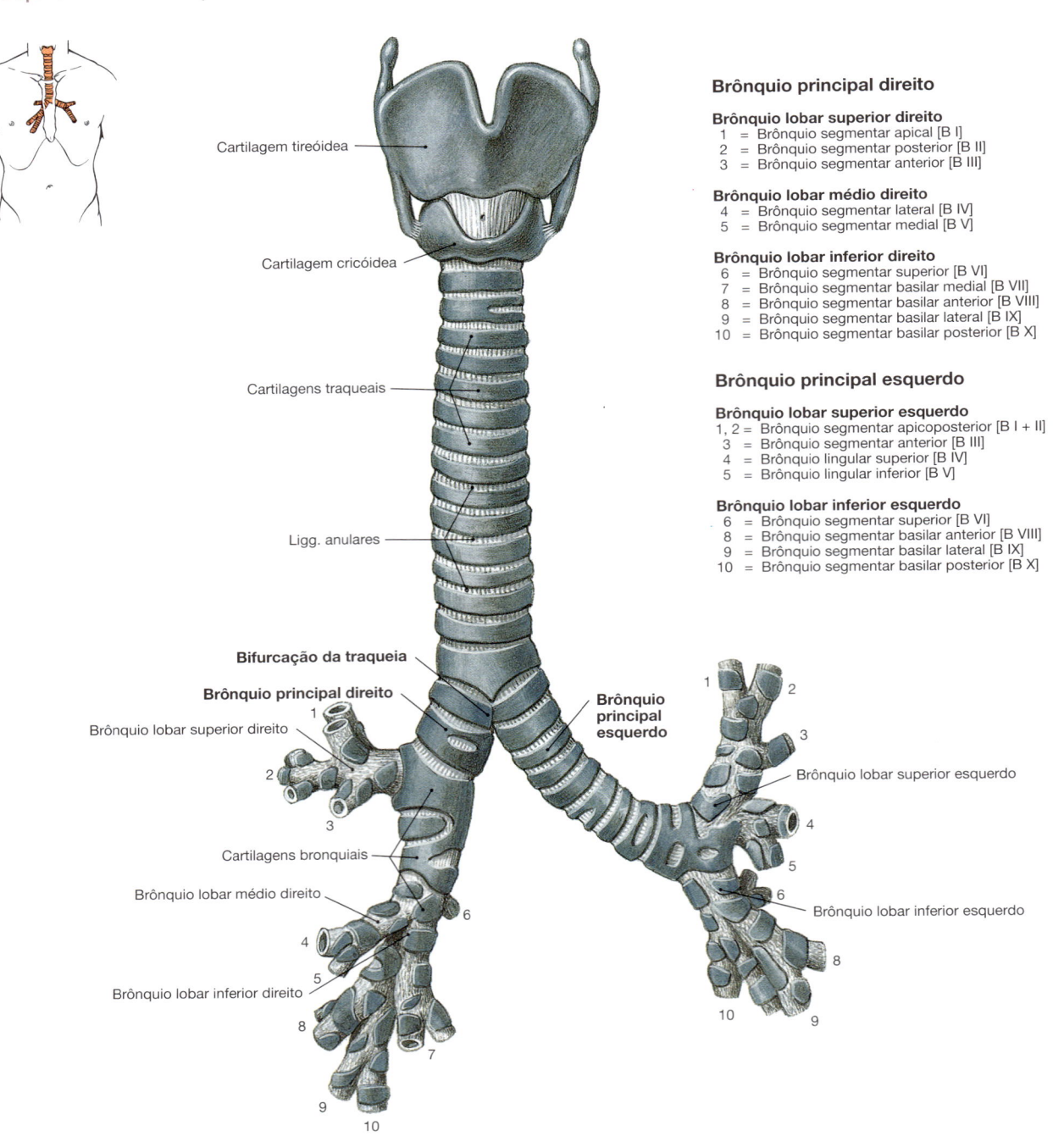

Brônquio principal direito

Brônquio lobar superior direito
1 = Brônquio segmentar apical [B I]
2 = Brônquio segmentar posterior [B II]
3 = Brônquio segmentar anterior [B III]

Brônquio lobar médio direito
4 = Brônquio segmentar lateral [B IV]
5 = Brônquio segmentar medial [B V]

Brônquio lobar inferior direito
6 = Brônquio segmentar superior [B VI]
7 = Brônquio segmentar basilar medial [B VII]
8 = Brônquio segmentar basilar anterior [B VIII]
9 = Brônquio segmentar basilar lateral [B IX]
10 = Brônquio segmentar basilar posterior [B X]

Brônquio principal esquerdo

Brônquio lobar superior esquerdo
1, 2 = Brônquio segmentar apicoposterior [B I + II]
3 = Brônquio segmentar anterior [B III]
4 = Brônquio lingular superior [B IV]
5 = Brônquio lingular inferior [B V]

Brônquio lobar inferior esquerdo
6 = Brônquio segmentar superior [B VI]
8 = Brônquio segmentar basilar anterior [B VIII]
9 = Brônquio segmentar basilar lateral [B IX]
10 = Brônquio segmentar basilar posterior [B X]

Labels on figure: Cartilagem tireóidea; Cartilagem cricóidea; Cartilagens traqueais; Ligg. anulares; **Bifurcação da traqueia**; **Brônquio principal direito**; Brônquio lobar superior direito; Cartilagens bronquiais; Brônquio lobar médio direito; Brônquio lobar inferior direito; **Brônquio principal esquerdo**; Brônquio lobar superior esquerdo; Brônquio lobar inferior esquerdo.

Figura 5.102 Vias respiratórias inferiores, com laringe, traqueia e brônquios; vista anterior. [S700]

A traqueia tem 10 a 13 cm de comprimento e se estende da cartilagem cricóidea da laringe até a sua bifurcação nos dois **brônquios principais**. Ela se divide em uma parte cervical e uma parte torácica. A projeção e a topografia estão descritas na → Figura 5.96. Os brônquios principais se ramificam à direita em três brônquios lobares e à esquerda em dois **brônquios lobares**. A partir dos brônquios lobares originam-se os **brônquios segmentares**. No lado direito, existem 10 segmentos pulmonares e, portanto, 10 brônquios segmentares. Por sua vez, à esquerda não existe o segmento 7 nem o brônquio correspondente.

A subsequente classificação da árvore bronquial não está aqui representada. Os brônquios se ramificam de 6 a 12 vezes e, em seguida, dão origem aos **bronquíolos**, que apresentam um diâmetro menor que 1 mm e, portanto, são visíveis apenas à microscopia. É fácil diferenciá-los dos brônquios, porque os bronquíolos não contêm estruturas cartilagíneas ou glândulas em suas paredes. Um bronquíolo de primeira ordem supre um lóbulo pulmonar, no qual os bronquíolos se ramificam de três a quatro vezes, até formar os **bronquíolos terminais**. Até este nível, compreende-se a **parte condutora** das vias respiratórias, que engloba um volume de 150 a 170 mℓ. Um bronquíolo terminal supre um **ácino pulmonar**, que apresenta 10 gerações de bronquíolos respiratórios, com ductos alveolares e sacos alveolares. Todas as partes de um ácino têm alvéolos, constituindo a chamada **parte respiratória** das vias respiratórias (nas quais ocorrem as trocas gasosas).

Correlações clínicas

O volume da parte condutora das vias respiratórias **(150 a 170 mℓ)** corresponde ao **espaço morto anatômico** e tem relevância prática durante a **reanimação**. Durante a ventilação, um volume maior que 170 mℓ tem de ser reposto, para que ar rico em oxigênio chegue aos alvéolos, e não apenas ocorra a movimentação do ar já existente no trato respiratório. Por isso, é preciso ventilar artificialmente o indivíduo de maneira lenta e com mais volume, em vez de ventilar rapidamente com pequenos volumes.

Estrutura Anatômica da Traqueia e dos Brônquios

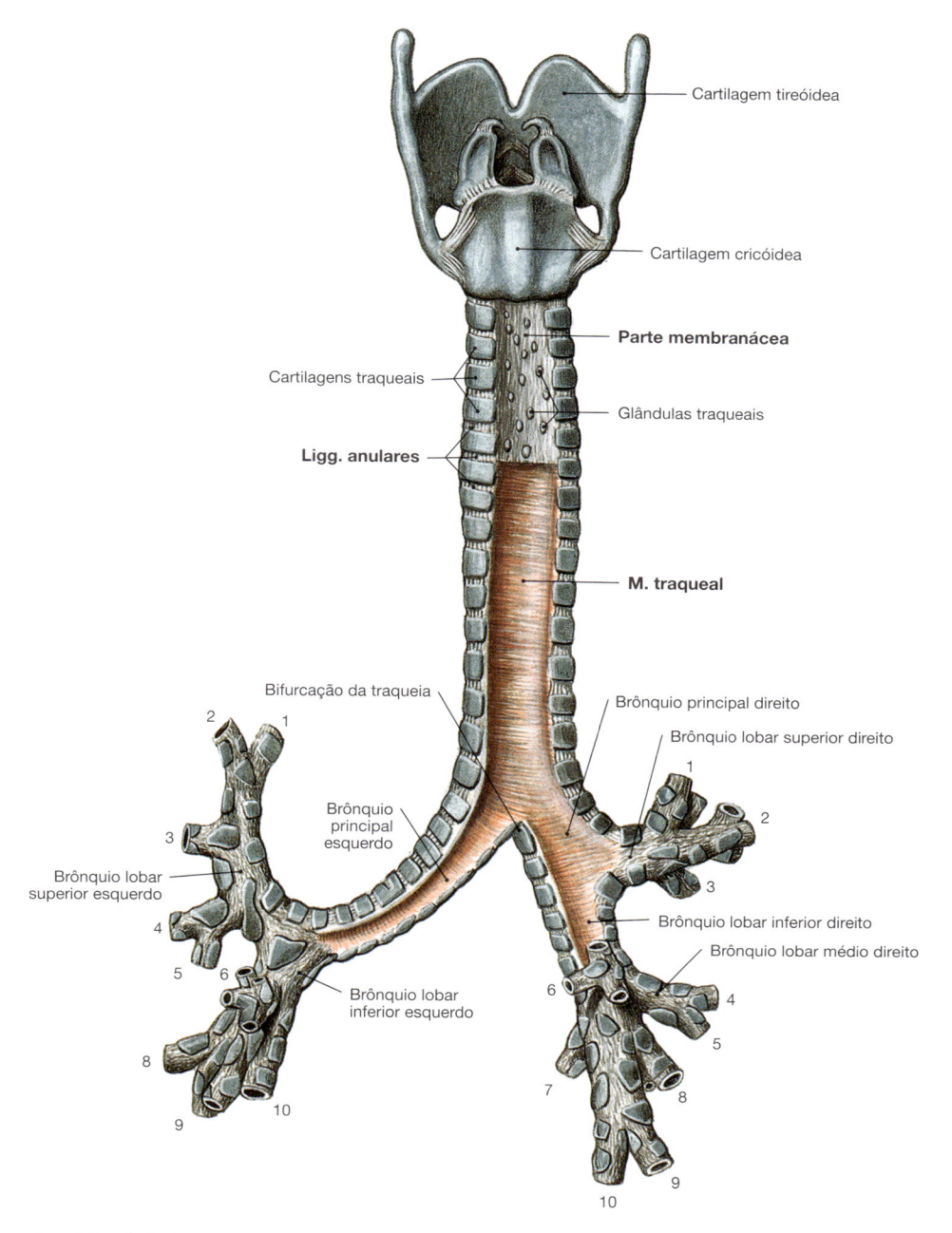

Figura 5.103 Vias respiratórias inferiores, com laringe, traqueia e brônquios; vista posterior. [S700]
A classificação da árvore bronquial está descrita na → Figura 5.102. Em vista posterior, observa-se que a parede posterior da traqueia e dos brônquios principais não apresenta anéis cartilagíneos (parede membranácea), mas é composta, predominantemente, por musculatura lisa (M. traqueal). Os anéis cartilagíneos individuais estão ligados uns aos outros pelos Ligg. anulares, formados por tecido conjuntivo fibroelástico, de modo que a traqueia consegue se dilatar até 5 cm à inspiração profunda.

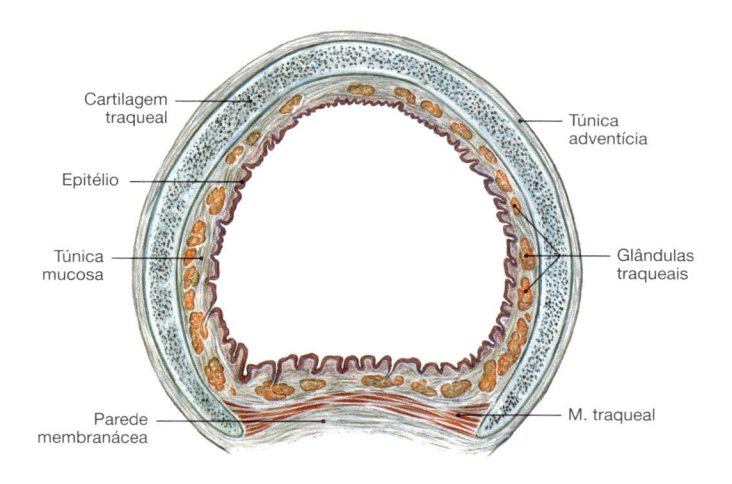

Figura 5.104 Traqueia; corte transversal, pequeno aumento. [S700]
A parede da traqueia e dos brônquios principais é composta internamente por uma túnica mucosa, à qual se seguem, externamente, a túnica fibromusculocartilagínea e a túnica adventícia. A túnica fibromusculocartilagínea é composta por 16 a 20 anéis de cartilagem hialina, em formato de "ferradura", abertos posteriormente e unidos por musculatura lisa (M. traqueal).

Correlações clínicas

Como a parede posterior livre de cartilagem fica diretamente contra o esôfago (→ Figura 5.135), as **neoplasias esofágicas** proximais conseguem penetrar na traqueia, o que está associado a prognóstico ruim, porque ressecções extensas não são possíveis.

Pulmão

Pulmões

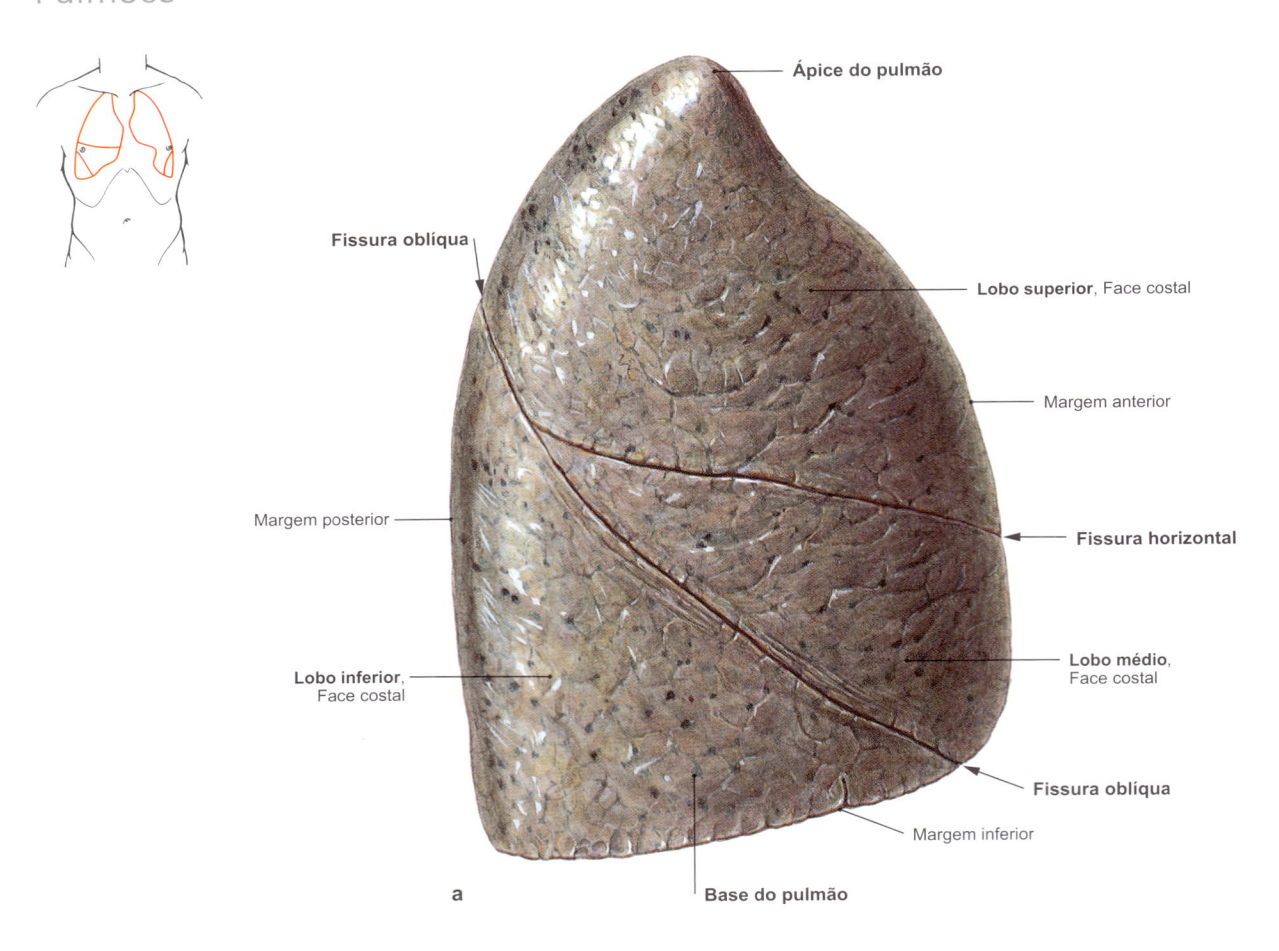

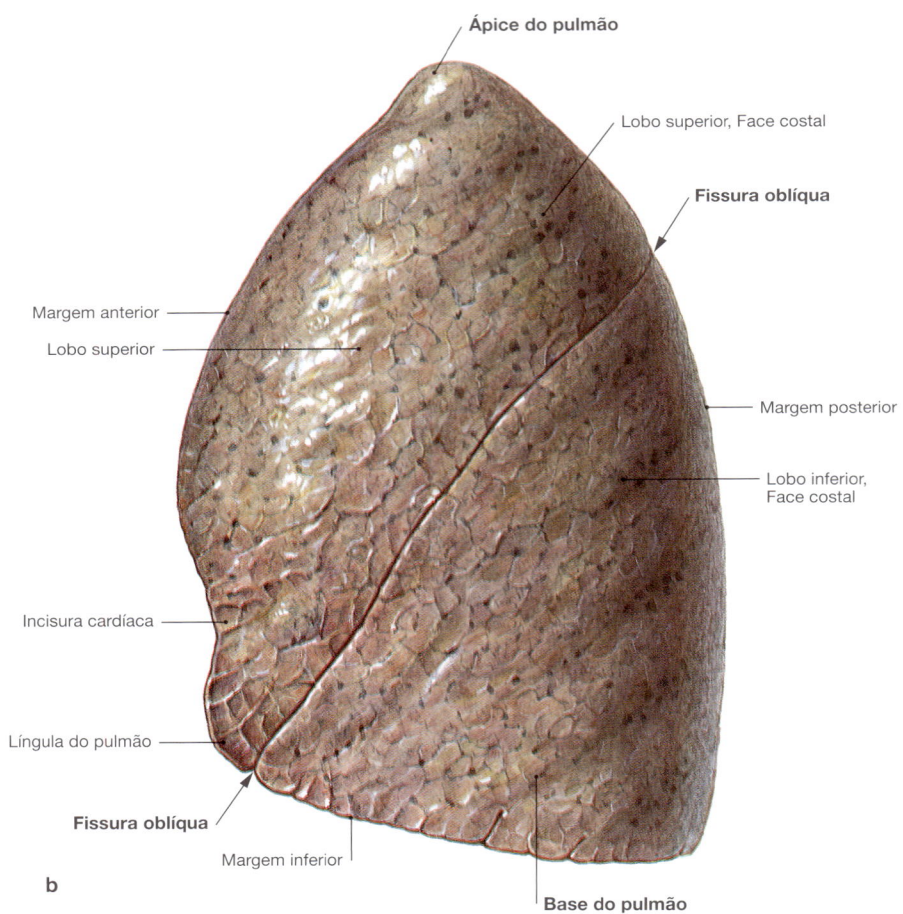

Figura 5.105a e b   Pulmões direito e pulmão esquerdo; vista lateral. [S700]
a Pulmão direito, vista lateral.
b Pulmão esquerdo, vista lateral.

O **pulmão direito** tem **três lobos (lobos superior, médio e inferior)**, separados pela fissura oblíqua e pela fissura horizontal. Por sua vez, o **pulmão esquerdo** tem **dois lobos (lobos superior e inferior)** e apresenta apenas uma fissura oblíqua. O lobo médio corresponde à língula do lobo superior do pulmão esquerdo, que forma uma extensão, em formato de "língua", abaixo da incisura cardíaca. No entanto, as fissuras podem ser incompletas, de modo que os lobos não são totalmente separados, o que ocorre em até 50% dos casos de fissura horizontal. Ou a língula do pulmão no lado esquerdo pode ser separada em um terceiro lobo.

O volume do pulmão direito compreende 2 a 3 ℓ e, em inspiração máxima, até 5 a 8 ℓ. Este volume corresponde a uma superfície para trocas gasosas de 70 a 140 m². O pulmão esquerdo tem um volume em torno de 10 a 20% menor, devido ao deslocamento do coração para a esquerda.

Os pulmões apresentam, na região cranial, um **ápice (ápice do pulmão)** e, na região caudal, uma **base** ampla **(base do pulmão)**. A superfície é recoberta pela pleura visceral e, de acordo com as relações topográficas, pode ser dividida em três faces. A **face costal**, voltada para a região lateral, continua para baixo na margem inferior do pulmão como a **face diafragmática** (→ Figura 5.106), enquanto a **face mediastinal**, voltada para a região medial, continua na margem anterior e na margem posterior, apresentando um contorno suave.

Pulmões

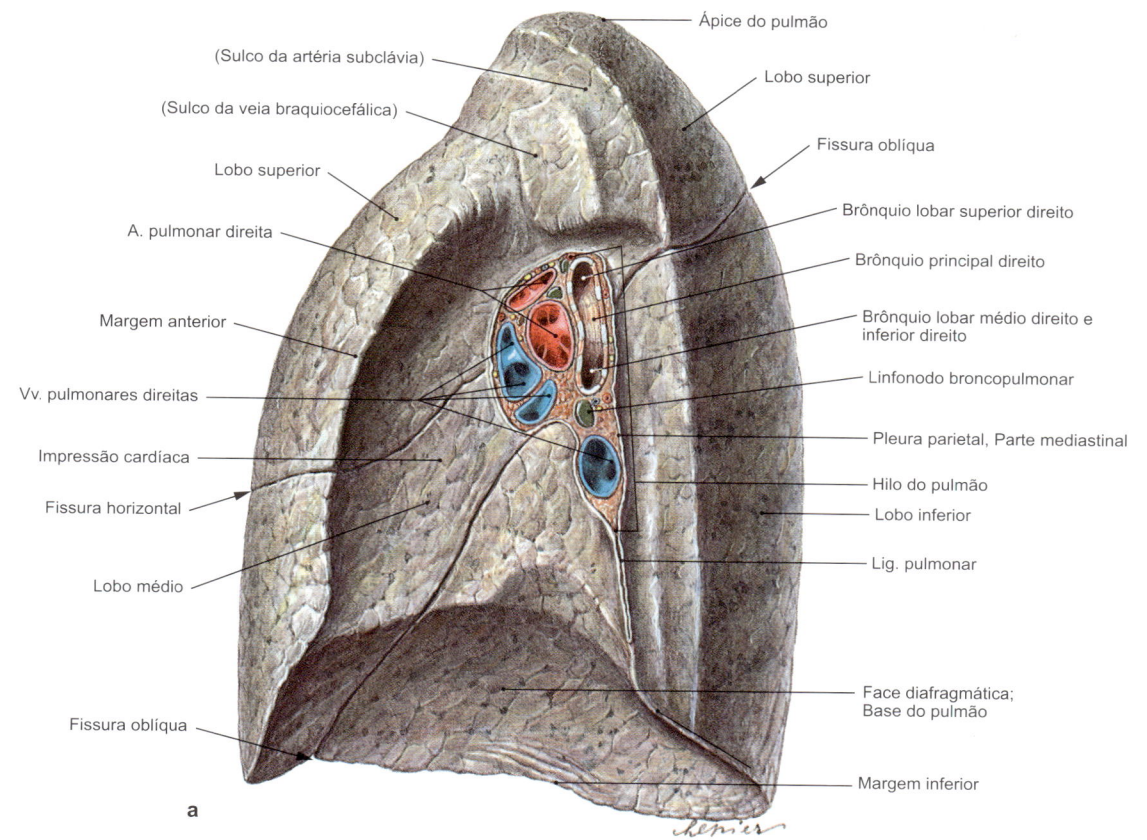

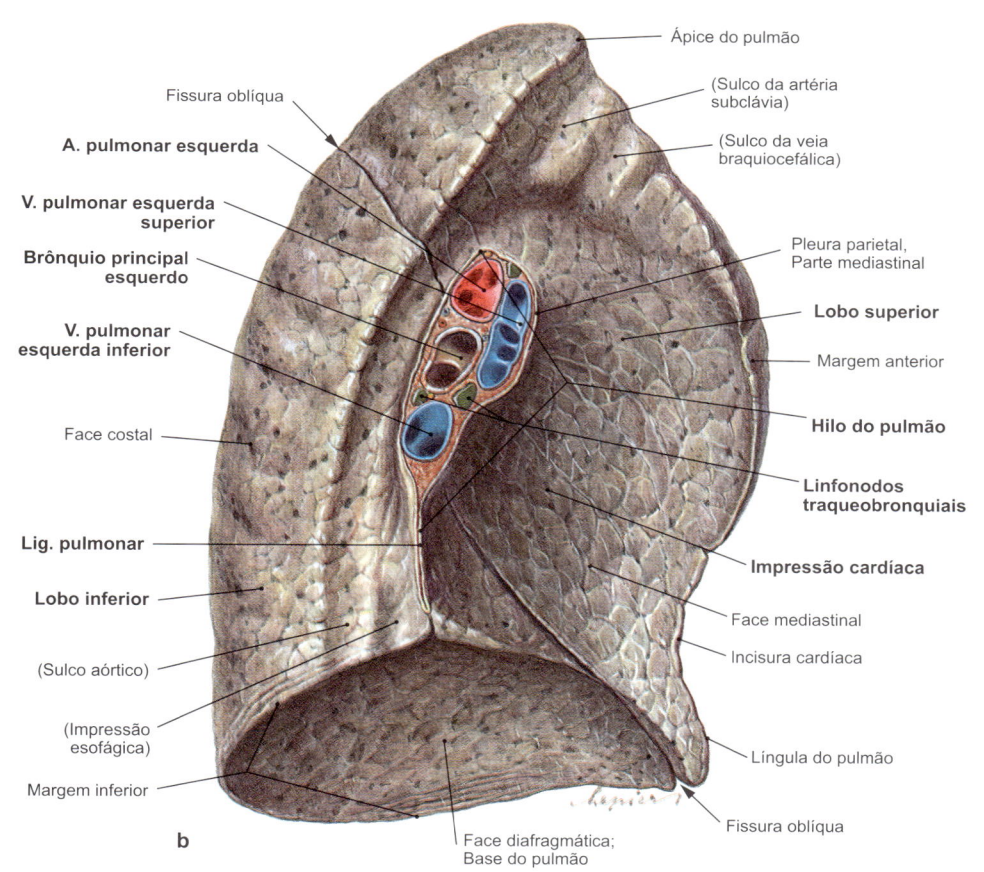

Figura 5.106a e b Pulmões direito e esquerdo; vista medial. [S700]
a Pulmão direito, vista medial.
b Pulmão esquerdo, vista medial.

Medialmente encontra-se o **hilo do pulmão**, onde estão os brônquios principais, os vasos sanguíneos e os nervos, formando o que se chama **raiz do pulmão**. No hilo, a **pleura visceral**, que recobre a superfície pulmonar, continua com a **pleura parietal**, que reveste a cavidade pleural. Esta prega de reflexão se projeta para baixo, formando o Lig. pulmonar. A disposição dos brônquios principais e dos grandes vasos no hilo do pulmão é característica em ambos os pulmões. No **pulmão direito**, o **brônquio principal** encontra-se mais **acima** da A. pulmonar, enquanto, no lado esquerdo, está abaixo da A. pulmonar. As Vv. pulmonares encontram-se na frente e abaixo. Na região do hilo, com a secção da raiz do pulmão, habitualmente alguns linfonodos (linfonodos traqueobronquiais) são seccionados e, devido à deposição de resíduos de partículas de carvão, costumam ter uma tonalidade escura. A face mediastinal é côncava (sendo mais pronunciada à esquerda do que à direita), devido ao coração (impressão cardíaca). Ambos os pulmões frequentemente apresentam depressões que são produzidas pelos vasos sanguíneos adjacentes à sua superfície, ou pelo esôfago, no lado esquerdo. Essas depressões são visíveis – como as margens do pulmão – apenas com o pulmão fixado (artefato de fixação), porém esclarecem as relações topográficas dos pulmões.

Correlações clínicas

Como o ápice do pulmão se projeta em torno de 2,5 cm até 5 cm na abertura superior do tórax, quando um **cateter venoso central** (CVC) é introduzido na V. subclávia, existe o risco de o pulmão ser lesionado (penetração do espaço pleural), com formação de **pneumotórax** e colapso pulmonar. Embora isso ocorra mais frequentemente na introdução de um CVC na V. jugular interna (pescoço) na direção da articulação esternoclavicular – e, consequentemente, na direção do ápice do pulmão –, o risco é ainda maior com um CVC na V. subclávia, pois esta veia se encontra diretamente em contato com a cavidade pleural (→ Figura 5.135), antes que continue na V. braquiocefálica.

Pulmão

Segmentos Broncopulmonares

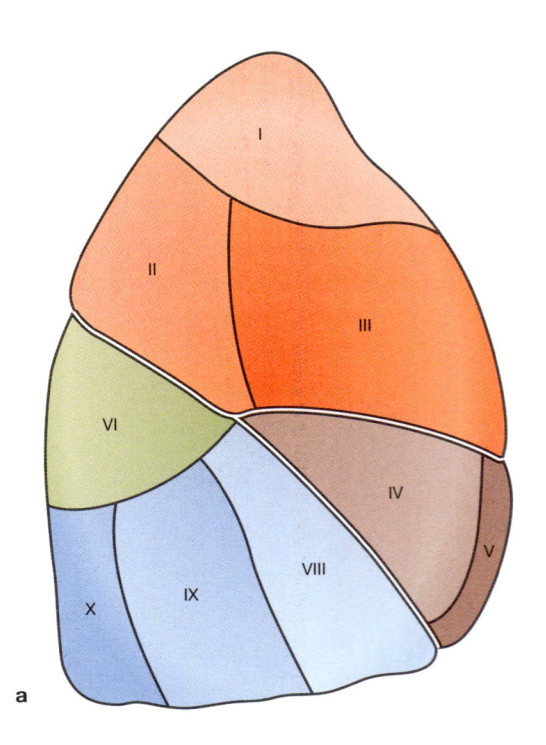

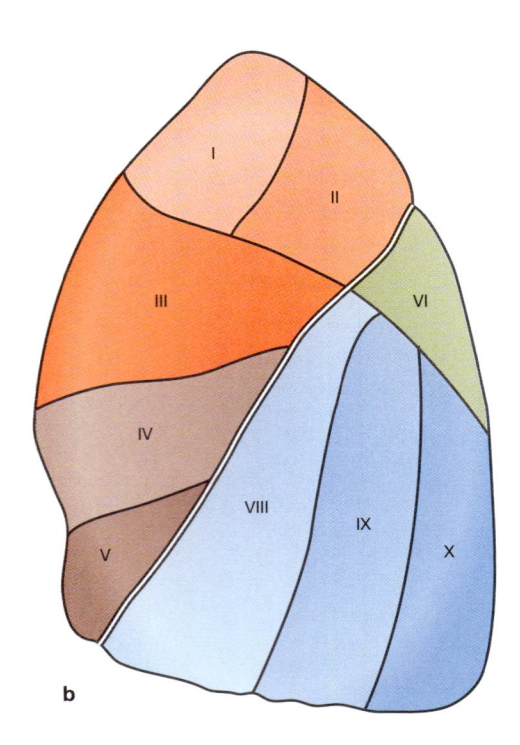

Pulmão direito

Lobo superior
- Segmento apical [S I]
- Segmento posterior [S II]
- Segmento anterior [S III]

Lobo médio
- Segmento lateral [S IV]
- Segmento medial [S V]

Lobo inferior
- Segmento superior [S VI]
- Segmento basilar medial [S VII]
- Segmento basilar anterior [S VIII]
- Segmento basilar lateral [S IX]
- Segmento basilar posterior [S X]

Pulmão esquerdo

Lobo superior
- Segmento apicoposterior [S I + II]
- Segmento anterior [S III]
- Segmento lingular superior [S IV]
- Segmento lingular inferior [S V]

Lobo inferior
- Segmento superior [S VI]
- Segmento basilar anterior [S VIII]
- Segmento basilar lateral [S IX]
- Segmento basilar posterior [S X]

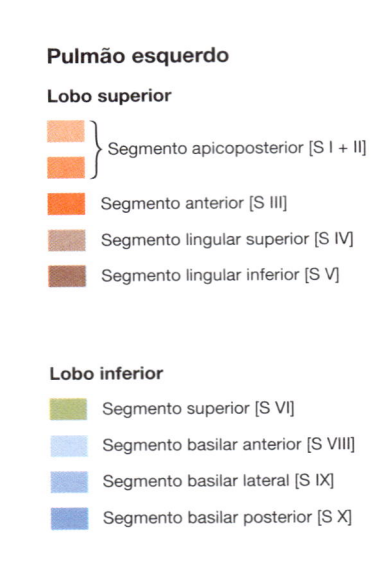

Figura 5.107a e b Segmentos broncopulmonares do pulmão; vista lateral. [S700-L126]
a Pulmão direito, vista lateral.
b Pulmão esquerdo, vista lateral.
Os lobos do pulmão estão subdivididos em segmentos broncopulmonares de formato cônico, separados incompletamente por septos de tecido conjuntivo, de tal modo que os limites dos segmentos são identificados na superfície pulmonar. Os segmentos apresentam **brônquios segmentares** próprios e ramos segmentares das artérias pulmonares. O **pulmão direito** tem **dez segmentos** – três no lobo superior, dois no lobo médio e cinco no lobo inferior. O **pulmão esquerdo** tem apenas **nove segmentos**, uma vez que – devido à expansão maior do mediastino sobre o lado esquerdo – o segmento VII (segmento basilar medial, → Figura 5.108a) está ausente ou bastante reduzido e fundido ao segmento VIII. Por outro lado, a divisão em segmentos é relativamente semelhante, uma vez que os segmentos do lobo médio no lado direito correspondem a dois segmentos na língula do pulmão esquerdo.

5 Segmentos Broncopulmonares

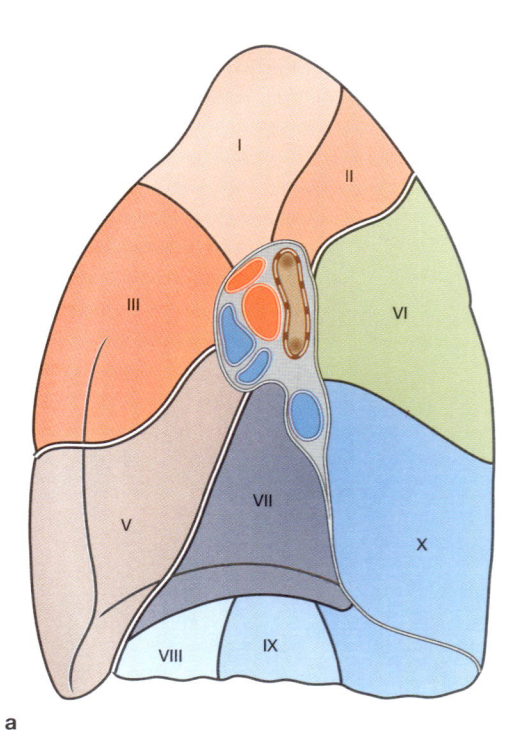

Figura 5.108a e b Segmentos broncopulmonares; vista medial. [S700-L126]
a Pulmão direito, vista medial.
b Pulmão esquerdo, vista medial.

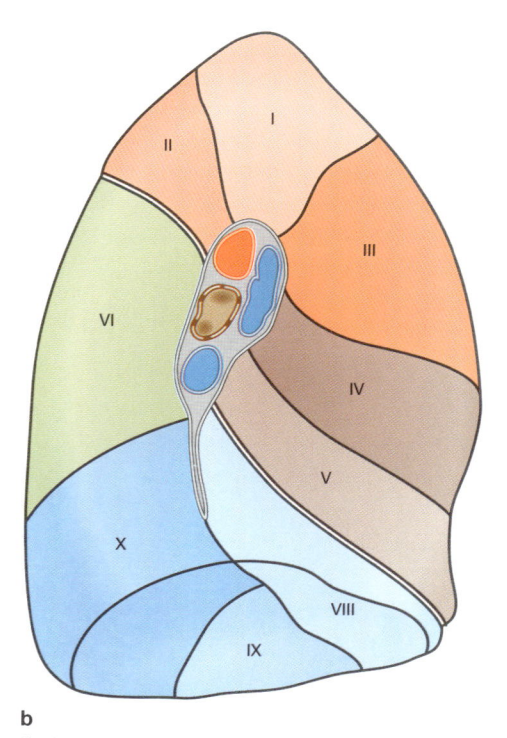

O pulmão direito tem 10 segmentos. O pulmão esquerdo, por sua vez, tem apenas 9 segmentos, já que não tem o segmento VII (segmento basilar medial).

Brônquio segmentar apicoposterior [B I, II]; Brônquio segmentar anterior [B III]

Brônquio lobar superior esquerdo

Brônquios lingulares superior e inferior [B IV, V]

Brônquio segmentar superior [B VI]

Brônquio segmentar basilar anterior [B VIII]

Brônquio segmentar basilar posterior [B X]

Brônquio segmentar basilar lateral [B IX]

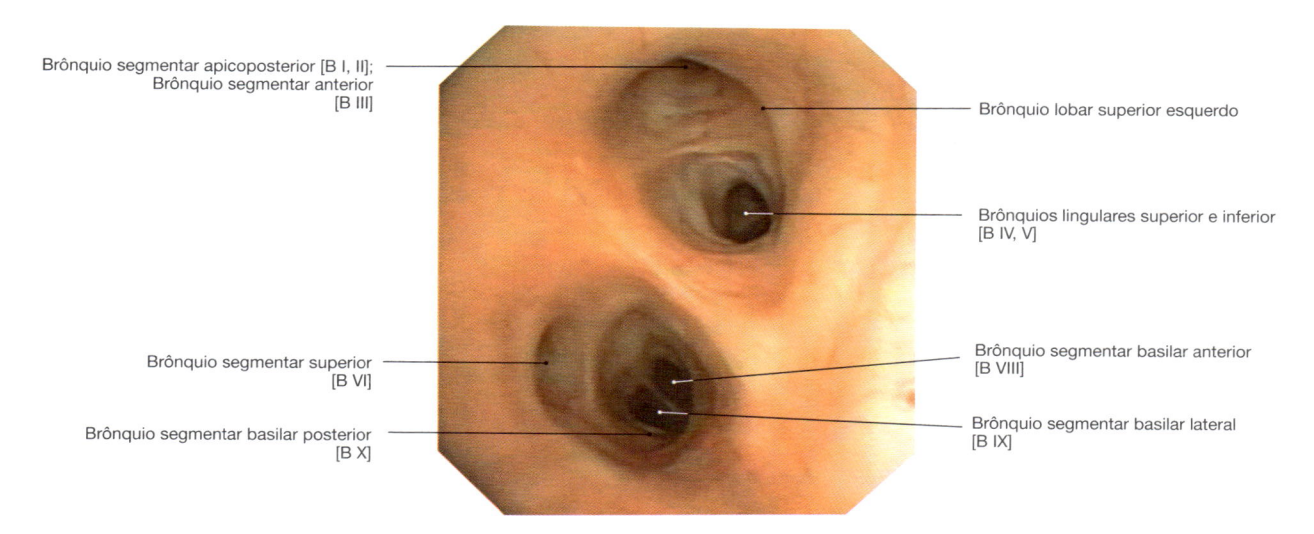

Figura 5.109 Brônquios; broncoscopia com visão dos brônquios segmentares à esquerda. [S700]
Como se pode observar, não existe brônquio segmentar VII no lado esquerdo (→ Figura 5.108b).

Correlações clínicas

O conhecimento dos segmentos broncopulmonares é importante para que o médico obtenha uma boa orientação durante a realização de uma **broncoscopia**. Uma broncoscopia é realizada quando massas expansivas são evidenciadas nas técnicas de imagem. Material é coletado (biopsia), de modo que o diagnóstico de um tumor seja excluído ou comprovado. Outra indicação é uma pneumonia resistente ao tratamento. Neste caso, o objetivo é identificar o agente etiológico.

Com base na função pulmonar determinada no pré-operatório por meio dos volumes respiratórios, pode-se estimar até que ponto uma ressecção de segmentos broncopulmonares individuais prejudicaria a função pulmonar. Saber o número de segmentos no pulmão afetado ajuda a avaliar se uma cirurgia é conveniente para o paciente, sem comprometer muito o desempenho do pulmão remanescente.

81

Pulmão

Vasos Sanguíneos do Pulmão

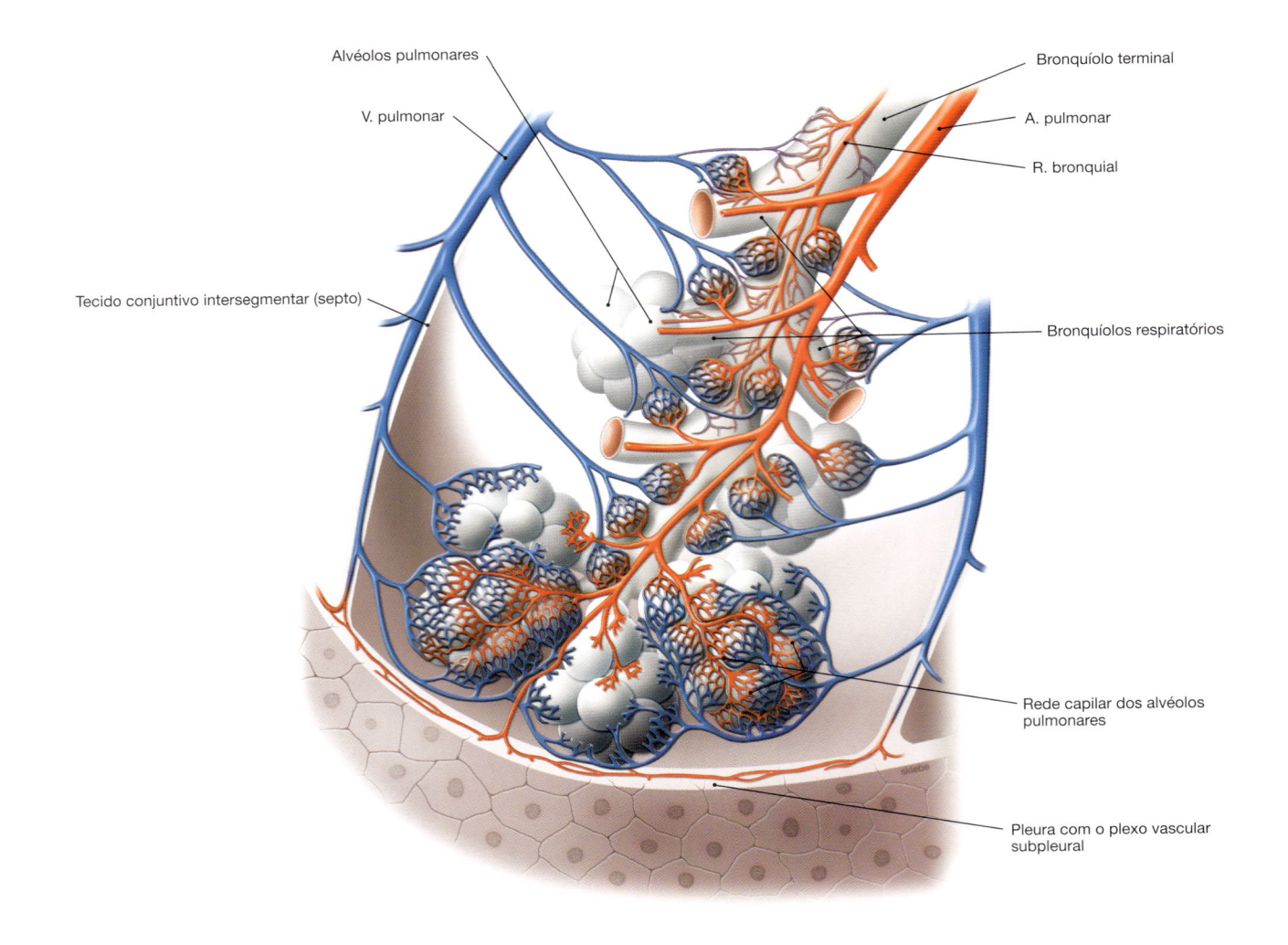

Figura 5.110 Ácino pulmonar, com suprimento vascular. [S700-L238]
O pulmão tem dois sistemas vasculares, cujos ramos terminais se comunicam nas paredes dos alvéolos pulmonares (septos interalveolares). As artérias e as veias da circulação pulmonar formam os *vasa publica* (circuito sistêmico), que atuam nas trocas gasosas entre os alvéolos e o sangue. Os ramos das Aa. pulmonares seguem em meio ao tecido conjuntivo peribronquial e subpleural e trazem o sangue pobre em oxigênio do coração direito para os alvéolos. Por outro lado, as Vv. pulmonares se encontram em meio ao tecido conjuntivo intersegmentar e trazem o sangue rico em oxigênio para o átrio esquerdo.
Os *vasa privata* (circuito respiratório) irrigam o parênquima pulmonar. Os Rr. arteriais bronquiais e as Vv. bronquiais seguem juntamente com os brônquios. As Vv. bronquiais drenam para as veias do sistema ázigo. (→ Figuras 5.21 e 5.127).

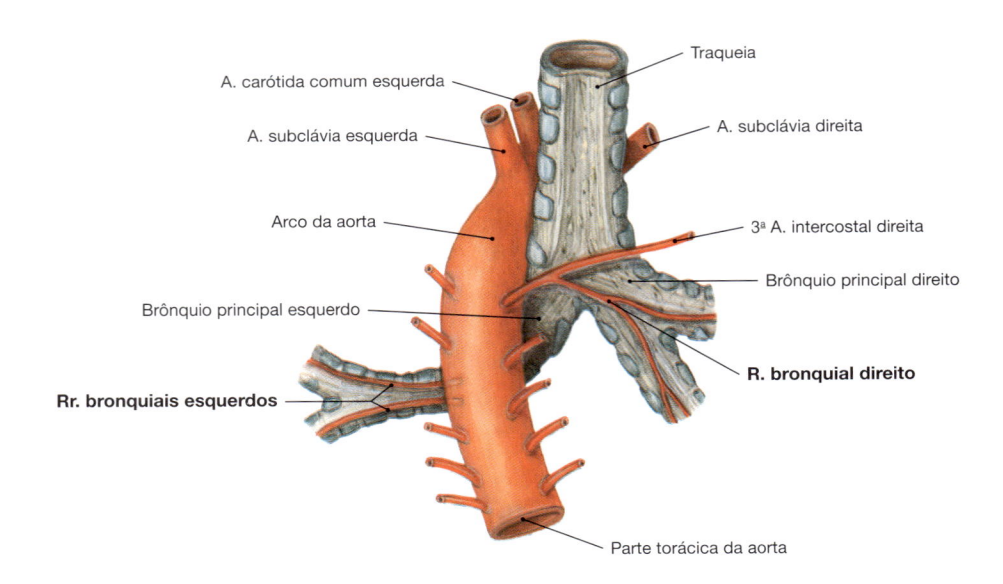

Figura 5.111 Circuito respiratório (*vasa privata*) do pulmão; vista posterior. [S700]
Os Rr. arteriais bronquiais originam-se, à esquerda, diretamente da parte torácica da aorta, enquanto à direita eles se originam normalmente a partir da terceira artéria intercostal.

5 Vasos Linfáticos e Linfonodos do Pulmão

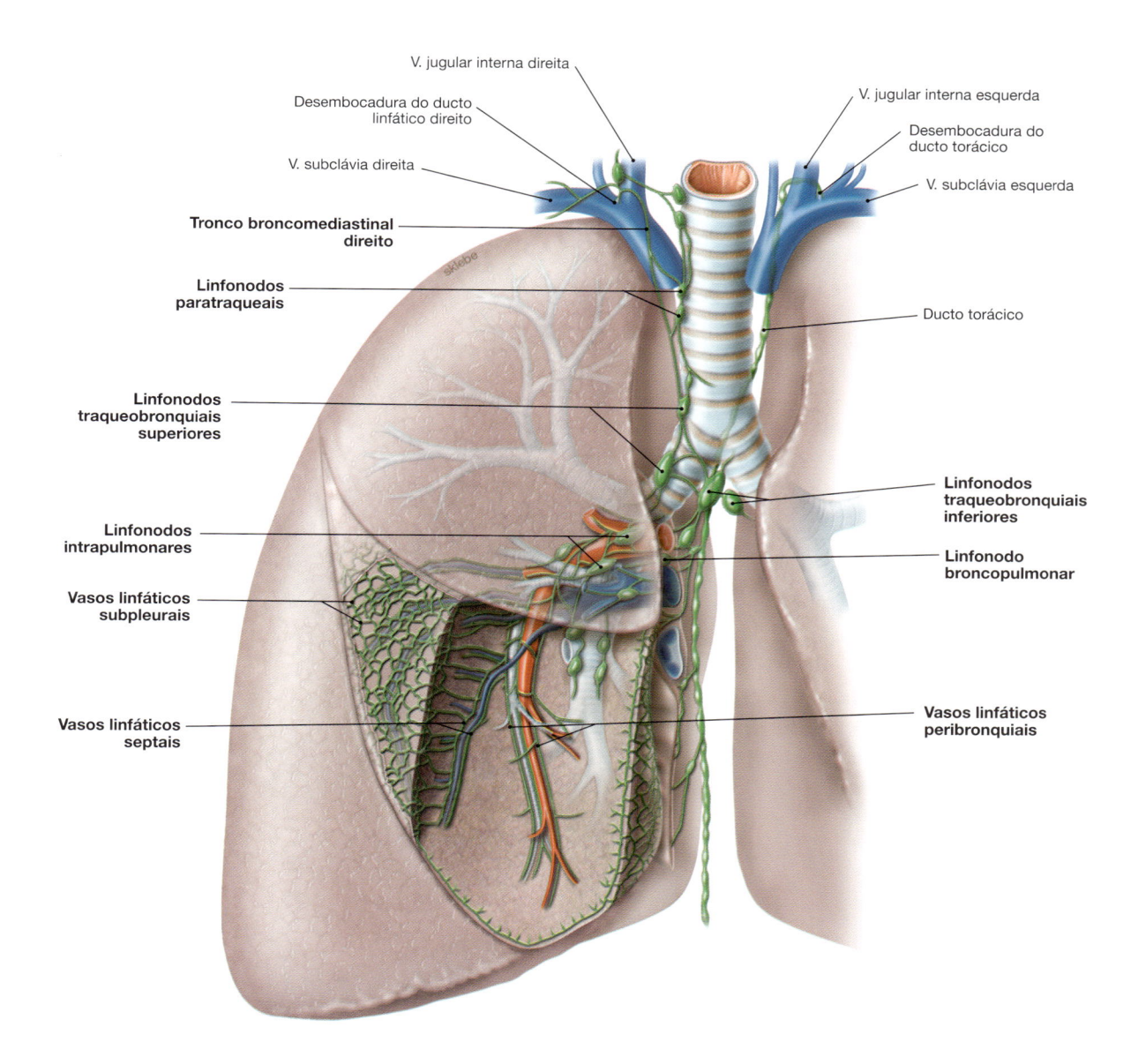

Figura 5.112 Vasos linfáticos e linfonodos do pulmão; vista anterior; representação esquemática. [S700-L238]/[B501-O1108-L317]

O pulmão apresenta dois sistemas de vasos linfáticos, que se unem no hilo. O **sistema peribronquial** segue os brônquios e contém, ao longo de seu trajeto, várias cadeias de linfonodos. A primeira cadeia é representada pelos **linfonodos intrapulmonares**, que se encontram na ramificação dos brônquios lobares em brônquios segmentares. A segunda é constituída pelos **linfonodos broncopulmonares** no hilo do pulmão. Os subsequentes **linfonodos traqueobronquiais** encontram-se já na raiz do pulmão. Podem ser distinguidos os linfonodos traqueobronquiais superiores e inferiores, acima e abaixo da bifurcação da traqueia, respectivamente. Esses linfonodos também são a primeira estação de linfonodos para drenagem linfática do coração. No entanto, não há separação estrita das vias de drenagem das metades direita e esquerda do coração.

A partir dos linfonodos traqueobronquiais, a linfa é drenada para os **linfonodos paratraqueais** ou para os **troncos broncomediastinais**, de ambos os lados, de modo que não há uma atribuição estrita quanto aos lados dos vasos linfáticos.

Por sua vez, os **sistemas vasculares linfáticos subpleural** e **septal** apresentam, como primeira cadeia, os linfonodos traqueobronquiais. Os delicados vasos linfáticos formam uma rede poligonal sobre a superfície pulmonar, cujas malhas correspondem aos limites de cada lóbulo pulmonar individual. Por causa da deposição de partículas de carvão (devido a gases de automóveis e fumaça de cigarro), os vasos linfáticos – e, consequentemente, os limites entre os lóbulos pulmonares – são geralmente bem visualizados à dissecção.

Correlações clínicas

Habitualmente os linfonodos do pulmão são denominados **linfonodos hilares**. Isso gera confusão, visto que os linfonodos intrapulmonares são profundos e inseridos no parênquima pulmonar. Essa confusão na terminologia pode fazer com que massas expansivas no parênquima sejam consideradas prematuramente processos patológicos independentes, e não aumentos de tamanho de linfonodos; isto pode ocasionar a realização de exames complementares desnecessários.

Pulmão

Vias de Condução e Inervação do Pulmão

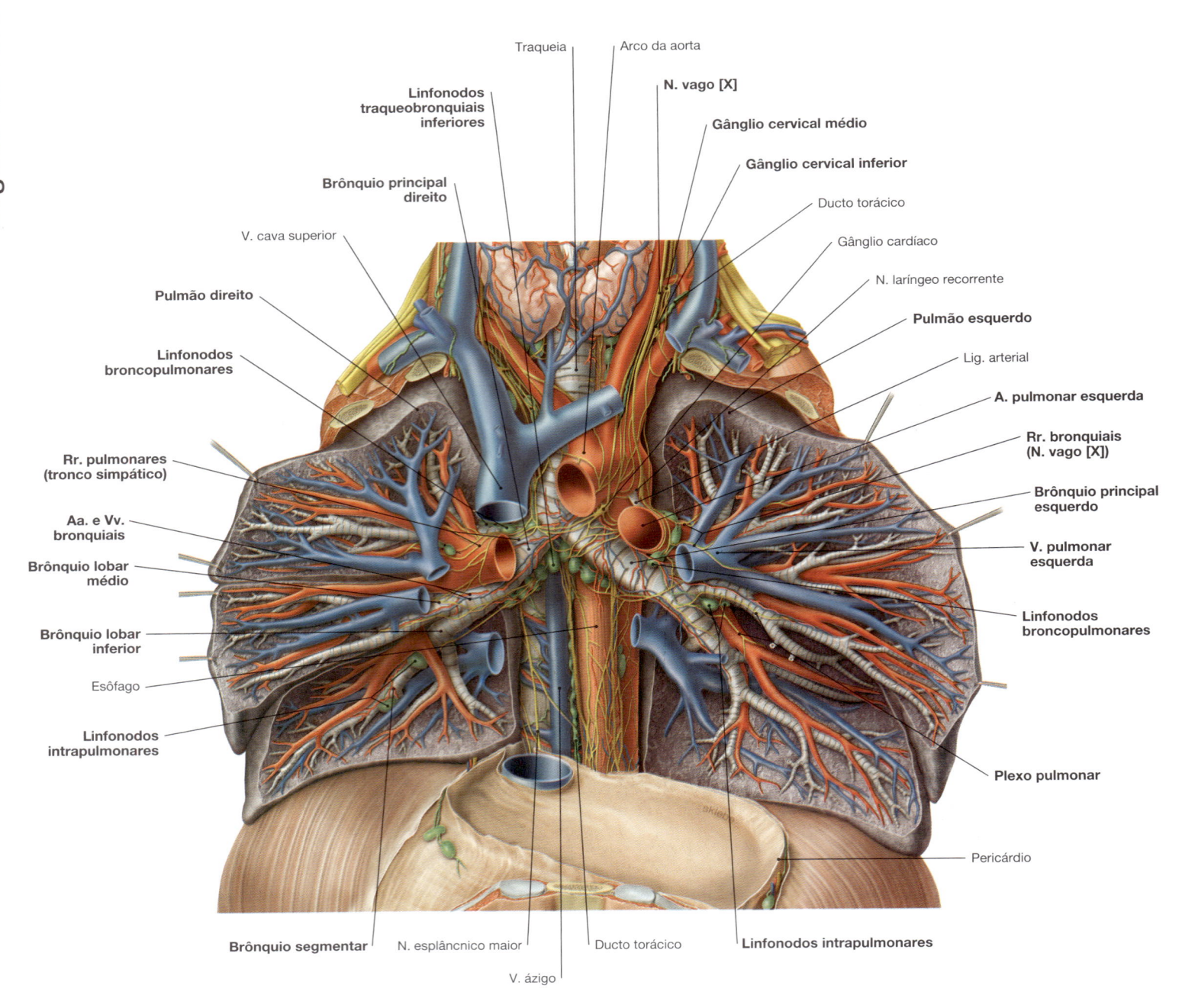

Figura 5.113 Árvore bronquial dos pulmões com as demais vias de condução; vista anterior após a retirada do coração com o pericárdio. [S700-L238]/[Q300]

No hilo do pulmão encontram-se os **brônquios principais**. Estes formam, juntamente com as demais vias de condução dos pulmões, a **raiz pulmonar**. Os brônquios principais ramificam-se nos **brônquios lobares e segmentares**, sendo acompanhados pelos ramos das **Aa. pulmonares**. As **Vv. pulmonares** são, no entanto, isoladas no tecido conjuntivo subpleural intersegmentar, que aqui foi removido. Esses grandes vasos formam coletivamente o circuito respiratório (*vasa publica*), porque são responsáveis pela oxigenação do sangue e, portanto, pelo suprimento de todo o corpo. Eles são bem apresentados na peça anatômica. A figura mostra também as finas vias de condução, que geralmente não se pode identificar claramente na peça anatômica: os **Rr. bronquiais** arteriais e as **Vv. bronquiais** suprem o tecido pulmonar, representando a vascularização sistêmica nos pulmões. Eles seguem diretamente com os brônquios. Os canais linfáticos do sistema linfático peribrônquico conectam-se aos linfonodos intrapulmonares, que se localizam como a primeira estação linfática na distribuição dos brônquios segmentares e lobares. A segunda estação de **linfonodos broncopulmonares** situa-se diretamente no hilo.

As fibras nervosas autônomas do **plexo pulmonar** formam uma rede nos brônquios principais, que inclui as fibras nervosas tanto aferentes quanto eferentes. As fibras nervosas simpáticas (**Rr. pulmonares**) são pós-ganglionares e se ramificam a partir do gânglio inferior do tronco simpático cervical (gânglio cervical inferior) bem como dos gânglios superiores do tronco simpático torácico. As fibras nervosas parassimpáticas (**Rr. bronquiais**) a partir do N. vago [X] e do N. laríngeo recorrente são ainda pré-ganglionares. A sinapse é feita nos pequenos gânglios, na maioria microscópicos, do plexo pulmonar. A **parte simpática** causa dilatação dos brônquios (**broncodilatação**) para melhor ventilação dos pulmões, enquanto a **parte parassimpática** reduz o calibre dos brônquios (**broncoconstrição**) e ativa a secreção das glândulas formadoras de muco. O N. vago [X] também direciona fibras nervosas aferentes dos pulmões para o tronco encefálico, para poder transmitir o estímulo de dor e tensão.

Órgãos do Tórax, Radiografia

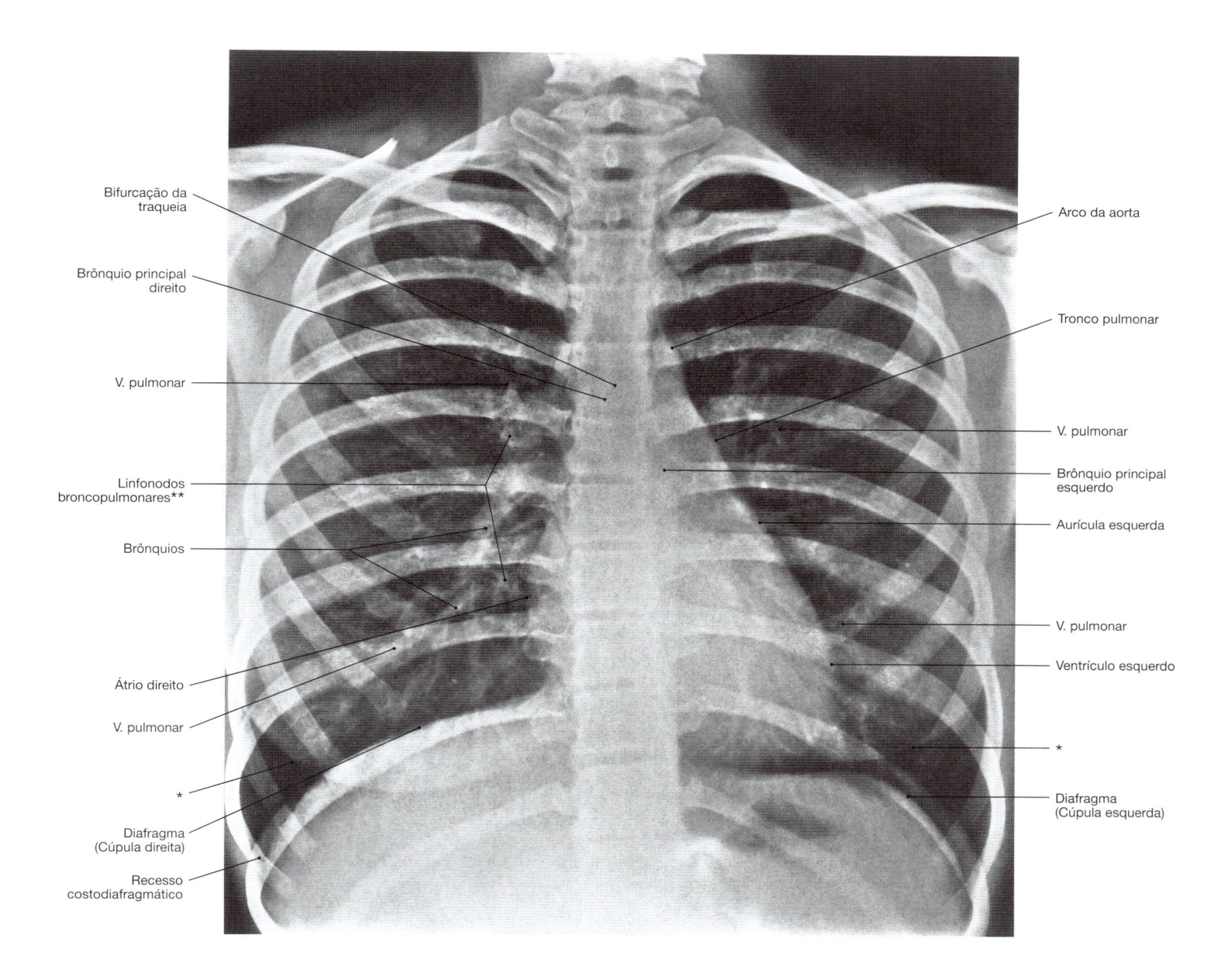

Figura 5.114 Cavidade torácica e suas estruturas; radiografia em incidência posteroanterior (PA). [R316-007]
Os brônquios são observados parcialmente em seu trajeto. Do lado direito, observam-se ainda agregados de linfonodos na região do hilo do pulmão.

* Contorno da mama
** Terminologia clínica: linfonodos hilares

Estruturas identificadas:
- Bifurcação da traqueia
- Brônquio principal direito
- V. pulmonar
- Linfonodos broncopulmonares**
- Brônquios
- Átrio direito
- V. pulmonar
- Diafragma (Cúpula direita)
- Recesso costodiafragmático
- Arco da aorta
- Tronco pulmonar
- V. pulmonar
- Brônquio principal esquerdo
- Aurícula esquerda
- V. pulmonar
- Ventrículo esquerdo
- Diafragma (Cúpula esquerda)

Correlações clínicas

Radiografias de rotina do tórax são realizadas frequentemente devido à suspeita de **processos patológicos** dos pulmões e da pleura, tais como inflamações (pneumonia, pleurite) ou tumores (carcinoma brônquico). As alterações no parênquima manifestam-se frequentemente como "opacidades", uma vez que a radiotransparência é habitualmente menor do que no parênquima pulmonar sem lesões. No caso de um derrame pleural, com o corpo em posição ortostática, o recesso costodiafragmático é "apagado".

Esôfago

Projeção do Esôfago

1. Língua e dentes
esmagam o alimento

2. Glândulas salivares
produzem saliva que liquefaz o alimento

Esôfago

Fígado
produz bile para a
digestão de gorduras

3. Estômago
armazena e
quebra o quimo

Pâncreas
produz enzimas
digestivas

Vesícula biliar
armazena bile

4. Intestino delgado
decompõe carboidratos,
gorduras e proteínas e
absorve nutrientes

5. Intestino grosso
remove a água e comprime os
alimentos que ainda não foram
digeridos para eliminação

Reto
a penúltima porção
do intestino grosso

6. Ânus
Fim do sistema digestório,
é onde ocorre a defecação

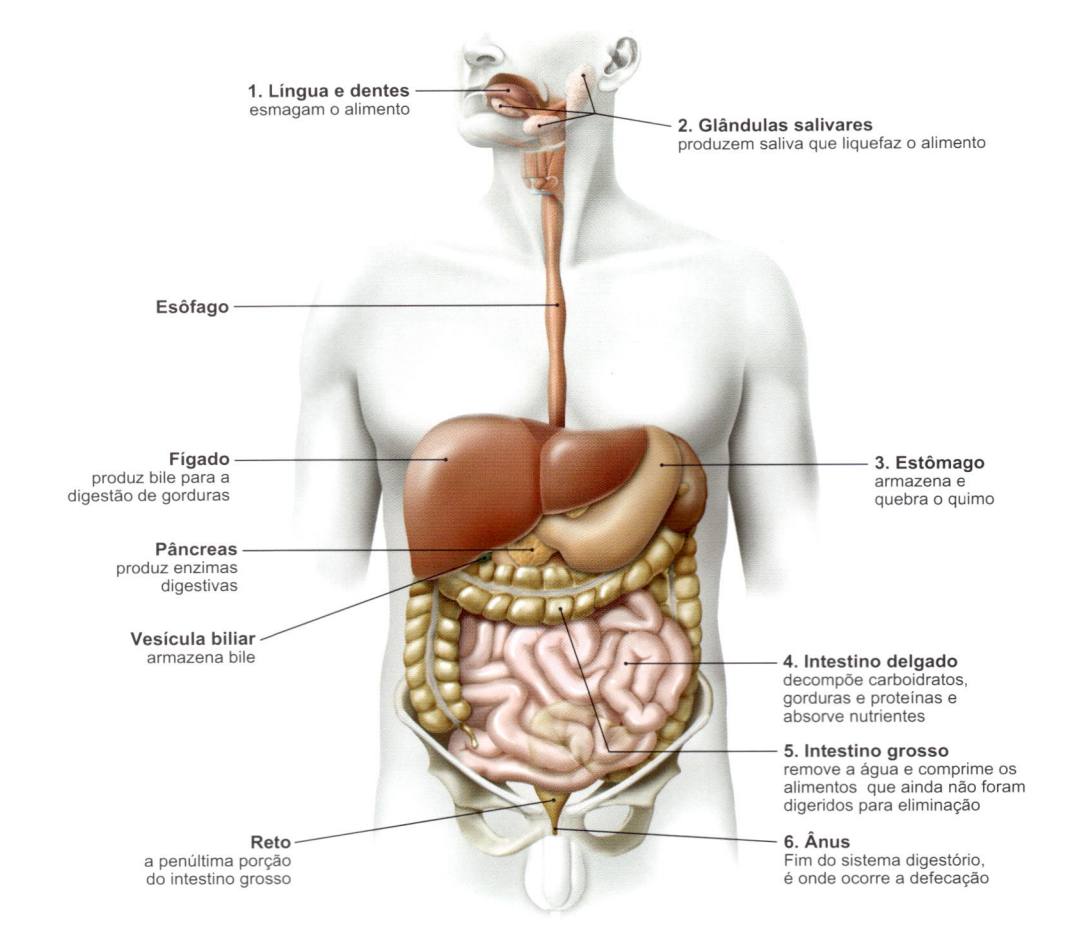

Figura 5.115 Visão geral do sistema digestório. [S701-L275]
O sistema digestório se estende desde a cavidade oral, passando pela faringe e pelo tubo gastrintestinal, e inclui as glândulas da boca, o pâncreas, o fígado e a vesícula biliar.

O **esôfago** é um tubo muscular que conecta a **faringe** ao **estômago** e serve para o transporte dos alimentos deglutidos. Tem **25 cm de comprimento** e estende-se desde a cartilagem cricóidea, na altura da vértebra C VI, até a cárdia no nível da vértebra T X (abaixo do Proc. xifoide do esterno).

O comprimento anatômico do esôfago é relativamente insignificante para fins diagnósticos. A distância a partir da fileira de dentes é mais relevante, porque a endoscopia digestiva alta precisa levar em conta o comprimento da cavidade oral e da garganta.

O esôfago se desenvolve a partir do intestino anterior (→ Figura 5.100), com o epitélio surgindo do tubo intestinal e a musculatura e o tecido conjuntivo, do mesoderma circundante.

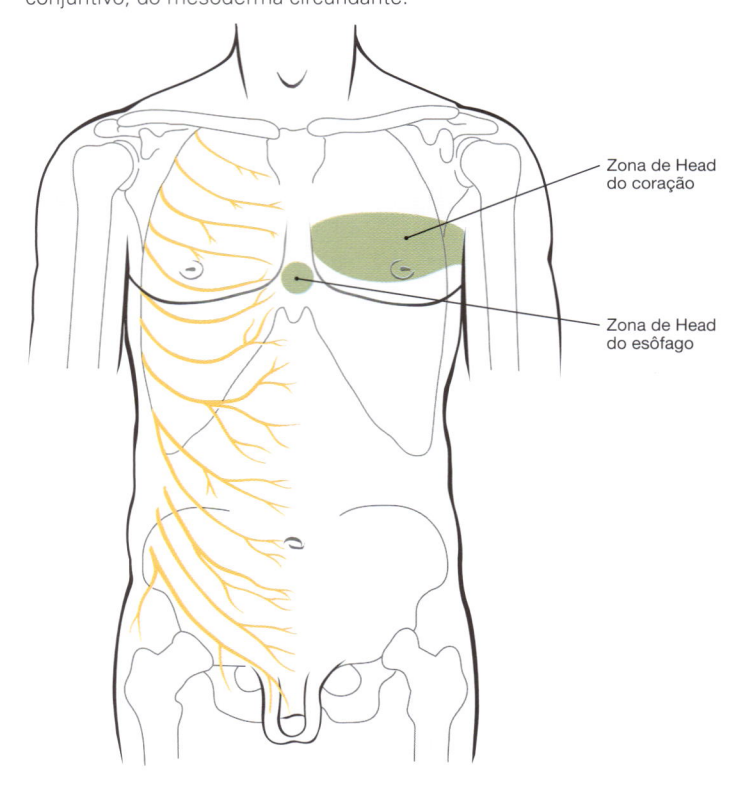

Figura 5.116 Zonas de Head (dor referida) do esôfago e do coração; representação esquemática da inervação sensitiva da parede anterior do tronco; vista anterior. [S700-L126]/[G1071]

As vias nervosas aferentes do esôfago, pelas quais os estímulos são transmitidos para a parte central do sistema nervoso, convergem para os respectivos segmentos da medula espinal juntamente com as fibras nervosas oriundas dos dermátomos associados. No esôfago, os dermátomos associados são T4 e T5. A área cutânea na qual a dor é sentida é descrita como a **zona de Head do esôfago**. Visto que a **zona de Head do coração** é muito próxima, a dor na parede torácica anterior sempre é considerada angina de peito, até ser descartada a possibilidade de coronariopatia.

Zona de Head do coração

Zona de Head do esôfago

> **Correlações clínicas**
>
> A projeção do esôfago explica por que uma inflamação provocada pelo suco gástrico **(esofagite de refluxo)** causa dor e sensação de queimação ou pressão retroesternal em uma localização semelhante à de um infarto do miocárdio. A partir dos dois órgãos estendem-se as fibras nervosas aferentes nos mesmos segmentos da medula espinal que as fibras nervosas vindas da parede anterior do tronco, de modo que o encéfalo não consegue diferenciar de maneira segura se a dor se origina da superfície do corpo ou de um dos órgãos internos.

Esôfago

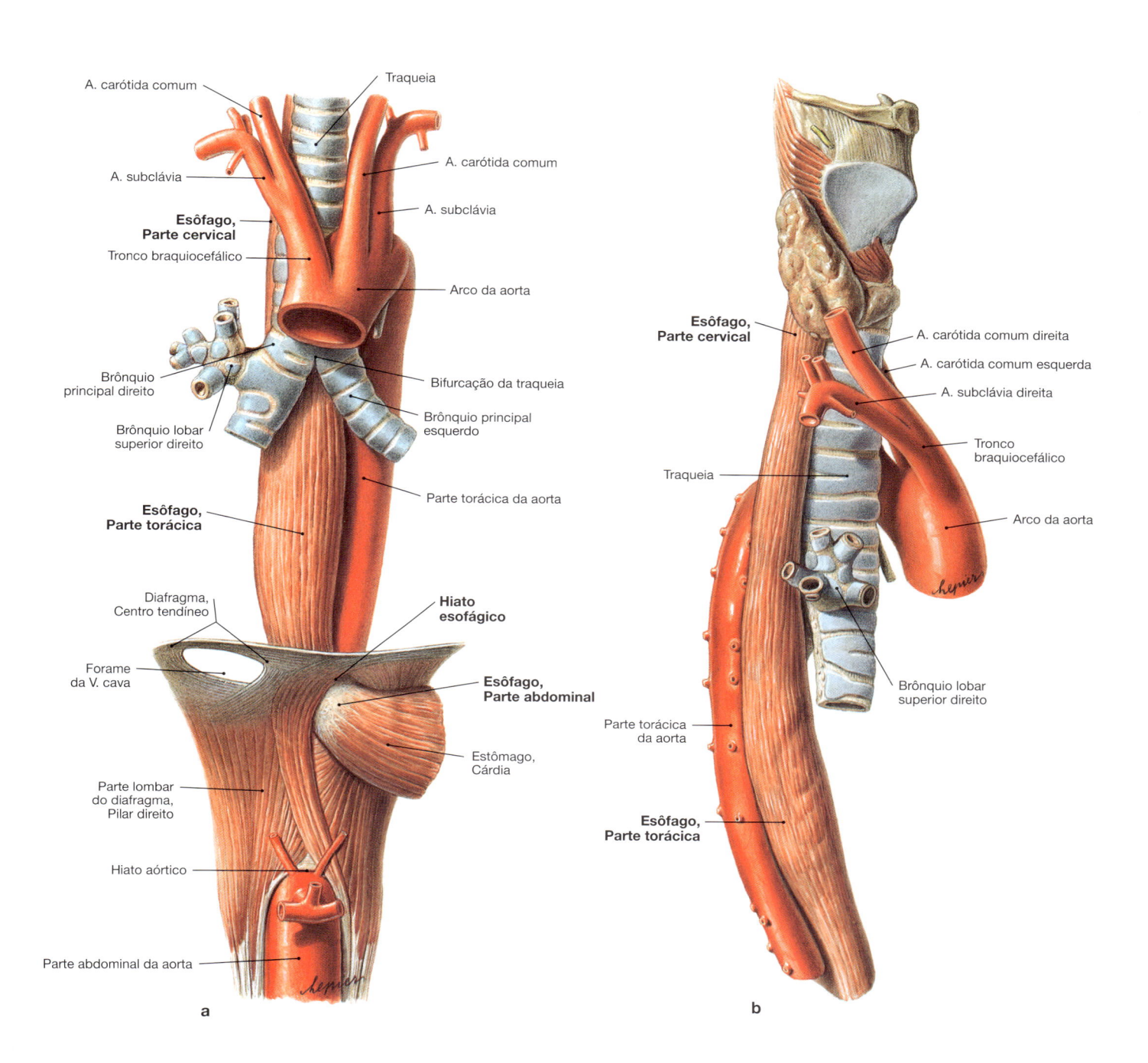

Figura 5.117a e b Esôfago, traqueia e parte torácica da aorta.
[S700]
a Vista anterior.
b Vista pelo lado direito.
O esôfago tem 25 cm de comprimento e se divide em três segmentos:
* Parte cervical (5 a 8 cm)
* Parte torácica (16 cm)
* Parte abdominal (1 a 4 cm).

A **parte cervical** encontra-se sobre a coluna vertebral. A **parte torácica** cruza o arco da aorta, o qual se dispõe posteriormente, e à esquerda, estendendo-se sobre o brônquio principal esquerdo, e sofre um desvio progressivo anterior, se afastando da coluna vertebral. Em vista posterior, observa-se nitidamente que a parte torácica estabelece contato direito com o pericárdio e, por isso, está em íntima proximidade espacial com o átrio esquerdo (→ Figura 5.118). Após a passagem pelo hiato esofágico do diafragma, inicia-se o curto trajeto intraperitoneal da **parte abdominal**.

Esôfago

Estrutura do Esôfago

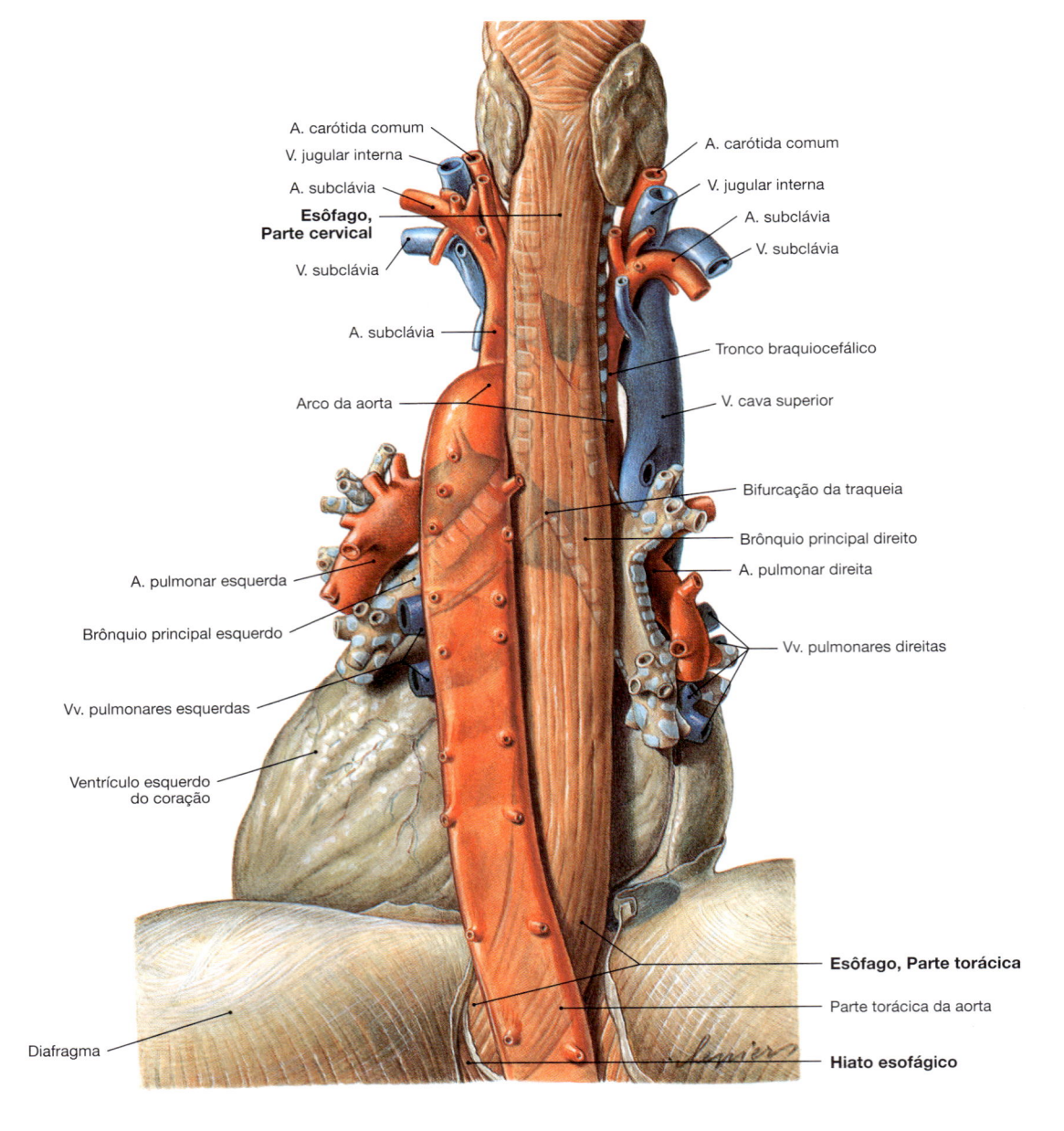

Figura 5.118 Esôfago, pericárdio e parte torácica da aorta; vista posterior. [S700]
A parte torácica do esôfago corre à direita da **parte descendente da aorta**. A parte cervical e a parte superior da parte torácica do esôfago estão localizadas diretamente posteriores à **traqueia**. O pericárdio separa a porção inferior da parte torácica do esôfago, que está situada abaixo da carina, do **átrio esquerdo**. A bifurcação traqueal se relaciona com o esôfago a aproximadamente 23 cm da arcada dentária superior.

Figura 5.119 Estrutura histológica da parede do esôfago; aumento menor. [S700]
Como ocorre em todo o trato gastrintestinal, a parede do esôfago é composta por uma **túnica mucosa** interna, separada da **túnica muscular** por uma **tela submucosa** de tecido conjuntivo. Nas partes cervical e torácica segue, externamente, uma **túnica adventícia**. Apenas na parte abdominal, de localização intraperitoneal, a face externa é recoberta por uma **túnica serosa** (peritônio visceral).

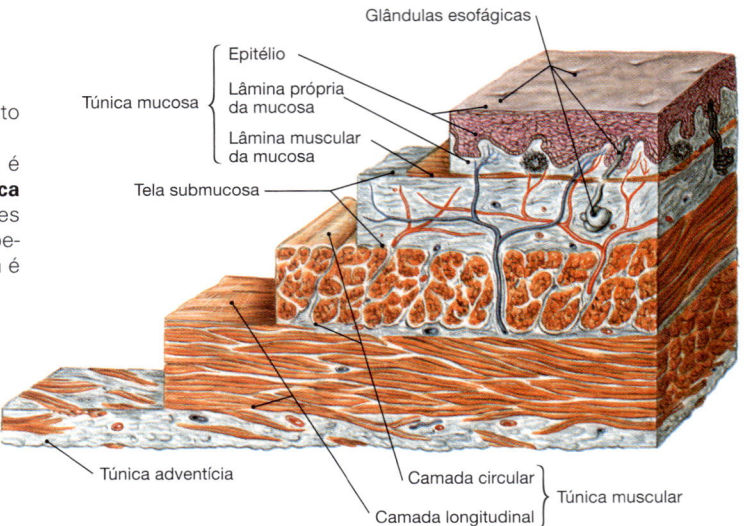

5 Constrições e Divertículos do Esôfago

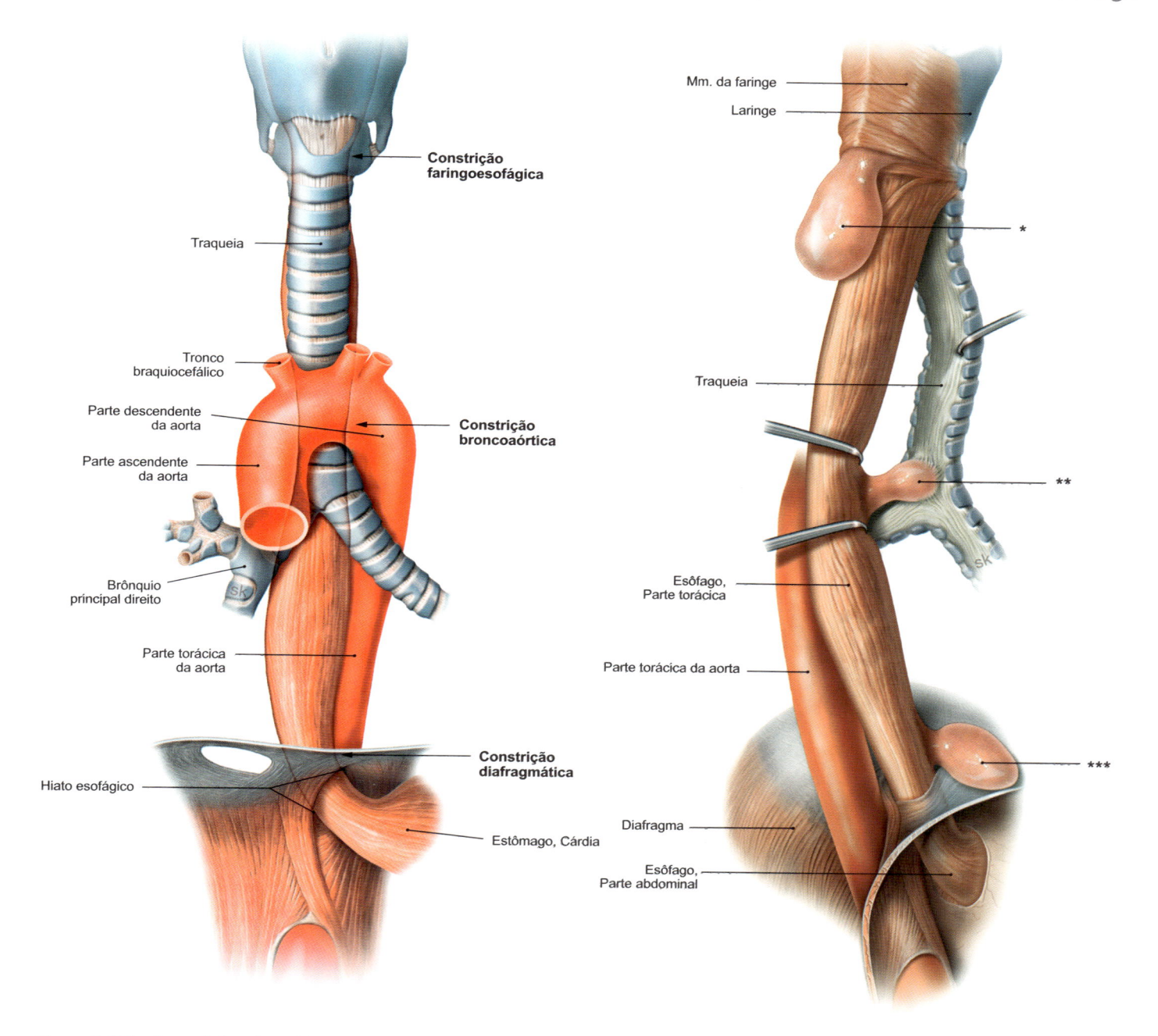

Figura 5.120 Constrições do esôfago; vista anterior. [S700-L238]
O esôfago apresenta três constrições:
- Constrição faringoesofágica
- Constrição broncoaórtica
- Constrição diafragmática.

A **constrição faringoesofágica** é o local mais estreito na região do esfíncter superior do esôfago, na altura da vértebra C VI. A **constrição broncoaórtica** é produzida pelo posicionamento do arco da aorta posteriormente e à esquerda (altura da vértebra T IV). A **constrição diafragmática** encontra-se no nível do hiato esofágico do diafragma (altura da vértebra T X). Aqui não existe um esfíncter verdadeiro, apenas um mecanismo de fechamento angiomuscular elástico. Além disso, o esôfago está fixado ao hiato esofágico por meio de tecido conjuntivo fibroelástico (ligamento frenicoesofágico).

Figura 5.121 Divertículos do esôfago; vista posterior e pelo lado direito. [S700-L238]

* Epônimo: divertículo de Zenker
** Terminologia clínica: divertículo de tração
*** Terminologia clínica: divertículo epifrênico

Correlações clínicas

Corpos estranhos deglutidos (p. ex., espinhas de peixe) podem ficar retidos nas constrições do esôfago.
Os **divertículos** ocorrem em diferentes locais da parede do esôfago. O mais frequente é o **divertículo de Zenker** (70%). Este divertículo ocorre no triângulo de Killian da parte laríngea da faringe (→ Figura 5.123), e é considerado, de maneira errônea, um divertículo esofágico. A causa é o relaxamento defeituoso do músculo constritor inferior da faringe. Os **divertículos de tração** (22%) ocorrem durante o desenvolvimento embrionário, devido à separação incompleta entre o esôfago e a traqueia (→ Figura 5.100). Os **divertículos epifrênicos** (8%) são aparentemente causados por um distúrbio do fechamento angiomuscular elástico na região inferior do esôfago.

Esôfago

Controle de Passagem no Esôfago – Esfíncter Esofágico Superior

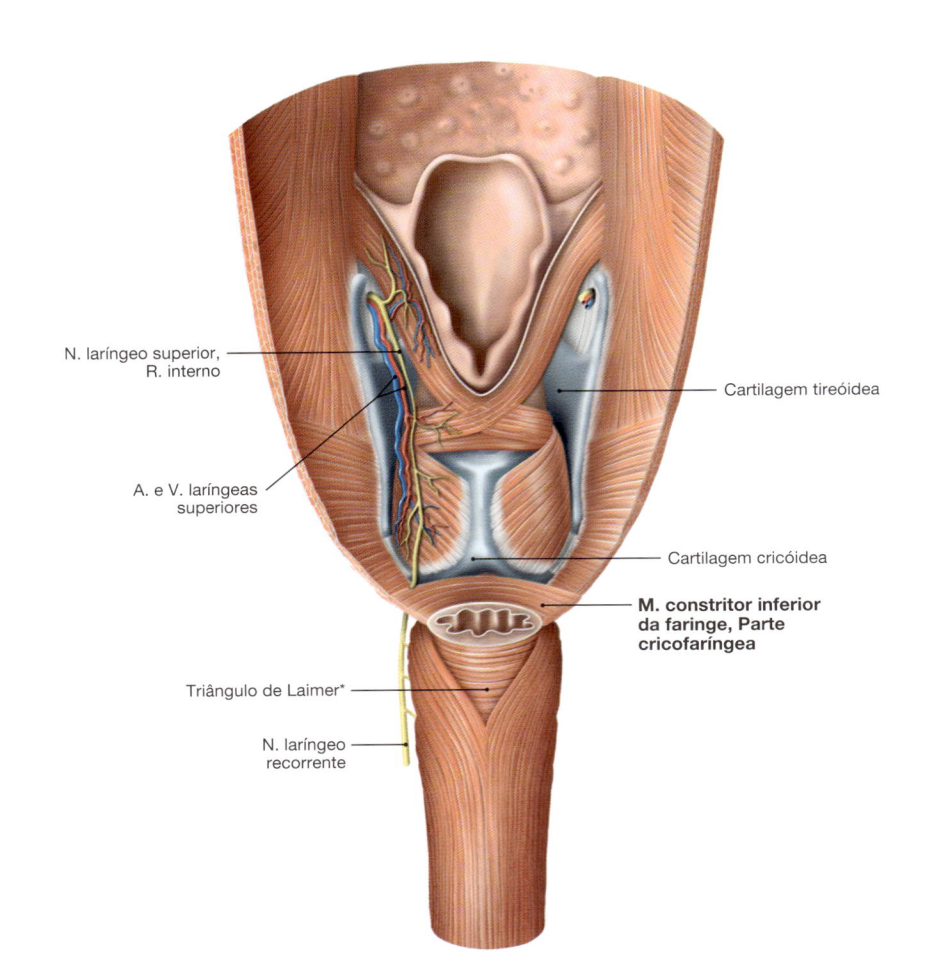

Figura 5.122 Esfíncter esofágico superior. Vista posterior da faringe aberta, com a membrana mucosa da parede anterior ressecada. [S700-L275]/[G1060-002]

O esôfago começa na parte estreita da cartilagem cricóidea. Essa região mais estreita do esôfago se projeta na vértebra C VI. Nela está localizado um esfíncter verdadeiro (**esfíncter esofágico superior**), que se distingue também morfologicamente. Ele é formado na **parte interna** por fibras musculares estriadas transversais (estrato circular) da **túnica muscular do esôfago**. Na **parte externa** estão em contato as fibras musculares, horizontais (parte transversa) do constritor inferior da faringe (**M. constritor inferior da faringe, parte cricofaríngea**).

- N. laríngeo superior, R. interno
- Cartilagem tireóidea
- A. e V. laríngeas superiores
- Cartilagem cricóidea
- M. constritor inferior da faringe, Parte cricofaríngea
- Triângulo de Laimer*
- N. laríngeo recorrente

Figura 5.123 Triângulos de Killian e Laimer; vista posterior. [S700]

Na região de transição entre a faringe e o esôfago existem duas áreas de músculo tênue. **Superiormente**, a parte transversa do M. constritor inferior da faringe é o **triângulo de Killian**. **Inferiormente** às fibras transversais está o **triângulo de Laimer** como uma área de músculo tênue.

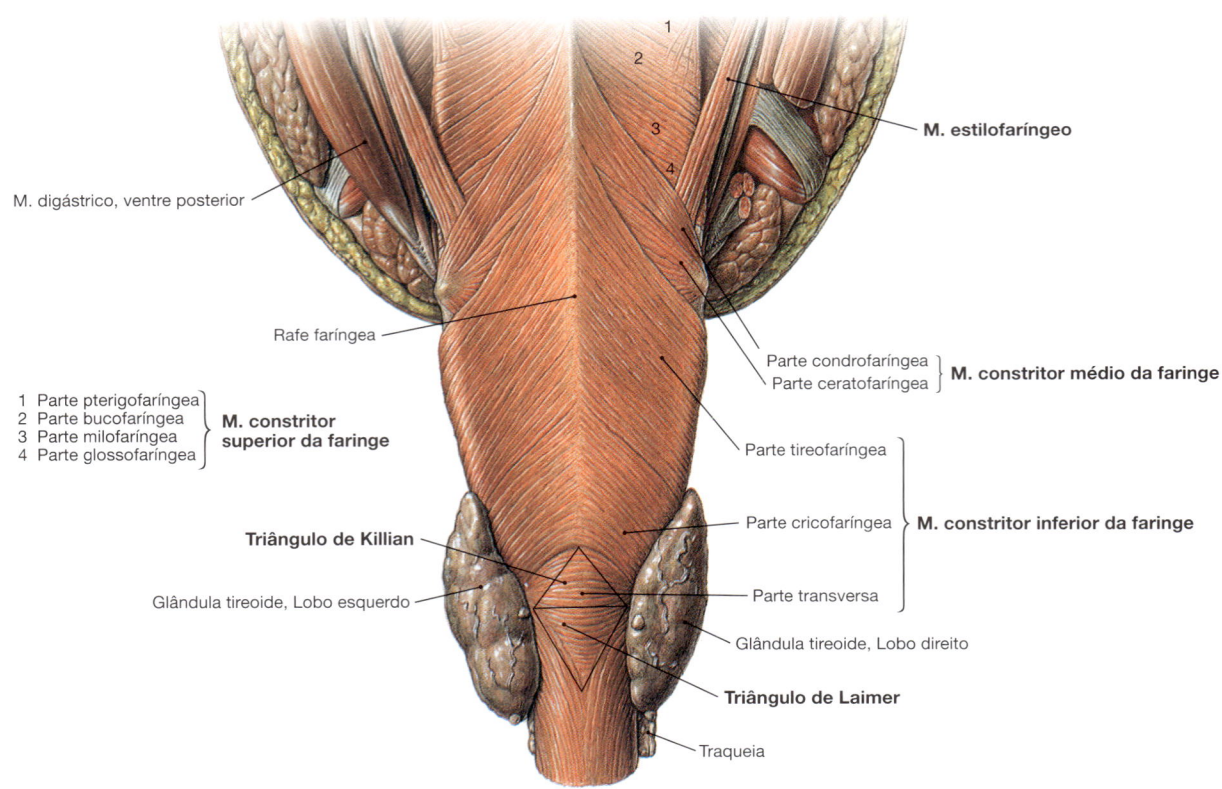

- M. estilofaríngeo
- M. digástrico, ventre posterior
- Rafe faríngea
- Parte condrofaríngea / Parte ceratofaríngea } M. constritor médio da faringe
- 1 Parte pterigofaríngea
- 2 Parte bucofaríngea
- 3 Parte milofaríngea
- 4 Parte glossofaríngea
  } M. constritor superior da faringe
- Parte tireofaríngea
- Parte cricofaríngea } M. constritor inferior da faringe
- **Triângulo de Killian**
- Glândula tireoide, Lobo esquerdo
- Parte transversa
- Glândula tireoide, Lobo direito
- **Triângulo de Laimer**
- Traqueia

Correlações clínicas

Se, no ato de engolir, as fibras transversais do M. constritor inferior da faringe não relaxarem no momento adequado, ocorrendo, portanto, aumento de pressão acima do esfíncter, podem surgir **divertículos de Zenker** (→ Figura 5.121). Eles podem levar a problemas de deglutição (disfagia), porque comprimem o esôfago a partir da parte externa.

Controle de Passagem no Esôfago – Esfíncter Esofágico Inferior

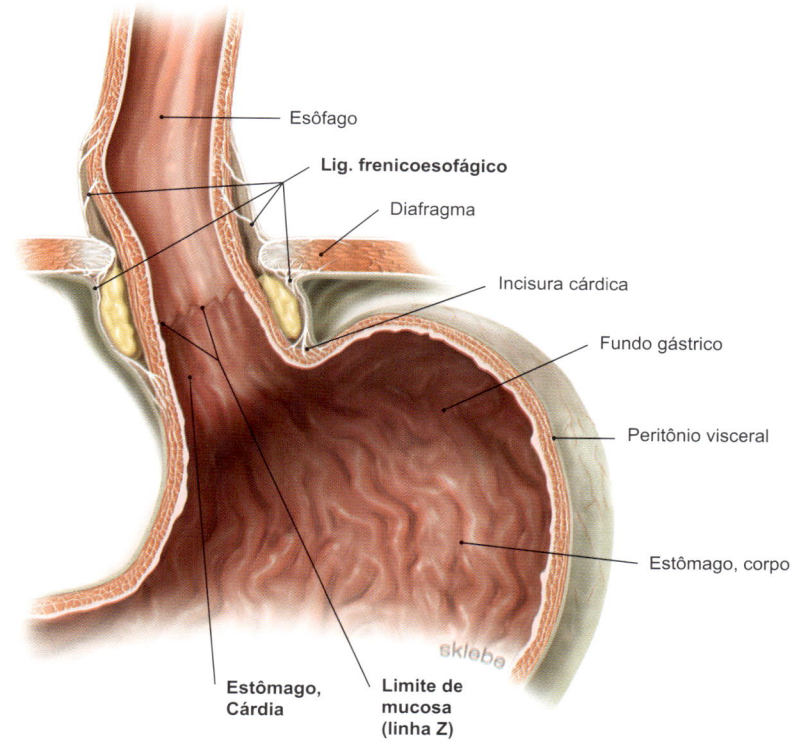

Figura 5.124 Ancoragem do esôfago no hiato esofágico do diafragma; vista anterior após a remoção da parede anterior do esôfago e do estômago. [S700-L238]/[G343]

Na sua extremidade caudal, o esôfago não apresenta um esfíncter morfologicamente delimitável. Há, no entanto, uma oclusão funcional, baseada em diferentes mecanismos (→ Figura 5.125).

- **Fechamento por extensão angiomuscular:** fibras musculares em espiral da túnica muscular (estrato longitudinal) são torcidas em virtude da tensão longitudinal do esôfago. Juntamente com isso, ocorre dilatação das veias sob a mucosa, favorecendo o fechamento
- **Dobras mucosas na incisura cárdica (ângulo de His):** entre a cárdia e o fundo gástrico existe uma constrição (incisura cárdica) com um ângulo agudo de 65°. Nessa incisura, projeta-se uma dobra mucosa no lúmen do estômago, que é introduzida através da incisura e impede o refluxo do conteúdo do estômago
- **Lig. frenicoesofágico:** a ancoragem de tecido conjuntivo do esôfago no hiato esofágico do diafragma estabiliza a posição do esôfago e neutraliza o refluxo
- **Gradiente de pressão entre as cavidades torácica e abdominal:** a maior pressão na cavidade abdominal suporta o fechamento.

A ponte de mucosa entre o esôfago e estômago é macroscopicamente visível devido à alternância de células escamosas. Devido à sua estrutura irregular, ela é conhecida como **linha Z**. A maior parte dessa linha está localizada na região do esôfago (70%) e, portanto, proximal à margem externa entre o esôfago e o estômago.

Correlações clínicas

Se o mecanismo de fechamento inferior falhar, ocorre refluxo do conteúdo do estômago e, a longo prazo, inflamação da mucosa do esôfago (**esofagite por refluxo**). O sintoma típico é a pirose. Como resultado pode ocorrer conversão da mucosa do esôfago em mucosa do estômago, de modo que a linha Z não é mais regular ou se desloca proximalmente. Esta metaplasia é chamada de **esôfago de Barrett**. Ele é associado a risco aumentado de formação de câncer de esôfago. Na verdade, este **adenocarcinoma do esôfago** não é muito frequente, mas representa um dos cânceres com maior aumento de incidência no mundo ocidental, porque os fatores de risco para um refluxo estão associados aos hábitos alimentares.

Como a linha Z pode se mover nos processos de doença, ela não pode ser usada clinicamente como um limite entre o esôfago e o estômago. Por outro lado, um limite definido é importante, porque o tratamento do **câncer de esôfago** (remoção do esôfago com a elevação do estômago ou interposição do intestino delgado) difere fundamentalmente do tratamento do câncer de estômago (remoção do estômago, gastrectomia). Portanto, desde 2010, a primeira dobra mucosa do estômago é usada como um limite entre o estômago e o esôfago, e os tumores na junção gastroesofágica são considerados e tratados como carcinomas esofágicos devido ao seu comportamento biológico.

Figura 5.125 Fechamento por extensão angiomuscular e incisura cárdica (ângulo de His) no esôfago terminal; representação esquemática; vista anterior. [S700-L126]/[(F702-006/T663)~(B500~M282)]

*N.R.T.: A válvula de Gubaroff é uma prega mucosa que se prolonga internamente na junção gastroesofágica (escamocolunar), sendo também acionada pelo aumento da pressão intragástrica, que atua na curvatura menor do esôfago fechando a cárdia.

Esôfago

Artérias do Esôfago

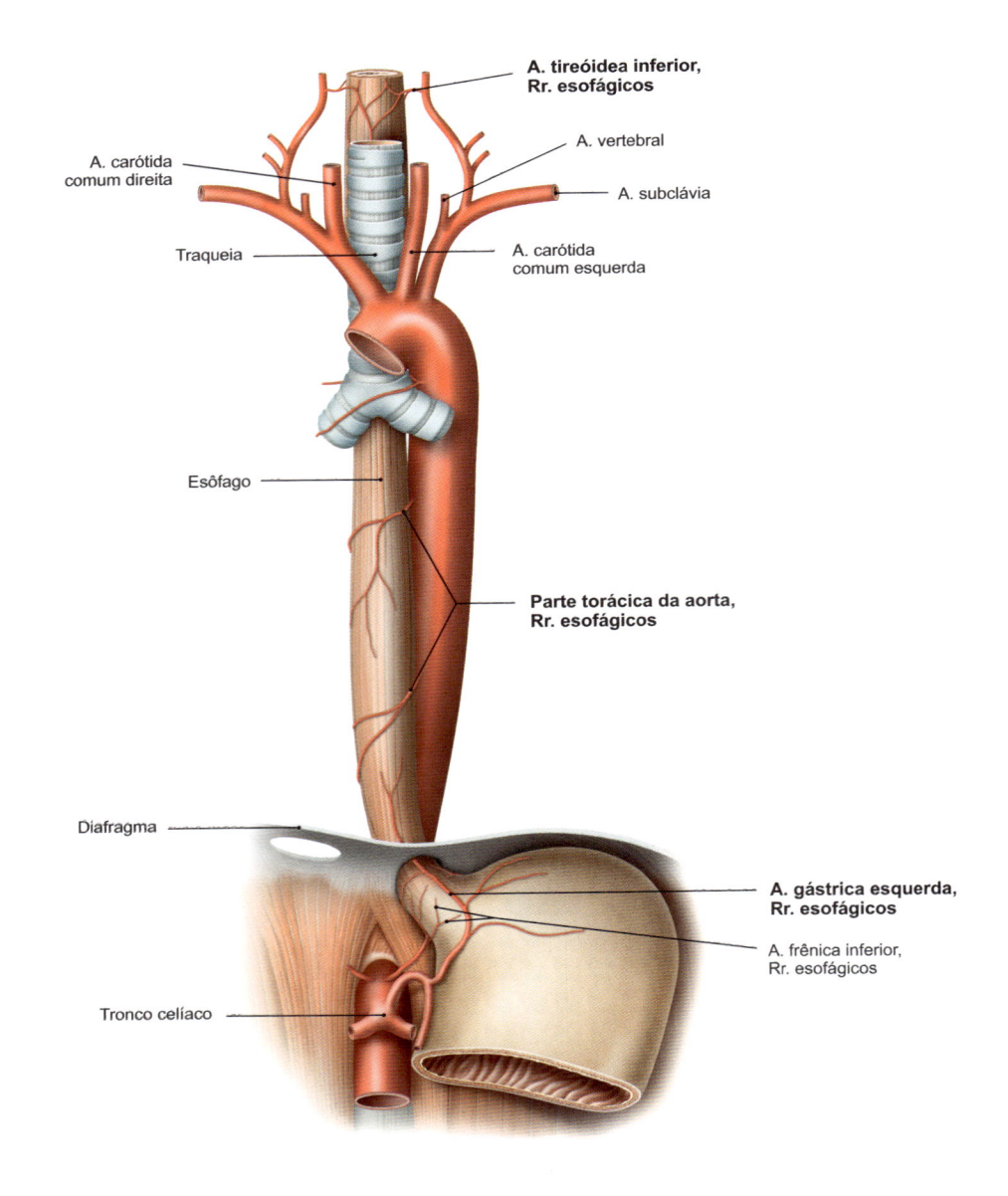

Figura 5.126 Artérias do esôfago; vista anterior. [S700-L275]
Os segmentos do esôfago são supridos por artérias dispostas ao seu redor:
- **Parte cervical:** A. tireóidea inferior
- **Parte torácica:** Rr. esofágicos da parte torácica da aorta
- **Parte abdominal:** A. gástrica esquerda e A. frênica inferior.

O suprimento arterial e a drenagem venosa da traqueia são feitos pelos vasos sanguíneos das partes cervical e torácica do esôfago.

Correlações clínicas

Em comparação com os outros órgãos do sistema digestório, o **esôfago não tem artérias próprias**, mas é irrigado por vasos sanguíneos de sua vizinhança. Isso dificulta as cirurgias e contribui para que os procedimentos cirúrgicos do esôfago sejam considerados desafiadores.

No **carcinoma de esôfago**, deve ser realizado pelo menos um procedimento em duas cavidades para mobilizar a extremidade abdominal e a extremidade torácica da parte a ser removida, ligar os vasos e remover os linfonodos. Isso muitas vezes é suficiente no caso de adenocarcinomas, que estão se tornando cada vez mais comuns nos países ocidentais e que se desenvolvem com base na esofagite de refluxo. Apenas os tumores proximais, que tendem a ser carcinomas de células pavimentosas (carcinomas espinocelulares), exigem esofagectomia em três estágios, com abordagem cervical e dissecção dos linfonodos acima da desembocadura do sistema ázigo, mas esses tumores são mais comuns na Ásia; então, o procedimento em duas cavidades realmente é o padrão em países ocidentais.

Veias do Esôfago

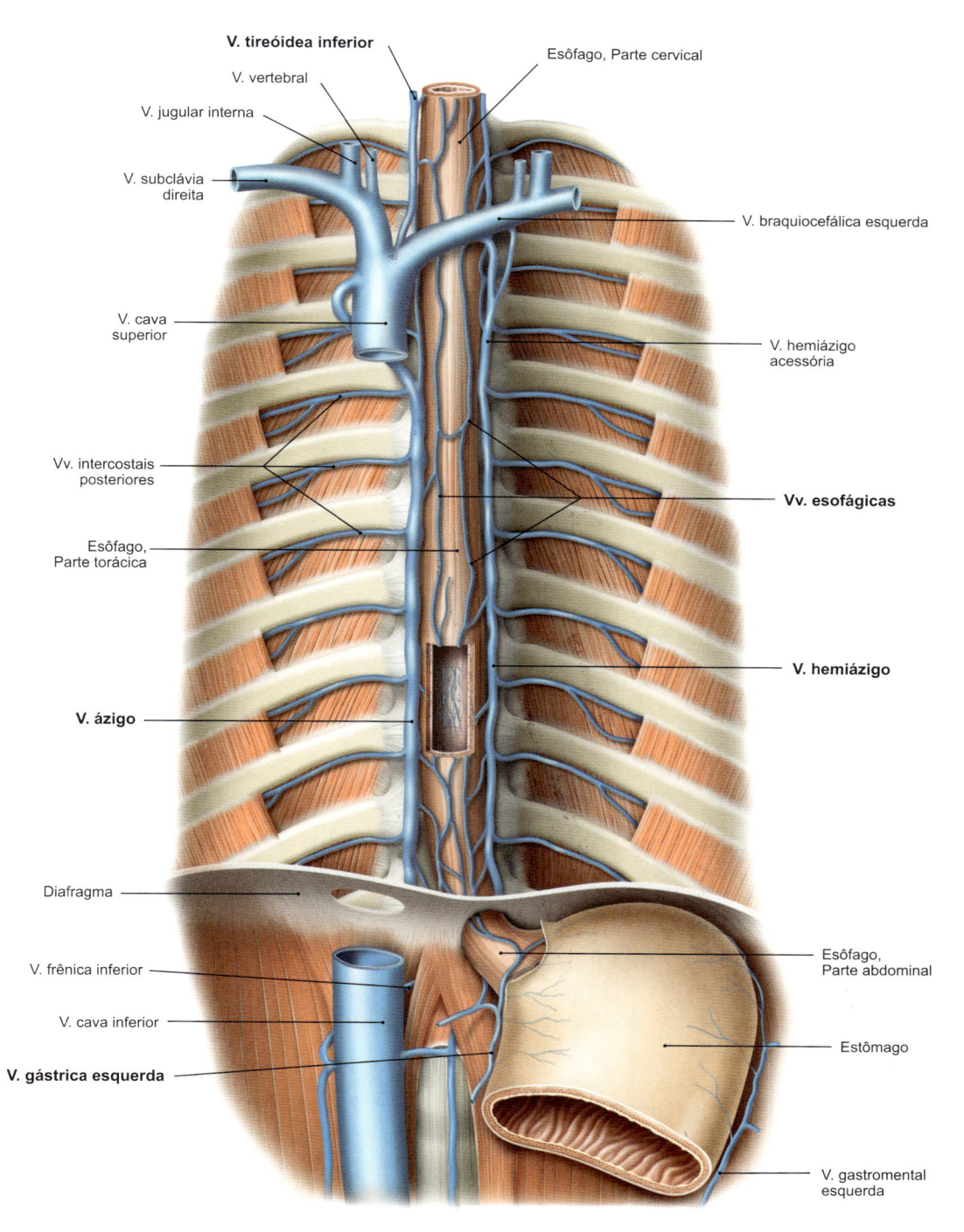

Figura 5.127 Veias do esôfago; vista anterior. [S700-L275]
O extenso plexo venoso na túnica adventícia é drenado por diferentes veias:
- **Parte cervical:** V. tireóidea inferior
- **Parte torácica:** Vv. ázigo e hemiázigo para a V. cava superior
- **Parte abdominal:** a parte inferior estabelece **conexões com o sistema porta do fígado** através das veias gástricas (V. gástrica esquerda). Essas conexões podem ser utilizadas como **anastomoses portocavais** (→ Figura 5.128) em caso de pressão aumentada na V. porta do fígado (hipertensão porta).

Esôfago

Veias do Esôfago

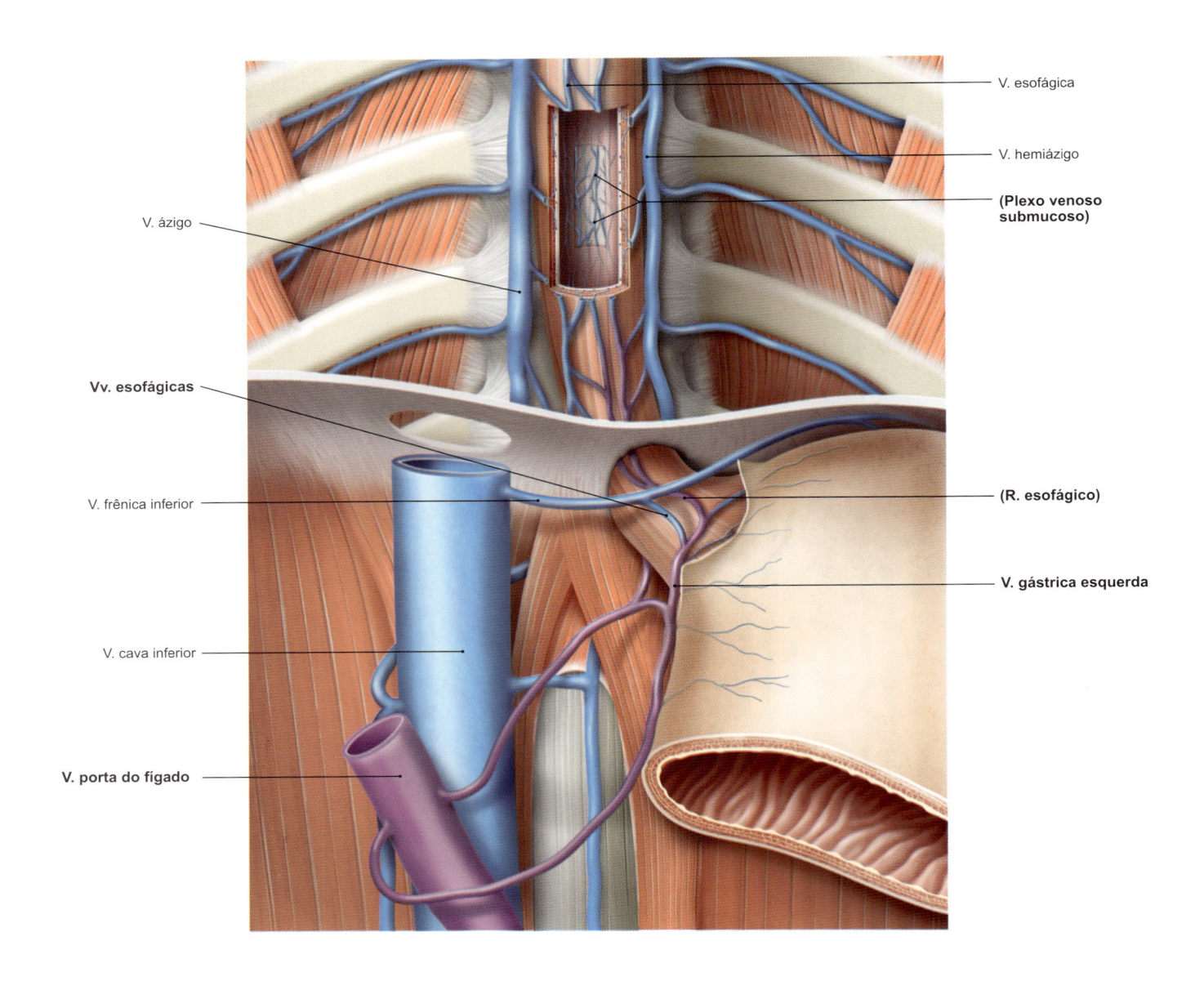

Figura 5.128 Veias do esôfago, com representação das anastomoses portocavais entre a V. porta do fígado e a V. cava superior; vista anterior. [S700-L275]

O extenso plexo venoso na túnica adventícia estabelece conexões com as veias da tela submucosa (plexo venoso submucoso). O sangue é drenado pela **V. ázigo** (à direita) e a **V. hemiázigo** (à esquerda) para cima, em direção à **V. cava superior**. Nos segmentos inferiores do esôfago existem, ainda, conexões para baixo, com a **V. porta do fígado**, por meio das veias da curvatura menor do estômago (**Vv. gástricas direita e esquerda**).

Veias do Esôfago

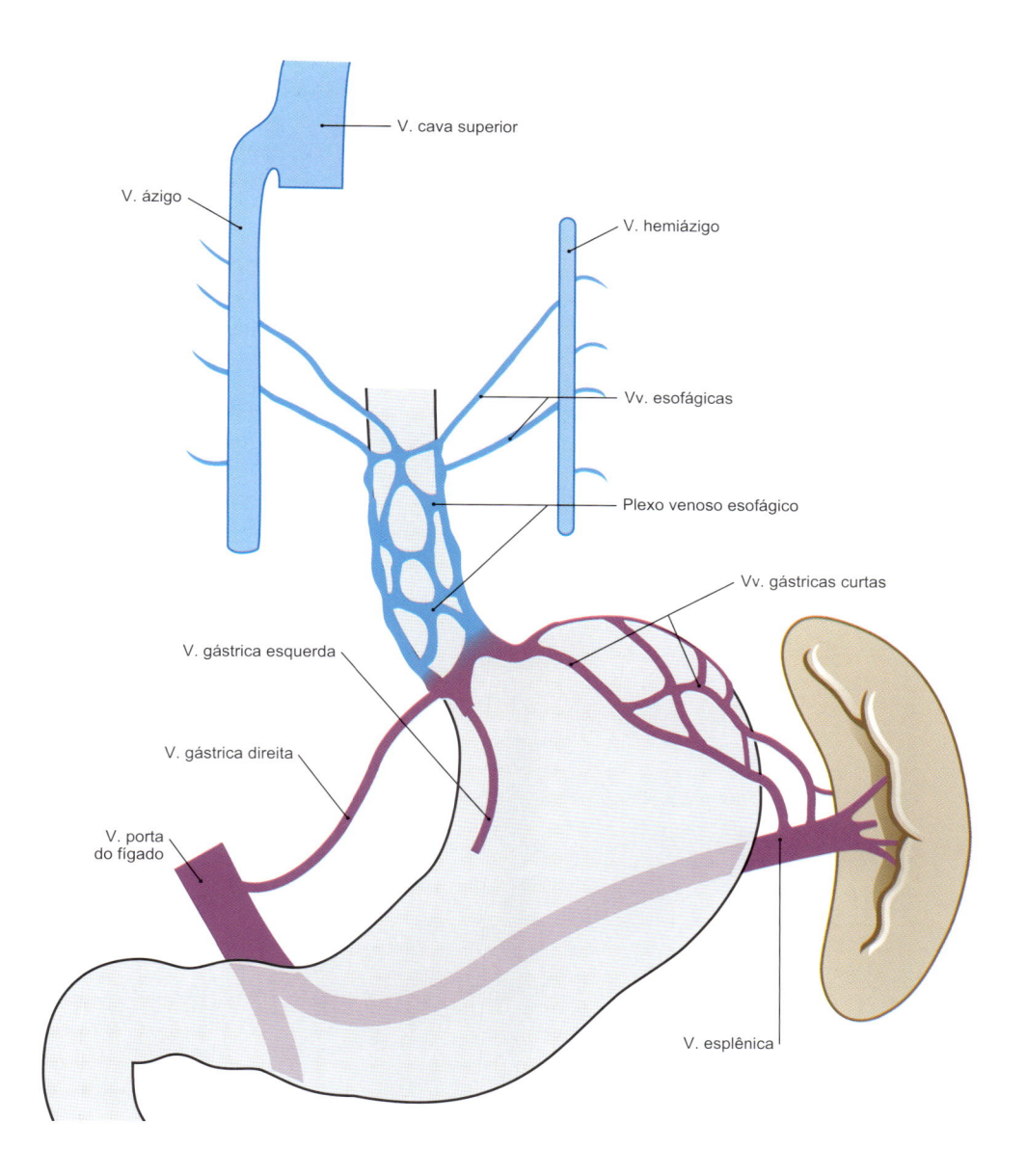

Figura 5.129 Veias do esôfago, com anastomoses portocavais; representação esquemática; vista anterior. [S700-L126]/[(F702-006/T663)~(B500-M282)].
O plexo venoso sob a mucosa do esôfago, que também faz parte do fechamento por extensão angiomuscular na transição para o estômago (→ Figura 5.125), forma **anastomoses portocavais**. As veias estão conectadas superiormente pelo sistema ázigo à veia cava superior e inferiormente pelas veias gástricas direita e esquerda à veia porta.

Correlações clínicas

Quando a pressão no sistema porta do fígado aumenta (**hipertensão porta**), p. ex., devido ao aumento da resistência ao fluxo sanguíneo no fígado como consequência de cirrose hepática, o sangue é conduzido por anastomoses com as Vv. cavas superior e inferior (**anastomoses portocavais**). As anastomoses portocavais clinicamente mais importantes são as conexões das veias do estômago com o esôfago, uma vez que podem provocar dilatações das veias da tela submucosa (**varizes esofágicas** → Figura 5.133). A ruptura de tais varizes é acompanhada de uma taxa de mortalidade de cerca de 50% e, portanto, representa a causa de morte mais frequente na cirrose hepática. Com a ruptura interna, o estômago é preenchido com sangue habitualmente escuro, enquanto na ruptura externa – mais rara – o sangue flui para a cavidade abdominal.

No **carcinoma de esôfago** na metade inferior do esôfago, abaixo da bifurcação da traqueia, as **metástases** são mais frequentemente encontradas no **fígado** do que nos pulmões, porque o sangue venoso flui inferiormente para a veia porta.

Esôfago

Vasos Linfáticos do Esôfago

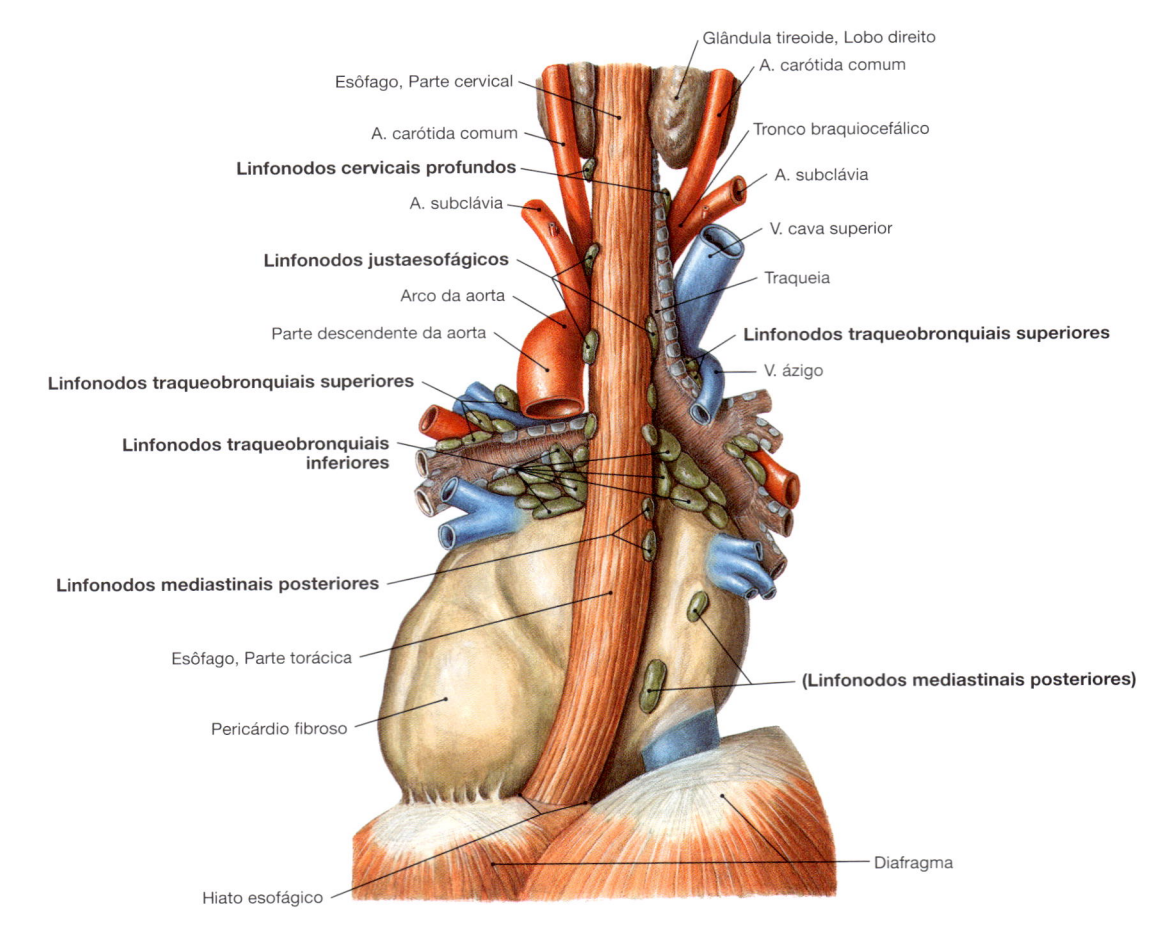

Figura 5.130 Linfonodos do mediastino posterior; vista posterior. [S700]
A linfa do esôfago é drenada a partir dos linfonodos justaesofágicos, situados diretamente sobre o esôfago, para as seguintes cadeias:
- **Parte cervical:** linfonodos cervicais profundos
- **Parte torácica:** linfonodos do mediastino (linfonodos mediastinais posteriores, linfonodos traqueobronquiais e linfonodos paratraqueais)
- **Parte abdominal:** linfonodos da cavidade abdominal (linfonodos frênicos inferiores) sobre a face inferior do diafragma e linfonodos gástricos na curvatura menor do estômago.

Figura 5.131 Drenagem da linfa do esôfago; vista anterior. [S700-L238]
A linfa da parte cervical segue, a partir dos linfonodos cervicais profundos, para o **tronco jugular**. Na parte torácica existem dois sentidos do fluxo: a metade superior, acima da bifurcação da traqueia, drena em direção superior para os linfonodos mediastinais, e daí para o **tronco broncomediastinal**. A metade inferior, abaixo da bifurcação da traqueia, mantém conexões com os linfonodos da cavidade abdominal, que também representam os linfonodos regionais para a parte abdominal. Daí, a linfa segue pelos linfonodos celíacos para o **tronco intestinal**.

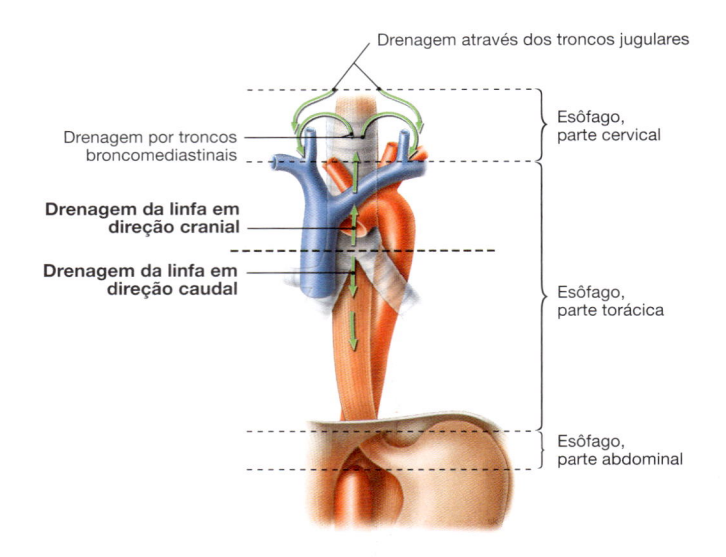

Correlações clínicas

O sentido da drenagem da linfa é importante na formação de metástases de **carcinomas de esôfago e de estômago**. Em tumores da metade inferior do esôfago, é possível a formação de metástases nos linfonodos da cavidade abdominal. Essa abordagem parece semelhante às regiões de drenagem do sangue venoso do esôfago, uma vez que carcinomas de esôfago, abaixo da bifurcação da traqueia, apresentam mais frequentemente metástases no fígado, enquanto tumores acima da bifurcação da traqueia causam mais frequentemente metástases nos pulmões.

Esôfago, Esofagoscopia

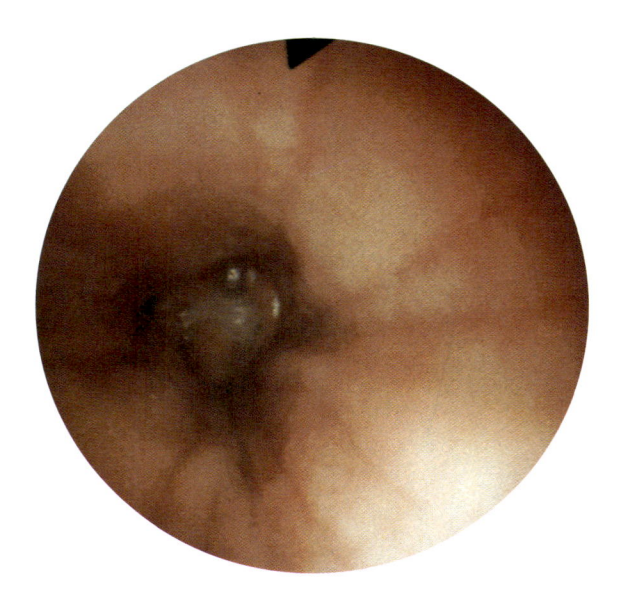

Figura 5.132 Esôfago; esofagoscopia, achado normal. [G159]

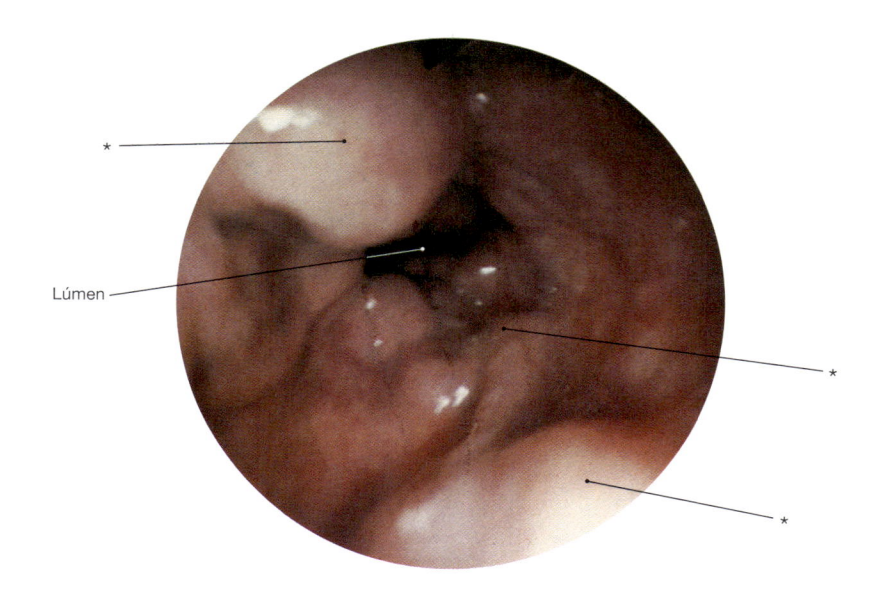

Lúmen

Figura 5.133 Esôfago; esofagoscopia, varizes esofágicas na cirrose hepática. [G159]

* Terminologia clínica: varizes

Correlações clínicas

Na **hipertensão porta** ocorre a formação de **anastomoses portocavais** com as veias do esôfago, que se dilatam e formam **varizes esofágicas**. A ruptura dessas varizes leva frequentemente a **sangramentos fatais**. Por isso, as varizes esofágicas são inativadas, de modo profilático, por meio de ligaduras com faixa elástica ou são injetadas com substâncias esclerosantes.

Cortes

Esôfago, Corte Sagital Mediano

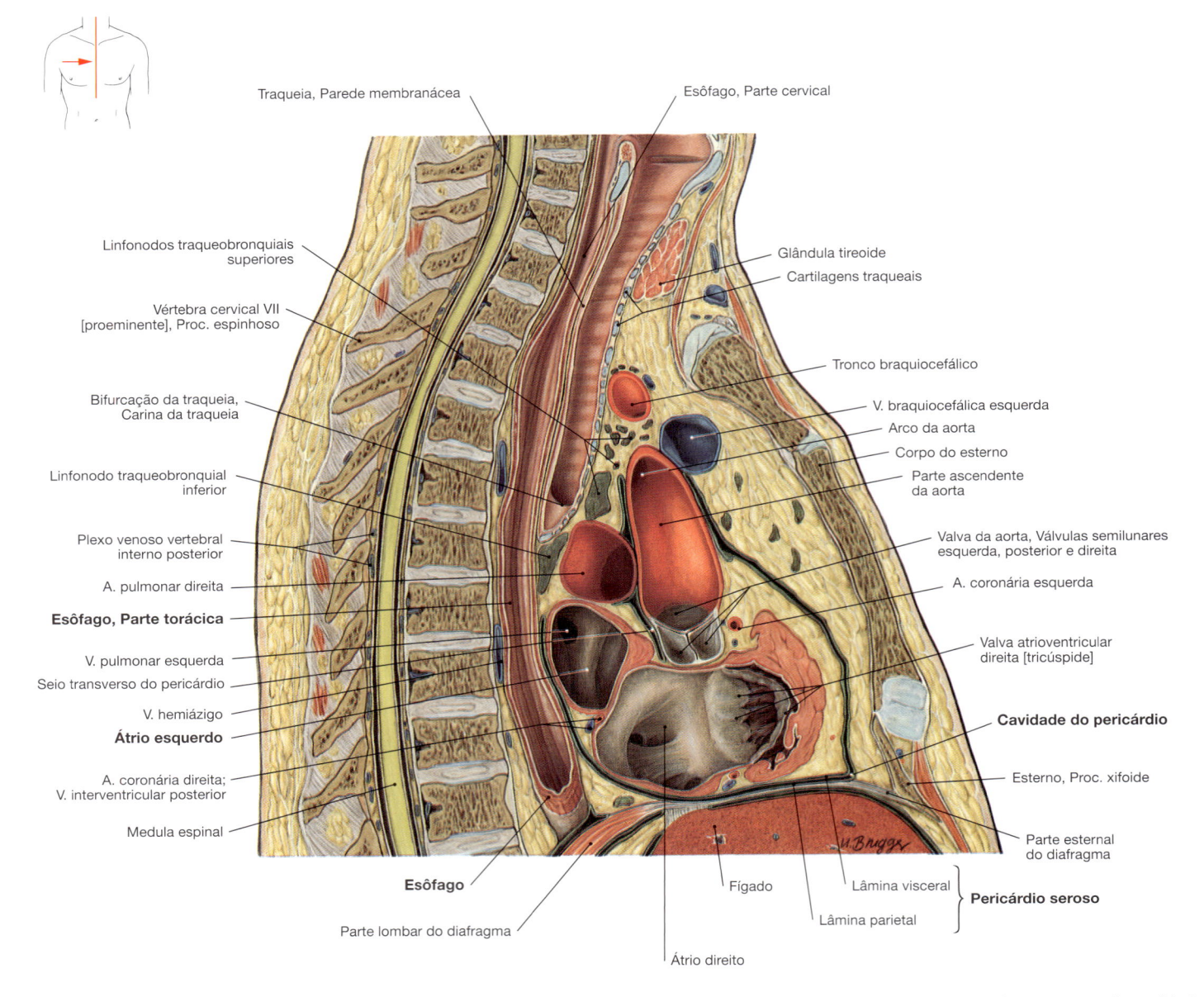

Figura 5.134 Cavidade torácica; corte sagital mediano; visto pelo lado direito. [S700]
Neste plano de corte, observa-se de forma particularmente nítida a proximidade do esôfago com o átrio esquerdo do coração, no mediastino posterior. Ambas as estruturas estão separadas apenas pela cavidade do pericárdio.

Correlações clínicas

O esôfago é separado do átrio esquerdo do coração apenas pelo pericárdio. A dilatação do átrio esquerdo, por exemplo, por estenose da valva mitral, pode resultar em compressão do esôfago e, consequente, dificuldade de deglutição (**disfagia**).
A proximidade do esôfago com o coração é utilizada na **ecocardiografia transesofágica**. Com um transdutor de ultrassom introduzido no esôfago, a representação do coração e especialmente das valvas cardíacas é muito mais precisa do que a ecocardiografia transtorácica. [G198]

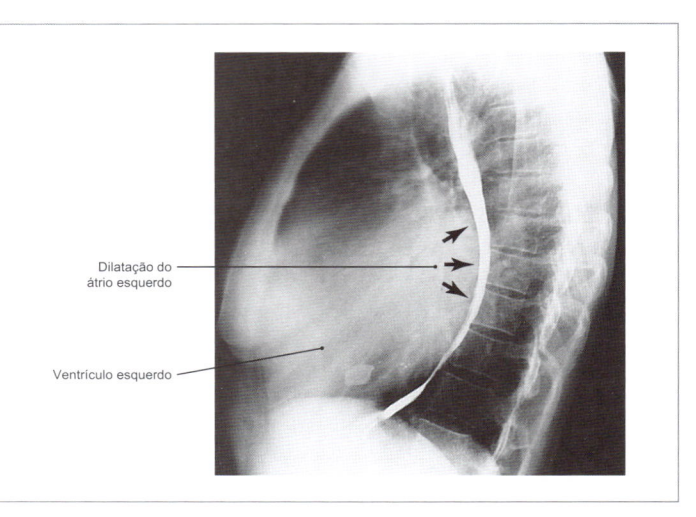

Cavidade Torácica, Cortes Transversais

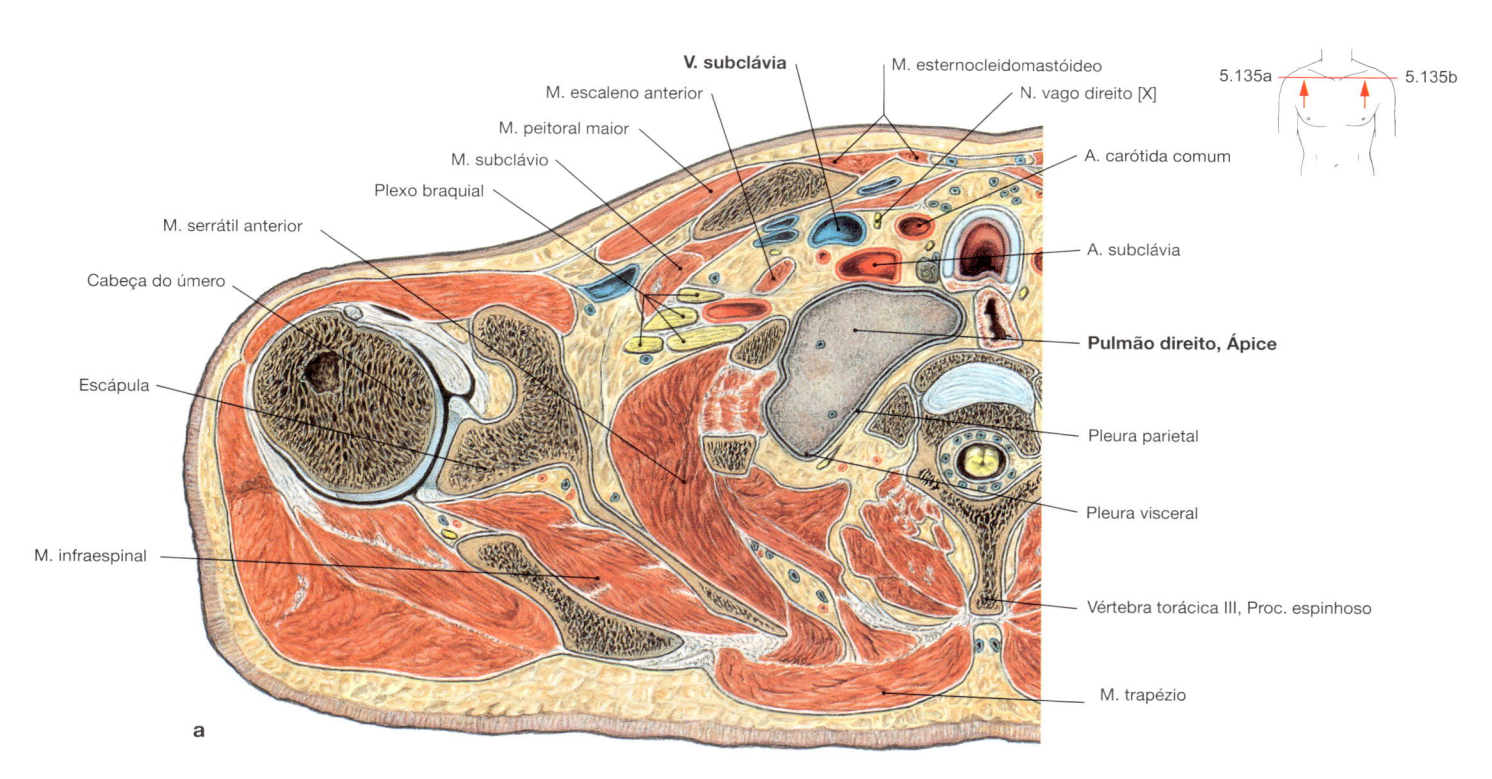

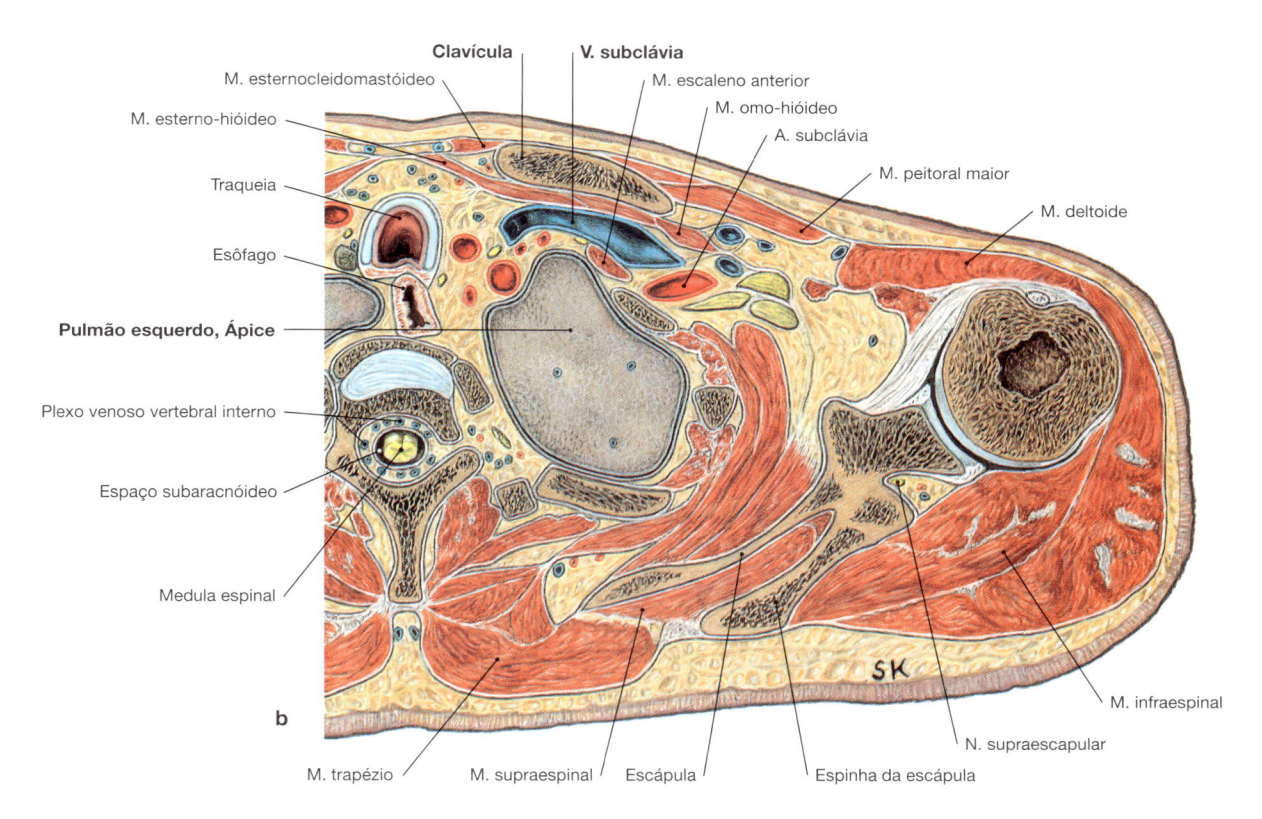

Figura 5.135a e b Cúpula da pleura; corte transversal, na altura da articulação do ombro; vista inferior. [S700-L238]
a Lado direito.
b Lado esquerdo.

Neste plano de secção, observa-se que a cúpula da pleura se expande posteriormente ao feixe vasculonervoso do braço sobre a abertura superior do tórax. Consequentemente, o ápice dos pulmões projeta-se imediatamente atrás das V. e A. subclávias.

Correlações clínicas

A expansão da cúpula da pleura tem de ser considerada durante a introdução de um **cateter venoso central** (CVC) na **V. subclávia**, com o indivíduo em decúbito dorsal. Por isso punciona-se na margem inferior da convexidade anterior da clavícula, em direção à articulação esternoclavicular. Caso a cânula esteja posicionada de forma inclinada, existe o risco de a cavidade pleural ser lesionada, o que pode causar o colapso do pulmão **(pneumotórax)** devido à introdução de ar.

5 Cortes

Cavidade Torácica, Cortes Transversais

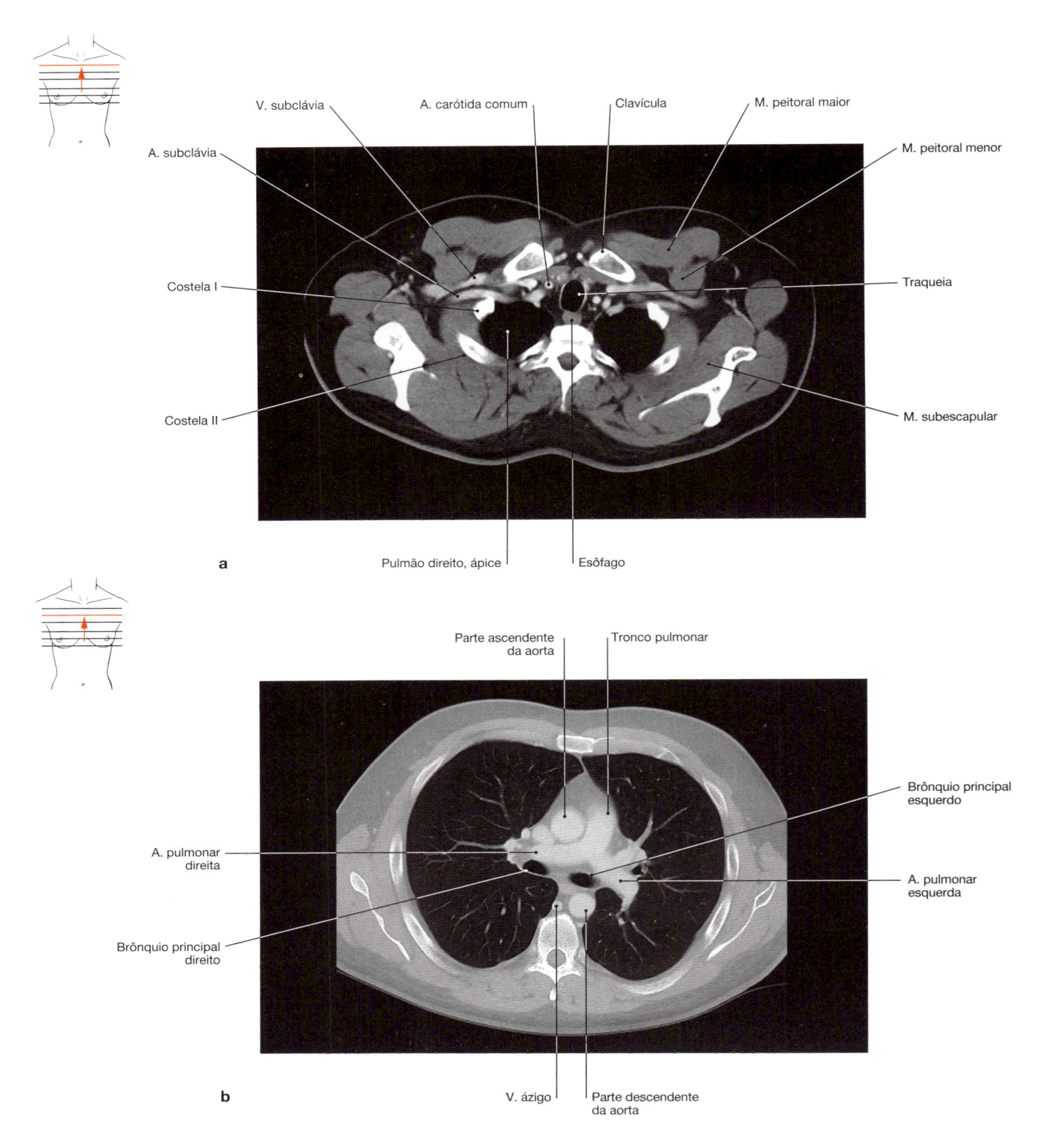

Figura 5.136a e b Abertura torácica superior; TC contrastada do tórax na fase venosa portal (homem, 46 anos). [S700-T832]

a TC na altura das cúpulas pleurais.
b TC na altura do tronco pulmonar.

Correlações clínicas

A **tomografia computadorizada** (TC) ou a **ressonância magnética** (RM) são exames de imagem importantes para a confirmação de hipóteses diagnósticas. Por convenção, as imagens são sempre reproduzidas com vista inferior.

A vantagem da **tomografia computadorizada** (TC) em comparação com as radiografias convencionais é, entre outras, que as estruturas não são projetadas sobrepostas, como nas imagens de adição, mas todas as estruturas são individualmente detectadas na sua extensão espacial em um conjunto de cortes com espessura de poucos milímetros. A espessura das estruturas já permite fazer afirmações sobre a composição do tecido quando há alterações patológicas.

Cavidade Torácica, Cortes Transversais

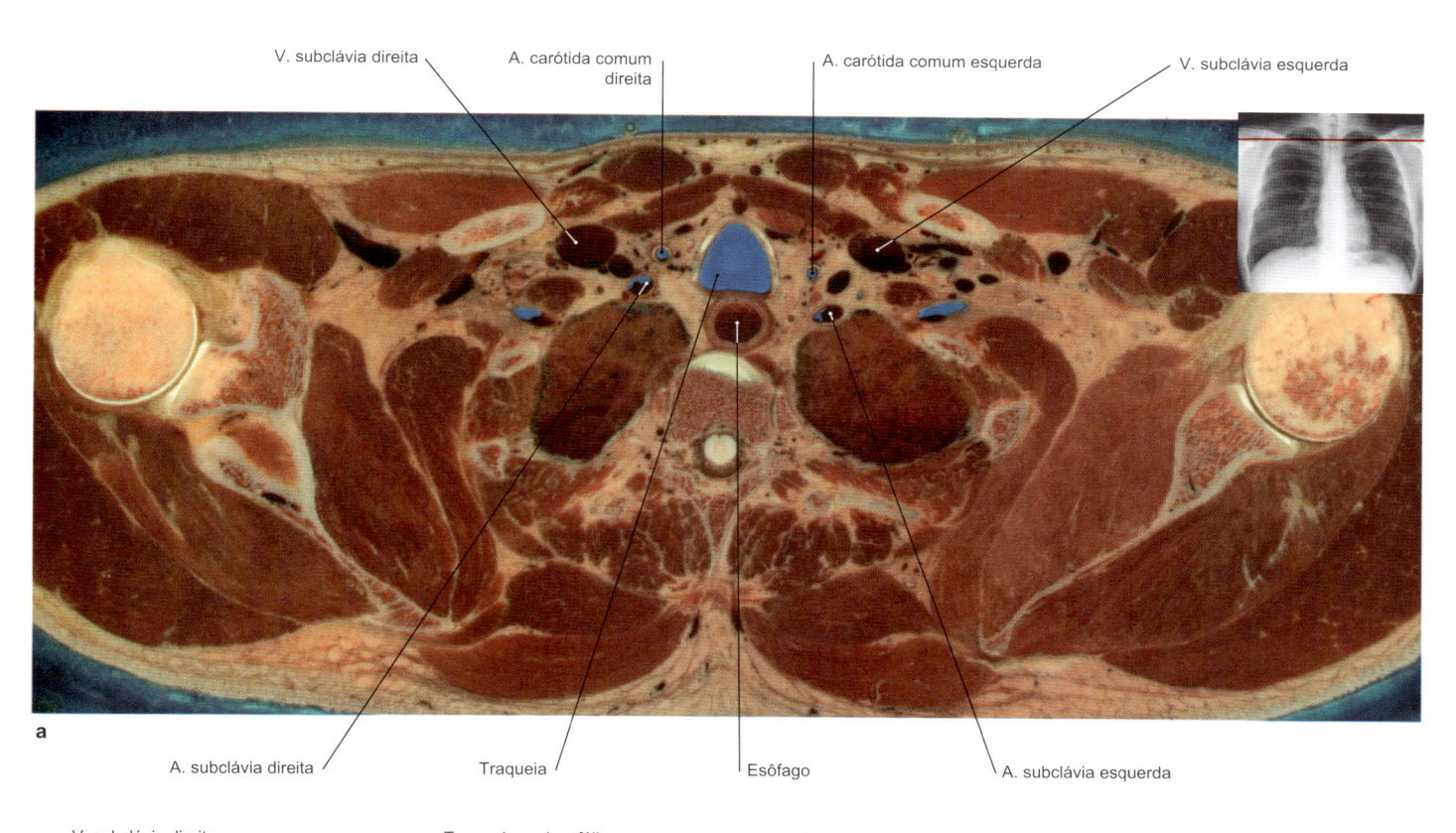

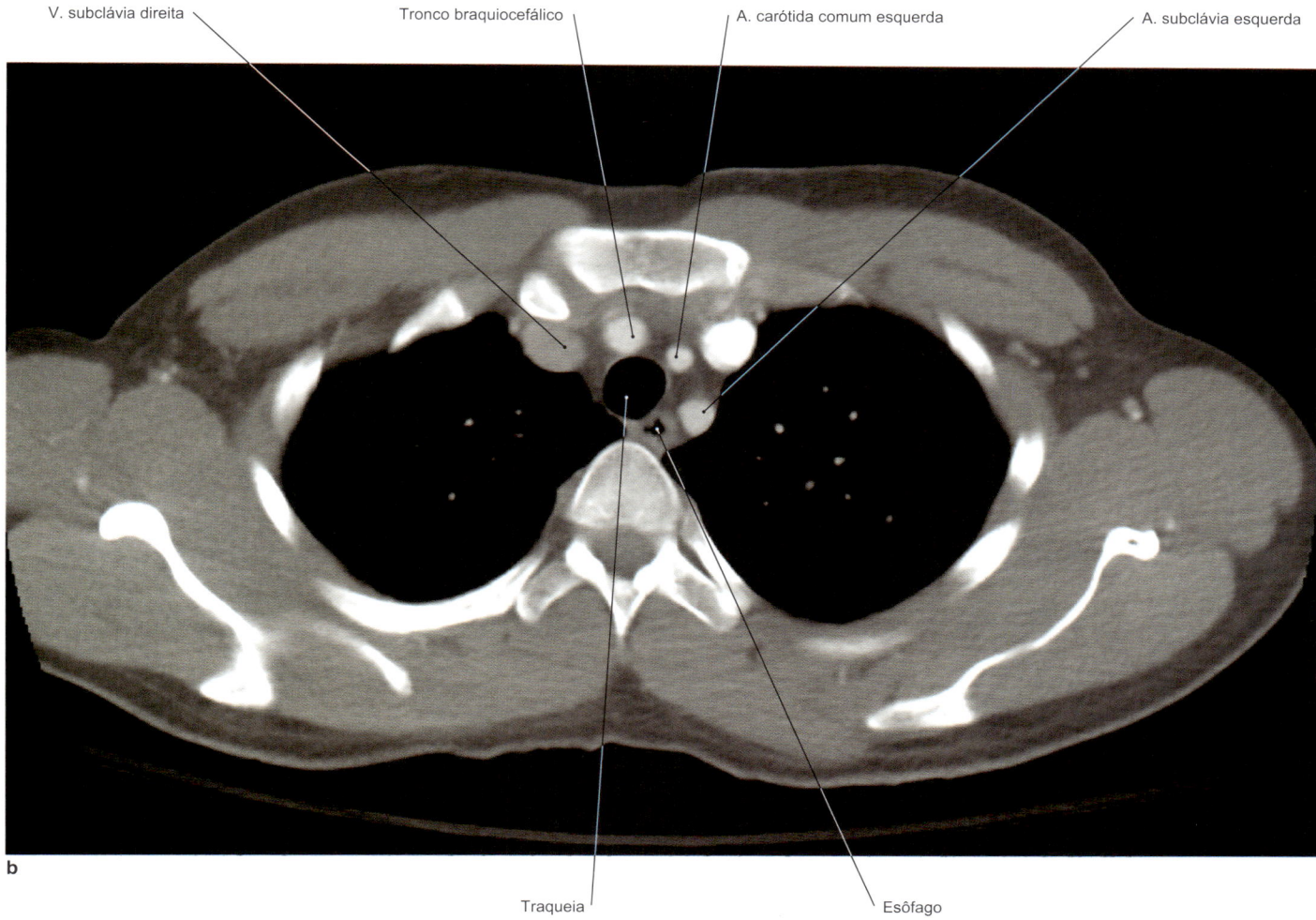

Figura 5.137a e b Abertura superior do tórax; cortes transversais na altura da segunda vértebra torácica (T II), vista inferior.
a Representação fotográfica. [X338]
b TC de tórax. [S701-T975]

O plano de corte na altura da margem superior do esterno mostra que os ápices dos pulmões se estendem além da abertura superior do tórax, até o pescoço.

Cortes

Cavidade Torácica, Cortes Transversais

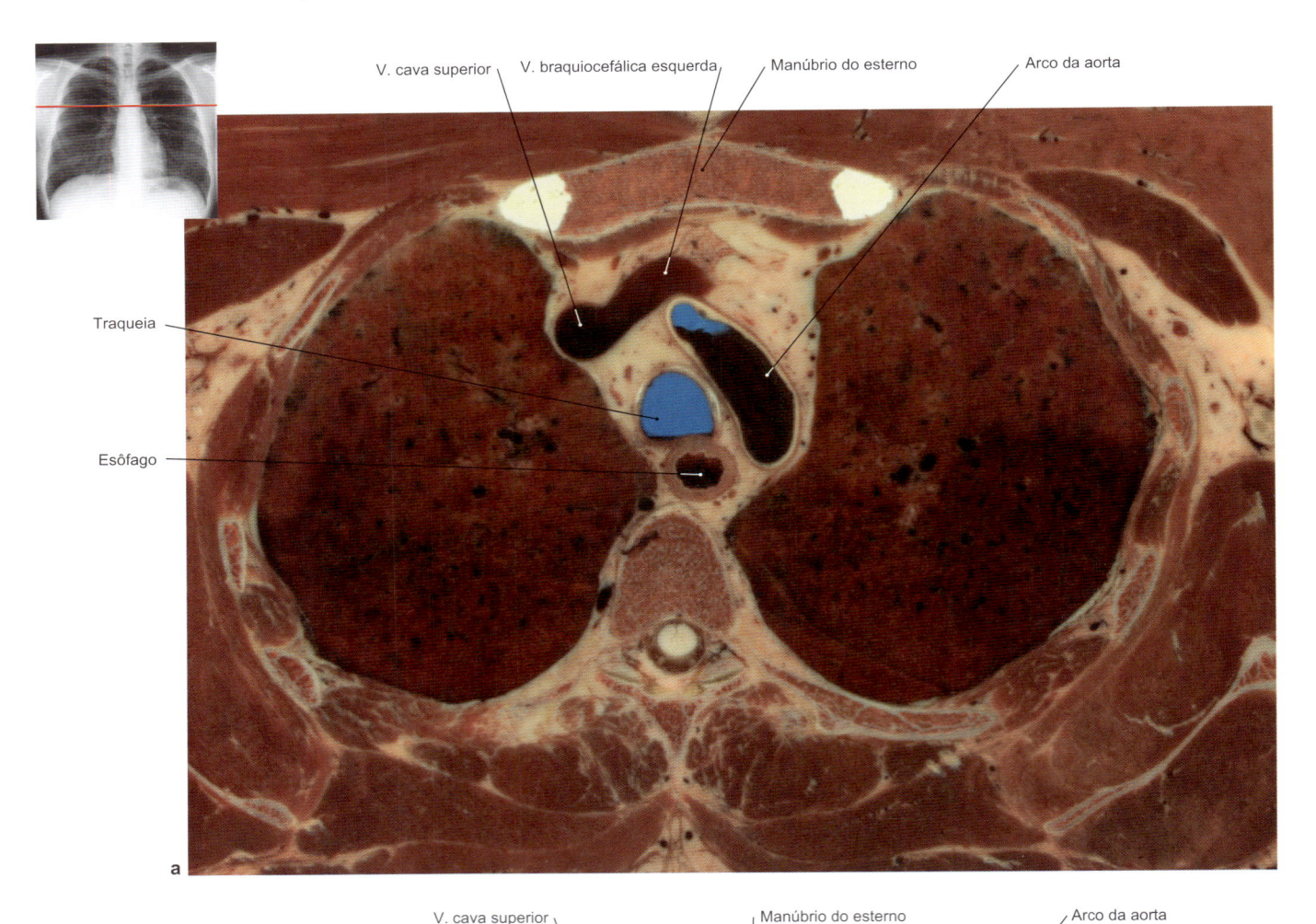

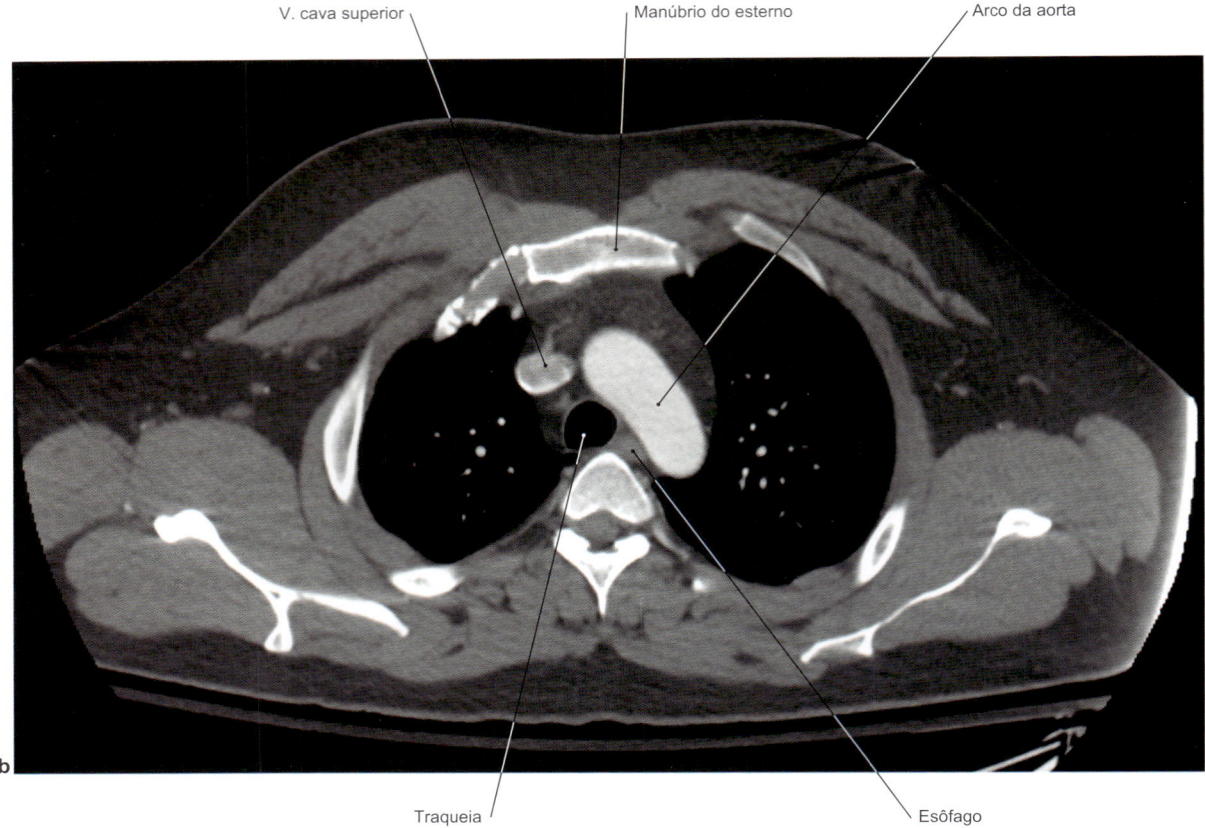

Figura 5.138a e b Abertura superior do tórax; cortes transversais na altura da quarta vértebra torácica (T IV), vista inferior.
a Representação fotográfica. [X338]
b TC de tórax. [S701-T975]

O plano de corte na altura do manúbrio do esterno secciona o arco da aorta (e a veia braquiocefálica esquerda).

Cavidade Torácica, Cortes Transversais

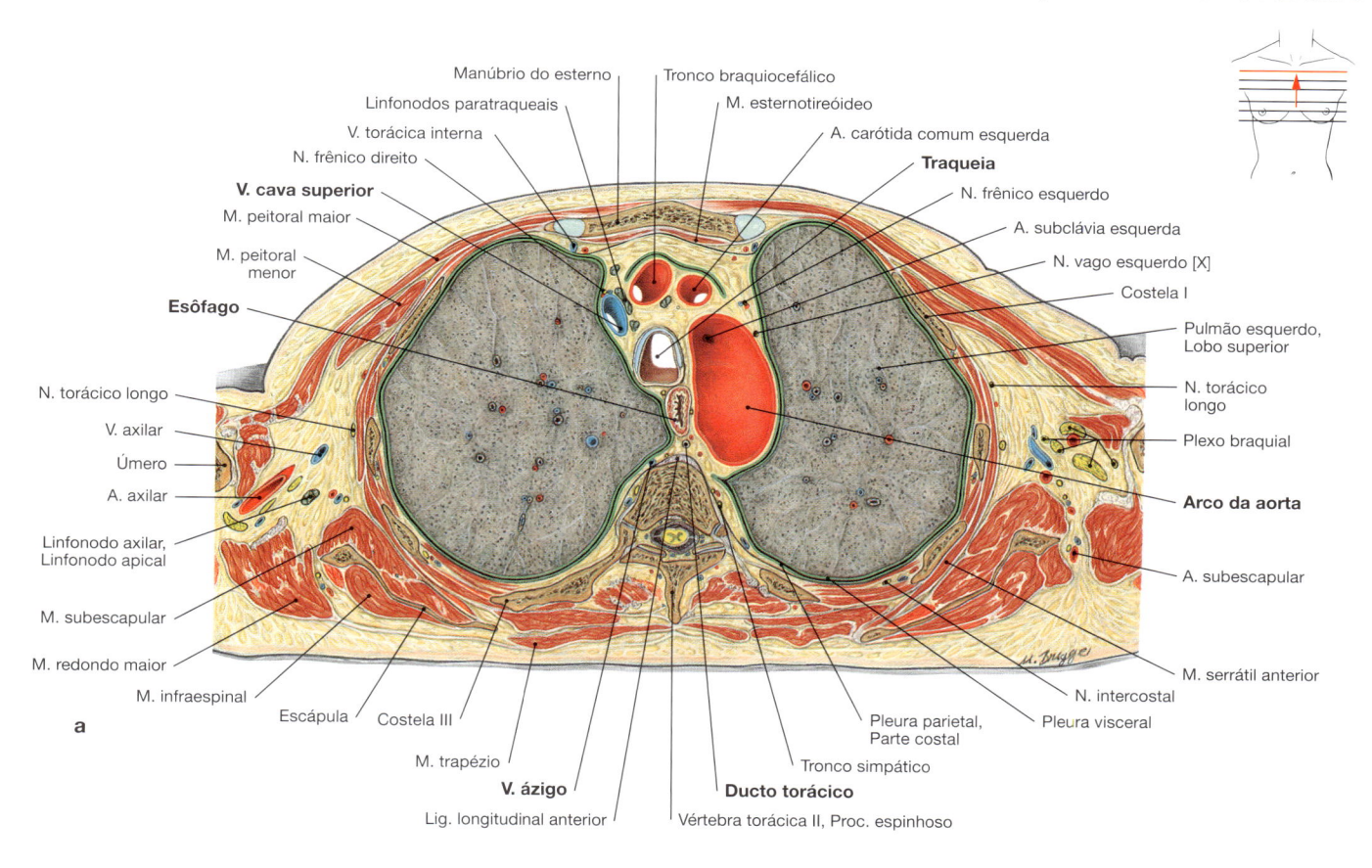

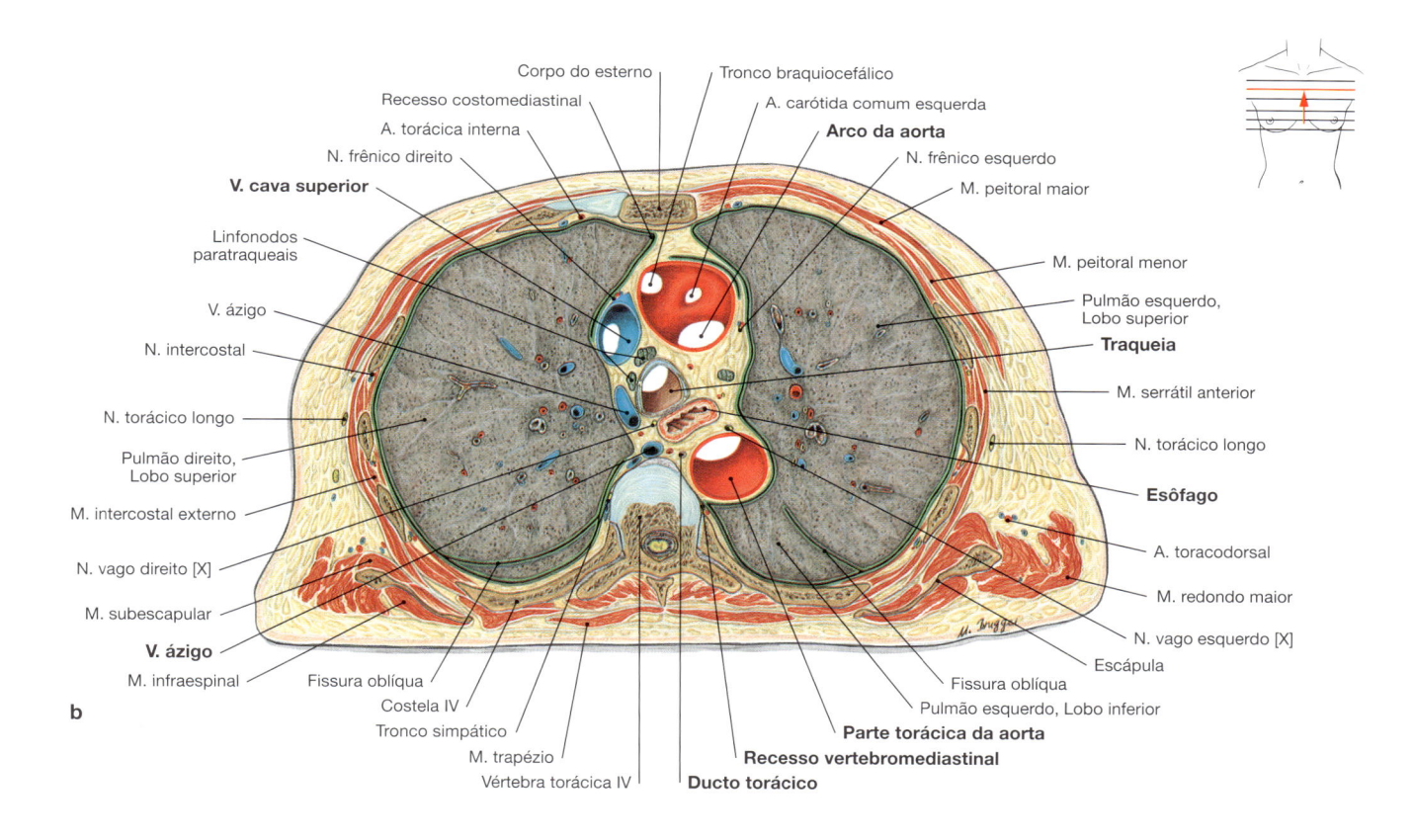

Figura 5.139a e b Cavidade torácica; cortes transversais na altura do arco da aorta; vista inferior. [S700]
a Corte transversal na altura do arco da aorta.
b Corte transversal na altura do arco da aorta inferior.
No mediastino superior, em posição anterior, encontra-se o arco da aorta, e, à direita deste arco, encontra-se a V. cava superior. Posteriormente à veia segue a traqueia, enquanto o esôfago e a parte torácica da aorta se apresentam deslocados para a esquerda. Em direção posterior, a aorta se limita com o recesso vertebromediastinal da cavidade pleural. Diretamente sobre a coluna vertebral, à direita, encontra-se a V. ázigo e, à sua esquerda, o ducto torácico.

Cortes

Cavidade Torácica, Cortes Transversais

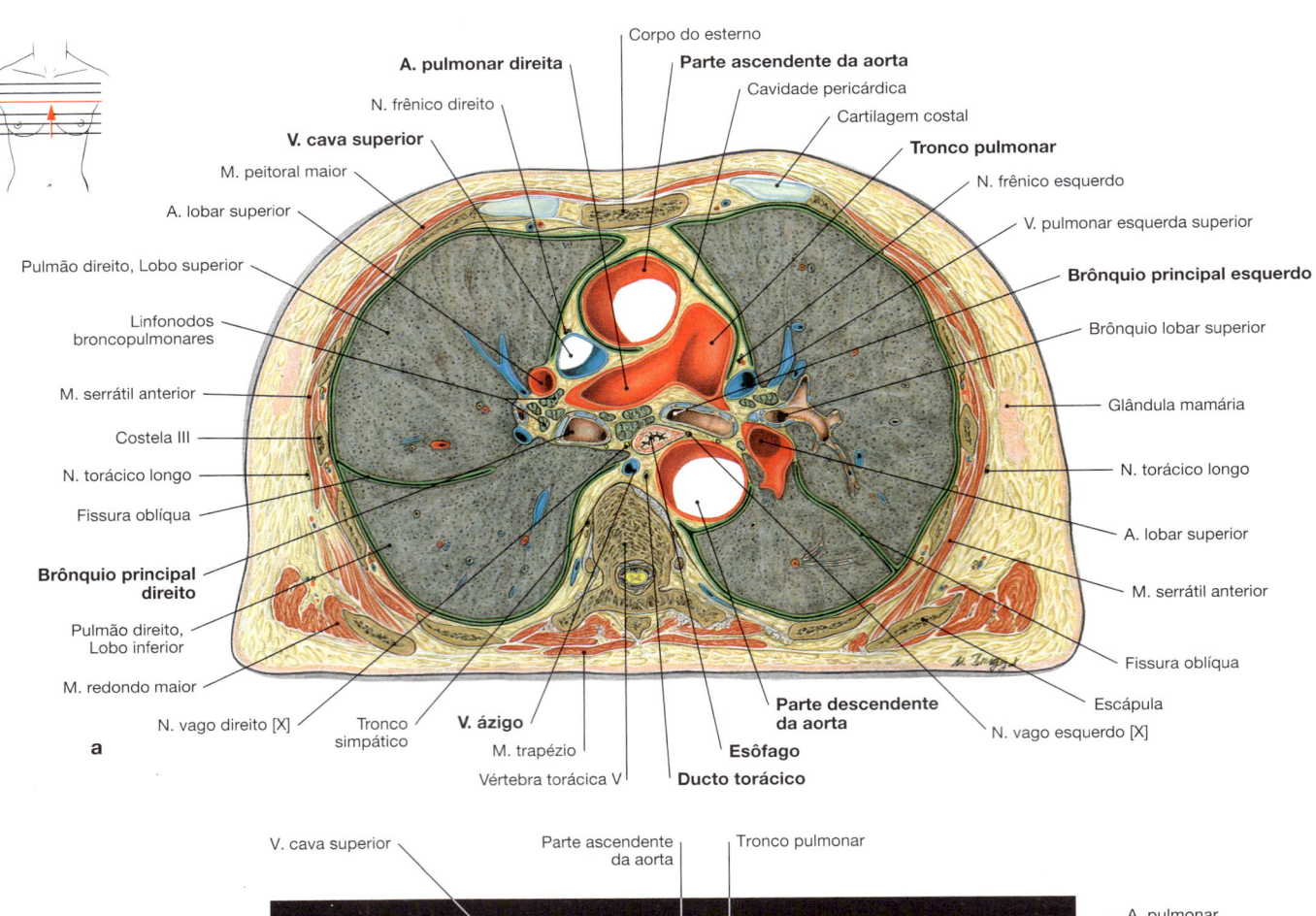

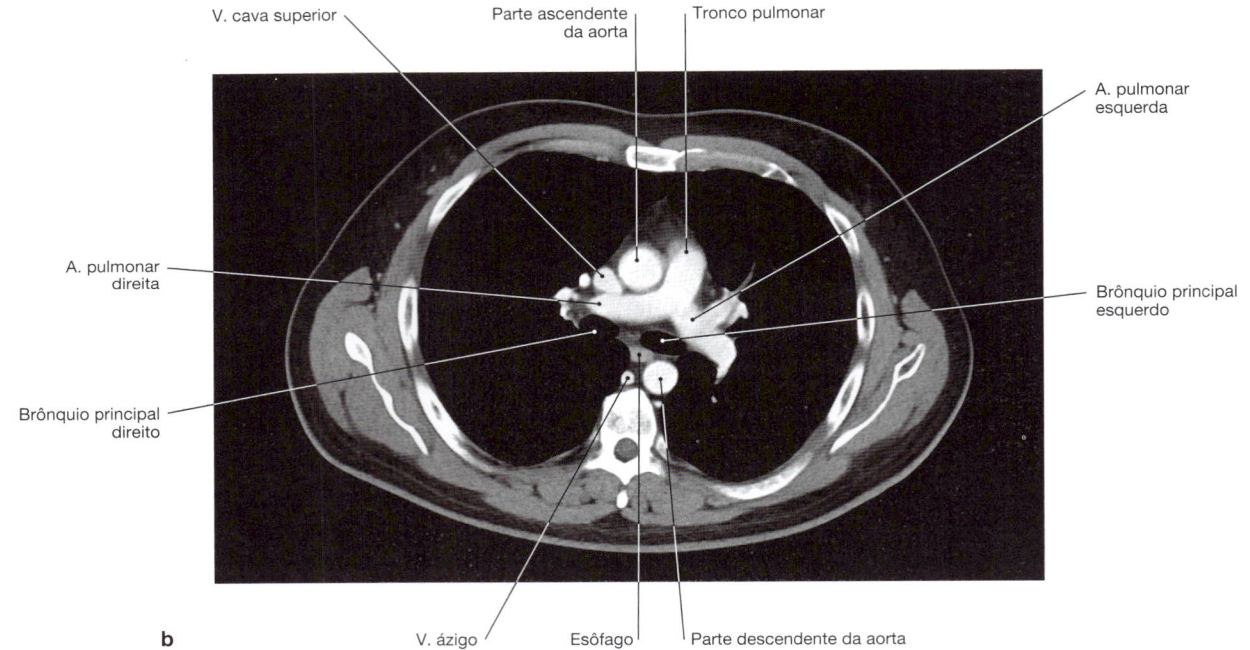

Figura 5.140a e b Cavidade torácica; corte transversal na altura da parte ascendente da aorta e do tronco pulmonar; vista inferior.
a Corte transversal na altura da parte ascendente da aorta. [S700]
b Tomografia computadorizada (TC) contrastada do tórax na fase venosa porta na altura do tronco pulmonar. [S700-T832]
Em posição mais anterior no mediastino superior encontra-se a parte ascendente da aorta; à esquerda e posteriormente à aorta encontra-se o tronco pulmonar, com a ramificação nas Aa. pulmonares; à direita da aorta observa-se a V. cava superior. Posteriormente às Aa. pulmonares seguem os brônquios principais e o esôfago. À esquerda da coluna vertebral, a parte descendente da aorta segue para baixo; à direita e à frente da coluna vertebral observa-se um corte da V. ázigo.

Correlações clínicas

Por meio da **punção controlada por TC**, até biopsias de linfonodos aumentados podem ser obtidas. Consequentemente, isto permite um diagnóstico patológico e microbiológico.

Cavidade Torácica, Cortes Transversais

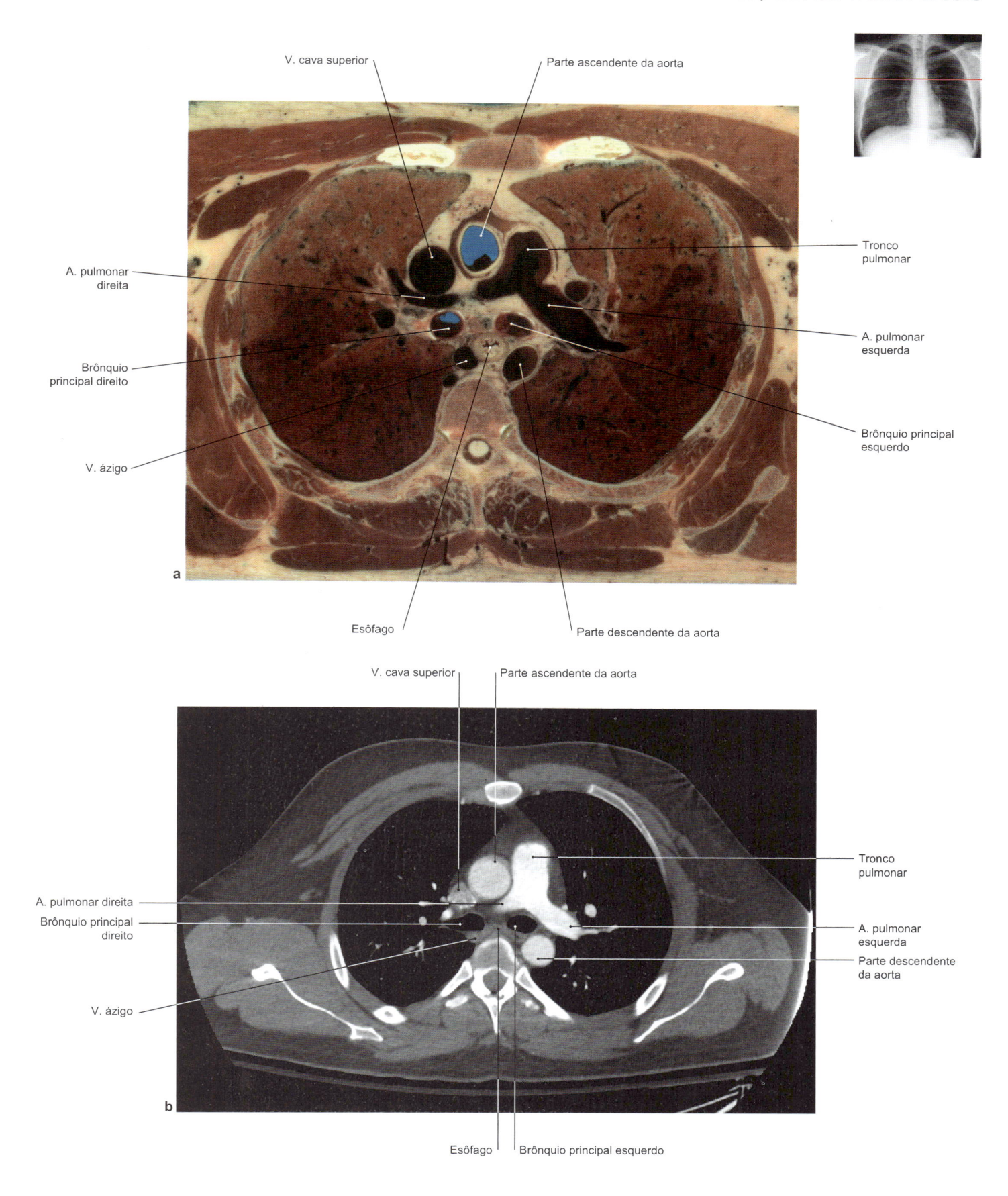

Figura 5.141a e b Cavidade torácica; cortes transversais na altura da quinta vértebra torácica (T V), vista inferior.

a Representação fotográfica. [X338]
b TC de tórax. [S701-T975]

5 Cortes

Cavidade Torácica, Cortes Transversais

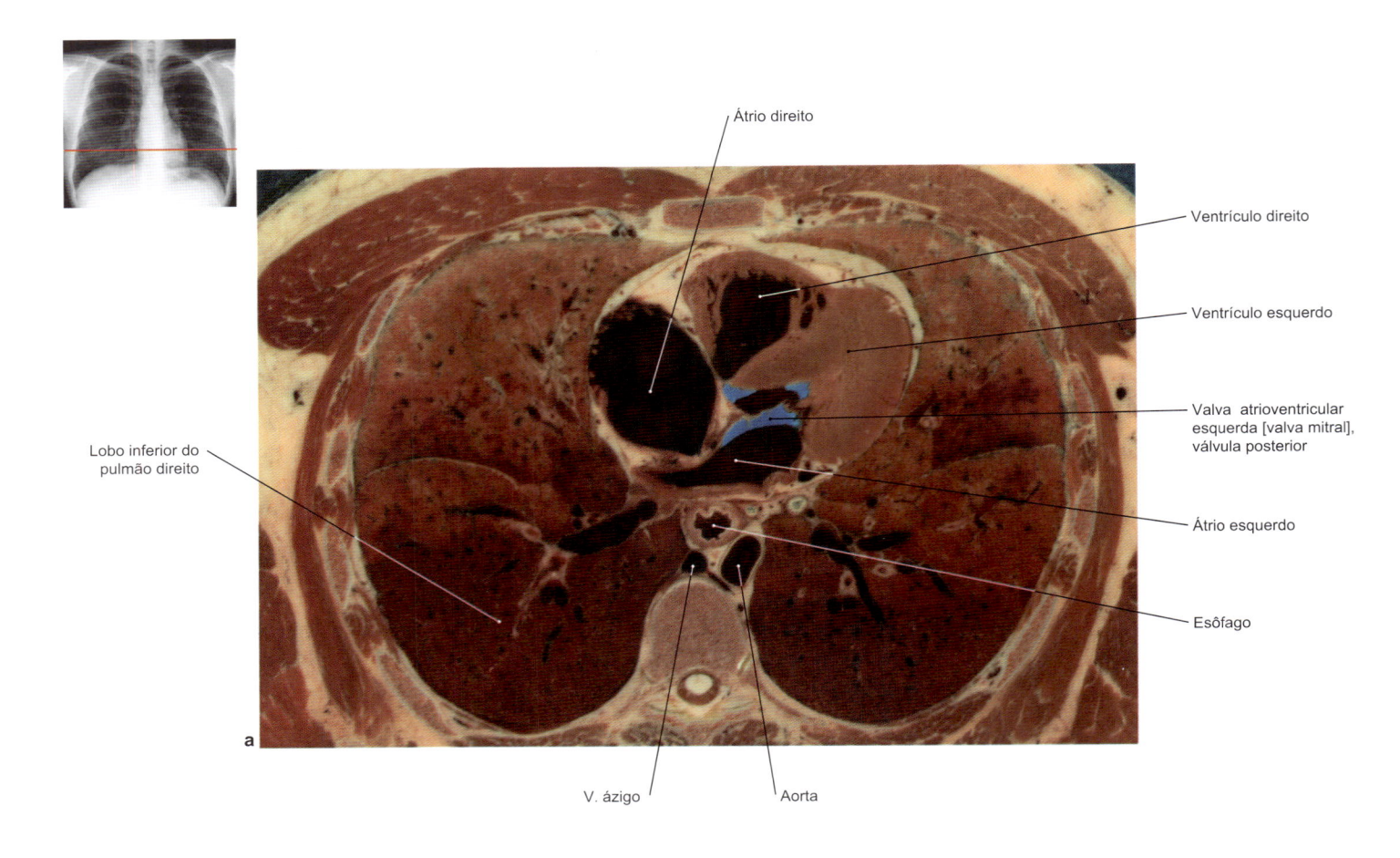

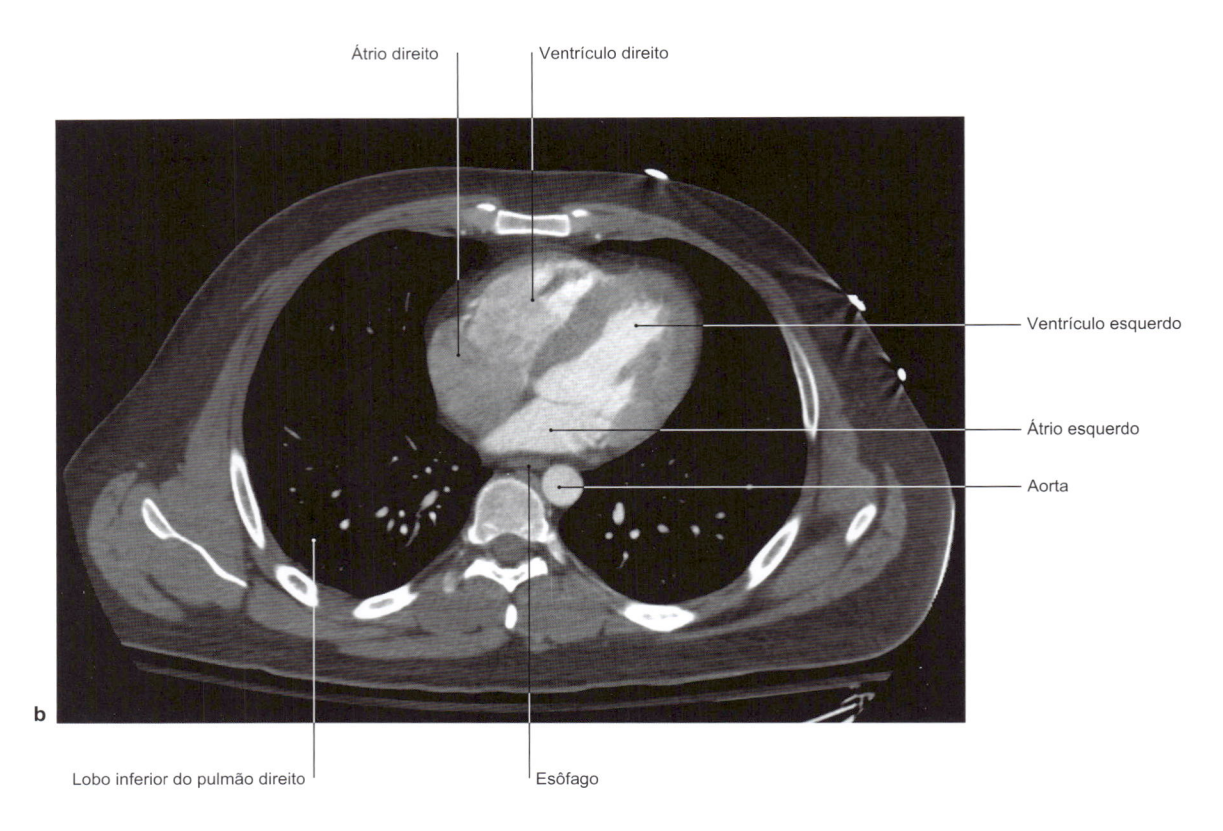

Figura 5.142a e b Cavidade torácica; cortes transversais na altura da sétima vértebra torácica (T VII), vista inferior.

a Representação fotográfica. [X338]
b TC de tórax. [S701-T975]

Cavidade Torácica, Cortes Transversais

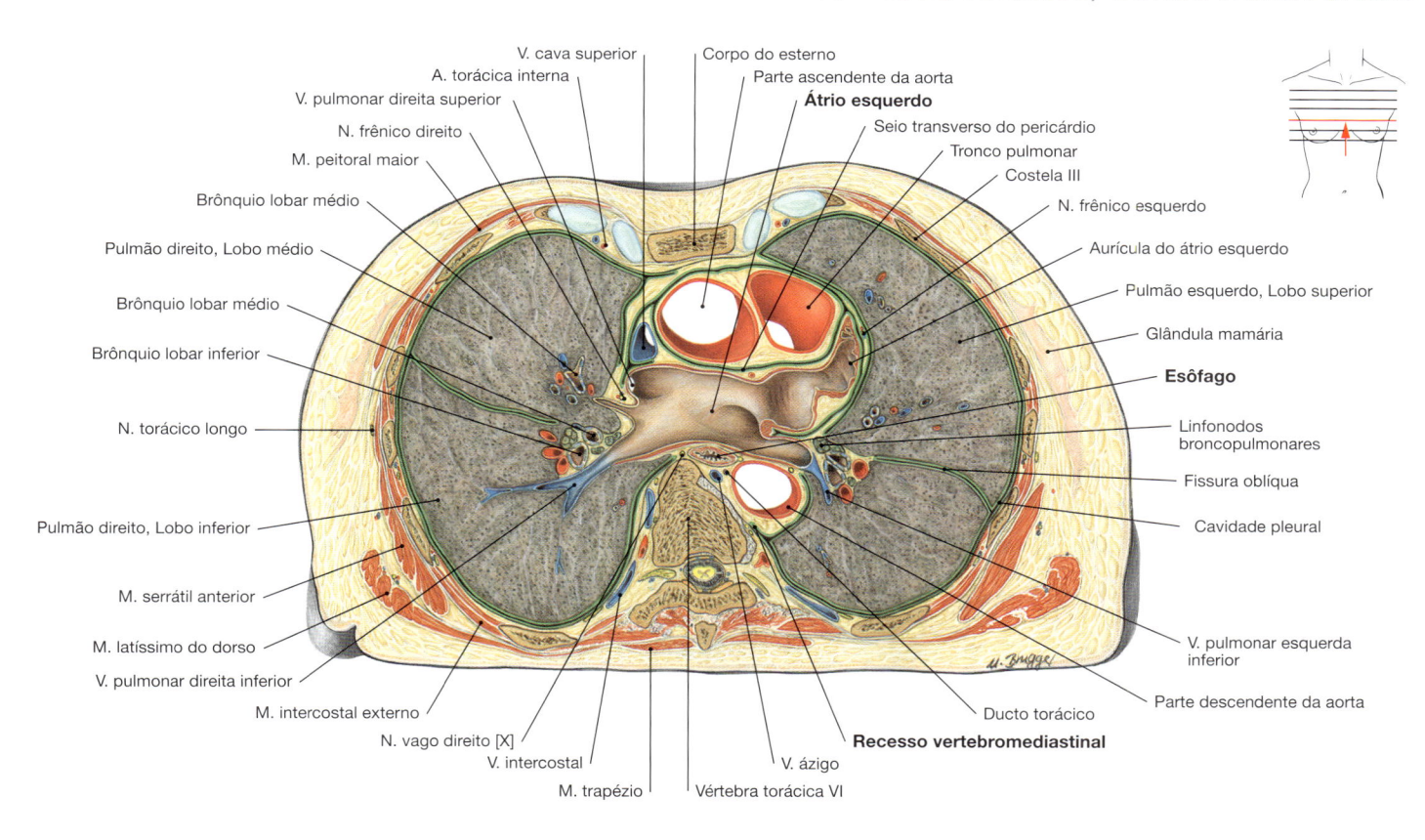

Figura 5.143 Cavidade torácica; corte transversal na altura do átrio esquerdo; vista inferior. [S700]

O átrio esquerdo do coração estende-se mais superiormente do que o átrio direito e se encontra posteriormente aos grandes vasos. O esôfago posiciona-se posterior e diretamente sobre o átrio esquerdo.

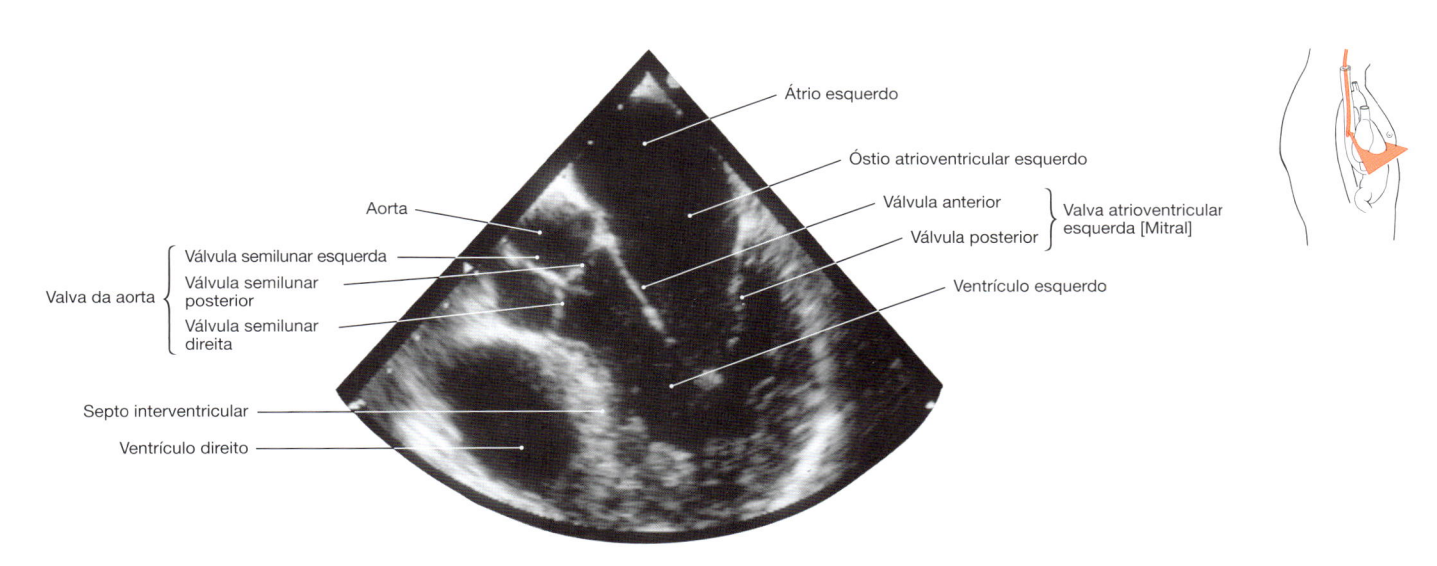

Figura 5.144 Coração; ultrassonografia a partir do esôfago (ecocardiografia transesofágica). [S700]

Correlações clínicas

A proximidade espacial entre o esôfago e o coração é utilizada na **ecocardiografia transesofágica** (→ Figura 5.134). Com uma sonda de ultrassom introduzida no esôfago, procede-se à demonstração do coração e particularmente das valvas cardíacas de modo muito mais acurado do que no exame a partir da face externa do tórax.

Cortes

Cavidade Torácica, Cortes Transversais

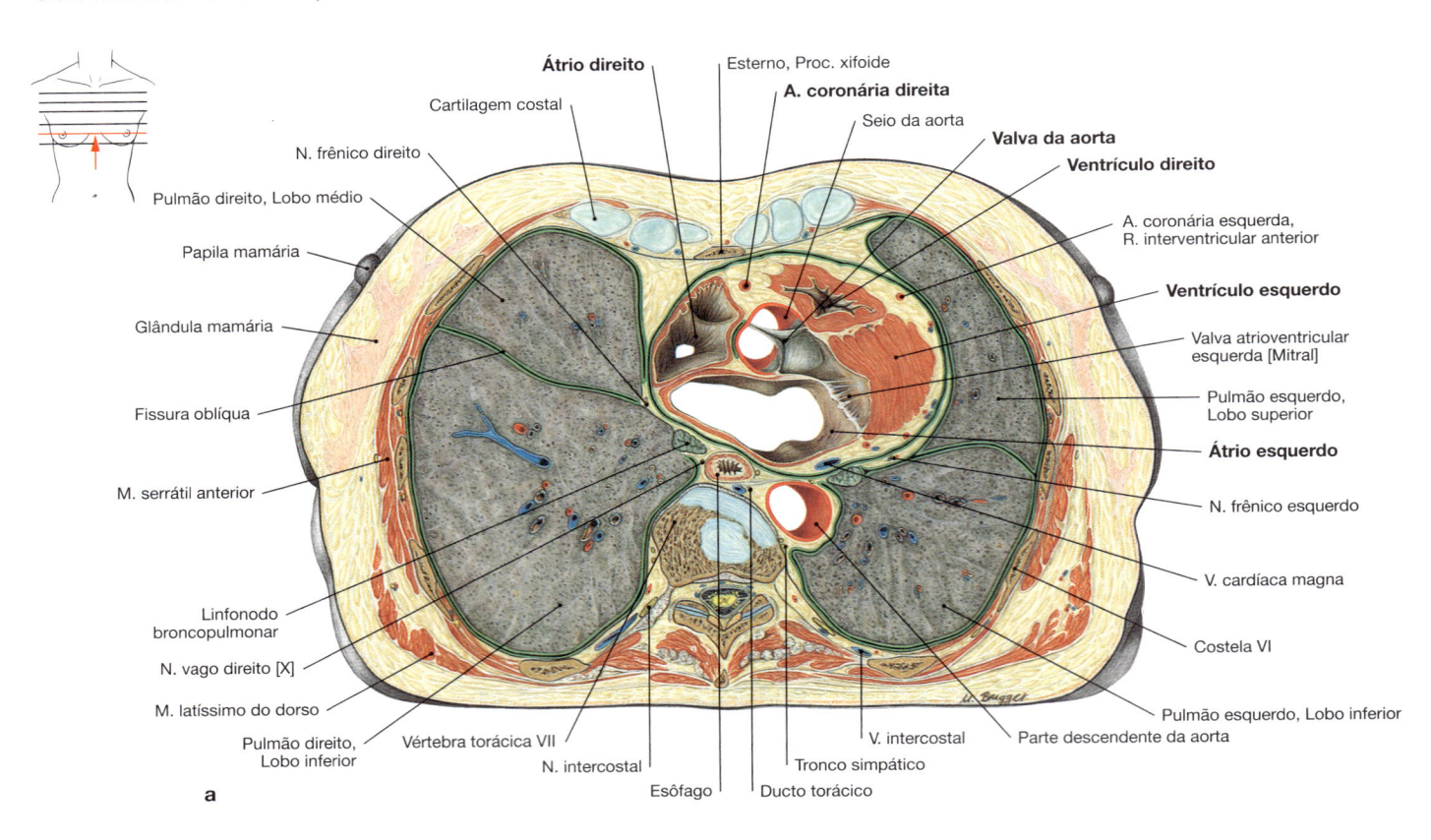

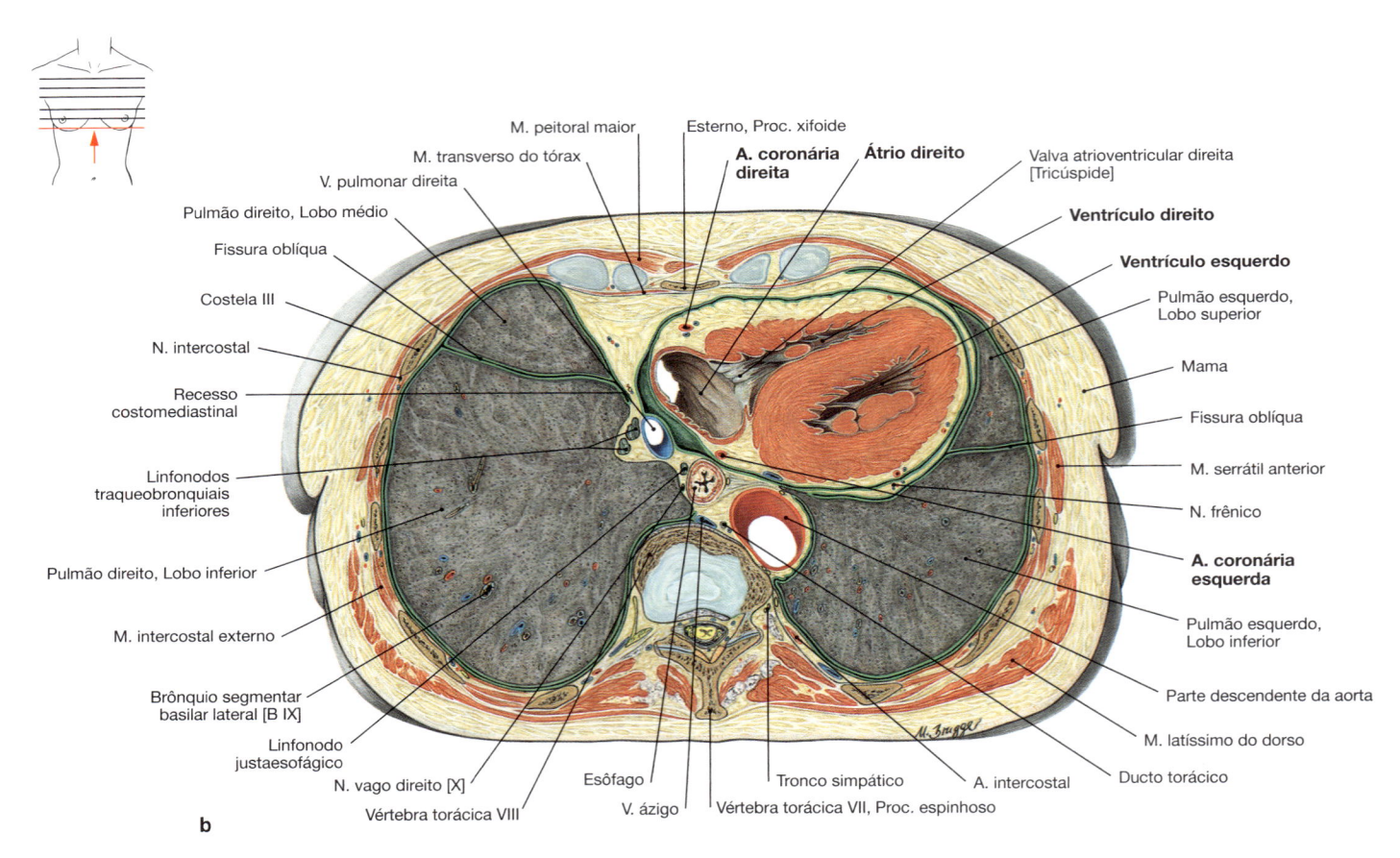

Figura 5.145a e b   Cavidade torácica; cortes transversais na altura da valva da aorta; vista inferior. [S700]
a Corte transversal na altura da valva da aorta.
b Corte transversal abaixo da valva da aorta.
Nestas secções, observa-se que o mediastino médio, que contém o pericárdio e o coração, se expande mais para a esquerda do que para a direita. Isto resulta no volume menor do pulmão esquerdo. No pericárdio é proeminente a espessa camada de tecido adiposo unilocular subepicárdico, onde as artérias coronárias estão incluídas. Nestes planos de corte, a margem do coração (face pulmonar do coração) é formada pelo átrio direito no lado direito, e pelo ventrículo esquerdo no lado esquerdo. Em contrapartida, o ventrículo direito não forma as margens, pois se encontra voltado para a frente (face esternocostal).

Cavidade Torácica, Corte Frontal

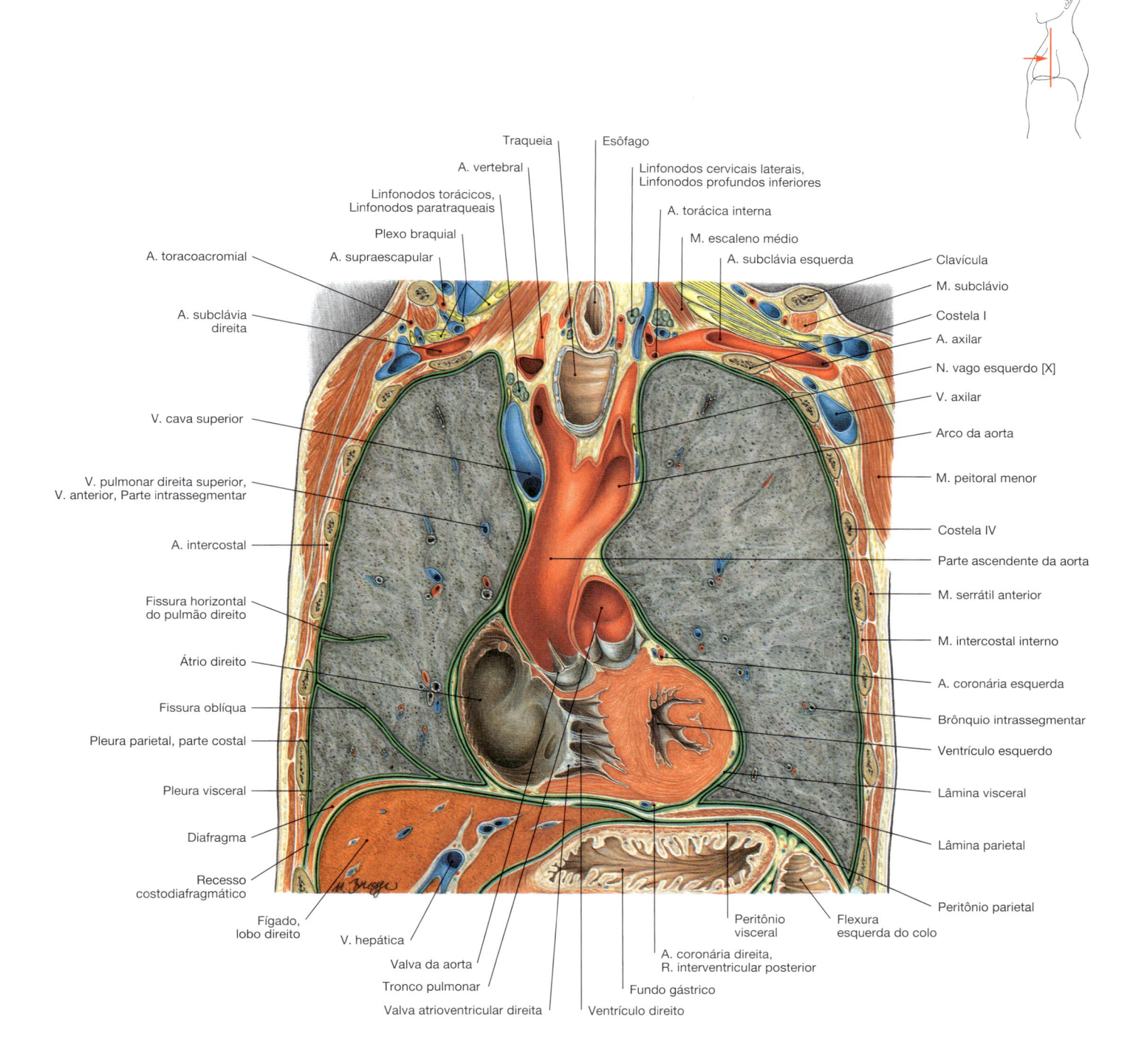

Figura 5.146 Cavidade torácica. Corte frontal na altura da valva da aorta e da valva do tronco pulmonar; vista anterior. [S700]
A secção possibilita o ótimo reconhecimento da relação entre a aorta e o tronco pulmonar após a remoção dos dois ventrículos. A partir da aorta, começando da valva da aorta, toda a parte ascendente e o arco da aorta estão seccionados. Do tronco pulmonar, no entanto, observa-se apenas a sua origem após a valva do tronco pulmonar; ele então emerge para trás a partir do plano de corte, onde se ramifica nas Aa. pulmonares. O ventrículo direito em si está, no entanto, localizado anteriormente ao plano de corte, enquanto o ventrículo esquerdo está bem no plano de corte.

Cortes

Cavidade Torácica, Corte Frontal

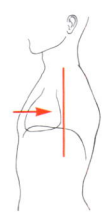

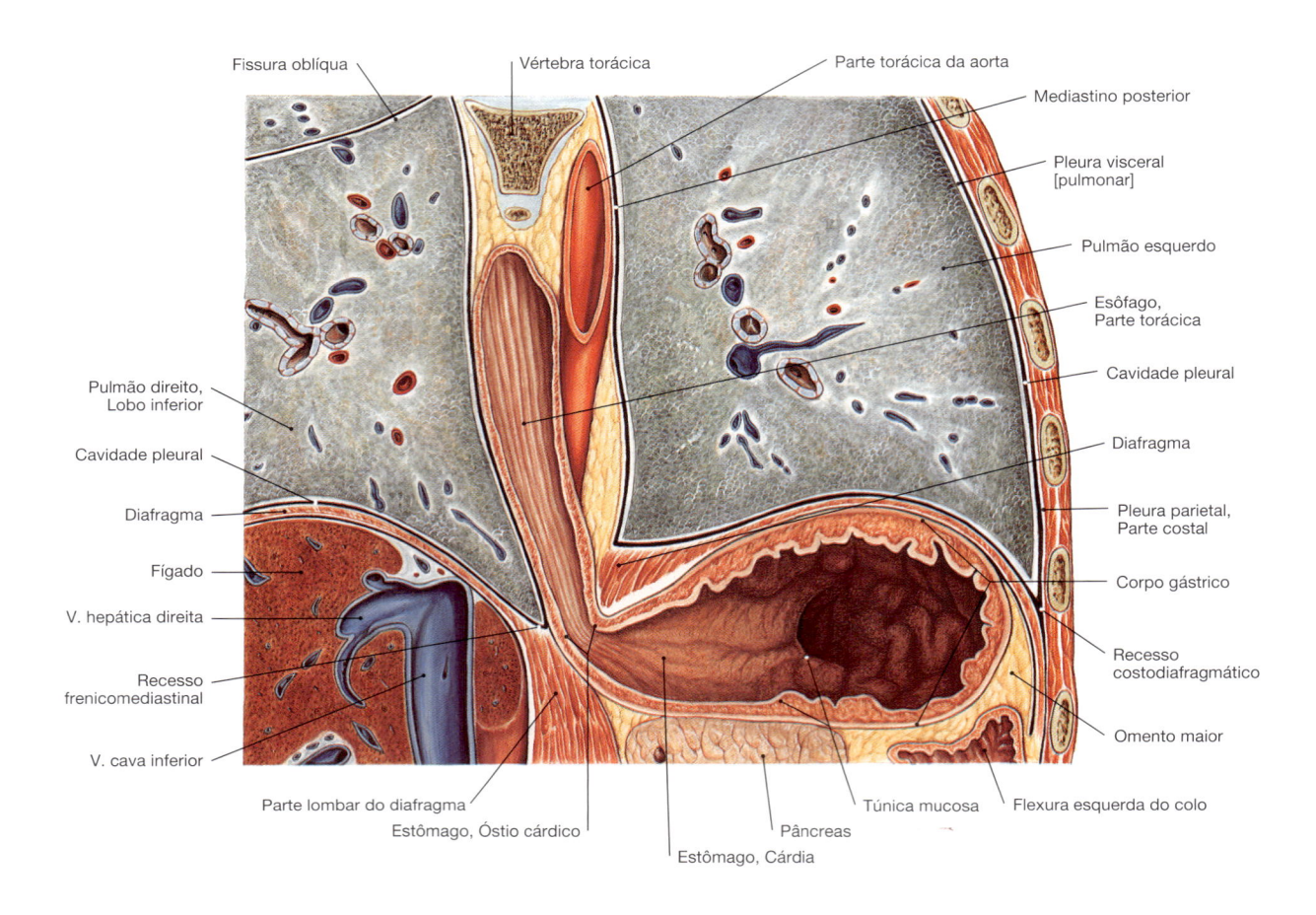

Figura 5.147 Cavidade torácica. Corte frontal na altura do hiato esofágico do diafragma; vista anterior. [S700]

O sentido da secção mostra o arranjo do esôfago e da aorta no mediastino inferior. A parte torácica do esôfago encontra-se primeiramente à direita da parte torácica da aorta. Antes de atravessar hiato esofágico, o esôfago está localizado anteriormente à aorta. A parte abdominal do esôfago é muito curta e desemboca na cárdia do estômago. A passagem mucosa entre o estômago e o esôfago pode ser vista em uma linha levemente irregular (linha Z), que aqui está localizada relativamente mais distal. Ela se localiza, portanto, distalmente à primeira dobra mucosa do estômago na incisura cárdica. Através da incisura, o ângulo de His entre a parte cárdica do estômago e o fundo gástrico é delineado. A dobra mucosa na incisura cárdica (ângulo de His) contribui para os mecanismos de fechamento da parte inferior do esôfago.

Cavidade Torácica, Cortes Frontais

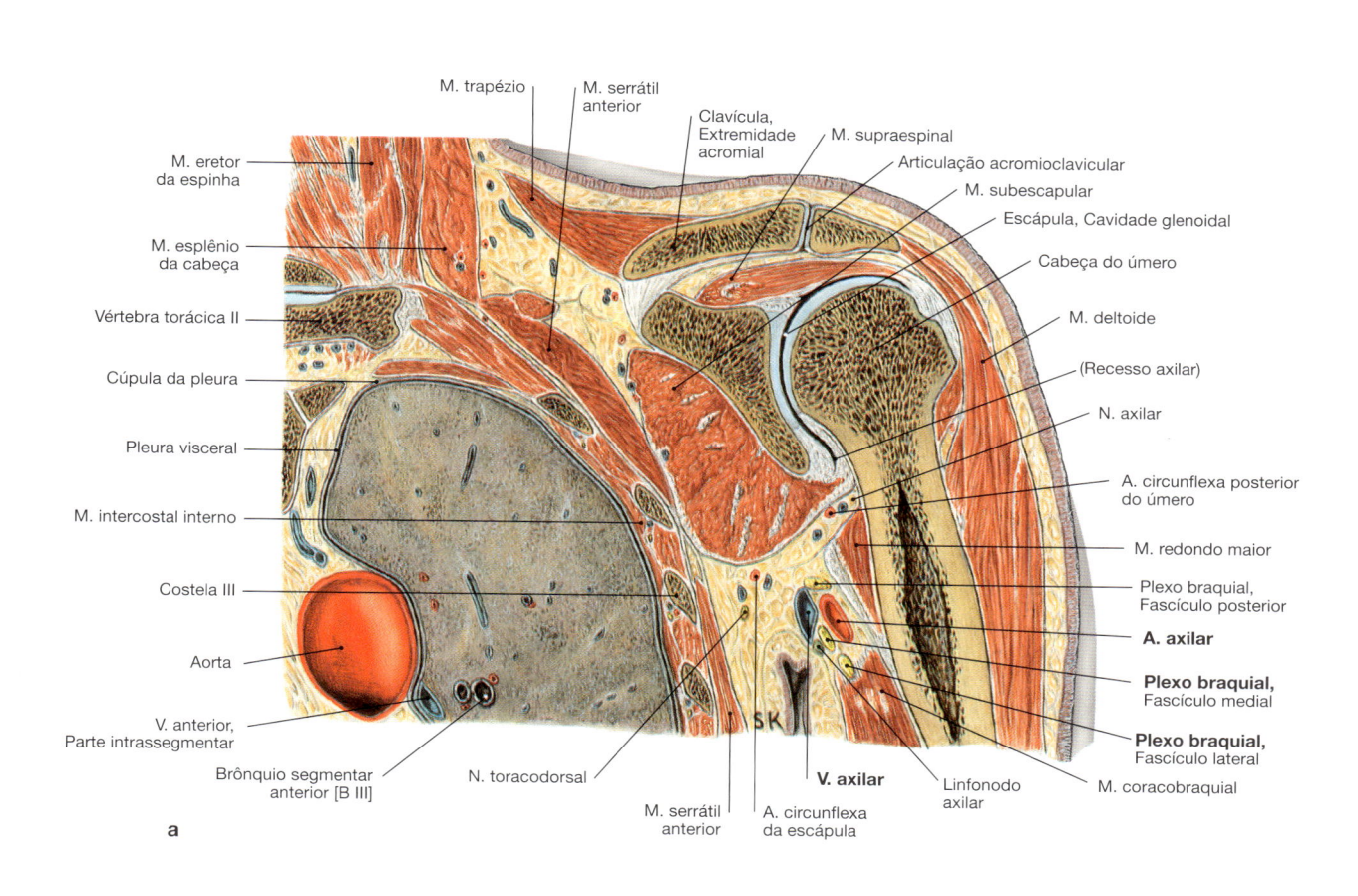

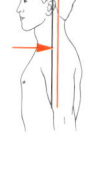

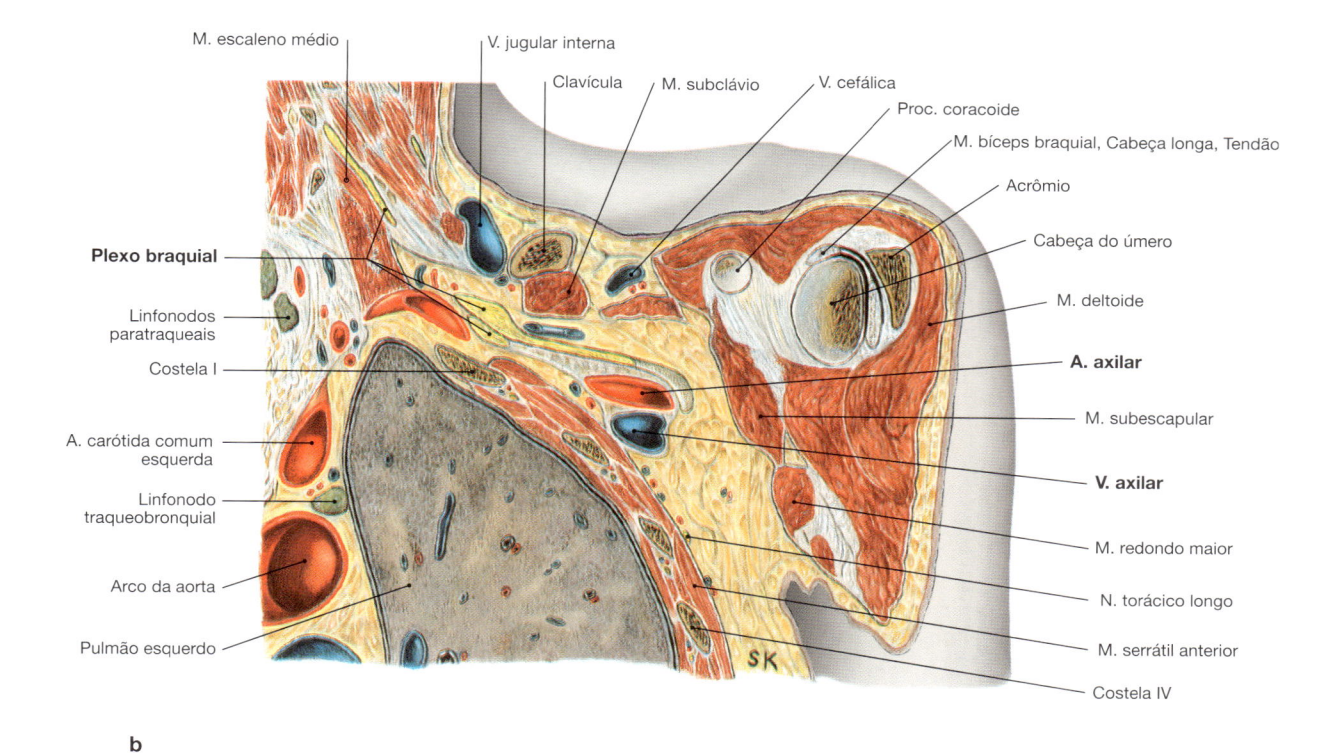

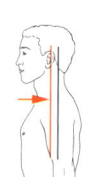

Figura 5.148a e b   Cavidade torácica, axila e articulação do ombro; cortes frontais no plano da articulação do ombro e em plano anterior a esta articulação. Vista anterior. [S700-L238]
a Corte frontal no plano da articulação do ombro.
b Corte frontal no plano anterior à articulação do ombro.

As figuras mostram que, anteriormente à articulação do ombro, A. e V. axilares, juntamente com o plexo braquial – como estruturas vasculonervosas responsáveis pelo suprimento do membro superior – apresentam uma estreita relação topográfica com o ápice dos pulmões.

Questões de autoavaliação

Para testar se você assimilou o conteúdo deste capítulo, apresentamos a seguir questões preparatórias úteis para exames orais de Anatomia.

Considere os segmentos do mediastino e as cavidades pleurais.
- Quais órgãos e vias estão aí localizados?
- Que recessos têm as cavidades pleurais e onde eles se encontram?
- Mostre o ducto torácico: como ele segue através da cavidade torácica?
- Descreva o trajeto do sistema ázigo na preparação anatômica.
- Onde está localizado o timo e qual é a sua função?

Como é a projeção do coração na parede torácica e quais segmentos do coração formam seus contornos?
- Mostre, em uma peça anatômica, quais estruturas do coração formam seu contorno nas radiografias.

Explique a estrutura das valvas cardíacas em uma peça anatômica.
- Onde elas se projetam e onde se faz a ausculta se houver a suspeita de estenose aórtica?

Mostre todos os importantes ramos das artérias coronárias.
- Analise determinada peça anatômica em relação à dominância da vascularização.
- Como é o suprimento sanguíneo das partes do sistema de condução cardíaco?

Como os pulmões são divididos e onde se projetam os limites dos lobos pulmonares no esqueleto?

Explique a vascularização intrínseca do pulmão e o seu papel na pequena circulação cardiorrespiratória.

Como é a drenagem linfática dos pulmões e quais linfonodos são a ele incorporados?

Onde estão localizadas as constrições do esôfago?

Como o esôfago é fechado nas suas duas extremidades e qual é a importância clínica disso?

Quais vasos sanguíneos suprem o esôfago e qual é a sua importância?
- O que são varizes esofágicas e como elas são anatomicamente justificadas?

Explique a drenagem linfática do esôfago na peça anatômica.

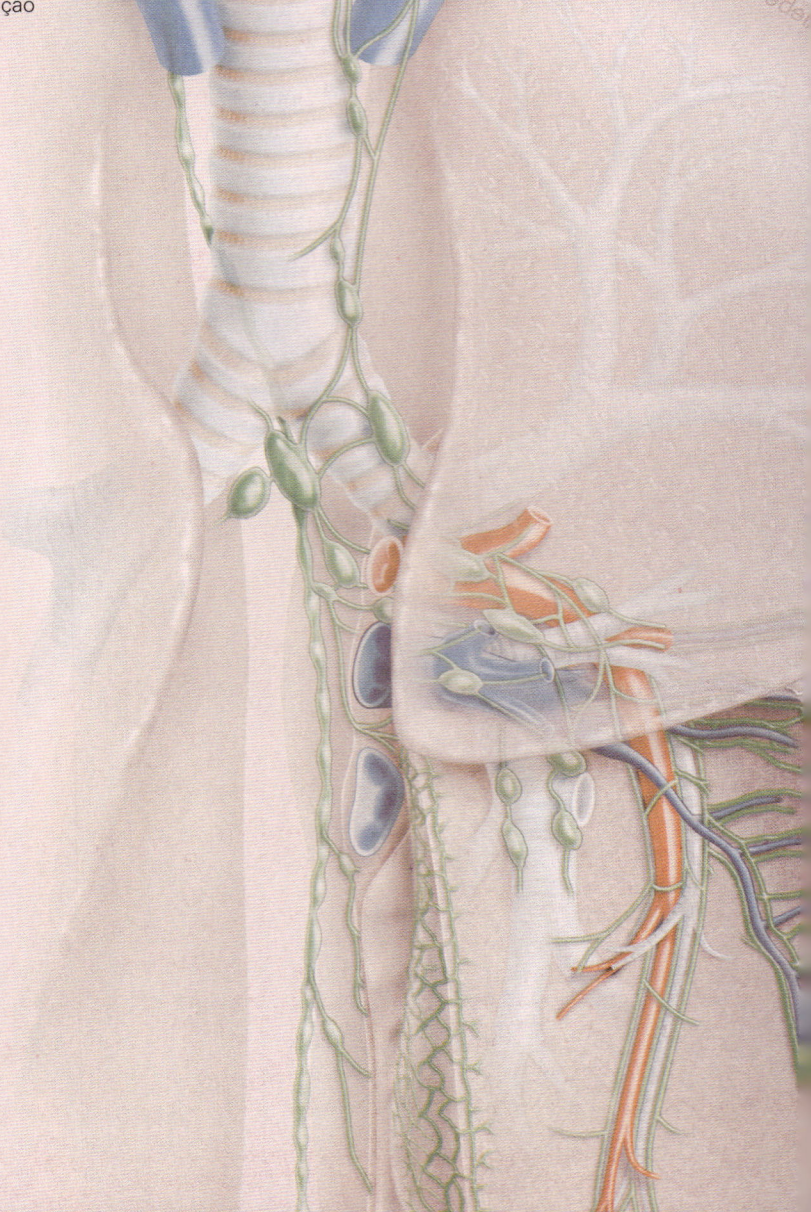

Órgãos do Abdome

Desenvolvimento	116
Topografia	120
Estômago	146
Intestino	158
Fígado e Vesícula Biliar	178
Pâncreas	200
Baço	212
Vascularização e Drenagem Linfática	218
Cortes	220

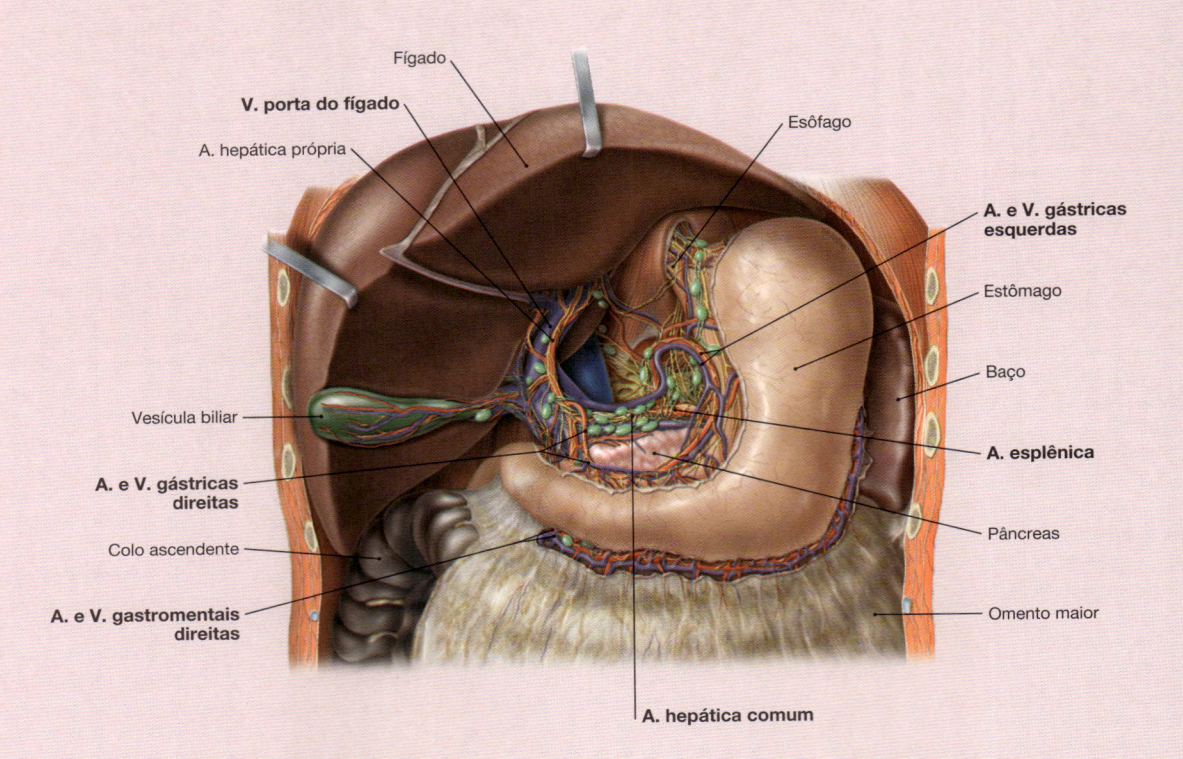

Visão geral

Quando a parede abdominal é aberta, observa-se uma cavidade preenchida por órgãos sólidos e ocos (vísceras). O interior da parede abdominal e as superfícies dos órgãos são revestidos pelo **peritônio**, que é uma túnica serosa transparente, contínua, brilhante e escorregadia. O revestimento da face interna da parede abdominal é denominado peritônio parietal, enquanto o peritônio visceral recobre os vários órgãos. Assim, a maior parte da cavidade abdominal é denominada **cavidade peritoneal.** O espaço retroperitoneal é o espaço anatômico na cavidade abdominal atrás do peritônio. Os órgãos, como os rins, são considerados retroperitoneais se forem recobertos por peritônio apenas em sua face anterior. O peritônio liso assegura que, por exemplo, o estômago e os intestinos possam mudar de forma com o peristaltismo, e as alças intestinais possam se deslocar umas sobre as outras. A parte média do intestino grosso situada transversalmente (colo transverso) divide a cavidade peritoneal em uma **região abdominal superior** e uma **região abdominal inferior**.

Na região abdominal superior **(supramesocólica)** estão localizados o fígado, a vesícula biliar e o pâncreas, que são as maiores glândulas encontradas nas pessoas. O estômago se localiza à esquerda do fígado. À esquerda do estômago está localizado o baço. A região abdominal inferior é ocupada pelas alças do intestino delgado, que são margeadas pelo intestino grosso de modo semelhante à moldura de um quadro.

Tópicos mais importantes

Após estudar e compreender os principais tópicos deste capítulo, segundo as diretrizes do Nationalen Kompetenzbasierten Lernzielkatalog Medizin (NKLM), você será capaz de:

Cavidade peritoneal
- Explicar na peça anatômica a estrutura da cavidade abdominal, seus recessos, fossas e pregas
- Descrever as vias circulatórias com importância clínica e as particularidades específicas de cada órgão.

Estômago
- Mostrar a posição do estômago em relação aos outros órgãos abdominais na peça anatômica e descrever seu desenvolvimento.

Intestino
- Mostrar os segmentos dos intestinos delgado e grosso na peça anatômica e explicar suas características estruturais
- Descrever a origem de cada parte do intestino, bem como os limites de irrigação de cada uma delas
- Demonstrar as relações de posição do apêndice vermiforme com sua projeção na superfície corporal e a importância clínica.

Fígado e vesícula biliar
- Descrever a importância do fígado e suas variadas funções
- Mostrar a localização e a projeção do fígado e da vesícula biliar e descrever seu desenvolvimento
- Mostrar na peça anatômica a estrutura funcional do fígado, incluindo seus segmentos, e explicar sua importância clínica
- Descrever a confluência e o mecanismo de controle de fluxo do ducto colédoco e mostrar na peça anatômica a topografia do trígono cisto-hepático (triângulo de Calot).

Pâncreas
- Explicar a importância e as funções do pâncreas
- Mostrar na peça anatômica a estrutura e a topografia do pâncreas, incluindo o sistema de ductos, e explicar o seu desenvolvimento, incluindo malformações.

Baço
- Compreender as diferentes funções do baço, assim como sua localização e estrutura.

Relação com a clínica

A seguir, é apresentado um estudo de caso que reforça a correlação entre os muitos detalhes anatômicos e a prática clínica mais atual.

Carcinoma de intestino grosso

História
Um homem de 63 anos procura o médico da família, porque vem notando sangue nas fezes há várias semanas. Ele tem sofrido também cada vez mais de constipação intestinal, o que o surpreendeu, porque está inapetente e, por consequência, tem comido pouco. Em seguida, ele retorna, porque havia perdido aproximadamente 5 kg nos últimos três meses.

Achados da avaliação
O exame físico não revela nada digno de nota, inclusive o toque retal. Os ruídos intestinais são vigorosos, e não existe dor à palpação do abdome.

Exames complementares
A ocorrência de sangue nas fezes pode ser confirmada com um exame de fezes. Na colonoscopia foi detectado um tumor ulcerado de 2 cm de diâmetro no colo descendente, e a biopsia coletada foi enviada ao patologista. Na análise do sangue foi identificada elevação dos marcadores tumorais antígeno carcinoembrionário (CEA) e CA 19-9, que são normalmente produzidos nos adenocarcinomas. Após sua admissão em uma clínica cirúrgica, foi realizada tomografia computadorizada (TC) das cavidades abdominal e pélvica, assim como do crânio, para a exclusão de metástases.

Diagnóstico
Carcinoma de colo (→ Figura a). Não foram encontradas metástases em fígado, pulmões e encéfalo. O câncer de colo, juntamente com os tumores malignos de pulmão, mama e próstata, é um dos tumores mais frequentes na população geral. Quando a colonoscopia é realizada como parte de um exame preventivo, pode-se detectá-lo muito bem em estágios iniciais. Como consequência, a taxa de mortalidade caiu significativamente nos últimos anos.

Tratamento
Na colectomia parcial foram retirados os colos descendente e sigmoide, incluindo a drenagem linfática ao longo da A. mesentérica inferior, e foram enviadas amostras para análise histopatológica. O colo pôde ser anastomosado com o reto, preservando a continência, de modo que não foi necessário um ânus artificial (colostomia).

Evolução
No dia seguinte à cirurgia foi liberada a dieta, o paciente não apresentou queixas além de dor, e a ferida cirúrgica cicatrizou bem. Como se identificou invasão tumoral em vários linfonodos na análise histopatológica, o paciente foi encaminhado para a oncologia clínica para tratamento. Lá ele foi submetido regularmente à quimioterapia por via intravenosa ao longo dos meses seguintes, procedimento que ele tolerou muito bem após ter tido, inicialmente, náuseas. Depois da cirurgia, o nível sanguíneo dos marcadores tumorais caiu. A ocorrência de um novo aumento pode revelar uma recidiva do tumor. O paciente está em remissão completa mesmo depois de 10 anos e pode ser considerado curado.

Laboratório de anatomia
Após a abertura da cavidade abdominal, o intestino grosso pode ser localizado facilmente,

> *Aqui é preciso visualizar exatamente as posições de cada órgão em relação ao outro.*

porque envolve o intestino delgado como a moldura de um quadro e separa as regiões abdominais superior e inferior. Ele é dividido em vários segmentos: o **ceco**, com seu **apêndice vermiforme**, é seguido pelos segmentos do colo (**colos ascendente, transverso, descendente e sigmoide**) e então, o **reto** e o **canal anal**. Visto que o colo descendente é deslocado para a parede posterior do tronco durante o desenvolvimento, ele é secundariamente retroperitoneal. Em contrapartida, o colo sigmoide é recoberto por todos os lados pelo peritônio visceral e, portanto, situa-se intraperitonealmente. Para a realização de uma colectomia parcial é essencial o conhecimento da irrigação sanguínea de cada segmento intestinal. Esta mudança é condicionada evolutivamente pela flexura esquerda do colo (flexura esplênica), que marca a passagem do colo transverso para o colo descendente. Os segmentos do intestino grosso do "lado esquerdo" (colos descendente e sigmoide) são, portanto, irrigados por ramos da **A. mesentérica inferior**, que surge a partir da parte abdominal da aorta e corre de início retroperitonealmente. Os segmentos do "lado direito" até o colo transverso, por sua vez, são irrigados por A./V. mesentéricas superiores.

> *A anastomose clinicamente importante da A. mesentérica superior com a A. mesentérica inferior é chamada anastomose de Riolan (arco justacólico). Pode-se vê-la realmente nítida depois da preparação da arcada vascular!*

A veia correspondente (V. mesentérica inferior) sobe posteriormente ao pâncreas e se une com outros ramos principais, para então formar a **V. porta do fígado**. Como consequência, metástases de tumores do intestino grosso com frequência atingem o fígado pelo sangue venoso. Os linfonodos regionais ao longo do intestino grosso têm conexão com a cadeia linfática na saída da A. mesentérica inferior (**linfonodos mesentéricos inferiores**).

> *Os linfonodos com frequência não são fáceis de encontrar. Mas pode-se compreender muito bem sua posição ao longo da A. mesentérica.*

De volta à clínica
Na cirurgia, a A. mesentérica inferior pode ser removida inteira com os linfonodos circundantes, uma vez que irriga apenas os segmentos distais do intestino grosso. Em contrapartida, no caso de um tumor no colo ascendente, não se pode remover toda a A. mesentérica superior, porque ela irriga também o intestino delgado e o pâncreas.

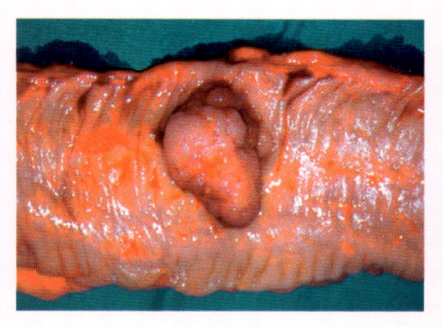

Figura a Carcinoma de intestino grosso com polipose. [O892, M526]

6 Desenvolvimento

Desenvolvimento da Região Superior do Abdome

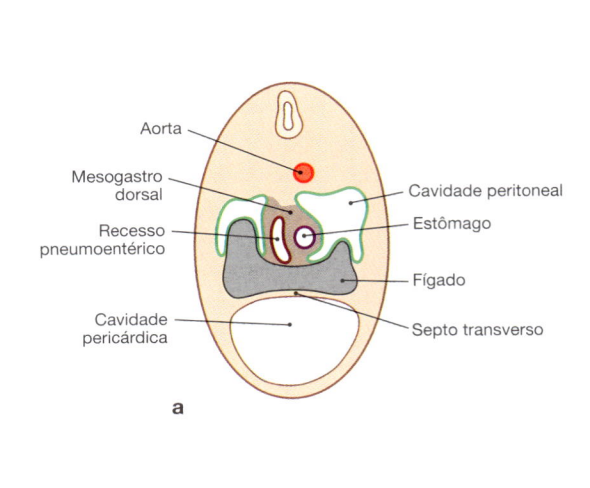

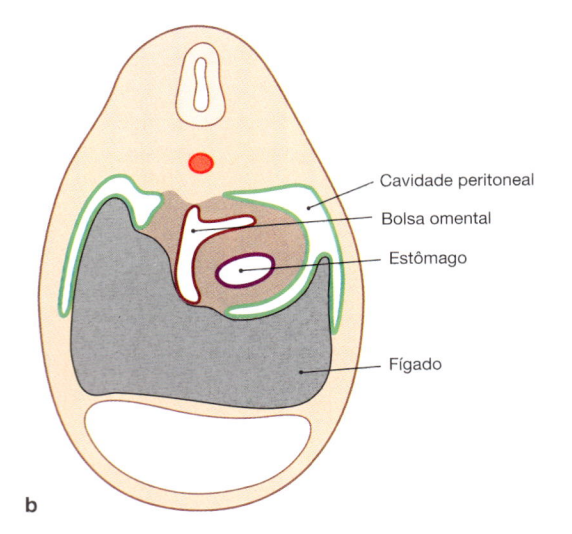

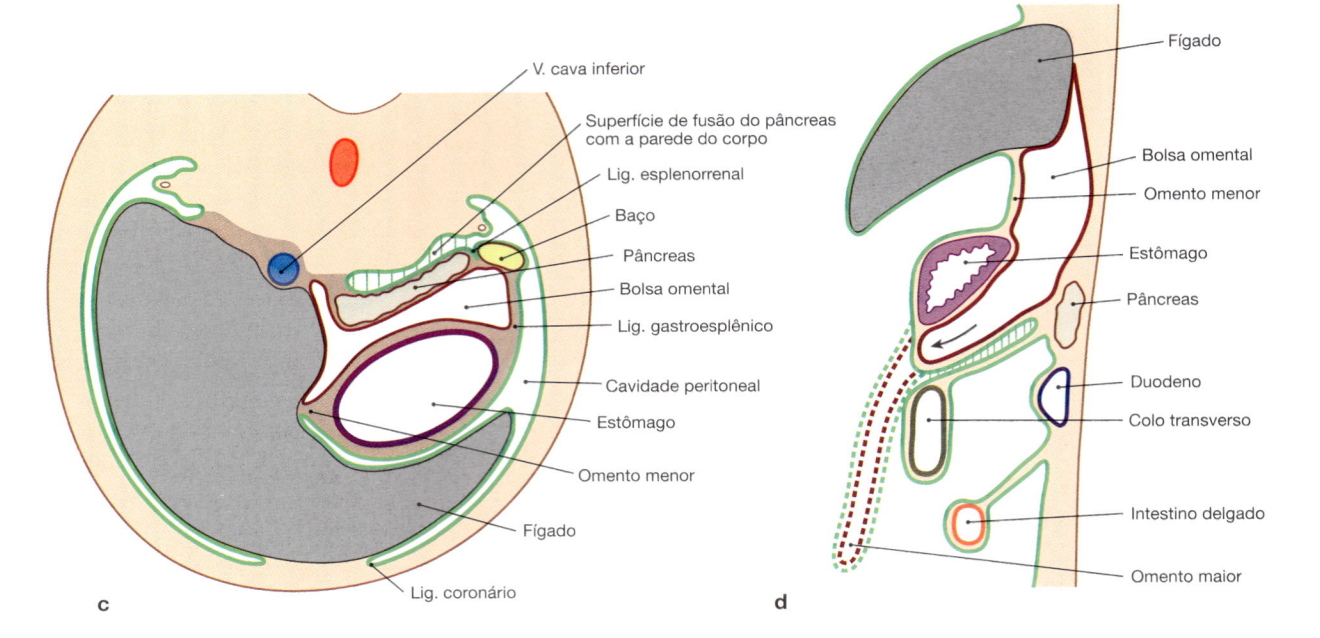

Figura 6.1a-d Desenvolvimento da região superior do abdome. O peritônio está representado em verde; o peritônio do recesso pneumoentérico e a bolsa omental estão representados em vermelho-escuro. [S700-L126]/(B500-L238)~(T663)]
a Corte transversal da região superior do abdome ao fim da 4ª semana.
b Corte transversal da região superior do abdome no início da 5ª semana.
c Corte transversal da região superior do abdome no início da 7ª semana.
d Corte paramediano da região superior do abdome.

O **intestino primitivo** (tubo digestório primitivo) origina-se, predominantemente, do endoderma e de partes do saco vitelino e forma o epitélio do trato gastrintestinal. No mesoderma circunjacente formam-se espaços que constituem a **cavidade corporal (celoma)**. O mesoderma do epitélio celômico forma a parede do tronco lateralmente como somatopleura. Medialmente forma-se a **esplancnopleura**, que recobre o intestino primitivo externamente e ali se transforma no peritônio visceral, recobrindo internamente a cavidade do corpo como peritônio parietal. A esplancnopleura também dá origem ao músculo liso e ao tecido conjuntivo da parede do trato gastrintestinal. O peritônio visceral forma também os mesentérios, que atuam como ligamentos suspensores e contêm as estruturas vasculonervosas. O mesentério dorsal une o intestino primitivo à parede posterior do tronco. Na região superior do abdome existe também um mesentério ventral.

No início da **4ª semana**, um brotamento endodérmico desenvolve-se anteriormente a partir do intestino primitivo, na altura do futuro duodeno; este brotamento forma o primórdio epitelial do fígado, da vesícula biliar, dos ductos biliares e do pâncreas. Finalmente, ocorrem os seguintes rearranjos:

1. O **fígado** cresce em meio ao mesogastro ventral e, com isso, o subdivide em um meso-hepático ventral (entre a parede anterior do tronco e o fígado) e um meso-hepático dorsal (entre o fígado e o estômago; **a** e **b**). A partir do meso-hepático ventral, forma-se cranialmente o **Lig. coronário** e caudalmente o **Lig. falciforme do fígado**. Na extremidade caudal, segue o **Lig. redondo do fígado** como um remanescente da veia umbilical. O meso-hepático dorsal vai constituir o omento menor.
2. No mesogastro dorsal aparece, à direita, uma fenda (recesso pneumoentérico), que se torna a **bolsa omental** (**a** e **b**).
3. O **estômago** sofre uma rotação em torno de **90° no sentido horário** (vista de cima) e, com isso, se posiciona no lado esquerdo do corpo no plano frontal (**c**). Consequentemente, o omento menor une o fígado e a curvatura menor do estômago também no plano frontal e forma a parede anterior da bolsa omental, que se estende para a esquerda, por trás do estômago.
4. No mesogastro dorsal forma-se o **pâncreas**, que se desloca em direção retroperitoneal, e o **baço**, que permanece em posição intraperitoneal.
5. O mesogastro dorsal divide-se, finalmente, em um **Lig. gastroesplênico** (da curvatura maior do estômago ao baço) e um **Lig. esplenorrenal** (do hilo esplênico até a parede posterior do tronco), e forma o segmento restante do **omento maior** (pendente da curvatura maior do estômago, em forma de "avental"; **d**). Consequentemente, sob o ponto de vista embriológico, o omento maior e também suas estruturas vasculonervosas pertencem à região superior do abdome.

Formação das Relações de Posição do Peritônio

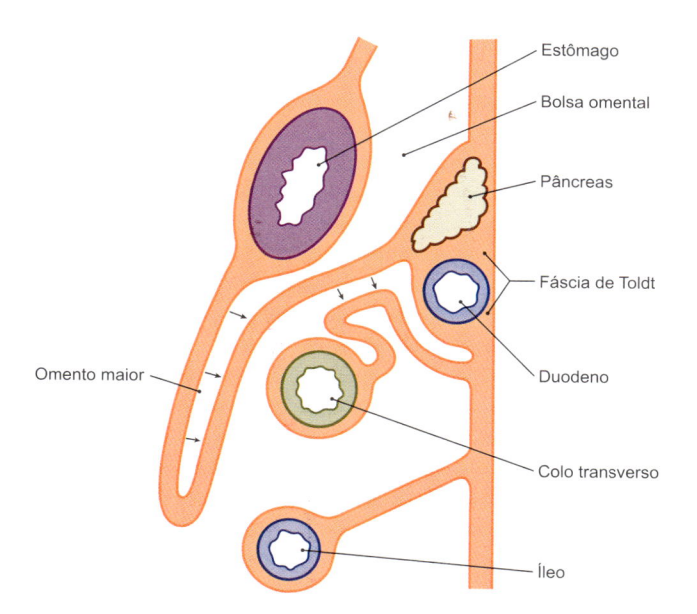

Figura 6.2 Rearranjo dos órgãos da região superior do abdome a partir da 5ª semana; corte paramediano através da região superior do abdome. [S700-L126]/[E347-11]

A partir da 5ª semana de desenvolvimento, a maior parte do **duodeno (exceto a parte superior)** e o **pâncreas** estão fixados à parede posterior do tronco como parte da rotação gástrica e, assim, atingem uma posição retroperitoneal secundária. O peritônio visceral na face posterior desses órgãos se funde com o peritônio parietal da parede do tronco para formar a **fáscia de fusão de Toldt**.

As camadas do omento maior também se unem e, dessa forma, delimitam a bolsa omental inferiormente.

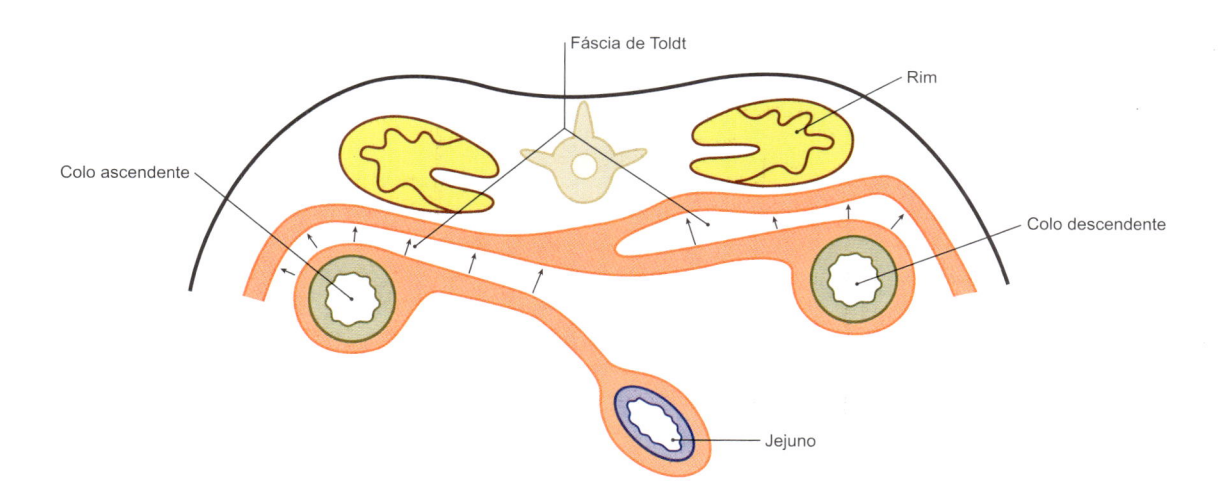

Figura 6.3 Rearranjo dos órgãos da região inferior do abdome a partir da 10ª semana; corte transversal através da região inferior do abdome na altura da flexura duodenojejunal. [S700-L126]/[E347-11]

Com a rotação da alça do intestino médio e o deslocamento temporário para o cordão umbilical, descritos com mais detalhes no desenvolvimento da região inferior do abdome (→ Figura 6.4), os **colos ascendente** e **descendente** também se movem para uma **posição retroperitoneal secundária**. Durante esses rearranjos, ambos os segmentos do intestino permanecem em contato próximo com a parede posterior do tronco e, portanto, não formam um mesentério definível. O peritônio visceral se funde com o peritônio parietal no interior da parede abdominal posterior, formando a **fáscia de fusão de Toldt**.

Instruções para dissecação: os segmentos de órgãos retroperitoneais secundários do duodeno e colo, bem como o pâncreas, podem ser mobilizados durante a dissecação e destacados da parede abdominal posterior com os órgãos retroperitoneais ali localizados, como os rins e as glândulas suprarrenais e os grandes vasos (aorta e veia cava inferior), o que separa novamente os peritônios da fáscia de Toldt.

117

Desenvolvimento

Desenvolvimento da Região Inferior do Abdome

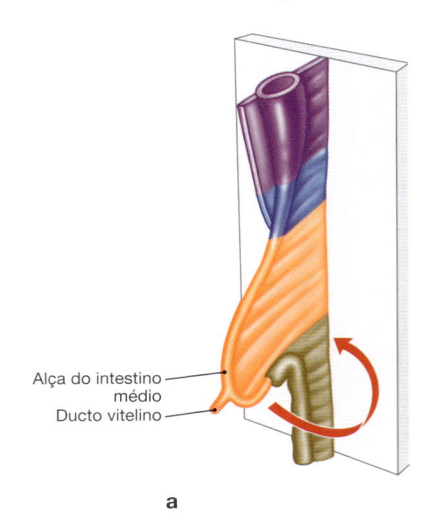

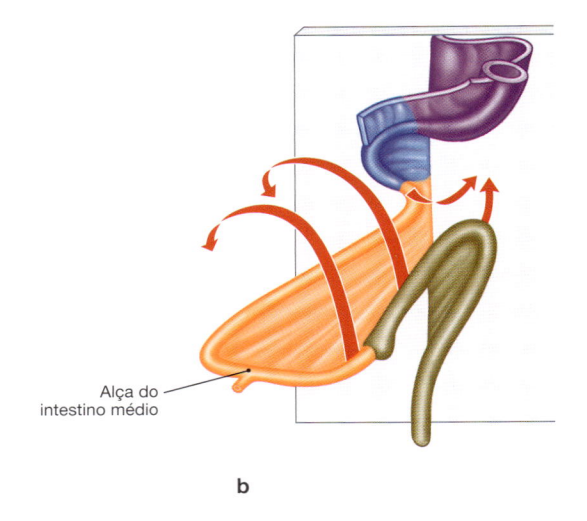

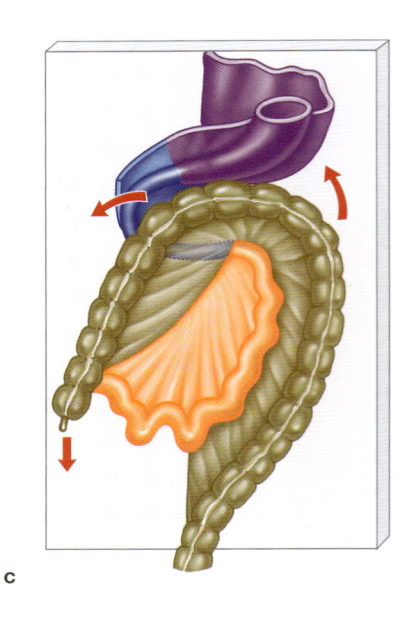

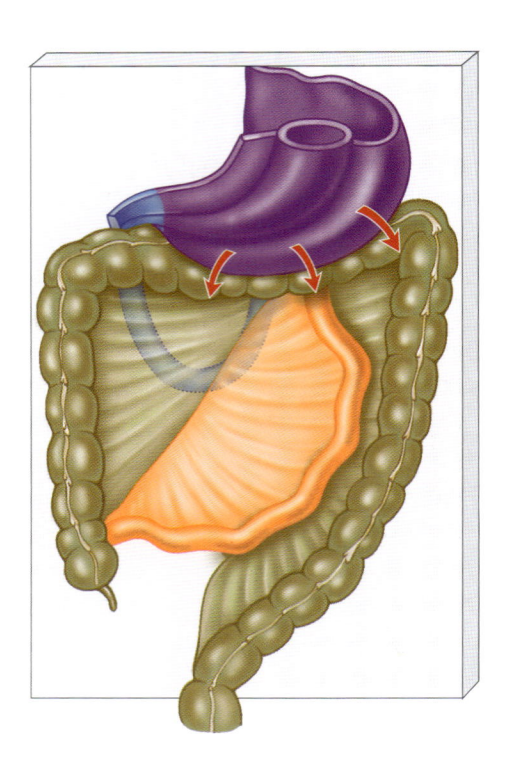

Figura 6.4a-d Representação esquemática da rotação do tubo gastrintestinal. Os segmentos do tubo gastrintestinal e seus mesentérios estão representados por diferentes cores: estômago e mesogastro (em roxo), duodeno e mesoduodeno (em azul), jejuno e íleo com o mesentério associado (em laranja), colo (intestino grosso) e mesocolo (em ocre). [S700-L126]/[B500-T663-L238]

Os seguintes processos ocorrem, mas se sobrepõem no tempo:
1. Devido ao crescimento longitudinal do intestino médio, forma-se uma alça direcionada anteriormente **(alça do intestino médio)**. A partir do ramo proximal (superior) desta alça forma-se a maior parte do intestino delgado, enquanto do ramo distal (inferior) forma-se o intestino grosso até o nível do colo transverso. A parte distal do intestino grosso origina-se do intestino posterior e, por isso, difere em suas estruturas vasculonervosas.
2. Devido à falta de espaço, a alça do intestino médio é deslocada – em sua maior parte – do embrião para o cordão umbilical **(hérnia umbilical fisiológica)** e permanece unida ao saco vitelino por meio do ducto vitelino (ou ducto onfalomesentérico). No caso de o intestino não retornar completamente para a cavidade peritoneal do embrião, permanece uma hérnia umbilical congênita **(onfalocele)** que contém segmentos do intestino com o mesentério. Como esses segmentos intestinais saem através do futuro anel umbilical, este conteúdo é coberto apenas pelo âmnio, e não por musculatura da parede abdominal.
3. Um vestígio do ducto vitelino pode permanecer no intestino delgado como um **divertículo de Meckel**.
4. Devido ao crescimento longitudinal, ocorre uma rotação do intestino médio em torno de **270° no sentido anti-horário**. Por isso, o intestino grosso circunda o intestino delgado como uma moldura.
5. Os colos ascendente e descendente tornam-se secundariamente retroperitoneais após o seu deslocamento em direção à parede posterior do tronco. Portanto, o mesocolo embrionário coalesce com o peritônio parietal (fáscia de fusão Toldt).

Desenvolvimento da Região Inferior do Abdome

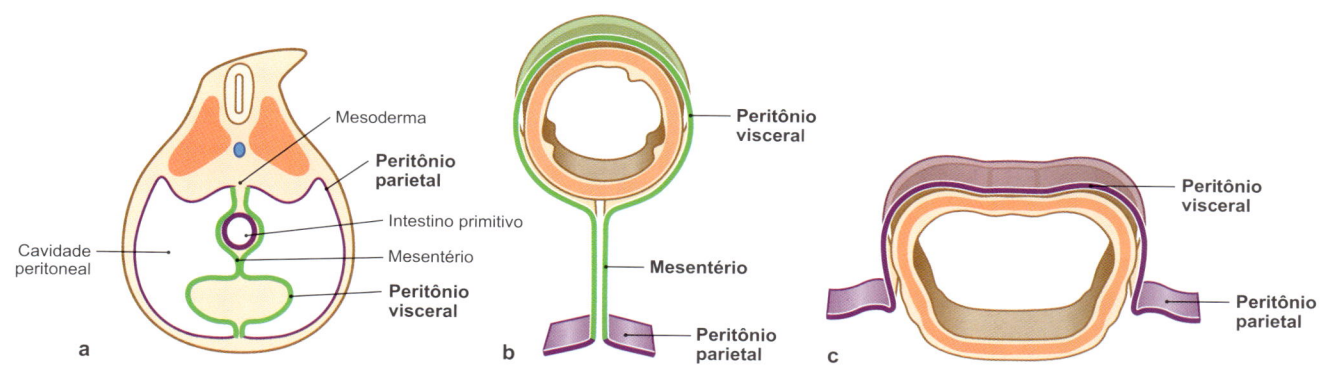

Figura 6.5a-c Representação esquemática das relações de posição do peritônio; cortes transversais; o peritônio visceral está representado em verde, o peritônio parietal está representado em roxo. [S701-L126]

a Corte transversal na altura da região superior do abdome. O **peritônio visceral** cobre a superfície de todos os órgãos localizados livremente na cavidade peritoneal e seus mesentérios. O **peritônio parietal**, por outro lado, reveste o interior da cavidade peritoneal. Estudos recentes mostram que o mesentério representa um *continuum* que se estende do mesogastro ao mesorreto e, portanto, inclui as partes intraperitoneal, retroperitoneal e subperitoneal do intestino.

b Corte transversal através de um órgão oco intraperitoneal. Um **órgão intraperitoneal**, por exemplo, o estômago, é coberto por todos os lados por **peritônio visceral**, formando duplicações (pregas) peritoneais como o mesentério, omentos maior e menor e os ligamentos (→ tabela a seguir).

c Corte transversal através de um órgão oco primariamente retroperitoneal/subperitoneal. Um órgão localizado atrás da cavidade peritoneal e, portanto, primariamente **retroperitoneal** ou localizado na pelve abaixo da cavidade peritoneal e, portanto, um **órgão subperitoneal**, por exemplo, a bexiga urinária, é coberto por **peritônio parietal** na face anterior ou superior.

Duplicações (pregas) peritoneais	
Estrutura	**Observações**
Mesentério	• Suspensão dorsal em todas as partes intraperitoneais e também retroperitoneais dos intestinos delgado e grosso • Duplicação peritoneal contínua entre mesogastro e mesorreto • Contém as estruturas vasculonervosas intestinais
Omento maior • Ligamento gastrocólico • Ligamento gastresplênico • Ligamento gastrofrênico • Parte em formato de "avental"	• Duplicação em formato de "avental" de várias partes • Desenvolve-se a partir do mesogastro dorsal • Contém as estruturas vasculonervosas da curvatura maior do estômago
Omento menor • Ligamento hepatogástrico • Ligamento hepatoduodenal	• Desenvolve-se a partir do mesogastro ventral (meso-hepático dorsal) • Contém as estruturas vasculonervosas da curvatura menor do estômago
Ligamento falciforme do fígado	• Desenvolve-se a partir do mesogastro ventral na frente do fígado (meso-hepático ventral) • Contém anastomoses portocavais à parede anterior do tronco
Ligamento esplenorrenal	• Desenvolve-se a partir do mesogastro dorsal
Ligamento frenocólico	• Desenvolve-se a partir do mesogastro dorsal • Forma o assoalho da loja esplênica

Correlações clínicas

O **divertículo de Meckel** é uma malformação frequente (3% da população) e se encontra habitualmente no segmento do intestino delgado a 100 cm em posição oral à junção ileocecal. Como frequentemente contém áreas de túnica mucosa gástrica ectópica, ele pode simular o quadro clínico de apendicite (inflamação do apêndice vermiforme) devido ao quadro inflamatório e hemorrágico. Podem ocorrer **más rotações** (incompletas ou excessivas) do intestino, que podem causar obstrução intestinal (íleo paralítico) devido à **torção intestinal (volvo ou vólvulo)**, e também ocasionar posicionamento anormal de diferentes segmentos do intestino, dificultando o diagnóstico de apendicite. Na má rotação, a rotação pode ser incompleta (→ Figura a) ou resultar em cruzamento ventral do duodeno sobre o colo transverso (→ Figura b). No ***situs inversus***, todos os órgãos se encontram do lado oposto ao habitual. [S701-L275]

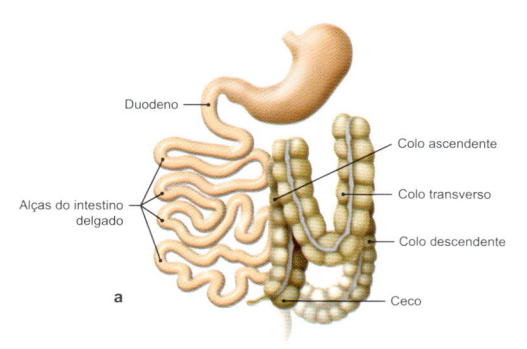

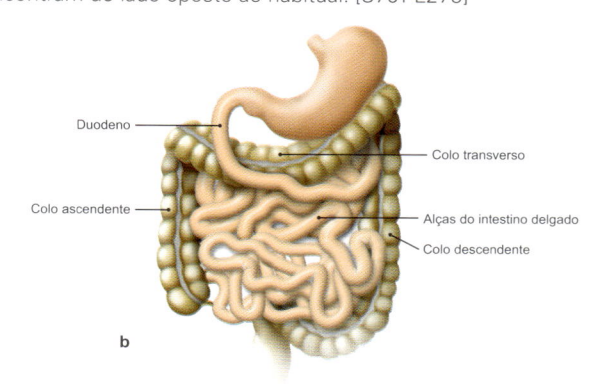

6 Topografia

Anatomia da Superfície

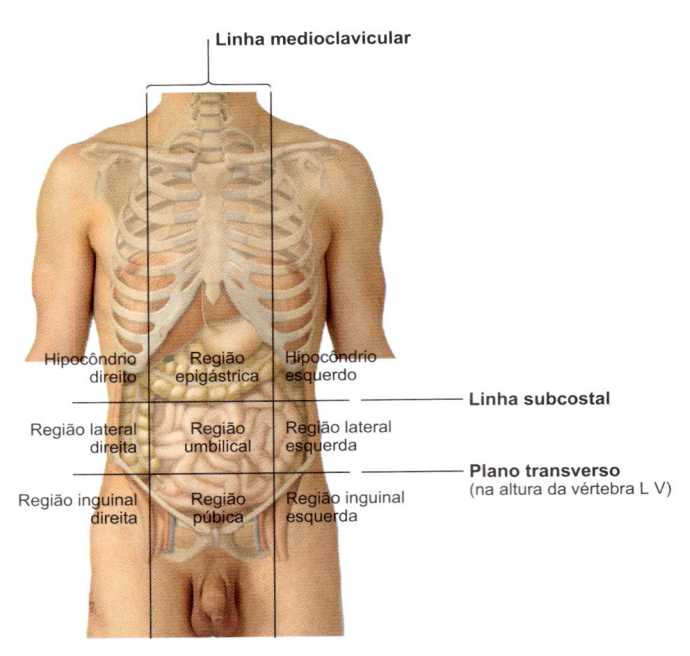

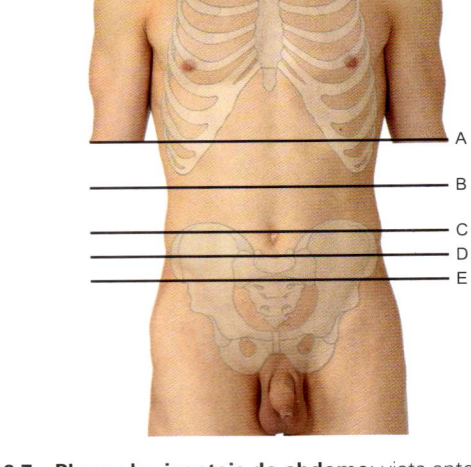

Figura 6.6 Regiões do abdome; vista anterior. [S701-J803-L275].
As regiões do abdome são importantes, pois é onde vários órgãos se projetam na superfície do corpo e, portanto, são acessíveis durante o exame físico (→ tabela a seguir).

Figura 6.7 Planos horizontais do abdome; vista anterior.
Os planos horizontais do abdome são importantes para a avaliação diagnóstica por tomografia computadorizada (TC) ou ressonância magnética (RM) (→ tabela a seguir). [S701-J803-L275]

Regiões do abdome	
Região	**Órgãos de projeção**
Hipocôndrio direito	• Fígado (dor consequente à distensão da cápsula hepática em caso de inflamação e esteatose hepáticas) • Vesícula biliar (inflamação da vesícula biliar, cólica biliar no caso de cálculos biliares)
Epigástrio	• Estômago (úlcera gástrica) • Esôfago (pirose) • Colo transverso (distensão, dor quando obstruído, infarto, inflamação)
Hipocôndrio esquerdo	• Baço (ruptura do baço, dor decorrente de distensão da cápsula esplênica secundária a aumento das dimensões do baço)
Região lateral direita = flanco direito	• Rim direito (inflamação da pelve renal, cólica renal no caso de cálculos renais) • Colo ascendente (distensão, dor em caso de obstrução, infarto, inflamação)
Região umbilical	• Intestino delgado (distensão, dor em caso de obstrução, infarto, inflamação)
Região lateral esquerda = flanco esquerdo	• Rim esquerdo (inflamação da pelve renal, cólica renal no caso de cálculos renais) • Colo descendente (distensão, dor em caso de obstrução, infarto, inflamação)
Região inguinal direita = virilha direita	• Apêndice vermiforme (apendicite) • Canal inguinal (hérnia inguinal)
Região púbica (hipogástrio)	• Bexiga urinária (obstrução urinária, inflamação da bexiga urinária) • Reto (distensão, dor em caso de obstrução, infarto, inflamação)
Região inguinal esquerda = virilha esquerda	• Colo sigmoide (distensão, dor em caso de obstrução, infarto, inflamação [particularmente diverticulite]) • Canal inguinal (hérnia inguinal)

Planos horizontais do abdome			
Plano	**Vértebra**	**Ponto de referência**	**Estrutura**
A: plano transpilórico (plano de Addison)	L I	Ponto médio entre a sínfise púbica e a incisura jugular do esterno	Piloro, fundo da vesícula biliar, mesocolo transverso, pâncreas, flexura duodenojejunal, tronco celíaco (T XII/L I), origem da veia porta do fígado, A. mesentérica superior, hilo renal com A. renal (L II)
B: plano subcostal	L II – L III	Margem inferior da costela X	A. mesentérica inferior
C: plano transumbilical	L III – L IV	Umbigo	
Plano supracristal (plano transverso através do ponto mais superior das cristas ilíacas)	L IV	Crista ilíaca	Bifurcação da aorta, acesso para punção lombar
D: plano transtubercular	L V	Tubérculo ilíaco	Origem da V. cava inferior
E: plano interespinal (plano transverso através das espinhas ilíacas anterossuperiores)	Meio do sacro	Espinha ilíaca anterossuperior	Apêndice vermiforme

Anatomia da Superfície

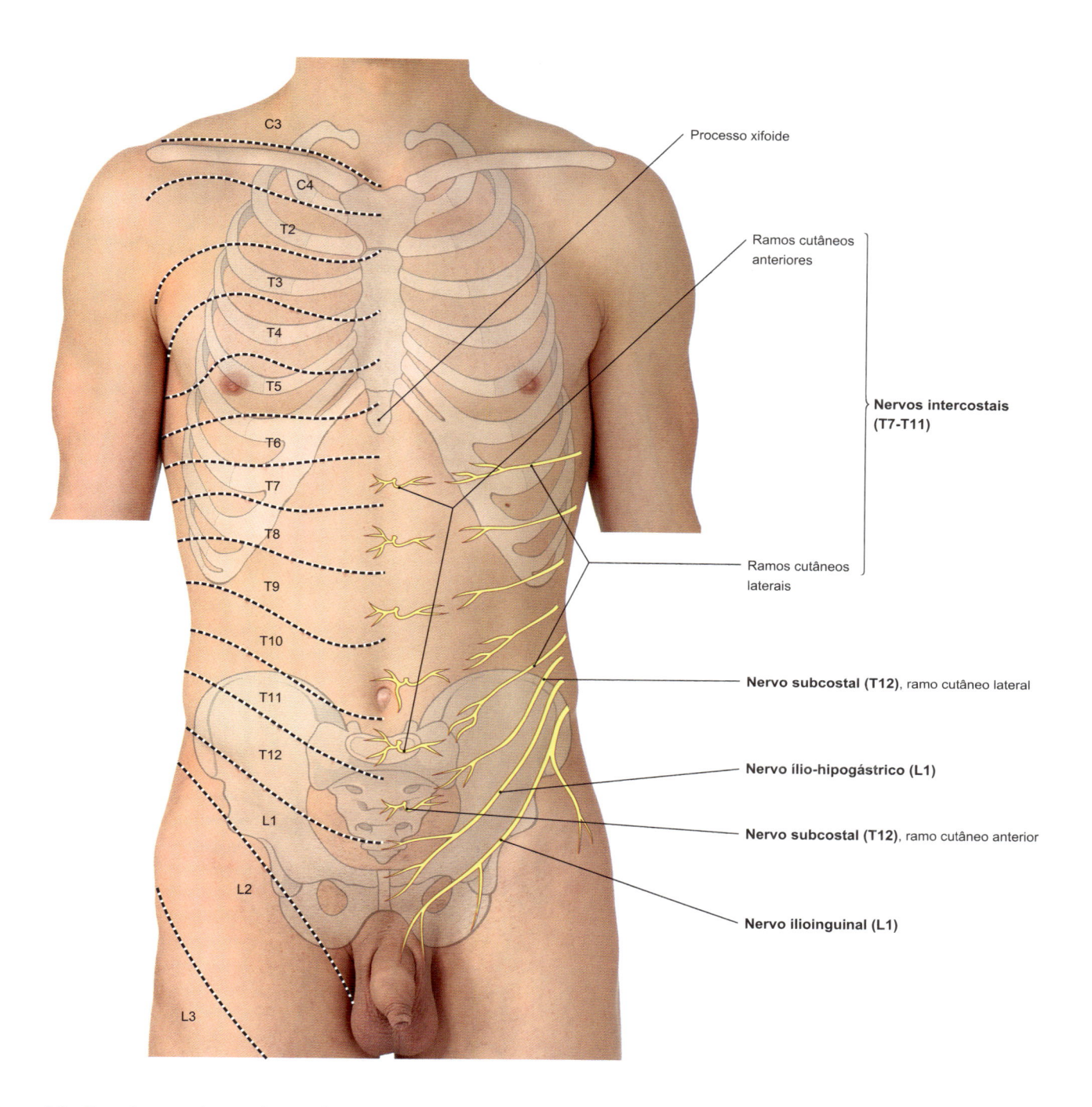

Figura 6.8 Dermátomos da parede anterior do tronco com projeção dos nervos espinais; vista anterior. [S701-J803-L126]
A parede abdominal é inervada pelos **ramos anteriores dos nervos espinais**:
- Nervos intercostais, T7-T11
- Nervo subcostal, T12
- Nervo ílio-hipogástrico (plexo lombar), T12-L1
- Nervo ilioinguinal (plexo lombar), T12-L1.

Os **dermátomos**, que são supridos por segmentos individuais da medula espinal, correm como um cinto. As seguintes projeções são importantes para orientação na parede abdominal:
- Umbigo no dermátomo T10
- Região lombar nos dermátomos T11/T12
- Região da virilha e região pubiana no dermátomo L1.

Topografia

Abdome, Disposição dos Órgãos

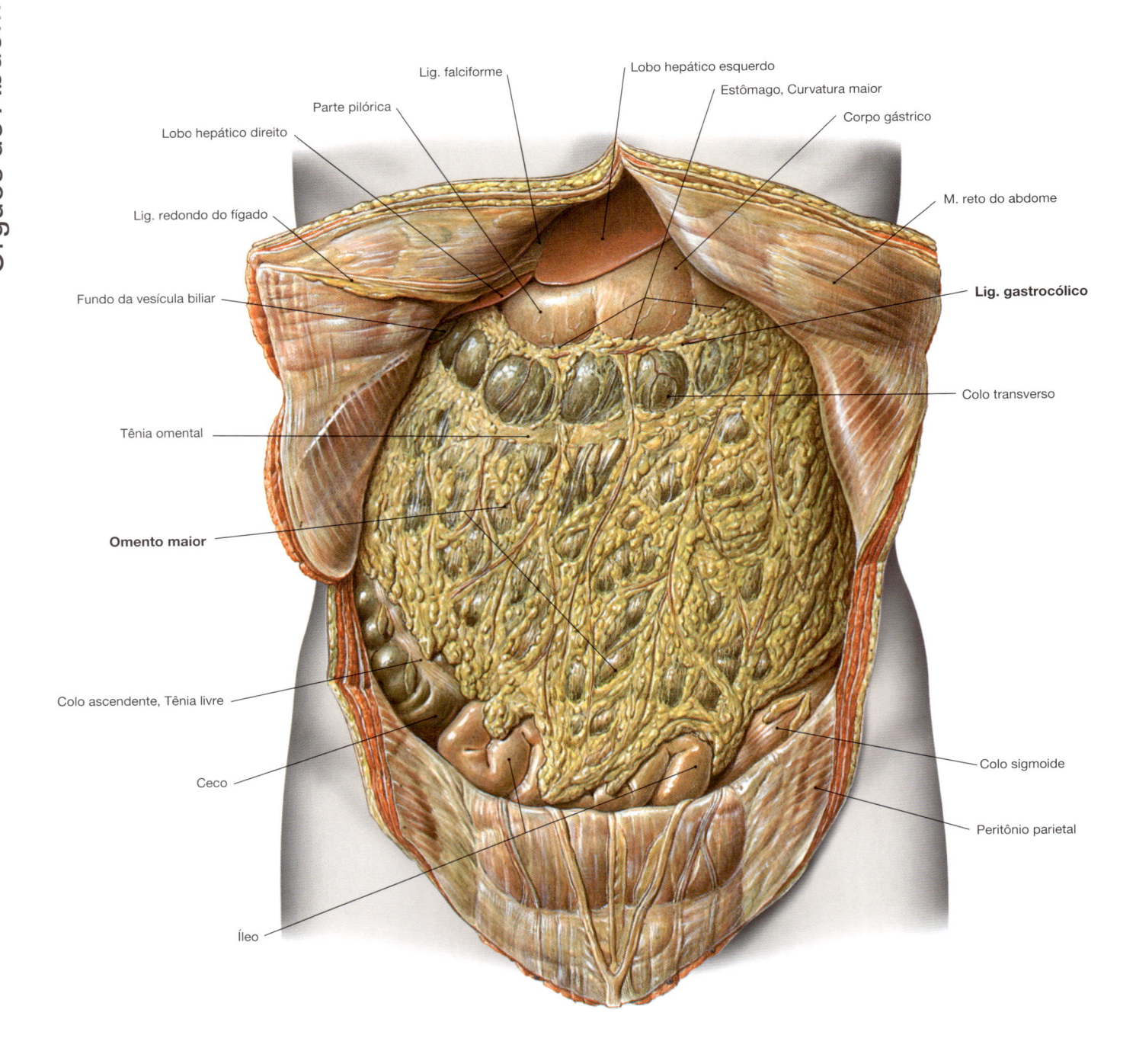

Figura 6.9 Posição das vísceras na região superior do abdome e omento maior; vista anterior. [S700]
Quando a cavidade abdominal é aberta, encontra-se o colo transverso que separa as **partes superior e inferior do abdome**. Nessa imagem o umbigo foi rebatido para a esquerda, para mostrar o Lig. redondo do fígado que faz a conexão desse órgão com a parede anterior do abdome. Os órgãos da parte inferior do abdome são recobertos pelo **omento maior**, que está conectado à curvatura maior do estômago.

Região Superior do Abdome

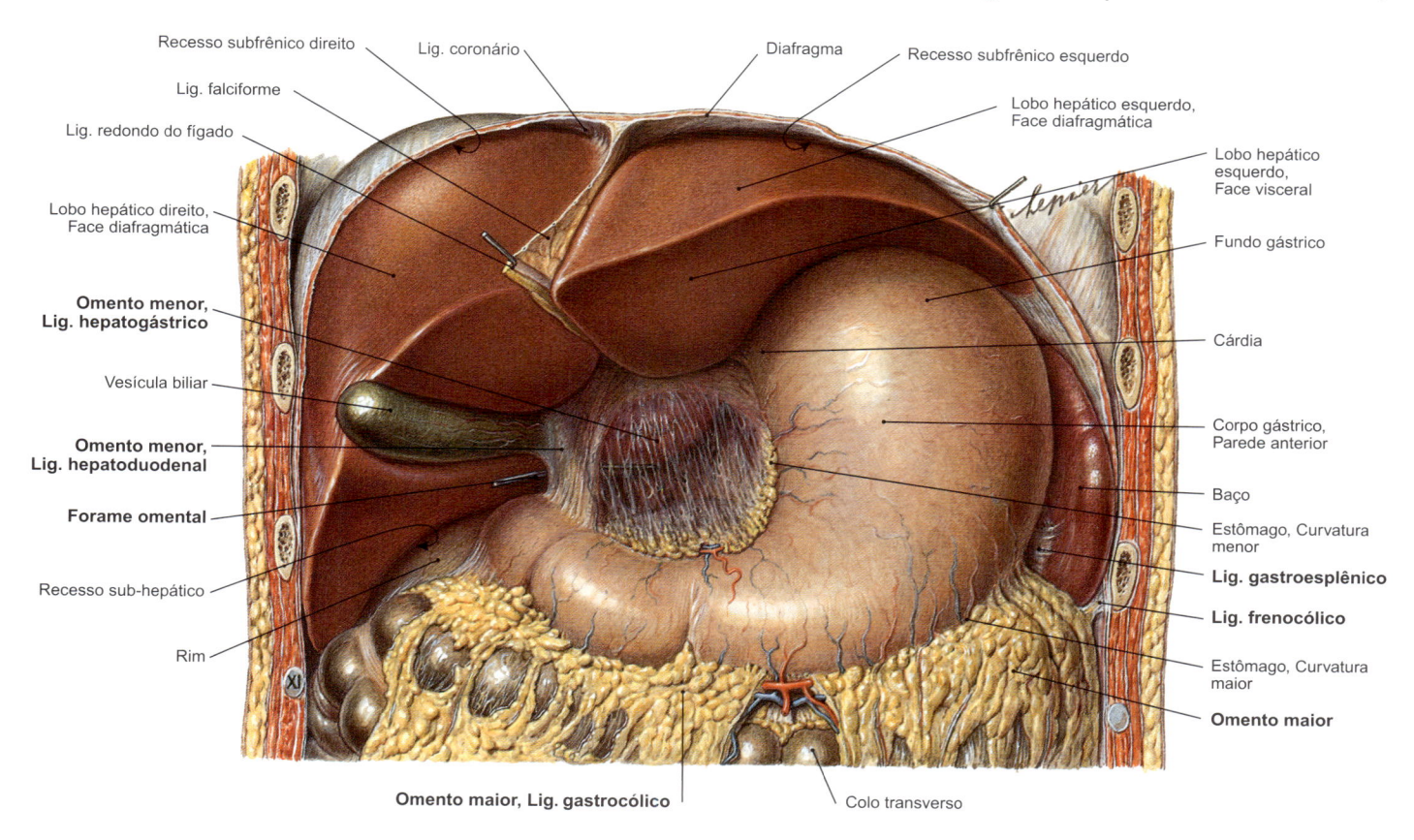

Figura 6.10 Posição das vísceras na região superior do abdome; vista anterior. A parede anterior do tronco e as partes anteriores do diafragma foram retiradas. [S700]

Quando a margem inferior do fígado é levantada, o **omento menor** pode ser visualizado, indo do fígado até a curvatura menor do estômago e a parte superior do duodeno. O omento menor é constituído pelo **Lig. hepatogástrico** e pelo **Lig. hepatoduodenal**, que conduz o ducto colédoco, a V. porta do fígado e a A. hepática própria para a porta do fígado. Posteriormente ao Lig. hepatoduodenal encontra-se a abertura da **bolsa omental** (forame omental, que aqui está evidenciado com uma sonda), um espaço de movimentação entre o estômago e o pâncreas, cuja parede anterior forma o omento menor.

O **omento maior** insere-se na curvatura maior do estômago e na tênia omental do colo transverso. O baço situa-se na loja esplênica (andar supramesocólico) sobre o **Lig. frenocólico**, entre a flexura esquerda do colo e o diafragma.

Correlações clínicas

Ao se examinarem **vítimas de traumatismo**, a topografia do local abdominal precisa ser conhecida para descartar rapidamente, com auxílio da ultrassonografia, uma hemorragia interna após o acidente (**ultrassonografia FAST**, avaliação ultrassonográfica focada para o traumatismo, do inglês *Focused Assessment with Sonography for Trauma*). Com o transdutor do ultrassom, os chamados cortes longitudinais e transversais são exibidos para diferentes posicionamentos na parede abdominal, nos quais são registradas as quatro regiões a seguir:

1. Corte na região lateral (flanco) direita do corpo para visualizar o **recesso subfrênico** direito e o **recesso sub-hepático** direito (clinicamente, também chamado de recesso hepatorrenal ou espaço de Morrison) ao redor do fígado.
2. Corte na região lateral (flanco) esquerda do corpo para visualizar o **recesso subfrênico** esquerdo do peritônio (ou recesso esplenorrenal, clinicamente, também espaço de Koller) ao redor do baço.
3. Região acima da sínfise púbica para visualizar a **escavação retouterina** (fundo de saco de Douglas) nas mulheres e a **escavação retovesical** (espaço de Proust) nos homens (→ Figura 6.19).
4. Cranialmente, na região abaixo do arco costal, para visualizar o **pericárdio**, para descartar tamponamento cardíaco.
[S701-L126]

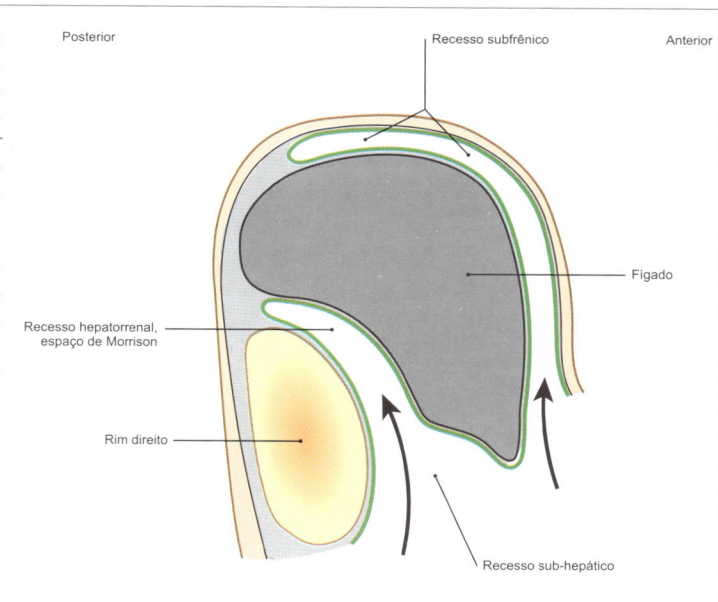

Topografia

Omento Maior

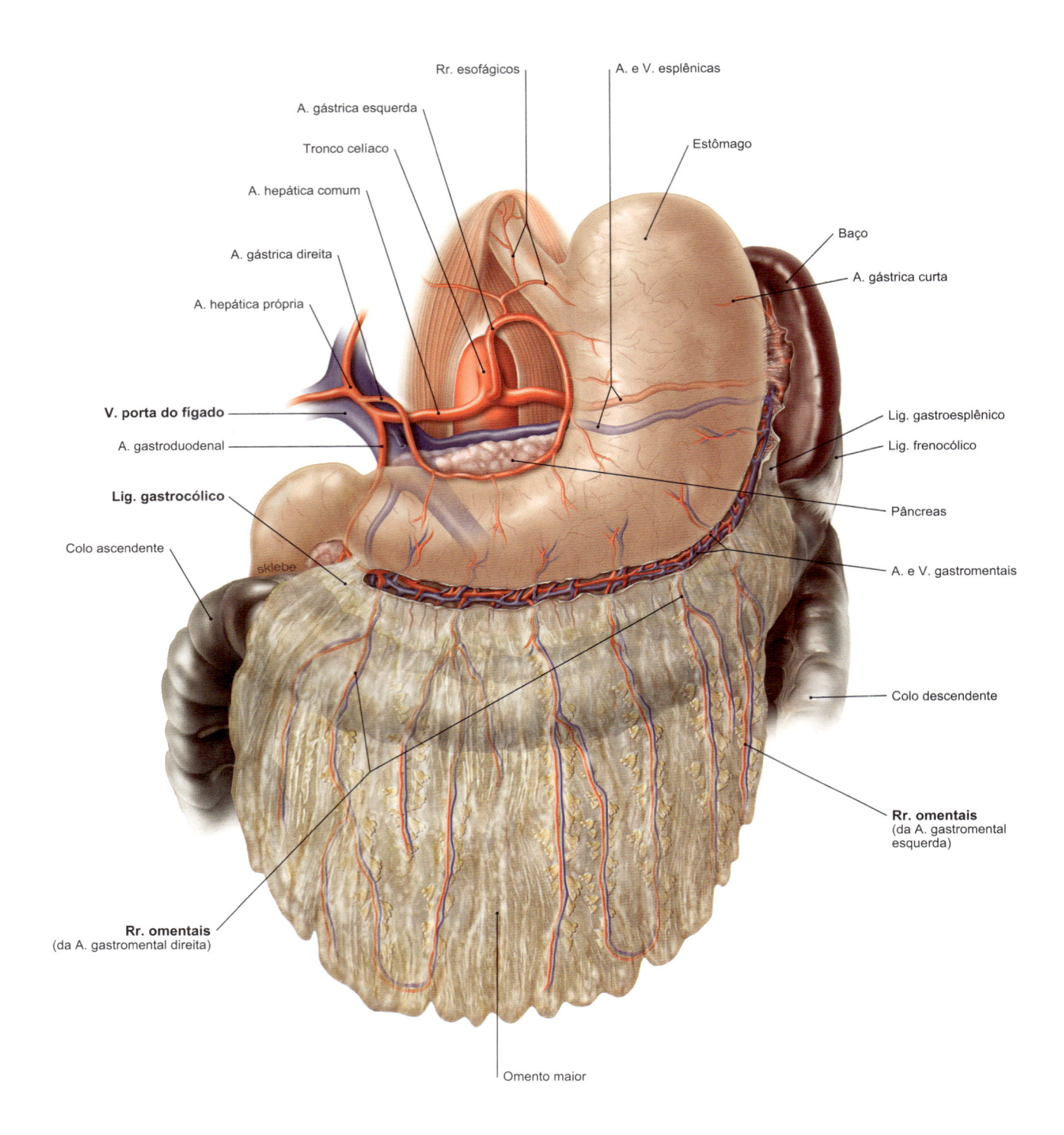

Figura 6.11 Segmentos e vias circulatórias do omento maior; representação semiesquemática; vista anterior. [S700-L238]/[G1069]
O **omento maior** subdivide-se em **Lig. gastrocólico** (para o colo transverso), **Lig. gastroesplênico** (para o baço) e **Lig. gastrofrênico** (para a parede abdominal inferior). Depois desses segmentos, continua caudalmente como um **segmento em forma de bolsa**. O omento maior, além da função de proteção mecânica e de isolamento térmico, atua também na secreção e absorção de fluido peritoneal e exerce funções imunológicas, porque é preenchido por tecido linfático.

O omento maior é incluído na região abdominal superior, uma vez que é irrigado pelas vias circulatórias da curvatura maior do estômago. Lá, **5 a 8 ramos (Rr. omentais)** da **A. gastromental direita** emergem, enquanto normalmente apenas **um ramo** da **A. gastromental esquerda** emerge. Os afluentes venosos fluem, respectivamente, para as veias gastromentais, nas quais também os linfonodos gastromentais absorvem a linfa do omento maior.

Omento Maior

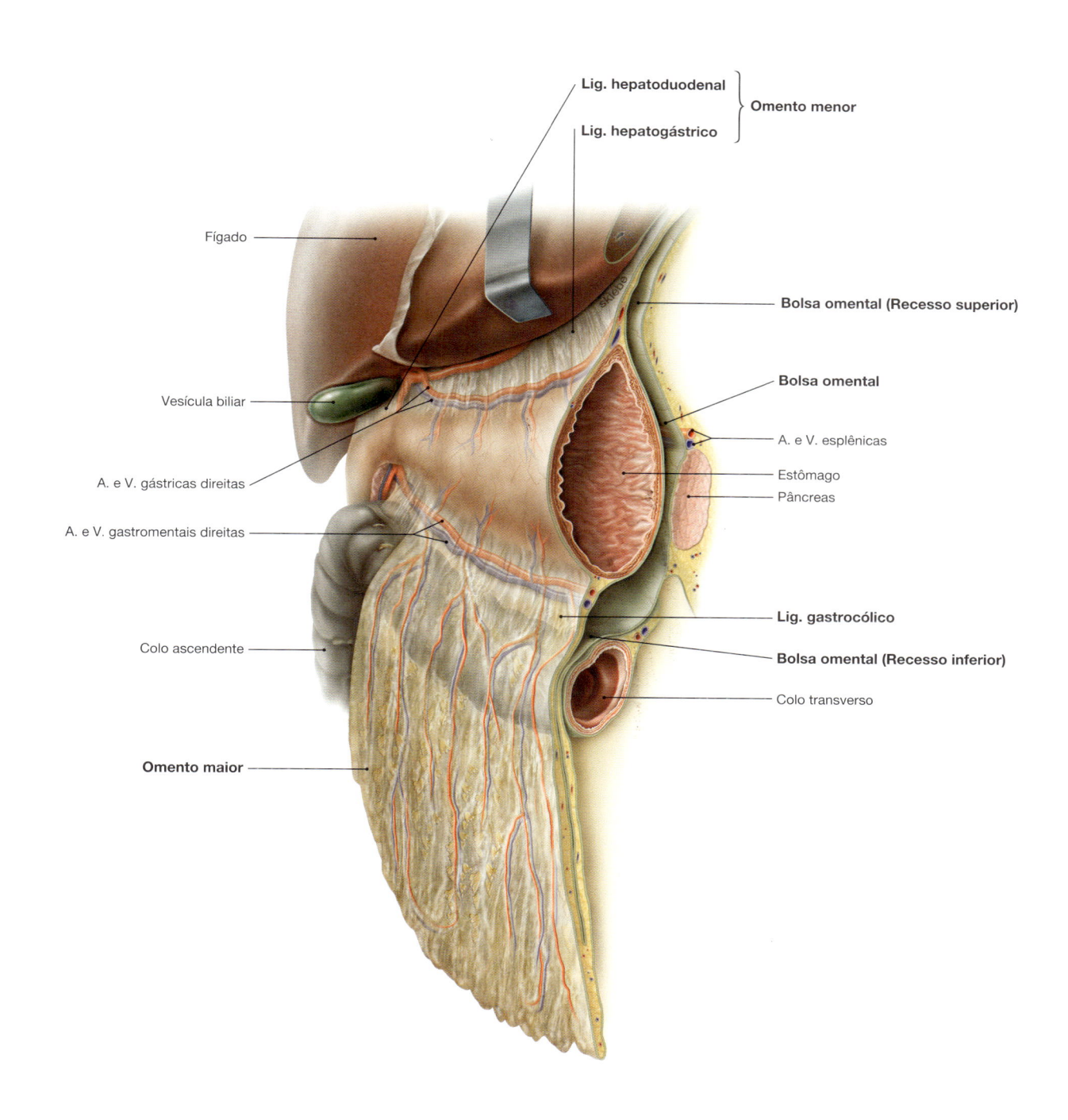

Figura 6.12 Segmentos e vias circulatórias do omento maior; corte sagital de estômago, pâncreas, colo transverso, bolsa omental e omento maior; representação semiesquemática; vista lateral esquerda. [S700-L238]/[G1069]

O **omento maior** surge com o **Lig. gastrocólico** do colo transverso, que segue caudalmente como um **segmento em forma de bolsa** de compleição muito variável. O omento maior é uma prega peritoneal, como pode ser visto pela extensão inferior (recesso inferior) da **bolsa omental** que se estende superiormente até o Lig. gastrocólico (→ Figura 6.14). A bolsa omental é uma estrutura sacular da cavidade peritoneal, que se insere do Lig. hepatoduodenal entre o estômago (anteriormente) e o pâncreas (posteriormente). Geralmente o recesso inferior não se estende muito na parte em forma de avental do omento maior.

Topografia

Região Superior do Abdome com a Bolsa Omental

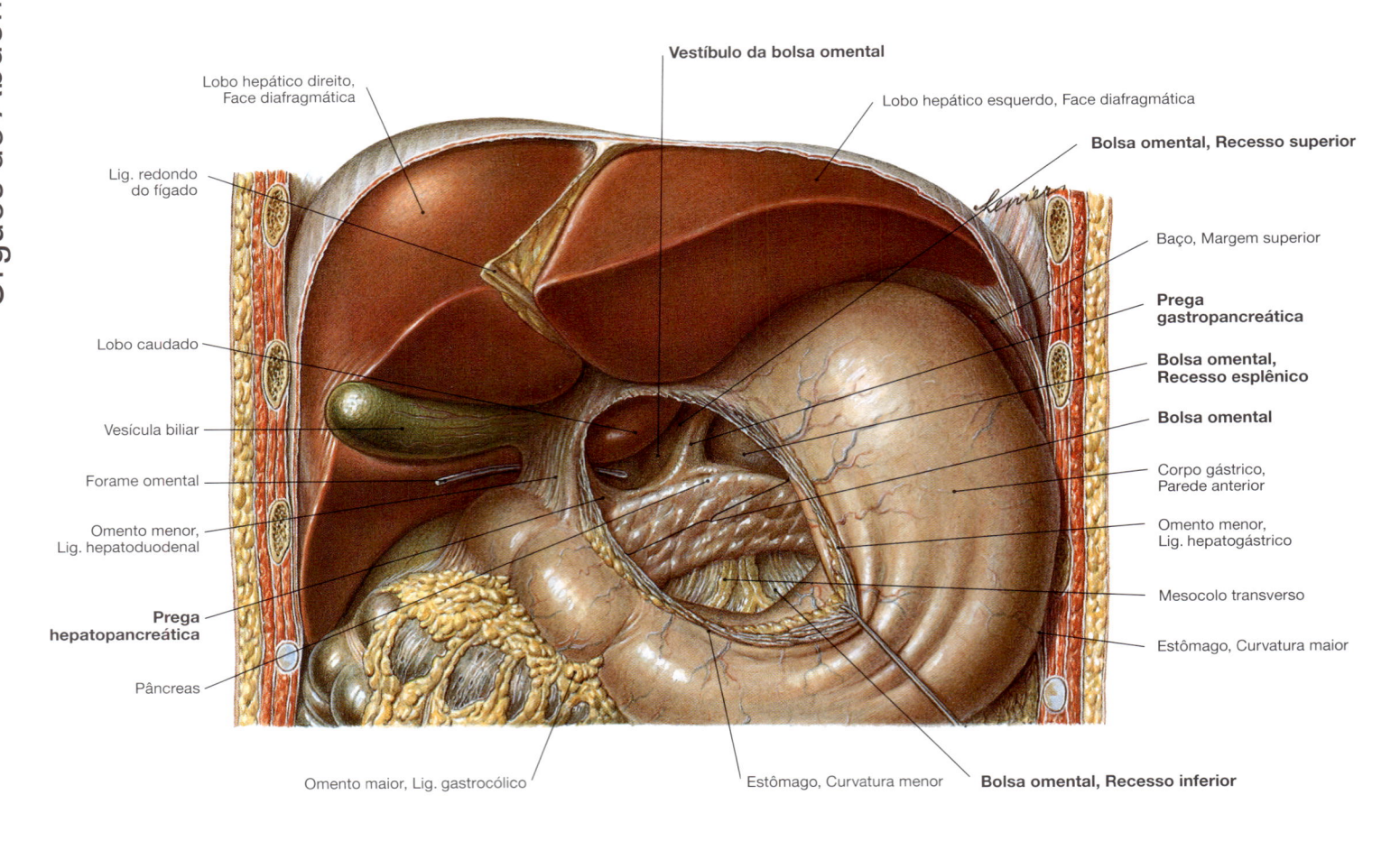

Figura 6.13 Posição das vísceras na região superior do abdome; vista anterior. [S700]

O omento menor, localizado entre o fígado e a curvatura menor do estômago, foi seccionado, para que a parte interna da bolsa omental pudesse ser visualizada.

A **bolsa omental** é um espaço de movimentação entre o estômago e o pâncreas, que comunica a região posterior ao Lig. hepatoduodenal com a cavidade abdominal apenas através do forame omental.

A bolsa omental é dividida em quatro segmentos:

- **Forame omental:** a abertura da bolsa omental é limitada anteriormente pelo Lig. hepatoduodenal, superiormente pelo lobo caudado do fígado, inferiormente pela parte superior do duodeno e posteriormente pela V. cava inferior

- **Vestíbulo:** o vestíbulo é delimitado anteriormente pelo omento menor e estende-se posteriormente ao fígado com um recesso superior
- **Istmo:** esta constrição entre o vestíbulo e o espaço principal da bolsa omental é delimitada por duas pregas peritoneais; à direita, pela prega hepatopancreática, onde corre a A. hepática comum, e à esquerda, pela prega gastropancreática, onde segue a A. gástrica esquerda
- **Espaço principal:** localiza-se entre o estômago (anteriormente) e o pâncreas e o mesocolo transverso (posteriormente). O recesso esplênico expande-se para a esquerda até o hilo esplênico, e o recesso inferior estende-se por baixo do Lig. gastrocólico até a inserção do mesocolo no colo transverso.

Limites da bolsa omental		
Direção	**Estruturas limitantes**	**Recesso**
Anterior	Omento menor, estômago (parte posterior), ligamento gastrocólico	–
Posterior	Pâncreas (região anterior), aorta com tronco celíaco, rim esquerdo (polo superior), glândula suprarrenal esquerda	–
Superior	Fígado (lobo caudado), diafragma	Recesso superior da bolsa omental
Inferior	Mesocolo transverso, no caso de expansão sem fusão entre as camadas do omento maior	Recesso inferior da bolsa omental
Lateral esquerda	Baço, Lig. gastroesplênico	Recesso esplênico da bolsa omental

6 Região Superior do Abdome com a Bolsa Omental

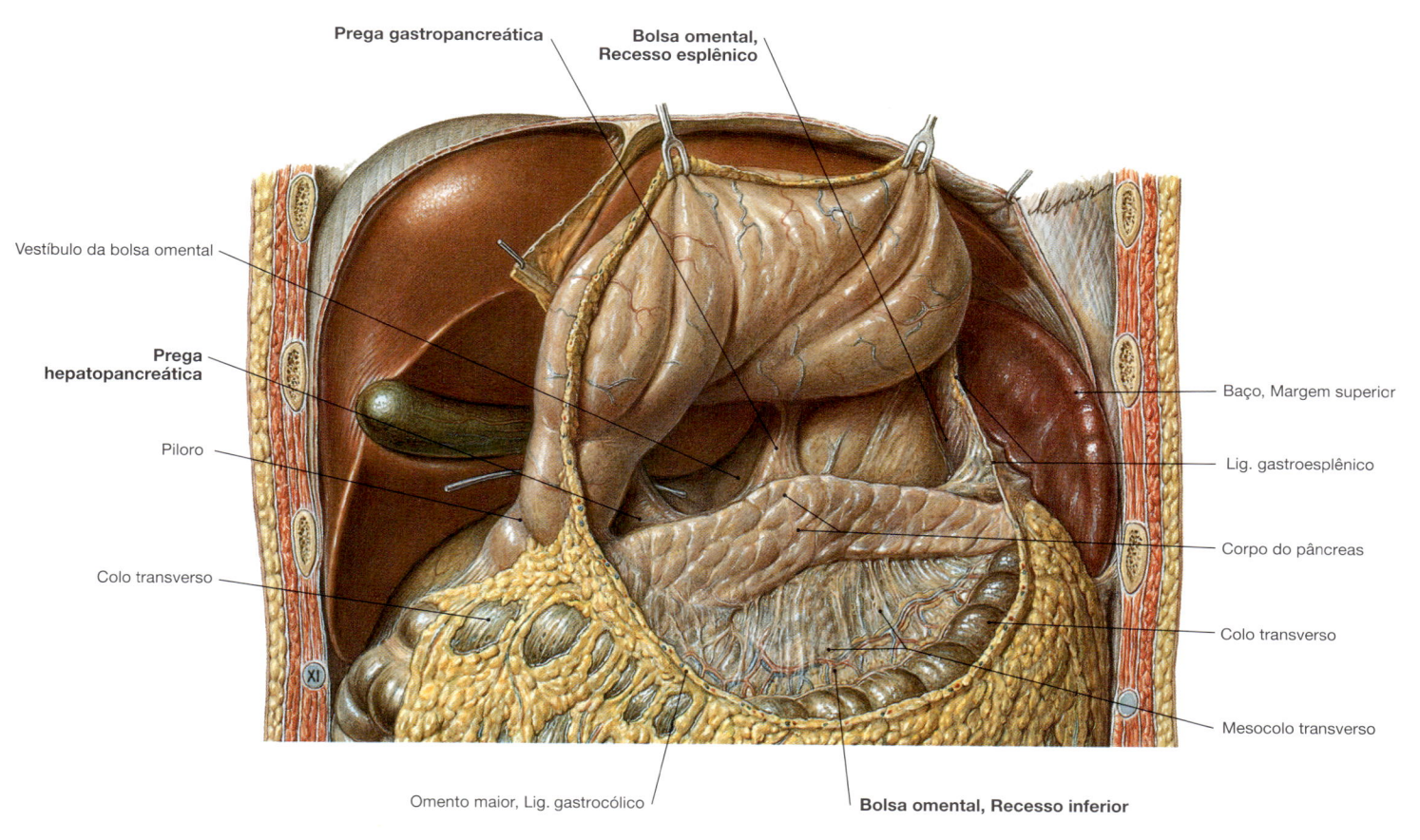

Figura 6.14 Posição das vísceras na região superior do abdome; vista anterior. [S700]
O Lig. gastrocólico foi seccionado, e o estômago foi tracionado para cima, de modo que o espaço principal da bolsa omental fosse exposto. A parede posterior da bolsa é formada pelo pâncreas e pelo mesocolo transverso. Para a esquerda, ela se expande até o hilo esplênico (recesso esplênico), e para baixo até a inserção do mesocolo no colo transverso (recesso inferior).

Correlações clínicas

Como ocorre com os demais recessos da cavidade peritoneal, a bolsa omental (→ Figura a) tem sua importância clínica, uma vez que podem ocorrer nela encarceramento de alças do intestino delgado **(hérnias internas)**, **carcinomatose peritoneal** ou implantação de patógenos no caso de **peritonite**. Consequentemente, durante cirurgias na cavidade abdominal, o cirurgião sempre inspeciona primeiro a bolsa omental, para que nenhuma manifestação patológica passe despercebida.

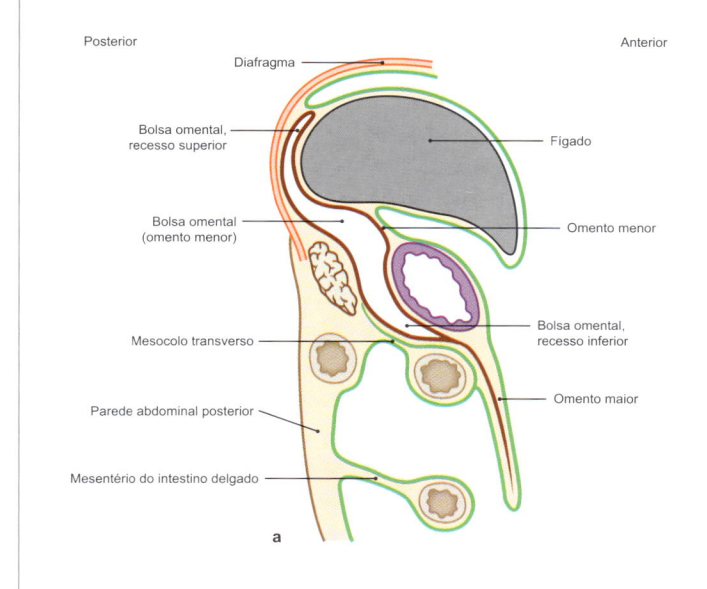

Nas **cirurgias** da região superior do abdome, p. ex., em intervenções no pâncreas, o cirurgião pode utilizar **três vias de acesso** (→ Figura b) para a bolsa omental:
- Através do omento menor (→ Figura 6.13)
- Através do Lig. gastrocólico (→ Figura 6.14)
- Através do mesocolo transverso.

Como mostrado na → Figura b, o recesso inferior da bolsa omental pode se estender para o omento maior, se suas lâminas peritoneais estiverem incompletamente fundidas.
[S701-L126]

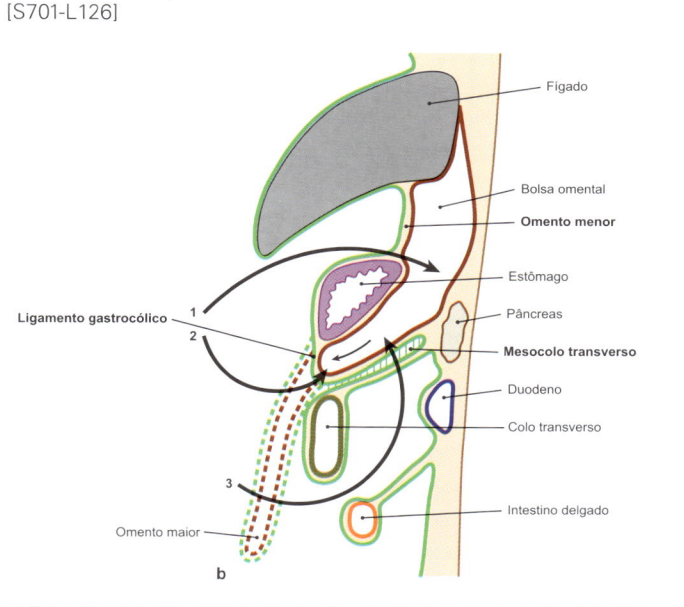

Topografia

Região Inferior do Abdome

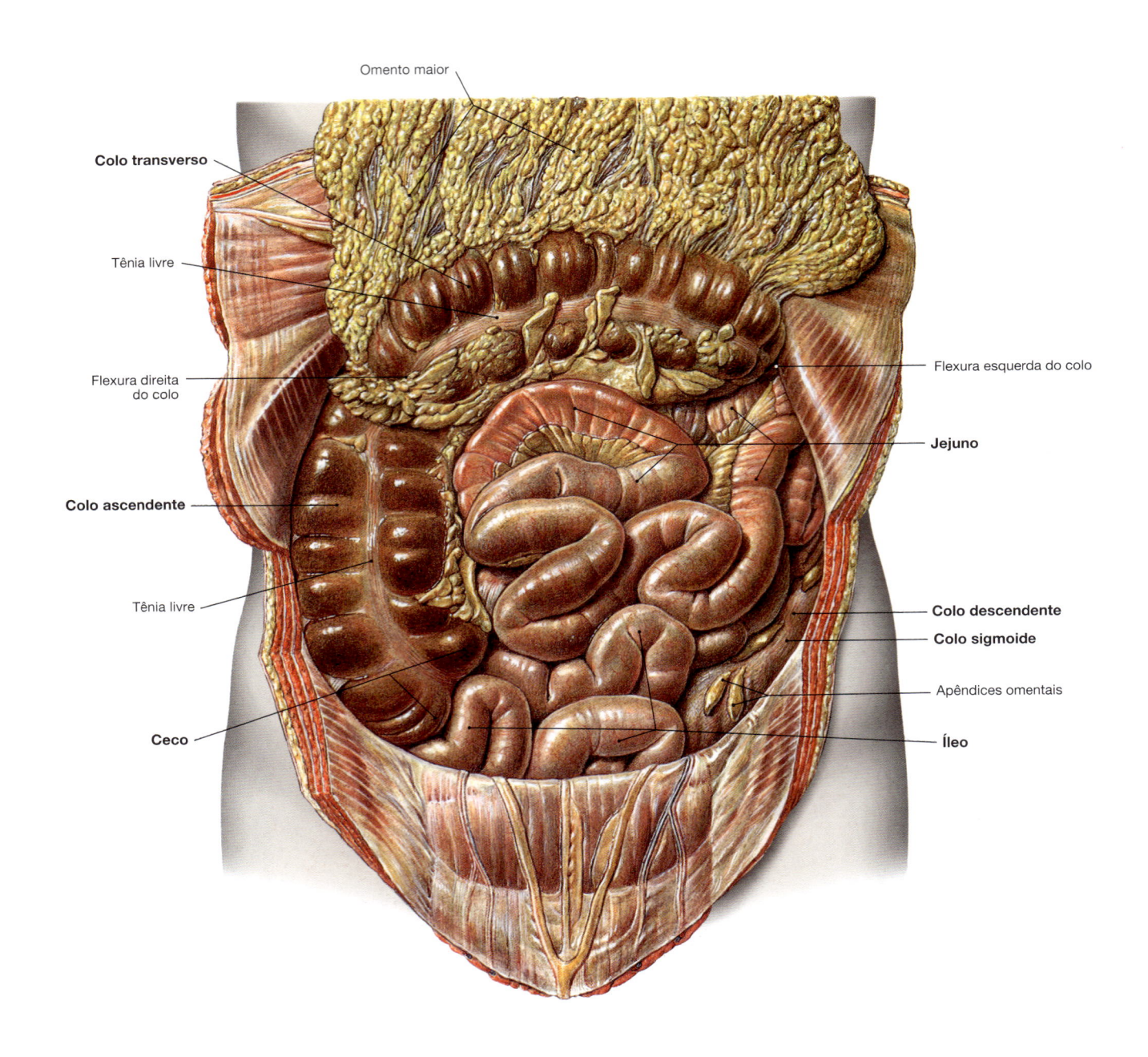

Figura 6.15 Posição das vísceras na região inferior do abdome; vista anterior. [S700]

O omento maior foi tracionado para cima, para que os intestinos delgado e grosso fossem expostos na **região inferior do abdome**. Deste modo, estão visíveis os segmentos de localização intraperitoneal: do intestino delgado, são observados o **jejuno** e o **íleo**; e do intestino grosso, o **ceco**, o **colo transverso** e o **colo sigmoide**. A figura mostra, ainda, que os segmentos de localização retroperitoneal do colo estão associados à parede posterior do tronco em uma proporção variável. Neste caso, o **colo ascendente** está bem visível, enquanto o **colo descendente** está posicionado mais posteriormente e se apresenta encoberto pelo intestino delgado. O intestino grosso circunda as alças do intestino delgado, formadas pelo jejuno e pelo íleo, como uma "moldura".

Região Inferior do Abdome com Recessos da Cavidade Peritoneal

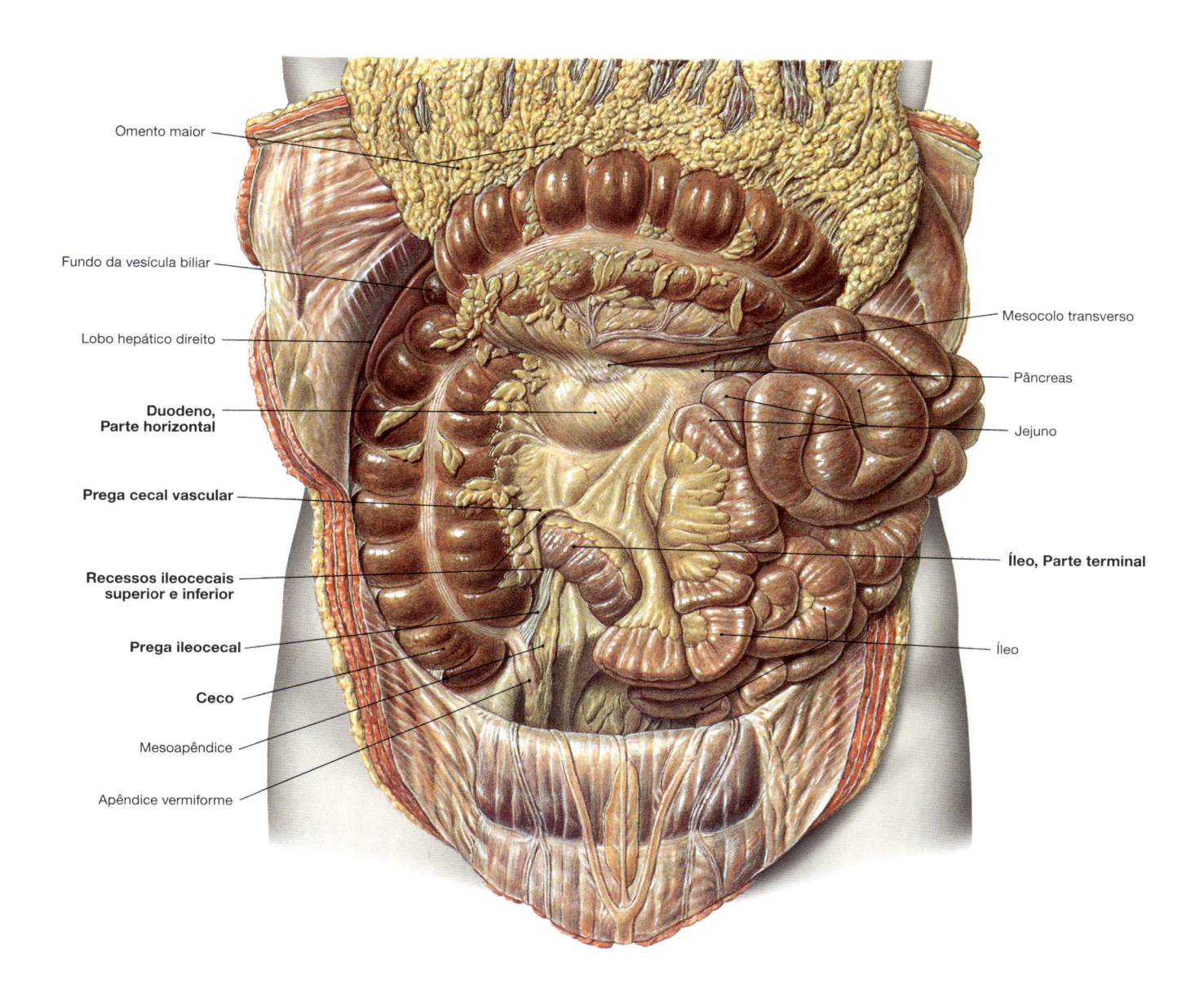

Figura 6.16 Posição das vísceras na região inferior do abdome; vista anterior. [S700]
O omento maior foi tracionado para cima, e as alças do intestino delgado foram deslocadas para a esquerda, de modo que a parte horizontal do duodeno, de posição secundariamente retroperitoneal, pudesse ser visualizada. Entre os órgãos existem os **recessos** da cavidade peritoneal. Próximo à desembocadura do íleo no ceco existem dois recessos.

O **recesso ileocecal superior** é recoberto pela prega cecal vascular (contém um ramo da A. ileocólica), enquanto o **recesso ileocecal inferior** é recoberto pela prega ileocecal, entre o íleo e o apêndice vermiforme. De forma semelhante à bolsa omental e aos demais recessos, aqui também pode haver encarceramento de partes do intestino delgado (hérnias internas).

Topografia

Região Inferior do Abdome com Recessos da Cavidade Peritoneal

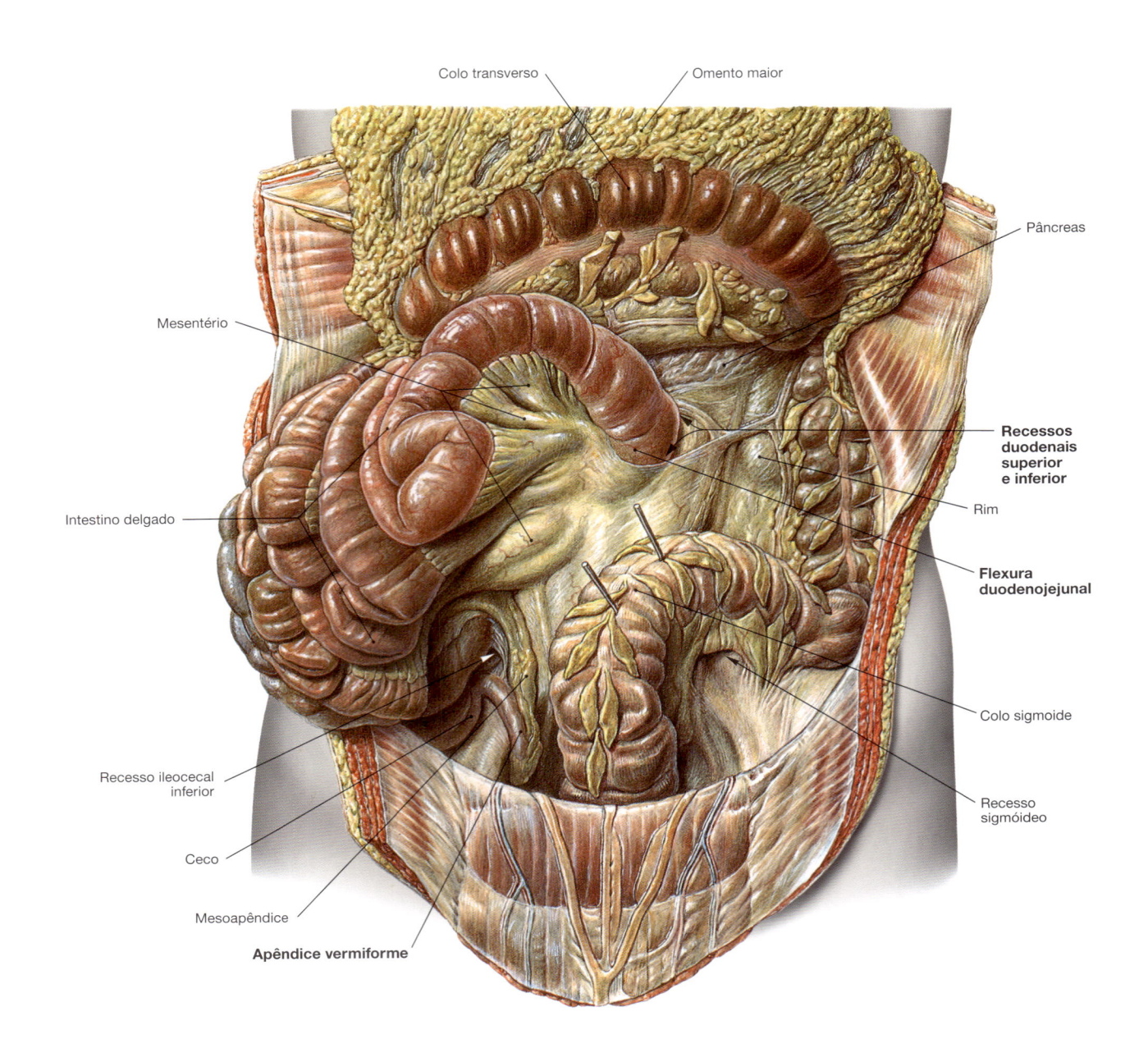

Figura 6.17 Posição das vísceras na região inferior do abdome; vista anterior. [S700]
O omento maior foi tracionado para cima, e as alças do intestino delgado foram deslocadas para a direita, de modo que a flexura duodenojejunal se tornasse visível; nela o duodeno – de localização retroperitoneal – continua com o jejuno, de localização intraperitoneal. Aqui também existem dois recessos, os **recessos duodenais superior** e **inferior**. No lado direito da região inferior do abdome, observa-se o apêndice vermiforme, com sua extremidade voltada para a pelve menor (tipo descendente).

Correlações clínicas

Os recessos duodenais superior e inferior são os locais onde mais frequentemente – dentre todos os recessos abdominais – ocorre o encarceramento de partes do intestino delgado **(hérnias de Treitz)**. O encarceramento pode ocasionar íleo paralítico e infartos intestinais.

Mesentério

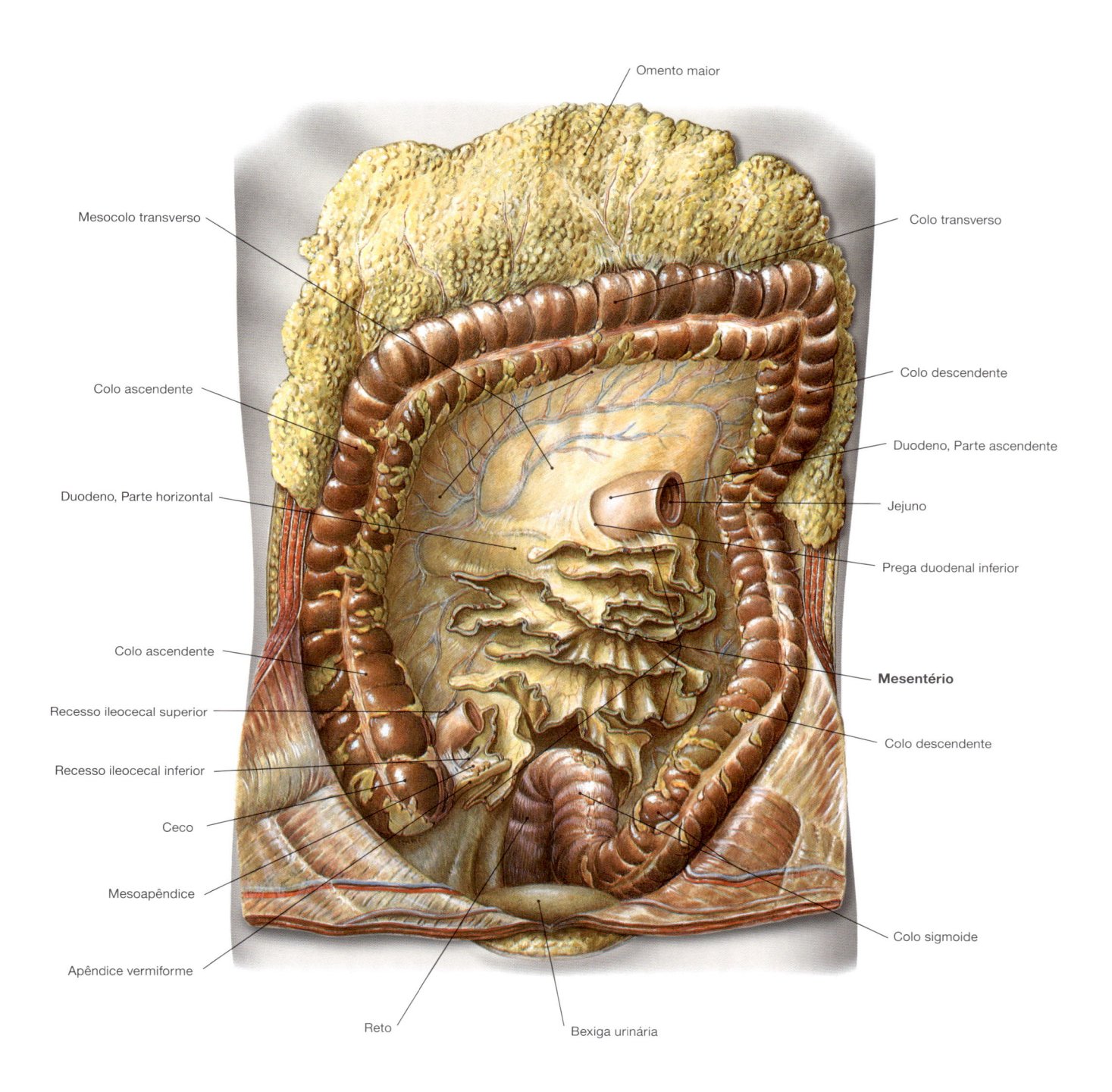

Figura 6.18 Mesentério do intestino delgado e intestino grosso; vista anterior. [S700]
O omento maior e o colo transverso foram tracionados para cima. As alças do intestino delgado, formadas pelo jejuno e pelo íleo, de localização intraperitoneal, foram ressecadas do **mesentério**. O mesentério é uma duplicação peritoneal que proporciona suspensão móvel do intestino delgado e contém os seus vasos sanguíneos e nervos.

Topografia

Órgãos de Posição Secundariamente Retroperitoneal

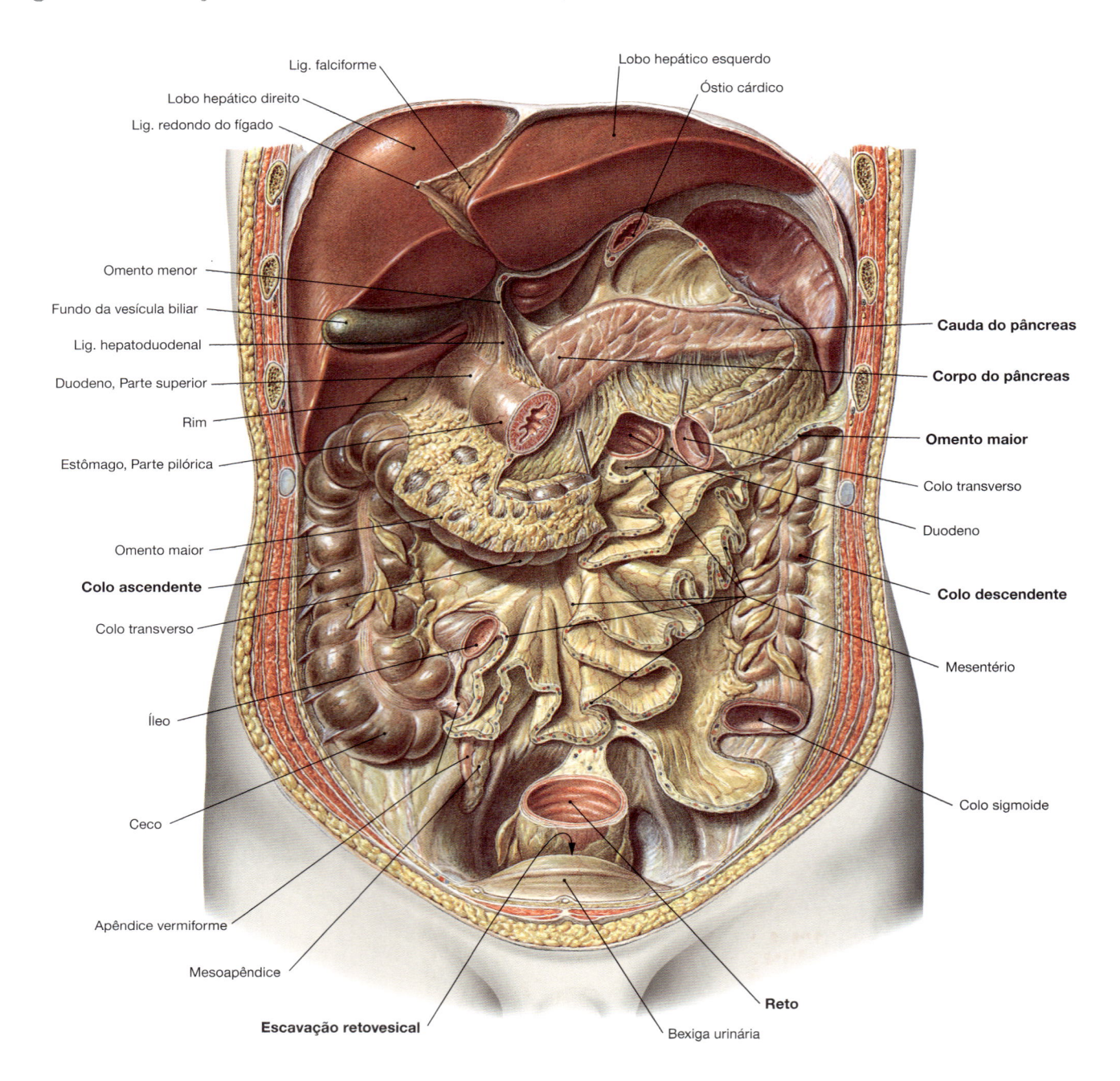

Figura 6.19 Localização dos órgãos em posição secundariamente retroperitoneal; vista anterior. [S700]
O estômago foi retirado, o jejuno e o íleo foram destacados do mesentério, e o colo transverso e o colo sigmoide foram seccionados. Os órgãos de posição secundariamente retroperitoneal são agora bem identificados. Entre eles estão o **duodeno** (com exceção da parte superior), o **pâncreas**, o **colo ascendente** e o **colo descendente**, além da **parte proximal do reto até a flexura sacral**. Anteriormente ao reto se observa a abertura da **escavação retovesical**, um recesso que representa, no sexo masculino, o limite mais inferior da cavidade peritoneal.

Correlações clínicas

Nos recessos mais inferiores da cavidade peritoneal, da **escavação retovesical** (fundo de saco de Proust) no homem e da **escavação retouterina** (fundo de saco de Douglas) na mulher (→ Figura 6.20), pode haver acúmulo de exsudato inflamatório ou de pus, quando o indivíduo se encontra em posição ereta (em menor volume quando os pacientes estão acamados) no caso de inflamações na região inferior do abdome, o que pode ser comprovado à ultrassonografia (líquido livre).
A ultrassonografia também é usada para descartar rapidamente hemorragia interna em **pacientes com traumatismo** após acidentes (**ultrassonografia FAST**, do inglês *Focused Assesment with Sonography for Trauma* ou Avaliação focada com ultrassonografia para trauma) (ver também → Figura 6.10). Ao fazer isso, a escavação retouterina (fundo de saco de Douglas) nas mulheres e a escavação retovesical (fundo de saco de Proust) nos homens são mostradas por meio de imagens longitudinais e transversais com a sonda do ultrassom, denominadas cortes longitudinais e transversais, para descartar acúmulos de sangue na cavidade peritoneal que se estendem até a pelve menor.

Parede Posterior da Cavidade Peritoneal

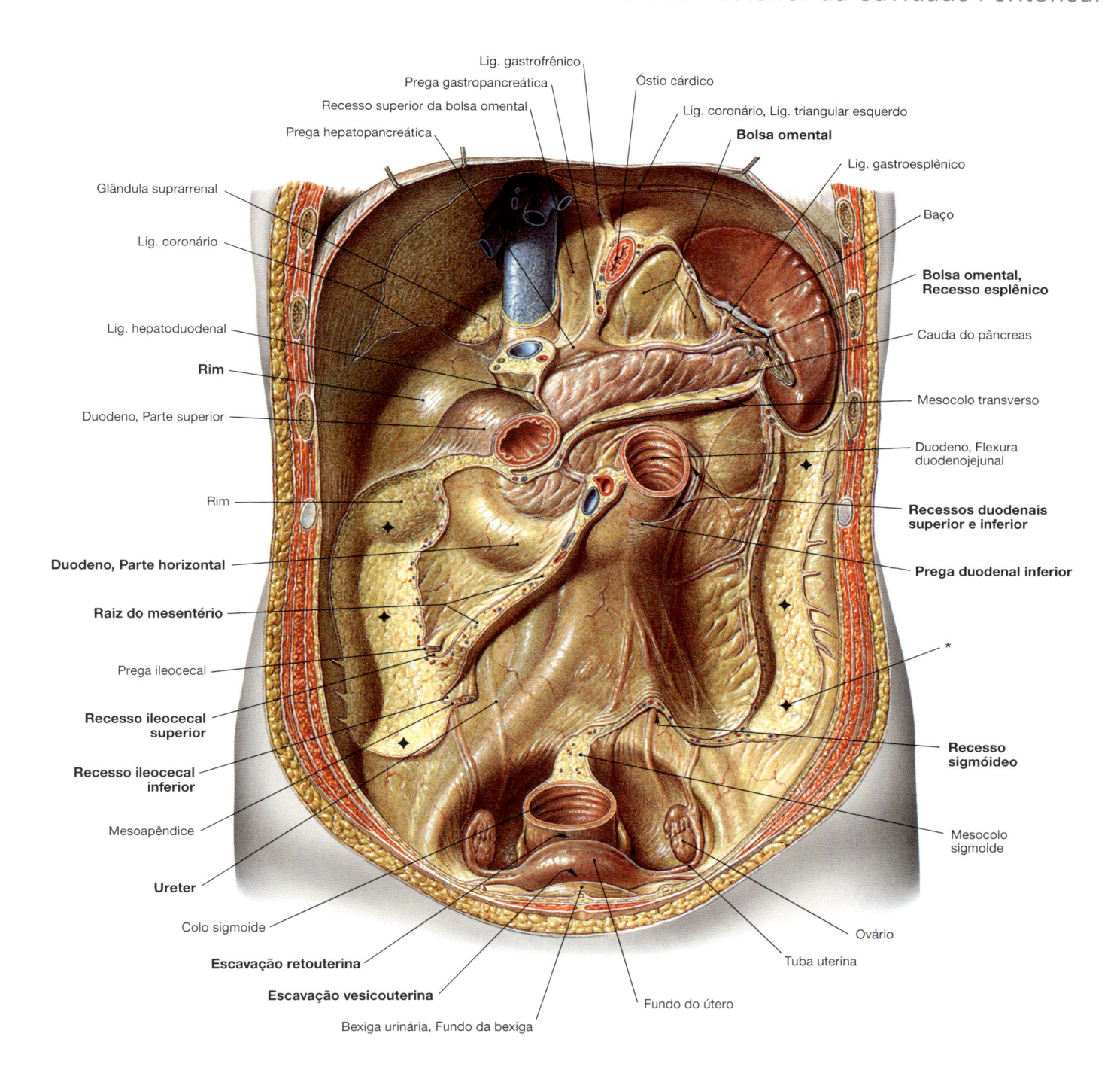

Figura 6.20 Parede posterior da cavidade peritoneal, com os recessos e o baço; vista anterior. [S700]

O fígado e os intestinos delgado e grosso, com exceção do duodeno, foram retirados, de modo que a face posterior da cavidade peritoneal fosse exposta. Sobre o rim direito e sobre a parte horizontal do duodeno observa-se, muito nitidamente, a cobertura do peritônio parietal com seu aspecto brilhante. Nos locais de aderência, os colos ascendente e descendente, de localização secundariamente retroperitoneal, não apresentam peritônio parietal.

As duplicações peritoneais, que se apresentam elevadas como pregas e ligamentos no relevo da parede posterior da cavidade peritoneal, formam diferentes **recessos**. O maior desses recessos é a **bolsa omental** (→ Figura 6.13), cujas partes e extensão estão visíveis aqui. Na região da flexura duodenojejunal, as pregas duodenais superior e inferior formam dois recessos (**recessos duodenais superior** e **inferior**). Existem outros recessos na desembocadura da parte terminal do íleo no ceco (**recessos ileocecais superior** e **inferior**), e ocasionalmente abaixo do mesocolo sigmoide (**recesso sigmóideo**).

Anteriormente ao reto encontra-se um recesso que é delimitado anteriormente pelo útero. Trata-se da **escavação retouterina** (fundo de saco de Douglas), o ponto mais inferior da cavidade peritoneal feminina. A **escavação vesicouterina**, localizada à frente na cavidade peritoneal, entre a bexiga urinária e o útero, não se estende tanto para baixo. Entre a flexura duodenojejunal e a região inguinal direita, se estende a **raiz do mesentério**, com cerca de 12 a 16 cm de comprimento, onde as estruturas vasculonervosas do intestino delgado (A. e V. mesentéricas superiores) foram seccionadas. A raiz do mesentério cruza a parte horizontal do duodeno e o ureter direito.

* **Fáscia de Toldt**; posterior aos colos ascendente e descendente; aqui foi retirada. Os limites laterais aos colos ascendente e descendente são as "linhas brancas de Toldt" e são causadas pela reflexão do peritônio.

Topografia

Artérias do Abdome

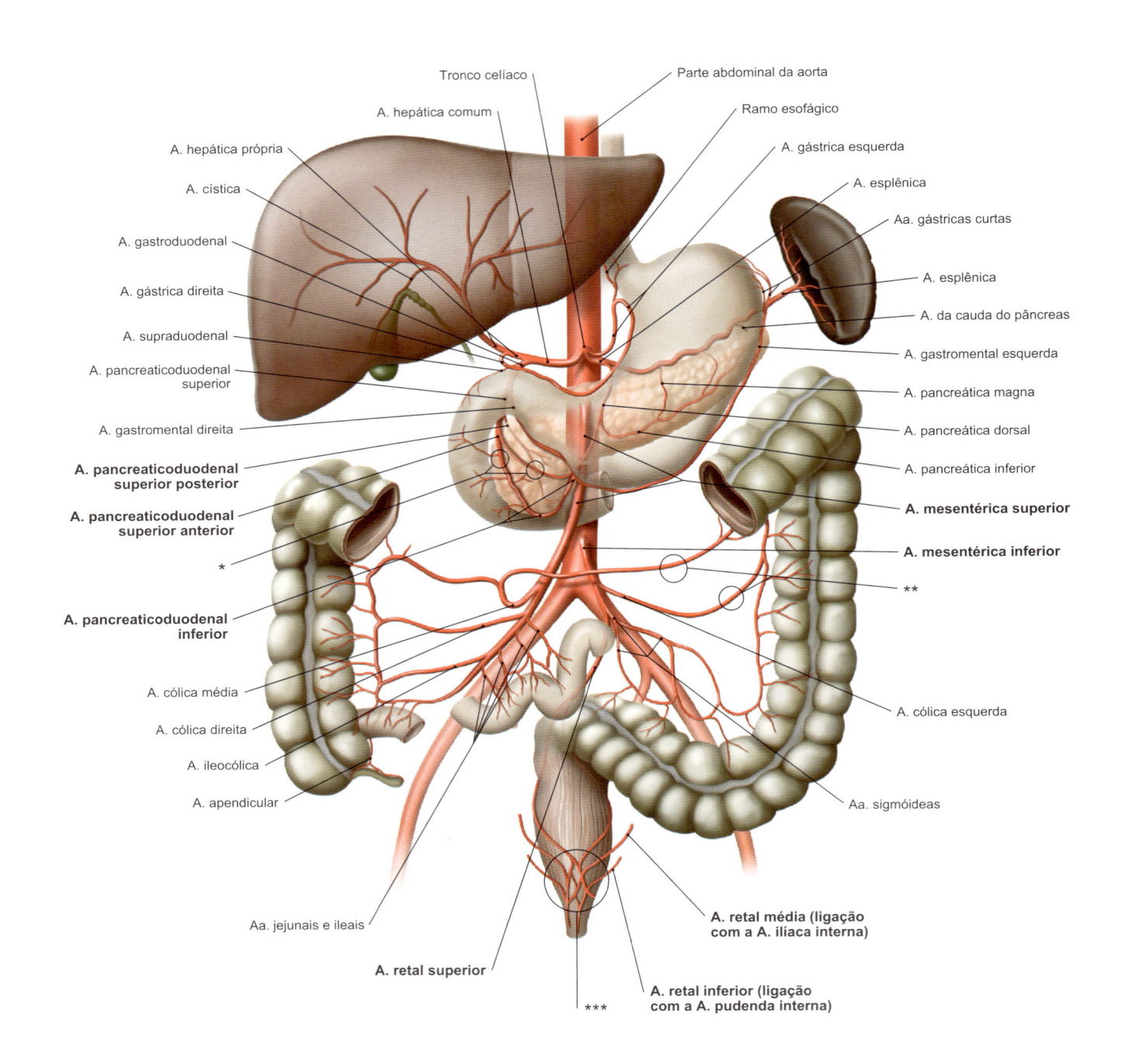

Figura 6.21 Artérias das vísceras abdominais; representação semiesquemática; vista anterior. [S701-L275]/[G1069]
As principais anastomoses estão indicadas por círculos. As três artérias ímpares das vísceras abdominais, que emergem da parte abdominal da aorta, são o tronco celíaco, a A. mesentérica superior e a A. mesentérica inferior. Deste modo, a A. mesentérica superior origina-se imediatamente abaixo do tronco celíaco (aqui, devido à representação semiesquemática, isso não foi considerado). Seus ramos individuais estão descritos nas páginas seguintes. As três artérias estabelecem **anastomoses** entre si e com ramos da A. ilíaca interna, o que pode impedir o infarto intestinal em caso de oclusão de um vaso.

Essas anastomoses são as seguintes:
- Conexões entre o tronco celíaco e a A. mesentérica superior, através das Aa. pancreaticoduodenais: **anastomose de Bühler** (*)
- Conexões entre as Aa. mesentéricas superior e inferior: **anastomose de Riolan**, entre as Aa. cólicas média e esquerda (**)
- Plexo das artérias retais: aqui, a A. retal superior, ramo da A. mesentérica inferior, une-se com as Aa. retais média e inferior, ramos da A. ilíaca interna (***).

Veias do Abdome

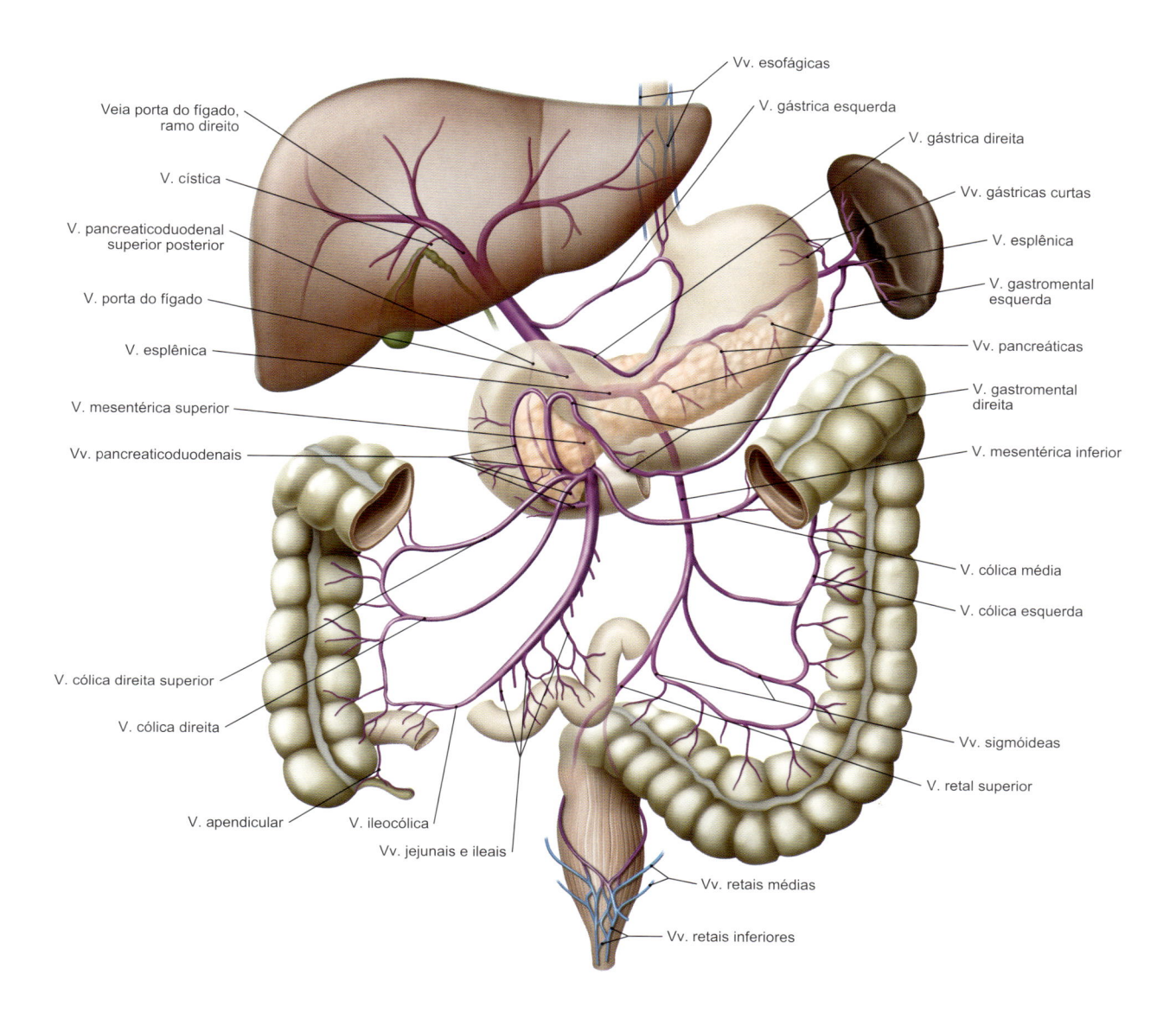

Figura 6.22 V. porta do fígado com tributárias; representação semiesquemática; vista anterior. [S701-L275]

A **V. porta do fígado** coleta sangue rico em nutrientes dos órgãos ímpares do abdome (estômago, intestino, pâncreas, baço) e o escoa para o fígado. A V. porta do fígado é formada pela confluência de **três veias importantes**: a V. mesentérica superior é unida com a V. esplênica atrás do colo do pâncreas. A V. mesentérica inferior drena, de modo geral (70% dos casos), para a V. esplênica. Alguns ramos escoam diretamente para a V. porta do fígado (ver detalhes na → Figura 6.100).

Topografia

Inervação dos Órgãos do Abdome

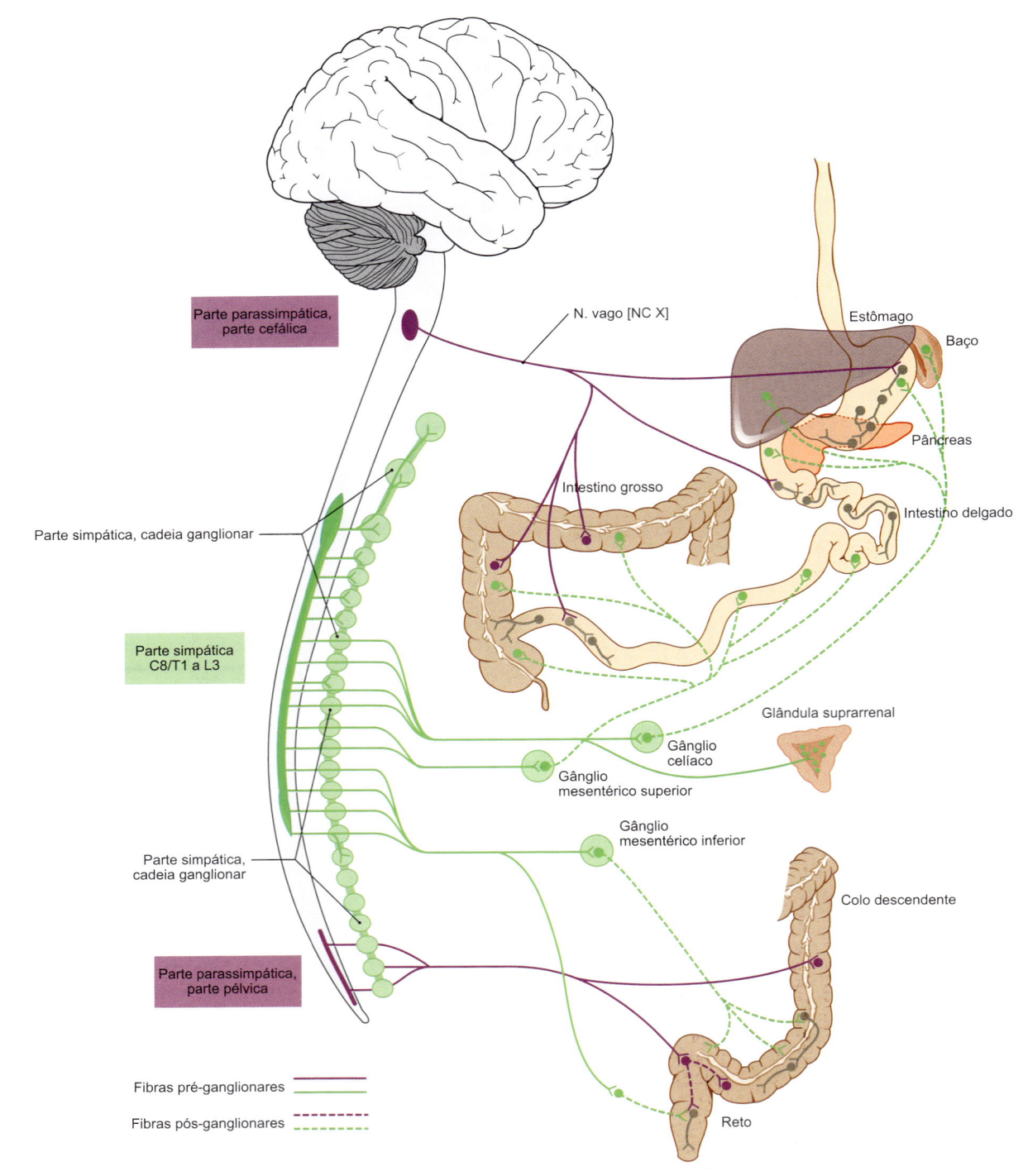

Figura 6.23 Inervação autônoma dos órgãos abdominais; representação esquemática. [S130-6-L106]~[L126]

Os órgãos abdominais são inervados pelas **partes simpática e parassimpática** da divisão autônoma do sistema nervoso. O primeiro neurônio chamado **pré-ganglionar** se localiza com seu corpo celular no SNC e envia seu axônio como uma fibra nervosa para os **gânglios**, onde se localiza o corpo do segundo neurônio, denominado **pós-ganglionar** (→ Figura 12.213). Os gânglios **simpáticos** formam, ao lado da coluna vertebral **(paravertebral)**, o tronco simpático e se localizam sobre a aorta **(pré-vertebral)** nas saídas dos Rr. intestinais. Por outro lado, os gânglios **parassimpáticos** geralmente se localizam diretamente no **órgão-alvo**. Os nervos para os órgãos abdominais formam um plexo na parte abdominal da aorta **(plexo aórtico abdominal)** e alcançam os órgãos-alvo predominantemente como plexo periarterial, que corre na prega peritoneal do mesentério (→ Figura 7.10).

- **Parte simpática**

Neurônios pré-ganglionares: corno lateral das partes torácica e lombar da medula espinal **(C8-L3) = parte toracolombar da divisão autônoma** do sistema nervoso.

As fibras nervosas do abdome, no entanto, não fazem sinapse nos gânglios do **tronco simpático**, em vez disso os atravessam e se dirigem com ambos os nervos viscerais (**N. esplâncnico maior**, T5-T9 e **N. esplâncnico menor**, T10-T11) para os **gânglios do plexo aórtico abdominal**, onde fazem sinapses com os neurônios pós-ganglionares.

- **Parte parassimpática**

Neurônios pré-ganglionares: no núcleo do **N. vago [X]** assim como na parte sacral da medula espinal **(S2-S4) = parte craniossacral** da divisão autônoma do sistema nervoso. Os neurônios pré-ganglionares dos órgãos abdominais seguem com o **N. vago** e entram finalmente como **troncos vagais anterior e posterior,** com o esôfago, através do diafragma para o plexo aórtico abdominal. A área de cobertura da parte craniana da parte parassimpática inclui todos os órgãos abdominais superiores e termina na região da flexura esquerda do colo (tradicionalmente denominada como ponto de Cannon-Böhm). As "partes do intestino grosso do lado esquerdo" recebem, como também todos os órgãos pélvicos, suas fibras nervosas da parte pélvica da parte parassimpática (S2-S4), onde saem como **Nn. esplâncnicos pélvicos** e, em seguida, são interligados, no **plexo hipogástrico inferior**, aos neurônios pós-ganglionares, na adjacência do reto.

Tronco Celíaco

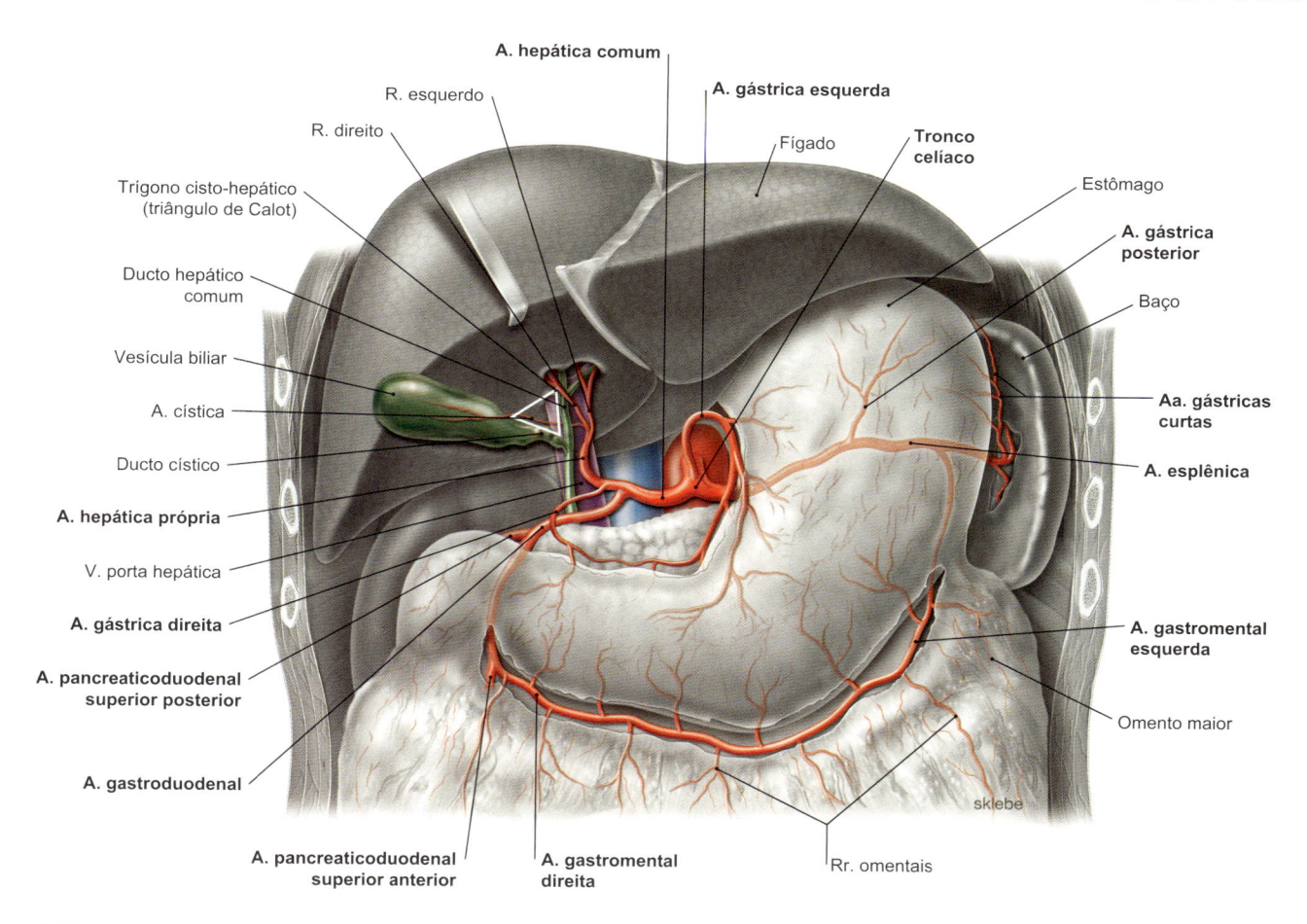

Figura 6.24 Ramos do tronco celíaco; representação semiesquemática; o fígado está rebatido superiormente; vista anterior depois da remoção do omento menor. [S700-L238]/[B500-M282-L132]

O tronco celíaco é o primeiro ramo visceral ímpar da parte abdominal da aorta. Ele tem três ramos principais, que irrigam os órgãos abdominais superiores (estômago, duodeno, fígado, vesícula biliar, pâncreas e baço). Sua forma é relativamente variável, mas isso não tem grande importância clínica: por exemplo, pode ter vários centímetros de comprimento ou ser muito curto. Alternativamente, ramos individuais, como a A. gástrica esquerda, podem se ramificar diretamente da aorta:

- **A. gástrica esquerda:** segue para a esquerda e para cima e é geralmente maior do que a A. gástrica direita, com a qual se anastomosa na curvatura menor do estômago. A A. gástrica esquerda primeiro dá origem à prega gastropancreática na parede posterior da bolsa omental, depois origina os Rr. esofágicos para a parte abdominal do esôfago e então se funde no Lig. hepatogástrico do omento menor ao longo da curvatura menor do estômago. Em 10 a 20% dos casos, forma uma artéria hepática esquerda acessória para o lobo hepático esquerdo.
- **A. hepática comum:** segue para a direita e se divide em:
  - **A. gastroduodenal:** desce retroperitoneal por trás do piloro ou duodeno, divide-se em **A. gastromental direita** para a curvatura maior do estômago e para o omento maior e nas **Aa. pancreaticoduodenais superiores anterior e posterior**, que se anastomosam com a A. pancreaticoduodenal inferior (anastomose de Bühler), que vem da A. mesentérica superior, irrigando a cabeça do pâncreas, assim como o duodeno
  - **A. hepática própria:** forma o ramo terminal e origina a **A. gástrica direita** para a curvatura menor do estômago. Entra no Lig. hepatoduodenal e então fornece ao fígado um R. direito e um R. esquerdo para as respectivas partes funcionais do fígado. A **A. cística** para a vesícula biliar geralmente se origina do R. direito
- **A. esplênica:** segue retroperitoneal para a esquerda e corre ao longo da margem superior do pâncreas; origina, no seu caminho para o baço, os seguintes ramos:
  - Rr. pancreáticos para o pâncreas
  - A. gástrica posterior para o estômago (em 30 a 60% dos casos)
  - A. gastromental esquerda: move-se para a esquerda para a curvatura maior do estômago e se anastomosa no Lig. gastrocólico com a A. gastromental direita
  - Aa. gástricas curtas: Rr. curtos penetram no Lig. gastroesplênico para o fundo gástrico
  - Rr. esplênicos: Rr. terminais para o baço.

Ramos do tronco celíaco		
Ramo	**Área de irrigação**	**Curso**
A. gástrica esquerda	Estômago (curvatura menor), esôfago (parte abdominal), 10 a 20% do lobo hepático esquerdo	• Prega gastropancreática • Lig. hepatogástrico
A. hepática comum	Estômago (curvaturas menor e maior), duodeno, pâncreas, omento maior, fígado, vesícula biliar	• Retroperitoneal • A. hepática própria no Lig. hepatoduodenal • A. gástrica direita no Lig. hepatogástrico • A. gastromental direita no Lig. gastrocólico
A. esplênica	Estômago (face posterior, fundo, curvatura maior), pâncreas, omento maior, baço	• Retroperitoneal • A. gastromental esquerda inicialmente como Aa. gástricas curtas no Lig. gastroesplênico, depois no Lig. gastrocólico

Topografia

Tronco Celíaco

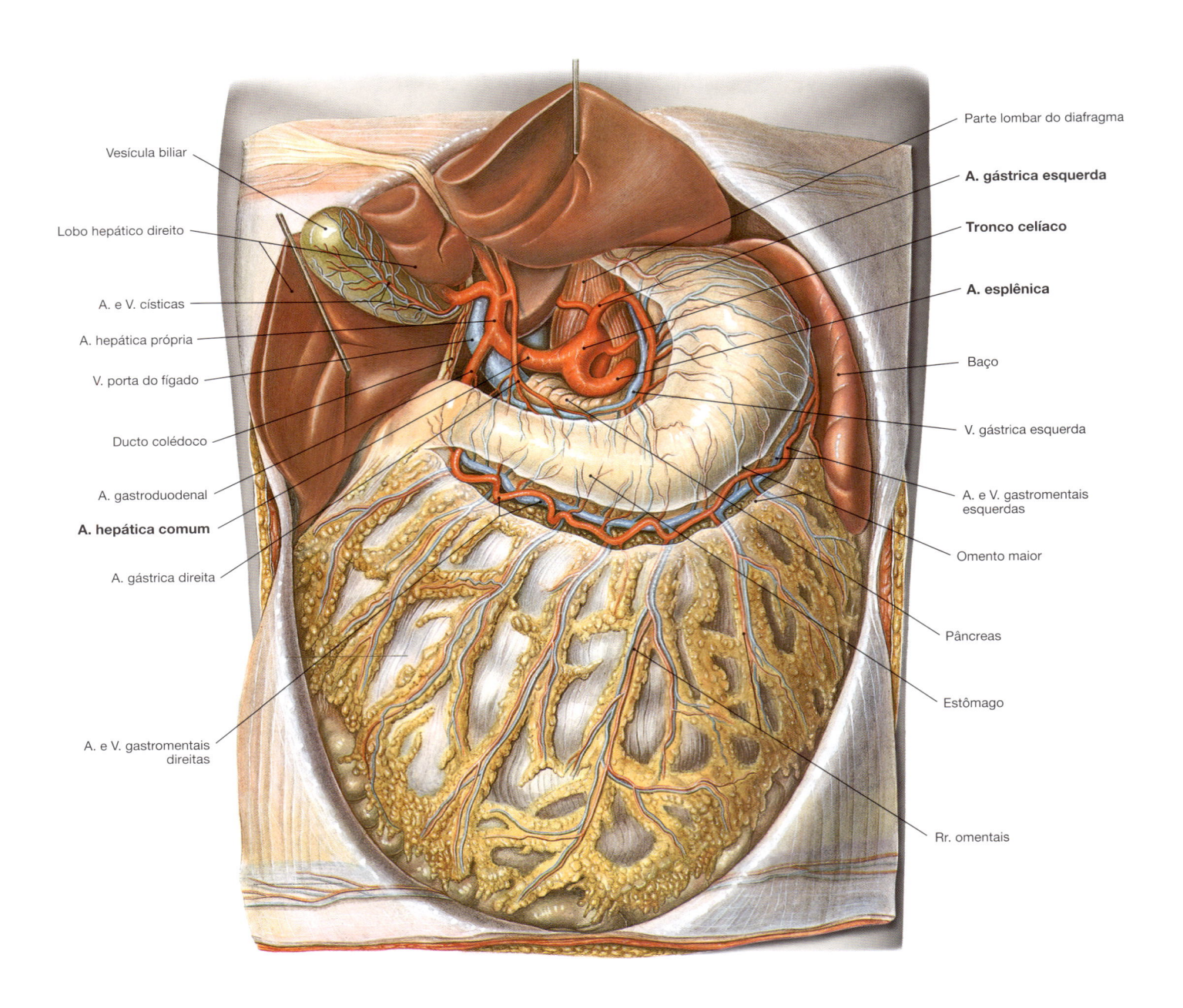

Figura 6.25 **Topografia do tronco celíaco;** vista anterior, após a retirada do omento menor. [S700]

O tronco celíaco se origina logo abaixo do hiato aórtico, no nível da vértebra T XII, como o primeiro ramo ímpar da aorta. Ainda no espaço retroperitoneal, atrás da bolsa omental, este curto tronco (em geral 1 a 2 cm) se divide em três ramos principais:

- A **A. gástrica esquerda** vai para cima e para a esquerda e, na parede posterior da bolsa omental, dá origem à **prega gastropancreática** no trajeto para a curvatura menor do estômago (passando pelo **Lig. hepatogástrico**)
- A **A. hepática comum** vai para a direita e forma a **prega hepatopancreática** da bolsa omental, antes de se dividir em seus ramos principais:
  - A A. hepática própria dá origem à A. gástrica direita e, depois, passa no **Lig. hepatoduodenal** para a porta do fígado
  - A A. gastroduodenal recua para o retroperitônio, por trás do piloro ou do duodeno, e fornece Aa. pancreaticoduodenais superiores anterior e posterior
  - A A. gastromental direita vai pelo **Lig. gastrocólico** para a curvatura maior do estômago
- **A. esplênica**, no retroperitônio, vai para a esquerda e corre ao longo da margem superior do pâncreas. Os ramos para irrigação da curvatura maior do estômago (A. gastromental esquerda) e do fundo gástrico (Aa. gástricas curtas) e alguns ramos para o fundo gástrico penetram no **Lig. gastroesplênico** no hilo esplênico.

6 Tronco Celíaco e Artéria Mesentérica Superior

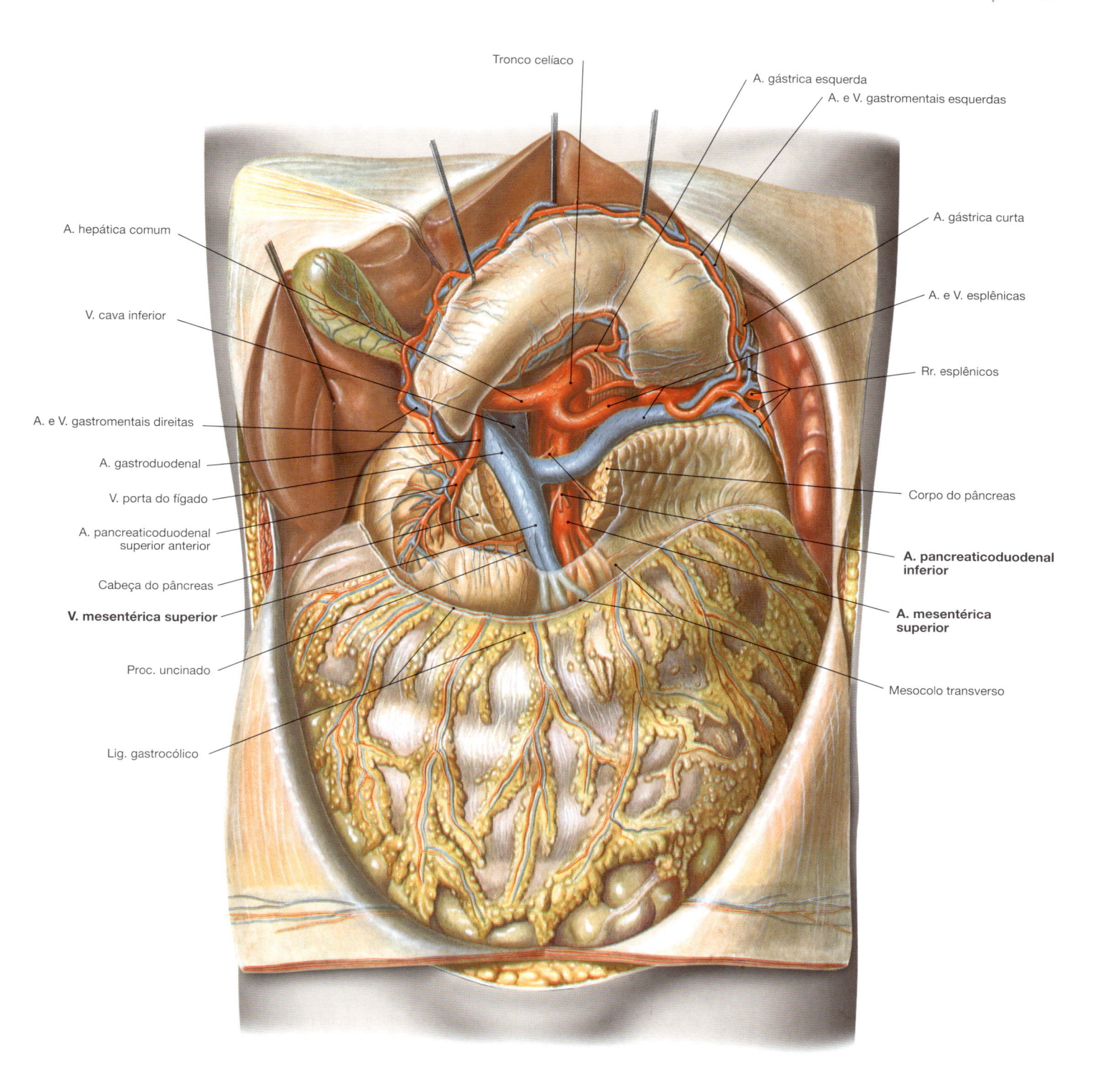

Figura 6.26 Origem da A. mesentérica superior e ramos do tronco celíaco; vista anterior; o estômago foi tracionado para cima, e o pâncreas foi seccionado. [S700]

Após sua origem na aorta, imediatamente abaixo do tronco celíaco, a **A. mesentérica superior** desce posteriormente ao pâncreas e segue para o mesentério. O pâncreas foi seccionado para que as A. e V. mesentéricas superiores – as quais são encobertas pelo Proc. uncinado do pâncreas – pudessem ser visualizadas em seu trajeto. Como primeiro ramo, a A. mesentérica superior origina a **A. pancreaticoduodenal inferior** para a direita e para cima. A A. pancreaticoduodenal inferior se anastomosa com as **Aa. pancreaticoduodenais superiores anterior e posterior**, que se originam da A. gastroduodenal, por sua vez, ramo da A. hepática comum, esta, ramo do tronco celíaco.

Como o estômago está rebatido para cima nesta figura, é possível visualizar bem as alças vasculares anastomóticas que são formadas pelas ramificações do tronco celíaco.

A **A. gástrica esquerda** emerge diretamente do **tronco celíaco** para a curvatura menor do estômago. A A. gástrica esquerda se anastomosa com a **A. gástrica direita**. A A. hepática comum fornece vários ramos colaterais (p. ex., a A. gástrica direita) e apenas um ramo terminal – a A. hepática própria. A **A. gastromental direita**, emergente da A. gastroduodenal, conecta-se na curvatura maior do estômago com a **A. gastromental esquerda** (emergente da A. esplênica). Da A. esplênica também emergem as **Aa. gástricas curtas**, que ascendem para o fundo gástrico.

Topografia

Artéria Mesentérica Superior

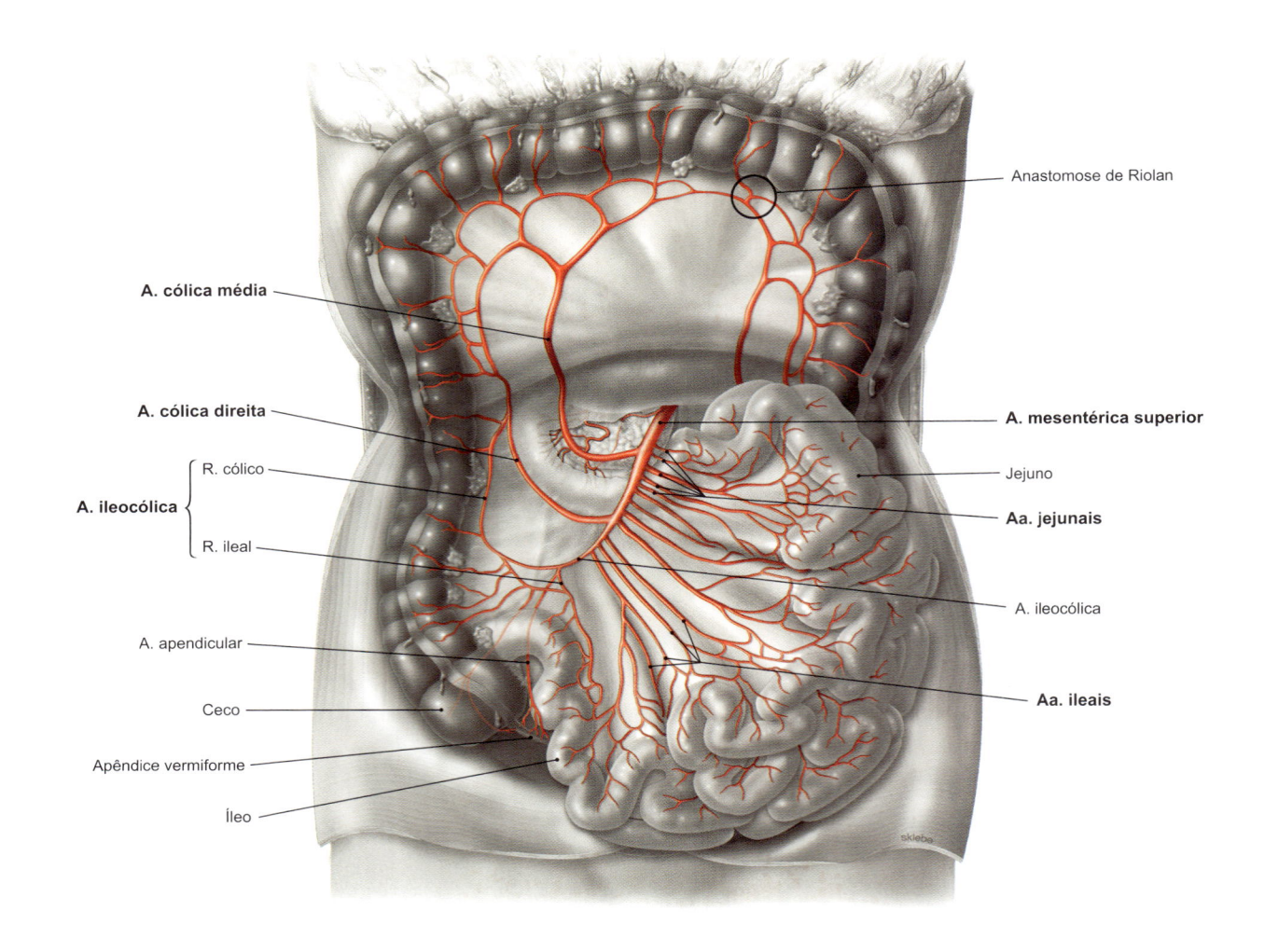

Figura 6.27 A. mesentérica superior; vista anterior; o colo transverso foi tracionado para cima. [S700-L238]
A A. mesentérica superior origina-se imediatamente abaixo do tronco celíaco como um vaso ímpar, a partir da aorta, e segue, inicialmente, em posição retroperitoneal, posteriormente ao pâncreas, e, em seguida, entra no mesentério. Seus ramos podem ser dissecados quando o mesentério é aberto e o tecido adiposo entre as arcadas vasculares é retirado. Ela supre partes do pâncreas e do duodeno, todo o intestino delgado, além do intestino grosso até a flexura esquerda do colo.

Ramos da A. mesentérica superior:
- **A. pancreaticoduodenal inferior:** desce como o primeiro ramo para a direita e para cima; o R. anterior e o R. posterior se anastomosam com as Aa. pancreaticoduodenais superiores anterior e posterior (anastomose de Bühler) (→ Figura 6.26).
- **Aa. jejunais** (4 a 5) e **Aa. ileais** (12): direcionadas para a esquerda
- **A. cólica média:** origina-se à direita e se anastomosa com a A. cólica direita e com a A. cólica esquerda (anastomose de Riolan)
- **A. cólica direita:** estende-se para o colo ascendente se anastomosa com A. cólica média e A. ileocólica via ramos ascendentes e descendentes. A artéria muitas vezes se origina de um tronco comum com a A. cólica média
- **A. ileocólica:** supre a parte distal do íleo (R. ileal), colo ascendente (R. cólico), ceco (Aa. cecais anterior e posterior) e apêndice vermiforme (A. apendicular).

Ramos da artéria mesentérica superior		
Ramo	Área de irrigação	Trajeto
A. pancreaticoduodenal inferior	Duodeno, pâncreas	Mesentério
Aa. jejunais e ileais	Jejuno, Íleo	Mesentério
Aa. ileocólica, cólica direita e cólica média	Íleo (segmento final), ceco, apêndice vermiforme, colo ascendente e colo transverso	- Mesentério - Mesocolo - A. apendicular no mesocolo ao apêndice vermiforme

Artéria Mesentérica Superior

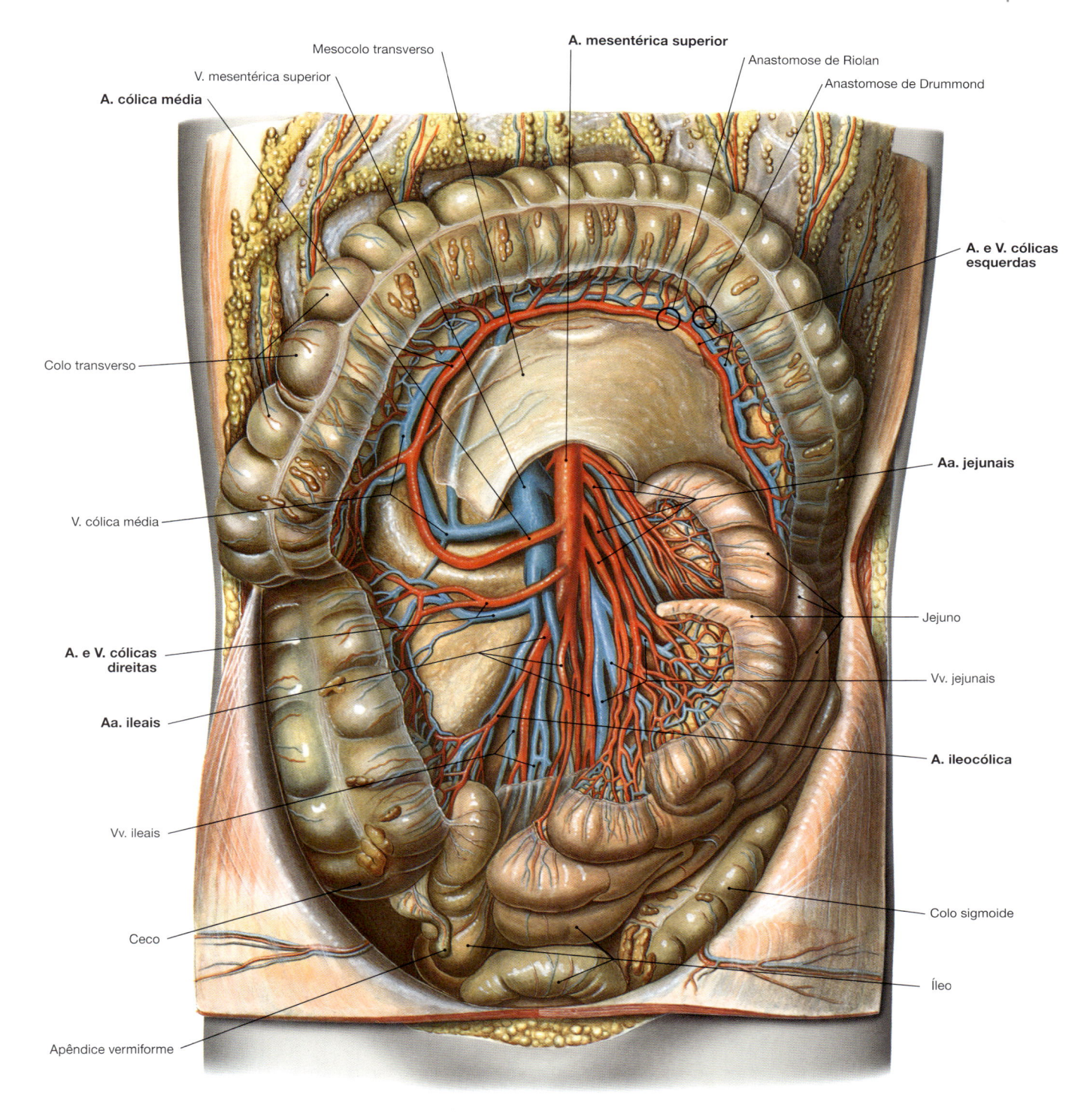

Figura 6.28 Trajeto das A. e V. mesentéricas superiores; vista anterior, após a abertura do mesentério e com o colo transverso tracionado para cima. [S700]

No mesentério, a A. mesentérica superior origina, para a esquerda, as Aa. jejunais e as Aa. ileais, enquanto, para a direita, origina a A. cólica média, a A. cólica direita e a A. ileocólica. Todas as artérias formam arcadas em diferentes graus de ramificação nos intestinos, que possibilitam a mobilidade das alças intestinais. Com a A. cólica esquerda, ramo da A. mesentérica inferior, a A. cólica média forma **importantes anastomoses (anastomose de Riolan)** na região da flexura esquerda do colo; na oclusão de uma artéria, essas anastomoses podem formar circulações colaterais. Uma anastomose em uma arcada próxima ao intestino entre os dois vasos é ocasionalmente denominada anastomose de Drummond. No entanto, os médicos costumam agregar todas as conexões vasculares na região da flexura esquerda do colo como anastomose de Riolan.

As veias acompanham as artérias.

Correlações clínicas

Para a remoção cirúrgica de secções do colo, como a **hemicolectomia direita**, na qual o colo ascendente é removido, é importante considerar que a A. mesentérica superior supre tanto o intestino delgado quanto o intestino grosso e, portanto, não deve ser removida completamente.

Topografia

Artéria Mesentérica Inferior

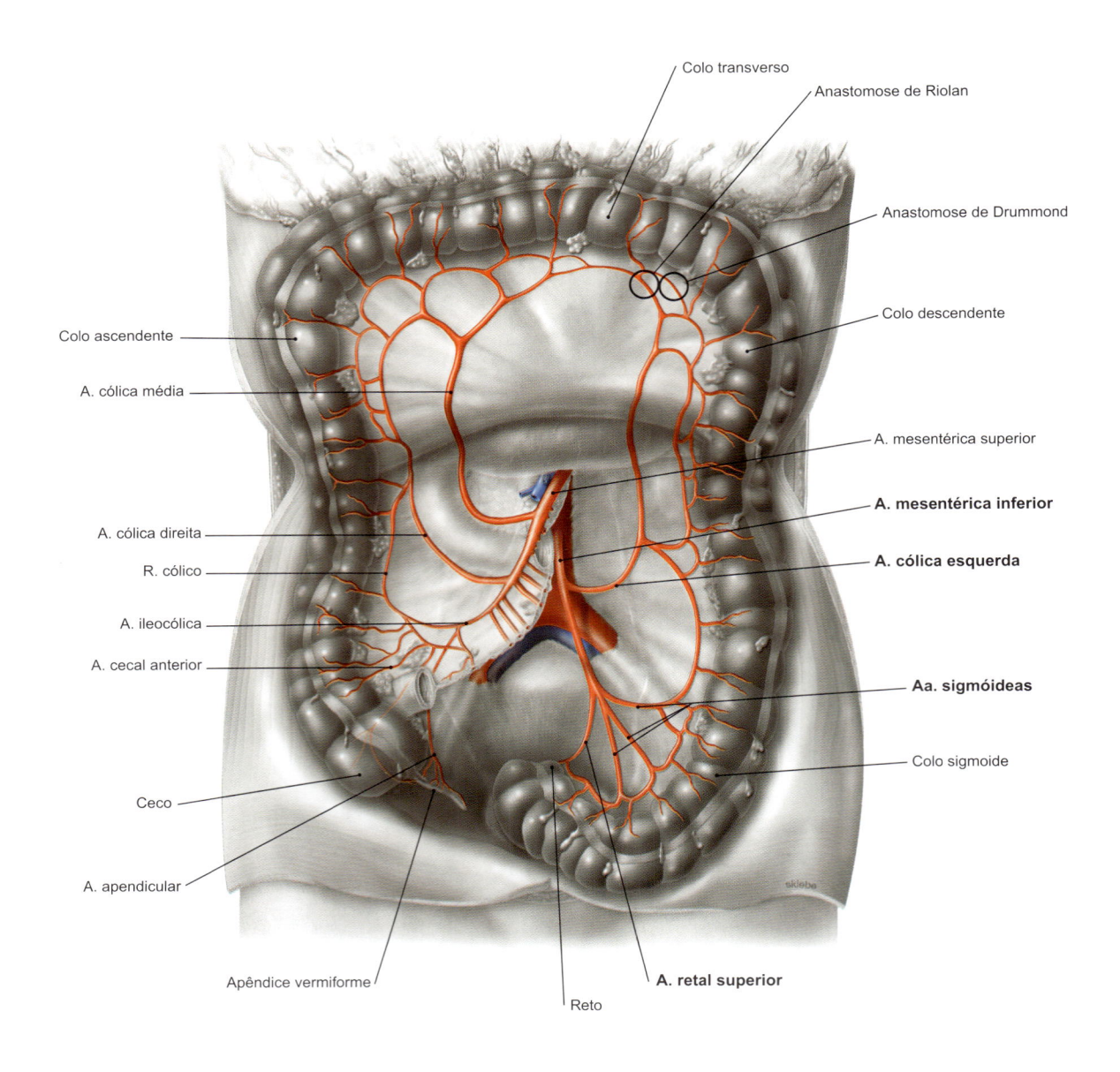

Figura 6.29 A. mesentérica inferior; vista anterior; o colo transverso foi tracionado para cima. [S700-L238]/[G1069]

A A. mesentérica inferior origina-se, como um vaso ímpar, da aorta, cerca de 5 cm acima da sua bifurcação, seguindo para a esquerda, quando então tem um trajeto retroperitoneal. Ela supre o colo descendente e a parte superior do reto.

Ramos da A. mesentérica inferior:
- **A. cólica esquerda:** sobe pelo colo descendente e se anastomosa com a A. cólica média, ramo da A. mesentérica superior (anastomose de Riolan)
- **Aa. sigmóideas:** vários ramos para o colo sigmoide
- **A. retal superior:** entra no mesorreto por cima e é responsável pela irrigação do reto e da parte superior do canal anal (zona colunar). A artéria supre, predominantemente, os músculos esfíncteres (corpo cavernoso do reto), que fazem parte do mecanismo de continência.

Ramos da artéria mesentérica inferior		
Ramo	Área irrigada	Trajeto
A. cólica esquerda	Colo descendente e colo transverso	Mesocolo
Aa. sigmóideas	Colo sigmoide	Mesocolo
A. retal superior	• Reto • Canal anal (zona colunar)	• Retroperitoneal • Mesorreto

Artéria Mesentérica Inferior

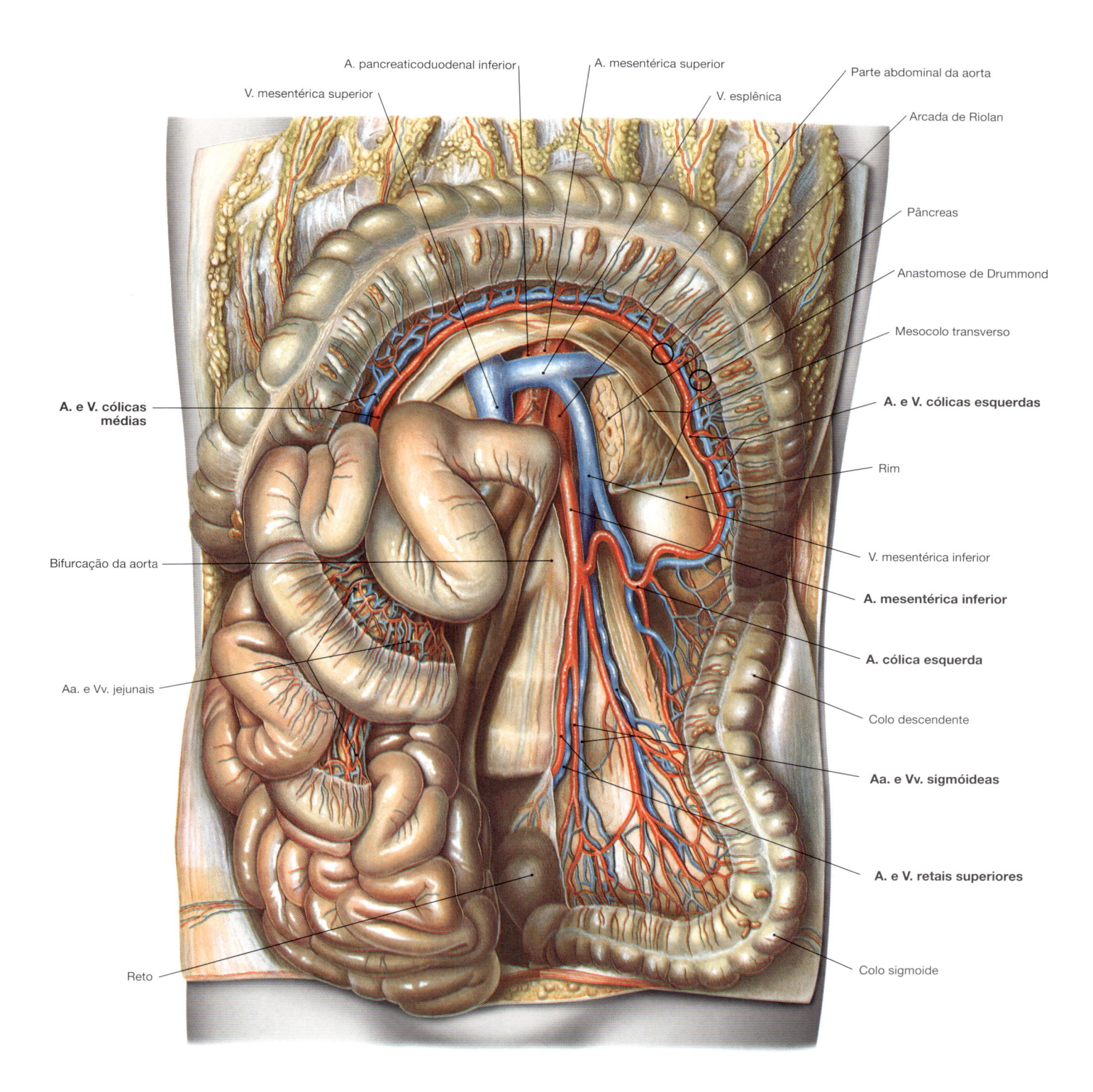

Figura 6.30 Trajeto das A. e V. mesentéricas inferiores no retroperitônio; vista anterior; o colo transverso foi rebatido para cima, e as alças do intestino delgado foram deslocadas para a direita. [S700]
Após a sua origem acima da bifurcação da aorta, a A. mesentérica inferior desce pelo retroperitônio e dá origem inicialmente, à esquerda, à A. cólica esquerda; em seguida, emite várias Aa. sigmóideas e, finalmente, a A. retal superior.

A A. cólica esquerda acompanha o colo descendente, forma as arcadas e se anastomosa com a A. cólica média, ramo da A. mesentérica superior **(arcada de Riolan)**. Ocasionalmente, a conexão com uma arcada próxima ao intestino é denominada anastomose de Drummond.

Topografia

Estruturas Vasculonervosas do Mesentério

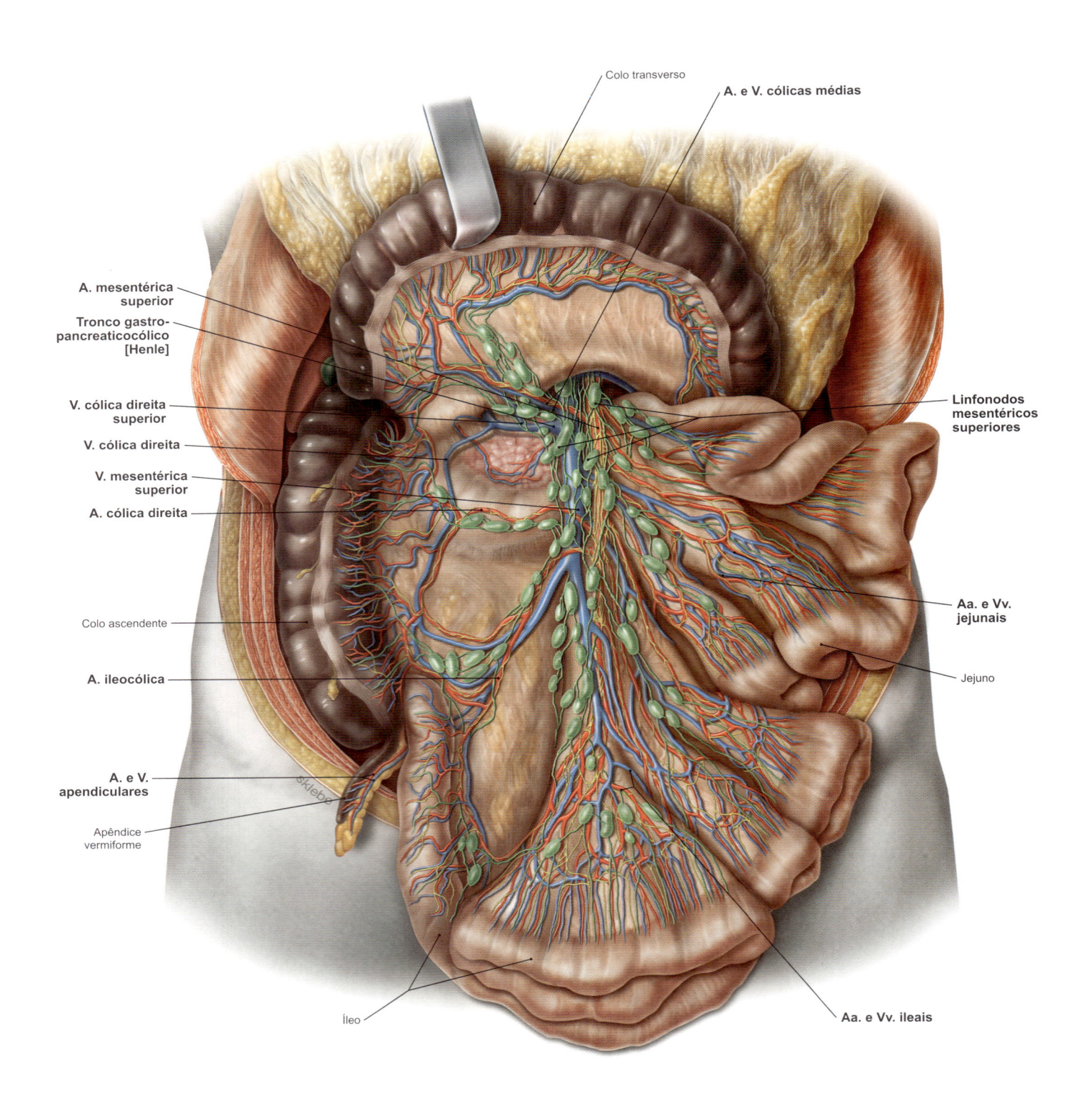

Figura 6.31 Trajeto de artéria e veia mesentéricas superiores com vasos linfáticos acompanhantes e nervos autônomos no mesentério; vista anterior; colo transverso elevado e alças do intestino delgado deslocadas para a esquerda. [S700-L238]/[Q300]

Estruturas Vasculonervosas do Mesentério

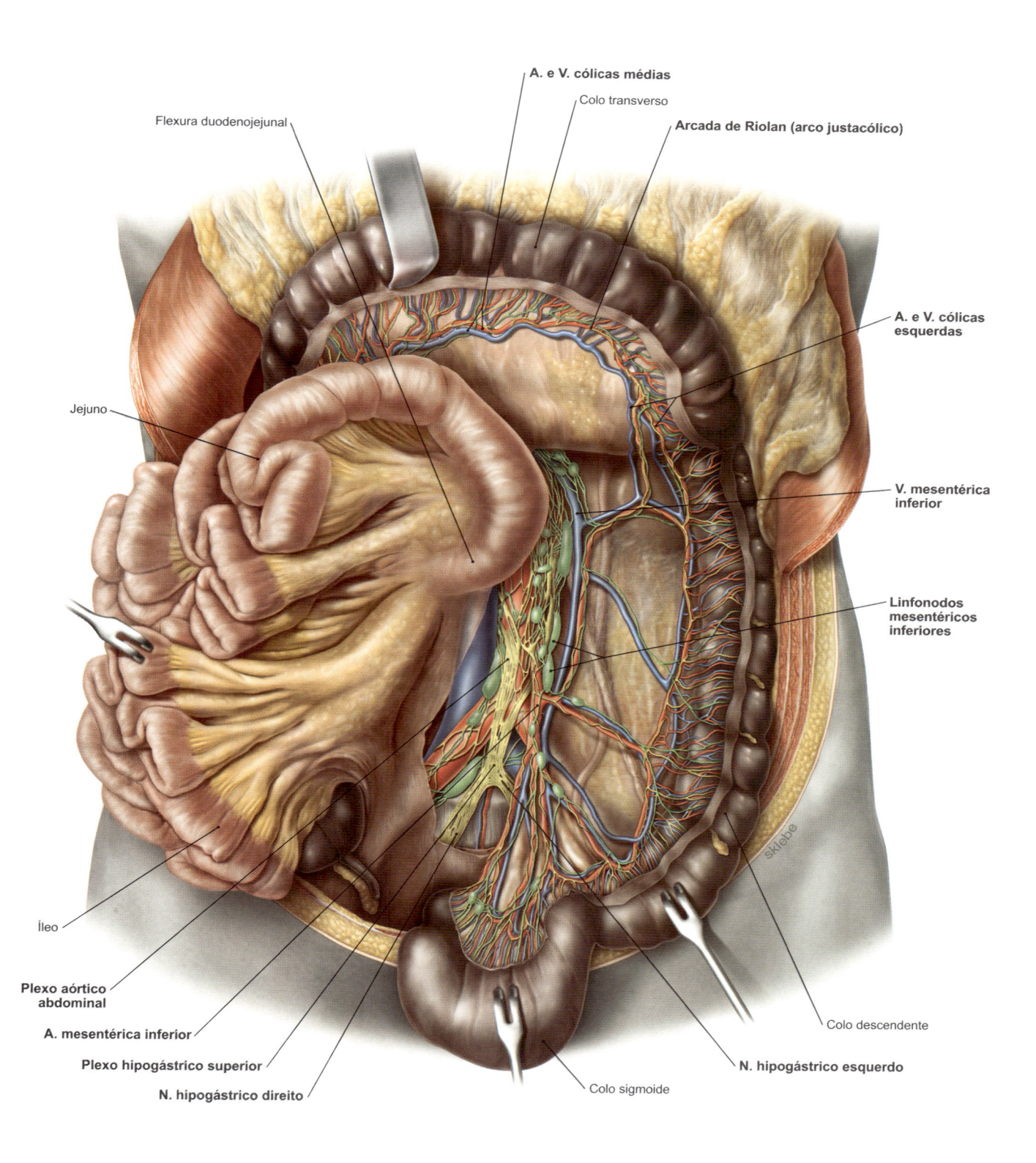

Figura 6.32 Trajeto de artéria e veia mesentéricas inferiores com vasos linfáticos e nervos autônomos acompanhantes no espaço retroperitoneal; vista anterior; colo transverso elevado e alças do intestino delgado deslocadas para a direita. [S700-L238]/[Q300]

Os vasos linfáticos e nervos autônomos (plexo aórtico abdominal) na parte abdominal da aorta também estão representados. Os nervos autônomos continuam do **plexo hipogástrico superior** como os **Nn. hipogástricos direito e esquerdo** para a pelve menor.

Estômago

Projeção do Estômago

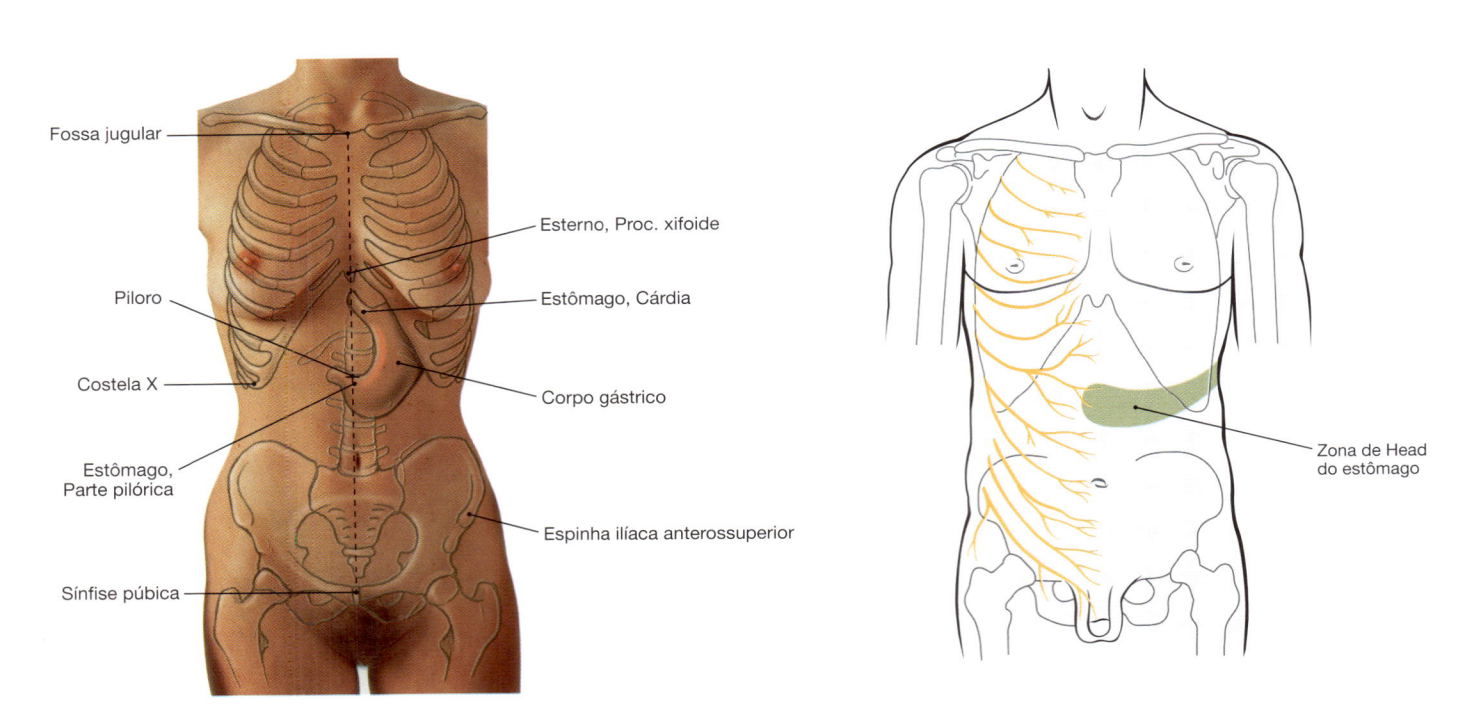

Figura 6.33 Projeção do estômago na parede anterior do tronco; vista anterior. [S700]
A cárdia projeta-se diretamente na altura da vértebra T X e, por isso, se encontra em posição anterior, abaixo do processo xifoide do esterno. A parte caudal do corpo do estômago tem uma posição relativamente variável, na altura das vértebras L II–L III. Em contrapartida, o piloro está situado, na maioria dos indivíduos, no ponto médio de uma linha entre a sínfise púbica e a fossa jugular. Este ponto médio se projeta diretamente sobre a vértebra L I.

Figura 6.34 Zona de Head do estômago, representação esquemática; vista anterior. [S700-L126]/[G1071]
A área cutânea órgão-relacionada ou **zona de Head** do estômago, para a qual se irradia a dor das doenças gástricas, está localizada no dermátomo T8. Isso se deve ao fato de que as fibras nervosas aferentes provenientes do estômago convergem no plano da medula espinal com as da raiz cutânea C8, de tal modo que a distinção não é possível.

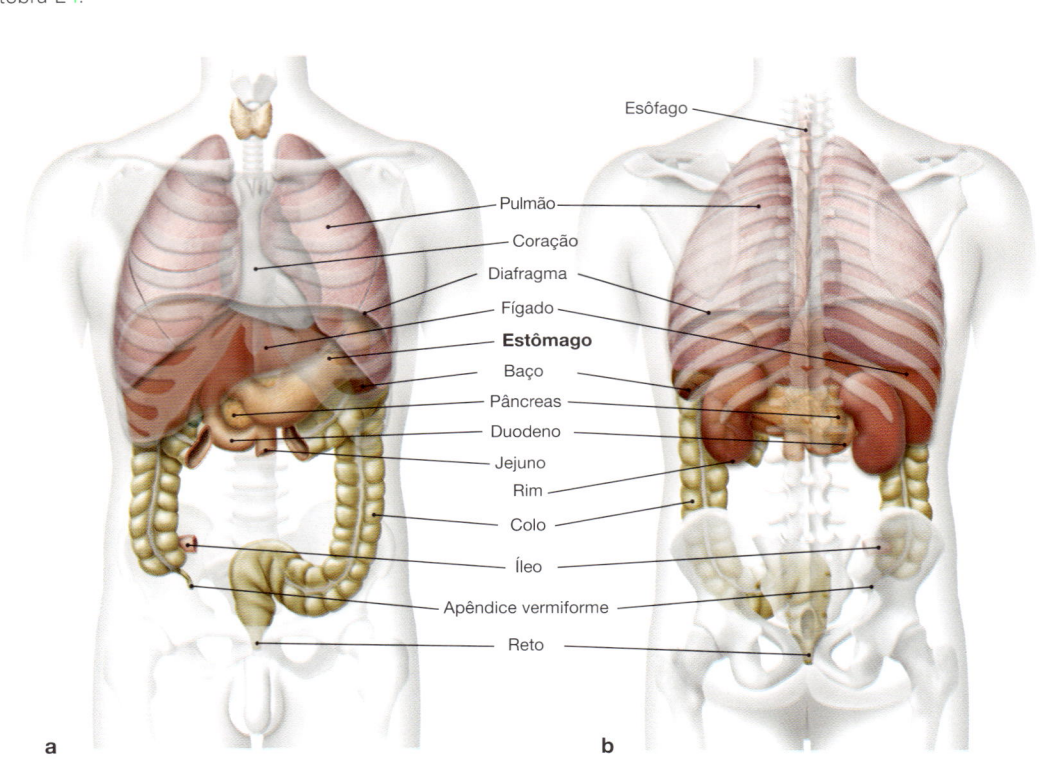

Figura 6.35a e b Projeção dos órgãos internos na superfície do corpo. [S700-L275]
a Vista anterior.
b Vista posterior.

O estômago encontra-se em posição **intraperitoneal** no lado esquerdo da região superior do abdome, entre o lobo hepático esquerdo e o baço. Ele é recoberto amplamente pelo arco costal esquerdo, mas apresenta uma pequena área diretamente relacionada à parede abdominal (área gástrica). Esta região é de importância clínica, pois neste local um tubo de PEG (**p**ercutaneous **e**ndoscopic **g**astrostomy – gastrostomia endoscópica percutânea) para nutrição pode ser introduzido.

Regiões do Estômago

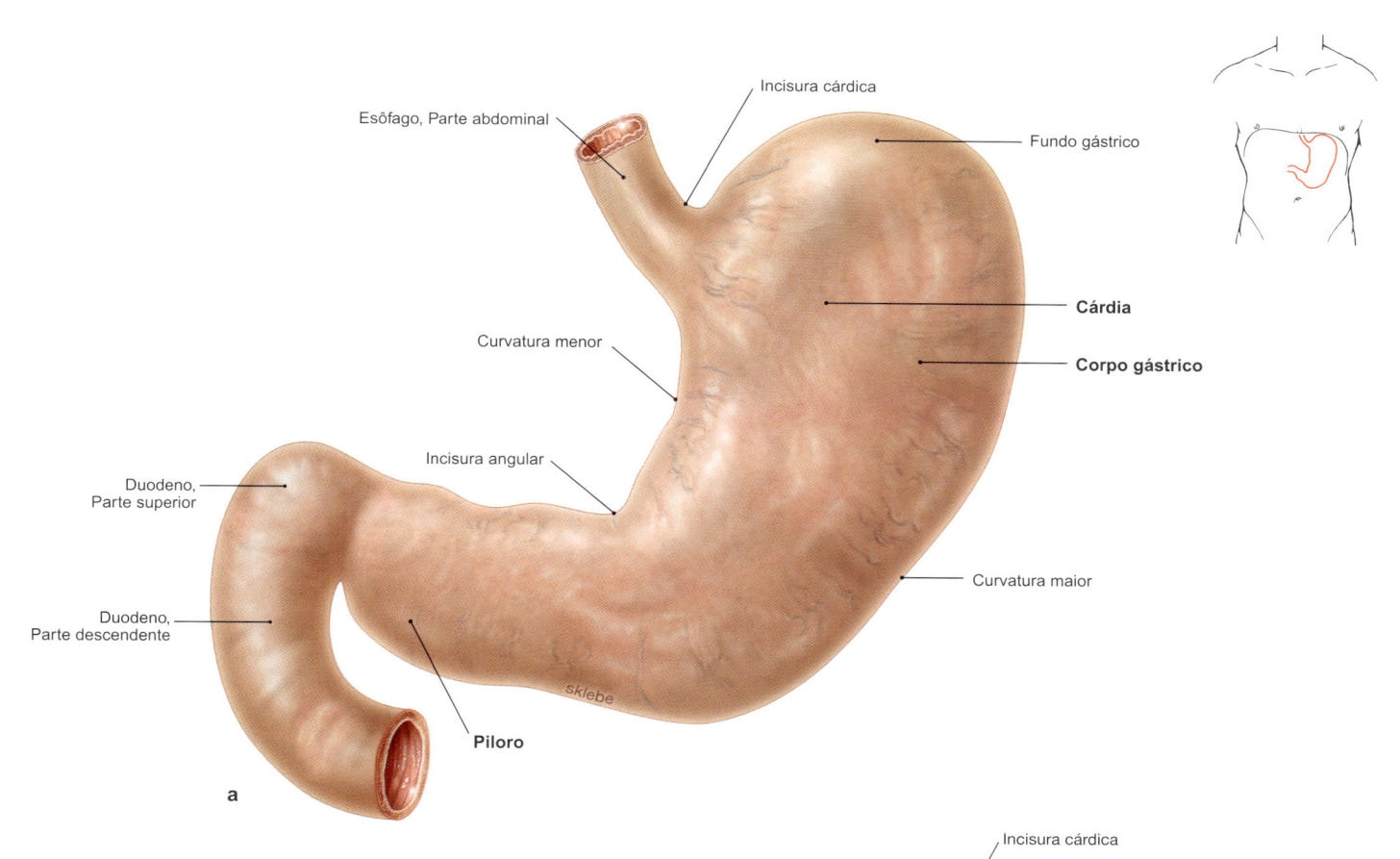

Figura 6.36a e b Estômago.
a Vista anterior. [S700-L238]
b Representação esquemática. [S700-L126]/[B500]
O estômago está dividido em três partes:
- **Cárdia:** abertura superior do estômago
- **Corpo gástrico:** parte principal, com o fundo gástrico para cima
- **Parte pilórica:** abertura inferior do estômago, formada pelo antro pilórico e pelo canal pilórico, envolvido pelo M. esfíncter do piloro.

O estômago tem uma parede anterior e uma parede posterior. A curvatura menor está voltada para a direita, enquanto a curvatura maior está direcionada para a esquerda. Na curvatura menor encontra-se a incisura angular, na qual se inicia a parte pilórica. A curvatura maior também se inicia com uma incisura (incisura cárdica), conhecida clinicamente como ângulo de His, entre o estômago e o esôfago. Internamente, este ângulo corresponde a uma prega da túnica mucosa que, juntamente com o fechamento angiomuscular elástico do esôfago, é responsável pelo controle da junção esofagogástrica.

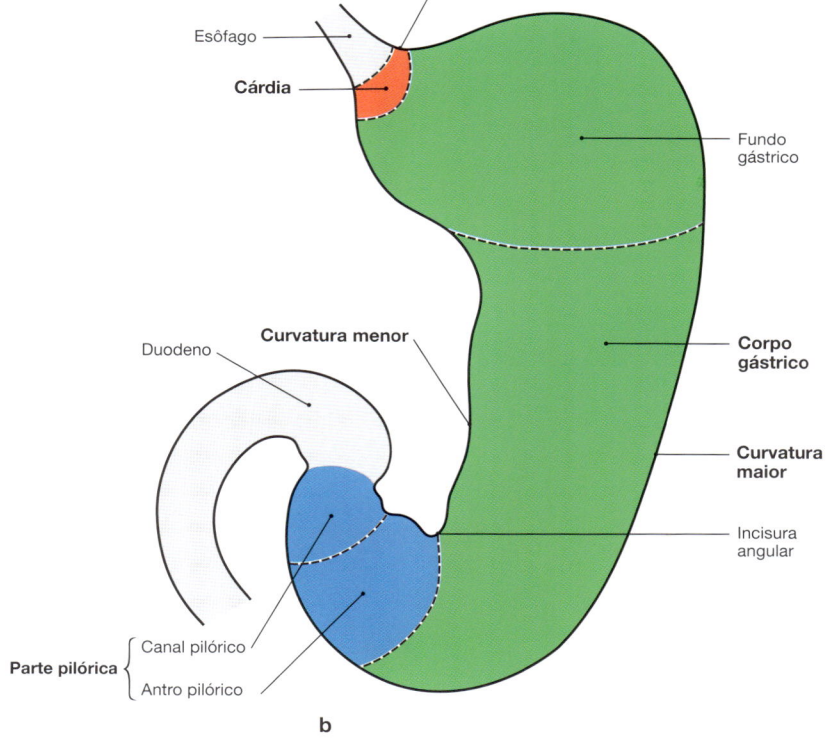

Correlações clínicas

Quando a incisura cárdica é alterada, p. ex., devido a fixação defeituosa no diafragma (hérnia por deslizamento axial), pode ocorrer refluxo de suco gástrico para o esôfago, provocando inflamação (**esofagite de refluxo**). Caso a terapia medicamentosa para a redução da produção de ácido clorídrico do suco gástrico, com bloqueadores da bomba de prótons, não produza o efeito desejado, o fechamento da junção esofagogástrica é melhorado por meio de uma cirurgia, na qual o fundo gástrico é fixado ao redor do esôfago como uma alça (fundoplicatura, segundo Nissen).

Estômago

Musculatura do Estômago

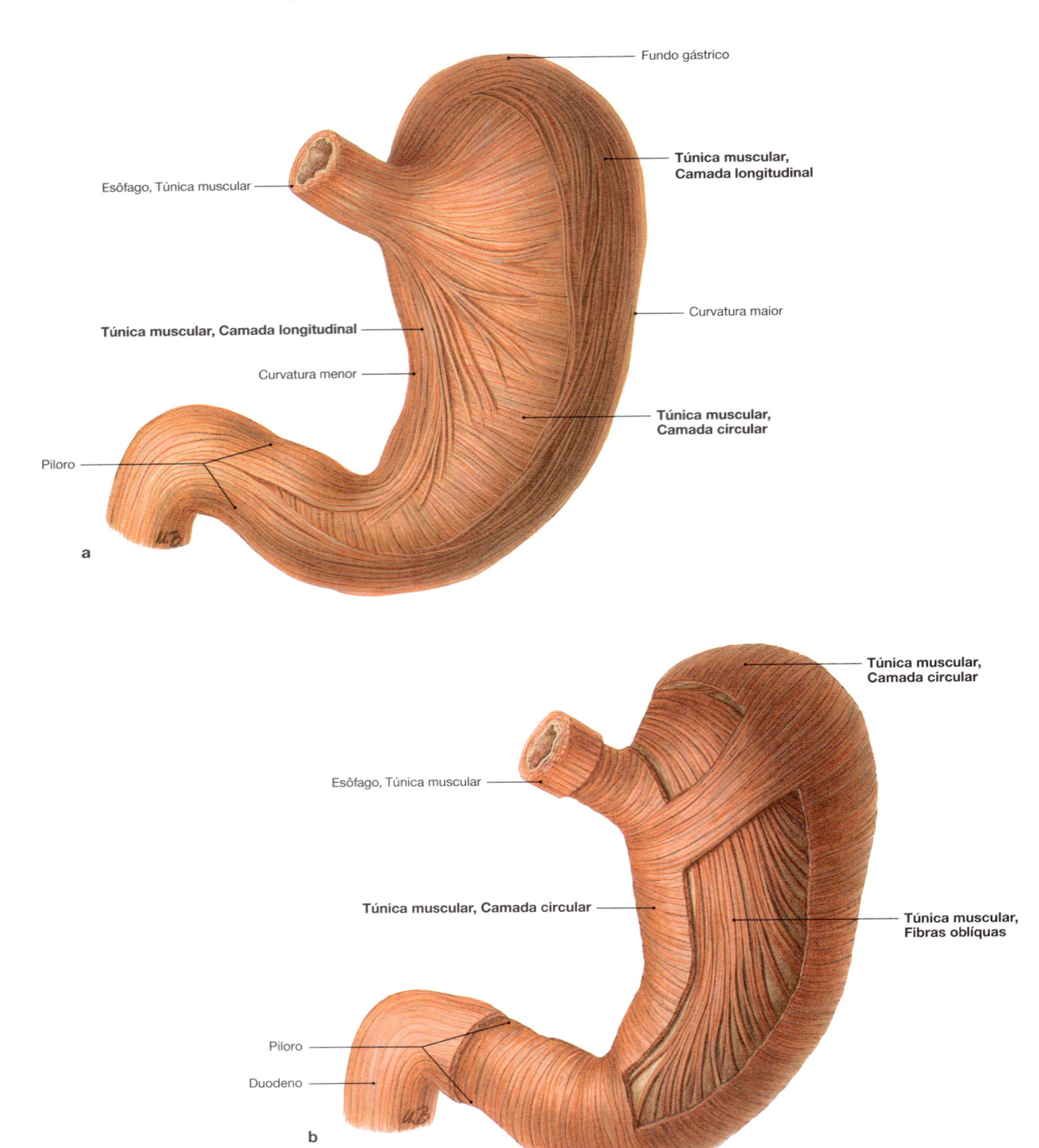

Figura 6.37a e b   Camadas musculares do estômago; vista anterior. [S700]
a Camada muscular externa.
b Camada muscular interna.

A parede do estômago é composta por três camadas musculares (túnica muscular); contudo, as três camadas só estão presentes em algumas regiões do estômago. Externamente encontra-se a camada muscular longitudinal e, internamente, a camada muscular circular. Mais profundamente existem fibras musculares oblíquas, que não são encontradas na curvatura menor.

6 Morfologia Interna do Estômago

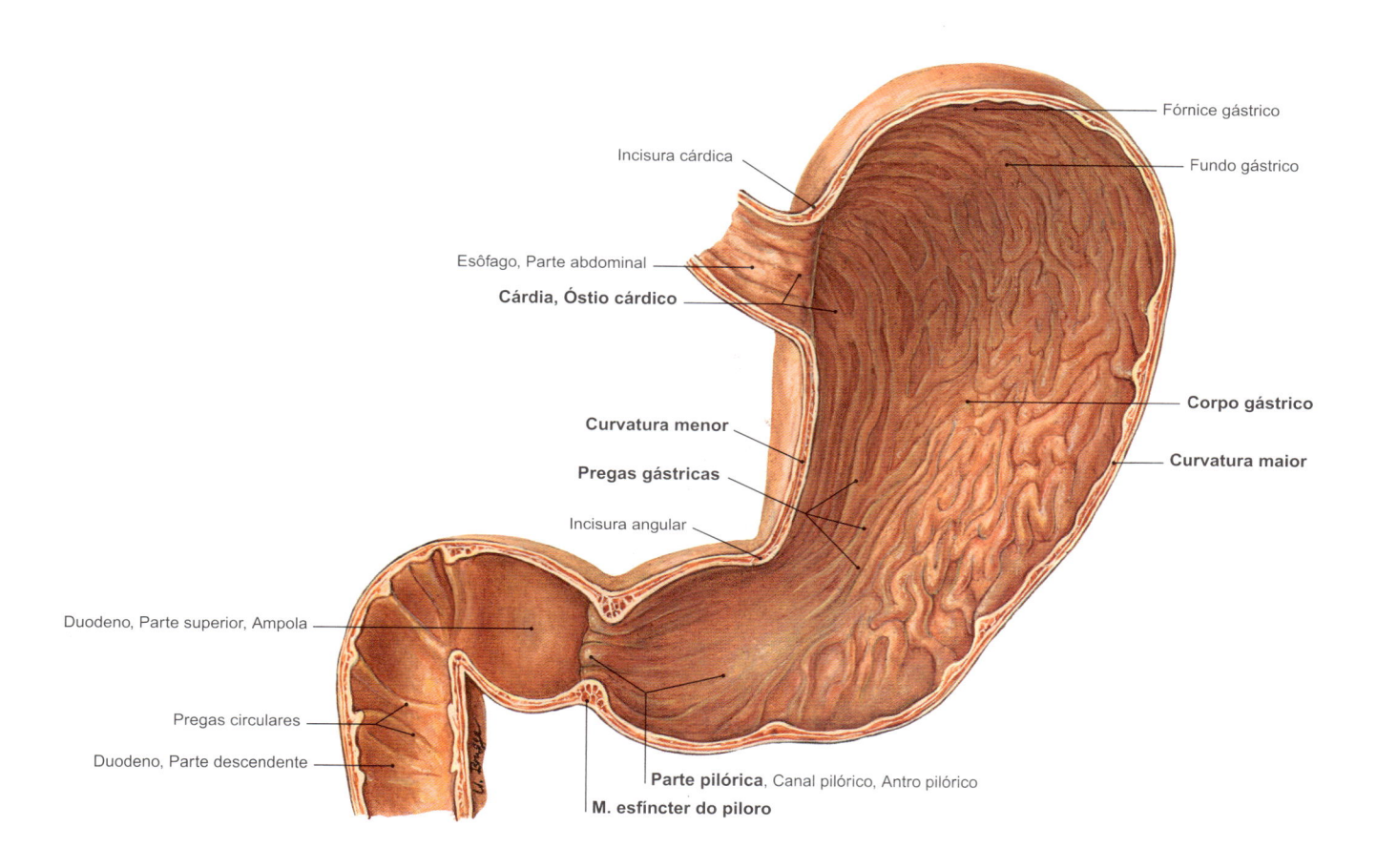

Figura 6.38 Estômago e duodeno; vista anterior. [S700]
A túnica mucosa do estômago apresenta um **relevo** característico para o aumento da sua superfície. Do ponto de vista macroscópico, entretanto, apenas as **pregas gástricas** dessa túnica mucosa são visíveis, e são orientadas longitudinalmente (canal gástrico). Com a lupa, são visualizadas pequenas regiões planas **(áreas gástricas)** nessas pregas (→ Figura 6.39). No piloro, a camada muscular circular interna se espessa para formar o M. esfíncter do piloro.

Estômago

Estrutura da Parede do Estômago

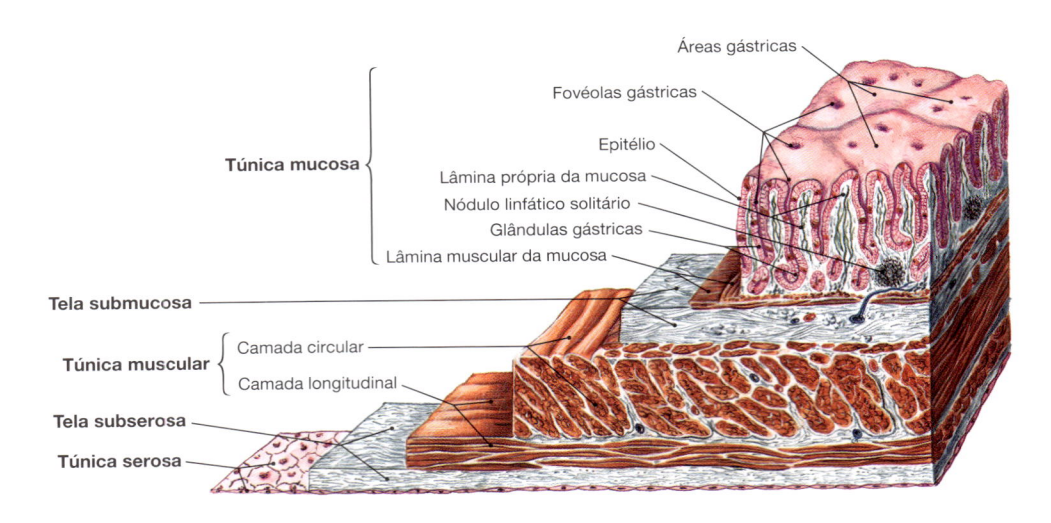

Figura 6.39 Estrutura da parede do estômago; ampliação. [S700]
Como ocorre em todo o tubo gastrintestinal, a parede do estômago é constituída por uma túnica mucosa interna, seguida por uma tela submucosa de tecido conjuntivo e uma túnica muscular (→ Figura 6.37). Como é um órgão intraperitoneal, a face externa é recoberta pelo peritônio visceral, que constitui sua túnica serosa.

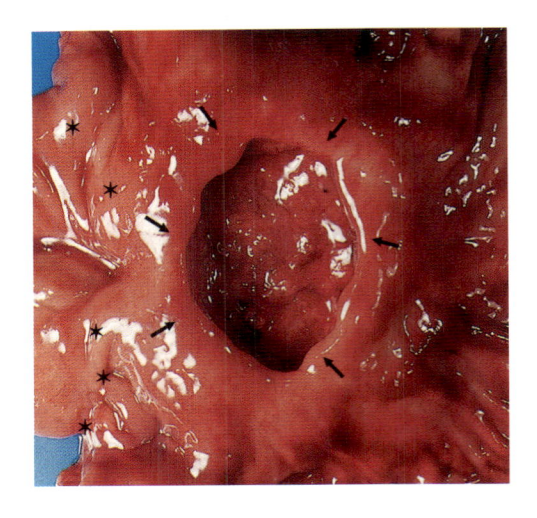

Figura 6.40 Úlcera gástrica. [R235]
Úlceras gástricas são erosões que afetam a túnica mucosa do estômago. Os asteriscos indicam o anel pilórico, enquanto as setas indicam as margens da úlcera.

Correlações clínicas

Cerca de 80% de todas as **úlceras no estômago e no duodeno** são causadas pela bactéria *Helicobacter pylori*. Além disso, a produção aumentada de ácido clorídrico ou a produção reduzida de muco pelas células do revestimento superficial interno do estômago (p. ex., após a ingestão de analgésicos tendo como agente ativo o ácido acetilsalicílico) promovem a formação de úlceras gástricas. Consequentemente, o tratamento consiste no uso de antibióticos para a eliminação das bactérias, juntamente com a inibição da produção de suco gástrico. No caso de complicações, um tratamento cirúrgico é indicado. Pode ocorrer perfuração nos órgãos adjacentes ou extravasamento para a cavidade peritoneal, com o risco de inflamação do peritônio (peritonite) e eventuais consequências fatais. Existe, ainda, a possibilidade de erosão de uma artéria do estômago (→ Figura 6.42), causando sangramento intenso.

Relações Topográficas do Estômago

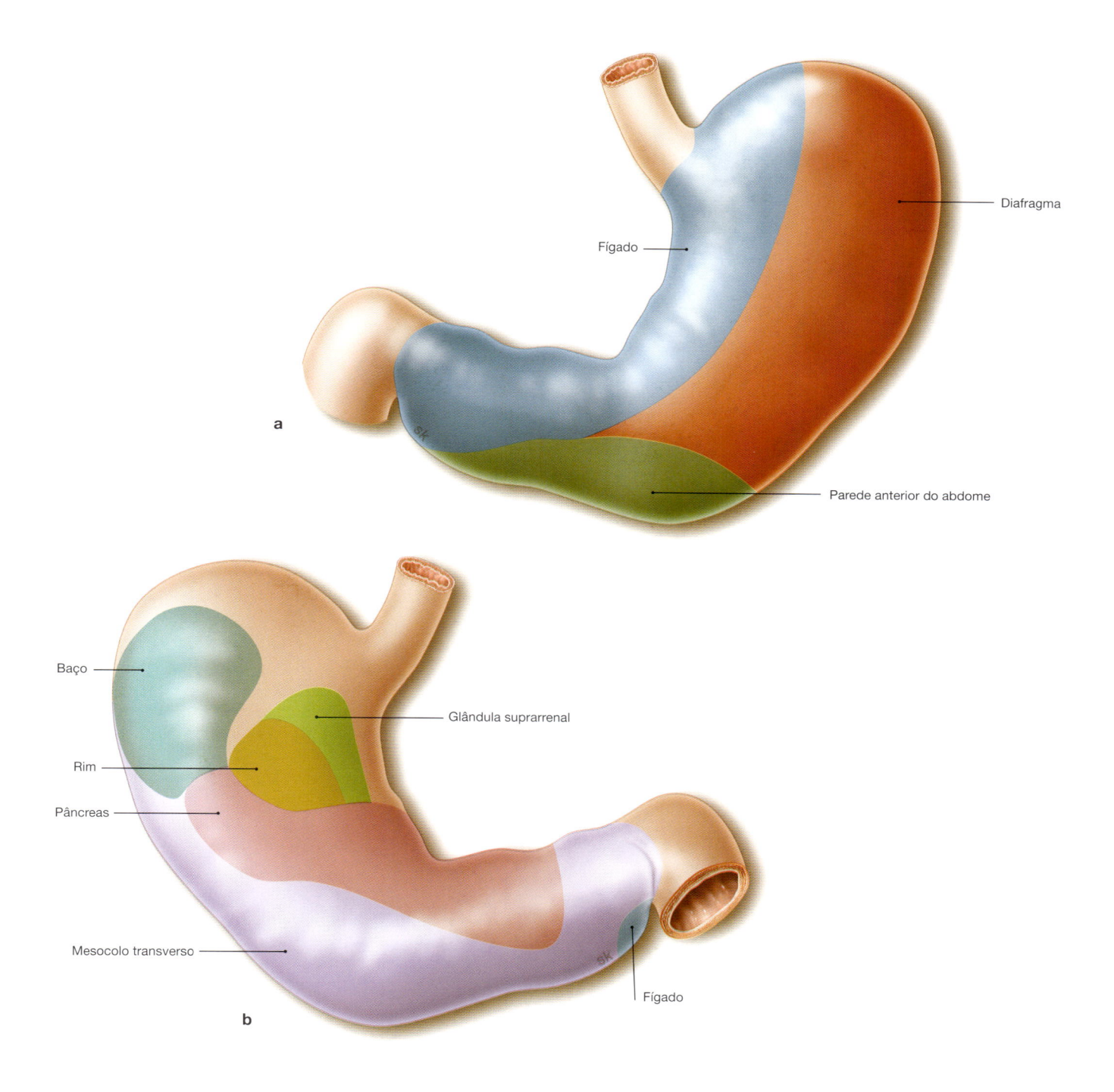

Figura 6.41a e b Superfícies de contato do estômago com os órgãos adjacentes. [S700-L238]
a Superfícies de contato da parede anterior do estômago: fígado, diafragma, parede abdominal.
b Superfícies de contato da parede posterior do estômago: baço, rim, glândula suprarrenal, pâncreas, mesocolo transverso.

O estômago é bastante móvel em relação aos órgãos adjacentes. As superfícies de contato são bastante dependentes do estado de enchimento do estômago.

Correlações clínicas

As superfícies de contato têm relevância clínica, uma vez que, no caso de úlceras gástricas ou de tumores gástricos, pode haver a **perfuração dos órgãos adjacentes**, o que pode ocasionar lesão desses órgãos ou impedir a retirada dos tumores.

Estômago

Artérias do Estômago

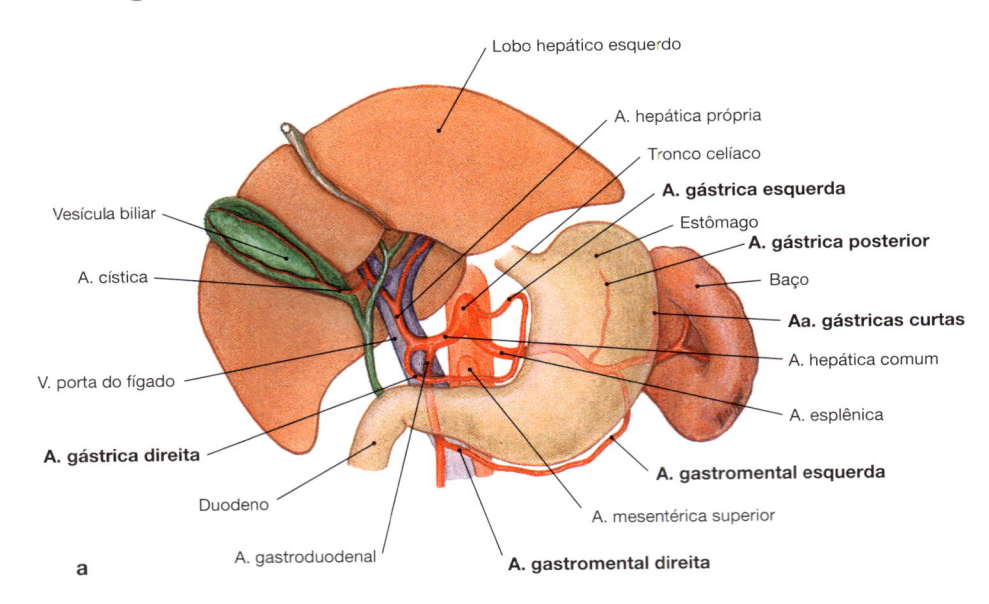

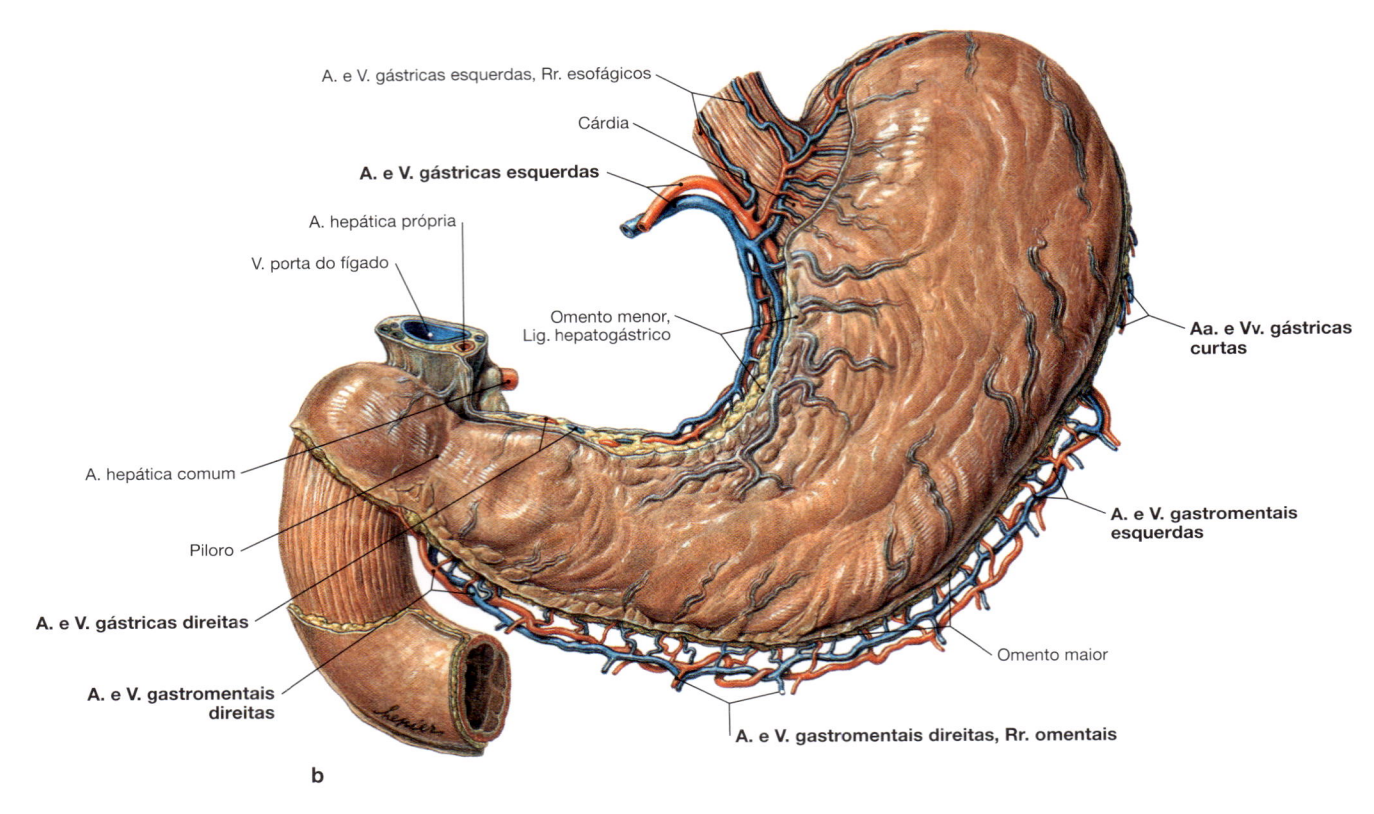

Figura 6.42a e b   Artérias do estômago; vista anterior. [S700]
a Representação esquemática.
b Em trajeto nas curvaturas do estômago.

Os três principais ramos do tronco celíaco (A. gástrica esquerda, A. hepática comum e A. esplênica) originam, no total, seis artérias para o estômago (→ Tabela a seguir).

Suprimento arterial do estômago	
Área de irrigação	Artérias
Curvatura menor	• A. gástrica esquerda (ramo direto do tronco celíaco) • A. gástrica direita (ramo da A. hepática própria)
Curvatura maior	• A. gastromental esquerda (ramo da A. esplênica) • A. gastromental direita (ramo da A. gastroduodenal, da A. hepática comum) Os vasos suprem também o omento maior!
Fundo gástrico	• Aa. gástricas curtas (na região do hilo esplênico, ramos da A. esplênica)
Face posterior	• A. gástrica posterior (existe em 30 a 60% dos casos; origina-se da A. esplênica, em seu trajeto posteriormente ao estômago)

Veias do Estômago

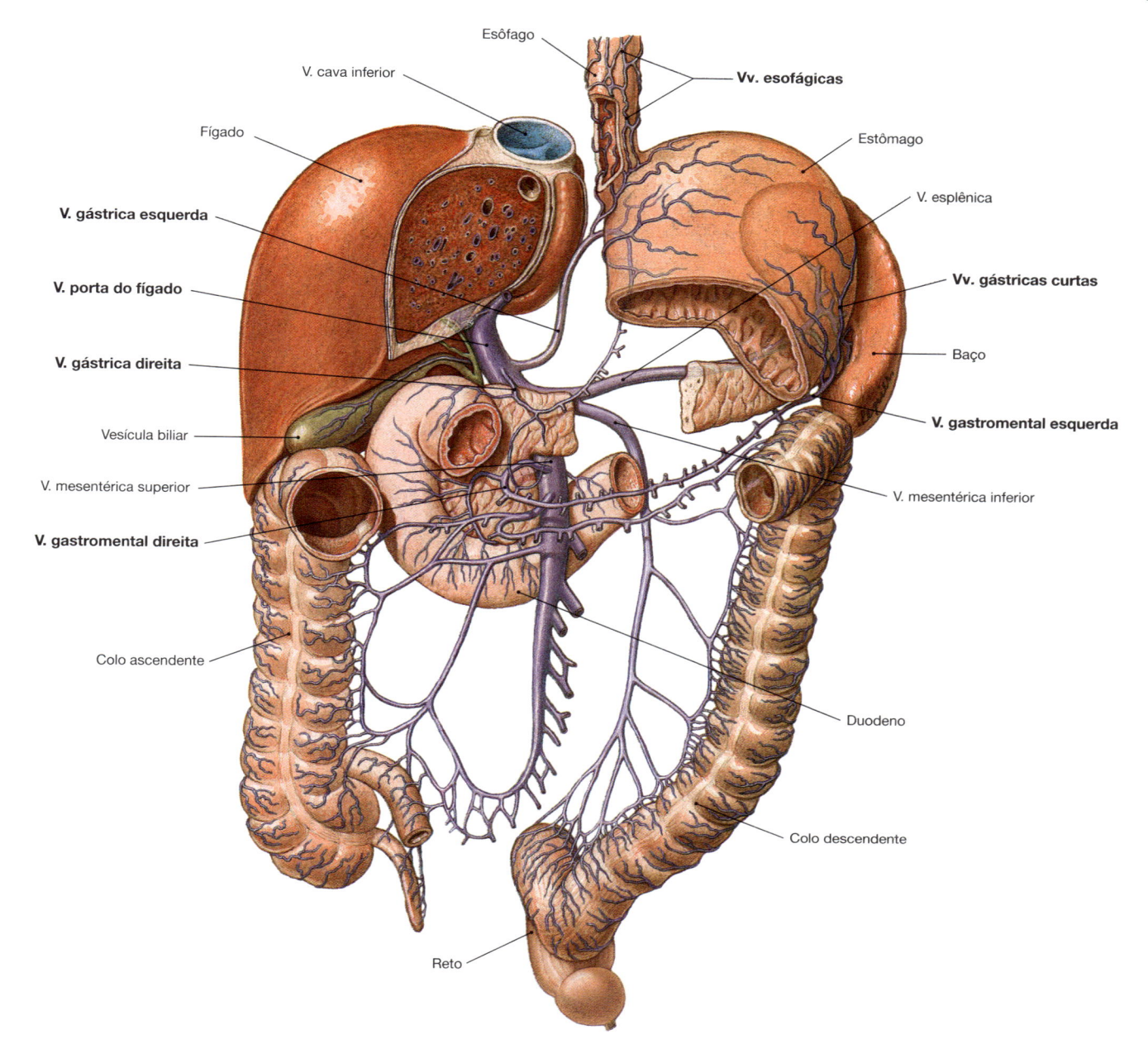

Figura 6.43 Veias do estômago, em relação à V. porta do fígado; vista anterior. [S700]
As veias acompanham as artérias; entretanto, as veias da curvatura menor desembocam diretamente na V. porta do fígado, enquanto as veias da curvatura maior estabelecem conexões com as tributárias maiores da V. porta do fígado (→ Tabela a seguir).

Veias do estômago	
Área de drenagem	**Veias**
Curvatura menor	• V. gástrica esquerda • V. gástrica direita Desembocadura na V. porta do fígado: através das Vv. esofágicas, essas veias mantêm conexões com o sistema ázigo e, consequentemente, com a V. cava superior!
Curvatura maior	• V. gastromental esquerda (para a V. esplênica) • V. gastromental direita (para a V. mesentérica superior)
Fundo gástrico	• Vv. gástricas curtas (para a V. esplênica)
Face posterior	• V. gástrica posterior (existe em 30 a 60% dos casos; para a V. esplênica)

Correlações clínicas

No caso de aumento de pressão na V. porta do fígado (hipertensão porta), p. ex., na cirrose hepática, pode haver a formação das **anastomoses portocavais** através das Vv. esofágicas. Estas veias podem se dilatar **(varizes esofágicas)** e, no caso de ruptura, causar hemorragias fatais (→ Figura 5.133).

Estômago

Vasos Linfáticos do Estômago

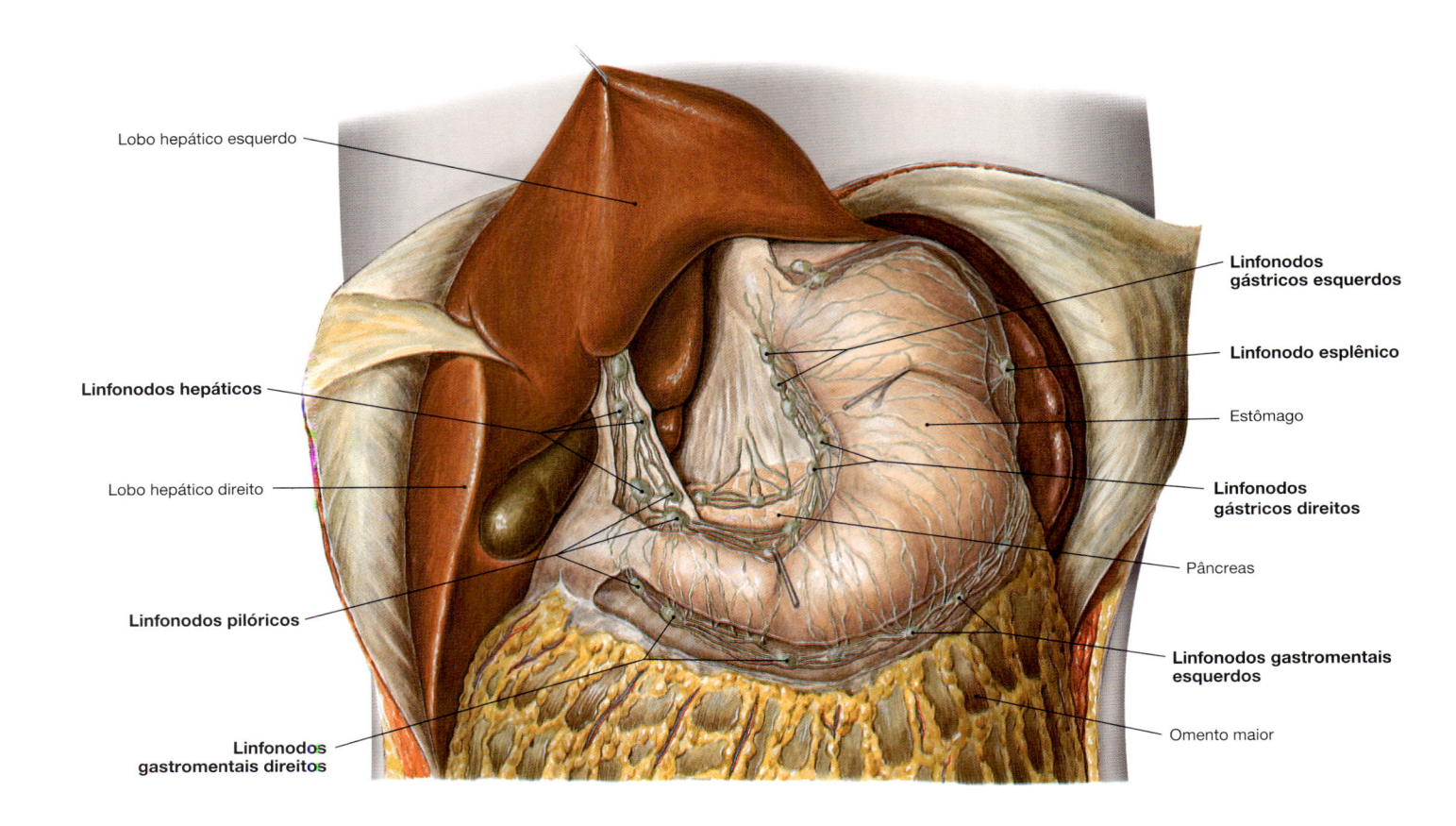

Figura 6.44 Vasos linfáticos e linfonodos do estômago e do fígado; vista anterior. [S700]
Os vasos linfáticos e os linfonodos do estômago estão situados ao longo das duas **curvaturas** e ao redor do **piloro**: na curvatura menor encontram-se os **linfonodos gástricos**, enquanto na curvatura maior, cranialmente, encontram-se os **linfonodos esplênicos** e, caudalmente, os **linfonodos gastromentais**. Os **linfonodos pilóricos** na região do piloro estabelecem conexões com os linfonodos hepáticos da porta do fígado. Podem ser distinguidas três grandes regiões de drenagem linfática, com três sistemas sequenciais de conexão (→ Figura 6.45).

Correlações clínicas

As cadeias de drenagem da linfa (→ Figura 6.46) são importantes no **tratamento cirúrgico do carcinoma de estômago**. Os linfonodos da primeira e da segunda cadeia são em geral removidos juntamente com o estômago. Quando linfonodos da terceira cadeia também são afetados, a cura não é possível. Nesta condição, pode-se poupar o paciente da remoção do estômago.

Vasos Linfáticos do Estômago

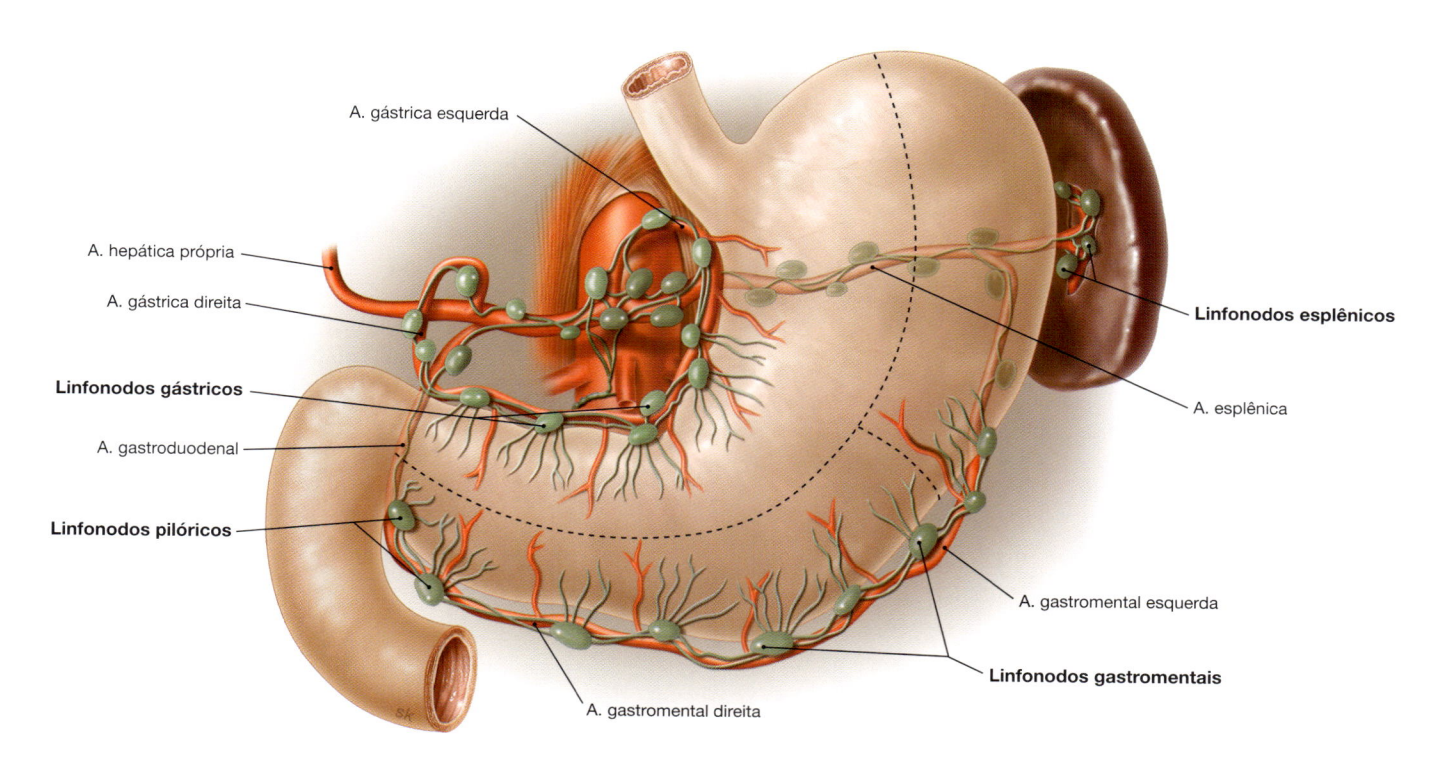

Figura 6.45 Regiões de drenagem linfática e linfonodos regionais do estômago; vista anterior. [S700-L238]/[B500]
Existem **três grandes regiões de drenagem** da linfa (**territórios de drenagem linfática**), delimitadas por linhas tracejadas na figura:

- **Cárdia** e **curvatura menor:** linfonodos gástricos
- **Quadrante superior esquerdo:** linfonodos esplênicos
- **Dois terços inferiores da curvatura maior e piloro:** linfonodos gastromentais e linfonodos pilóricos.

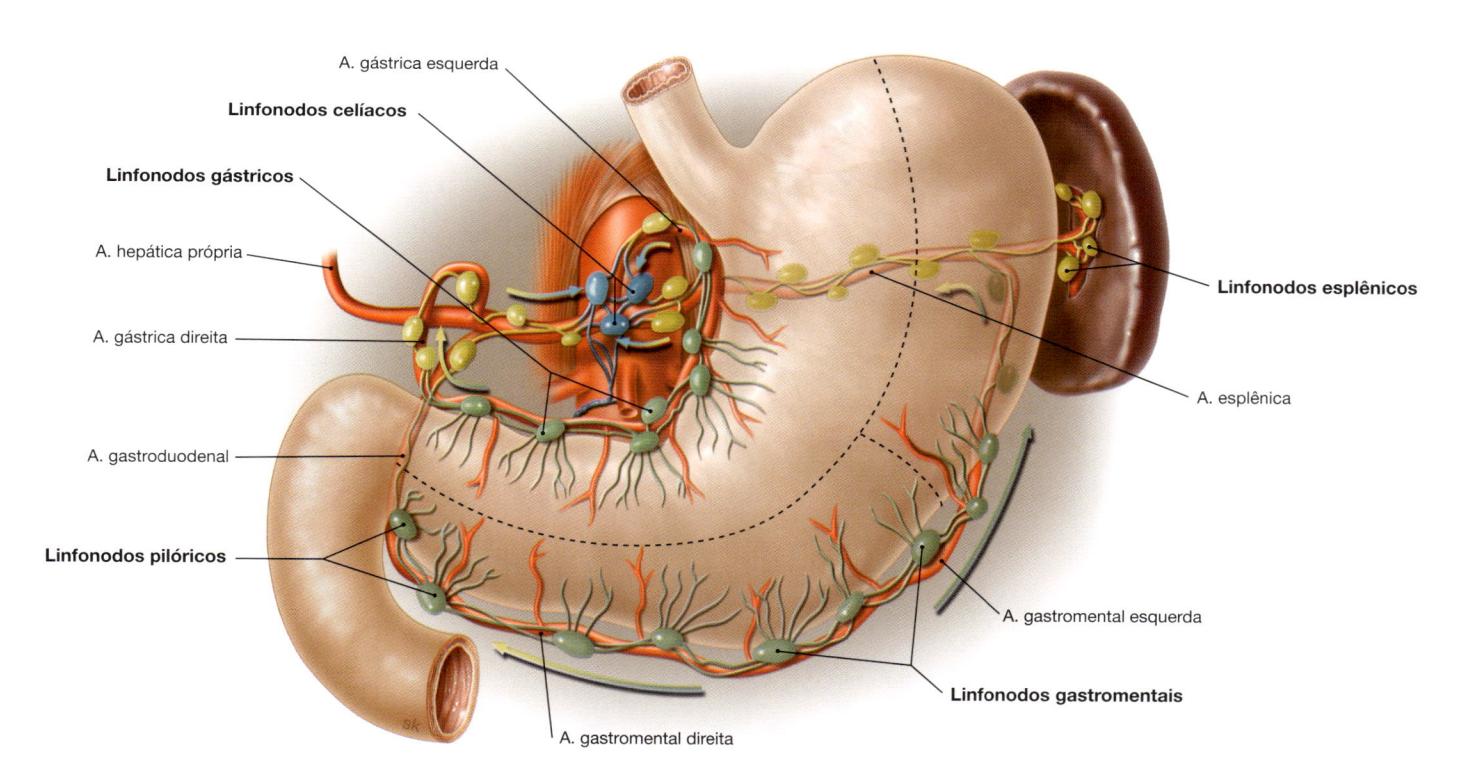

Figura 6.46 Cadeias de drenagem da linfa do estômago; vista anterior. [S700-L238]
Nas três grandes regiões de drenagem da linfa, existem **três sistemas sequenciais de conexão**:
- Primeira cadeia (em verde): linfonodos ao longo das curvaturas (→ Figura 6.45)
- Segunda cadeia (em amarelo): linfonodos ao longo dos ramos do tronco celíaco
- Terceira cadeia (em azul): linfonodos na saída do tronco celíaco (linfonodos celíacos); daí, a linfa é drenada pelos troncos intestinais para o ducto torácico.

Estômago

Inervação Autônoma do Estômago

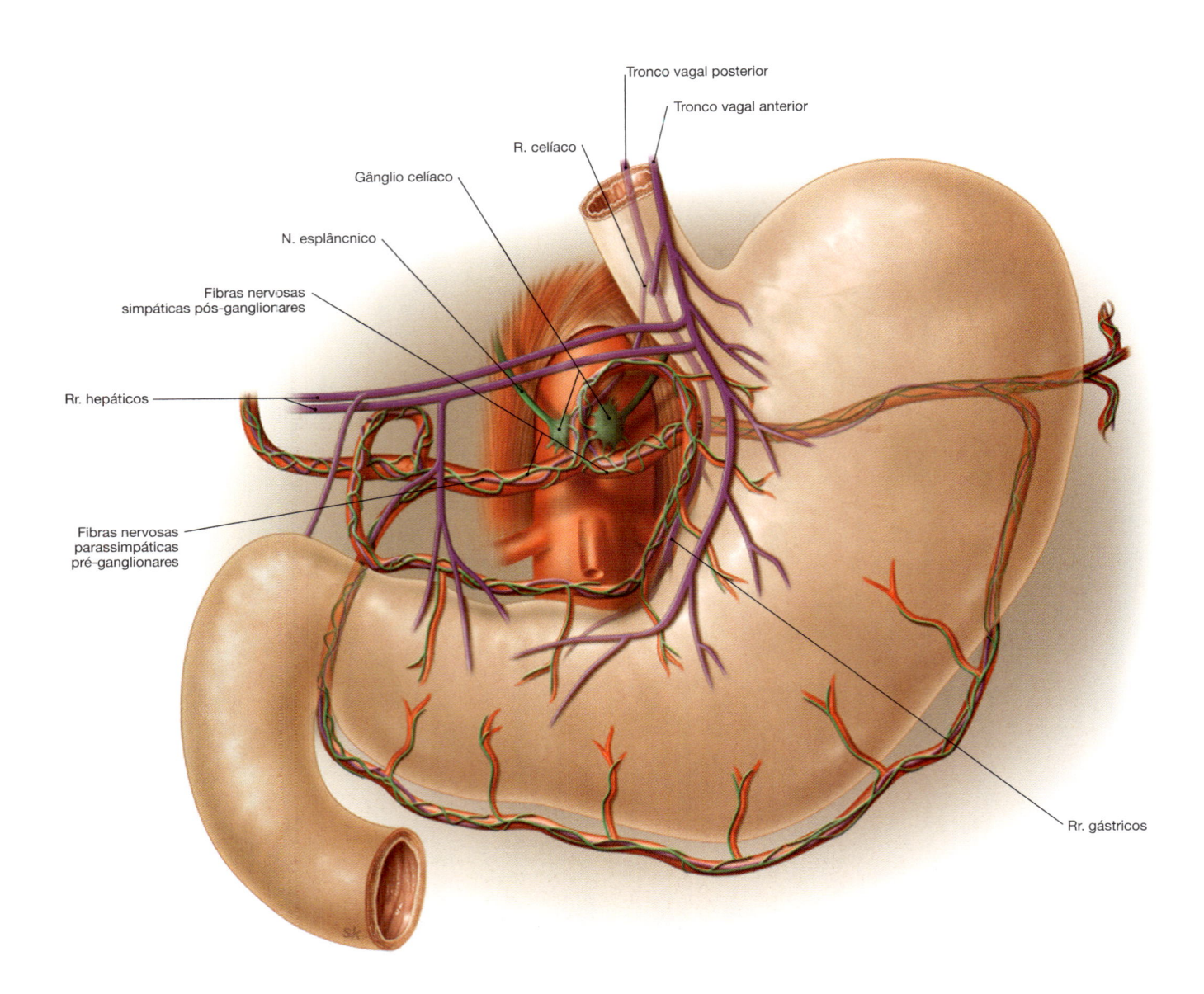

Figura 6.47 Suprimento nervoso autônomo do estômago; representação semiesquemática. A inervação simpática está representada em verde e a inervação parassimpática está representada em roxo. [S700-L238]~[B500]

As **fibras parassimpáticas** pré-ganglionares (Rr. gástricos) chegam ao estômago pelos troncos vagais anterior e posterior que acompanham o esôfago e seguem ao longo da curvatura menor. Devido à rotação do estômago durante o seu desenvolvimento, o tronco vagal anterior se origina predominantemente do N. vago [X] esquerdo, enquanto o tronco vagal posterior se origina do N. vago direito. A parte pilórica é suprida por alguns ramos (Rr. hepáticos) que também se originam dos troncos vagais. Os neurônios pós-ganglionares encontram-se, habitualmente, na parede do estômago. A **parte parassimpática da divisão autônoma do sistema nervoso estimula** a produção do suco gástrico e o peristaltismo do estômago.

As **fibras simpáticas** pré-ganglionares seguem pelos Nn. esplâncnicos maior e menor, de ambos os lados, através do diafragma, e atingem os gânglios celíacos, na emergência do tronco celíaco, onde estabelecem conexões sinápticas com os neurônios pós-ganglionares. Estes neurônios emitem fibras que chegam aos diferentes segmentos do estômago como plexos nervosos periarteriais. A parte simpática da divisão autônoma do sistema nervoso atua de modo antagônico à parte parassimpática, uma vez que **reduz** a secreção do suco gástrico, o peristaltismo e a perfusão sanguínea.

Correlações clínicas

Antigamente, procedia-se à secção dos dois troncos vagais [X], abaixo do diafragma **(vagotomia total)** ou dos ramos para o estômago **(vagotomia proximal seletiva)**, de modo a reduzir a secreção de ácido clorídrico no tratamento das úlceras gástricas. Entretanto, com o advento do bloqueio medicamentoso da produção de ácido e a eliminação de bactérias *Helicobacter pylori* pelo uso de antibióticos, a vagotomia não é mais realizada.

Estômago, Gastroscopia

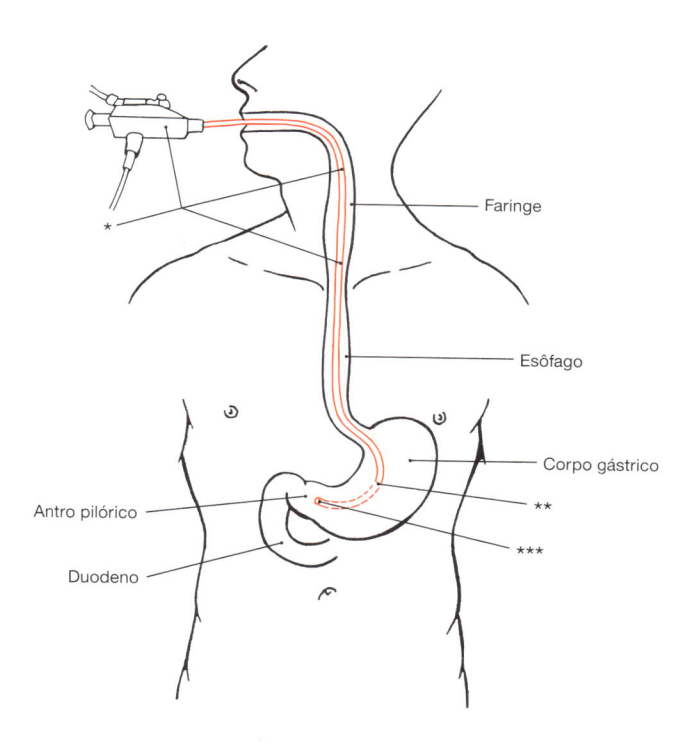

Figura 6.48 Técnica de esofagoscopia e de gastroscopia. [S700]

* Gastroscópio
** Extremidade do gastroscópio no corpo do estômago (→ Figura 6.49a)
*** Extremidade do gastroscópio no antro pilórico (→ Figura 6.49b)

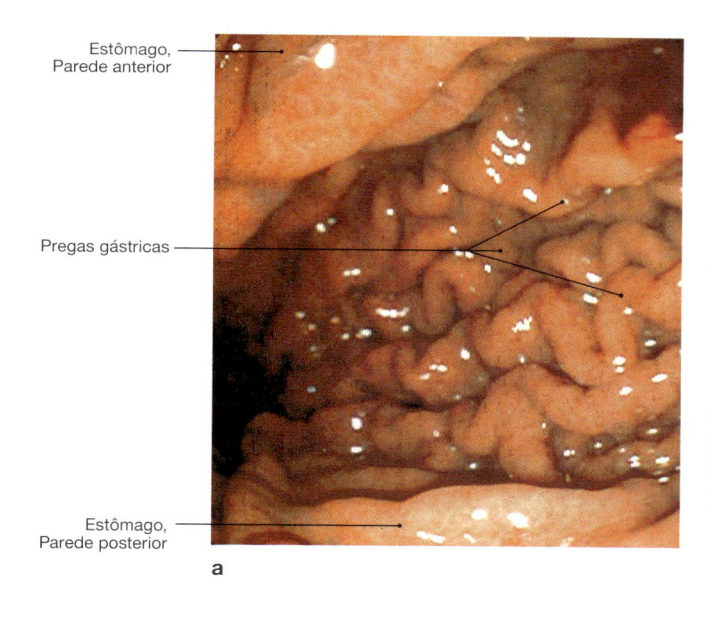

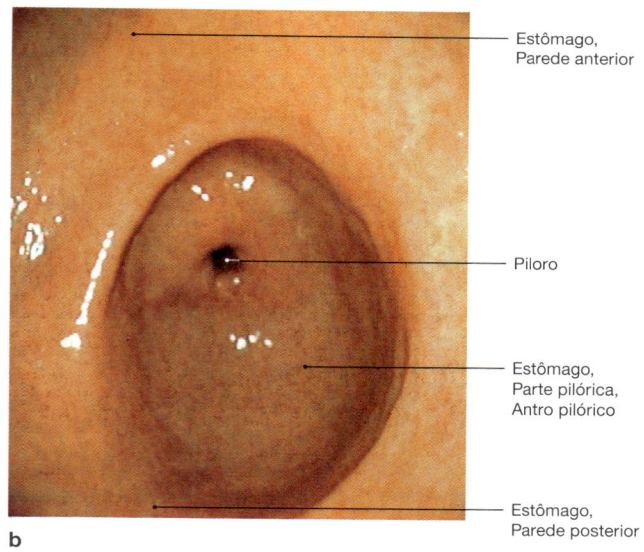

Figura 6.49a e b Estômago; gastroscopia; vista superior. [S700-T901]
a Vista do corpo gástrico com as proeminentes pregas longitudinais da túnica mucosa (pregas gástricas).

b Vista do antro pilórico, com a túnica mucosa predominantemente lisa.

Correlações clínicas

A gastroscopia possibilita a **inspeção** da túnica mucosa gástrica. Achados marcantes, tais como úlceras (→ Figura 6.40), devem ser esclarecidos por meio da análise de fragmentos **(biopsias)**, uma vez que nem sempre há uma distinção visual segura entre uma úlcera gástrica benigna e um carcinoma de estômago.

Intestino

Órgãos do Sistema Digestório

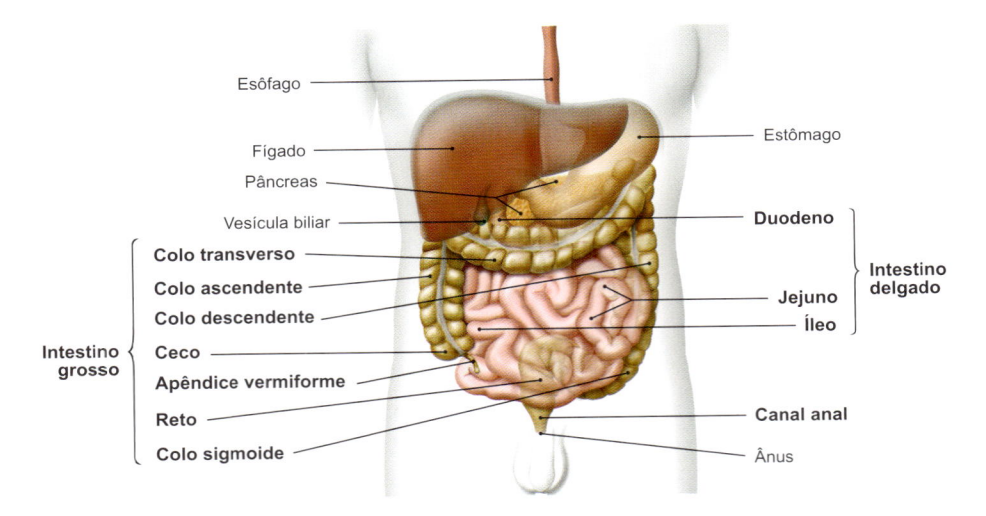

Figura 6.50 Órgãos do sistema digestório; vista anterior. [S700-L275]
O sistema digestório forma uma unidade de órgãos que servem todos para a digestão e se regulam mutuamente para este propósito. A compreensão exata desses processos regulatórios é possível apenas após um estudo adicional de anatomia microscópica, porque são constituídos por hormônios e mensageiros químicos específicos dos órgãos. Tais processos possibilitam, em parte, por meio do sangue, a comunicação e a coordenação dos órgãos entre si. A independência aparente que a demarcação macroscópica de cada órgão sugere, portanto, é apenas limitada.

O sistema digestório inclui, além da cavidade oral, os **órgãos ocos** listados a seguir, e que vão até o canal anal:
- Faringe
- Esôfago
- Estômago
- Intestino delgado
- Intestino grosso.

Também inclui as **glândulas acessórias** para o sistema digestório:
- Fígado
- Vesícula biliar
- Pâncreas.

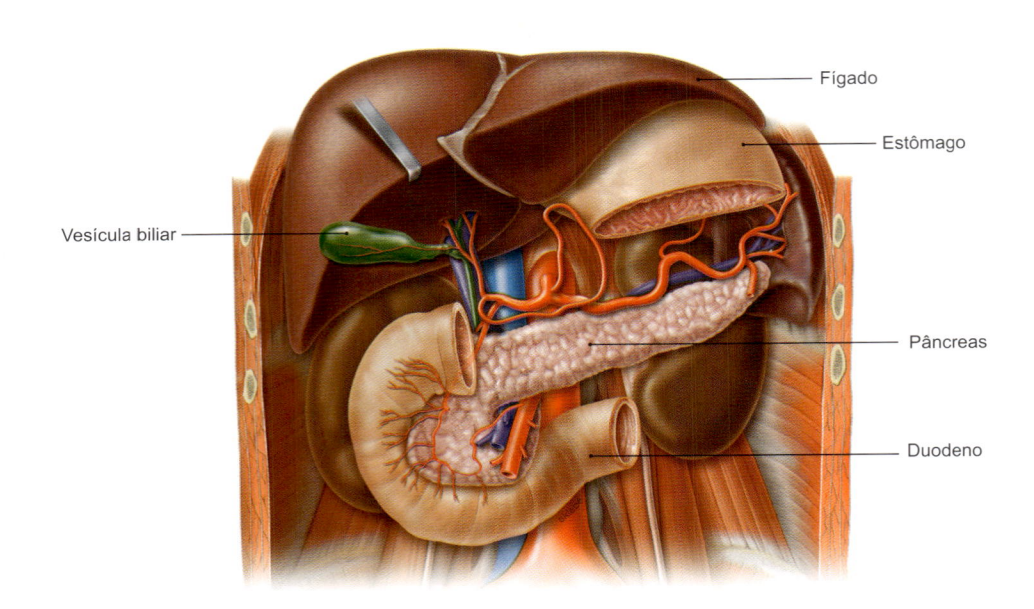

Figura 6.51 Órgãos da região superior do abdome, representação semiesquemática; vista anterior. [S700-L238]
Estômago, intestino delgado, fígado, vesícula biliar e pâncreas se comunicam no processo digestivo de forma muito distinta um com o outro. Esta regulação mútua ocorre predominantemente por meio de hormônios e mensageiros químicos e, assim, complementa o controle nervoso central por intermédio de nervos parassimpáticos que também promovem a digestão. O sistema nervoso **parassimpático** já é ativada pela visão, pelo odor e pelo sabor dos alimentos e, com frequência, pelo pensamento claro da ingestão de alimentos. O preenchimento do **estômago** estimula a produção de ácido gástrico. Quando o conteúdo acidificado do estômago com os seus nutrientes é despejado na primeira parte do **intestino delgado**, o duodeno, este estímulo sinaliza a liberação de hormônios a partir da mucosa intestinal. Estes induzem a liberação de bile pela **vesícula biliar** e a secreção de sucos digestivos pelo **pâncreas**. Bile e suco pancreático são adicionados diretamente pelo sistema de ductos ao bolo alimentar no duodeno e permitem a digestão e a absorção dos nutrientes. Os nutrientes são trazidos ao fígado pela veia porta, assim como pelo sistema linfático e pelo sangue arterial. O fígado finalmente produz mensageiros que geram uma sensação de saciedade no cérebro. Os hormônios da mucosa intestinal também estão envolvidos na saciedade. As fibras nervosas aferentes do N. vago [X] são estimuladas, e os receptores de estiramento no estômago contribuem para a cessação da ingestão de alimentos.

Projeção do Intestino Delgado e do Intestino Grosso

Dermátomos (zonas de Head) do intestino delgado

Dermátomos (zonas de Head) do intestino grosso

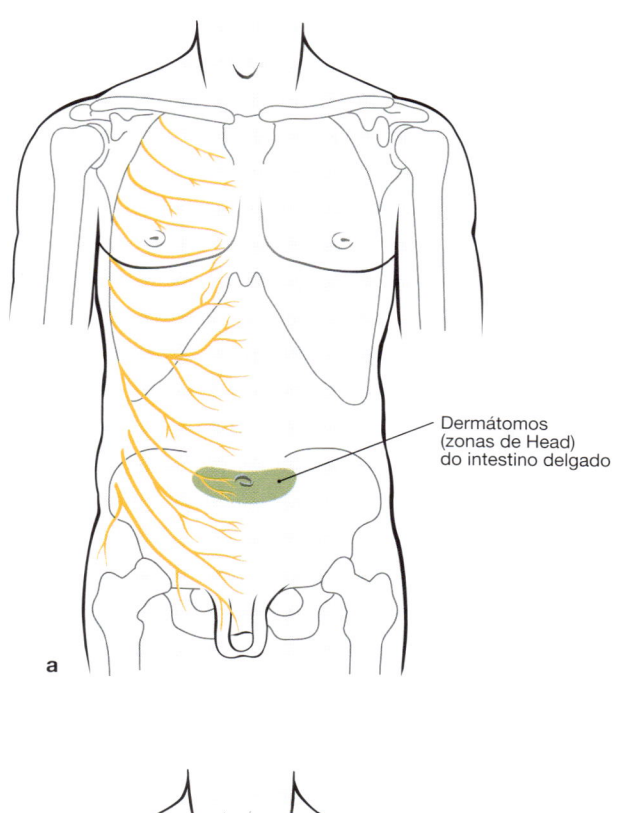

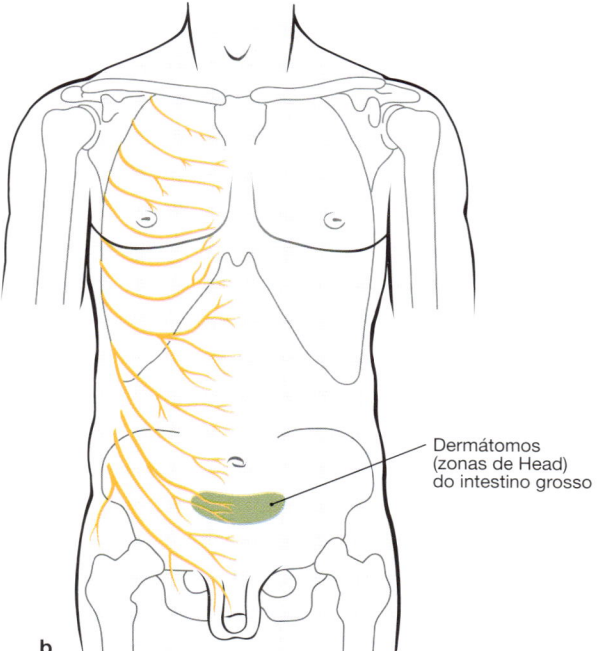

Figura 6.52a e b   Dermátomos (zonas de Head) do intestino delgado e do intestino grosso, representação esquemática; vista anterior. [S700-L126]/[G1071]
a Zona de Head do intestino delgado no dermátomo T10.
b Zona de Head do intestino grosso no dermátomo T11.

A superfície corporal é segmentada e inervada por neurônios aferentes de um único segmento da medula espinal. Essas áreas da pele são chamadas de campos segmentares da pele ou **dermátomos**. Nos segmentos da medula espinal, os neurônios aferentes da superfície corporal convergem com aqueles dos órgãos internos, de modo que a irritação dos órgãos, que muitas vezes leva a desconforto e dor, é perceptível na superfície corporal nos dermátomos correspondentes. Fala-se, portanto, de dor projetada. Essas áreas da pele relacionadas com órgãos são as **zonas de Head**. As áreas de projeção dos intestinos delgado e grosso, no entanto, devem ser entendidas apenas como pontos máximos e muitas vezes se sobrepõem, de modo que não é possível uma distinção acurada de cada segmento intestinal.

Intestino

Estrutura do Intestino Delgado e Projeção do Duodeno

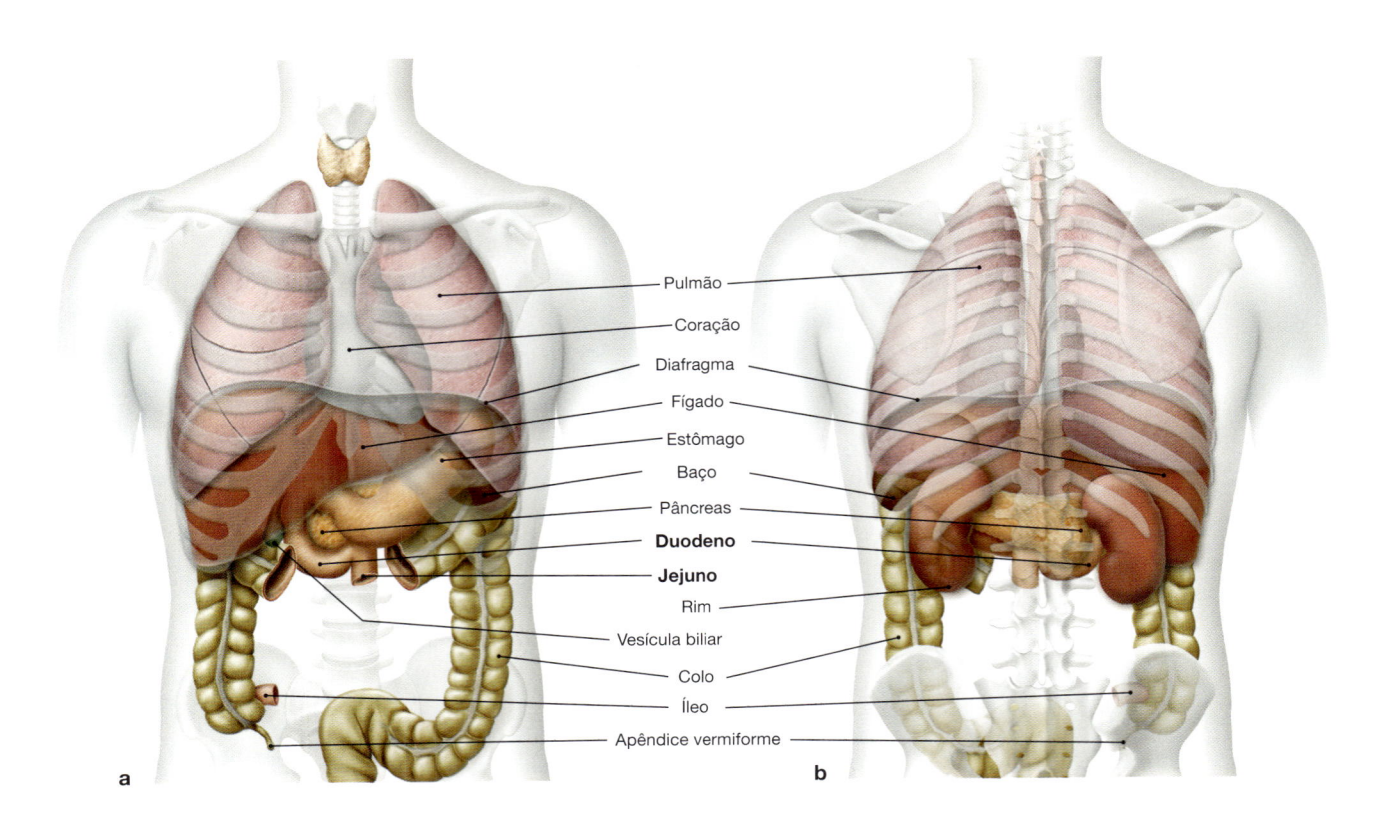

Figura 6.53a e b   Projeção do duodeno na superfície corporal. Jejuno e íleo foram extensivamente removidos. [S700-L275]
a Vista anterior.
b Vista posterior.

O intestino delgado tem cerca de 3 metros (4 a 6 m) de comprimento e é dividido em três segmentos:
- **Duodeno** (25 a 30 cm)
- **Jejuno** (2/5 do comprimento total)
- **Íleo** (3/5 do comprimento total).

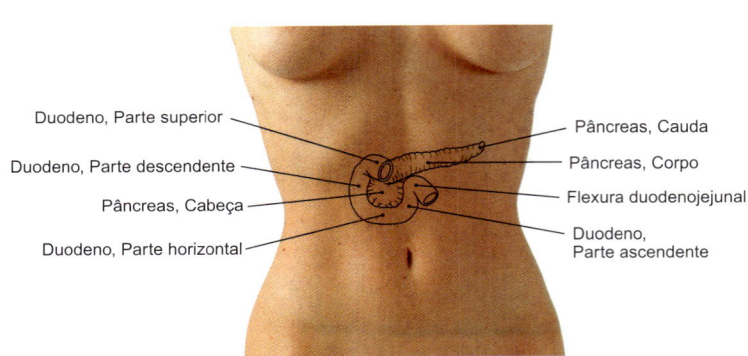

Figura 6.54   Projeção do duodeno e do pâncreas na parede anterior do tronco. [S700]

O duodeno está projetado com sua **parte superior**, de **localização intraperitoneal**, na altura da vértebra L I. Os **demais segmentos** encontram-se em **posição secundariamente retroperitoneal** e circundam a cabeça do pâncreas em uma alça em "formato de C". Deste modo, a cabeça do pâncreas associa-se à parte descendente do duodeno. A parte horizontal segue transversalmente na altura da vértebra L III e continua com a parte ascendente, que ascende até à flexura duodenojejunal, na altura da vértebra L II. Essa flexura marca a transição para o jejuno, de posição intraperitoneal.

Figura 6.55   Projeção do jejuno e do íleo na cavidade abdominal; vista anterior. O colo transverso foi extensivamente removido. [S701-L275]

O **duodeno** começa no piloro do estômago e vai até a **flexura duodenojejunal**. A parte superior se projeta normalmente na altura da vértebra L I e a flexura duodenojejunal, na altura da vértebra L II. Por outro lado, as alças intraperitoneais do intestino delgado (jejuno e íleo), não são bem divididas e avançam aboralmente até o óstio ileal (válvula de Bauhin) na transição para o intestino grosso. Os segmentos do jejuno estão principalmente na região superior do abdome, e os do íleo, na região inferior do abdome.

Segmentos do Duodeno

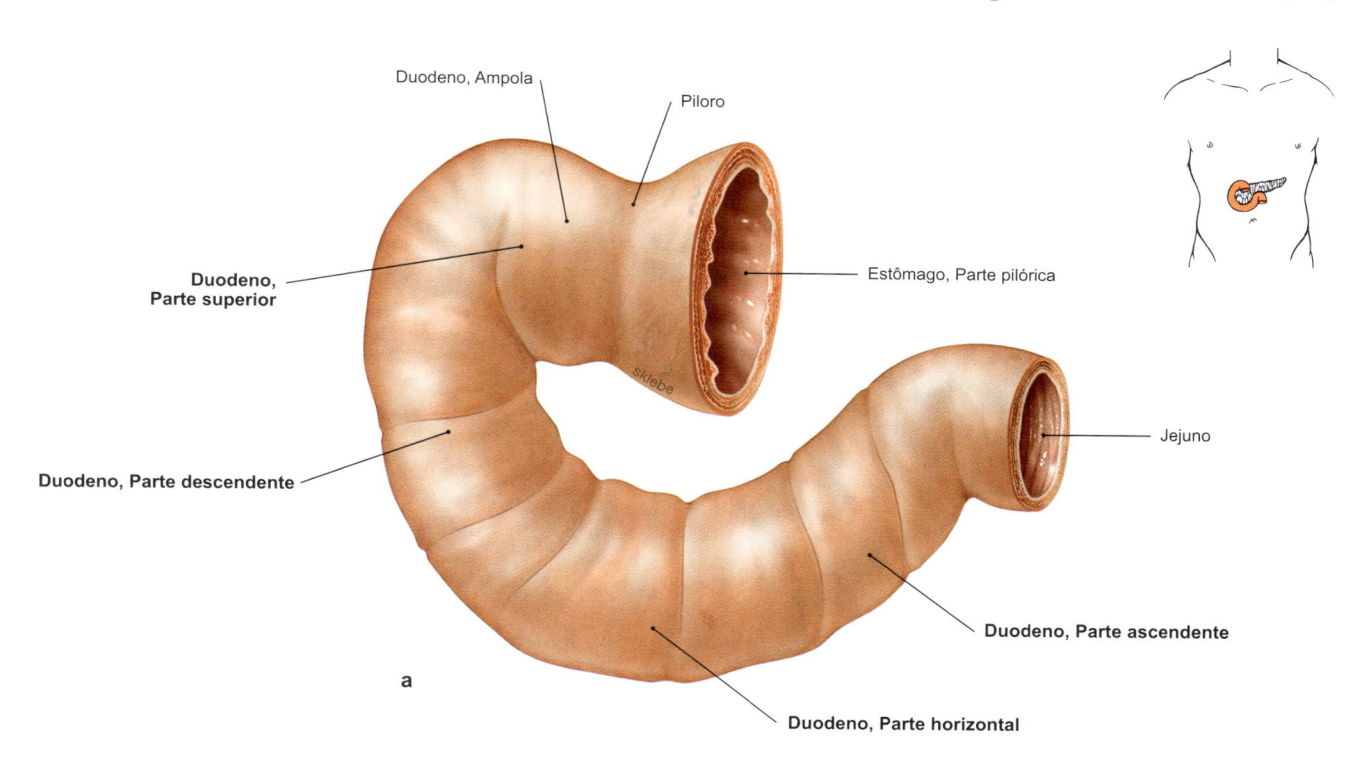

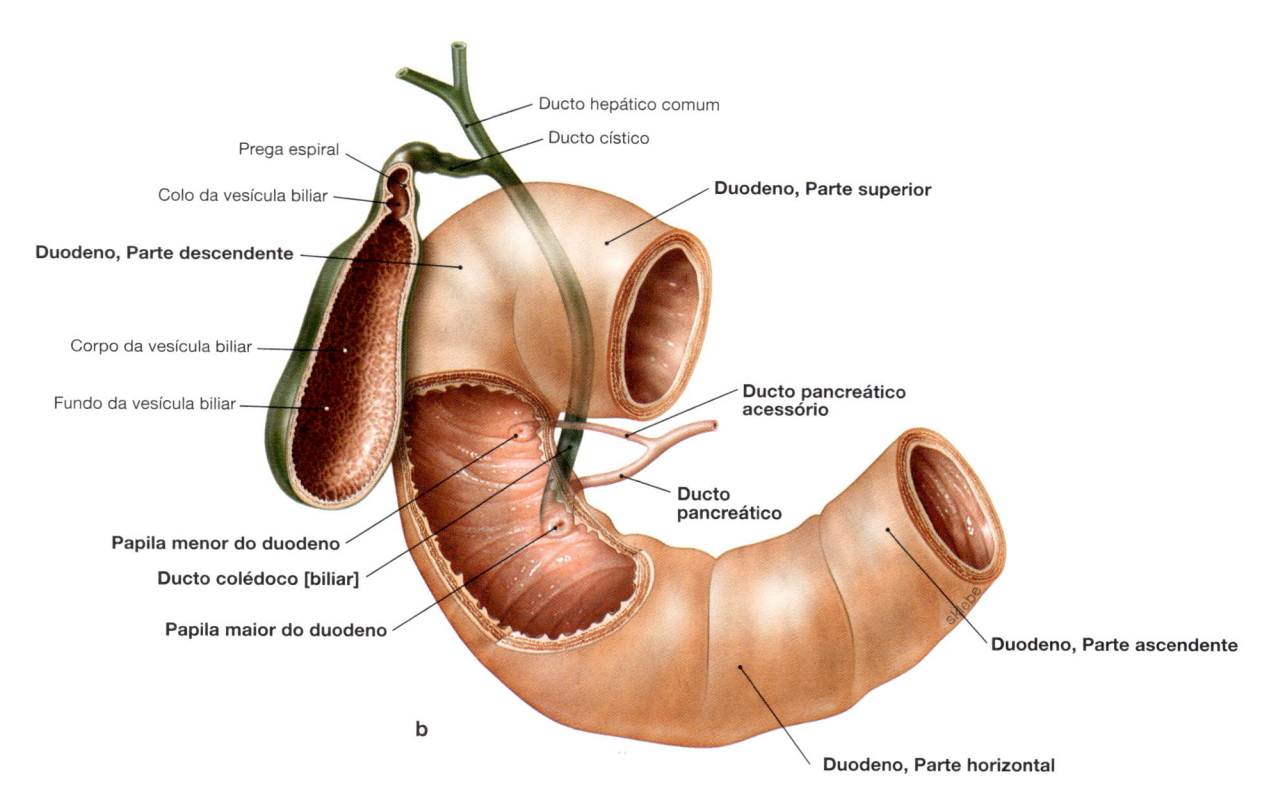

Figura 6.56a e b Segmentos do duodeno; vista anterior.
a Representação com o duodeno isolado. [S700-L238]
b Representação com as vias biliares extra-hepáticas. [S700-L238]/[G1060-002]
O duodeno está dividido em **quatro segmentos**:
- Parte superior
- Parte descendente
- Parte horizontal
- Parte ascendente.

A **parte superior**, como única parte de posição intraperitoneal e um tanto dilatada na região proximal, é denominada ampola.

Na **parte descendente**, o ducto excretor do pâncreas (ducto pancreático ou de Wirsung) desemboca – juntamente com o ducto colédoco – em uma proeminência da túnica mucosa duodenal (papila maior do duodeno ou papila de Vater), que está situada a 8 a 10 cm em posição aboral ao piloro. Geralmente 2 cm acima desta papila, observa-se uma papila menor do duodeno, onde desemboca o ducto pancreático acessório (ducto de Santorini), que libera aí sua secreção.

A **parte horizontal** cruza transversalmente a coluna vertebral e continua com a **parte ascendente**.

Intestino

Estrutura da Parede do Intestino Delgado

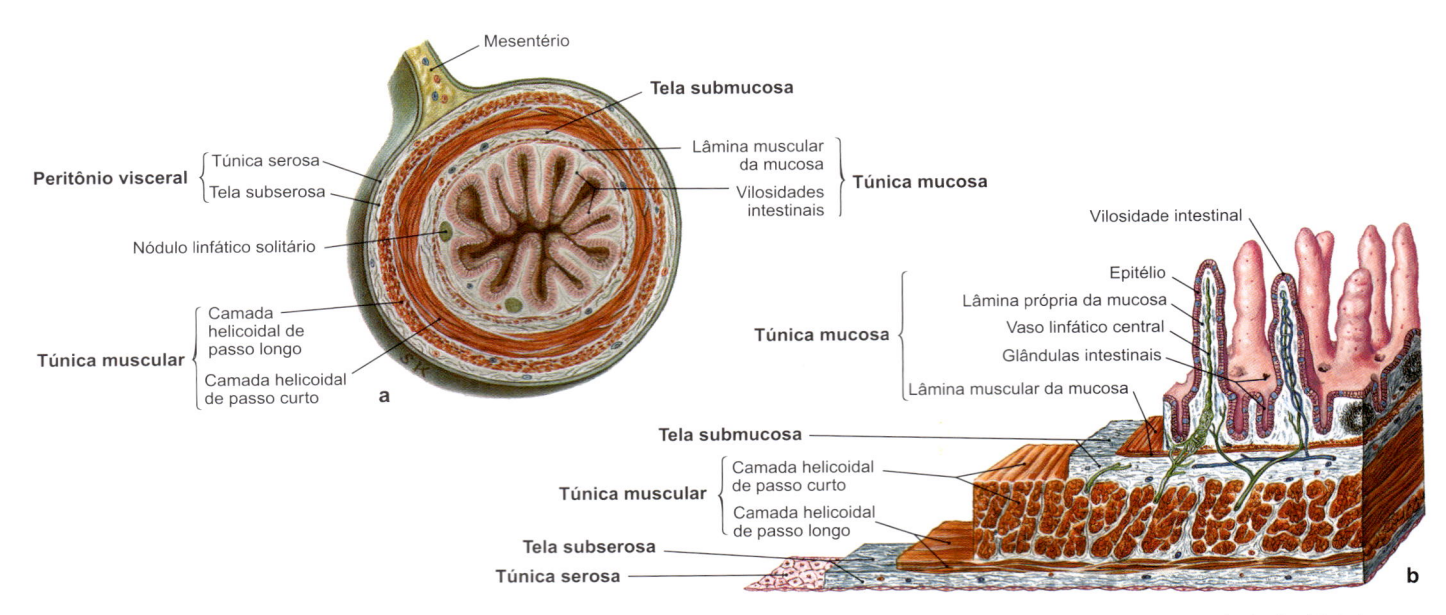

Figura 6.57a e b Estrutura da parede do intestino delgado; corte transversal. [S700]
a Corte transversal.
b Aumento com lupa.
Como ocorre em todo o tubo gastrintestinal, a parede do intestino delgado é composta por uma **túnica mucosa** interna com numerosas vilosidades (que aumentam sua superfície). A túnica mucosa é seguida por uma **tela submucosa** de tecido conjuntivo e por uma **túnica muscular**.

A túnica muscular está dividida em uma camada helicoidal de passo curto e uma camada helicoidal de passo longo. Os segmentos de posição intraperitoneal (parte superior do duodeno, jejuno e íleo) são recobertos, em sua face externa, pelo peritônio visceral, que forma uma **túnica serosa**. Em contrapartida, o segmento retroperitoneal do duodeno encontra-se fixado ao tecido conjuntivo do retroperitônio por uma **túnica adventícia**.

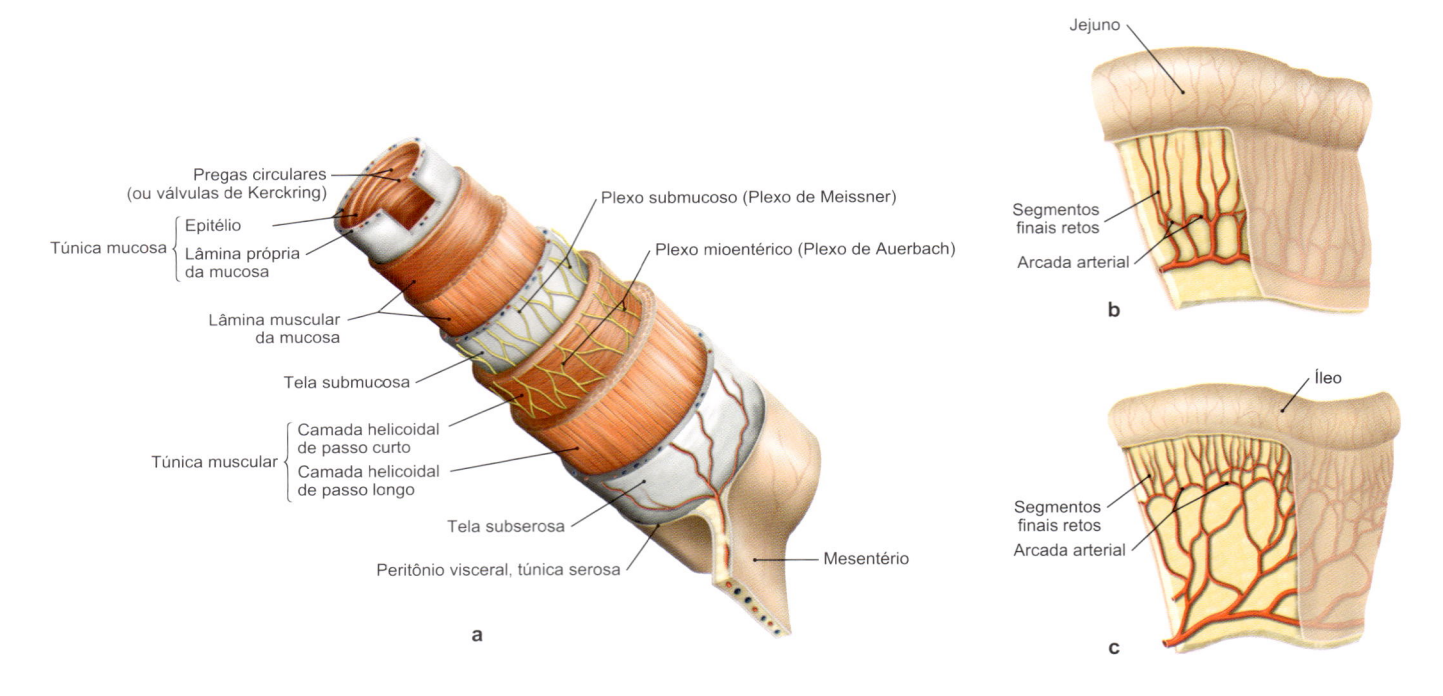

Figura 6.58a-c Estrutura da parede do intestino delgado com a irrigação arterial, representações esquemáticas. [S701-L275]
a Camadas da parede intestinal com mesentério.
b Arcadas arteriais do jejuno.
c Arcadas arteriais do íleo.

As artérias que irrigam os segmentos do intestino delgado originam-se da artéria mesentérica superior, penetram no intestino pelo mesentério e se ramificam na tela subserosa (**a**). No jejuno (**b**), as arcadas arteriais têm diâmetros maiores e apresentam arcos vasculares maiores em relação ao íleo (**c**). Os segmentos finais retos subsequentes são mais longos no jejuno.

Correlações clínicas

Como os segmentos finais retos das artérias não se comunicam entre si e representam artérias terminais, a oclusão devido a coágulos livres na circulação (**êmbolos**) ou a torção do intestino (**volvo ou vólvulo**) ou o estrangulamento na formação de uma **hérnia** interna ou externa resulta em isquemia com necrose da parede intestinal.

Estrutura do Duodeno

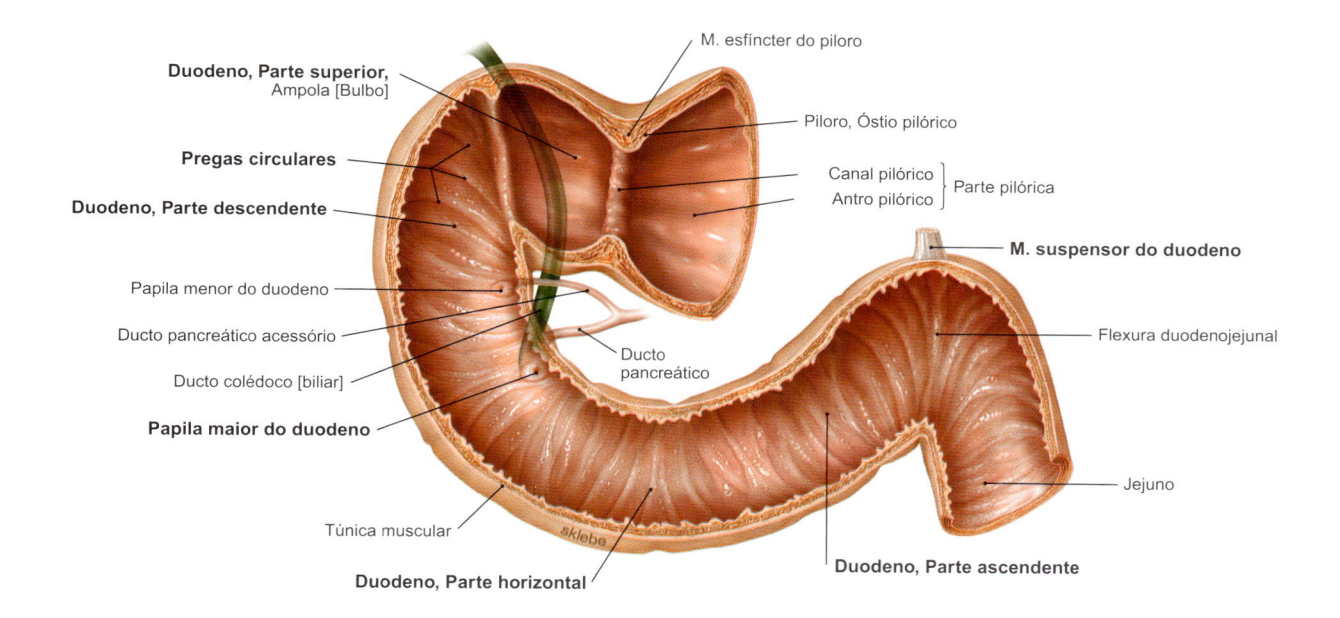

Figura 6.59 Morfologia interna do duodeno; corte frontal; vista anterior. [S700-L238]

A morfologia interna do duodeno, como ocorre com os demais segmentos do intestino delgado, é dotada de elevações caracterizadas como **pregas circulares (ou válvulas de Kerckring)**. O duodeno é dividido em quatro segmentos: 1. parte superior, 2. parte descendente, 3. parte horizontal, 4. parte ascendente. Na parte descendente encontra-se a **papila maior do duodeno** (ou **papila de Vater**) como local de desembocadura do ducto pancreático (ou ducto de Wirsung) e do ducto colédoco, que, em geral, formam juntos a ampola hepatopancreática. A parte ascendente é fixada por musculatura lisa (**M. suspensor do duodeno** ou **músculo de Treitz**) e **tecido conjuntivo denso (Lig. suspensor do duodeno)** na emergência da A. mesentérica superior, ramo da aorta, antes de o duodeno continuar com o jejuno, de posição intraperitoneal, a partir da flexura duodenojejunal.

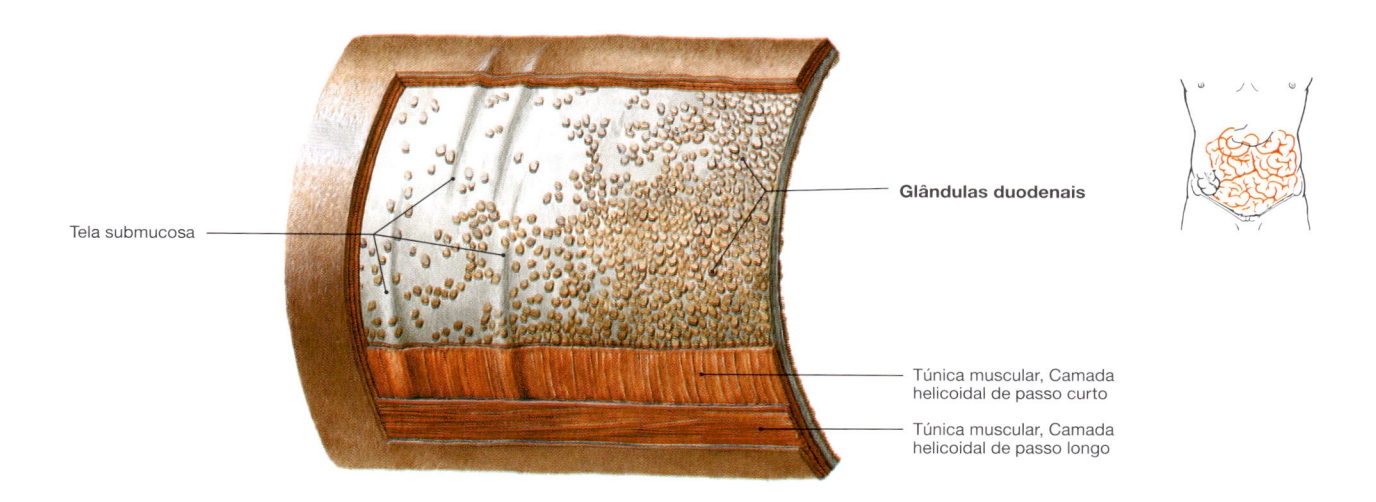

Figura 6.60 Estrutura da parede do duodeno, com glândulas duodenais; vista externa. [S700]

Na tela submucosa encontram-se as glândulas duodenais (ou glândulas de Brunner), secretoras de muco. Essas glândulas permitem (no nível microscópico!) a imediata identificação do duodeno.

Correlações clínicas

O M. suspensor do duodeno (músculo de Treitz) define o limite entre **hemorragias digestivas alta e baixa**. Isso se deve ao fato de que a suspensão da parte ascendente do duodeno no escoamento da A. mesentérica superior distal à flexura duodenojejunal não resulta em refluxo do conteúdo intestinal nem de sangue. A classificação em hemorragia digestiva alta e baixa é importante, porque fornece valores empíricos para as causas mais frequentes e as etapas mais úteis para a elucidação diagnóstica. No caso da **hemorragia digestiva alta**, o sangue geralmente tem a coloração modificada pelo ácido gástrico. Nesse caso, uma gastroduodenoscopia deve ser realizada para fins de elucidação diagnóstica. No caso da **hemorragia digestiva baixa**, o sangue é eliminado já digerido (sangramento intestinal) e vivo (sangramento anal). Se a colonoscopia não revelar a origem do sangramento, pode-se optar pela cápsula endoscópica (uma microcâmera que percorre todo o tubo gastrintestinal, desde a boca até o ânus).

6 Órgãos do Abdome

Intestino

Duodeno, Técnicas de Imagem

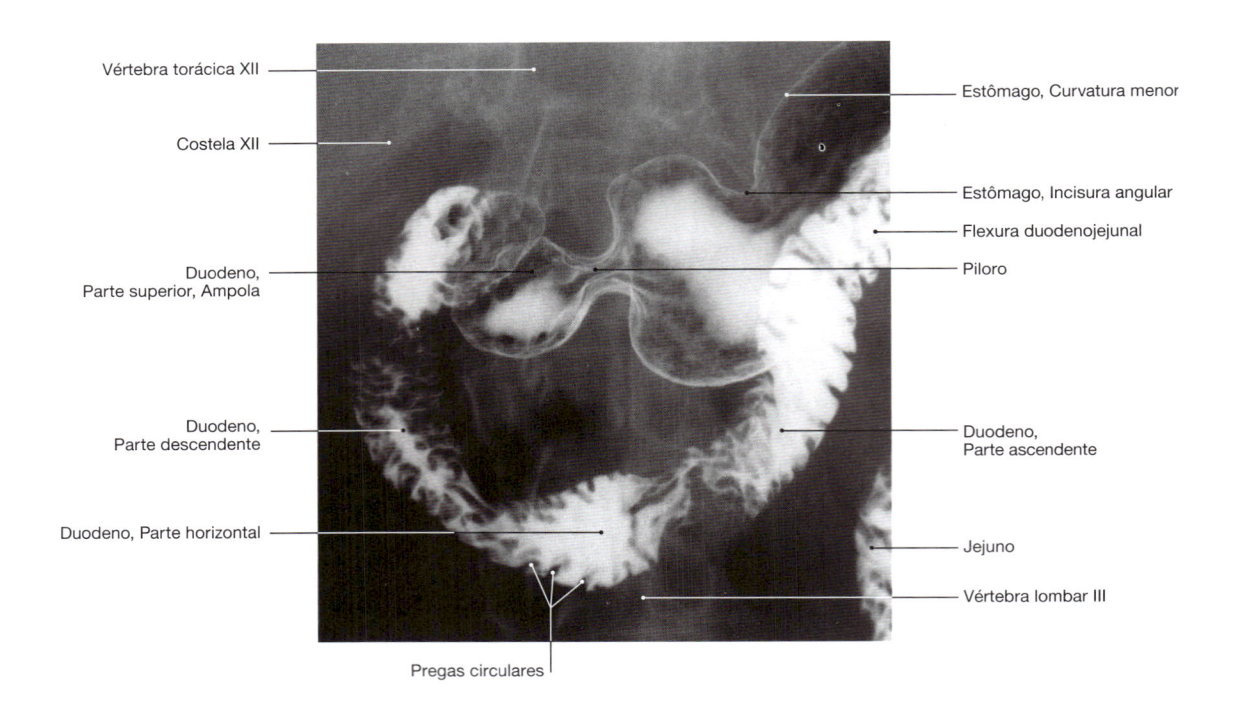

Figura 6.61 Duodeno; radiografia em incidência anteroposterior (AP), após administração oral de meio de contraste; paciente na posição ereta; vista anterior. [S700-T893]

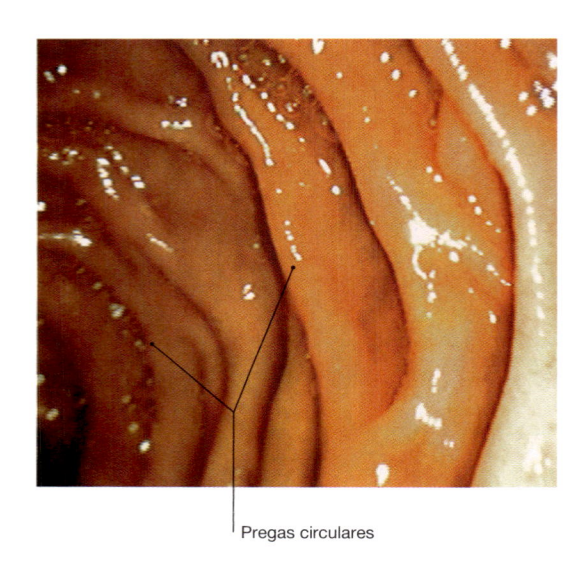

Labels: Vértebra torácica XII; Costela XII; Duodeno, Parte superior, Ampola; Duodeno, Parte descendente; Duodeno, Parte horizontal; Pregas circulares; Estômago, Curvatura menor; Estômago, Incisura angular; Flexura duodenojejunal; Piloro; Duodeno, Parte ascendente; Jejuno; Vértebra lombar III

Figura 6.62 Duodeno; imagem endoscópica. Aqui as pregas da túnica mucosa em orientação circular **(pregas circulares ou válvulas de Kerckring)** estão bem visíveis. [S700-T901]

Correlações clínicas

Da mesma forma que ocorre no estômago, o duodeno é um local frequente de úlceras **(úlceras duodenais)**, que não são clinicamente distinguíveis das úlceras gástricas (→ Figura 6.40). Por outro lado, tumores malignos são raros no duodeno.

Para o esclarecimento dessas doenças, existem diferentes possibilidades diagnósticas. A **radiografia com meio de contraste** perdeu importância nos últimos anos, uma vez que é inferior à **duodenoscopia**, que permite, além da inspeção da túnica mucosa, a coleta de amostras de tecido (biopsias).

Estrutura do Jejuno e do Íleo

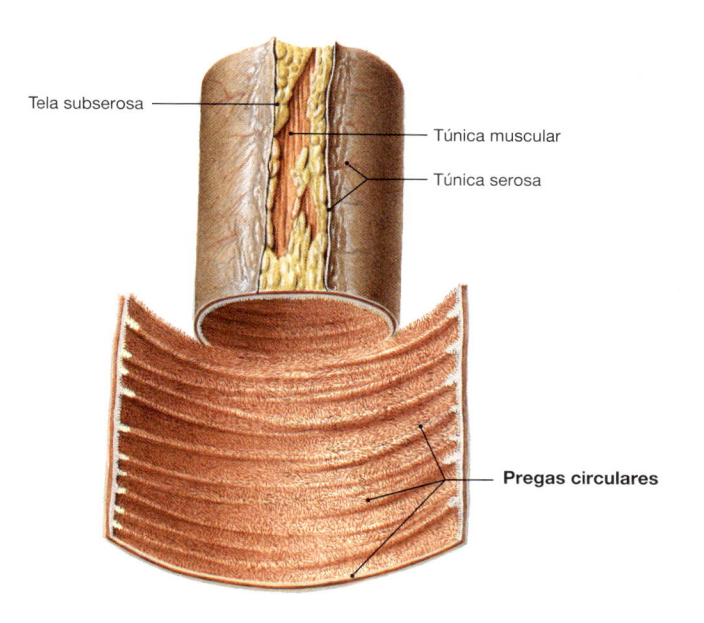

Figura 6.63 Secção do jejuno. [S700]
O jejuno tem uma estrutura bastante semelhante à do duodeno; no entanto, não apresenta as **glândulas duodenais (glândulas de Brunner)**.

Figura 6.64 Secção da região proximal do íleo. [S700]
No íleo, as **pregas circulares (ou válvulas de Kerckring)** são muito mais esparsas do que em regiões superiores do intestino delgado.

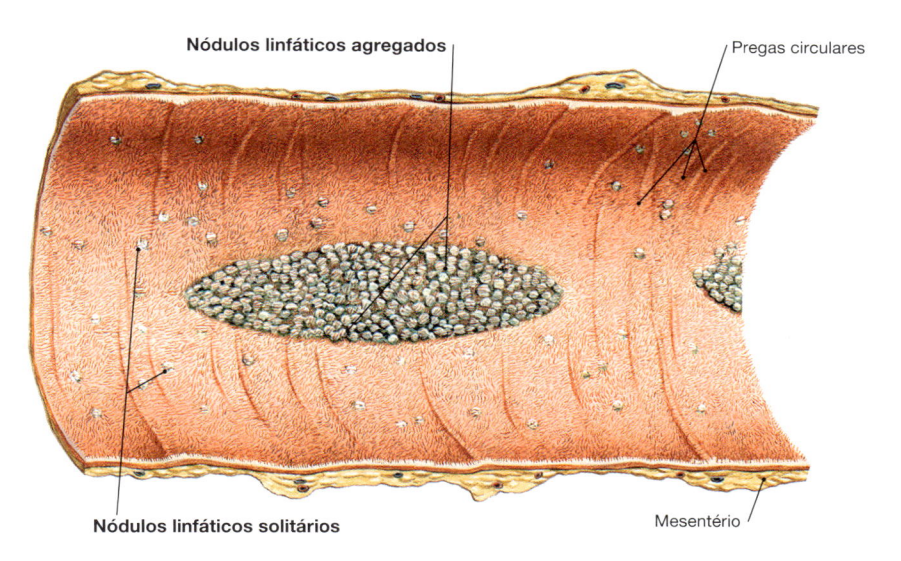

Figura 6.65 Secção da região distal do íleo. [S700]
A abundância de folículos linfoides, que atuam na defesa imunológica, é característica. Esses folículos podem estar isolados, na tela submucosa (nódulos linfoides solitários; → Figura 6.64) ou formar grupos (nódulos linfoides agregados ou **placas de Peyer**), que se projetam para a túnica mucosa.

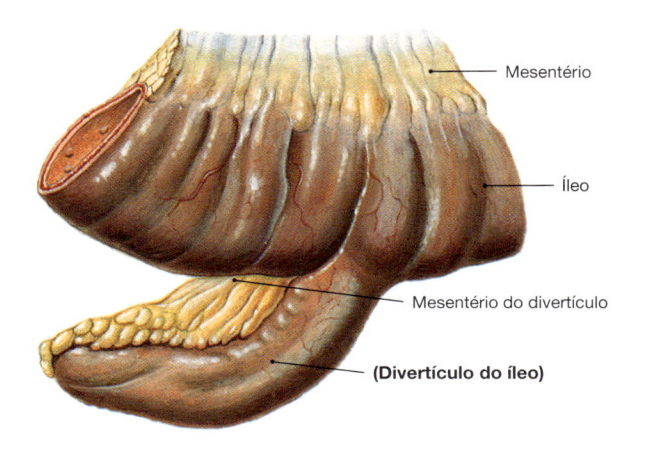

Figura 6.66 Divertículo de Meckel. [S700]
Em até 3% dos seres humanos encontra-se, no íleo, um divertículo, como um vestígio embriológico do ducto vitelino (ducto onfaloentérico, → Figura 6.4), normalmente nos 100 cm em posição oral ao óstio ileal, na margem oposta à inserção do mesentério.
O **divertículo de Meckel** pode conter áreas de túnica mucosa gástrica ectópica e, assim, simular o quadro clínico da apendicite, devido a inflamação e sangramento.

Intestino

Projeção do Intestino Grosso

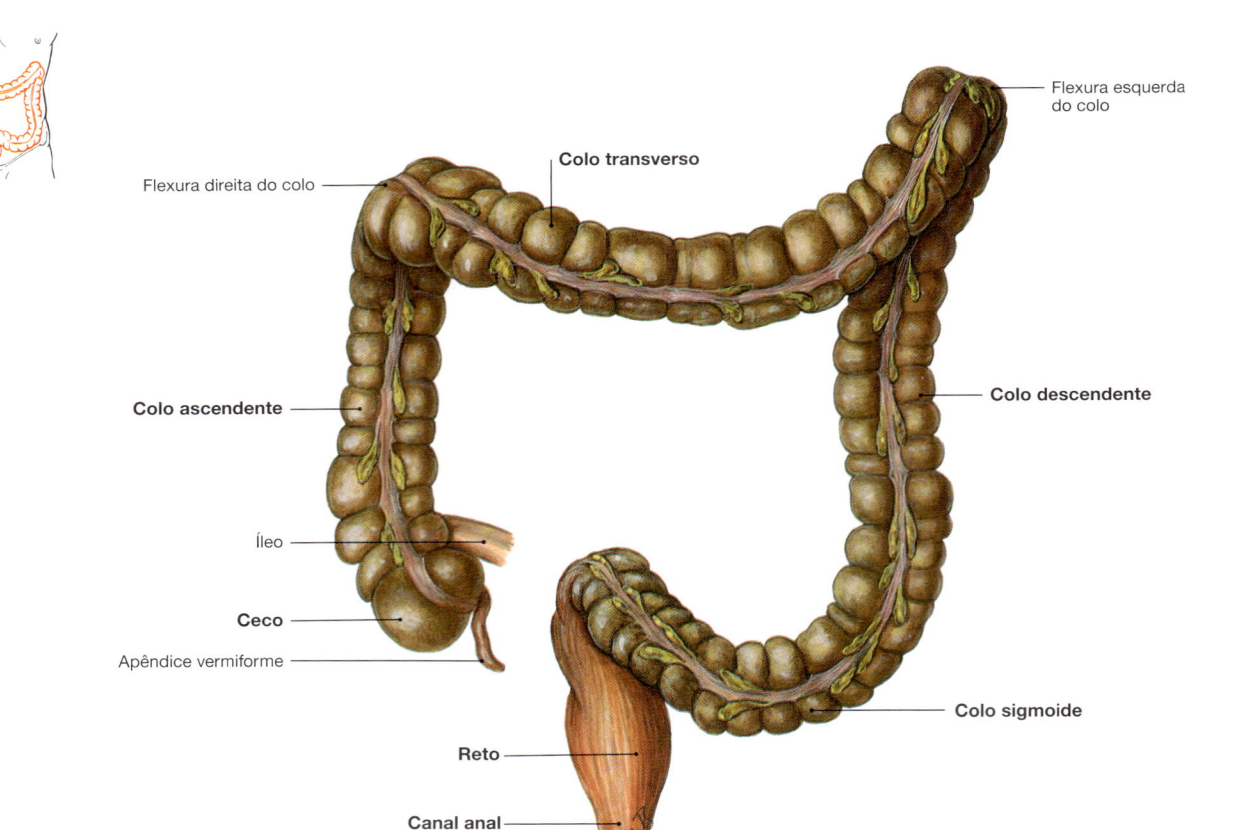

Figura 6.67 Segmentos do intestino grosso; vista anterior. [S700]
O intestino grosso tem 1 a 1,5 m de comprimento e se divide em **quatro segmentos**:
- Ceco, com o apêndice vermiforme
- Colo, com colo ascendente, colo transverso, colo descendente e colo sigmoide
- Reto
- Canal anal.

O canal anal é abordado junto com os órgãos pélvicos (→ Capítulo 7).

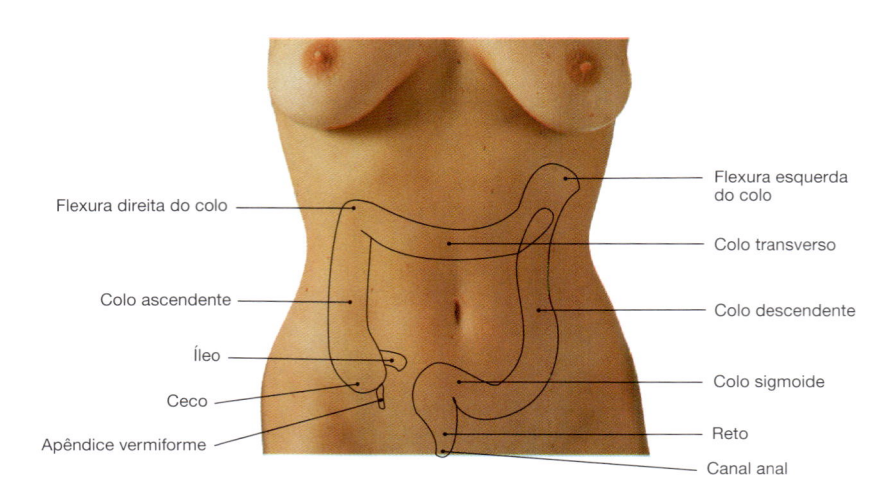

Figura 6.68 Projeção do intestino grosso na parede anterior do tronco. [S700]
O **ceco (com o apêndice vermiforme)**, o **colo transverso** e o **colo sigmoide** se encontram em posição **intraperitoneal** e apresentam – cada um – um mesentério próprio. O ceco e o apêndice vermiforme também podem ter um posicionamento retroperitoneal (ceco fixo) e, neste caso, não há mesentério. Por sua vez, o **colo ascendente**, o **colo descendente** e a maior parte do **reto** se encontram, geralmente, em posição **secundariamente retroperitoneal**, enquanto a parte distal do reto e o **canal anal** se encontram em **posição subperitoneal**. A projeção e a extensão de cada segmento do intestino grosso são muito variáveis, e os segmentos retroperitoneais frequentemente se fundem de forma bastante irregular com a parede posterior do tronco. Entretanto, devido à posição do fígado no lado direito, a flexura esquerda do colo está situada mais superiormente do que a flexura direita do colo (→ Figura 6.86).

Projeção e Variações de Posição do Apêndice Vermiforme

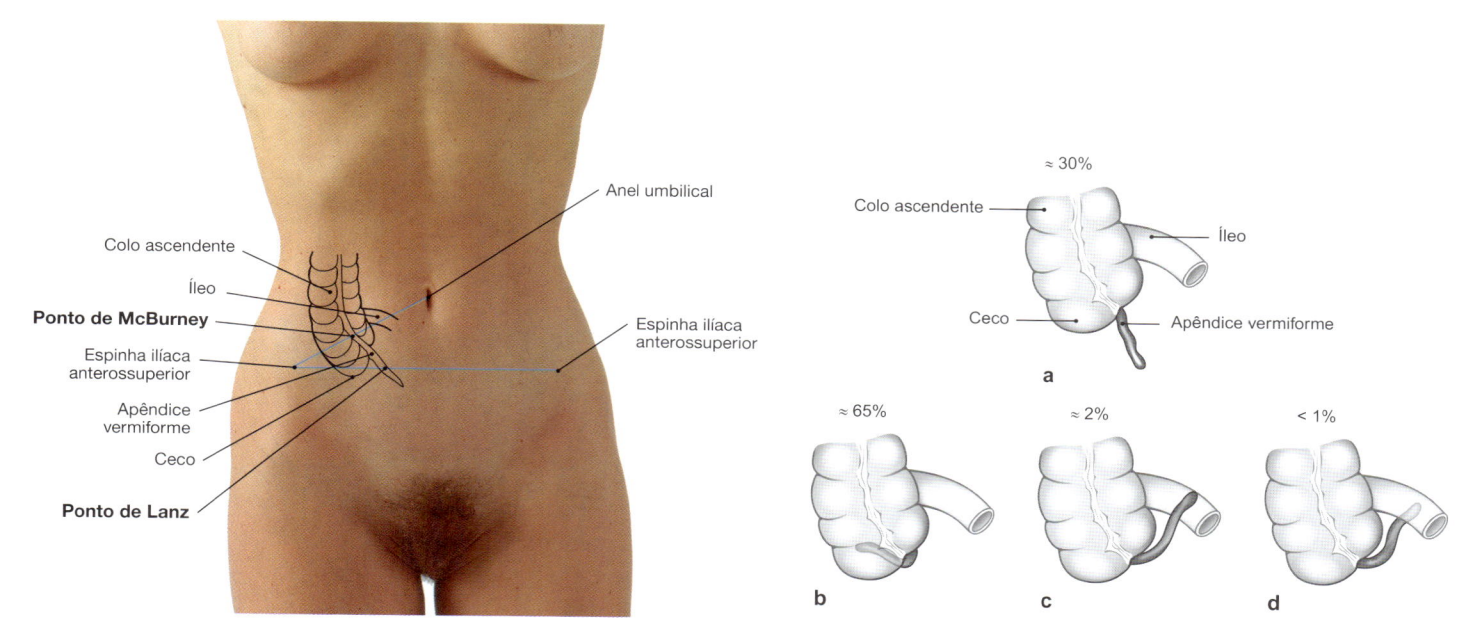

Figura 6.69 Projeção do ceco e do apêndice vermiforme na parede anterior do tronco. [S700]
A base do apêndice vermiforme projeta-se sobre o **ponto de McBurney** (junção do terço lateral com os dois terços mediais de uma linha de união entre a espinha ilíaca anterossuperior e o umbigo). A extremidade pendente do apêndice vermiforme projeta-se sobre o **ponto de Lanz** (terço direito da linha de união entre as espinhas ilíacas anterossuperiores de ambos os lados) (30%; → Figuras 6.70 e 6.71).

Figura 6.70a-d Variações de posição do apêndice vermiforme; vista anterior. [S700-L126]
a Descendente na pelve menor (pendente).
b Retrocecal (mais frequente!).
c Pré-ileal.
d Retroileal.

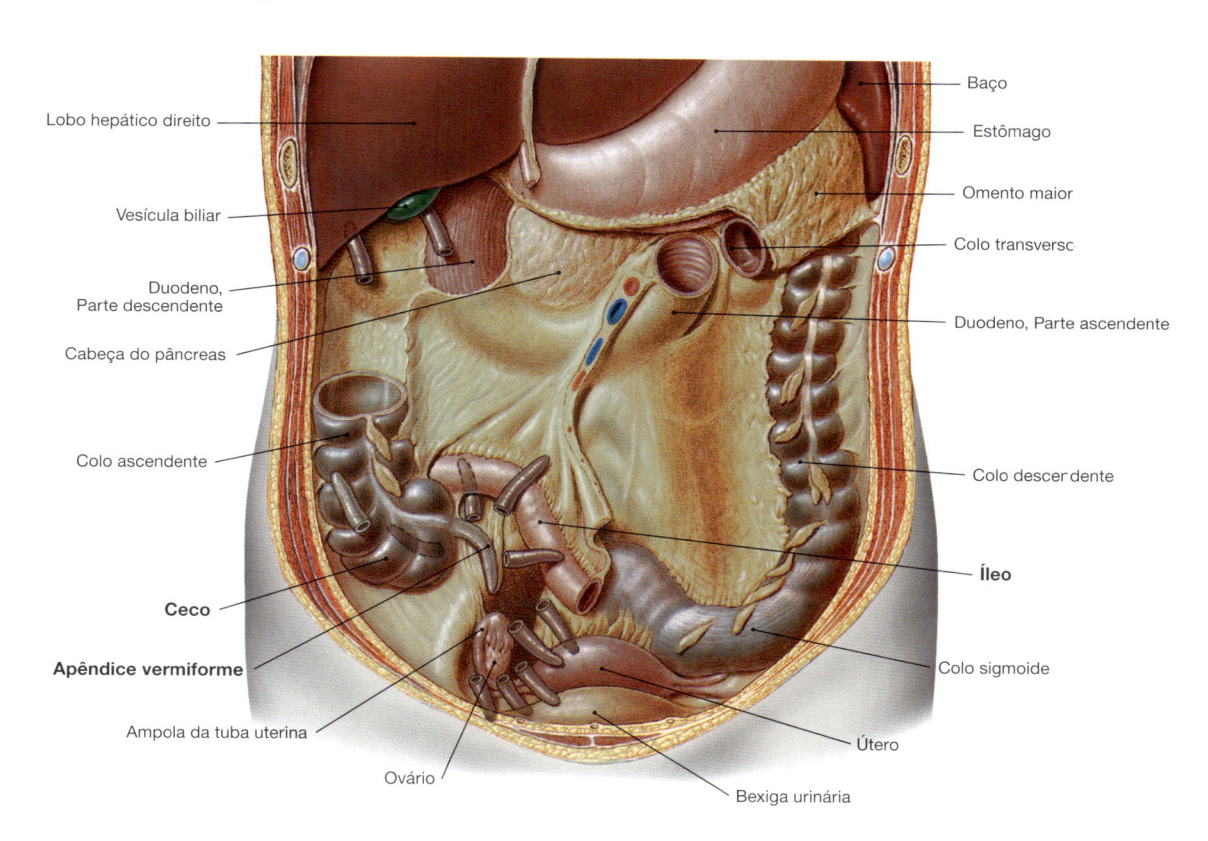

Figura 6.71 Variações de posição do apêndice vermiforme; vista anterior. [S700]

Correlações clínicas

O diagnóstico de **apendicite** é frequentemente difícil, uma vez que a dor na região inferior do abdome também pode ser provocada por enterite ou inflamação no ovário e na tuba uterina nas mulheres. A dor à palpação do ponto de McBurney ou do ponto de Lanz é, portanto, um importante sinal diagnóstico.

Intestino

Estrutura do Intestino Grosso

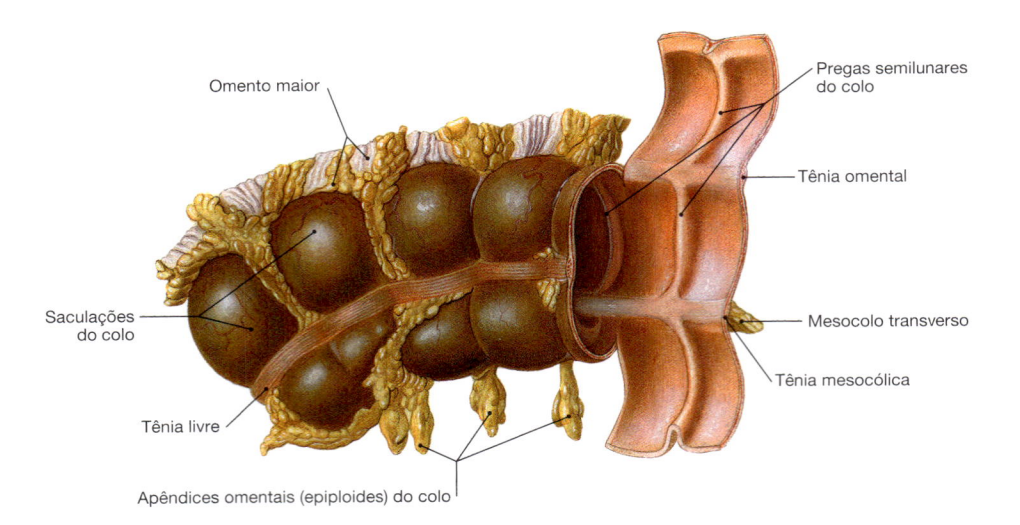

Figura 6.72 Aspectos estruturais do intestino grosso, tomando-se como exemplo o colo transverso; vista anterior e inferior. [S700]

O intestino grosso, na região do colo, é diferente do intestino delgado em quatro aspectos:
- **Diâmetro maior.** Como os próprios nomes indicam, o intestino grosso tem diâmetro maior que o delgado. No entanto, o diâmetro é muito variável e varia de 2,5 cm no colo sigmoide a 7,5 cm no ceco
- **Tênias:** a musculatura longitudinal é reduzida a três faixas (tênias). Destas faixas, a tênia livre está visível, enquanto a tênia mesocólica está fixada ao mesocolo transverso e a tênia omental está fixada ao omento maior
- **Saculações** e **pregas semilunares:** as saculações do colo são abaulamentos provocados pelas evaginações na face interna, que correspondem às pregas semilunares
- **Apêndices omentais do colo:** apêndices que são produzidos pelo tecido adiposo situado na túnica serosa.

Essas características são comuns a todos os segmentos do intestino grosso, exceto o apêndice vermiforme, o reto e o canal anal. Esses segmentos não apresentam tênias, saculações do colo e apêndices omentais do colo.

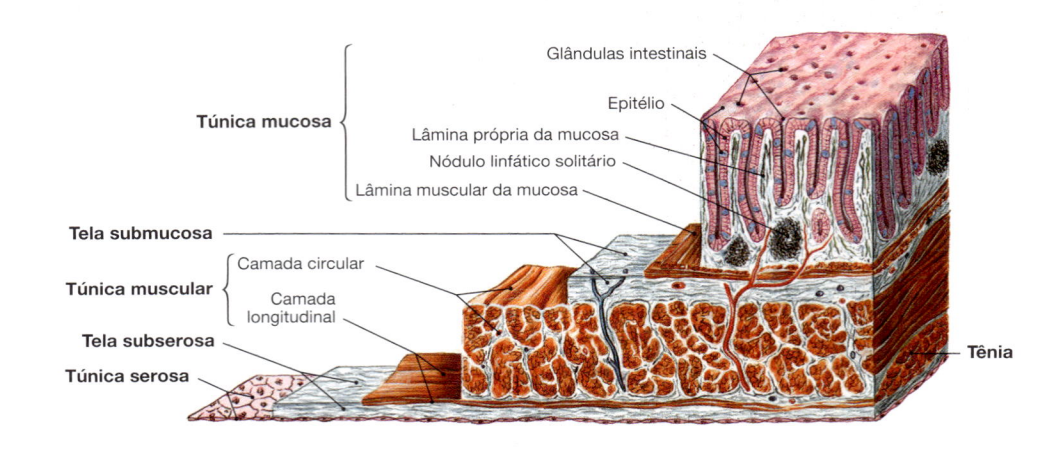

Figura 6.73 Estrutura da parede do intestino grosso; aumento menor. [S700]

Como ocorre em todo o tubo gastrintestinal, a parede do intestino grosso é composta por uma **túnica mucosa**, localizada internamente e que, em comparação com a túnica mucosa do intestino delgado, não apresenta vilos. Após a túnica mucosa, observa-se uma **tela submucosa**, seguida por uma **túnica muscular**, que é dividida em uma **camada circular** interna e uma **camada longitudinal** externa. Entretanto, a musculatura externa não forma uma camada completa, mas está reduzida a três faixas **(tênias)**. Os segmentos de localização intraperitoneal (ceco com apêndice vermiforme, colo transverso e colo sigmoide) são recobertos pelo peritônio visceral, que forma uma **túnica serosa**. Por sua vez, os segmentos retroperitoneais (colo ascendente, colo descendente e parte superior do reto) estão fixados por uma **túnica adventícia** ao tecido conjuntivo do retroperitônio.

6 Ceco com Apêndice Vermiforme

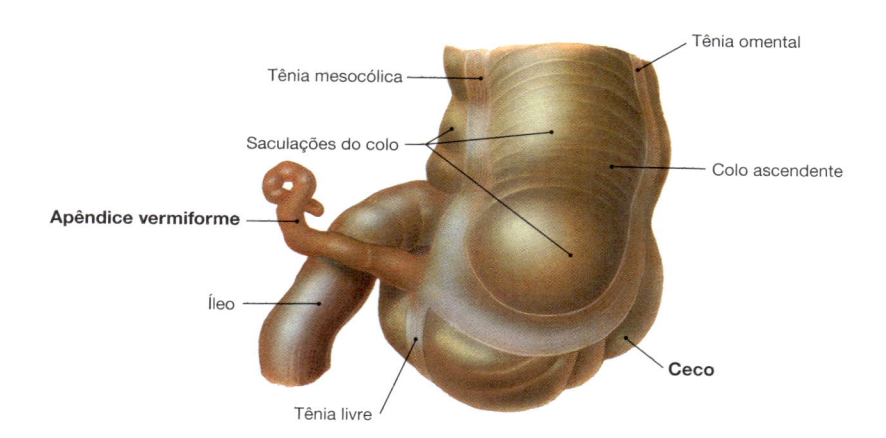

Figura 6.74 Ceco com apêndice vermiforme e parte terminal do íleo; vista posterior. [S700]
O **ceco** tem aproximadamente 7 cm de comprimento. Nele está fixado o apêndice vermiforme, geralmente com 8 a 9 cm (2 a 20 cm) de comprimento e que, normalmente, tem um mesoapêndice próprio (não representado), no qual seguem as estruturas vasculonervosas de suprimento. O diâmetro do apêndice é de 0,5 cm. As tênias do colo convergem sobre o apêndice, de modo que ele apresenta uma camada muscular longitudinal externa completa.

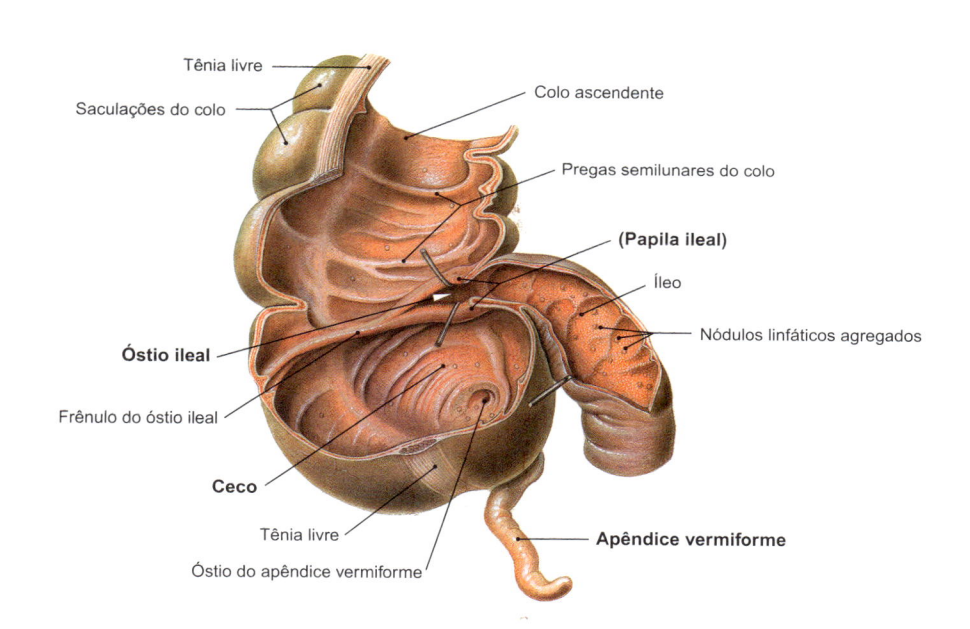

Figura 6.75 Ceco com apêndice vermiforme e parte terminal do íleo; vista anterior, após a retirada de partes da parede anterior. [S700]
O ceco comunica-se com a parte terminal do íleo pelo **óstio ileal** (ou válvula de Bauhin). Internamente, os dois lábios do óstio se elevam para formar a papila ileal, delimitando juntos a sua abertura. Lateralmente, os lábios continuam no frênulo do óstio ileal. A parte terminal do íleo apresenta nódulos linfáticos agregados (**placas de Peyer**), que atuam na defesa imunológica. O apêndice vermiforme também tem muitos nódulos linfáticos e, da mesma forma, atua na defesa imunológica.

Correlações clínicas

A **apendicite** é uma doença frequente na 2ª e na 3ª décadas de vida. É uma infecção endógena e ocorre, habitualmente, pela transmigração da parede por bactérias da flora intestinal, ocasionada pela obstrução de seu lúmen com fezes ou (mais raramente) outros corpos estranhos. A consequência pode ser a perfuração da parede, levando a inflamação grave do peritônio (peritonite). Além da absorção de vitamina B_{12} e de ácidos biliares, a parte terminal do íleo é particularmente importante pelas suas funções imunológicas. Ela é frequentemente afetada pela **doença de Crohn**, uma doença intestinal crônica com componentes autoimunes, que pode causar anemia devido à diminuição na absorção de vitamina B_{12}.

Intestino

Topografia do Intestino Delgado e do Intestino Grosso

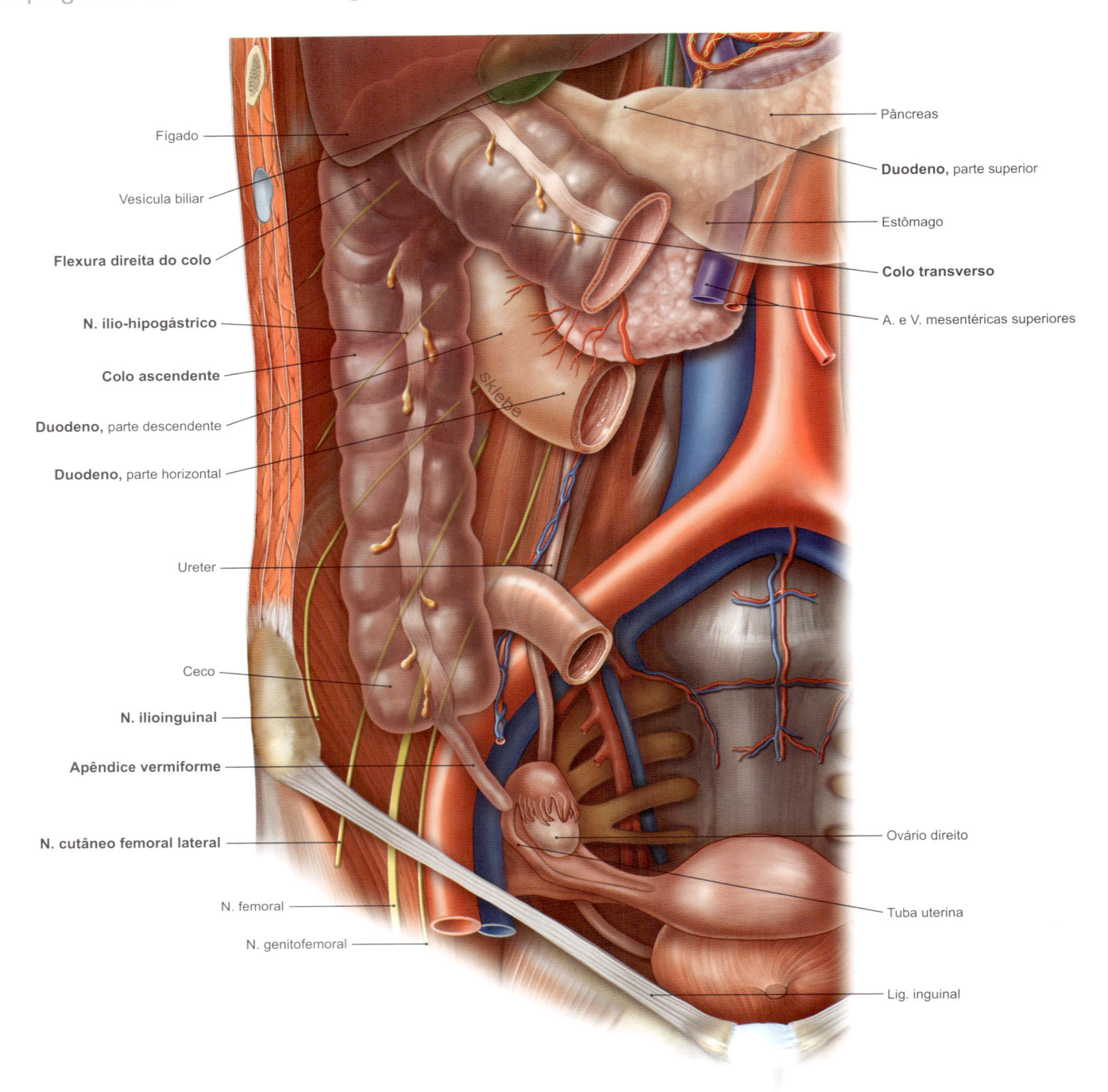

Figura 6.76 Relações de posição do duodeno, bem como dos segmentos "do lado direito" do intestino grosso (ceco com apêndice vermiforme, colos ascendente e transverso); depois de remoção extensa do intestino delgado; vista anterior. [S700-L238]

Topografia dos segmentos do duodeno:
A **parte superior** do duodeno está atrás da vesícula biliar e tem contato direto com a face visceral do fígado. A **parte descendente** está sobreposta ao rim direito e à glândula suprarrenal, das quais está separada, contudo, pela fáscia renal. A parte descendente encaixa-se medialmente na cabeça do pâncreas. A **parte horizontal** cruza a coluna vertebral abaixo da cabeça do pâncreas e anteriormente à parte abdominal da aorta e à veia cava inferior, bem como os vasos gonadais e o ureter direitos. A **parte ascendente** sobe até a flexura duodenojejunal e cobre, assim, o rim, o ureter e os vasos testiculares/ováricos esquerdos (não mostrados aqui).

Topografia dos segmentos "do lado direito" do intestino grosso:
Ceco e apêndice vermiforme se localizam anteriormente ao M. psoas maior e cobrem, portanto, diversos nervos do plexo lombar e os vasos testiculares/ováricos direitos. Por sua posição pendular/descendente aqui ilustrada, o apêndice vermiforme pode entrar em estreita proximidade com o ovário direito e a tuba uterina direita. O **colo ascendente**, em seguida, sobe até a flexura direita do colo e cruza, portanto, o N. cutâneo femoral lateral, assim como o N. ilioinguinal e N. ílio-hipogástrico. A **flexura direita do colo** toca a face inferior do fígado e pode ser denominada na prática clínica "flexura hepática"; ela tem contato com o fundo da vesícula biliar e se localiza anteriormente ao rim direito e lateralmente à parte descendente do duodeno.

Topografia do Intestino Grosso

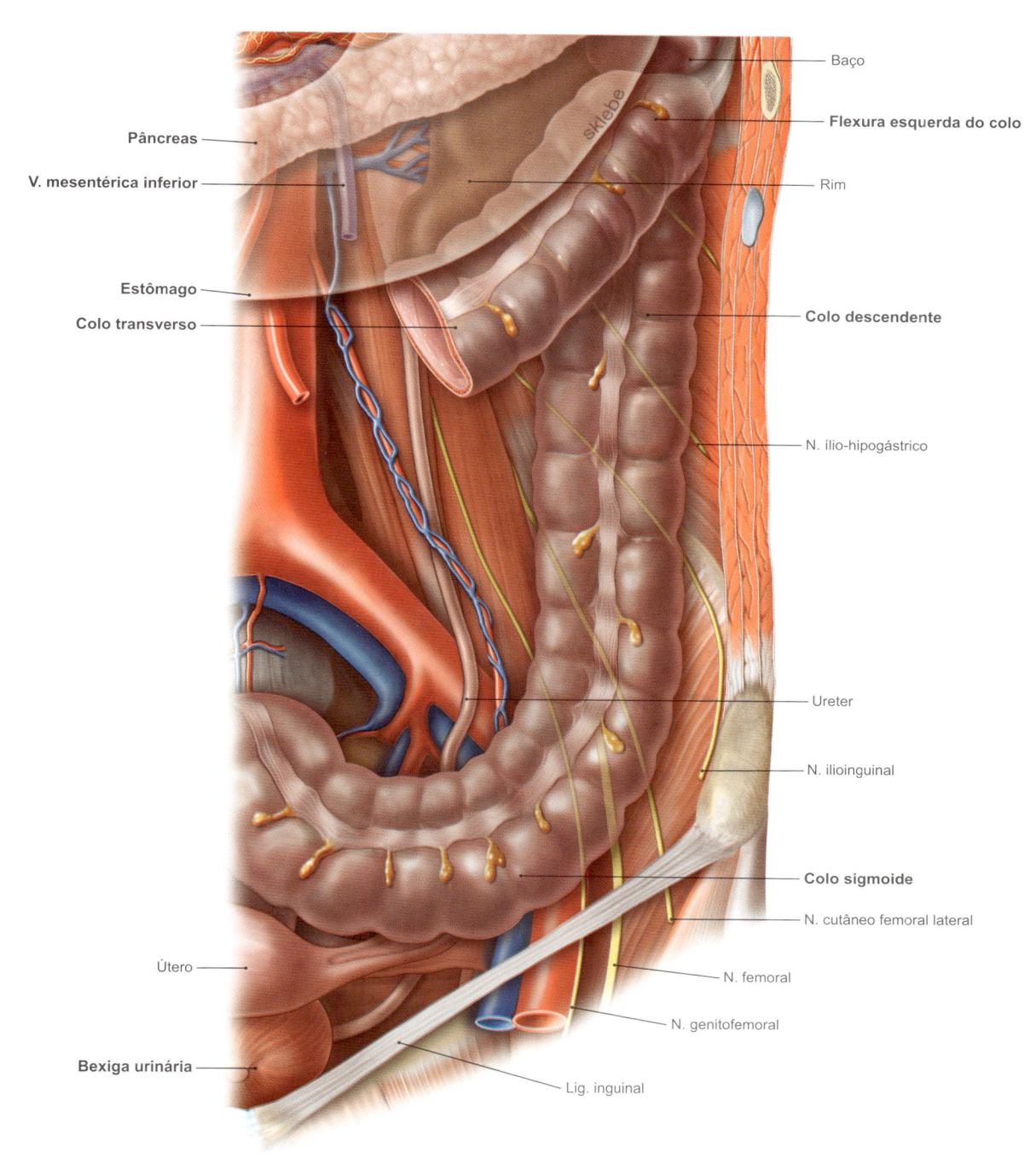

Figura 6.77 Relações de posição dos segmentos "do lado esquerdo" do intestino grosso (colos descendente e sigmoide); representação depois de remoção extensa do intestino delgado; vista anterior. [S700-L238]

O **colo transverso** segue inferiormente ao estômago até a flexura esquerda do colo. Com isso, ele está localizado anteriormente e à direita da parte descendente do duodeno e da cabeça do pâncreas, centrado diante das alças do jejuno e íleo e à direita da flexura duodenojejunal. A **flexura esquerda do colo** tem contato com a face visceral do baço e também é chamada na prática clínica "flexura esplênica". Posteriormente a ela se encontram o rim esquerdo e a cauda do pâncreas. O **colo descendente** avança anteriormente ao rim esquerdo e atravessa os nervos do plexo lombar esquerdo. O **colo sigmoide** gira para a direita e cruza os nervos do plexo lombar, o ureter esquerdo e os vasos testiculares/ováricos esquerdos, assim como os vasos ilíacos externos e internos. Na pelve, ele toca a superfície da bexiga urinária e, na mulher, o útero com seus anexos (ovários e tubas uterinas).

Intestino

Artérias do Intestino Delgado

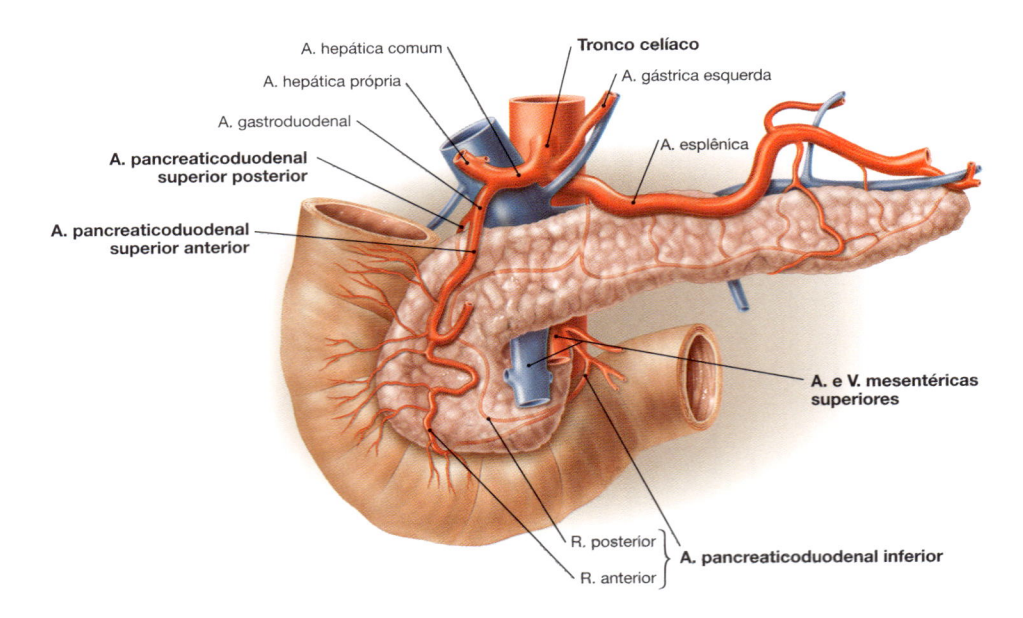

Figura 6.78 Artérias do duodeno; vista anterior. [S700-L238]
O suprimento sanguíneo do duodeno segue anterior e posteriormente por meio de um duplo arco vascular. Este arco é constituído superiormente pelas **Aa. pancreaticoduodenais superiores anterior e posterior**, derivadas da região de suprimento do tronco celíaco, e inferiormente pela **A. pancreaticoduodenal inferior** (R. anterior e R. posterior), derivada da A. mesentérica superior. A conexão entre as artérias craniais e caudais é denominada **anastomose de Bühler**.

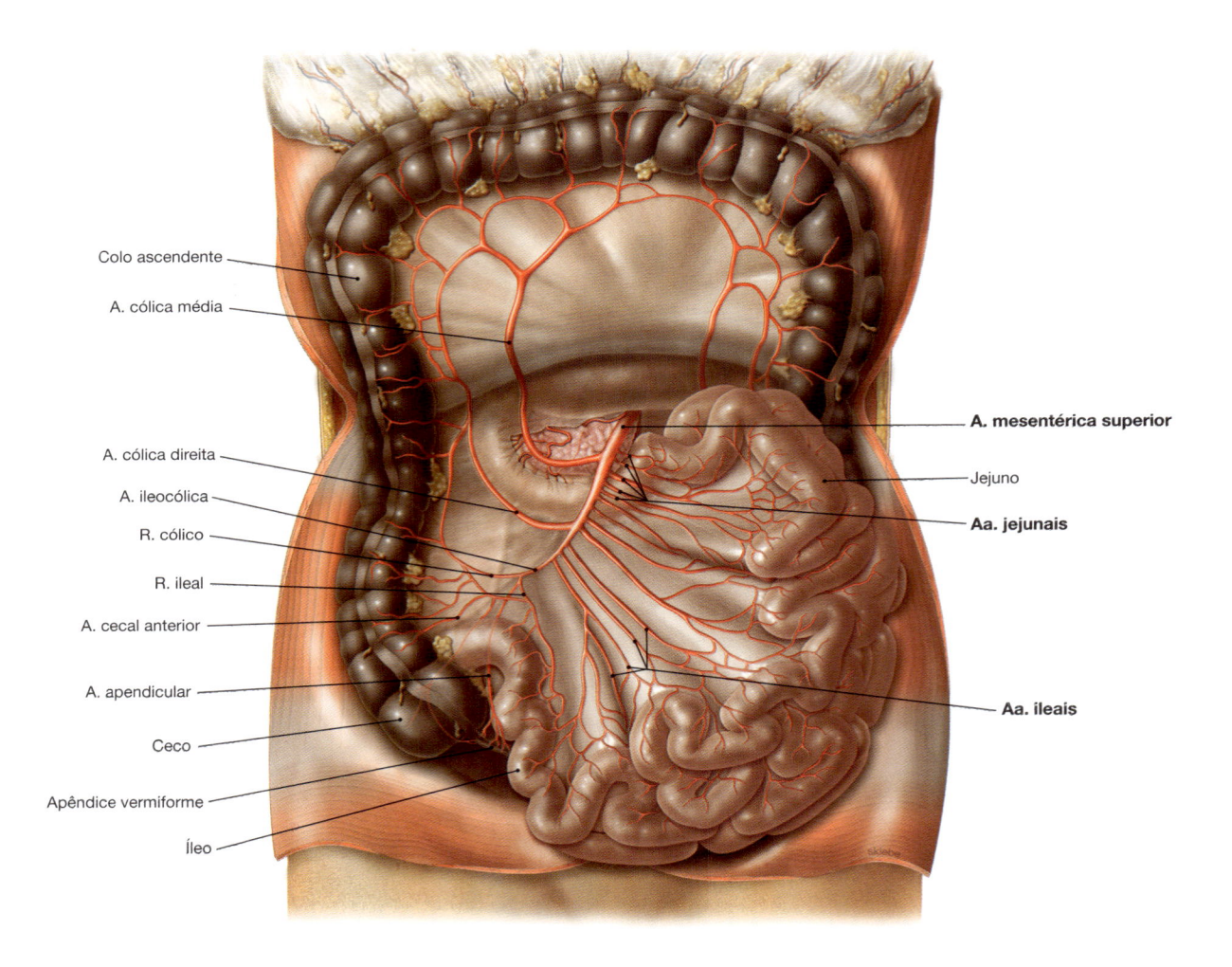

Figura 6.79 Artérias do jejuno e do íleo; vista anterior; o colo transverso foi rebatido superiormente. [S700-L238]
As alças do intestino delgado que constituem o jejuno e o íleo, de localização intraperitoneal, são supridas pela A. mesentérica superior, que segue com seus ramos (geralmente 4 a 5 **Aa. jejunais** e 12 **Aa. ileais**) no mesentério do intestino delgado (→ Figura 6.27).

6 Artérias do Intestino Grosso

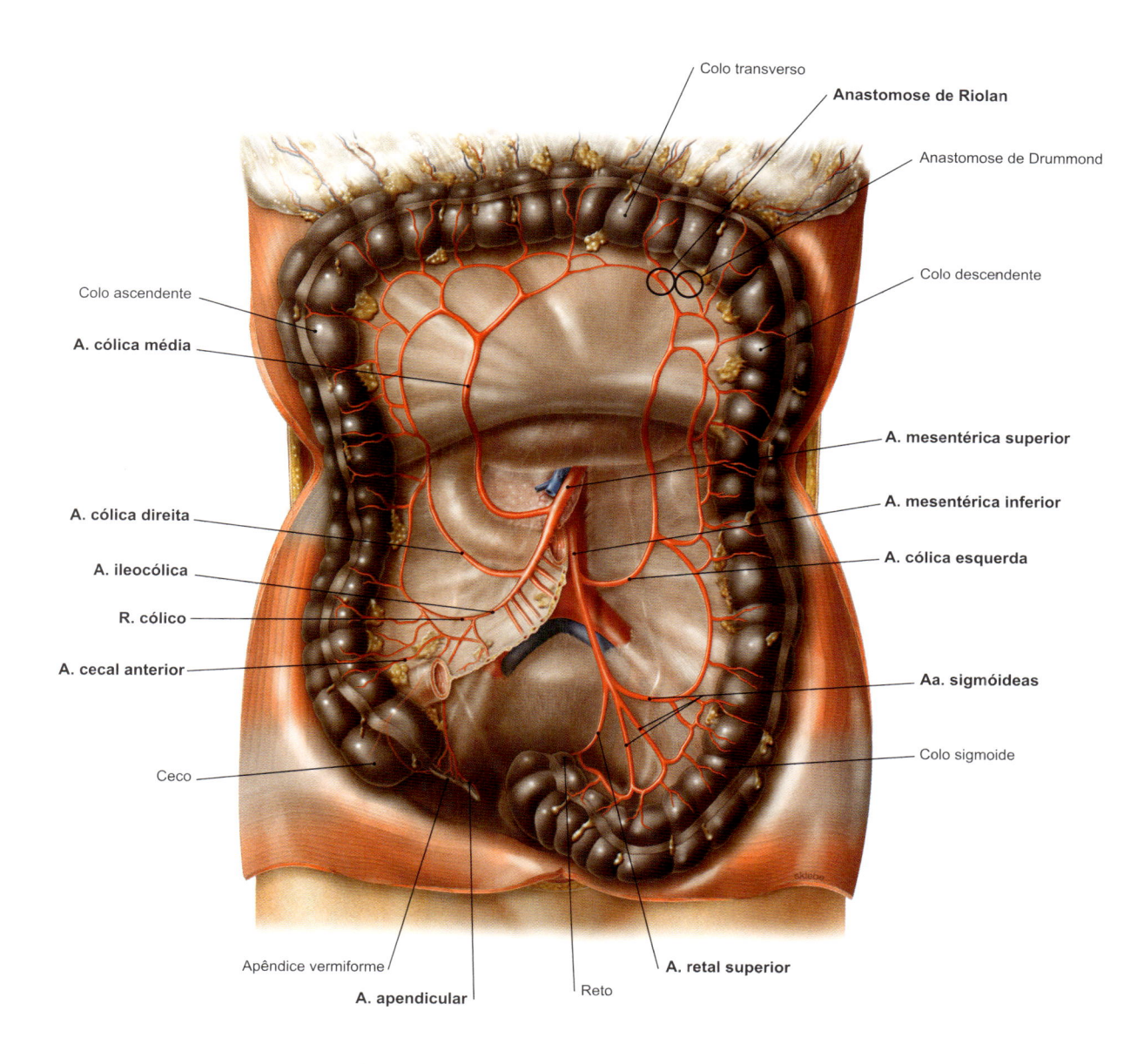

Figura 6.80 Artérias do intestino grosso; vista anterior; o colo transverso foi rebatido superiormente. [S700-L238]/[G1069]
- **Ceco e apêndice vermiforme: A. ileocólica**, com um R. ileal para a parte terminal do íleo (anastomose com a última A. ileal) e um R. cólico (anastomose com a A. cólica direita). A artéria divide-se em uma A. cecal anterior e uma A. cecal posterior, de ambos os lados do ceco, e em uma A. apendicular, que segue no mesoapêndice e supre o apêndice vermiforme
- **Colo ascendente e colo transverso: A. cólica direita** e **A. cólica média** (derivadas da A. mesentérica superior), que se anastomosam entre si. A A. cólica média estabelece uma conexão com a A. cólica esquerda **(anastomose de Riolan)**. Ocasionalmente, a conexão em uma arcada próxima ao intestino é chamada anastomose de Drummond
- **Colo descendente e colo sigmoide: A. cólica esquerda** e **Aa. sigmóideas**, derivadas da A. mesentérica inferior. A A. retal superior, ramo da A. mesentérica inferior, supre a parte superior do reto.

Dica: Do ponto de vista do desenvolvimento, as regiões de suprimento vasculonervosas são **distintas** a partir da **flexura esquerda do colo**: com relação às artérias, a **A. mesentérica superior**, que irriga os colos ascendente e transverso, é substituída pela **A. mesentérica inferior**, que irriga o colo descendente.

Correlações clínicas

As anastomoses entre a A. cólica média e a A. cólica esquerda, do ponto de vista clínico, são descritas em conjunto como arco justacólico ou **arcada de Riolan** e são importantes no caso de distúrbios da irrigação sanguínea, p. ex., na arteriosclerose ou devido a coágulos sanguíneos deslocados (embolia). Existem conexões semelhantes na região do duodeno e do reto (→ Figura 6.21). Por isso, a oclusão completa de uma das três artérias ímpares do abdome (tronco celíaco, A. mesentérica superior e A. mesentérica inferior) pode ser compensada sem que ocorra infarto intestinal. Distúrbios da irrigação sanguínea dos intestinos são geralmente pesquisados quando a pessoa sente dor abdominal após as refeições (dor pós-prandial).

Intestino

Veias do Intestino Delgado e do Intestino Grosso

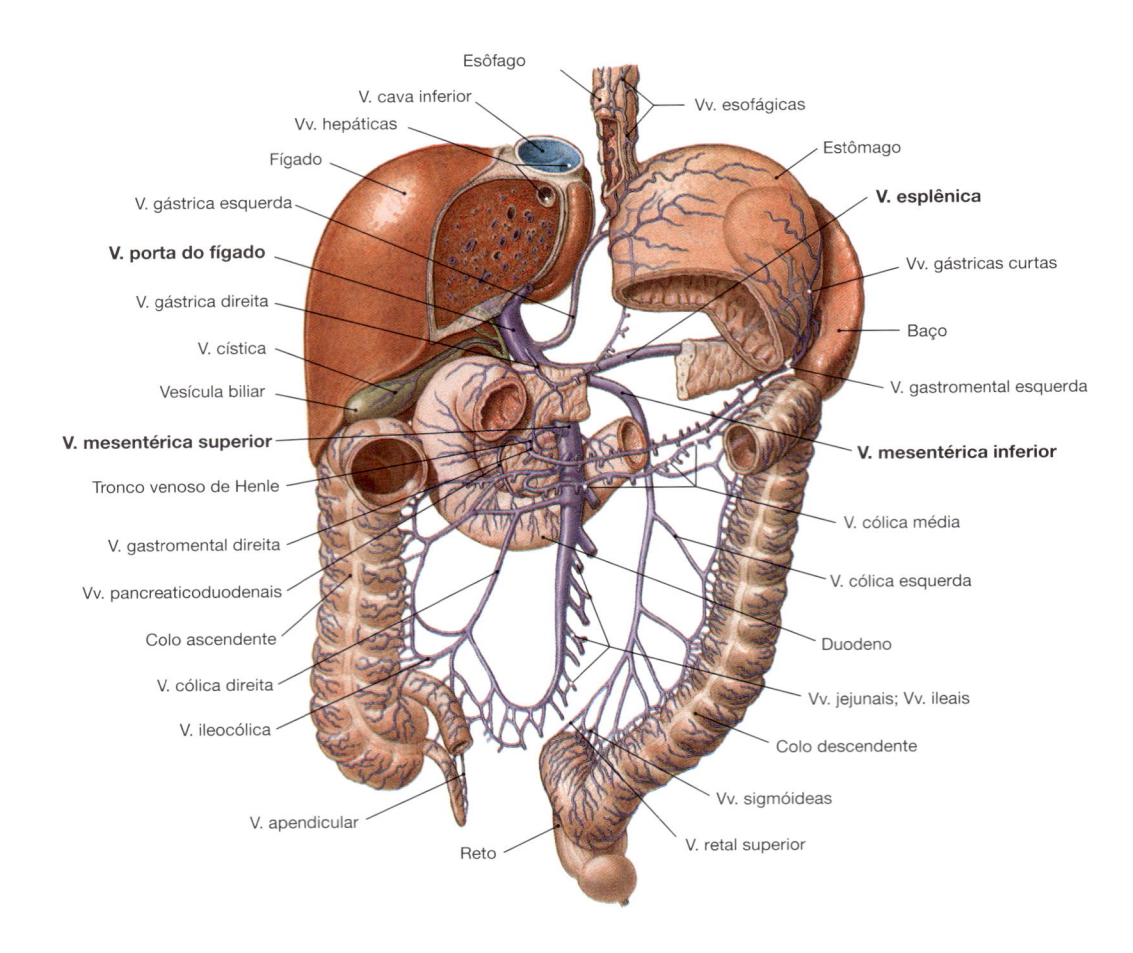

Figura 6.81 Veias do intestino delgado e do intestino grosso; vista anterior. [S700]

As veias acompanham as artérias e desembocam nos três **grandes troncos tributários principais da V. porta do fígado**: a V. mesentérica superior se une à V. esplênica por trás da cabeça do pâncreas para formar a V. porta do fígado; a V. mesentérica inferior desemboca normalmente (em 70% dos casos) na V. esplênica e, nos demais casos (30%), na V. mesentérica superior. Para os ramos da V. mesentérica superior e inferior ver → Figura 6.100.

Dica: Do ponto de vista do desenvolvimento, as regiões de suprimento vasculonervosas são **distintas** a partir da **flexura esquerda do colo**: com relação às veias, a **V. mesentérica superior**, que drena os colos ascendente e transverso, é substituída pela **V. mesentérica inferior**, que drena o colo descendente.

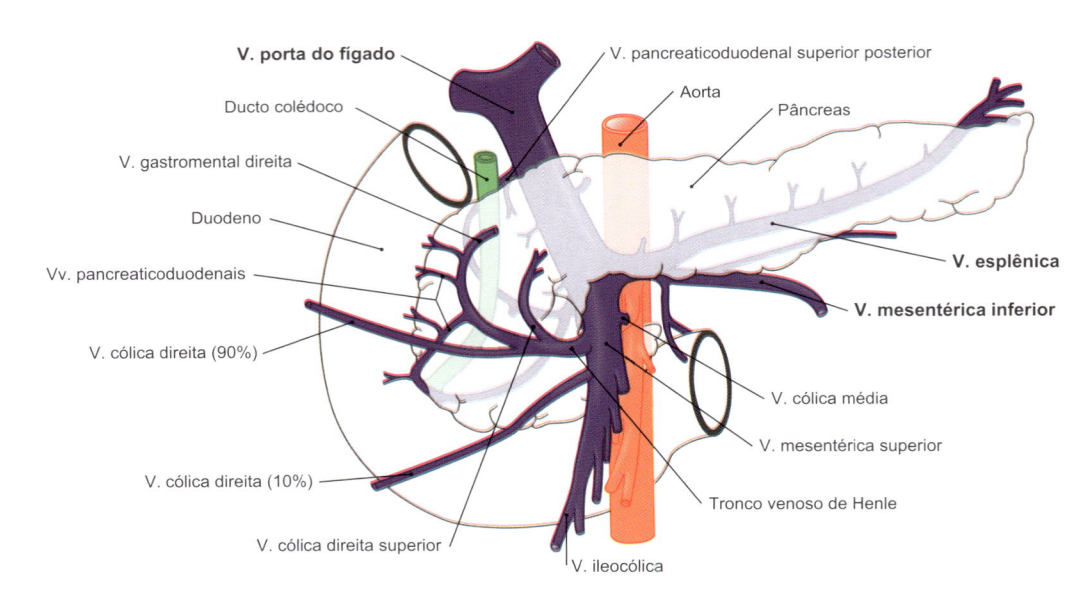

Figura 6.82 Tributárias da V. mesentérica superior; representação esquemática, vista anterior. [G1072]~[S700-L303]

A V. gastromental direita se une às Vv. pancreaticoduodenais, à V. cólica direita e a uma veia da flexura direita do colo, antes de desembocar na V. mesentérica superior. O tronco venoso assim formado é denominado pelos cirurgiões **tronco venoso de Henle (tronco gastropancreaticocólico)**. A V. cólica esquerda, por outro lado, desemboca separadamente.

Vasos Linfáticos dos Intestinos

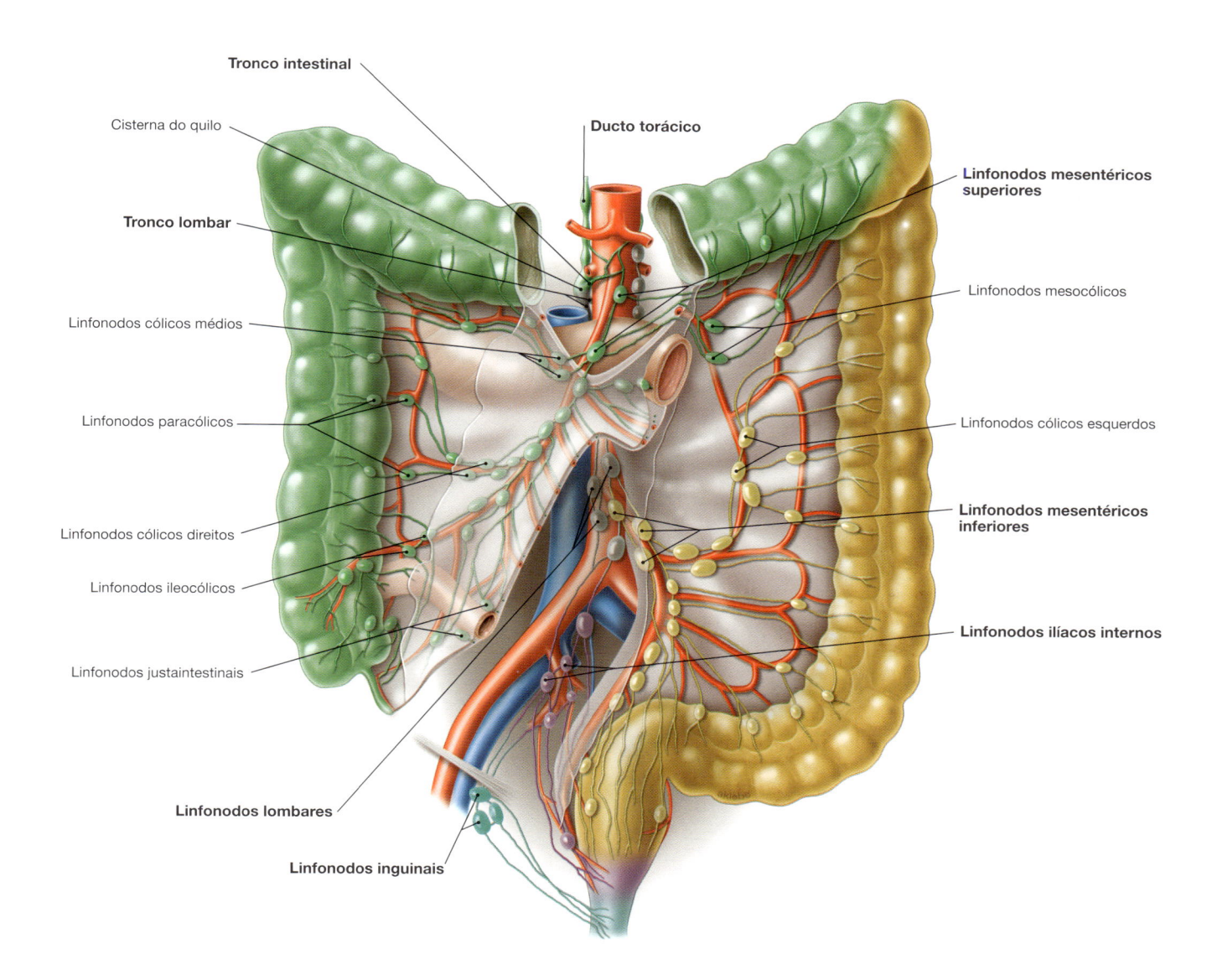

Figura 6.83 Vasos linfáticos e linfonodos regionais do intestino delgado e do intestino grosso. Os grupos individuais de linfonodos (no total, 100 a 200 linfonodos) estão representados em diferentes cores, de acordo com as suas regiões de drenagem. [G1073]~[S700-L238]
Diretamente sobre o intestino delgado encontram-se os **linfonodos justaintestinais**, e ao lado do intestino grosso, os **linfonodos paracólicos**. Por meio de diferentes cadeias intermediárias, ao longo das arcadas vasculares (p. ex., **linfonodos cólicos direitos**, **cólicos médios**, **cólicos esquerdos**, **ileocólicos**, **mesocólicos**), a linfa flui para dois sistemas de drenagem separados:

- De todo o **intestino delgado**, além do **ceco**, do **colo ascendente** e do **colo transverso**, a linfa é drenada para os **linfonodos mesentéricos superiores** na saída da A. mesentérica superior, sendo subsequentemente conduzida, pelo tronco intestinal, para o ducto torácico (em verde)
- Do **colo descendente**, do **colo sigmoide** e da **parte proximal do reto**, a linfa chega aos **linfonodos mesentéricos inferiores**, na saída da A. mesentérica inferior (em amarelo) e, daí, para os linfonodos para-aórticos (linfonodos lombares, em cinza), situados em posição retroperitoneal, e para os troncos lombares (em cinza).

A **parte distal do reto** e o **canal anal** também mantêm conexões com a região de drenagem dos troncos lombares. Entretanto, a primeira cadeia de linfonodos é a dos **linfonodos ilíacos internos** e, para a parte terminal do canal anal, é a cadeia dos **linfonodos inguinais** (em rosa e turquesa, respectivamente).

Dica: Do ponto de vista do desenvolvimento, as regiões de suprimento de todas as estruturas vasculonervosas se **alteram** na **flexura esquerda do colo**. Os **linfonodos mesentéricos superiores** constituem os linfonodos regionais para os colos ascendente e transverso, enquanto os **linfonodos mesentéricos inferiores** drenam o colo descendente.

Correlações clínicas

A **drenagem da linfa** é importante no diagnóstico de carcinomas de intestino, uma vez que o tratamento também depende do estadiamento da doença. No caso de um tumor no colo ascendente ou no colo transverso, devem ser pesquisadas metástases nos linfonodos na região de drenagem dos linfonodos mesentéricos superiores.

No caso de um tumor no colo descendente, os linfonodos na região de drenagem dos linfonodos mesentéricos inferiores são relevantes, pois, devido ao trajeto retroperitoneal da A. mesentérica inferior, que eles acompanham, apresentam frequentes conexões com outros linfonodos retroperitoneais.

Intestino

Inervação dos Intestinos

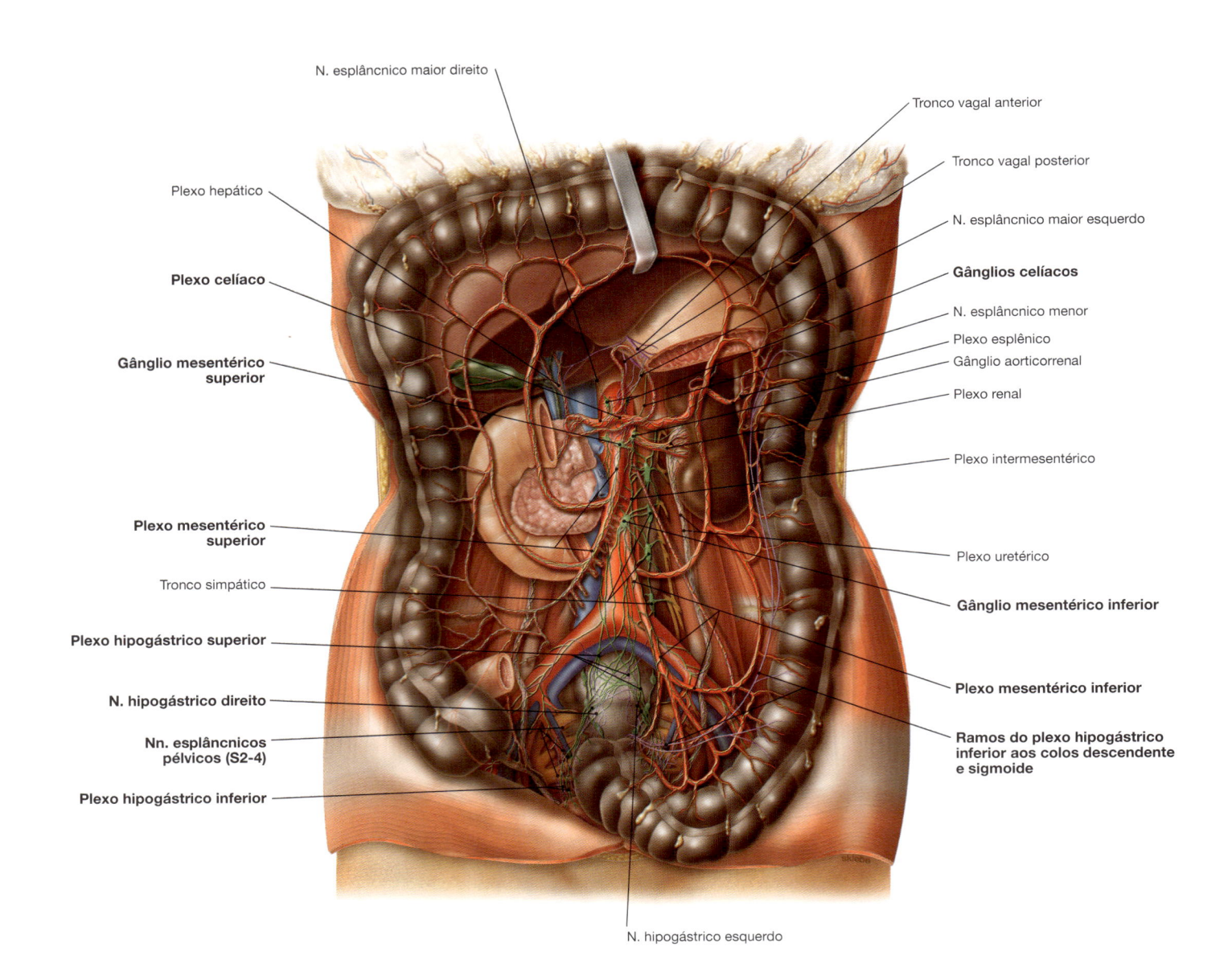

Figura 6.84 Inervação autônoma do intestino delgado e do intestino grosso; vista anterior. [S700-L238]

Na face anterior da aorta, as fibras nervosas da parte simpática (em verde) e da parte parassimpática (em roxo) da divisão autônoma do sistema nervoso formam um plexo **(plexo aórtico abdominal)**, que, nas saídas dos ramos da aorta, forma alguns plexos cujas fibras nervosas acompanham os vasos que suprem os respectivos órgãos. Os plexos suprem o intestino delgado e o intestino grosso, a partir da saída dos três ramos viscerais ímpares da aorta **(plexos celíaco, mesentérico superior e mesentérico inferior)**.

Os corpos celulares dos **neurônios simpáticos pré-ganglionares** estão situados nos cornos laterais da medula espinal (para o intestino delgado e colo proximal à flexura esquerda do colo em T5-T12 e para o colo distal em L1-L2). Seus axônios seguem para o tronco simpático e, em seguida – sem estabelecer conexões sinápticas –, através dos nervos esplâncnicos maior e menor, para os plexos da aorta, onde estabelecem conexões sinápticas com neurônios pós-ganglionares nos gânglios de mesmo nome **(gânglio celíaco, gânglios mesentéricos superior e inferior)**, cujos axônios atingem os diferentes segmentos dos intestinos, juntamente com os ramos das respectivas artérias.

Os **neurônios parassimpáticos pré-ganglionares** dos **Nn. vagos [X]** acompanham o esôfago, como troncos vagais anterior e posterior, através do diafragma, para os plexos nervosos autônomos da parte abdominal da aorta, os quais, entretanto, seguem até os órgãos sem estabelecer conexões sinápticas. Neurônios pós-ganglionares são encontrados nas paredes dos órgãos ou em suas imediações. A região de suprimento dos Nn. vagos [X] termina no plexo mesentérico superior e, consequentemente, na região da flexura esquerda do colo (denominada, tradicionalmente, ponto de Cannon-Böhm).

Por outro lado, o colo descendente é suprido pela **parte sacral da parte parassimpática**, cujos neurônios pré-ganglionares se encontram na medula espinal (S2-S4), seguem a partir dos nervos espinais como Nn. esplâncnicos pélvicos e, em seguida, no plexo hipogástrico inferior, nas vizinhanças do reto, onde estabelecem contato sináptico com neurônios pós-ganglionares. As fibras nervosas pós-ganglionares ascendem apenas por um pequeno trajeto para formar o plexo mesentérico inferior (não representado), enquanto as demais fibras atingem o colo descendente, normalmente como ramos diretos.

A **parte parassimpática estimula** o peristaltismo e a perfusão sanguínea dos intestinos, enquanto a **parte simpática os inibe**.

Dica: Do ponto de vista do desenvolvimento, as regiões de suprimento vasculonervosas são **distintas** a partir da **flexura esquerda do colo**: com relação à inervação autônoma, o **plexo mesentérico superior**, que inerva os colos ascendente e transverso, é substituído pelo **plexo mesentérico inferior** e pelo **plexo hipogástrico inferior** para os colos descendente e sigmoide. A origem dos neurônios parassimpáticos muda da parte craniana (N. vago) para a parte pélvica (Nn. esplâncnicos pélvicos).

6 Intestino Grosso, Técnicas de Imagem

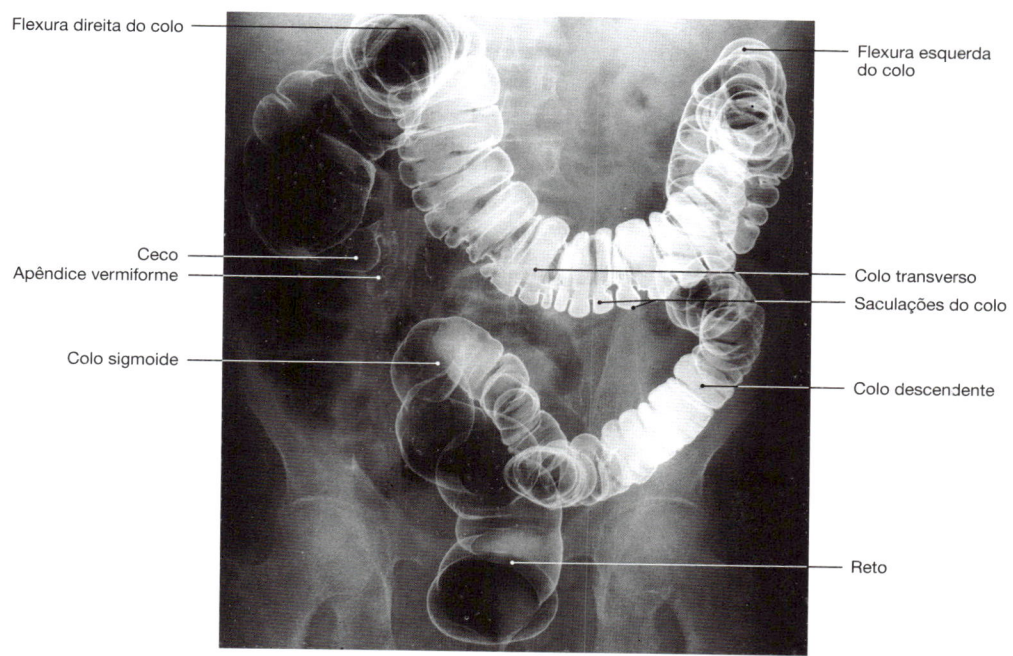

Figura 6.85 Intestino grosso; radiografia em incidência anteroposterior (AP), após o enchimento com meio de contraste e ar (método de duplo contraste). Na radiografia, podem-se observar diferentes variações de posição do colo transverso (→ Figura 6.86). [S700]

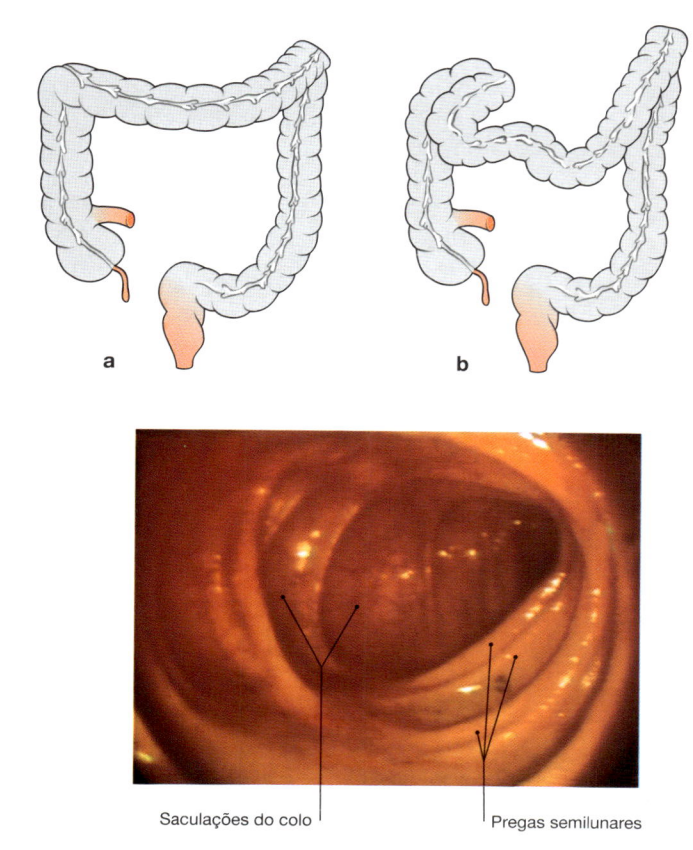

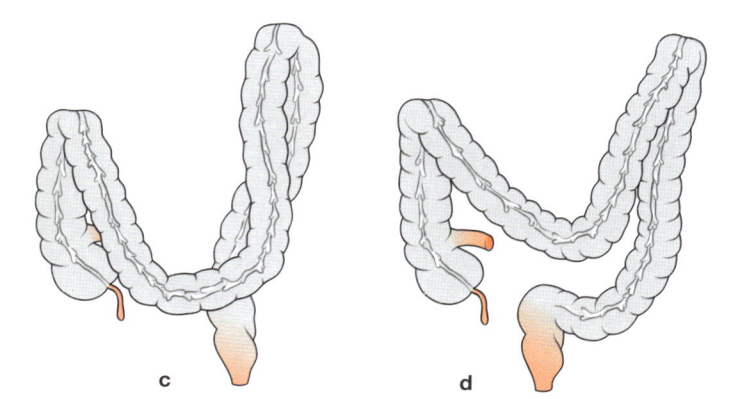

Rótulos: Flexura direita do colo; Ceco; Apêndice vermiforme; Colo sigmoide; Flexura esquerda do colo; Colo transverso; Saculações do colo; Colo descendente; Reto.

Figura 6.86a-d Variações de posição do colo transverso; vista anterior. [S700-L126]

Figura 6.87 Colo ascendente; colonoscopia. [S700]
Em comparação com as pregas circulares do intestino delgado, as pregas da túnica mucosa no intestino grosso têm um formato de "meia-lua" (pregas semilunares).

Rótulos: Saculações do colo; Pregas semilunares.

Correlações clínicas

Os tumores malignos do intestino grosso (**carcinoma de colo**) se incluem – em ambos os sexos – entre os três mais frequentes tipos de câncer, e, portanto, são responsáveis por uma proporção considerável das mortes nos países ocidentais. Com medidas de precaução adequadas, essas mortes podem ser evitadas. O exame preferido para a detecção dos carcinomas de colo é a colonoscopia, recomendada em períodos regulares como exame preventivo pelos sistemas de saúde. Além da inspeção da túnica mucosa, a colonoscopia possibilita também a obtenção de amostras de tecidos (biopsias), de modo a permitir o diagnóstico definitivo pelos patologistas. Por essa razão, a importância da radiografia contrastada tem diminuído rapidamente. Entretanto, da mesma forma, ela possibilita um diagnóstico relativamente seguro nos casos de oclusão parcial, p. ex., devido a um tumor estenosante ou no caso de um processo patológico não acessível por endoscopia abaixo da túnica mucosa, em função das alterações de formato e posição características do lúmen intestinal.

6 Fígado e Vesícula Biliar

Projeção do Fígado e da Vesícula Biliar

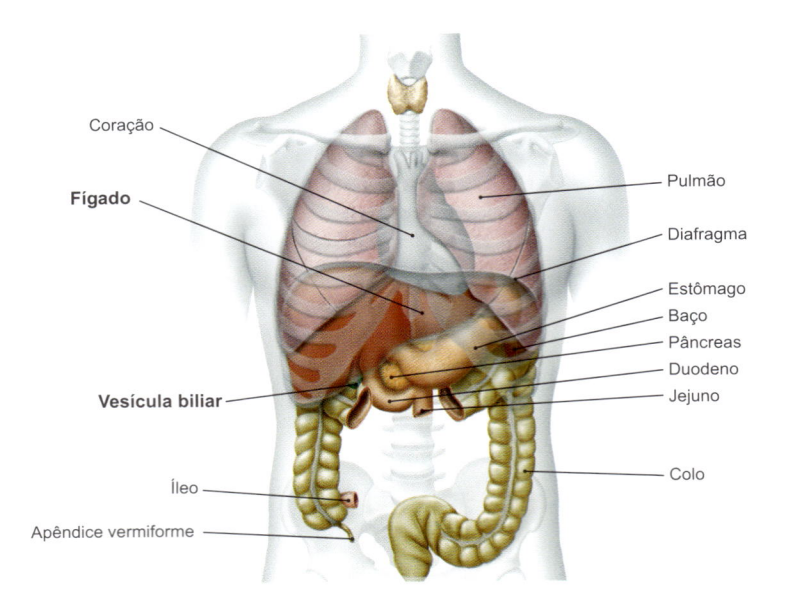

Figura 6.88 Projeção dos órgãos internos na superfície do corpo; vista anterior. [S700-L275]

O fígado e a vesícula biliar encontram-se em posição **intraperitoneal**, no lado direito da região superior do abdome. A margem superior do fígado se projeta à direita no quarto espaço intercostal, e à esquerda, na costela V. O fundo da vesícula biliar projeta-se na linha medioclavicular, sobre a costela IX. O fígado atinge, com o seu lobo esquerdo, o lado esquerdo da região superior do abdome (aproximadamente até a linha medioclavicular esquerda), onde se posiciona à frente do estômago. Sua posição depende da respiração (o fígado "abaixa" com a inspiração e "sobe" com a expiração), uma vez que sua área nua está firmemente aderida ao diafragma. Consequentemente, a sua posição também é altamente dependente do tamanho dos pulmões. Devido ao abaulamento do diafragma, o fígado é recoberto anterior e posteriormente por parte da cavidade pleural (→ Figura 6.148). Em condições normais, a margem inferior do fígado na linha medioclavicular coincide com o arco costal à direita, de modo que o fígado não é palpável.

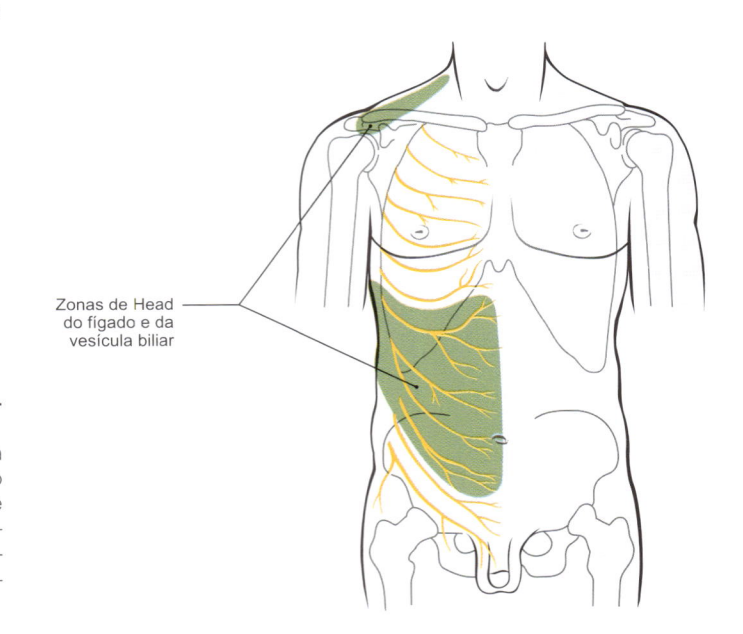

Figura 6.89 Zonas de Head do fígado e da vesícula biliar, representação esquemática; vista anterior. [S700-L126]/[G1071]

As áreas cutâneas órgão-relacionadas ou **zonas de Head** do fígado e da vesícula biliar se projetam para os dermátomos T8-T11 do lado direito do corpo. O dermátomo C4 na região do ombro direito é uma zona de Head do fígado e da vesícula biliar, porque o N. frênico é suprido predominantemente pelo plexo cervical, e seu ramo terminal (R. frenicoabdominal) também é responsável pela inervação sensitiva do abdome (superfície do fígado e da vesícula biliar).

Correlações clínicas

Nas infecções hepáticas e da vesícula biliar (hepatite ou colecistite) ou na **punção hepática** realizada para fins de diagnóstico, a dor também pode se irradiar para o ombro direito (zona de Head).

O exame do fígado, com **determinação do seu tamanho**, está incluído em todo exame físico completo, uma vez que sua consistência e tamanho podem fornecer os primeiros indícios sobre alterações patológicas, p. ex., **esteatose hepática** (no diabetes melito ou no uso abusivo de álcool); **inflamação** (hepatite), na infecção por vírus da hepatite ou **cirrose hepática** (secundária a alcoolismo). Por isso, durante um exame, não somente a margem inferior do fígado deve ser determinada pela palpação à inspiração, mas também a margem superior, por meio da percussão do tórax. Na avaliação, o tamanho do fígado vale como medida padrão, uma vez que ele, na linha medioclavicular direita, não deve ter mais do que 12 cm de diâmetro craniocaudal.
[S701-J803-L126]

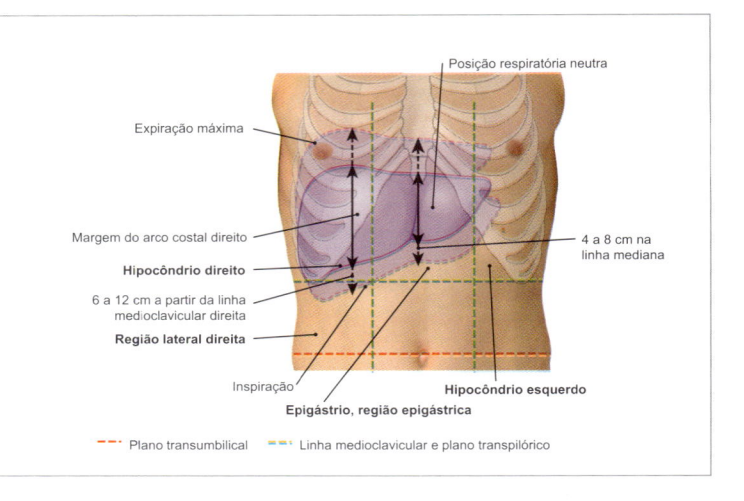

6 Desenvolvimento do Fígado e da Vesícula Biliar

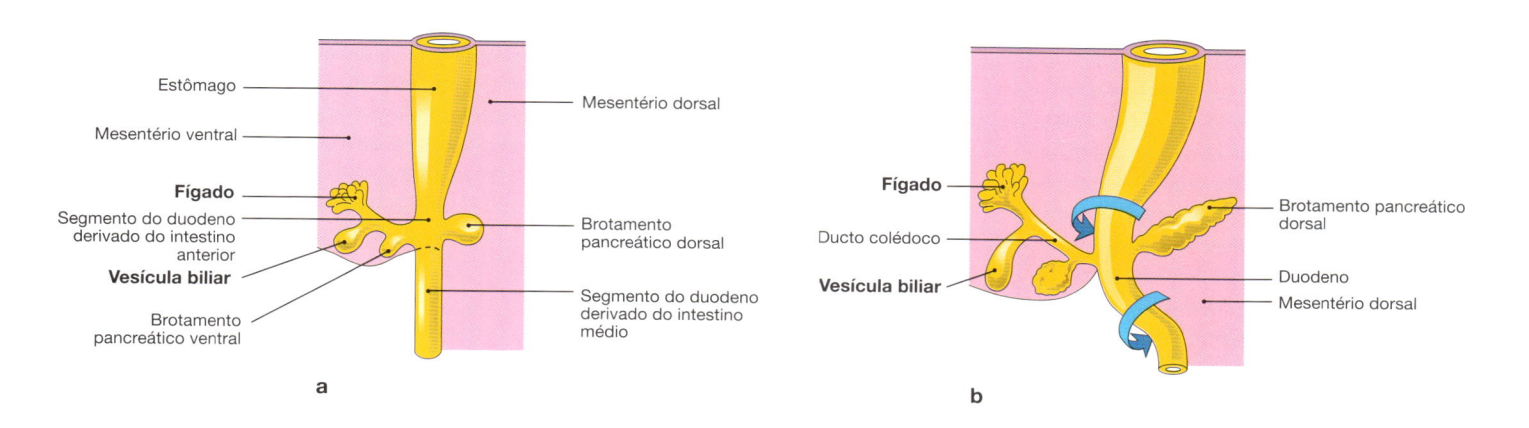

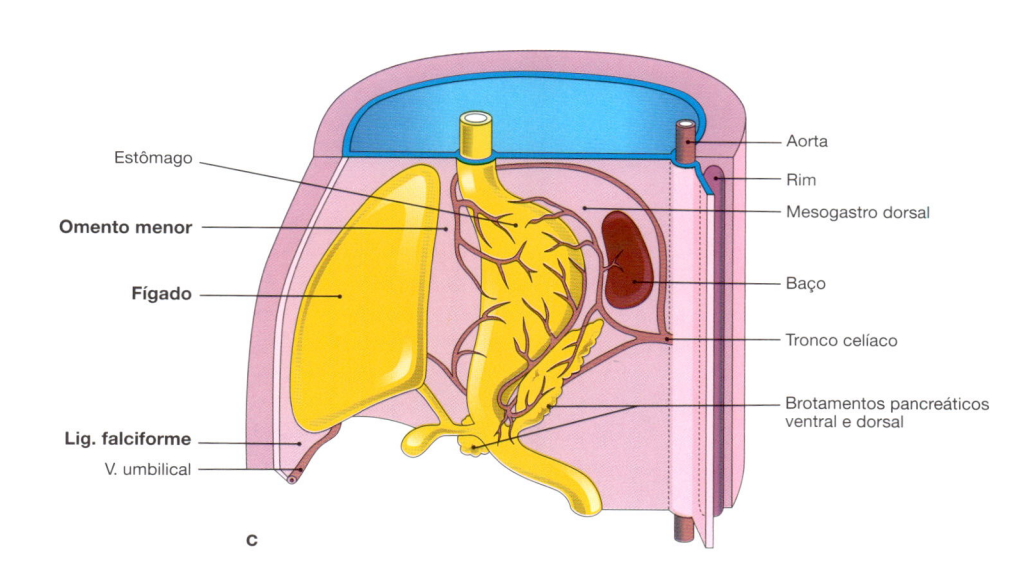

Figura 6.90a-c Estágios de desenvolvimento do fígado e da vesícula biliar na 4ª à 5ª semana. [E347-09]
a Desenvolvimento do fígado e da vesícula biliar a partir da 4ª semana.
b Desenvolvimento adicional do fígado e da vesícula biliar, à medida que o intestino primitivo é girado.
c Deslocamento do fígado para o mesogastro ventral.

Os epitélios do fígado e do sistema biliar originam-se do endoderma do intestino primitivo, na altura do futuro duodeno. O endoderma forma, na **4ª semana** (a partir do 22º dia), um espessamento **(placa hepática)**, que se divide em um primórdio hepático, em posição superior, e um primórdio inferior para o sistema biliar (**a** e **b**). O epitélio do primórdio do fígado cresce em direção ao tecido conjuntivo mesenquimal do septo transverso, no qual surgem as ilhotas para formação de células sanguíneas. Deste modo, os componentes conjuntivos e os vasos sanguíneos intra-hepáticos (sinusoides) penetram no primórdio epitelial hepático. Em seguida o fígado se desloca progressivamente no interior do mesogastro ventral (**c**), dividindo-o em um meso-hepático ventral e um meso-hepático dorsal (→ Figura 6.1). A partir do meso-hepático ventral forma-se o **Lig. falciforme**, que fixa o fígado à parede anterior do tronco. O meso-hepático dorsal dá origem ao **omento menor**, que une o fígado ao estômago e ao duodeno.

179

Fígado e Vesícula Biliar

Fígado, Visão Geral

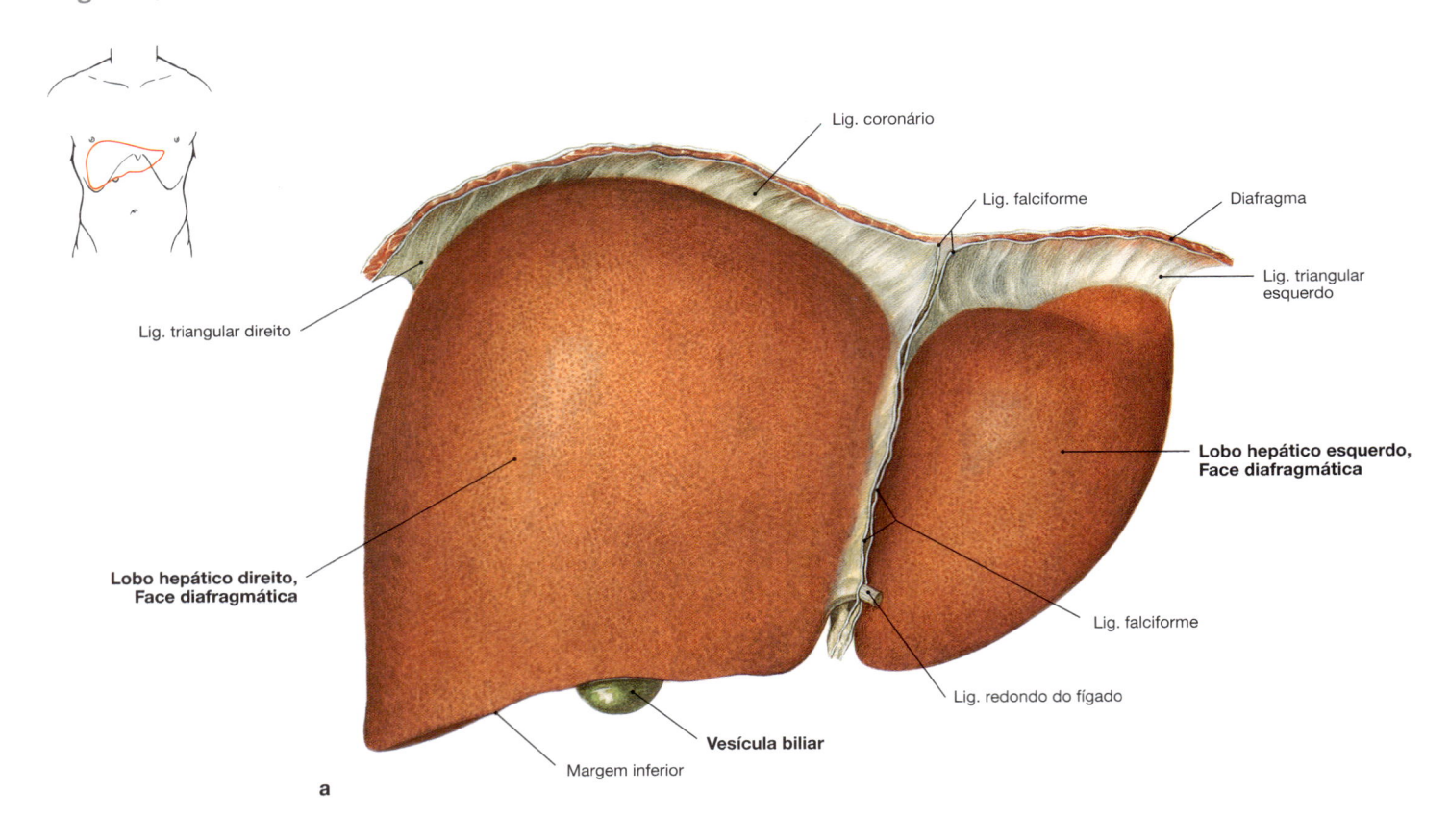

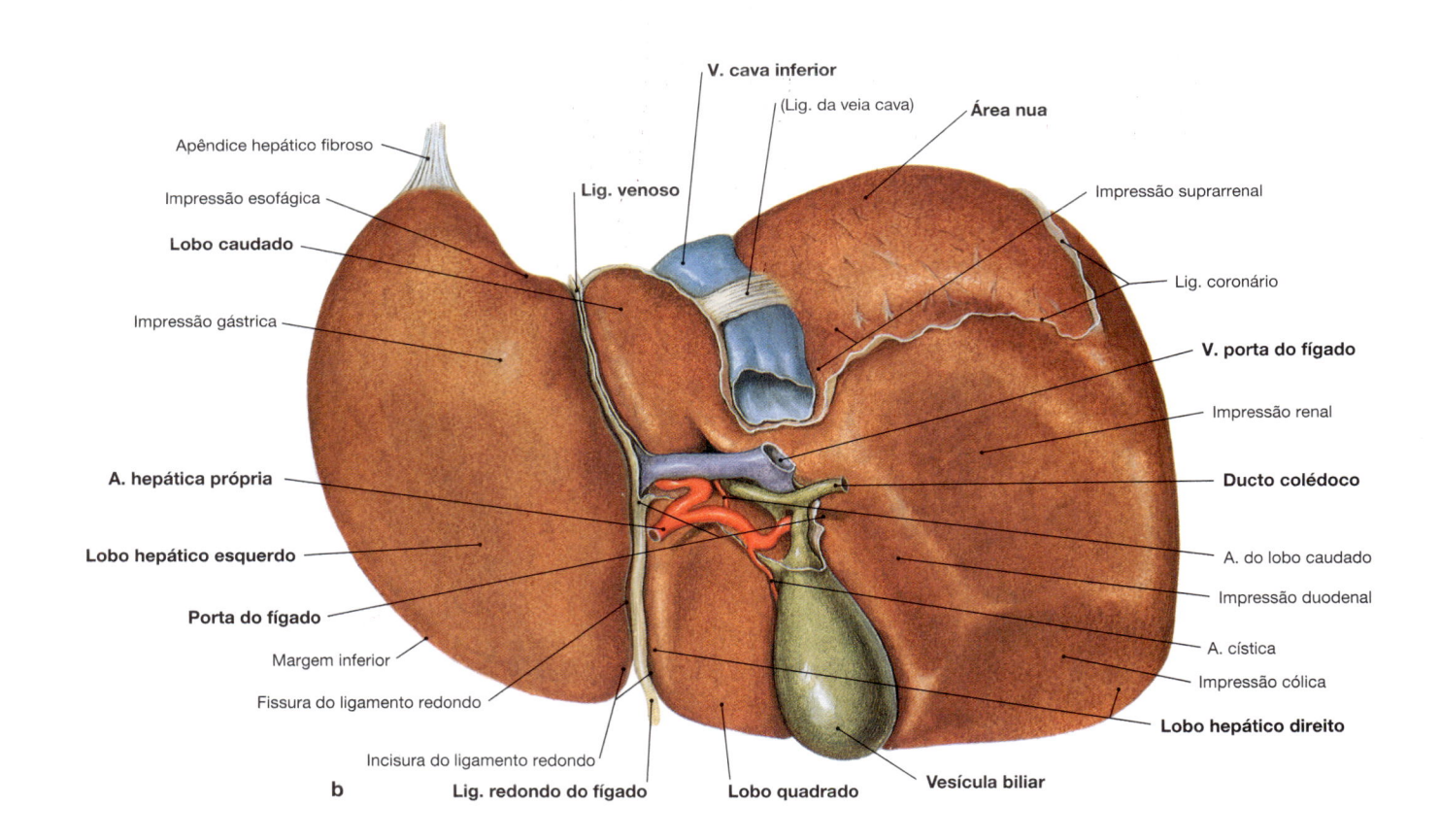

Figura 6.91a e b Fígado; para descrição, → Figura 6.92. [S700]

a Vista anterior.
b Vista posteroinferior.

Fígado, Visão Geral

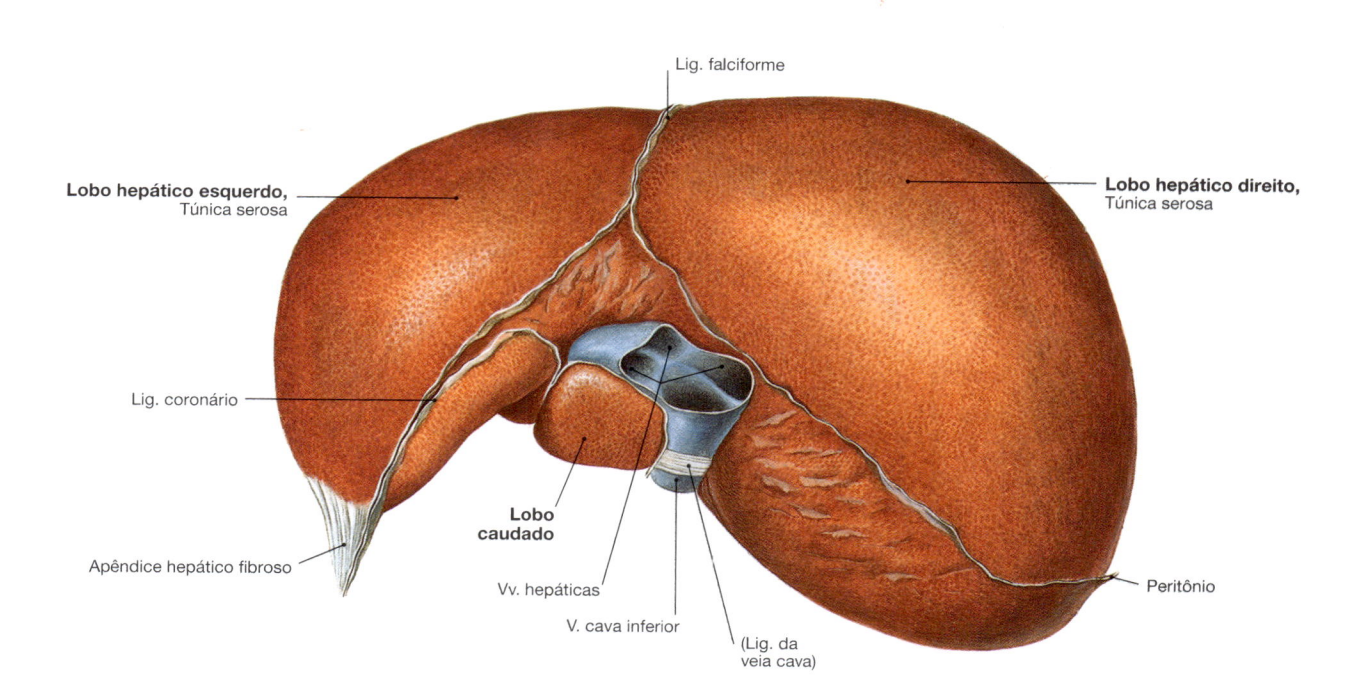

Figura 6.92 Fígado; vista cranial. [S700]

O fígado é a maior glândula (1.200 a 1.800 g) e o órgão central para o metabolismo do corpo. Ele apresenta uma face diafragmática, adjacente ao diafragma, e uma face visceral, voltada para baixo, em direção às vísceras, delimitada anteriormente pela margem inferior (→ Figura 6.91).

A **face diafragmática** está parcialmente fixada ao diafragma e, nesta região, não é totalmente recoberta pelo peritônio visceral **(área nua)**. O fígado é dividido em um grande **lobo direito** e um pequeno **lobo esquerdo**, separados, anteriormente, pelo **Lig. falciforme**. Este ligamento continua-se superiormente com o **Lig. coronário**, que à direita e à esquerda origina um **Lig. triangular**, como ligação com o diafragma. O Lig. triangular esquerdo continua com o apêndice hepático fibroso, em formato pontiagudo. Inferiormente, o Lig. falciforme se conecta com o **Lig. redondo do fígado** (vestígio da V. umbilical da circulação fetal). Ambos os ligamentos seguem para a parede anterior do tronco.

Na **face visceral**, a endentação produzida pelo Lig. redondo do fígado (fissura do ligamento redondo) segue até a porta do fígado (hilo do órgão), onde as estruturas vasculonervosas (V. porta do fígado, A. hepática própria, ducto hepático comum) entram ou saem do fígado. Superiormente, existe ainda o **Lig. venoso** (**de Arantius**, vestígio do ducto venoso da circulação fetal). No lado direito da porta do fígado, superiormente, se encontra a V. cava inferior, em um recesso (sulco da veia cava); abaixo está a **vesícula biliar** em seu leito (fossa da vesícula biliar). Graças ao Lig. redondo do fígado, ao Lig. venoso, à V. cava inferior e à vesícula biliar, são delimitadas, em torno da porta do fígado (na face inferior do lobo hepático direito), duas regiões de formato aproximadamente quadrangular, denominadas anteriormente como **lobo quadrado** e posteriormente como **lobo caudado**. O fígado não é revestido pelo peritônio em quatro grandes locais: área nua, porta do fígado, fossa da vesícula biliar e sulco da V. cava inferior.

No indivíduo vivo, o fígado é de consistência macia e se ajusta ao formato dos órgãos circunjacentes. Após a fixação cadavérica, esses órgãos deixam impressões no fígado, consideradas artefatos da fixação, sem importância específica. No entanto, elas fornecem informações sobre as relações topográficas do fígado.

6 Fígado e Vesícula Biliar

Estrutura do Fígado

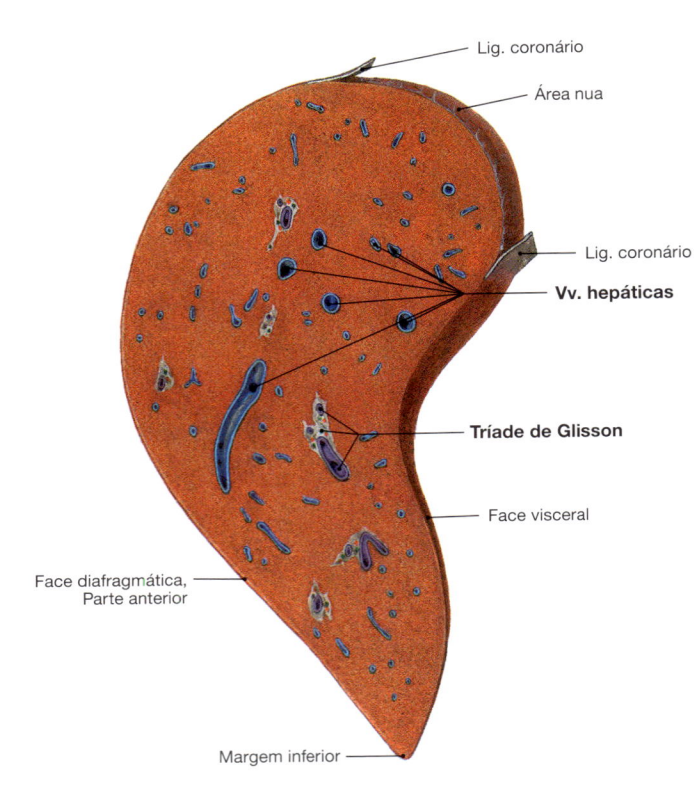

Figura 6.93 Fígado; corte sagital do lobo hepático direito. [S700]
As estruturas vasculonervosas que entram e saem pela porta do fígado (**V. porta do fígado, A. hepática própria, ducto hepático comum**) se ramificam, sendo envolvidas por tecido conjuntivo no parênquima hepático e formando, nos espaços porta, as **tríades de Glisson** (ou tríades portais) (→ Figura 6.94).
As **Vv. hepáticas** e suas tributárias, que conduzem o sangue do fígado para a V. cava inferior, seguem separadas dos ramos vasculares presentes nas tríades de Glisson.

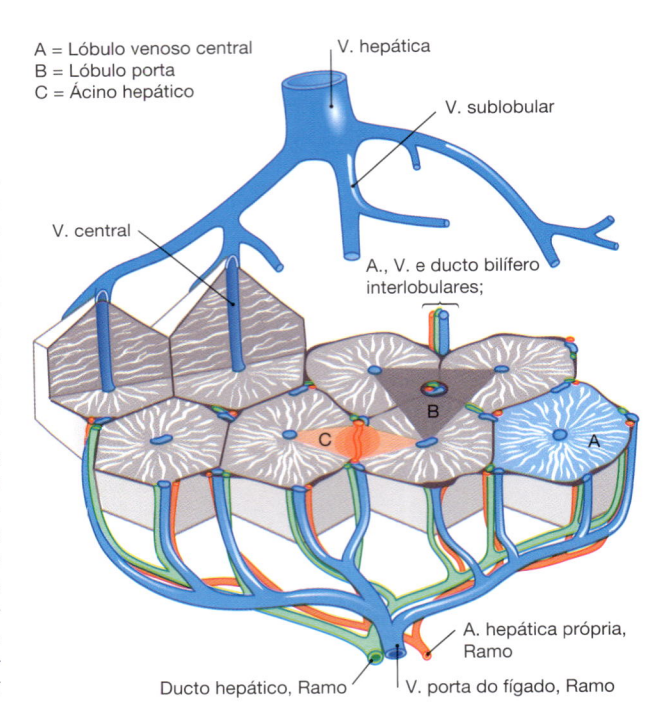

Figura 6.94 Estrutura lobular do parênquima hepático; representação esquemática de um corte histológico. [S700-L126]/[S133]
O parênquima hepático divide-se em lóbulos hepáticos, que são constituídos por lâminas de **hepatócitos** dispostas radialmente. O **lóbulo hepático clássico**, aproximadamente hexagonal (lóbulo venoso central), está rodeado por três a seis cantos de um **espaço periporta**. No espaço periporta encontra-se a **tríade porta de Glisson** (A. e V. interlobulares, ducto bilífero interlobular) revestida por tecido conjuntivo. Os vasos sanguíneos constituem os ramos finais da A. hepática própria/V. porta do fígado, enquanto o ducto bilífero interlobular forma a origem do sistema de ductos biliares, que se une à porta do fígado para o ducto colédoco. No centro dos lóbulos está localizada a **V. central**. O sangue, que entra a partir das veias e artérias da periferia dos lóbulos dos sinusoides hepáticos entre os hepatócitos, é recoletado pelas veias centrais e transportado pelas veias sublobulares para as veias hepáticas. Assim, os nutrientes dos hepatócitos e as substâncias a serem eliminadas do sangue podem ser assimilados, e materiais sintetizados, como proteínas plasmáticas, podem ser liberados. A bile flui entre as células hepáticas para o espaço porta. Portanto, o ducto biliar (ducto bilífero interlobular) se localiza no centro do **lóbulo porta** triangular, enquanto os três cantos são formados pelas veias centrais. O **ácino hepático** tem formato romboide e é delimitado por dois espaços porta e duas veias centrais. Ao longo do eixo de ligação entre os espaços porta, o suprimento de oxigênio e de nutrientes é melhor, a fim de que os hepatócitos possam executar diferentes funções em distintas zonas dos ácinos.

A = Lóbulo venoso central
B = Lóbulo porta
C = Ácino hepático

Correlações clínicas

O fluxo sanguíneo nos lóbulos hepáticos é de grande importância para a manutenção da função hepática. Quando a estrutura dos lóbulos é destruída pela reorganização do parênquima em nódulos devido ao desarranjo desordenado do tecido conjuntivo na **cirrose hepática**, o fluxo sanguíneo é prejudicado. Consequentemente, ocorrem estase do sangue na porta do fígado e aumento da pressão sanguínea na V. porta (**hipertensão porta**). Como resultado, pode haver a formação de circulações colaterais (**anastomoses portocavais**) (→ Figura 6.102).

Segmentos Hepáticos

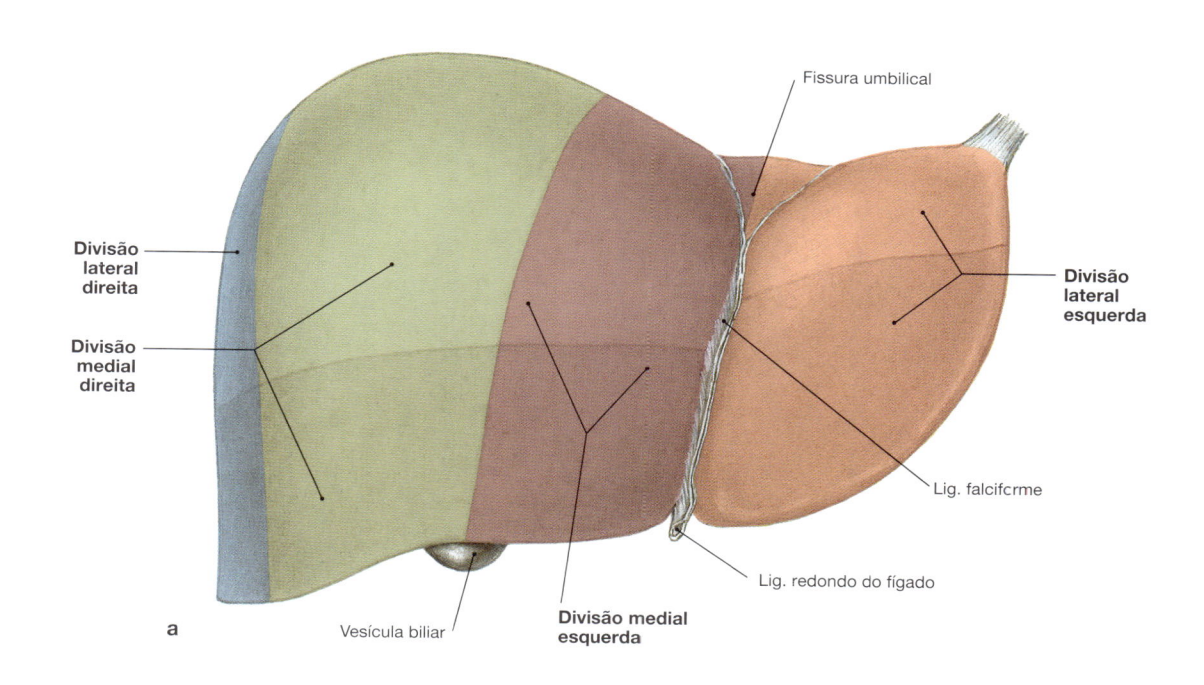

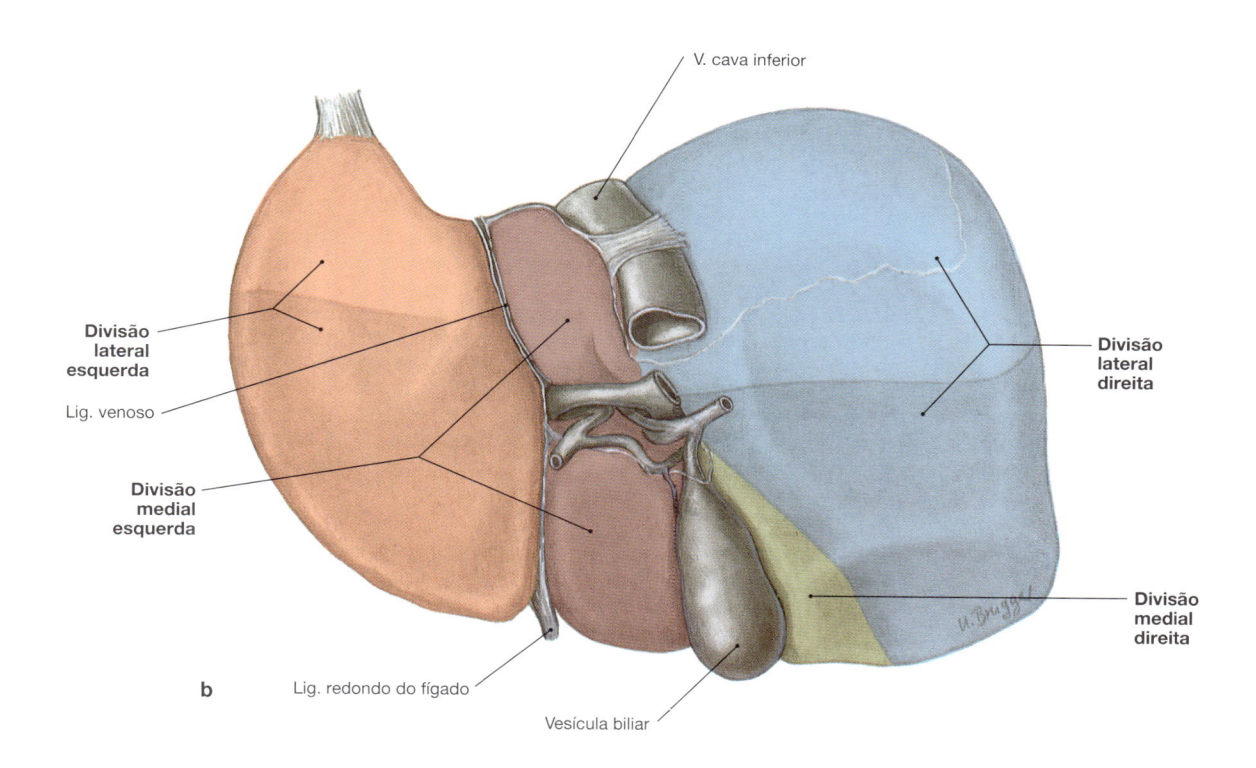

Figura 6.95a e b Segmentos hepáticos. Os segmentos dos lobos hepáticos estão destacados em cores. [S700]
a Vista anterior.
b Vista posterior.

As **três Vv. hepáticas** (→ Figura 6.96), de trajeto aproximadamente vertical, subdividem o fígado em quatro divisões. A **divisão lateral esquerda** corresponde, do ponto de vista anatômico, ao lobo hepático esquerdo e, deste modo, se estende até o Lig. falciforme; posteriormente a esse lobo se encontra a V. hepática esquerda. Entre o Lig. falciforme e a vesícula biliar, em cuja altura se encontra a V. hepática média, estende-se a **divisão medial esquerda**. Para a direita, seguem-se a **divisão medial direita** e a **divisão lateral direita**, separadas pela V. hepática direita, que, apesar de estar sobre a face externa, não é identificada como referência anatômica. Devido aos componentes vasculares e biliares das **tríades portais**, esses segmentos são subdivididos em **oito segmentos hepáticos** (→ Figura 6.96), muito importantes dos pontos de vista **funcional** e clínico e que estão delimitados aqui pelo sombreamento em diferentes tonalidades.

Fígado e Vesícula Biliar

Segmentos Hepáticos

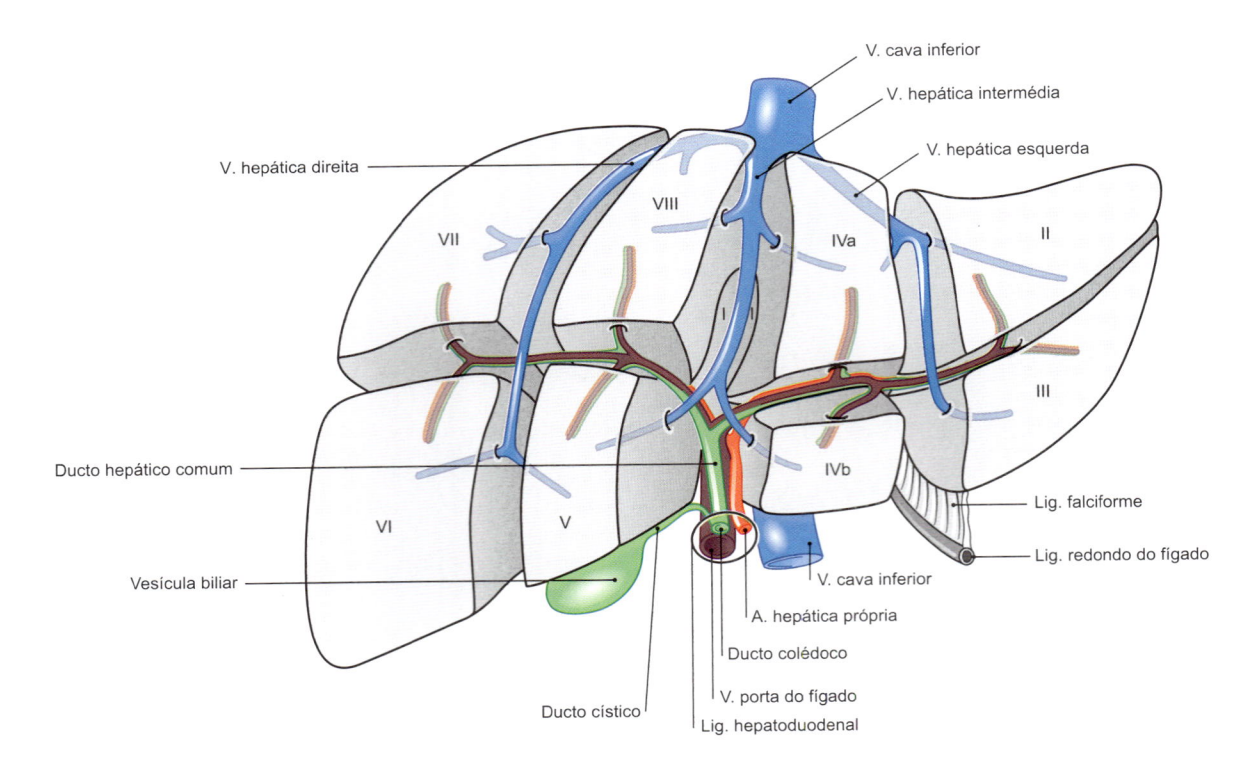

I	Lobo caudado		V	Segmento anterior medial direito
II	Segmento posterior lateral esquerdo		VI	Segmento anterior lateral direito
III	Segmento anterior lateral esquerdo		VII	Segmento posterior lateral direito
IV (a/b)	Segmento medial esquerdo		VIII	Segmento posterior medial direito

Figura 6.96 Representação esquemática dos segmentos hepáticos e sua relação com os vasos sanguíneos e vias biliares intra-hepáticos; vista anterior. [S700-L126]/[B500-M282-L132]

O fígado está dividido em **oito segmentos funcionais**, cada um deles suprido por uma ramificação da tríade porta (V. porta do fígado, A. hepática própria e ducto hepático comum) e, por isso, funcionalmente independentes entre si. Cada dois desses segmentos são reunidos em disposição tridimensional para formar quatro segmentos paralelos entre si, devido à existência de três veias hepáticas de trajeto perpendicular (→ Figura 6.95). Um segmento IX foi originalmente definido, e como o segmento I, foi atribuído ao lobo caudado, mas posteriormente foi abandonado.

Do ponto de vista funcional, é importante que os **segmentos II a IV** sejam supridos pelos ramos esquerdos da tríade porta e, com isso, sejam agregados funcionalmente em um **lobo hepático esquerdo**, enquanto os **segmentos V a VIII** sejam dependentes dos ramos direitos dos vasos sanguíneos e representem funcionalmente **o lobo hepático direito**. Consequentemente, o limite entre os lobos funcionais esquerdo e direito se encontra em um plano sagital entre a V. cava inferior e a vesícula biliar (**"plano veia cava-vesícula biliar"**), e não na altura do Lig. falciforme. O **segmento I (lobo caudado)** é irrigado regularmente por ramos dos dois lados e não é contado como parte de nenhum dos dois lobos funcionais do fígado.

Correlações clínicas

Os segmentos hepáticos são muito importantes para a **cirurgia abdominal**, uma vez que – contando que os limites entre os segmentos sejam preservados – possibilitam a ressecção de partes individuais do fígado sem sangramento. Deste modo, em processos patológicos, como, p. ex., nas metástases do fígado, vários segmentos individuais podem ser retirados de diferentes partes do fígado, sem lesionar o restante do órgão. Do ponto de vista prático, após a remoção dos segmentos, deve ser feita a ligadura de ramos individuais dos vasos nutrícios, e assim os segmentos hepáticos dependentes podem ser identificados de forma segura quando de sua descoloração em função da circulação reduzida.
[S008-3-P498]

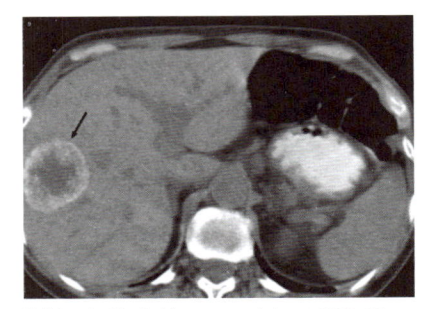

Metástase hepática (seta) em uma secção transversal de uma TC abdominal.

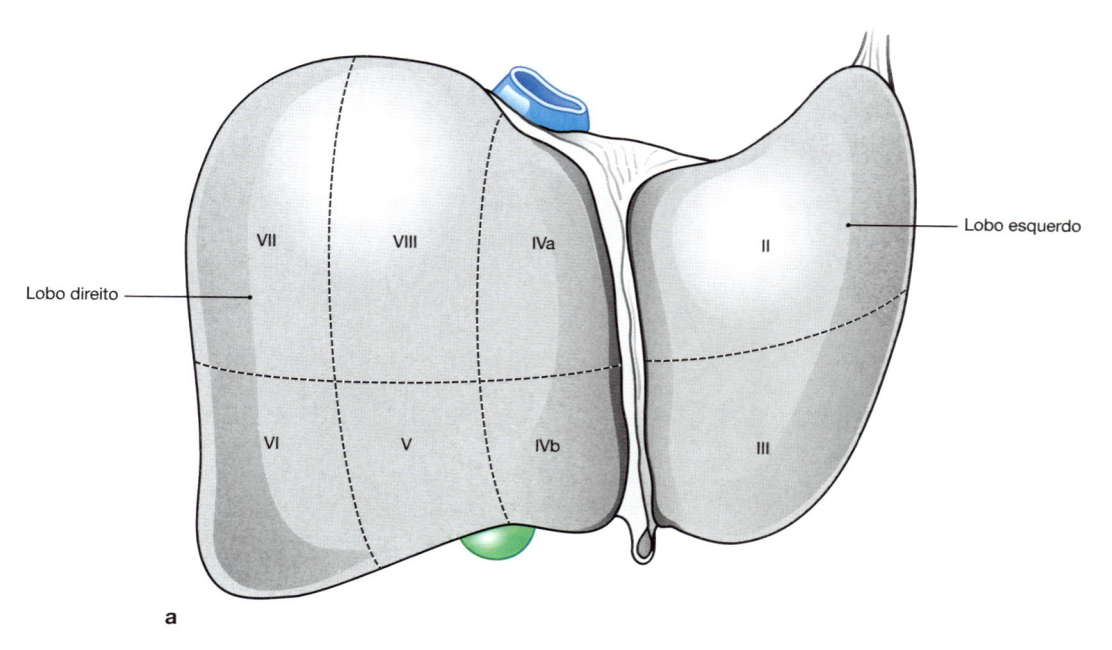

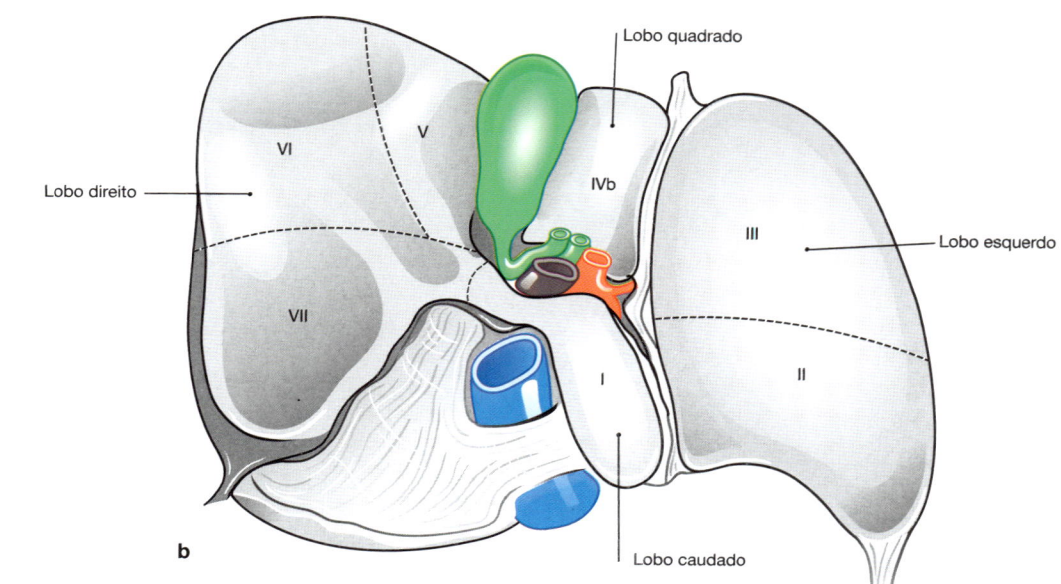

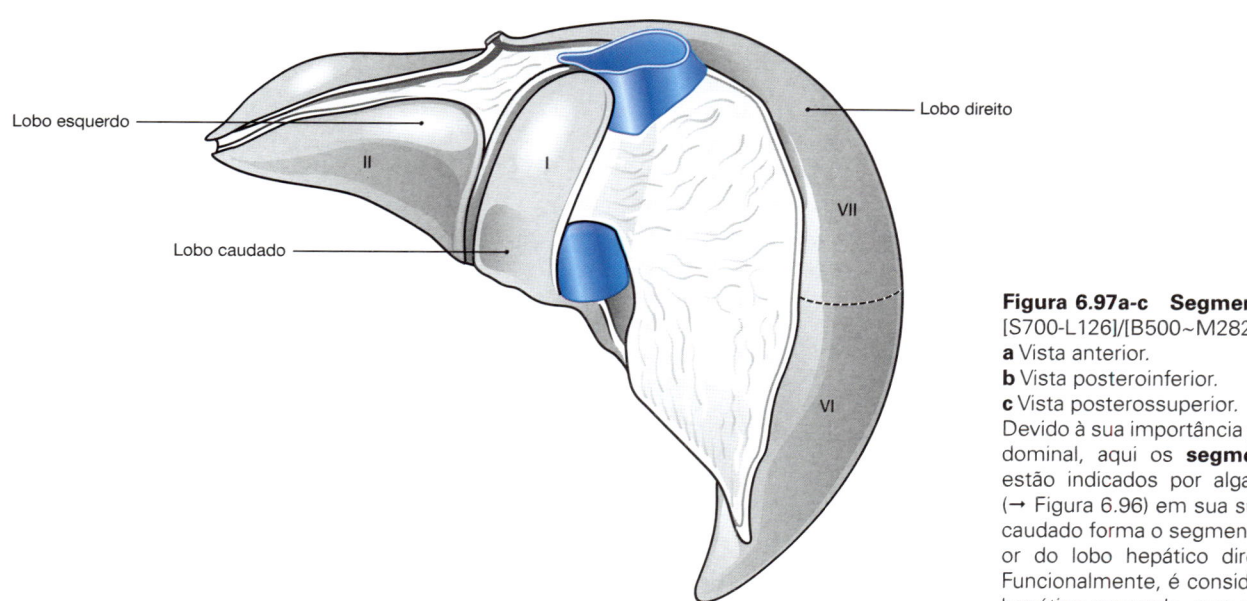

Segmentos Hepáticos

Figura 6.97a-c Segmentação hepática.
[S700-L126]/[B500~M282-L132]
a Vista anterior.
b Vista posteroinferior.
c Vista posterossuperior.
Devido à sua importância para a cirurgia abdominal, aqui os **segmentos hepáticos** estão indicados por algarismos romanos (→ Figura 6.96) em sua superfície. O lobo caudado forma o segmento I na face inferior do lobo hepático direito (anatômico). Funcionalmente, é considerado como lobo hepático esquerdo, mas recebe sangue de ramos dos dois lados.

Fígado e Vesícula Biliar

Artérias do Fígado e da Vesícula Biliar

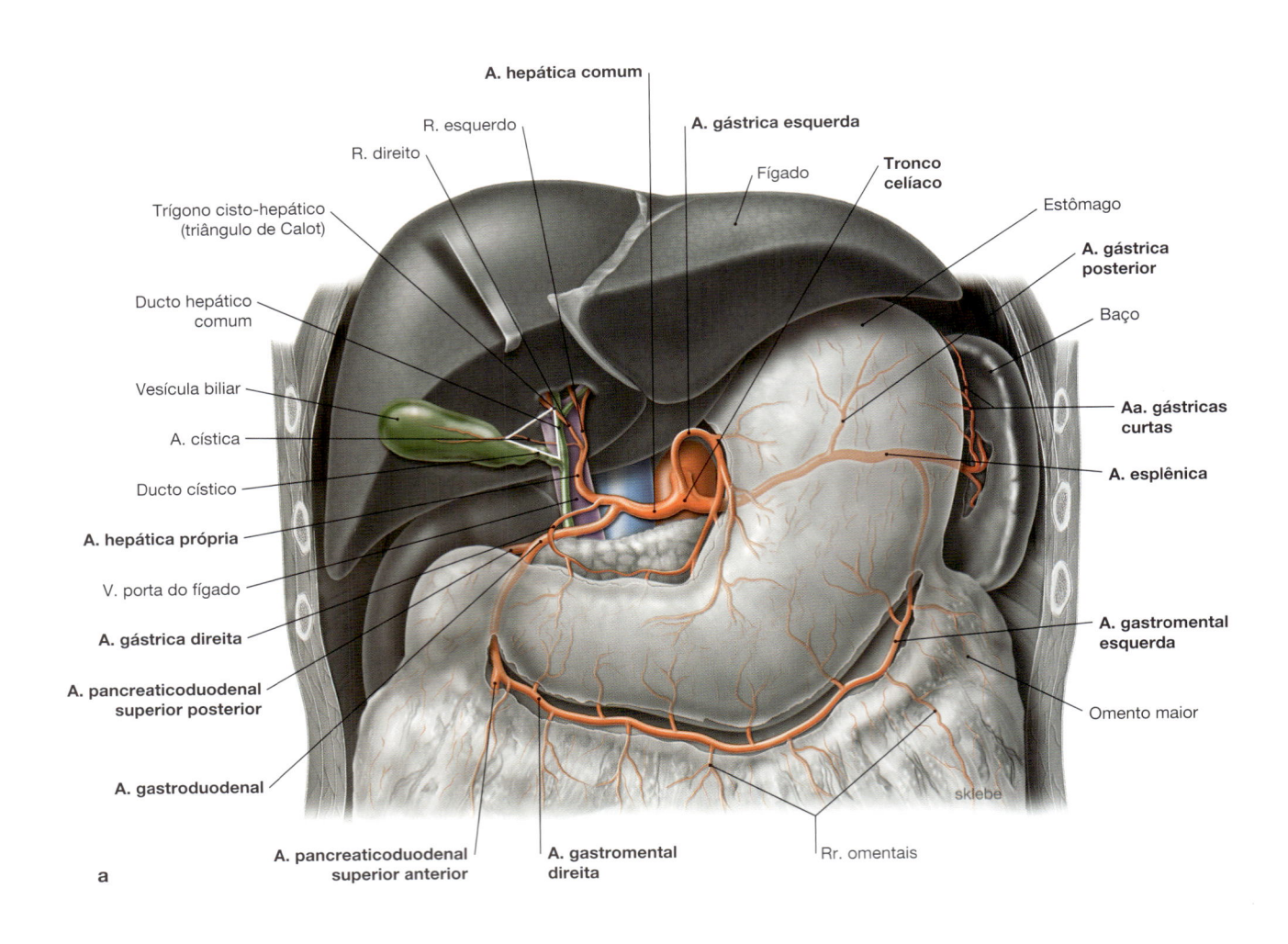

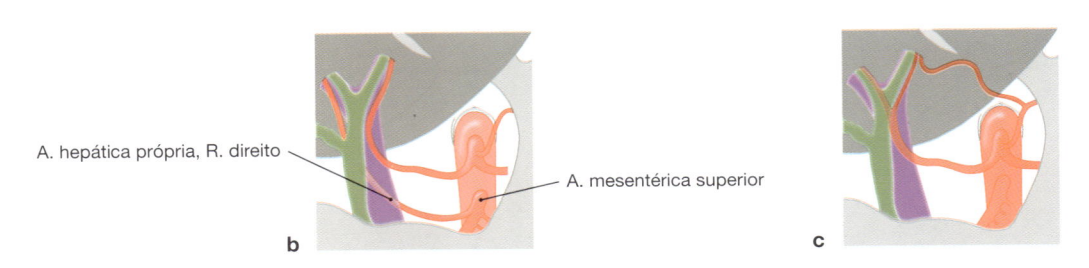

Figura 6.98a-c Artérias do fígado e da vesícula biliar. a [S700-L238]/[B500], b, c [S700-L281]

a Caso clássico da irrigação sanguínea no fígado (≈ 50%)
b Participação da A. mesentérica superior na irrigação do lobo hepático direito (≈ 10 a 20%)
c Irrigação do lobo hepático esquerdo pela A. gástrica esquerda (≈ 10 a 20%).

O fígado é irrigado pela **A. hepática própria**, além da V. porta do fígado, que responde por 75% do fluxo sanguíneo e traz sangue rico em nutrientes para o fígado. A A. hepática própria compõe 25% do suprimento de sangue e transporta sangue rico em oxigênio. Ela é uma continuação da A. hepática comum, que é um ramo direto do tronco celíaco. Raramente (1,5 a 4%), a A. hepática comum surge da A. mesentérica superior. Depois da saída da A. gástrica direita, a A. hepática própria segue para o Lig. hepatoduodenal juntamente com a V. porta do fígado e o ducto colédoco até o hilo hepático. Lá ela se divide geralmente em um R. direito e um R. esquerdo para os lobos hepáticos. Do R. direito surge a **A. cística**, que irriga a vesícula biliar. Em 10 a 20% dos casos, a A. mesentérica superior está envolvida na irrigação do lobo hepático direito **(b)**, ou a A. gástrica esquerda está envolvida na irrigação do lobo hepático esquerdo **(c)**.

Vasos Linfáticos do Fígado e da Vesícula Biliar

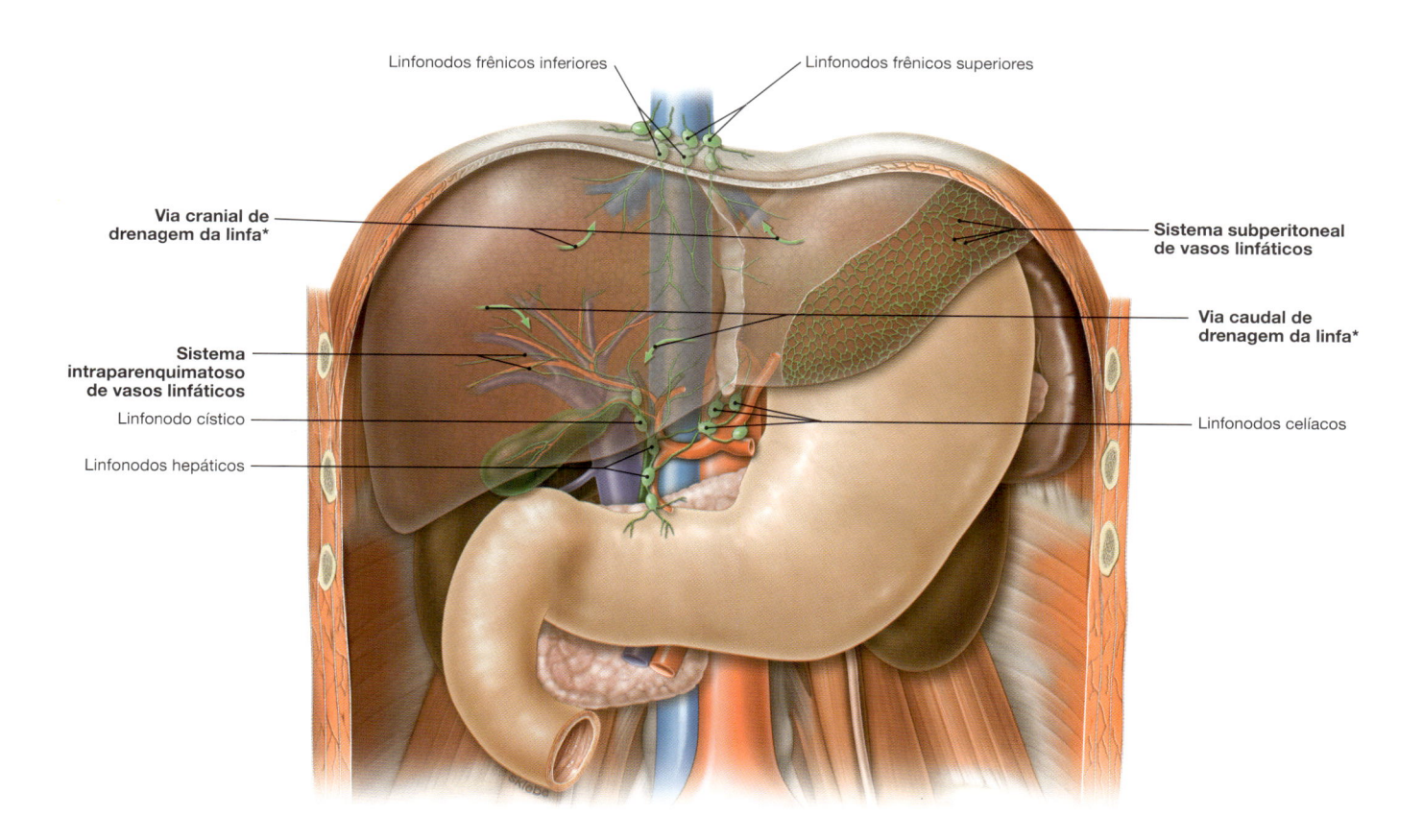

Figura 6.99 Vasos linfáticos e linfonodos do fígado e das vias biliares. [S700-L238]

O **fígado** tem **dois sistemas de vasos linfáticos**:
- O sistema subperitoneal, na superfície do fígado
- O sistema intraparenquimatoso, que acompanha os componentes vasculares e biliares das tríades porta até a porta do fígado.

Considerando os linfonodos regionais, existem **duas vias principais de drenagem**:
- **Em direção inferior, para a porta do fígado** (a mais importante), com 80% do volume de linfa através dos linfonodos hepáticos na porta do fígado (→ Figura 6.44) e daí, através dos linfonodos celíacos, para os troncos intestinais
- **Em direção superior, pelo diafragma,** através dos linfonodos frênicos inferiores e superiores para os linfonodos mediastinais anteriores e posteriores, que se conectam com os troncos broncomediastinais; por meio dessa via, carcinomas do fígado também podem formar metástases em linfonodos torácicos.

Além dessas, existem ainda **duas vias colaterais**, de importância secundária:
- Para a parede anterior do tronco, pelos sistemas linfáticos no Lig. redondo do fígado, para os linfonodos inguinais e axilares
- Para o estômago e o pâncreas, a partir do lobo hepático esquerdo.

A **vesícula biliar** tem habitualmente um linfonodo cístico próprio na região do seu colo, do qual a drenagem da linfa segue a via inferior através dos linfonodos da porta do fígado.

Ver inervação autônoma do fígado e da vesícula biliar na → Figura 6.144.

* As setas indicam o sentido das vias de drenagem da linfa, a partir do parênquima, em direção superior ou inferior.

Correlações clínicas

A disseminação de metástases de carcinomas do fígado ou ductos biliares para a parede anterior do tronco é rara, e o prognóstico, desfavorável. Isso pode levar à formação de um nódulo indolor e progressivo no umbigo (**nódulo da irmã Maria José**). Apesar de raro, esse sintoma tem relevância por se tratar de um diagnóstico visual. Assim como o linfonodo de Virchow na fossa supraclavicular esquerda, sem o conhecimento das vias de drenagem linfática, é impossível entender como o nódulo se desenvolveu, e a doença de base não pode ser determinada.

Fígado e Vesícula Biliar

Veias do Fígado e da Vesícula Biliar

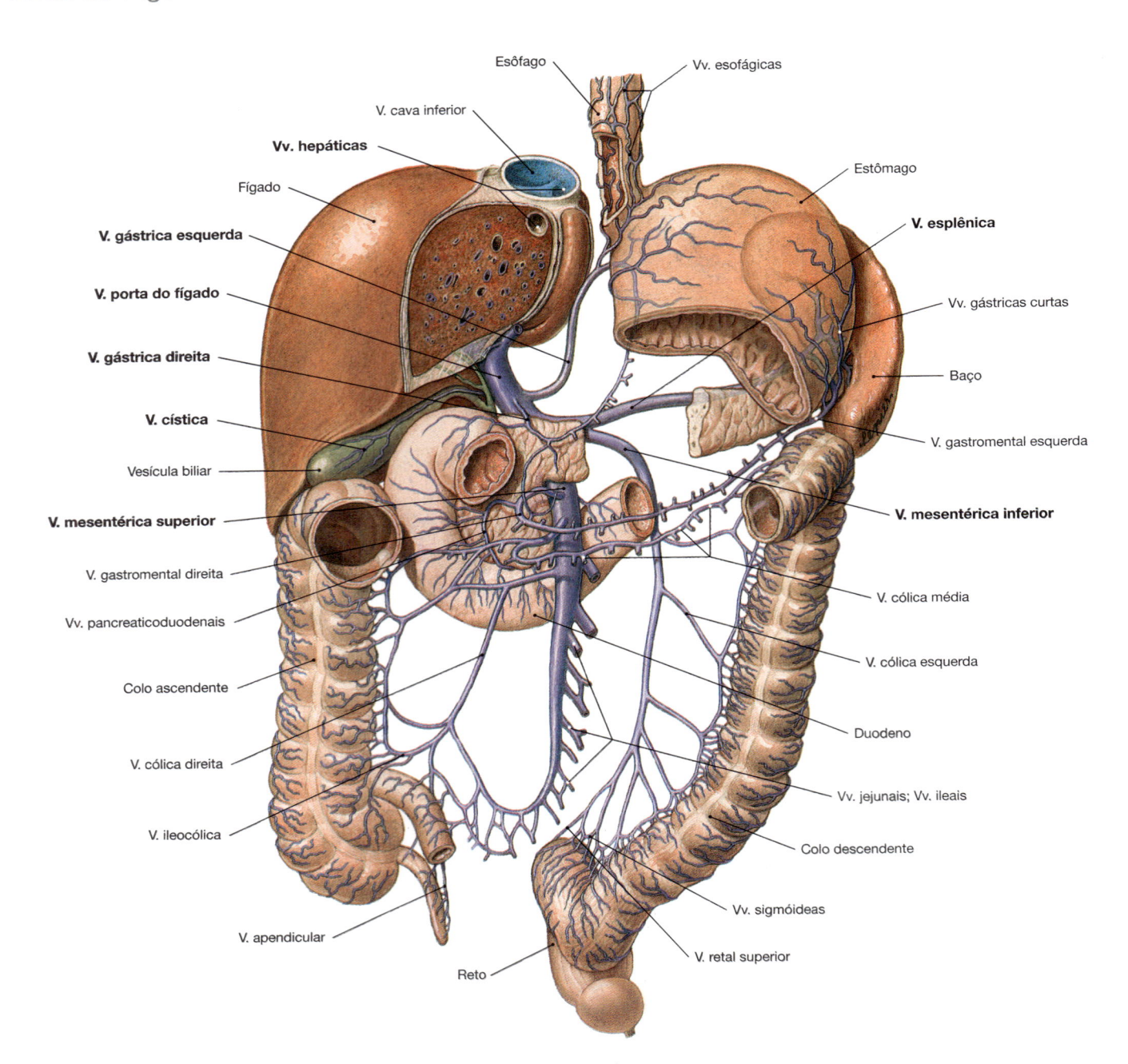

Figura 6.100 Veias do fígado e da vesícula biliar; vista anterior. [S700]

O fígado apresenta um sistema venoso aferente e um sistema venoso eferente. A **V. porta do fígado** coleta o sangue rico em nutrientes e outras substâncias dos órgãos ímpares do abdome (estômago, intestinos delgado e grosso, pâncreas, baço) e drena nos sinusoides dos lóbulos hepáticos, juntamente com a A. hepática comum. As três **Vv. hepáticas** (→ Figura 6.96) conduzem o sangue do fígado para a V. cava inferior. Apenas o lobo caudado está diretamente conectado à V. cava inferior por meio de veias hepáticas curtas.

A V. porta do fígado tem três tributárias principais. Posteriormente à cabeça do pâncreas, a V. mesentérica superior se une à V. esplênica para formar a V. porta do fígado; a V. mesentérica inferior desemboca normalmente (em 70% dos casos) na V. esplênica, e nos demais casos (30%), na V. mesentérica superior. A veia porta tem 8 cm de comprimento, antes de se ramificar em seus ramos principais direito (1–2 cm) e esquerdo (3–4 cm).

Tributárias da V. esplênica (drenam o sangue do baço e de partes do estômago e do pâncreas):
- Vv. gástricas curtas
- V. gastromental esquerda
- Vv. pancreáticas (da cauda e do corpo do pâncreas).

Tributárias da V. mesentérica superior (drenam o sangue de partes do estômago e do pâncreas, de todo o intestino delgado, do colo ascendente e do colo transverso):
- V. gastromental direita, com as Vv. pancreaticoduodenais
- Vv. pancreáticas (da cabeça e do corpo do pâncreas)
- Vv. jejunais e ileais
- V. ileocólica
- V. cólica direita
- V. cólica média.

Tributárias da V. mesentérica inferior (drenam o sangue do colo descendente e da parte superior do reto):
- V. cólica esquerda
- Vv. sigmóideas
- V. retal superior: a veia conecta-se com a V. retal média e com a V. retal inferior, que fazem parte da área de drenagem da V. cava inferior.

Além destas, existem ainda **veias** que, após a união das tributárias principais, desembocam **diretamente na V. porta do fígado**:
- V. cística (da vesícula biliar)
- Vv. paraumbilicais (através de veias no Lig. redondo do fígado, da parede abdominal ao redor do umbigo)
- Vv. gástricas direita e esquerda (da curvatura menor do estômago)
- V. pancreaticoduodenal superior posterior.

Anastomoses Portocava

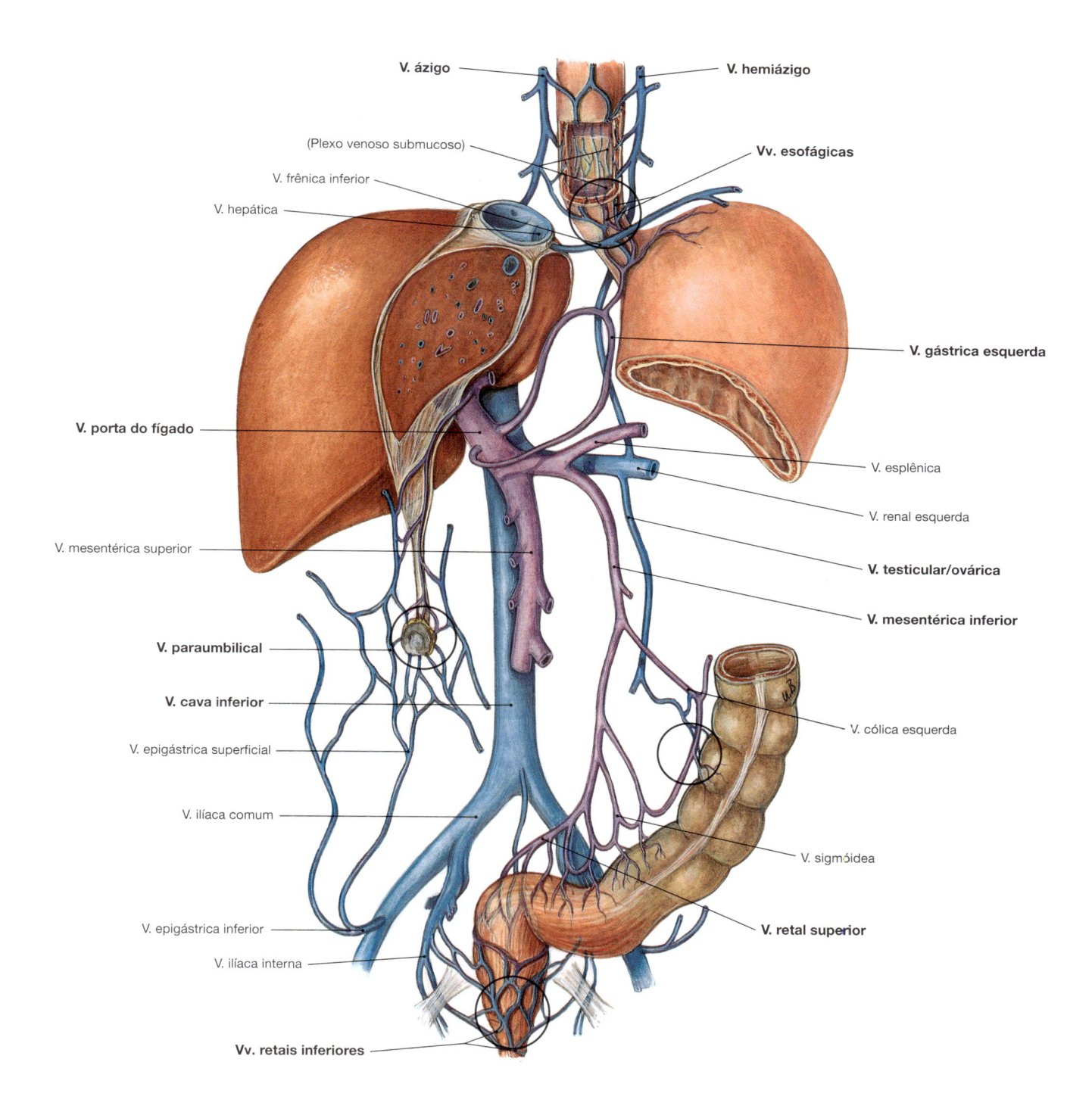

Figura 6.101 Anastomoses portocava (conexões entre a V. porta do fígado e as Vv. cavas superior e inferior). Tributárias das Vv. cavas superior e inferior em azul; tributárias da V. porta do fígado em roxo. [S700]
Graças a anastomoses portocava, existem quatro possíveis circuitos circulatórios (assinalados por círculos pretos), pelos quais o sangue da V. porta do fígado consegue contornar o fígado em seu trajeto para o coração:

- Vv. gástricas direita e esquerda, através das Vv. esofágicas e das veias do sistema ázigo para a V. cava superior. Com isso, pode haver a dilatação das veias da tela submucosa do esôfago **(varizes esofágicas)**
- Vv. paraumbilicais, através de veias da parede anterior do tronco (profundas: Vv. epigástricas superior e inferior; superficiais: V. toracoepigástrica e V. epigástrica superficial) para as Vv. cavas superior e inferior. A dilatação das veias superficiais pode ocasionar a formação da **cabeça de Medusa**
- V. retal superior, através de veias da parte inferior do reto e da V. ilíaca interna para a V. cava inferior
- Anastomoses retroperitoneais através da V. mesentérica inferior para a V. testicular/ovárica, com conexão para a V. cava inferior.

Fígado e Vesícula Biliar

Cirrose hepática

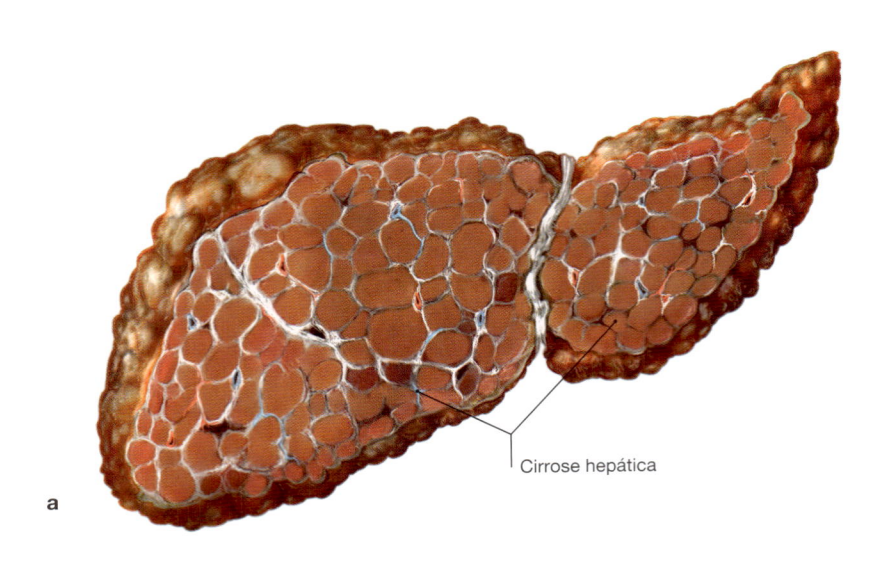

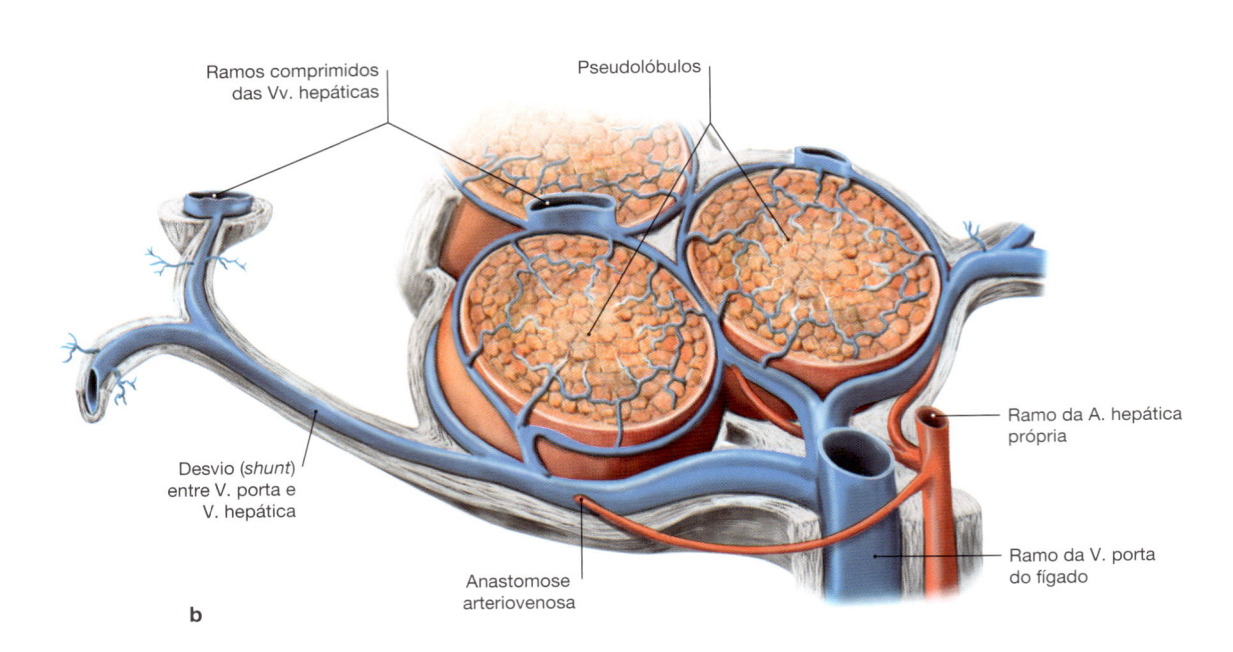

Figura 6.102a e b   Alterações morfológicas do fígado na cirrose hepática. [S701-L266]
a   Formação de nódulos visíveis macroscopicamente; corte frontal do fígado.

b   Formação de pseudolóbulos; representação esquemática em aumento com lupa.

Correlações clínicas

Cirrose hepática é a evolução letal de muitas doenças hepáticas crônicas nas quais o fígado não é agudamente destruído (como em um envenenamento por cogumelos *Amanita*); em vez disso, o órgão "cicatriza" por incorporação de tecido conjuntivo resultante de inflamação insidiosa ou agravo persistente. A cirrose hepática é, em todo o planeta, mais frequentemente causada por hepatites virais (hepatites B, C e D), mas nos países industrializados, a base metabólica consiste em hepatite induzida por álcool e, cada vez mais, degeneração gordurosa devido a diabetes melito ou obesidade. A cicatrização já é reconhecida macroscopicamente na formação de **nódulos** na superfície. Embora esta formação de nódulos sugira uma aparente regularidade das alterações morfológicas, é reconhecível em um exame mais detalhado que a estrutura dos lóbulos do parênquima hepático desapareceu. A incorporação de tecido conjuntivo resulta na formação dos **pseudolóbulos**, nos quais os ramos venosos estão comprimidos, e o fluxo de sangue está comprometido. Dessa forma, ocorre o refluxo de sangue na V. porta do fígado.

Anastomose Portocava na Cirrose Hepática

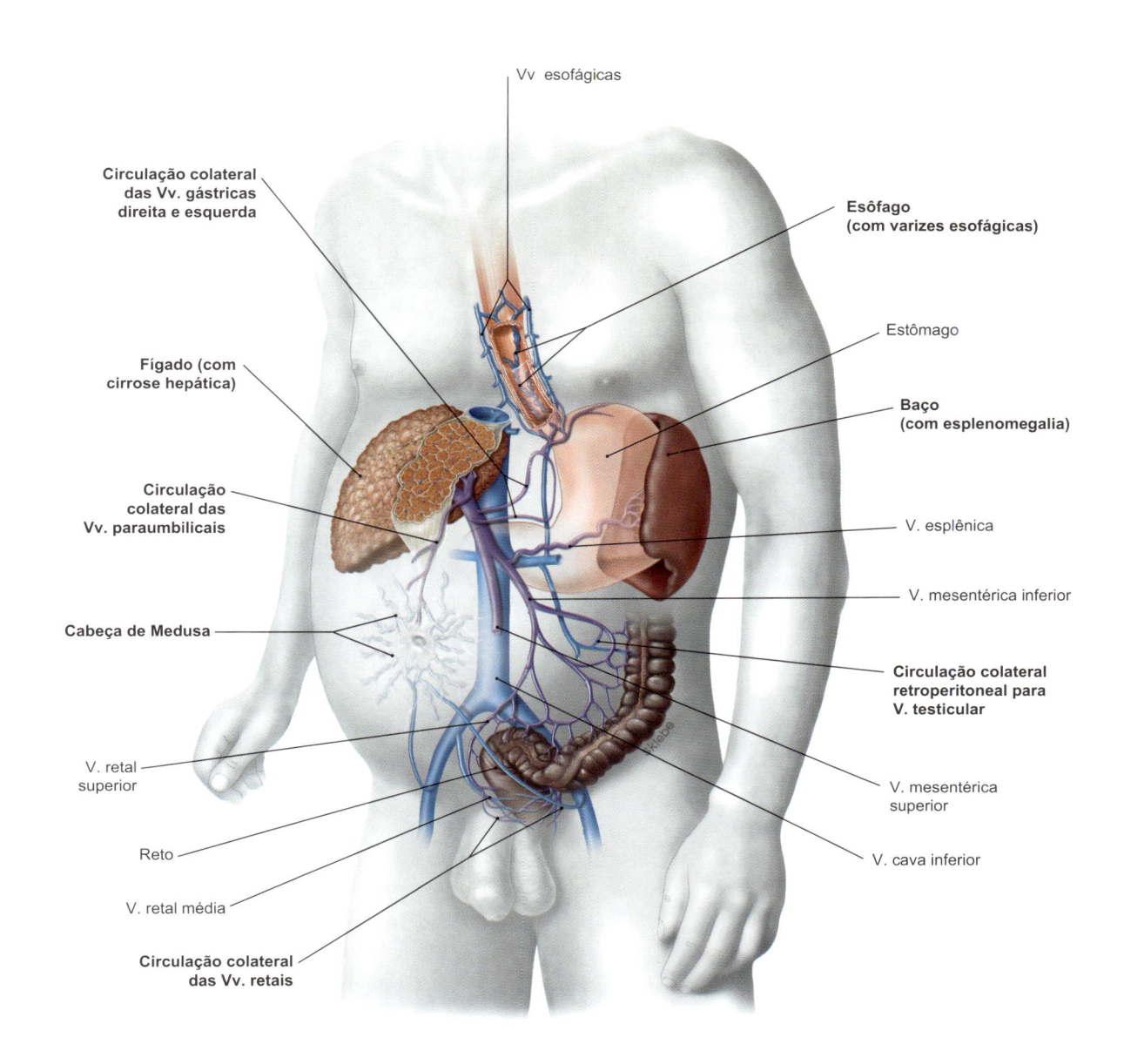

Figura 6.103 Correlação clínica da anastomose portocava na cirrose hepática; representação esquemática, vista anterior esquerda. [S701-L238]

Correlações clínicas

Na cirrose hepática ocorre refluxo de sangue na V. porta do fígado (→ Figura 6.102) e, com isso, pressão alta na circulação porta (**hipertensão porta**). Consequentemente, podem surgir ou desenvolver-se ligações já existentes (potenciais), para a drenagem das Vv. cavas superior e inferior (**anastomose portocava**). As conexões com as **veias do esôfago** são clinicamente significativas, porque o **sangramento potencialmente fatal** das varizes rompidas do esôfago representa a principal **causa de morte** descrita na cirrose hepática. As ligações com a parede torácica, ao contrário, são relevantes apenas do ponto de vista diagnóstico. Embora a **circulação colateral (cabeça de Medusa)** ocorra raramente, o quadro é tão característico que é praticamente impossível não diagnosticar cirrose hepática nesses casos! Em contrapartida, as ligações retroperitoneais e as anastomoses entre as veias do reto são clinicamente irrelevantes.

Fígado e Vesícula Biliar

Fígado, Técnicas de Imagem

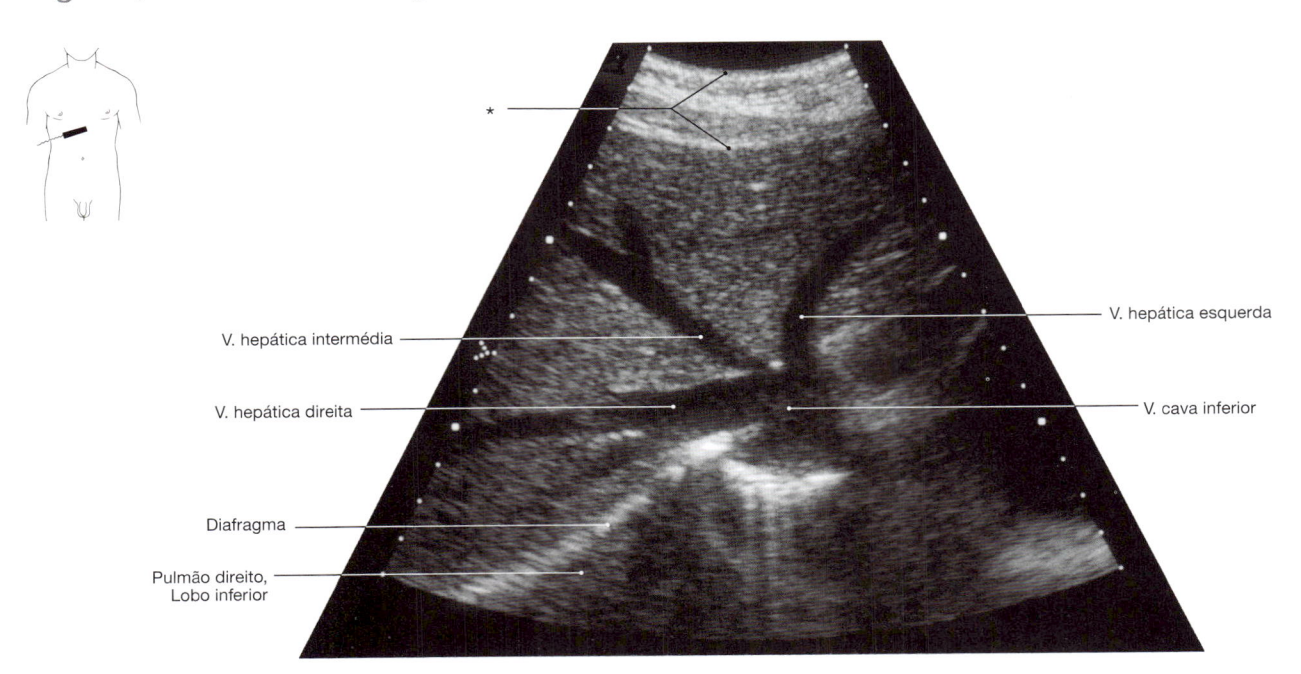

Figura 6.104 Desembocadura das Vv. hepáticas na V. cava inferior; imagem ultrassonográfica; vista inferior. [S700-T894]

*Parede abdominal

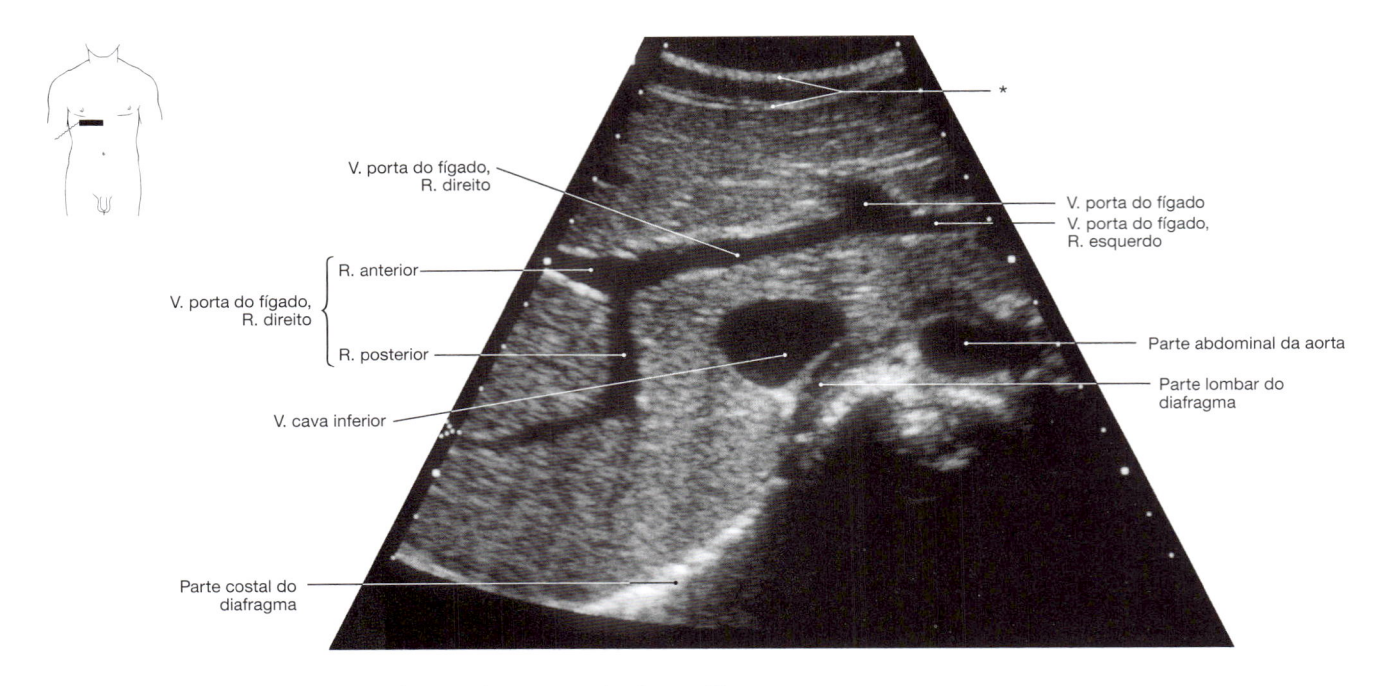

Figura 6.105 Fígado, V. porta do fígado; demonstração da ramificação da V. porta do fígado; imagem ultrassonográfica; vista inferior. [S700-T894]

*Parede abdominal

Correlações clínicas

A **ultrassonografia** (US) do fígado é um exame rotineiramente solicitado pelos médicos. A US permite a demonstração não invasiva do parênquima hepático, em cuja "ecodensidade" a degeneração gordurosa (ecogenicidade reduzida) ou a fibrose (ecogenicidade aumentada) na hepatite ou na cirrose hepática podem ser identificadas. Lesões expansivas também podem ser incluídas. A punção hepática (→ Figuras 6.106 e 6.107) ou a laparoscopia do fígado (→ Figura 6.109) são outras opções diagnósticas possíveis para o esclarecimento subsequente.

Punção Hepática

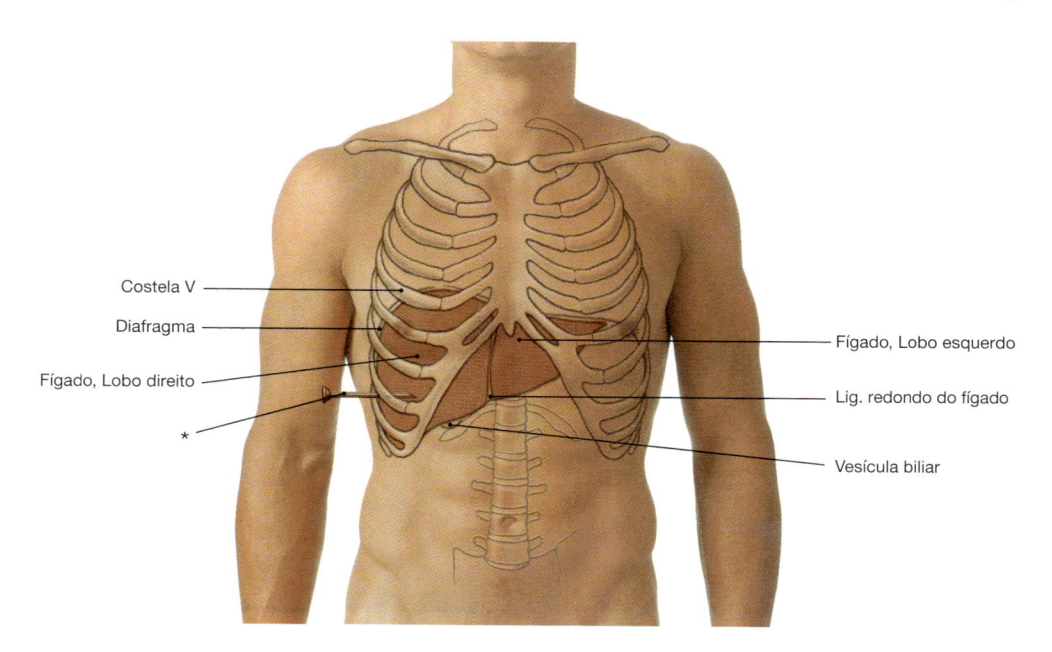

Figura 6.106 Projeção do fígado e da vesícula biliar na parede anterior do tronco em posição intermediária da respiração. [S700]

* Posição da agulha na punção hepática

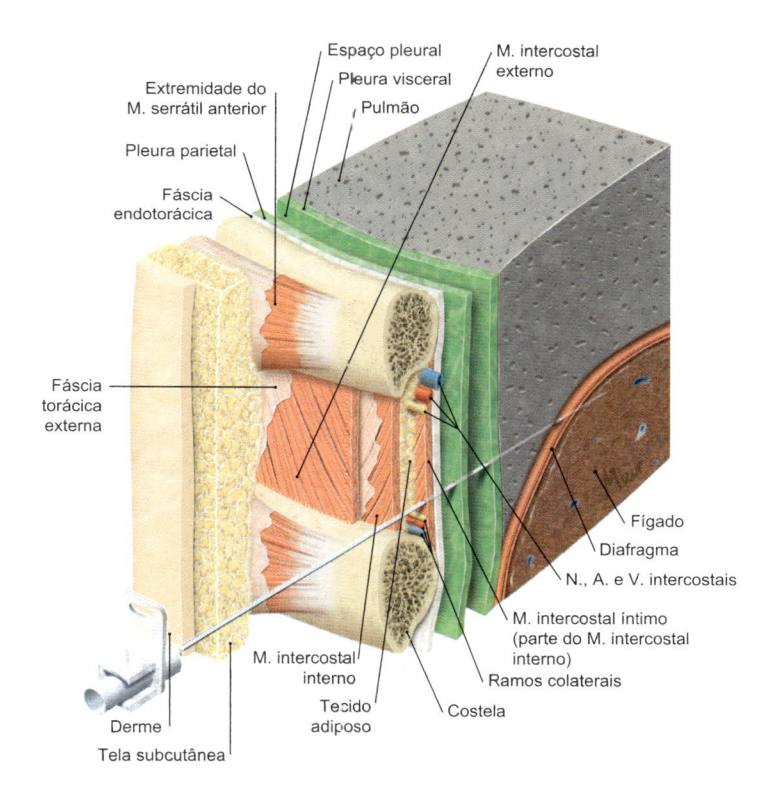

Figura 6.107 Camadas da parede torácica e o fígado; corte frontal; punção hepática. [S700-L127]
A punção é realizada durante a expiração, orientada por ultrassonografia, em um dos espaços intercostais inferiores. Existe obviamente o risco de causar um pneumotórax, uma vez que a cavidade pleural se sobrepõe ao fígado. Para a proteção dos feixes vasculonervosos intercostais, a punção é sempre realizada na margem superior de uma costela. Como o peritônio sobre a cápsula do fígado é inervado pelo N. frênico (C3-C5) derivado do plexo cervical, os pacientes frequentemente sentem **dor referida** na região do ombro direito.

Correlações clínicas

Quando há dúvidas sobre **lesões expansivas** no fígado ou é necessário estadiamento da **hepatite** ou da **cirrose hepática**, realiza-se frequentemente uma punção hepática. As amostras de tecido (biopsias) possibilitam o diagnóstico histopatológico.

Fígado e Vesícula Biliar

Estrutura Anatômica da Vesícula Biliar e das Vias Biliares Extra-Hepáticas

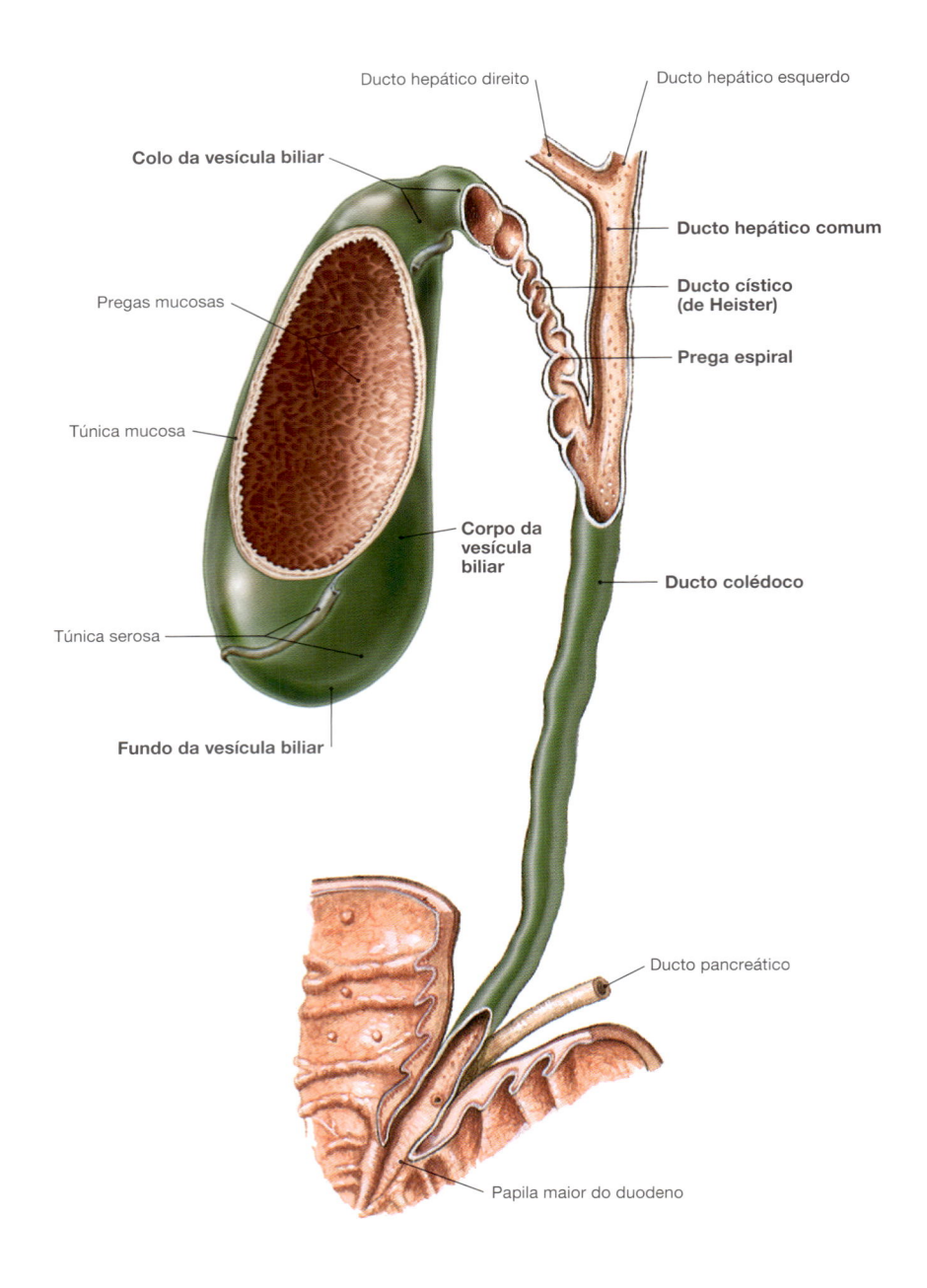

Figura 6.108 Vesícula biliar e ductos biliares extra-hepáticos; vista anterior. [S700-L238]
A vesícula biliar comporta, no estado vazio, cerca de 40 a 70 m*l*. Ela é dividida em **corpo (corpo da vesícula biliar)**, contendo um **fundo e colo (colo da vesícula biliar)**. Ao colo se conecta o **ducto excretor (ducto cístico)**, fechado por uma **prega espiral (de Heister)**, antes que ele se una com o ducto biliar principal do fígado (ducto hepático comum) para formar o ducto colédoco.

Correlações clínicas

A **inflamação aguda da vesícula biliar (colecistite)** é uma doença grave, pois o processo inflamatório pode se espalhar muito rapidamente pelo sangue, causando uma infecção por todo o corpo (**sepse**) com risco de morte. Portanto, de acordo com as recomendações atuais de tratamento, a remoção cirúrgica (**colecistectomia**) é indicada em até 24 horas após a admissão. A cirurgia deve ser realizada com laparoscopia e não mais com abertura da parede abdominal, como acontecia anteriormente. Como esse procedimento é muito comum, forneceremos todos os fundamentos necessários nesta parte do capítulo!

Fígado e Vesícula Biliar, Técnicas de Imagem

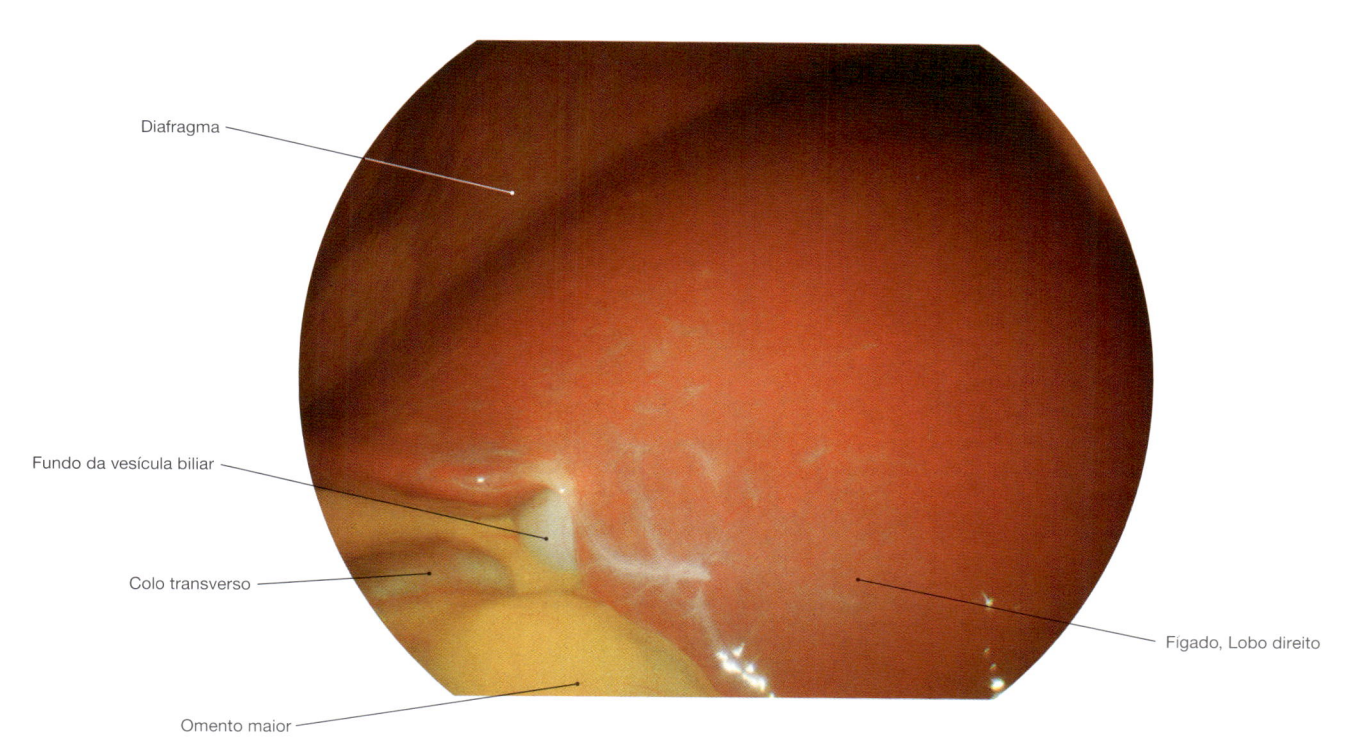

Figura 6.109 Fígado e vesícula biliar; laparoscopia; vista oblíqua e inferior do lado esquerdo. [S700-T894]

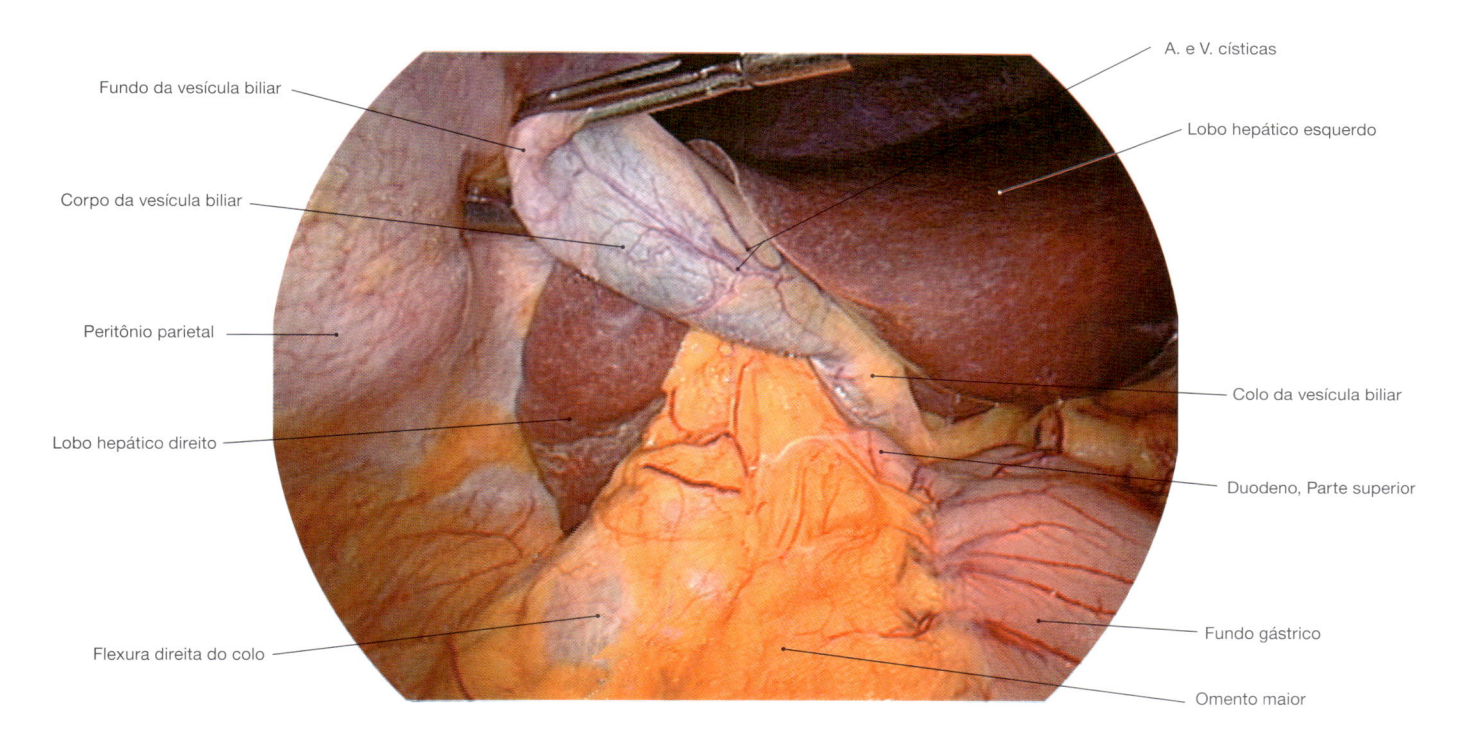

Figura 6.110 Fígado e vesícula biliar; laparoscopia; vista anterior. [S700-T894]

Correlações clínicas

A **laparoscopia** é uma opção para avaliação do fígado e obtenção de amostras para biopsia e remoção da vesícula biliar sem a necessidade da abertura cirúrgica da parede abdominal. Com um laparoscópio rígido e um ou dois outros acessos para iluminação, uma câmera e equipamento para manipulação, toda a cavidade abdominal pode ser inspecionada e obtidas biopsias de forma adequada. Outra indicação de laparoscopia é a avaliação do fígado por meio de coleta direcionada de amostras. Se os exames de imagem (→ Figuras 6.104 e 6.105) e a punção hepática às cegas (→ Figuras 6.106 e 6.107) não forem bem-sucedidos, podem ser realizadas biopsias em procedimentos laparoscópicos.

Fígado e Vesícula Biliar

Ductos Biliares Extra-Hepáticos

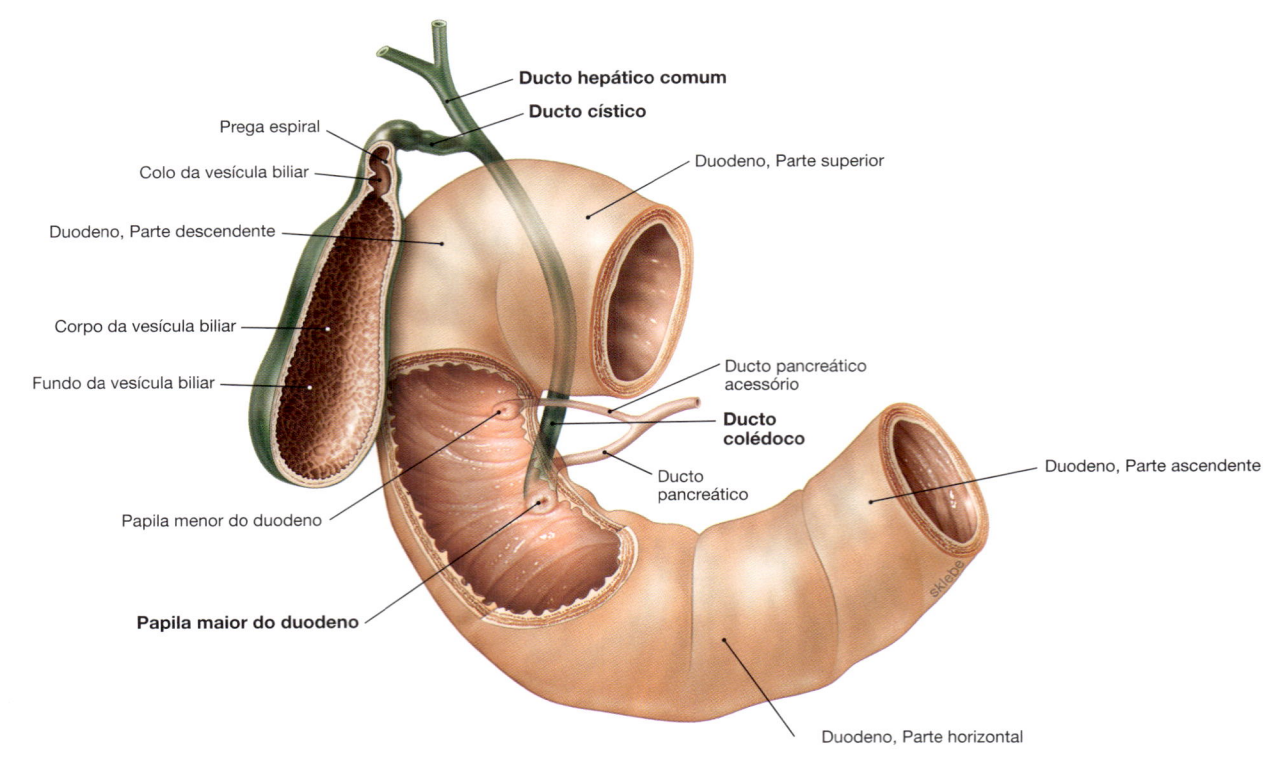

Figura 6.111 Vesícula biliar, ductos biliares extra-hepáticos e duodeno; vista anterior. [S700-L238]/[G1060-002]

O **ducto hepático comum** forma-se à porta do fígado pela união dos ductos intra-hepáticos (ducto hepático direito e ducto hepático esquerdo). No Lig. hepatoduodenal, ele se funde ao **ducto cístico** da vesícula biliar e se torna o ducto colédoco. O ducto cístico tem cerca de 3 mm de largura e 2 a 4 cm de comprimento.

O **ducto colédoco** tem aproximadamente 6 cm de comprimento e 0,4 a 0,9 cm de espessura. Corre primeiro no Lig. hepatoduodenal da veia porta, depois por trás da parte superior do duodeno, para atingir a parte descendente do duodeno através da cabeça do pâncreas. Geralmente conecta-se com o ducto pancreático e flui para a **papila maior do duodeno (papila de Vater)**.

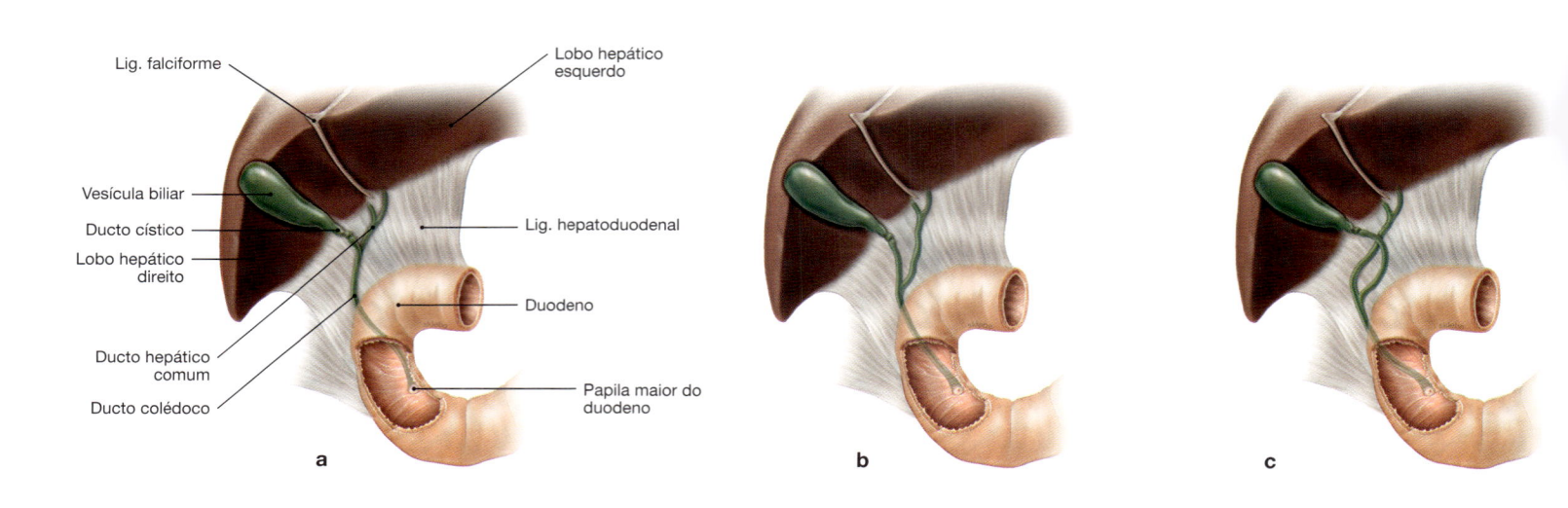

Figura 6.112a-c Variabilidade dos ductos biliares na união do ducto hepático comum com o ducto cístico. [S700-L238]

a União alta.
b União baixa.
c União baixa com cruzamento.

Correlações clínicas

A variabilidade dos ductos biliares tem de ser levada em consideração no diagnóstico de **colecistolitíase** e na terapia cirúrgica (**colecistectomia**). Para fins diagnósticos, muitas vezes é realizado um procedimento denominado colecistopancreatografia retrógrada endoscópica (CPRE). O achado de aumento do diâmetro do ducto colédoco para mais de 1 cm confirma a **colestase**.

Ampola Hepatopancreática

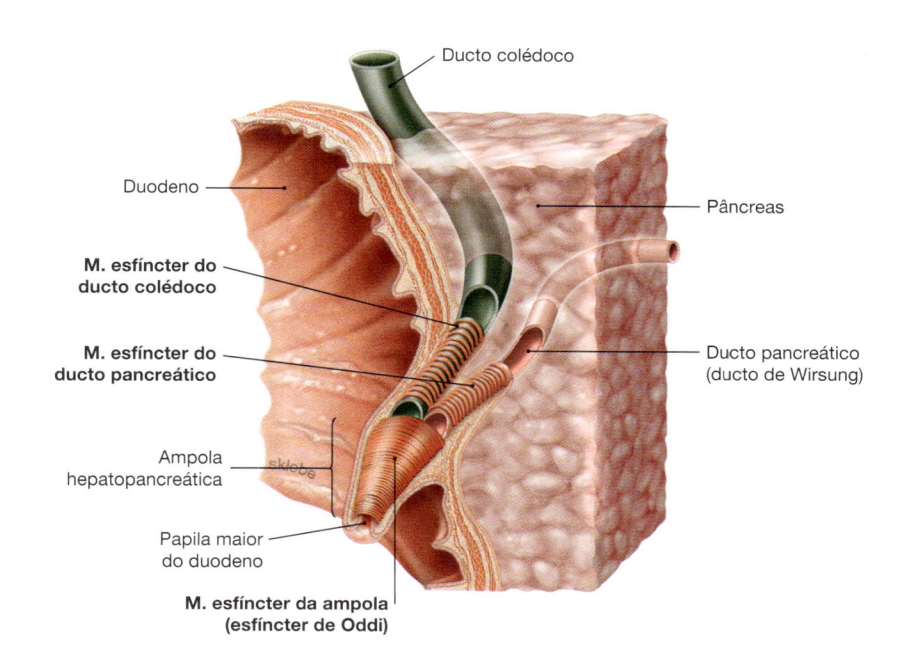

Figura 6.113 Ampola hepatopancreática com a junção do ducto colédoco e do ducto pancreático; representação semiesquemática; vista anterior. [S700-L238]/[B500/(H230-001)~M282-L132]
Normalmente (em 60% dos casos), o ducto colédoco se une com o ducto pancreático para formar a **ampola hepatopancreática**, que desemboca na **papila maior do duodeno (papila de Vater)**, no duodeno. A papila está a 8 a 10 cm de distância do piloro do estômago e encontra-se na parede posteromedial no terço médio da parte descendente do duodeno. Na papila maior do duodeno, o músculo esfíncter encontra-se abaixo da mucosa. A musculatura lisa dos ductos continua, portanto, na ampola. As fibras musculares circulares do ducto colédoco formam o M. esfíncter do ducto colédoco antes da unificação. Como consequência, existe um M. esfíncter do ducto pancreático. A parte distal do esfíncter inclui o **M. esfíncter da ampola (esfíncter de Oddi),** além da ampola hepatopancreática e sua abertura.

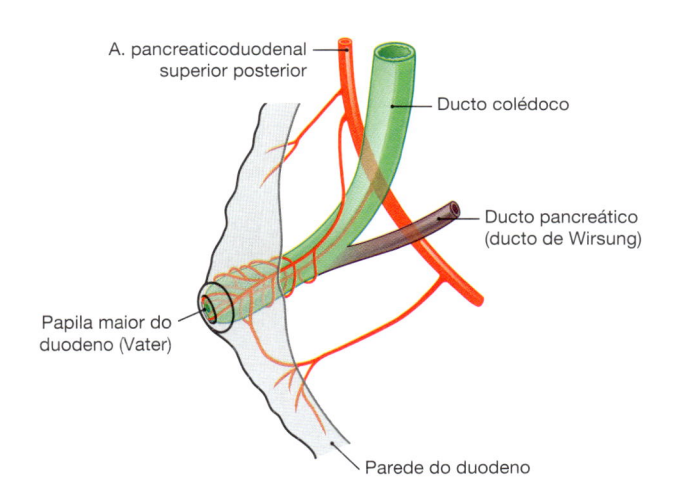

Figura 6.114 Irrigação arterial da ampola hepatopancreática e do ducto colédoco; representação esquemática; vista anterior. [S700-L126]/[G1069]
O ducto colédoco é irrigado, não apenas por ramos finos da **A. cística** e do R. direito da **A. hepática própria**, mas também por ramos ascendentes da **A. gastroduodenal**. O terço distal do ducto colédoco, incluindo a ampola hepatopancreática, recebe sangue da **A. pancreaticoduodenal superior posterior.**

Correlações clínicas

As propriedades da abertura do ducto colédoco e do ducto pancreático são clinicamente muito importantes. **Cálculos biliares (colecistolitíase)** podem ser eliminados espontaneamente e ficar presos na papila maior do duodeno. Consequentemente, podem levar a **refluxo de bile** no sangue (**colestase**), que geralmente está associado a edema doloroso da vesícula biliar, cujo fundo se projeta para a direita da costela IX. As escleras e a pele se tornam amareladas (**icterícia**) em decorrência da deposição do pigmento biliar bilirrubina no tecido conjuntivo. Nesse caso, o cálculo biliar deve ser removido por endoscopia. Isso pode levar a intensa hemorragia pós-operatória devido à boa irrigação sanguínea na região da papila maior do duodeno. Quando existe colestase, é preciso pensar também em **carcinoma pancreático** (cabeça do pâncreas). Neste caso, o edema da vesícula biliar não está associado à inflamação e, portanto, geralmente é indolor.

6 Fígado e Vesícula Biliar

Trígono Cisto-Hepático (Triângulo de Calot)

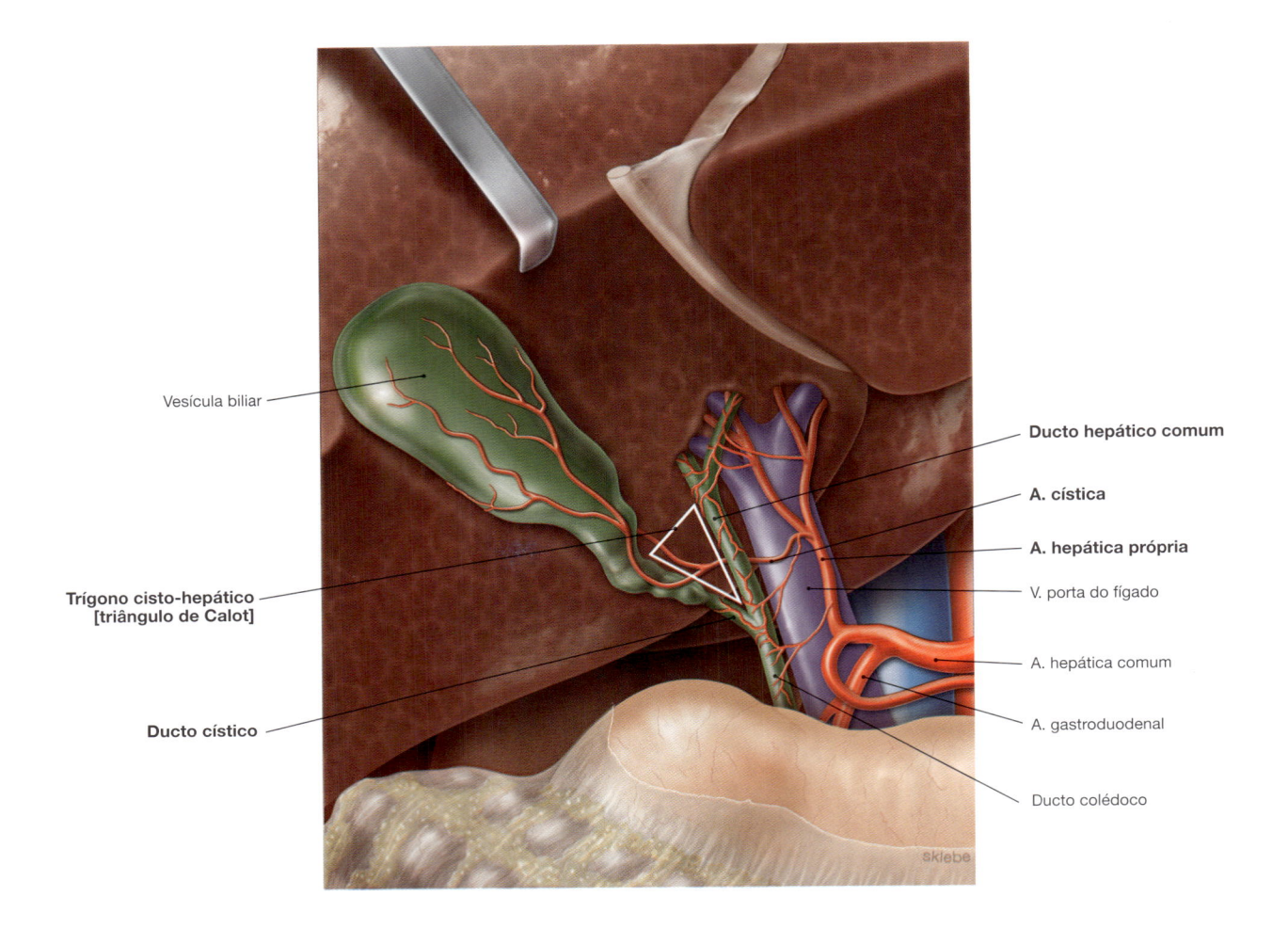

Figura 6.115 Trígono cisto-hepático (triângulo de Calot); vista inferior. [S700-L238]/[S124]
O ducto cístico forma, com o ducto hepático comum e a face inferior do fígado, o **trígono cisto-hepático**, também conhecido como **triângulo de Calot**. Em 75% dos casos, a A. cística se origina na região desse trígono a partir do R. direito da A. hepática própria e se estende da região posterior, através do trígono, em direção ao ducto cístico e ao colo da vesícula biliar.

Limites do trígono cisto-hepático (triângulo de Calot)	
Sentido	**Estrutura limitante**
Superior	Face inferior do fígado
Direita	Ducto cístico
Esquerda	Ducto hepático comum

Correlações clínicas

Quando os cálculos biliares se acompanham de episódios recorrentes de **colecistite**, isso constitui indicação de intervenção cirúrgica (**colecistectomia**). O **trígono cisto-hepático** (**triângulo de Calot**) é uma importante área de orientação, que tem de ser lembrada em qualquer intervenção cirúrgica na vesícula biliar. Antes da retirada da vesícula biliar, todas as estruturas desse trígono precisam ser identificadas antes da mobilização da A. cística e do ducto cístico. Isso reduz o risco de, inadvertidamente, obliterar o ducto colédoco e provocar colestase.

Vesícula Biliar e Vias Biliares Extra-Hepáticas, Técnicas de Imagem

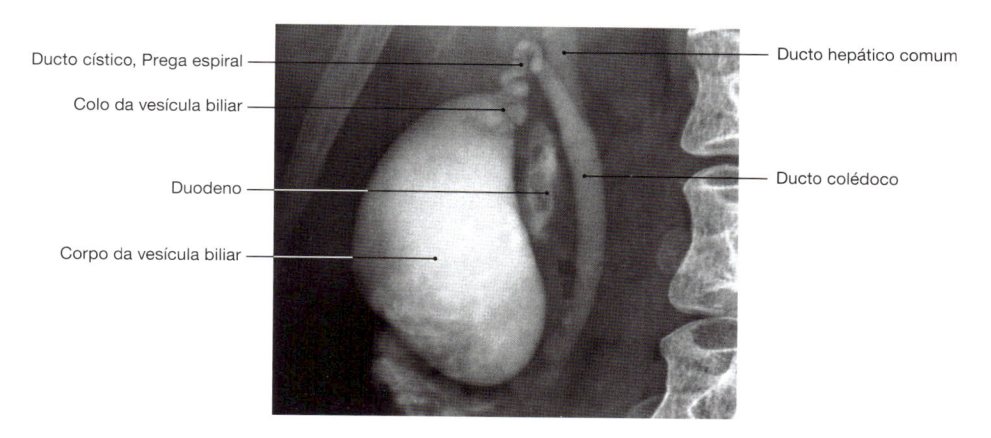

Figura 6.116 Vesícula biliar e ductos biliares extra-hepáticos; radiografia em incidência anteroposterior (AP), após administração de meio de contraste; paciente em posição ereta; vista anterior. [S700]

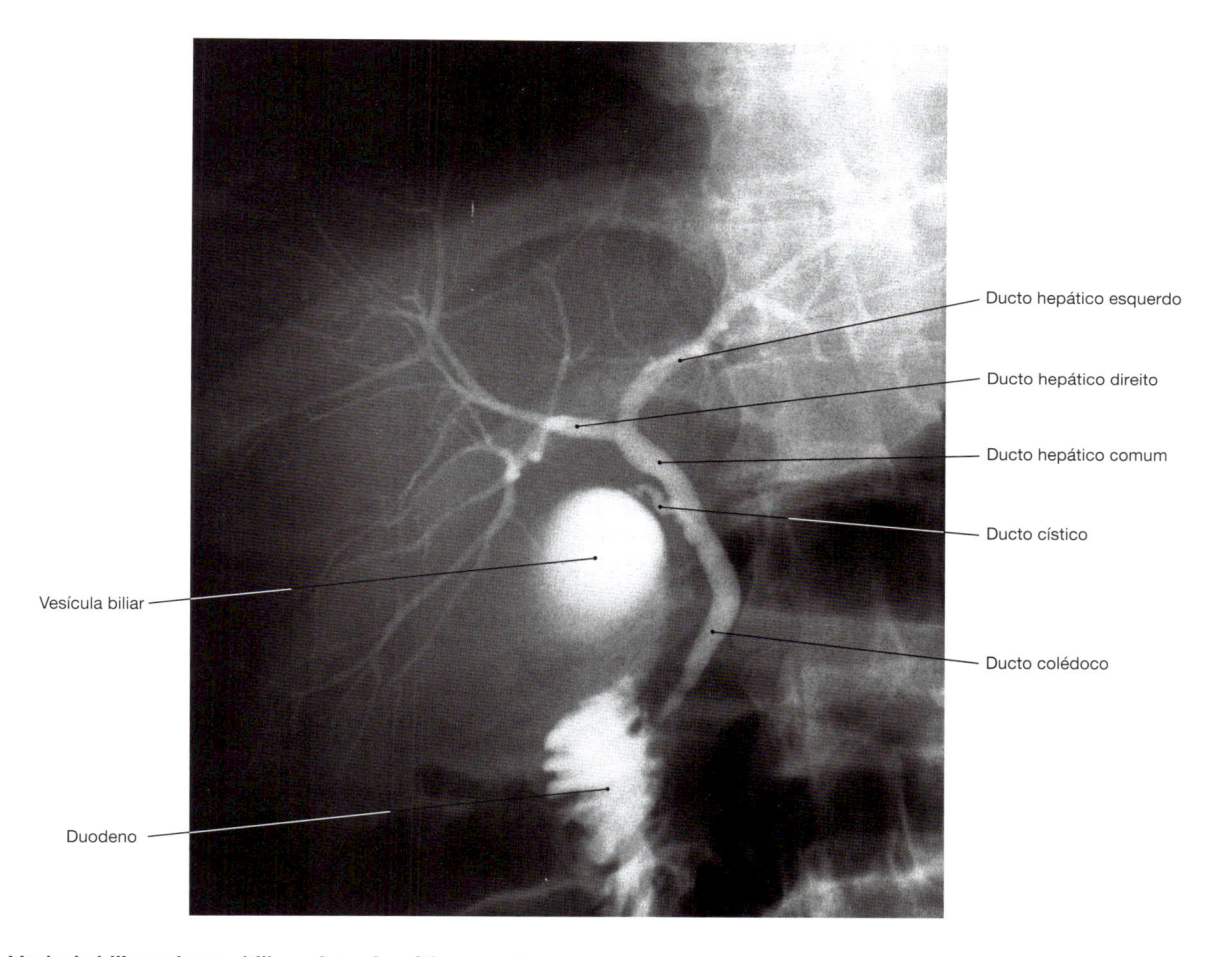

Figura 6.117 Vesícula biliar e ductos biliares intra-hepáticos e extra-hepáticos; radiografia em incidência anteroposterior (AP), após administração de meio de contraste; paciente em posição ereta; vista anterior. [S700]

Correlações clínicas

A **demonstração radiográfica** da vesícula biliar e dos ductos biliares permite também a evidenciação de cálculos biliares não calcificados após a administração intravenosa de meio de contraste. Carcinomas dos ductos biliares ou do pâncreas podem causar estase da bile (colestase) que, dependendo da dilatação dos ductos biliares, pode ser identificada.

Pâncreas

Projeção do Pâncreas

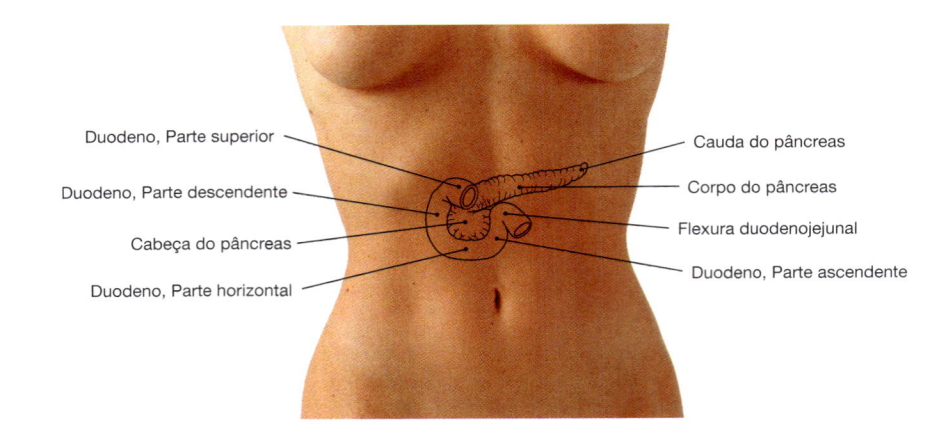

Figura 6.118 Projeção do pâncreas e do duodeno na parede anterior do tronco. [S700]
O pâncreas encontra-se em **posição secundariamente retroperitoneal** e se projeta aproximadamente sobre a 1ª à 2ª vértebra lombar.

A cabeça do pâncreas se aloja na parte descendente do duodeno e continua com o corpo do pâncreas, que cruza a coluna vertebral e, em seguida, termina na cauda do pâncreas, que se estende até o hilo esplênico.

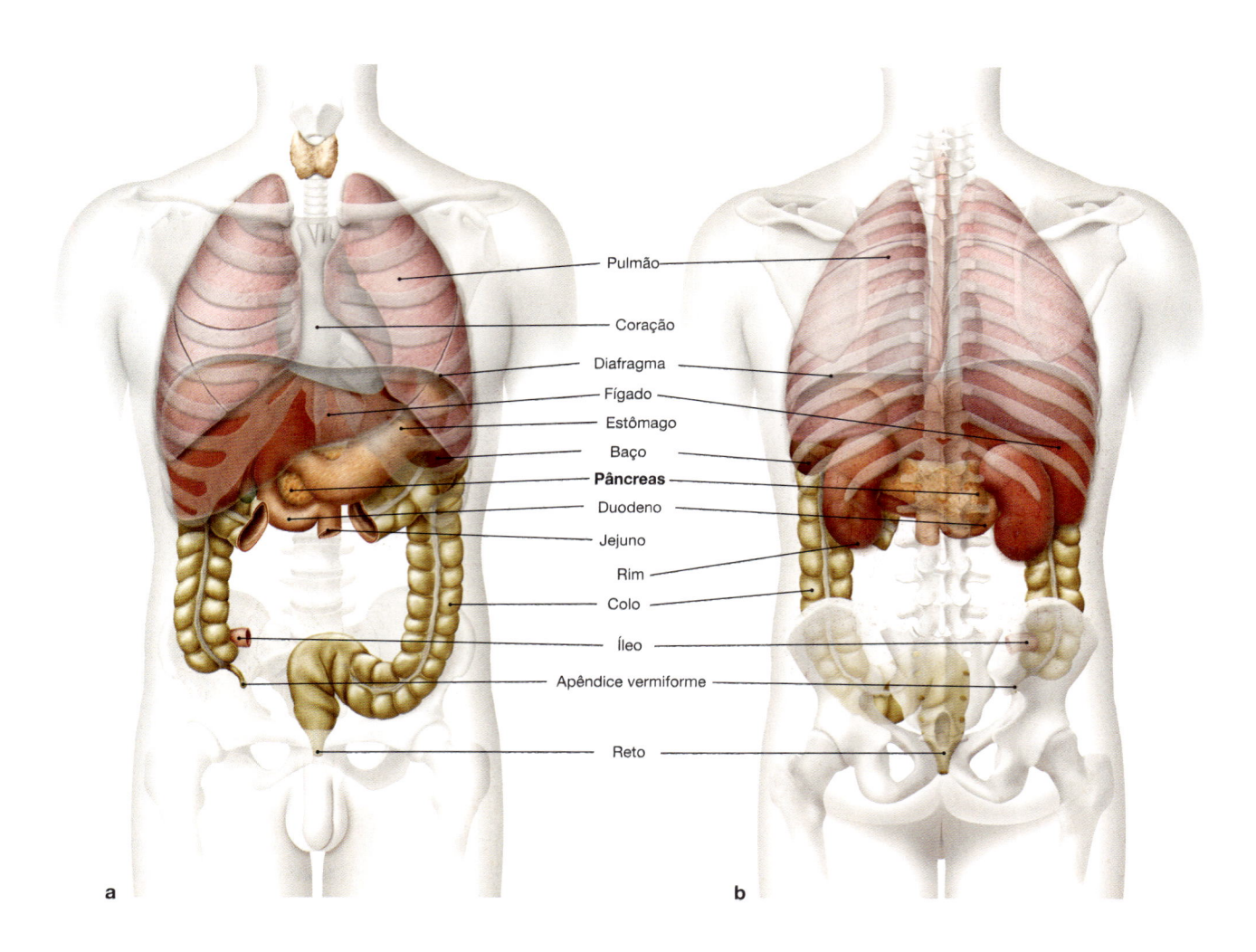

Figura 6.119a e b Projeção dos órgãos internos na superfície do corpo. [S700-L275]
a Vista anterior.
b Vista posterior.

Projeção do Pâncreas

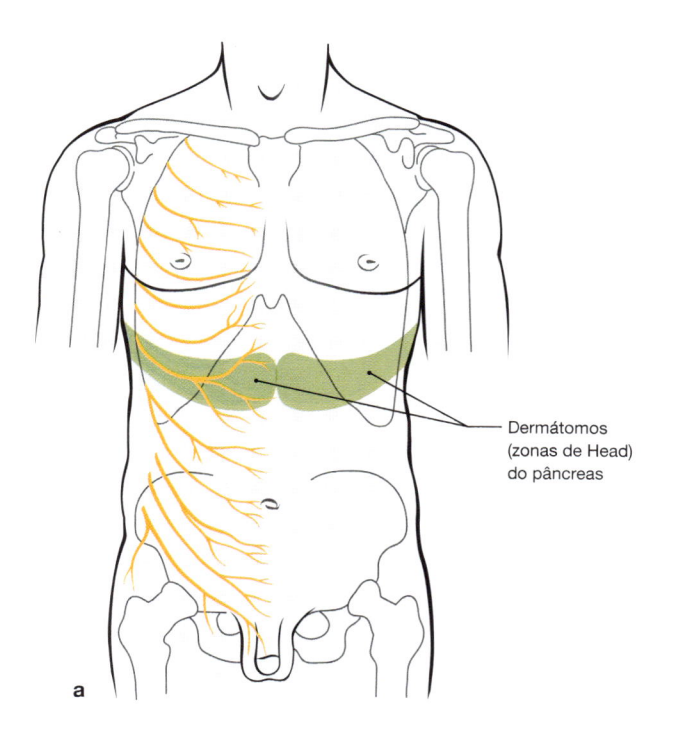

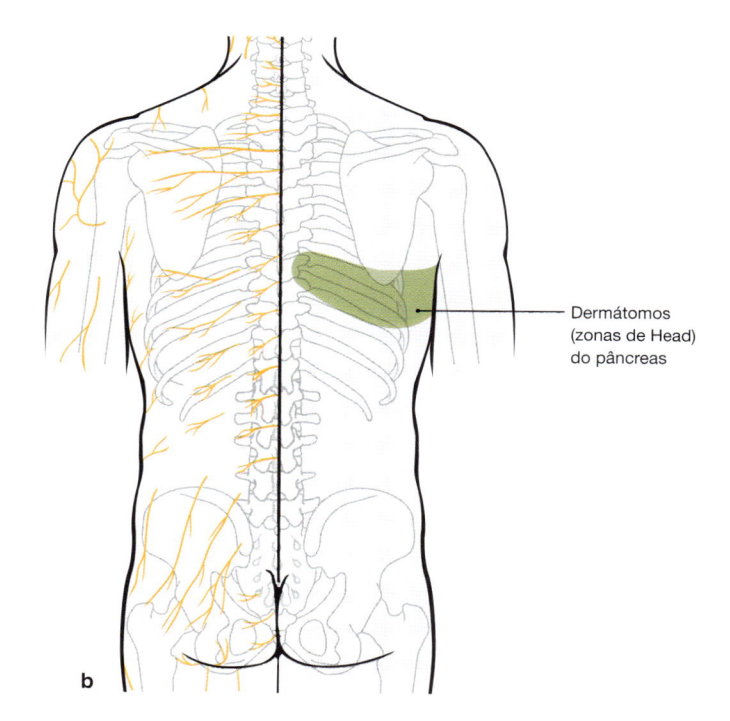

Figura 6.120a e b   Dermátomos (zonas de Head) do pâncreas, representação esquemática. [S700-L126]/[G1071]
a Vista anterior.
b Vista posterior.
A área da pele relacionada com o pâncreas, ou seja, sua **zona de Head**, geralmente não é localizada com acurácia. Se a dor surgir em uma área circunscrita, ela se projeta comumente no **dermátomo** (campo segmentar da pele) **T8** no caso de doença do pâncreas. Isto acontece porque, nos segmentos da medula espinal correspondentes, os neurônios aferentes a partir de pâncreas convergem com aqueles da superfície corporal, de modo que, em doenças do pâncreas (principalmente inflamatória), a dor é perceptível na superfície corporal no dermátomo T8. Fala-se, portanto, de dor referida. Uma peculiaridade do pâncreas é que a dor se projeta no mesmo dermátomo posterior, também devido à posição retroperitoneal do órgão.

Correlações clínicas

A **inflamação do pâncreas (pancreatite)**, que é causada mais frequentemente por um cálculo biliar posicionado na papila com refluxo de secreção ou pelo uso abusivo de álcool etílico, está habitualmente associada à dor que se irradia em forma de cinto.

Devido à localização retroperitoneal secundária do pâncreas, os **carcinomas pancreáticos** podem causar dor ao se desenvolverem infiltrando o plexo nervoso autônomo na aorta (plexo aórtico abdominal), que se irradia particularmente para o dorso. Isso deve ser levado em consideração no processo diagnóstico de uma lombalgia.

Pâncreas

Desenvolvimento do Pâncreas

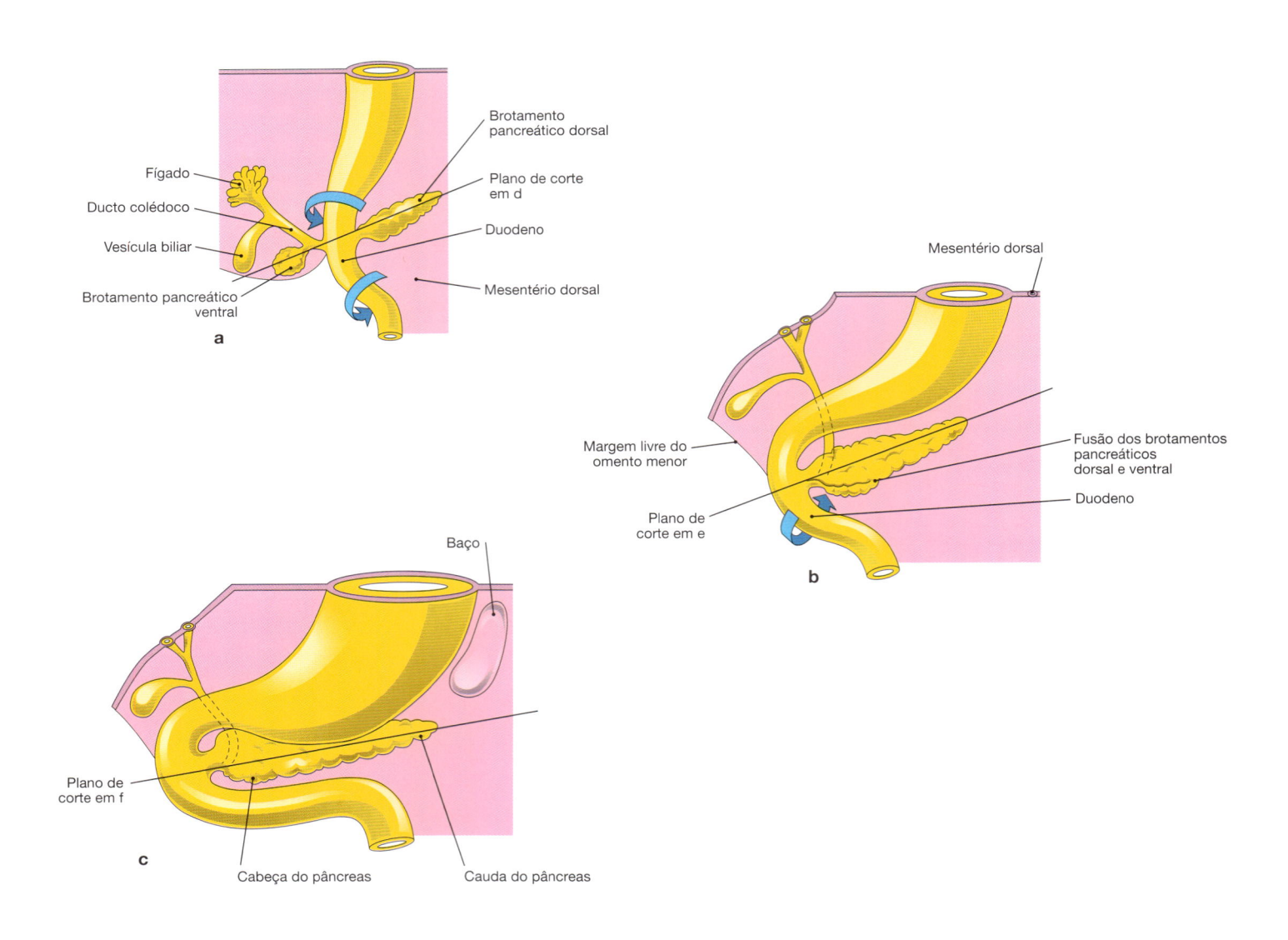

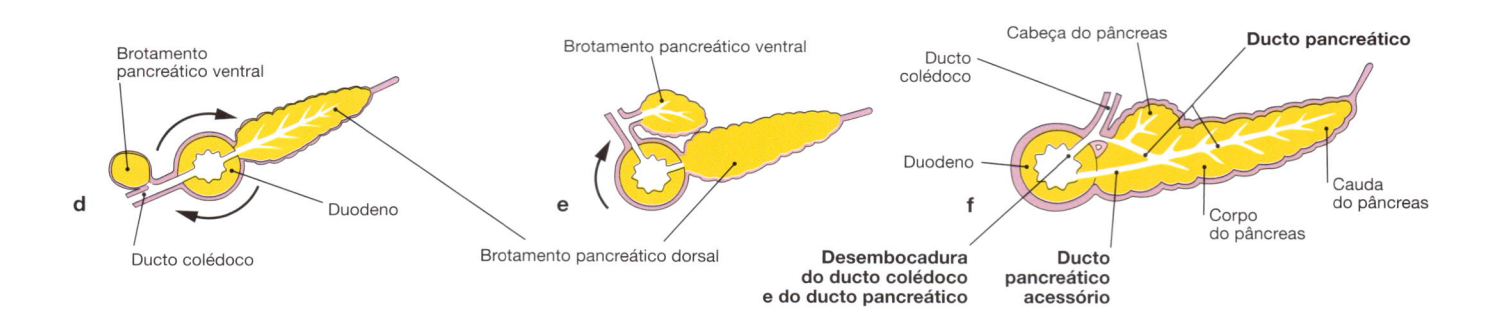

Figura 6.121a-f Estágios de desenvolvimento do pâncreas, da 5ª à 8ª semana. [E347-09]

a-c Vista anterior

d-f Cortes transversais esquemáticos do duodeno e dos primórdios do pâncreas, com representação dos mecanismos de rotação (setas).

No 28º dia, abaixo dos primórdios do fígado e da vesícula biliar, na altura do duodeno, surgem um brotamento pancreático ventral e um brotamento pancreático dorsal, a partir do endoderma do intestino primitivo (**a, d**). O brotamento pancreático ventral sofre rotação dorsal (**b, e**) e, nas 6ª a 7ª semanas, funde-se ao brotamento pancreático dorsal, juntamente com seus ductos excretores (**c, f**).

O ducto excretor do pâncreas origina-se da união da parte distal do ducto do brotamento pancreático dorsal com o ducto do brotamento pancreático ventral e desemboca na papila maior do duodeno. A parte proximal do ducto do brotamento pancreático dorsal dá origem, na maioria dos casos (65%), ao ducto pancreático acessório, que desemboca na papila menor do duodeno.

Desenvolvimento do Pâncreas

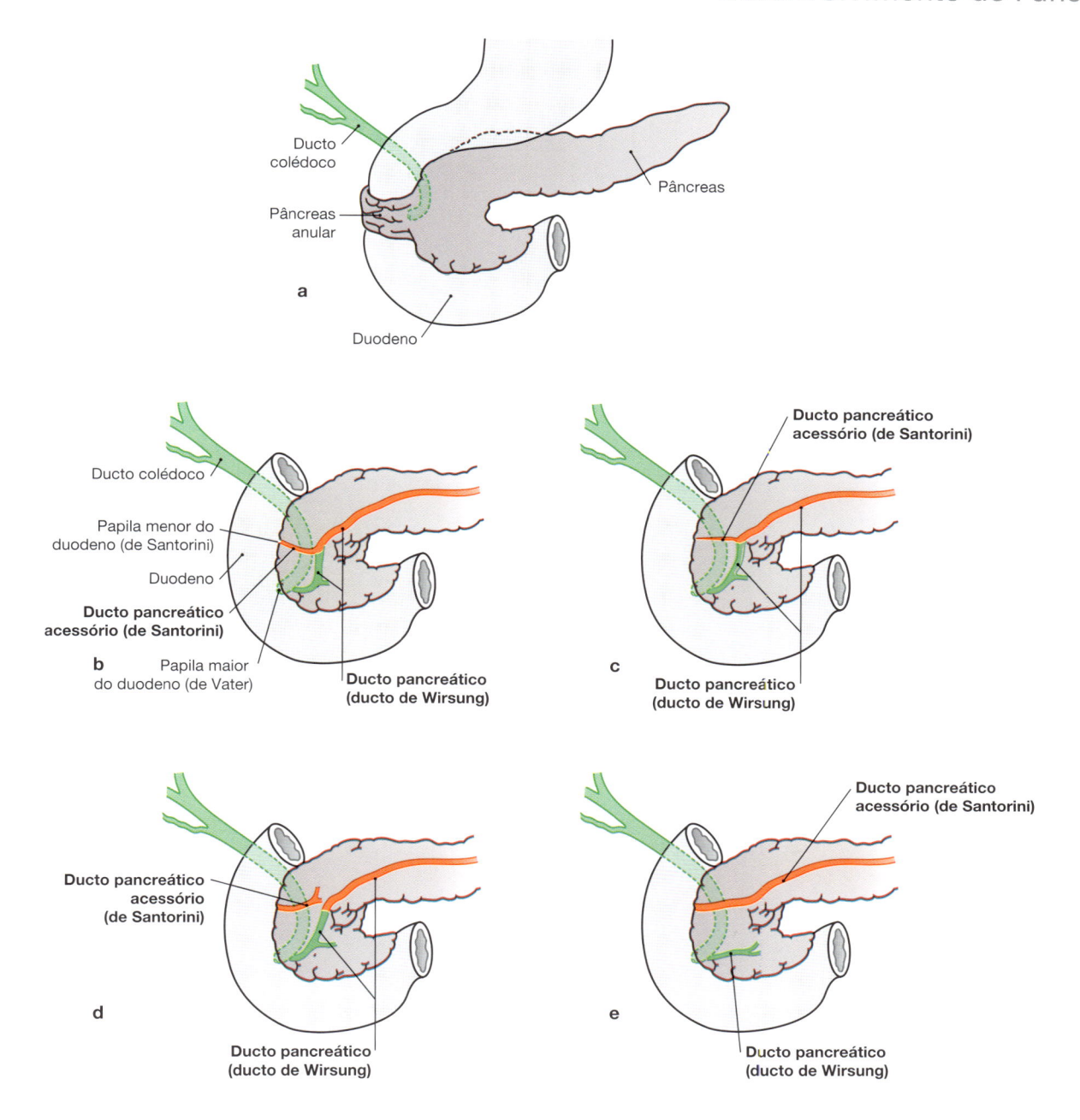

Figura 6.122a-e Malformações do desenvolvimento do pâncreas; representação esquemática, vista anterior. [S700-L126]/[G1069]
a Formação anular da estrutura do pâncreas na parte descendente do duodeno (**pâncreas anular**), que pode comprometer a passagem do quimo.

b e **c** União normal dos ductos pancreáticos, em que o ducto pancreático acessório (em b) está estenosado em sua abertura para o duodeno.
d e **e** União incompleta dos ductos excretores (**pâncreas *divisium***), em que o ducto pancreático e o ducto pancreático acessório permanecem separados e desembocam independentemente no duodeno.

Correlações clínicas

Se o tecido pancreático em forma de anel crescer ao redor do duodeno (**pâncreas anular**), poderá, em particular em recém-nascidos, levar à obstrução do intestino (íleo paralítico) com êmese. Os sintomas normalmente ocorrem quando se muda da ingestão de leite para alimentos sólidos. Nesse caso, o duodeno deve ser seccionado e suturado novamente, junto com o pâncreas.
Se a fusão das duas partes for incompleta (**pâncreas *divisum***), o ducto dorsal pode formar o principal ducto excretor (em 10% dos casos), o que pode ser uma causa de inflamação (pancreatite) recorrente devido ao refluxo de secreção. Isso deve ser considerado quando cálculos biliares e uso abusivo de álcool etílico forem descartados como causa de inflamação recorrente.
Se não acontecer a fusão dos dois ductos e a papila duodenal maior for obstruída por um **cálculo biliar (colelitíase)**, a secreção não poderá ser drenada pela papila duodenal menor. Isso significa que, no caso de pâncreas *divisium*, além do acúmulo de bile (**colestase**), poderá haver um processo inflamatório e a consequente **pancreatite**.

6 Pâncreas

Estrutura e Relações Topográficas do Pâncreas

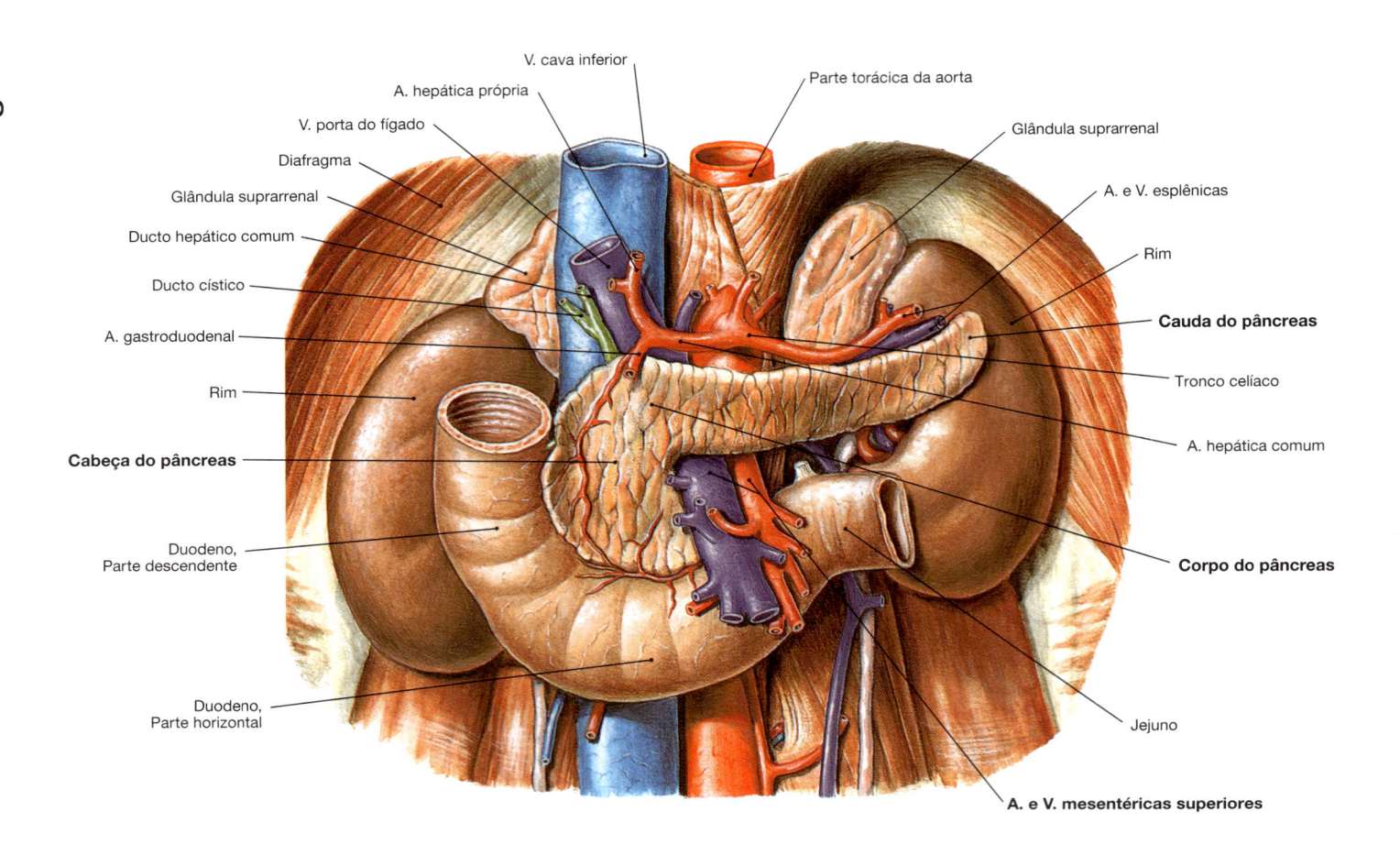

Figura 6.123 Órgãos retroperitoneais da região superior do abdome: pâncreas, duodeno e, de ambos os lados, os rins e as glândulas suprarrenais; vista anterior. [S700]

O pâncreas encontra-se em **posição secundariamente retroperitoneal**. A **cabeça do pâncreas** está intimamente associada à parte descendente do duodeno e, em direção posterior, continua com um prolongamento em **formato de gancho (Proc. uncinado)**, e que envolve as A. e V. mesentéricas superiores. Inferiormente, ela se encontra associada à parte horizontal do duodeno.

À esquerda, a cabeça do pâncreas se prolonga no curto **colo do pâncreas** (1,5 a 2 cm) anteriormente às A. e V. mesentéricas superiores, e para o **corpo do pâncreas**, que cruza à frente da coluna vertebral. A **cauda do pâncreas**, adjacente, passa à frente do rim esquerdo e posteriormente à flexura esquerda do colo e se estende até o hilo esplênico.

O pâncreas tem uma face anterior e uma face posterior, que são separadas uma da outra por margem superior e margem inferior, pouco nítidas. A face anterior é recoberta pelo peritônio parietal e forma a parede posterior da bolsa omental. A face posterior encontra-se aderida ao peritônio parietal original da parede posterior do abdome, uma vez que o pâncreas é deslocado para o espaço retroperitoneal somente durante o curso de seu desenvolvimento. A superfície de adesão é representada como uma fáscia durante a dissecção (fáscia de Toldt → Figura 6.136).

Correlações clínicas

A proximidade da cabeça do pâncreas com as A. e V. mesentéricas superiores e com a V. porta do fígado aumenta o risco de que os vasos sejam lesionados durante um **exame endoscópico da papila maior do duodeno** para a retirada de um cálculo biliar ou para demonstração, com meio de contraste, dos ductos biliares ou pancreáticos (colecistopancreatografia retrógrada endoscópica, CPRE), o que pode ser corrigido apenas por meio de uma cirurgia de emergência.

Estrutura do Pâncreas

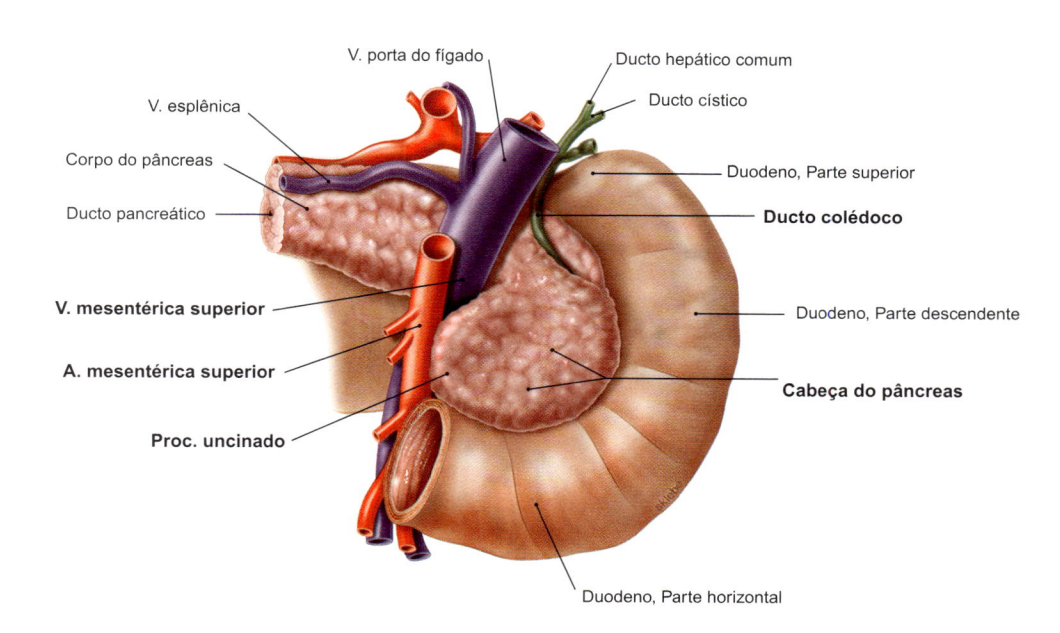

Figura 6.124 Pâncreas e duodeno; vista posterior. [S700-L238]
A figura mostra como a **cabeça do pâncreas** se encontra adjacente à parte descendente do duodeno, onde é atravessada obliquamente pelo ducto colédoco em seu trajeto à papila maior do duodeno. Em direção posterior, o **Proc. uncinado** da cabeça do pâncreas, com seu formato de gancho, envolve as A. e V. mesentéricas superiores.

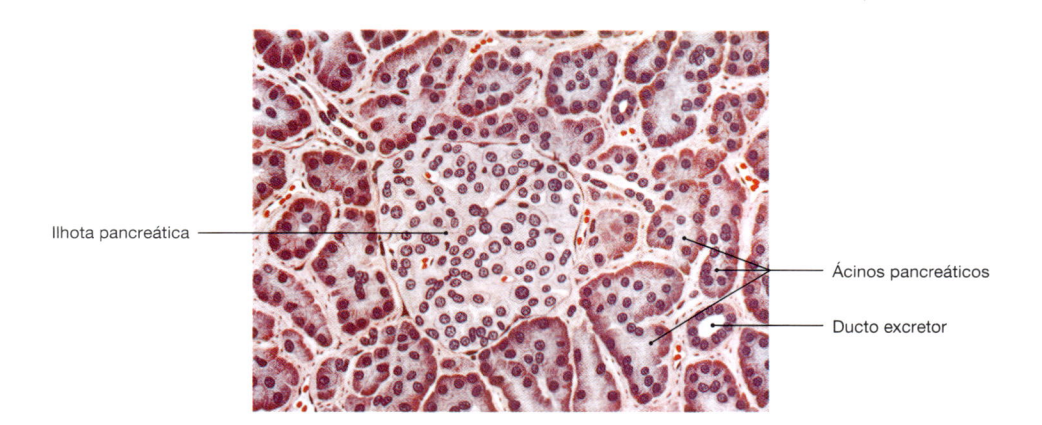

Figura 6.125 Estrutura histológica do pâncreas; aumento médio. [R252]
O pâncreas é uma glândula mista formada por uma parte exócrina e uma parte endócrina. A parte **exócrina**, com suas porções secretoras acinosas (ácinos serosos), produz enzimas digestivas que, em sua maioria, são liberadas como zimogênios no lúmen do duodeno por um sistema de ductos. A parte **endócrina** é representada pelas ilhotas de Langerhans (ilhotas pancreáticas), que se encontram dispersas em meio ao parênquima exócrino. As ilhotas produzem, entre outros, os hormônios insulina e glucagon, que são liberados na corrente sanguínea e regulam especialmente os níveis de glicose no sangue.

Correlações clínicas

A função do pâncreas explica por que a degeneração do parênquima pancreático (necrose), p. ex., durante inflamação **(pancreatite)**, pode causar desde **distúrbios digestivos** até diarreias e, no caso de uma lesão muito extensa (perda de 80 a 90% do parênquima), também deflagra **diabetes melito**: devido à produção reduzida de insulina.

Pâncreas

Ductos Excretores do Pâncreas

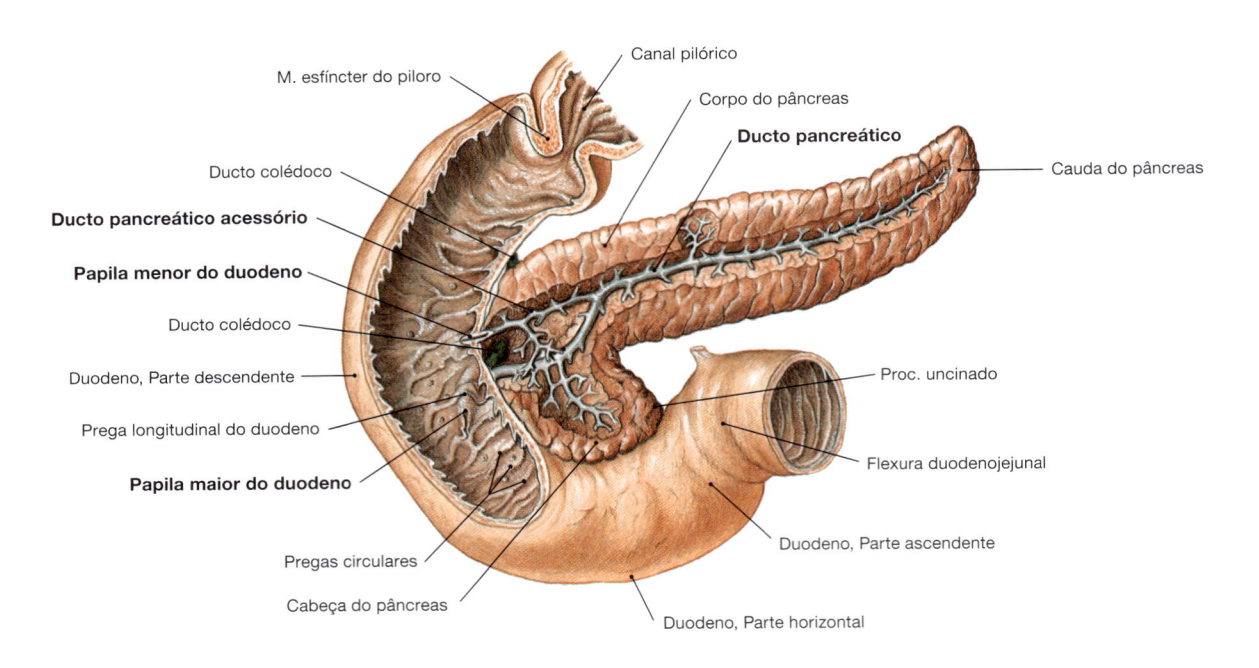

Figura 6.126 Sistema de ductos excretores do pâncreas; vista anterior; o ducto pancreático é mostrado após a abertura do pâncreas e do duodeno. [S700]

O **ducto pancreático (ducto de Wirsung)** se une habitualmente (em 60% dos casos) com o segmento terminal do ducto colédoco para formar a **ampola hepatopancreática**, que desemboca na papila maior do duodeno (ou papila de Vater) na parte descendente do duodeno. Do ponto de vista do desenvolvimento (→ Figura 6.121) existe, ainda, em 65% dos casos, um **ducto acessório (ducto pancreático acessório ou ducto de Santorini)**, que desemboca separadamente na papila maior do duodeno, situada a 2 cm em posição proximal.

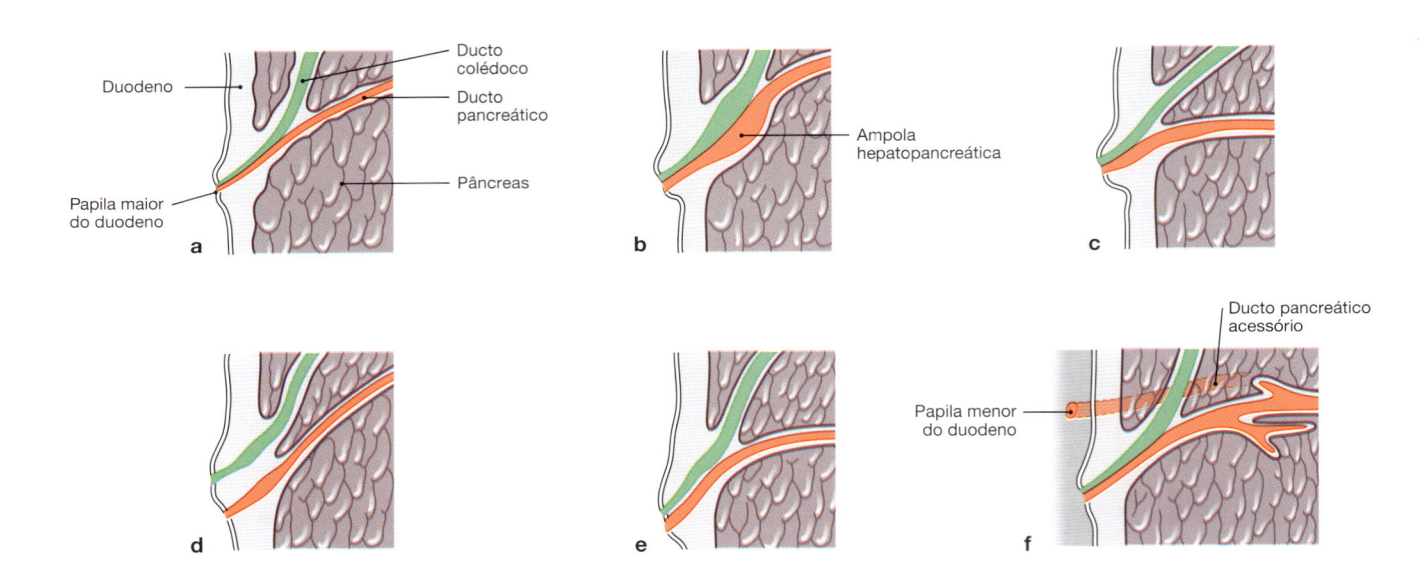

Figura 6.127a-f Variação da desembocadura do ducto pancreático e do ducto colédoco. [S700-L126]
a Segmento comum mais longo.
b Dilatação ampular da parte terminal (em 60% dos casos), → Figura 6.113.
c Segmento comum mais curto.
d Desembocaduras separadas.
e Desembocadura uniforme com septação do ducto comum.
f Ducto adicional (ducto pancreático acessório, em 65% dos casos).

Correlações clínicas

A conformação da desembocadura dos ductos excretores influencia a **evolução das doenças do pâncreas**. Além do uso abusivo de álcool, um cálculo biliar impactado na papila maior do duodeno é a causa mais frequente de pancreatite associada à estase de secreção com autodigestão do parênquima. Um ducto pancreático acessório com desembocadura separada pode ser útil quando se comunica com o ducto principal e possibilita a drenagem da secreção digestiva.

Artérias do Pâncreas

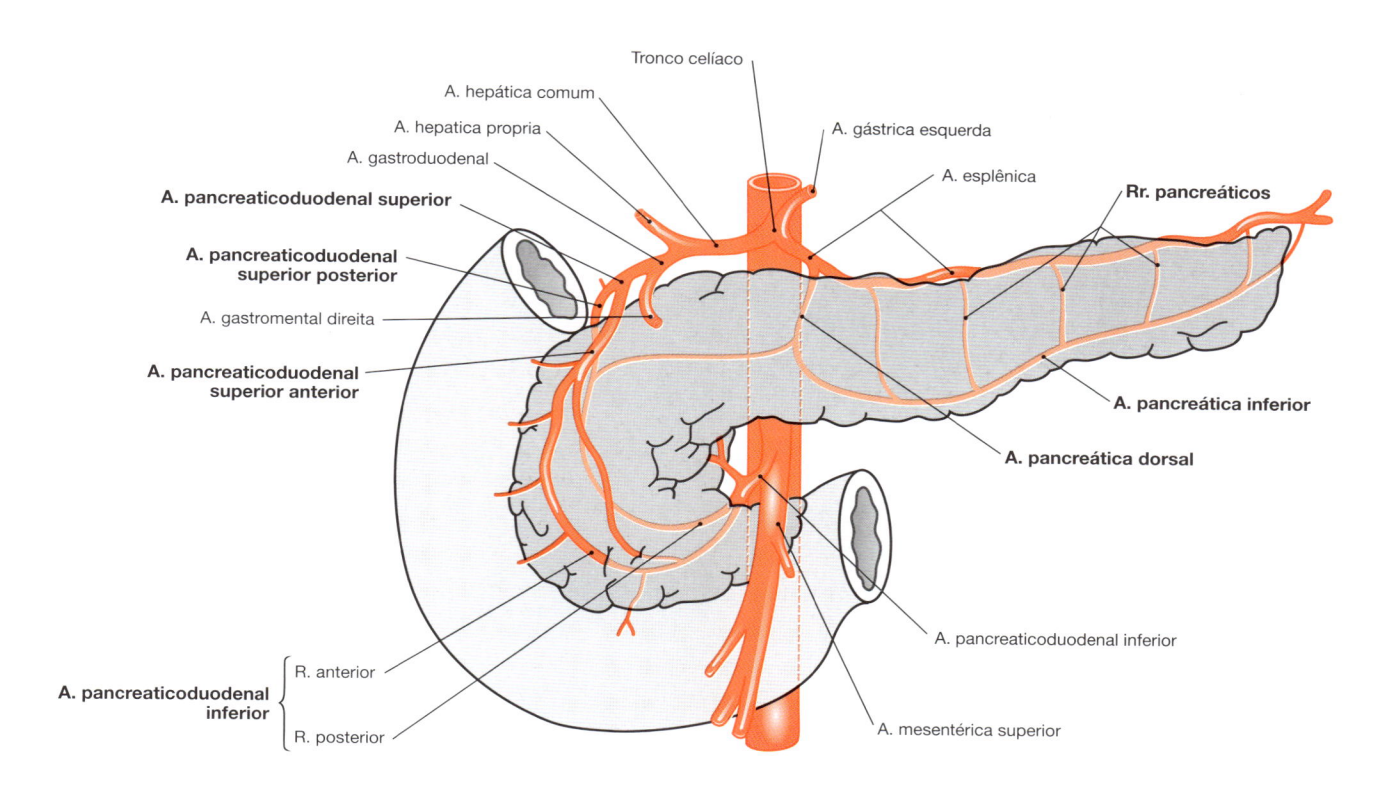

Figura 6.128 Artérias do pâncreas; representação esquemática, vista anterior. [S700-L126]/[G1069]

O pâncreas é suprido por **dois sistemas arteriais distintos**, um para a cabeça e o colo e outro para o corpo e a cauda.
- **Cabeça e colo:** anel vascular duplo, formado pelas Aa. pancreaticoduodenais superiores anterior e posterior (ramos da A. gastroduodenal) e pela A. pancreaticoduodenal inferior, com R. anterior e R. posterior (da A. mesentérica superior). Garante, assim, a irrigação a partir do tronco celíaco e da A. mesentérica superior
- **Corpo e cauda:** Rr. pancreáticos da A. esplênica que formam uma A. pancreática dorsal, posteriormente ao pâncreas, e uma A. pancreática inferior, na margem inferior da glândula. Em geral, a A. pancreática inferior se anastomosa com as alças vasculares posteriores na região da cabeça do pâncreas, de modo que existe substancial redundância.

As **veias** correspondem às artérias e desembocam na V. porta do fígado através da V. mesentérica superior e da V. esplênica (→ Figura 6.100).

Irrigação arterial do pâncreas	
Região de irrigação	**Artérias**
Cabeça do pâncreas, colo do pâncreas	• Artérias pancreaticoduodenais superiores anterior e posterior (ramos da artéria gastroduodenal, área de irrigação do tronco celíaco) • Artéria pancreaticoduodenal inferior (ramo da artéria mesentérica superior)
Corpo do pâncreas, cauda do pâncreas	Ramos pancreáticos da artéria esplênica

Correlações clínicas

Este **abundante suprimento arterial** a partir de duas artérias do tronco celíaco e pela A. mesentérica superior explica por que infartos deste órgão vital são raros.

Pâncreas

Vasos Linfáticos do Pâncreas

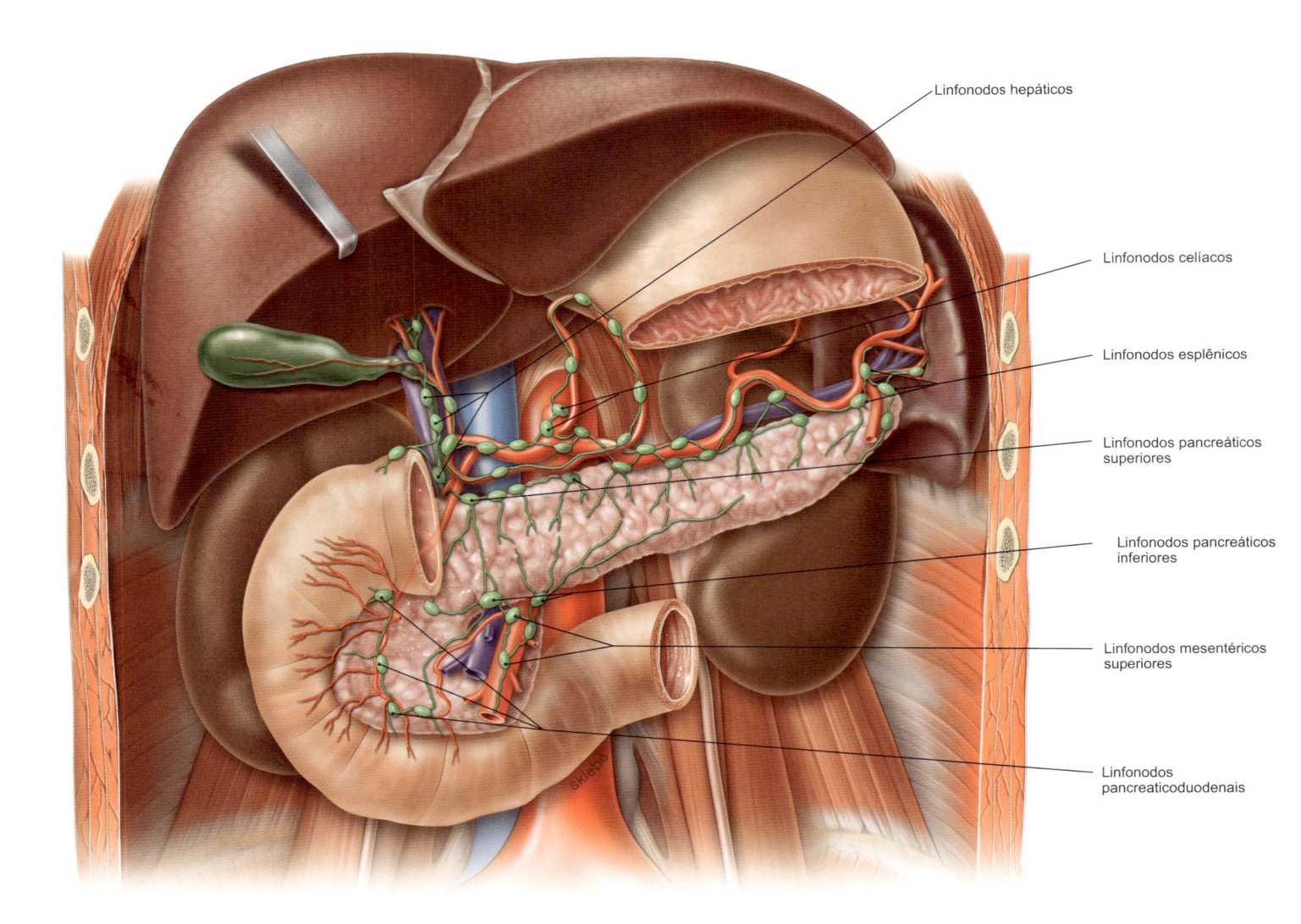

Figura 6.129 Vias de drenagem da linfa do pâncreas; vista anterior. [S700-L238]
Os diferentes segmentos do pâncreas têm linfonodos regionais próprios:
- **Cabeça e colo: linfonodos pancreaticoduodenais** ao longo das artérias de mesmo nome (Aa. pancreaticoduodenais superiores anterior e posterior)
- **Corpo: linfonodos pancreáticos superiores e inferiores**, ao longo das A. e V. esplênicas
- **Cauda:** linfonodos esplênicos.

Vasos Linfáticos do Pâncreas

Linfonodos celíacos

Linfonodos lombares

Linfonodos mesentéricos superiores

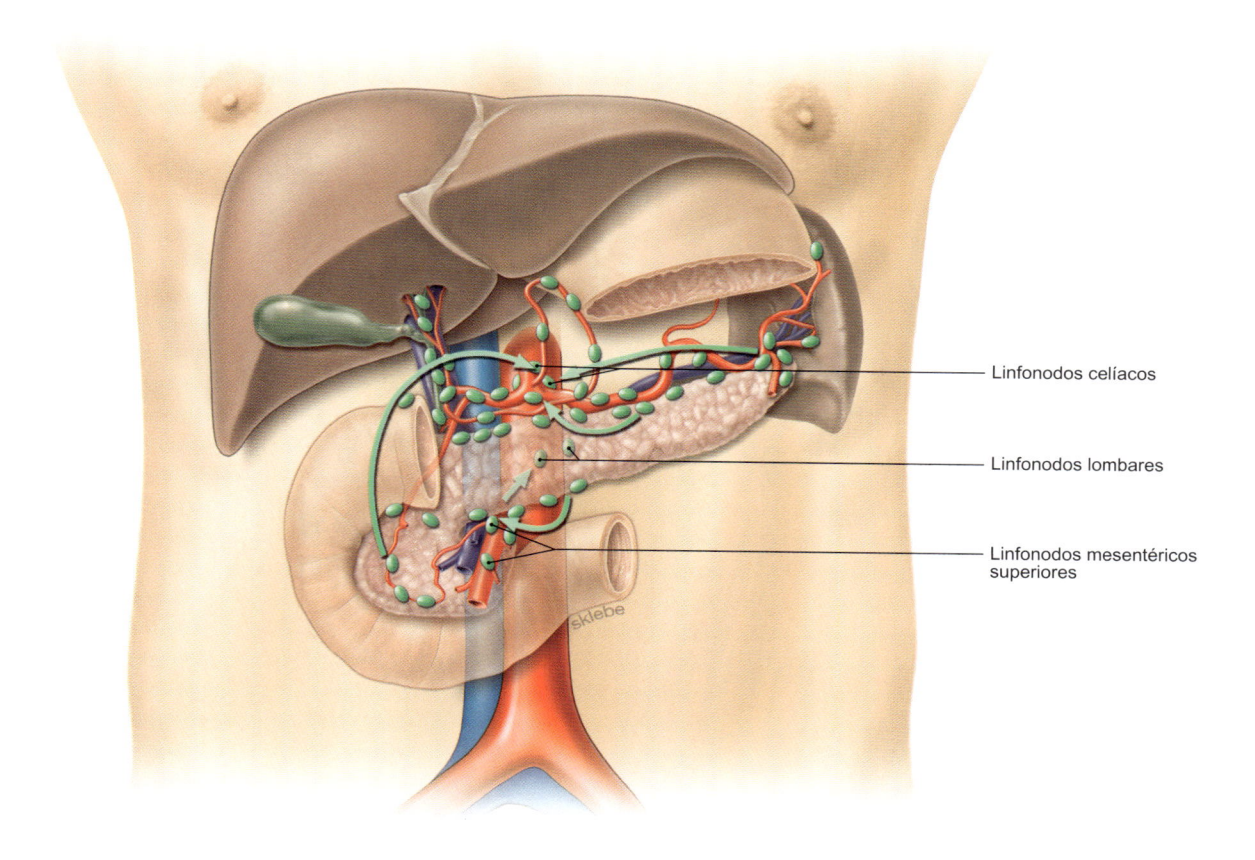

Figura 6.130 Drenagem linfática do pâncreas; vista anterior. [S700-L238]
Os grupos de linfonodos regionais mantêm ligações significativas entre si e com grupos de linfonodos nas áreas vizinhas:
- **Cabeça e colo:** os linfonodos pancreaticoduodenais drenam para os linfonodos hepáticos e daí para os **linfonodos celíacos** ou diretamente para os **linfonodos mesentéricos superiores**. A outra ligação ocorre via **tronco intestinal** para o ducto torácico
- **Corpo e cauda:** os linfonodos regionais para a margem superior da glândula são os linfonodos pancreáticos; no entanto, para a parte da cauda são os linfonodos esplênicos. Estes são ligados pela circulação linfática ao longo das A. e V. esplênicas aos **linfonodos celíacos**. Na margem inferior da glândula ocorre a ligação dos linfonodos pancreáticos com os **linfonodos mesentéricos superiores**. No entanto, devido à posição retroperitoneal, existem ligações também com os **linfonodos lombares**. A drenagem ocorre, então, via **troncos lombares**.

Correlações clínicas

As várias vias de drenagem linfática tornam compreensível por que, no momento do diagnóstico de um **carcinoma pancreático**, frequentemente já existem **metástases disseminadas nos linfonodos**. Uma vez que eles não são completamente removíveis, a cura por meio apenas de cirurgia geralmente não é possível.

Pâncreas

Inervação do Pâncreas

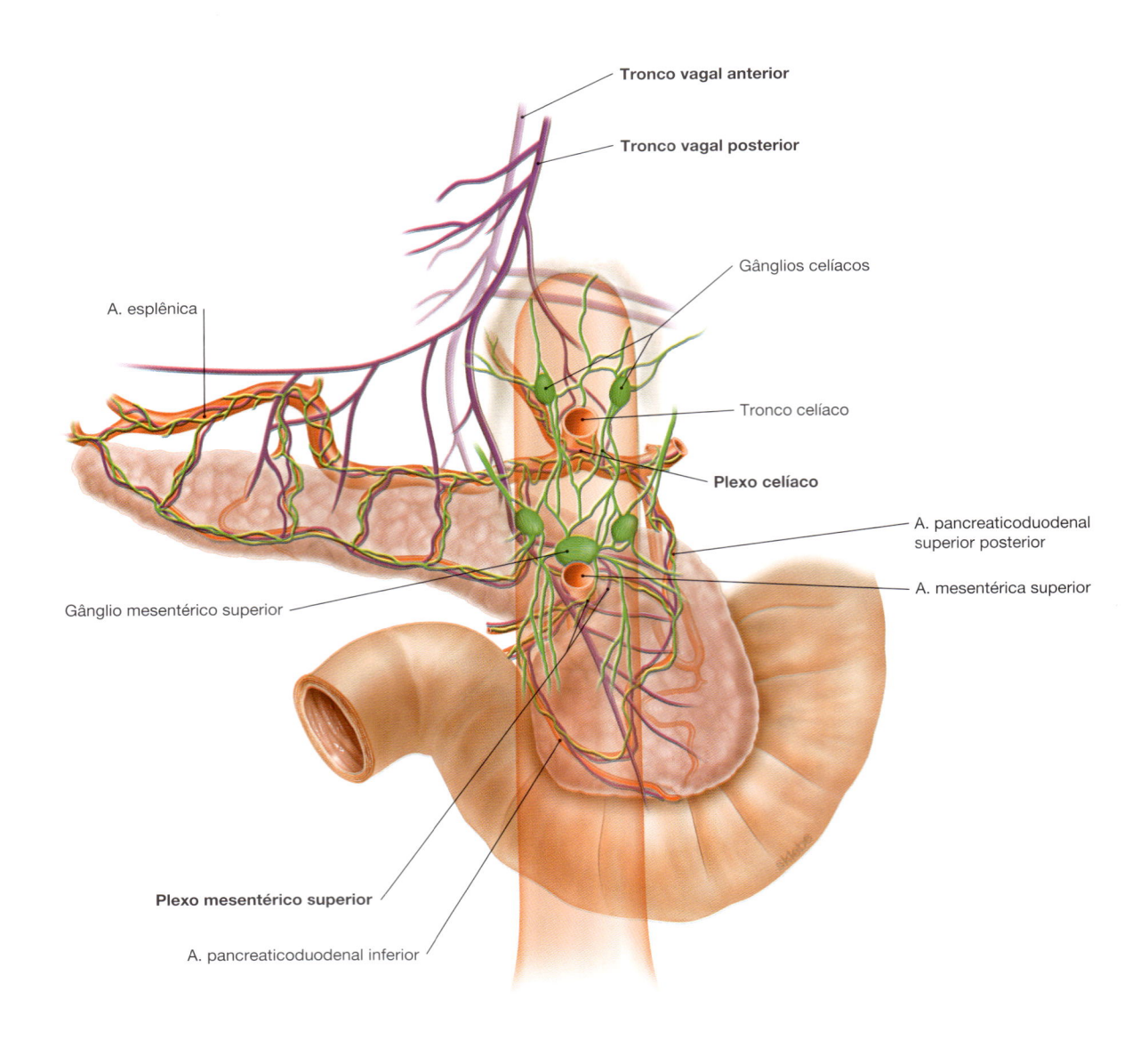

Figura 6.131 Inervação autônoma do pâncreas; representação esquemática, vista posterior. [S700-L238]
O pâncreas é inervado pelas partes simpática e parassimpática da divisão autônoma do sistema nervoso. A parte **parassimpática** promove a liberação de secreção digestiva e a produção de insulina, enquanto a parte **simpática** inibe estas funções. Os neurônios pós-ganglionares simpáticos e as fibras nervosas pré-ganglionares parassimpáticas atingem o pâncreas a partir do **plexo celíaco**, predominantemente por redes perivasculares. Particularmente para a região da cabeça, também saem fibras nervosas a partir do **tronco vagal posterior** e, ocasionalmente, do **tronco vagal anterior** diretamente para a glândula. A comunicação sináptica das fibras parassimpáticas ocorre via gânglios microscópicos localizados em parte do pâncreas.

Correlações clínicas

A estreita relação do pâncreas com os plexos nervosos autônomos na aorta (plexo aórtico abdominal) deixa claro por que os **carcinomas pancreáticos** muitas vezes só se tornam sintomáticos quando invadem os plexos nervosos, o que pode levar a **dorsalgia** intensa. O prognóstico é então ruim, porque a remoção cirúrgica completa geralmente não é possível.

Pâncreas, Técnicas de Imagem

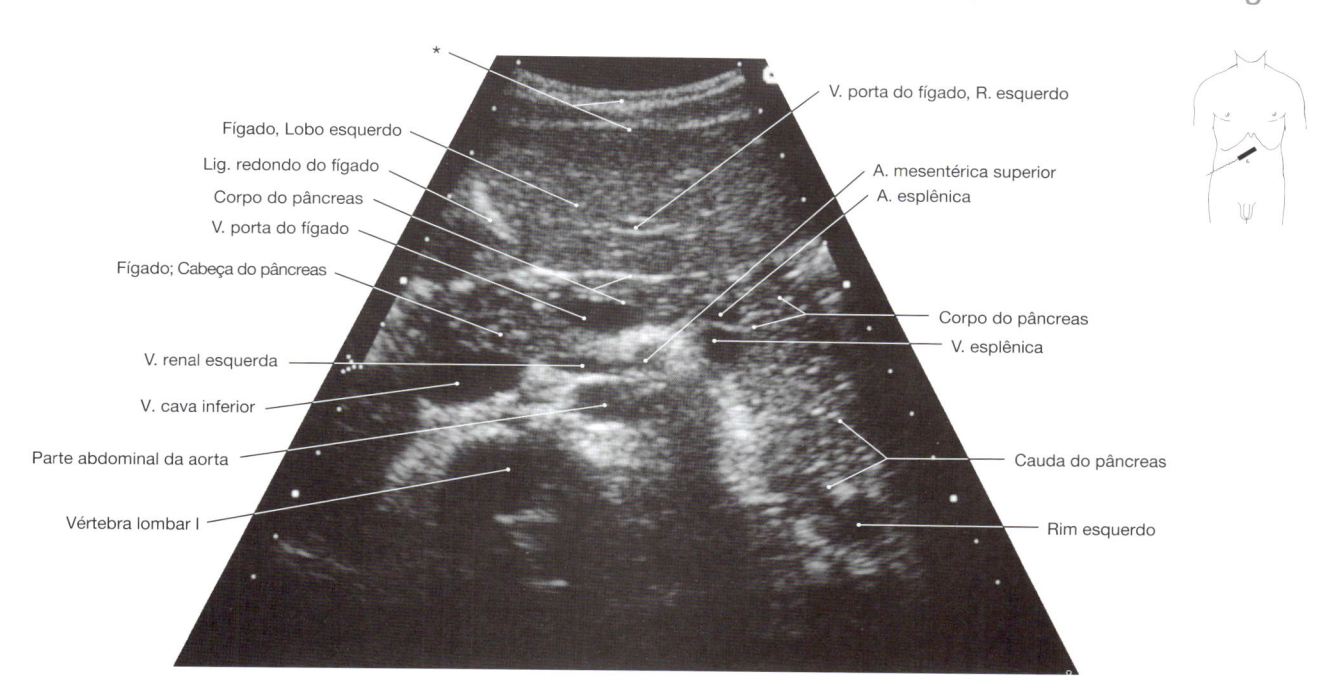

Figura 6.132 Pâncreas; imagem ultrassonográfica; vista oblíqua inferior, durante a inspiração profunda. [S700-T894]

A ultrassonografia do pâncreas é frequentemente pouco conclusiva para fins de diagnóstico, uma vez que, devido à sua posição retroperitoneal, o órgão fica frequentemente recoberto pelo intestino cheio de gases.
* Parede do abdome

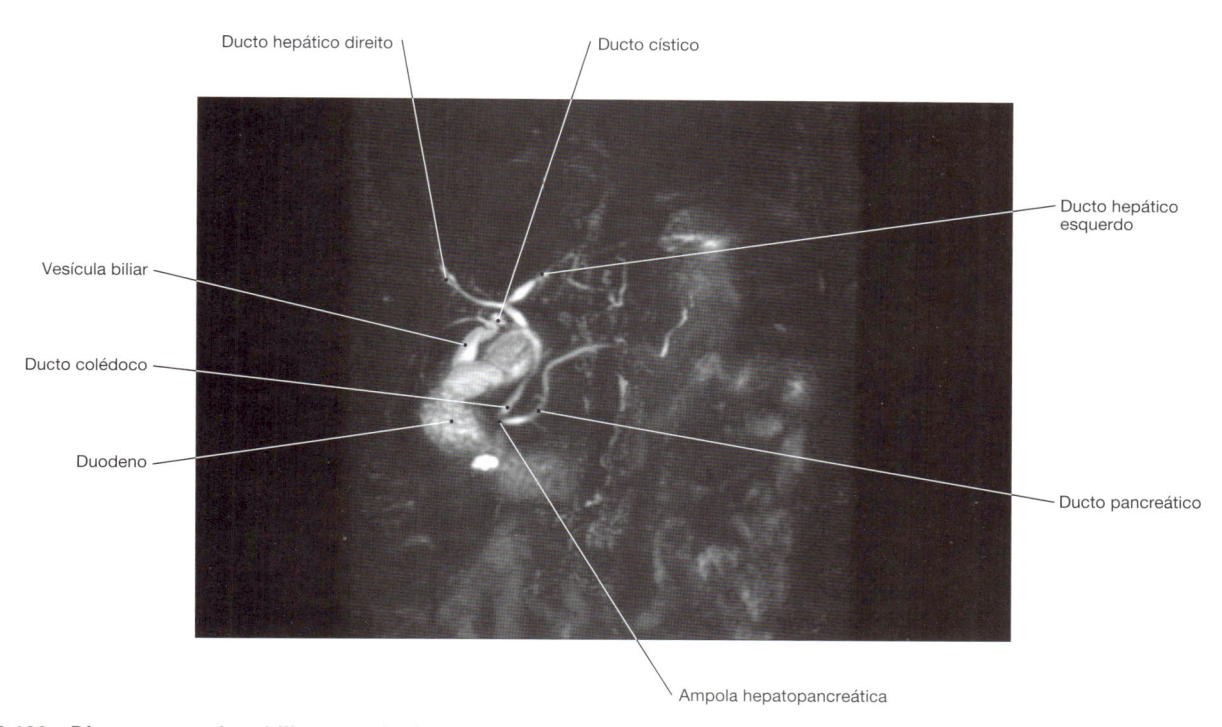

Figura 6.133 Pâncreas e vias biliares; colecistopancreatografia retrógrada endoscópica (CPRE); vista anterior. [S700-T832]
O ducto excretor do pâncreas (ducto pancreático) e o ducto colédoco foram preenchidos com meio de contraste por intermédio de um endoscópio, a partir da papila maior do duodeno, de modo que o sistema ductal pudesse ser demonstrado na radiografia.

Correlações clínicas

Para a **demonstração do pâncreas**, inicialmente é utilizada a ultrassonografia, p. ex., para a evidenciação de aumento de volume (edema) do órgão como indício de pancreatite. Quando a sobreposição de gás impede a boa visualização, é necessária uma tomografia computadorizada. Na CPRE, por exemplo, um pâncreas *divisum* pode ser diagnosticado como causa de pancreatites recidivantes. No caso de rupturas de ductos, existe a suspeita de tumores pancreáticos malignos.

Baço

Projeção do Baço

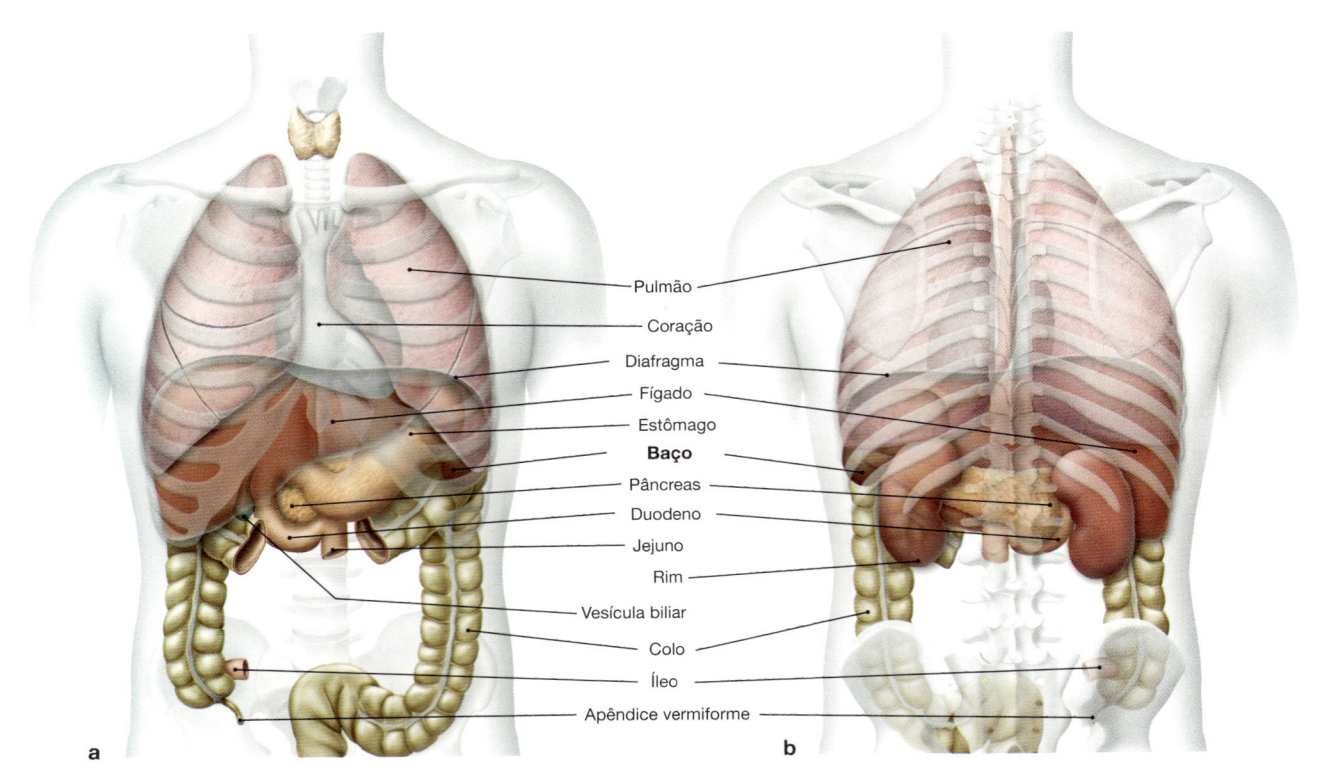

Figura 6.134a-c Projeção dos órgãos internos na superfície do corpo. [S700-L275]
a Vista anterior.
b Vista posterior.
c Vista pelo lado esquerdo.

O baço encontra-se em **posição intraperitoneal**. Seu eixo longitudinal se projeta sobre o trajeto da costela X. Um baço de tamanho normal, portanto, não é palpável sob o arco costal. Devido à grande superfície de contato com o diafragma, a posição do baço é altamente dependente do momento da respiração. O baço fica localizado na chamada **loja esplênica**, delimitada inferiormente pelo Lig. frenocólico, entre a flexura esquerda do colo e o diafragma (→ Figura 6.10).

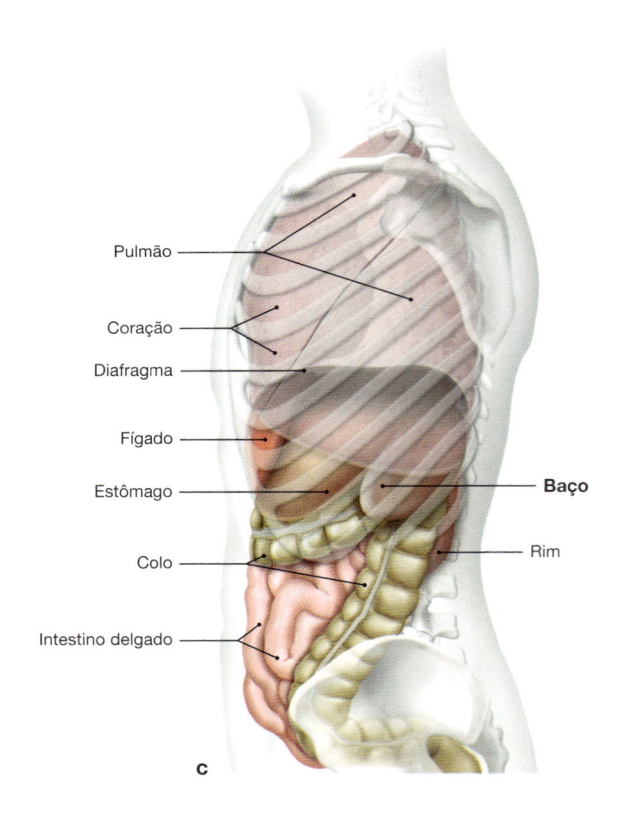

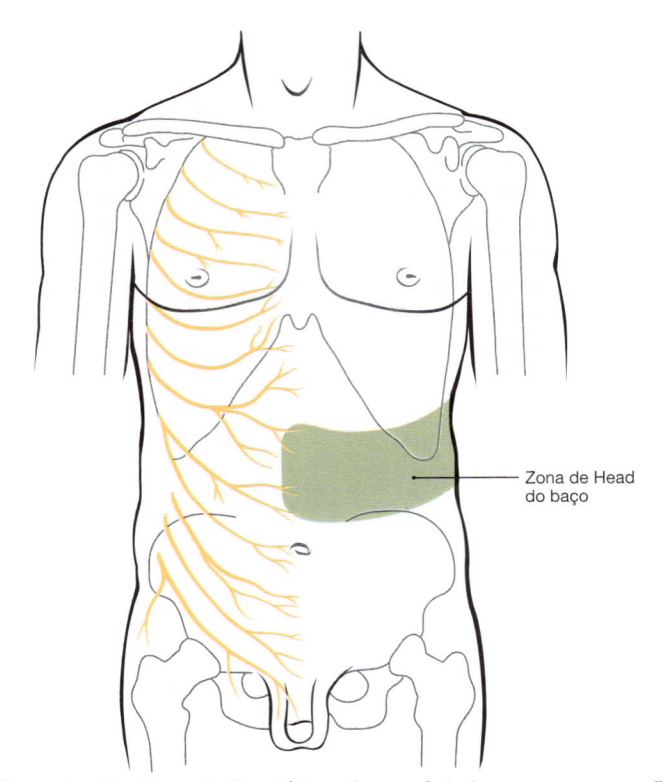

Figura 6.135 Zona de Head (dermátomos) do baço; representação esquemática; vista anterior. [S700-L126]/[G1071]

A área da pele relacionada ao órgão ou **zona de Head** do baço é vagamente delimitada e se projeta nos **dermátomos** (campo segmentar da pele) **T8-T9** da região superior esquerda do abdome. Isto acontece porque, nos segmentos da medula espinal correspondentes, os neurônios aferentes a partir do baço convergem com aqueles da superfície corporal, de modo que, em caso de nódulo ou ruptura do baço, a dor é perceptível na superfície corporal nos dermátomos T8 e T9. Fala-se, portanto, de dor referida.

Projeção e Pregas Peritoneais do Baço

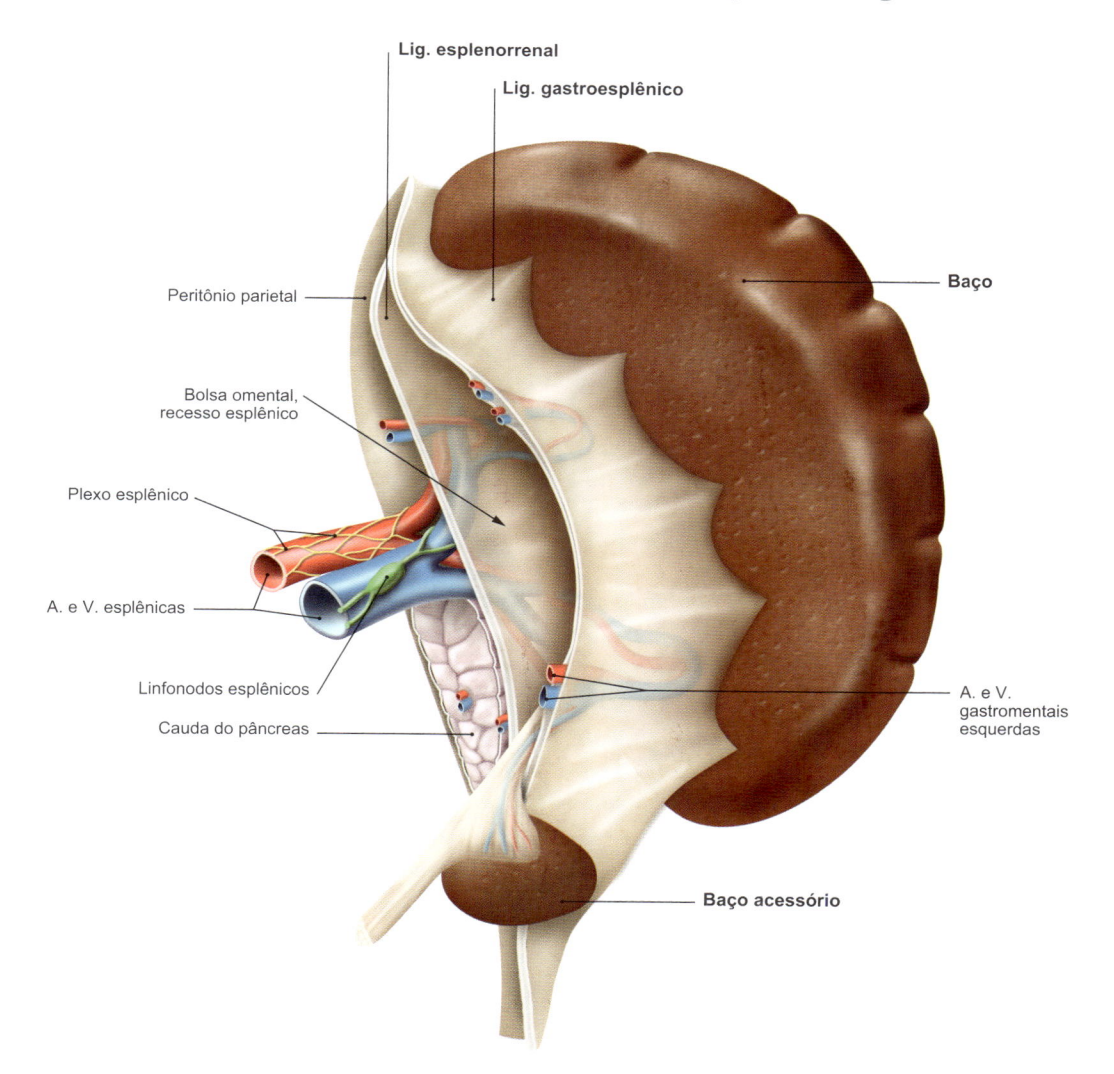

Figura 6.136 Pregas peritoneais do baço e baço acessório no Lig. esplenorrenal; baço rebatido lateralmente, vista anteromedial. [S700-L275]
O baço está fixado por duas **pregas peritoneais**, que se fixam em ambos os lados do hilo esplênico. O **Lig. gastroesplênico** vem do estômago e continua como **Lig. esplenorrenal** até a parede posterior do tronco.

Entre essas duas pregas peritoneais, se estende o recesso esplênico da bolsa omental até o hilo esplênico. Posteriormente ao Lig. esplenorrenal e, portanto, retroperitoneal, chegam as vias circulatórias do baço (A. esplênica com o plexo esplênico autônomo, V. esplênica e vias linfáticas dos linfonodos esplênicos) superiormente à cauda do pâncreas.

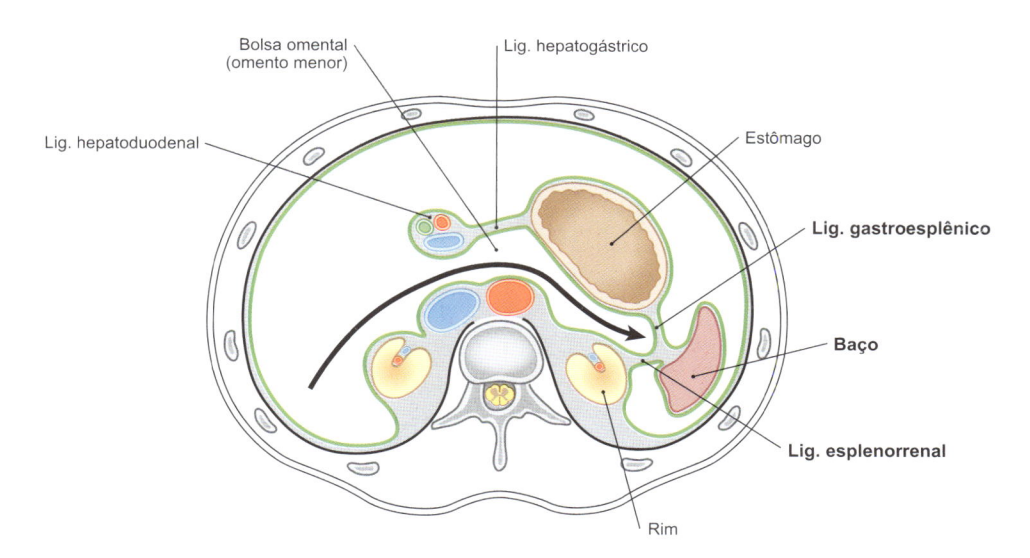

Figura 6.137 Pregas peritoneais do baço; representação esquemática de um corte transversal; vista inferior. [S701-L126]
A bolsa omental (omento menor) (seta) estende-se com seu recesso esplênico até o hilo do baço. O recesso é limitado por pregas peritoneais anterior (ligamento gastroesplênico) e posterior (ligamento esplenorrenal), que ancoram o baço.

213

Baço

Estrutura Anatômica do Baço

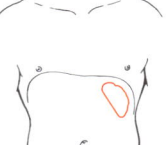

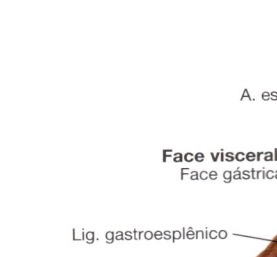

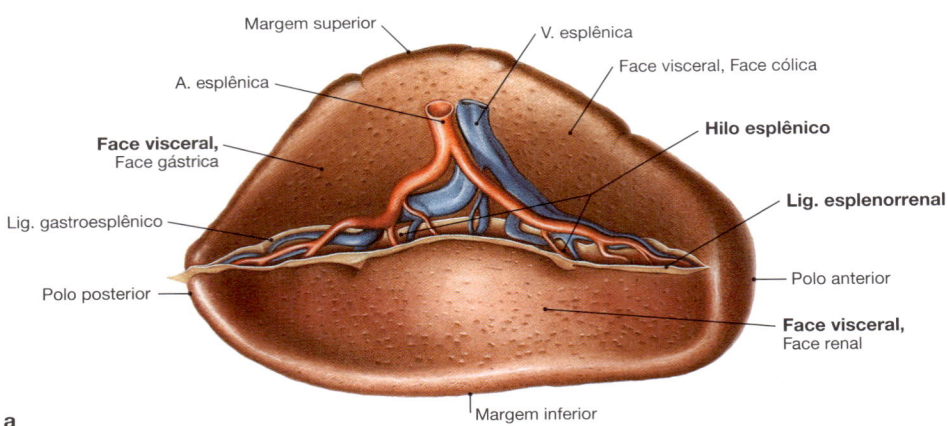

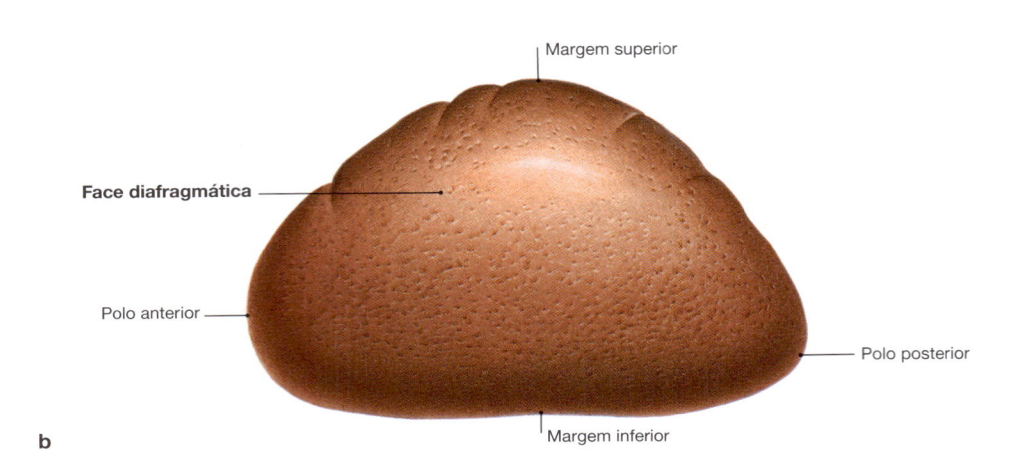

Figura 6.138a e b Baço. [S700]
a Vista medial e anterior.
b Vista lateral e posterior.

O baço é um **órgão linfático secundário** e atua nas defesas imunológicas e na filtração do sangue. Ele pesa 150 g e tem 11 cm de comprimento, 7 cm de largura e 4 cm de espessura. O baço tem uma **face diafragmática**, convexa e adjacente ao diafragma, e uma **face visceral**, côncava e voltada para as vísceras. Esta se encontra adjacente ao rim esquerdo, à flexura esquerda do colo e ao estômago. A margem superior, entre as duas faces, é habitualmente irregular, enquanto a margem inferior é lisa. Os vasos sanguíneos entram e saem através do hilo esplênico. A partir do padrão de ramificação dos vasos sanguíneos são estruturados os segmentos do baço, os quais, entretanto, não são visualizados na superfície. O baço é fixado às estruturas vizinhas por meio de duas pregas peritoneais que se inserem em ambos os lados do hilo esplênico.

Correlações clínicas

Como o baço está em posição relativamente mais alta na parte superior esquerda do abdome e se projeta na costela X, ele está totalmente protegido pelas costelas mesmo quando a pessoa inspira. No caso de alterações patológicas, tais como degeneração maligna de leucócitos na **leucemia** ou **linfoma** ou na **mononucleose** (antes conhecida como "doença do beijo" por causa da transmissão via saliva), o baço pode aumentar de modo maciço e seu peso chegar a vários quilogramas.

Estrutura Anatômica do Baço

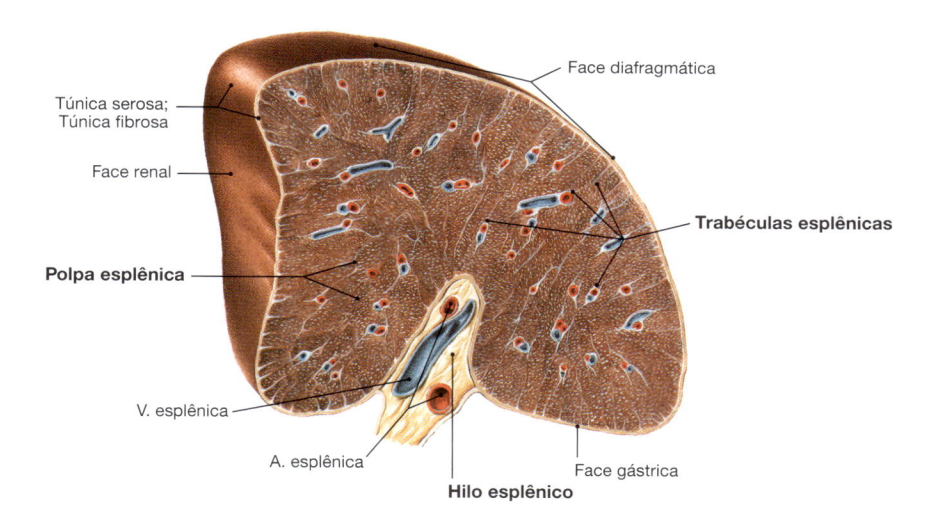

Figura 6.139 Baço; corte transversal através do hilo esplênico; vista medial e superior. [S700]
O baço é revestido por uma firme cápsula conjuntiva, da qual se estendem trabéculas para o interior do parênquima (polpa esplênica). Nessas trabéculas seguem os ramos principais da A. esplênica, assim como tributárias importantes da V. esplênica. A polpa esplênica é composta pela **polpa vermelha**, que é preenchida com sangue, e pela **polpa branca**, com áreas nodulares esbranquiçadas imersas em meio à polpa vermelha. A polpa branca e a polpa vermelha são compostas por diferentes configurações de tecido linfático.

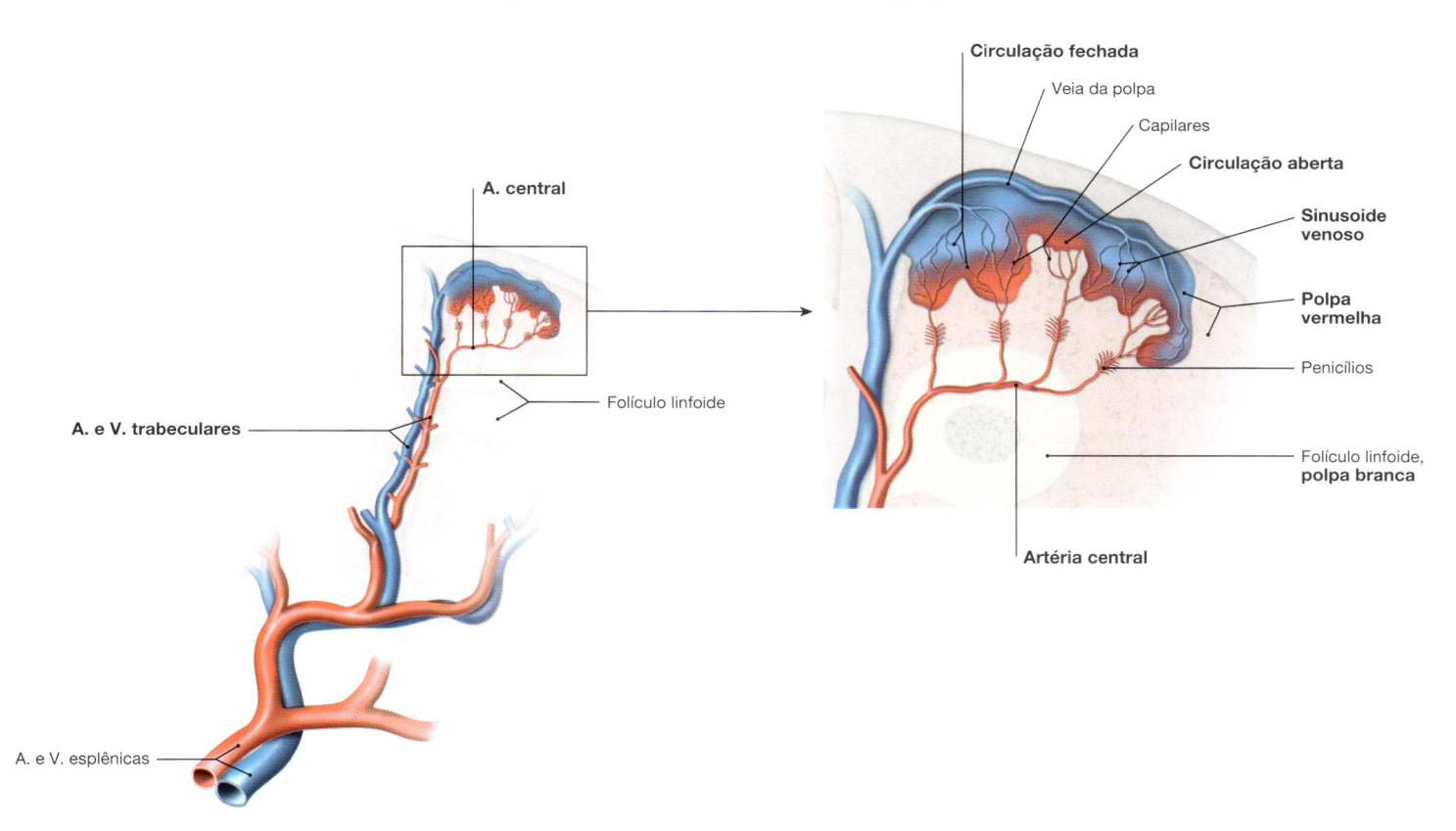

Figura 6.140 Polpa e vasos sanguíneos do baço; representação esquemática. [S700-L275]
O **parênquima do baço (polpa esplênica)** é composto de uma estrutura de tecido conjuntivo na qual desembocam os vasos sanguíneos da "circulação aberta" do sangue. Essa **polpa vermelha** serve para a destruição de eritrócitos, assim como para a armazenagem de plaquetas (trombócitos) e é responsável, no período fetal, em conjunto com o fígado, pela produção do sangue. Na polpa vermelha, existem nódulos brancos, já reconhecíveis com uma lente de aumento, que são denominados **polpa branca**. Na polpa branca o tecido linfoide está distribuído na forma de nódulos linfoides primários e secundários (linfócitos B) ou de bainhas linfáticas periarteriais (PALS, do inglês *perioarteriolar lymphatic sheaths*).
O curso e o padrão de ramificação dos vasos sanguíneos são funcional e clinicamente relevantes: as **A. e V. esplênicas** se ramificam no hilo, e seus ramos penetram no parênquima através dos feixes de tecido conjuntivo **(artérias e veias trabeculares)**. Como os ramos terminais da A. esplênica não se anastomosam entre si, eles formam artérias terminais funcionais e estruturam o baço em segmentos. A partir das artérias dos feixes ramificam-se vasos que são rodeados pelos linfócitos da polpa branca e, consequentemente, são chamados de **artérias centrais**. Elas se ramificam parcialmente em forma fasciculada (penicílios) e levam, então, aos capilares. Eles terminam abertamente e desembocam o sangue para dentro da malha de tecido conjuntivo da polpa vermelha **(circulação aberta)** ou vão diretamente para os **sinusoides venosos (circulação fechada)**. As células sanguíneas que chegam na polpa vermelha pela circulação aberta têm de voltar a entrar na circulação entre as células endoteliais na parede dos sinusoides. Com isso, os eritrócitos senescentes ou alterados patologicamente podem ser interceptados e eliminados. Dos sinusoides, o sangue chega pelas veias da polpa novamente nas veias trabeculares e finalmente para a V. esplênica.

Baço

Vias Circulatórias do Baço

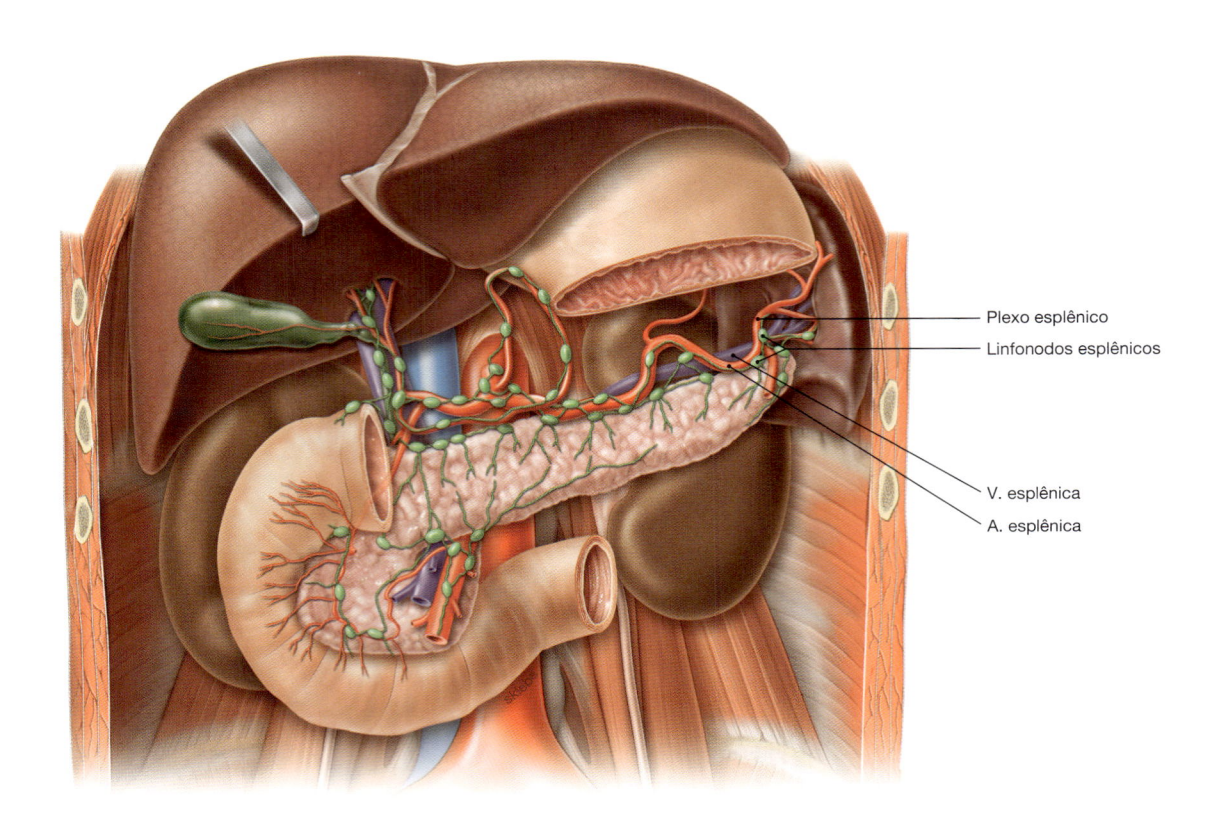

Figura 6.141 Vias circulatórias do baço; vista anterior. [S700-L238]
O baço apresenta vias circulatórias próprias, que entram e saem por seu hilo. A **A. esplênica**, depois de sua saída do tronco celíaco, vira para a esquerda e se move retroperitonealmente na margem superior do pâncreas até o baço. Além disso, ela é acompanhada por fibras nervosas autônomas do **plexo esplênico** (não mostrado aqui, → Figura 6.136). No hilo, ela se divide em dois ou três ramos principais e, então, em até seis ramos terminais. Antes de sua distribuição ela origina, em 30 a 60% dos casos, a A. gástrica posterior na parte de trás do estômago.

De modo geral, a **V. esplênica** corre posteriormente ao pâncreas até seu colo, onde se une à V. mesentérica superior, formando a V. porta do fígado. Geralmente (em 70% dos casos), recebe nesse trajeto a V. mesentérica inferior. Os **linfonodos esplênicos** no hilo não são apenas os linfonodos regionais do baço, mas também para a região da cauda do pâncreas e a parte superior da curvatura maior do estômago. Eles drenam através dos linfonodos celíacos para o tronco intestinal.

Correlações clínicas

Na **remoção cirúrgica do baço (esplenectomia)**, as A. e V. esplênicas são cortadas. Como o baço pode armazenar inúmeras plaquetas (trombócitos), antes da cirurgia deve ser prevenida a formação de **coágulos sanguíneos (trombos)**, porque, de outro modo, há um risco elevado de ocorrer um acidente vascular encefálico ou infarto do miocárdio.

Segmentos do Baço e Baço Acessório

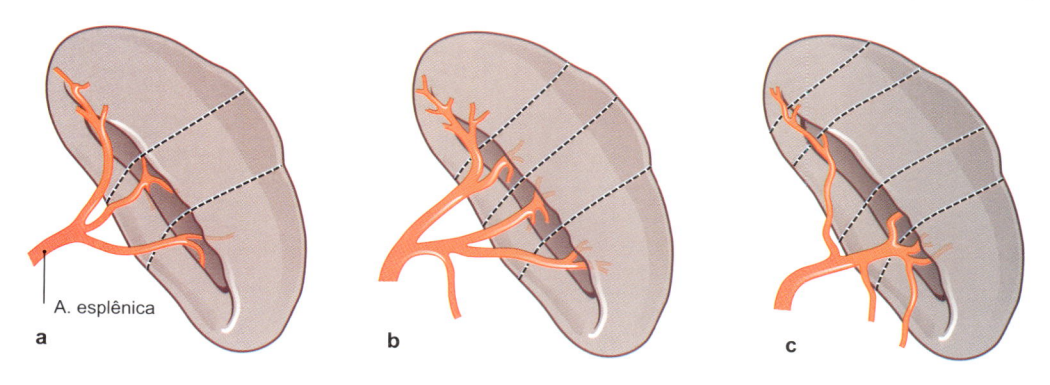

Figura 6.142a-c Segmentos do baço; representação esquemática de três, quatro ou cinco segmentos; vista anterior. [S700-L126]

Os ramos finais da A. esplênica são artérias terminais funcionais e subdividem o baço em **três a seis segmentos cuneiformes**.

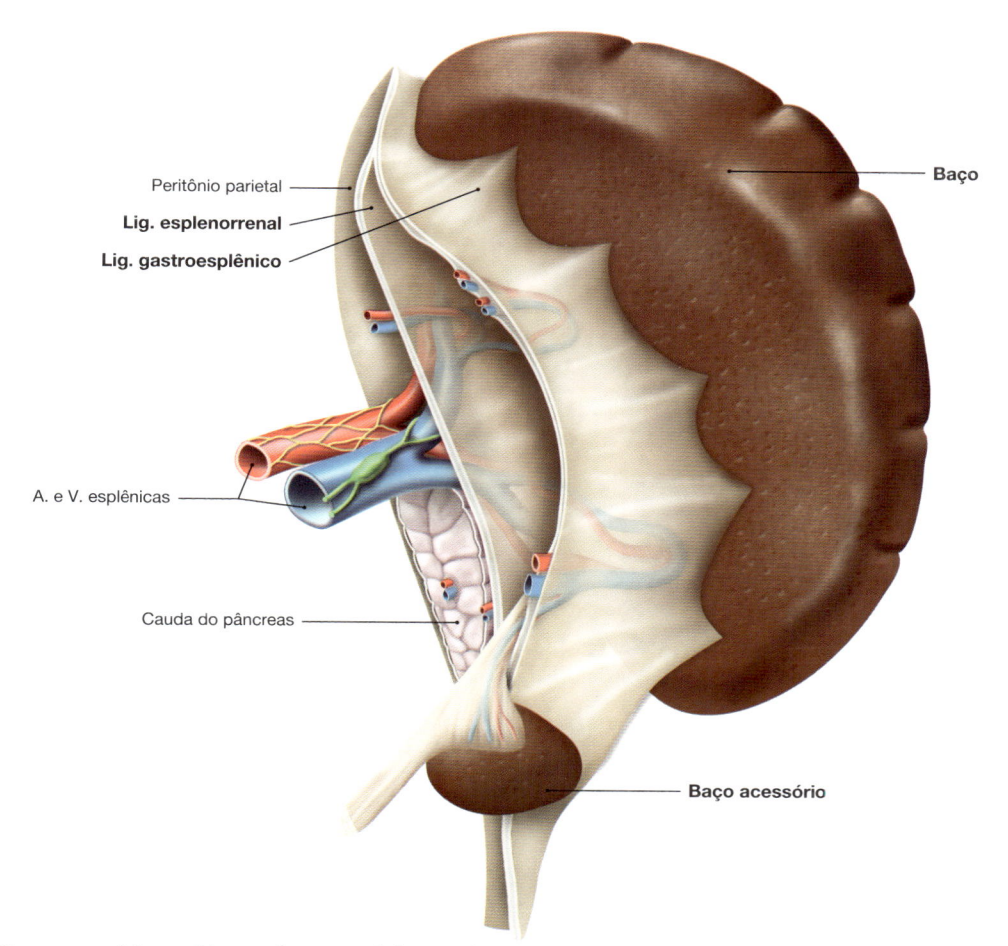

Figura 6.143 Baço acessório no Lig. esplenorrenal; baço rebatido; vista anterior. [S700-L275]

Em 5 a 30% (<15% em grandes estudos recentes) dos casos existe um **baço acessório**, que está incorporado como um órgão independente, geralmente contíguo ao hilo esplênico, em uma prega peritoneal.

Correlações clínicas

Uma queda sobre o abdome pode causar **ruptura do baço**, que pode estar associada a hemorragia potencialmente fatal. A noção da disposição dos segmentos do baço é importante nesses casos: lesões longitudinais envolvem múltiplos segmentos e sangram profusamente, em contraste com as fissuras transversas que sangram comparativamente pouco, porque as artérias esplênicas são funcionalmente terminais. Isso também explica por que um **infarto esplênico** geralmente se expande em forma de cunha entre as margens dos segmentos.

Um baço acessório pode ser clinicamente relevante depois da **remoção cirúrgica do baço (esplenectomia)**; portanto, sua existência deve ser pesquisada. Se for necessário retirar o baço por causa de ruptura traumática, o baço acessório pode assumir a sua função, de tal forma que não ocorra imunodeficiência. Se a esplenectomia for indicada terapeuticamente, por causa, por exemplo, de eritrócitos modificados geneticamente que sejam fortemente degradados, provocando anemia, o baço acessório também deve ser removido, porque os sinais/sintomas podem reaparecer.

6 Vascularização e Drenagem Linfática

Topografia dos Órgãos da Região Superior do Abdome com as Vias Circulatórias

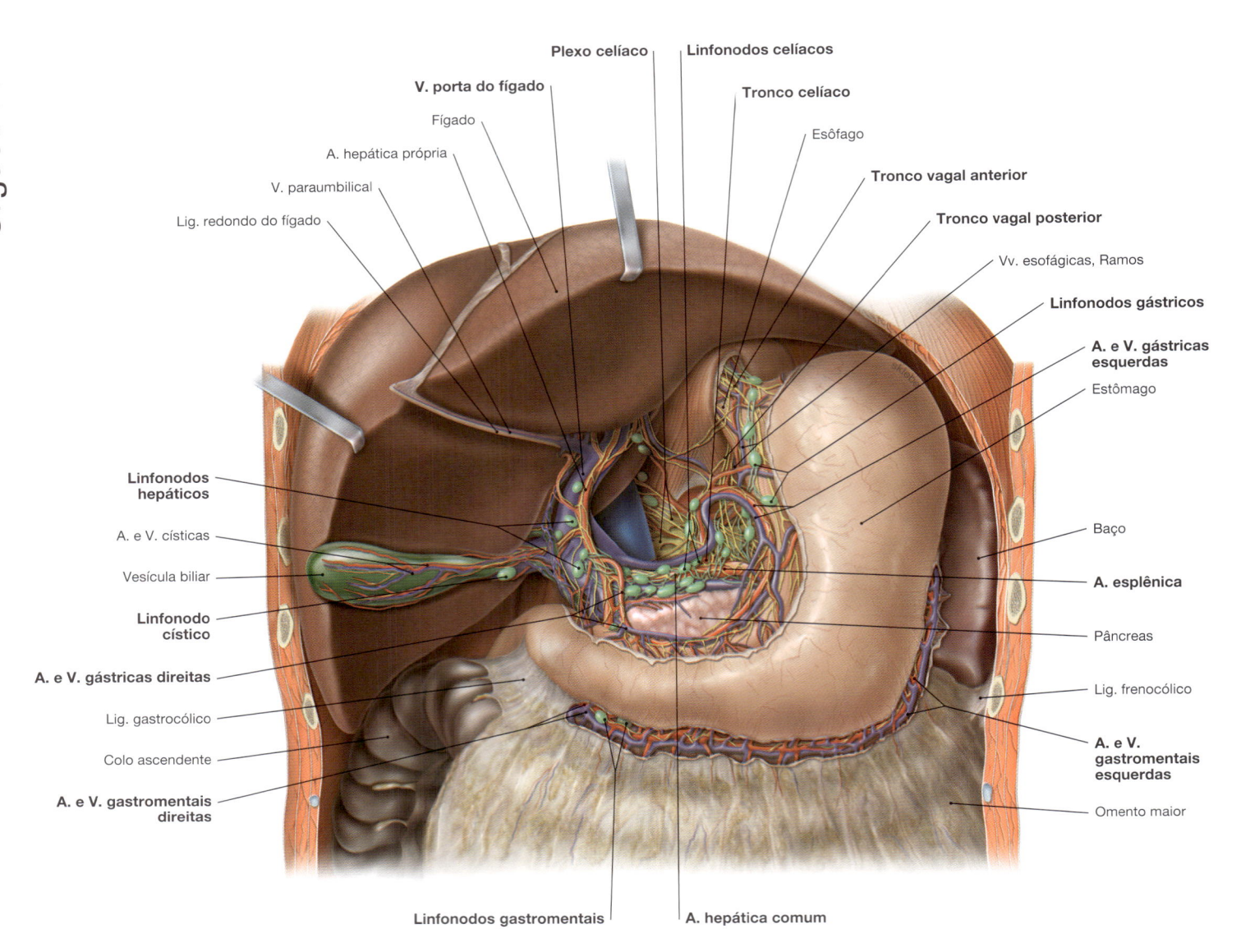

Figura 6.144 Localização dos órgãos da região superior do abdome; o fígado está rebatido superiormente; o omento menor foi removido, e o lig. gastrocólico aberto, as vias circulatórias dos órgãos estão representadas; vista anterior. [S700-L238]/[Q300]

Esta vista é muito útil no estudo anatômico dos órgãos da região superior do abdome, porque mostra também todas as vias circulatórias. Primeiro o fígado precisa ser mobilizado para cima, o que possibilita a remoção do omento menor. Assim, os ramos do **tronco celíaco** e a entrada da **V. porta do fígado** são visíveis. A **A. hepática comum** segue para a direita, a **A. esplênica** vira para a esquerda. A **A. gástrica esquerda** vira superiormente e então se move para a curvatura menor do estômago. Ela se divide geralmente em dois troncos e anastomosa-se com a **A. gástrica direita**. As veias colaterais desembocam diretamente na V. porta do fígado. A A. gástrica esquerda irriga com ramos finos a parte abdominal do esôfago e, aqui, com um ramo adicional, o lóbulo hepático esquerdo, o que ocorre em 10 a 20% dos casos. Na curvatura maior do estômago se conectam as **Aa. e Vv. gastromentais direitas e esquerdas**.

A figura também mostra os vasos linfáticos e os nervos autônomos, que normalmente não são bem representados na peça anatômica: na curvatura menor do estômago estão localizados os **linfonodos gástricos**, cujos vasos coletores são muito bem visualizados na junção com os **linfonodos celíacos** na saída do tronco celíaco. Para esses linfonodos coletores também drenam os **linfonodos hepáticos** e o **linfonodo cístico** no colo da vesícula biliar. A partir do plexo autônomo em torno do tronco celíaco (**plexo celíaco**), as fibras nervosas das partes simpática e parassimpática do sistema nervoso alcançam os vasos sanguíneos e atingem os órgãos-alvo como plexo perivascular. Os neurônios simpáticos pré-ganglionares emergem como **Nn. esplâncnicos maior e menor** através do diafragma e se interconectam por sinapses no **gânglio celíaco**. O neurônio parassimpático atinge o plexo celíaco, por sua vez, pelos **troncos vagais anterior e posterior** e emerge com o esôfago através do diafragma e segue para a curvatura menor do estômago.

Topografia dos Órgãos da Região Superior do Abdome com as Vias Circulatórias

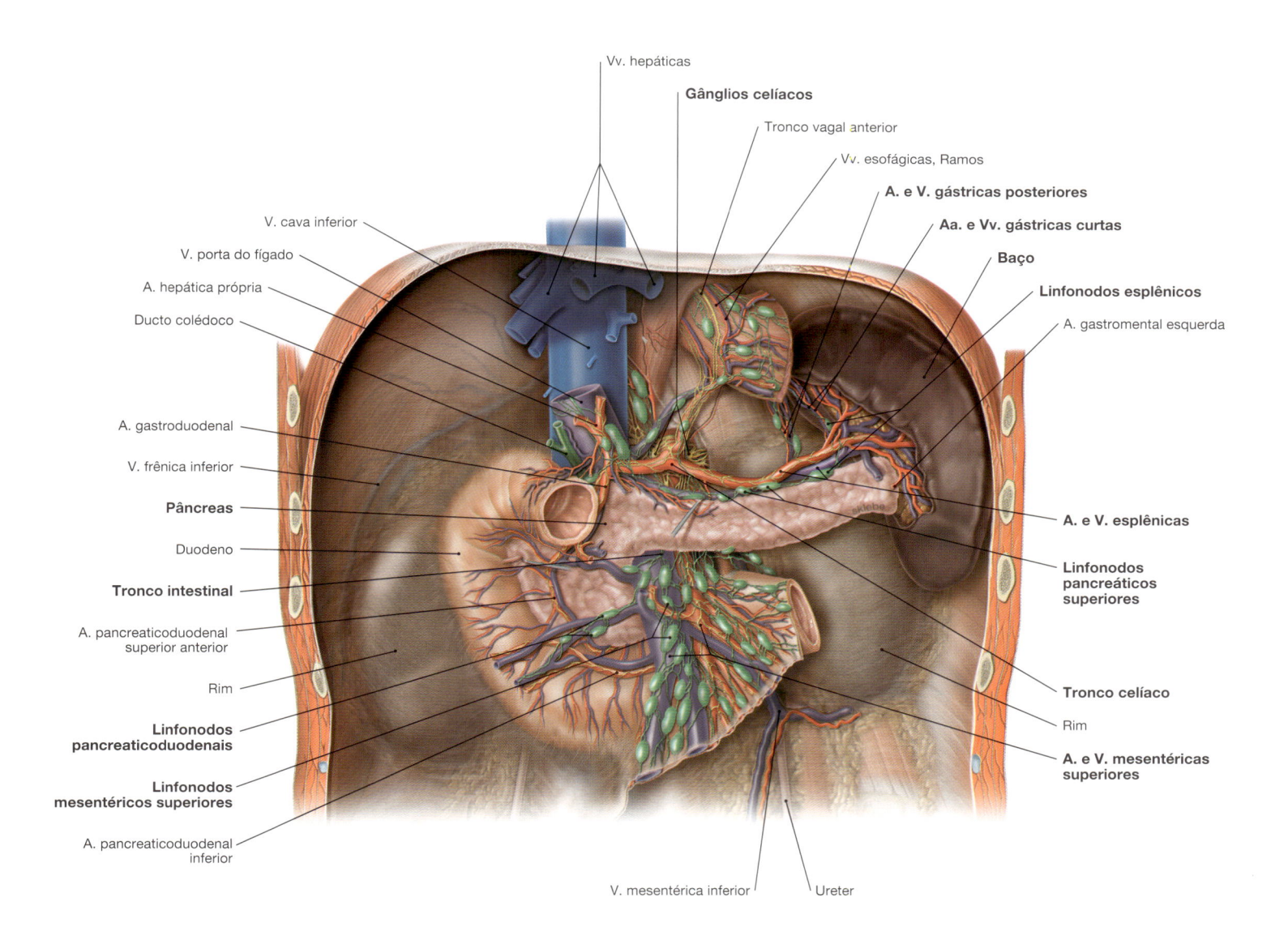

Figura 6.145 Localização dos órgãos da região superior do abdome com a representação dos órgãos retroperitoneais; o fígado foi completamente removido, e o estômago, parcialmente, para mostrar os órgãos retroperitoneais e as vias circulatórias da região superior do abdome. O mensentério foi cortado em sua raiz, e as alças intestinais do jejuno e do íleo foram ressecadas; vista anterior. [S700-L238]/[Q300] Dos órgãos abdominais superiores intraperitoneais, apenas o baço foi deixado. Assim, o pâncreas e também o duodeno são visíveis. Pode-se reconhecer os ramos de saída da **A. esplênica** para o estômago (**A. gástrica posterior, A. gastromental esquerda e Aa. gástricas curtas**).

A **A. gástrica esquerda** origina ramos para o esôfago, que seguem junto aos **troncos vagais anterior e posterior** na cavidade abdominal. Da **A. hepática comum** emerge a **A. gastroduodenal**, cujo ramo final é a A. pancreaticoduodenal superior anterior, que se une com a A. pancreaticoduodenal inferior da A. mesentérica superior. Atrás do colo do pâncreas correm as **A. e V. mesentéricas superiores**, que entram no mesentério. Elas são acompanhadas pelos **linfonodos mesentéricos superiores**, cujos vasos coletores, como os vasos linfáticos correspondentes ao longo do tronco celíaco, se juntam aos **troncos intestinais**. Estes formam o **ducto torácico** com os troncos lombares.

Cortes

Abdome e Pelve, Corte Mediano

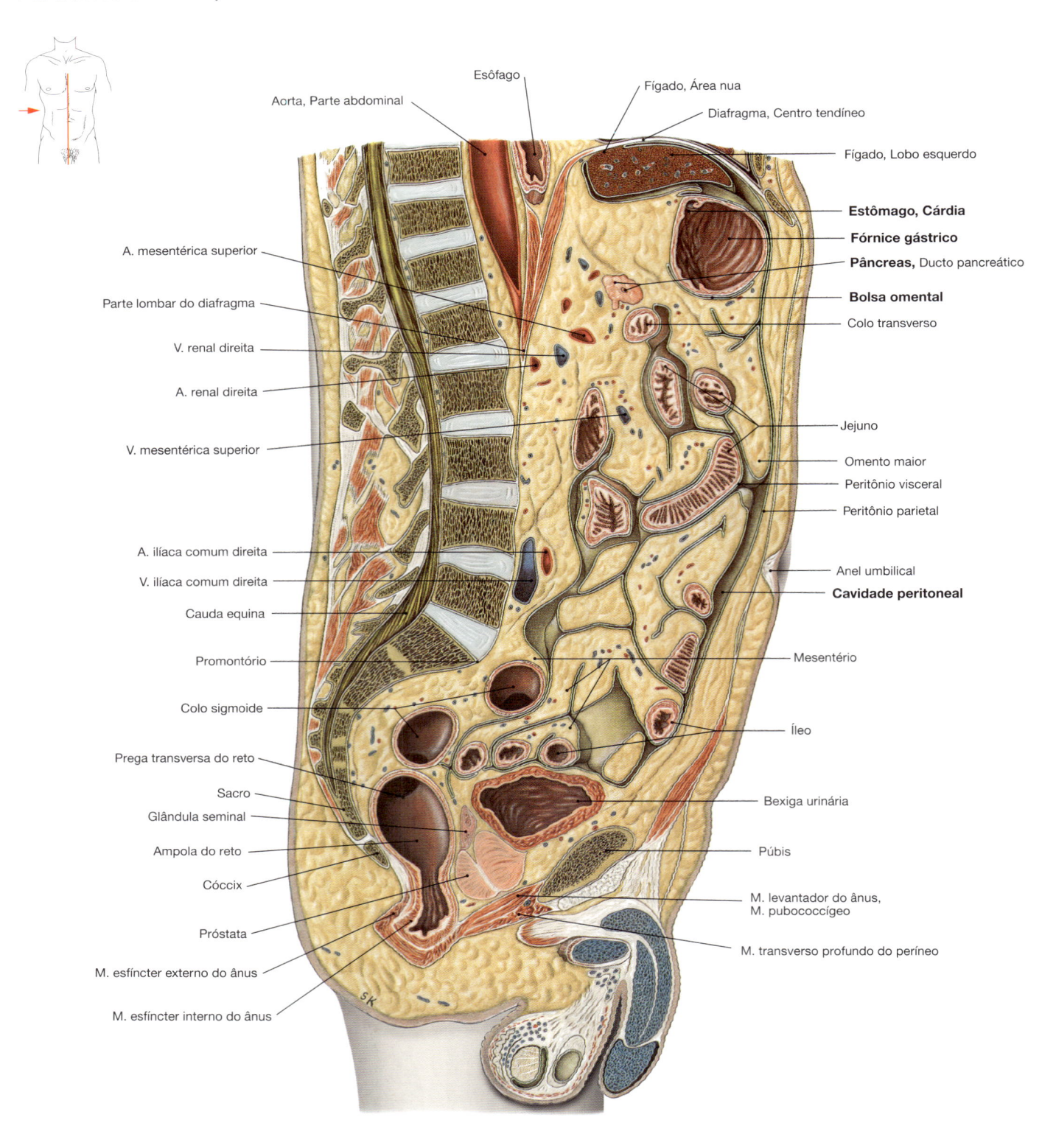

Figura 6.146 Abdome e pelve no sexo masculino; corte mediano; vista pelo lado direito. [S700-L238]
A figura mostra, de forma clara, que a cavidade peritoneal não é propriamente um espaço livre, mas estreitos recessos que se expandem entre os órgãos de localização intraperitoneal. A bolsa omental, situada entre o estômago e o pâncreas, também é um estreito recesso recoberto com peritônio. Uma grande parte da cavidade abdominal é ocupada pelo mesentério, no qual quantidades muito grandes de tecido adiposo podem estar armazenadas.

Abdome e Pelve, Corte Sagital

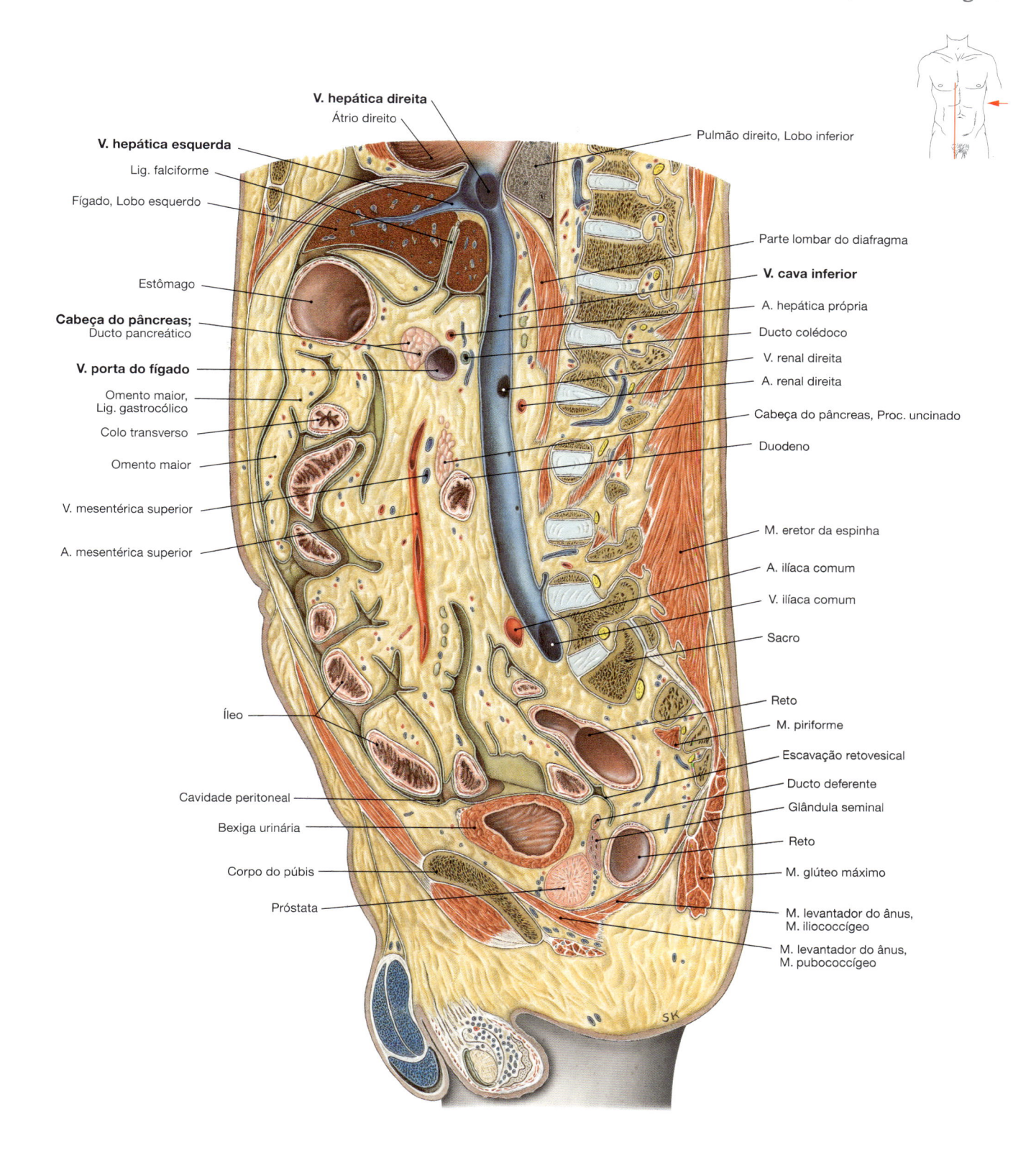

Figura 6.147 Abdome e pelve no sexo masculino; corte sagital; vista pelo lado esquerdo. [S700-L238]

A secção segue, em posição paramediana à direita, na altura da V. cava inferior. Por isso, a desembocadura das Vv. hepáticas, que conduzem o sangue venoso do fígado, está bem visível. A V. porta do fígado, que traz o sangue rico em nutrientes dos órgãos ímpares do abdome para o fígado, origina-se de suas tributárias principais, localizadas posteriormente à cabeça do pâncreas.

Cortes

Abdome e Pelve, Corte Frontal

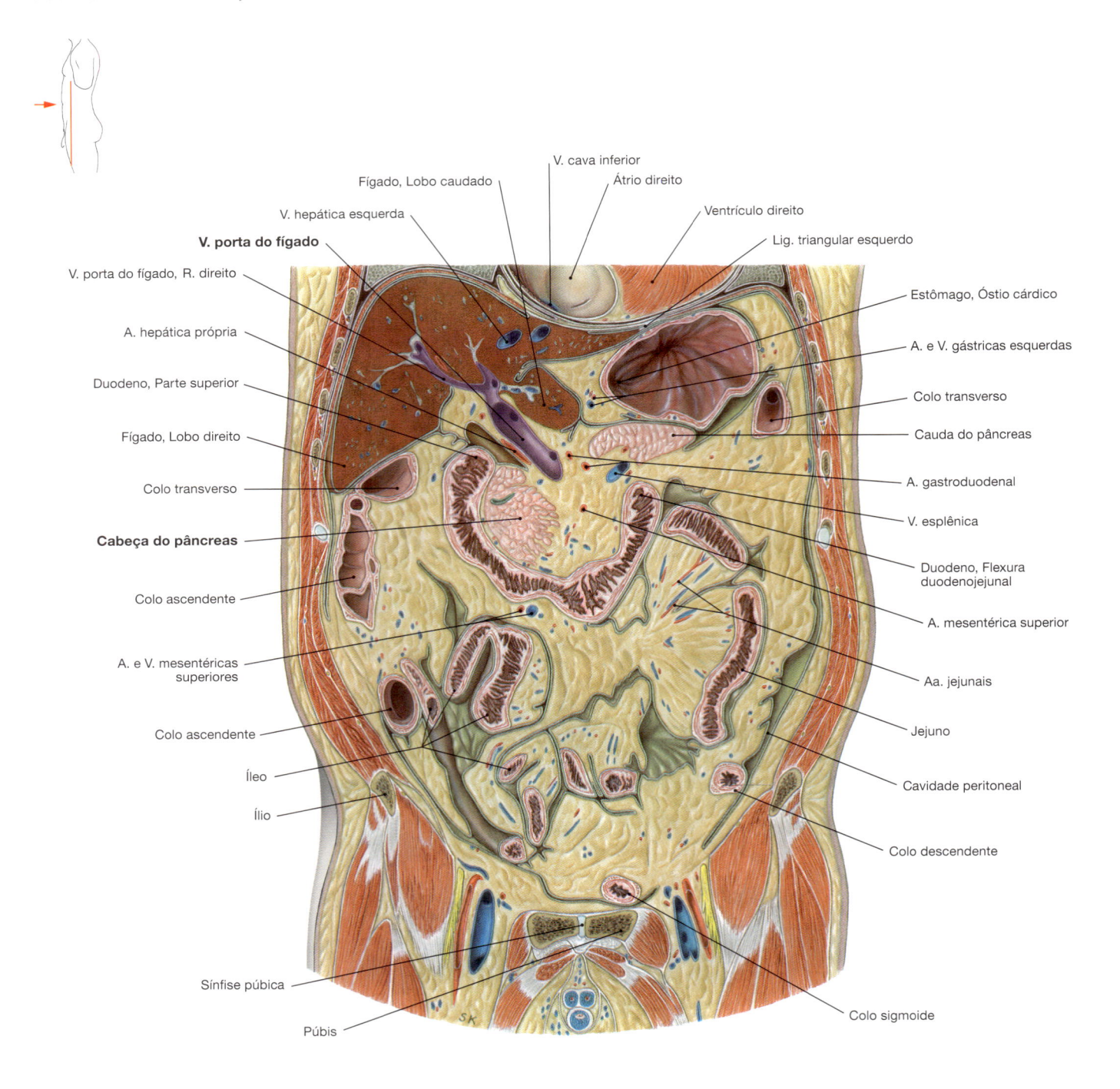

Figura 6.148 Abdome e pelve no sexo masculino; corte frontal através das partes posteriores; vista anterior. [S700-L238]

Este corte frontal segue através da V. porta do fígado, que se estende por cima da cabeça do pâncreas em direção à porta do fígado, e aí se divide em seus ramos direito e esquerdo.

Região Superior do Abdome, Corte Frontal

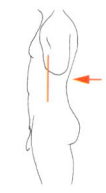

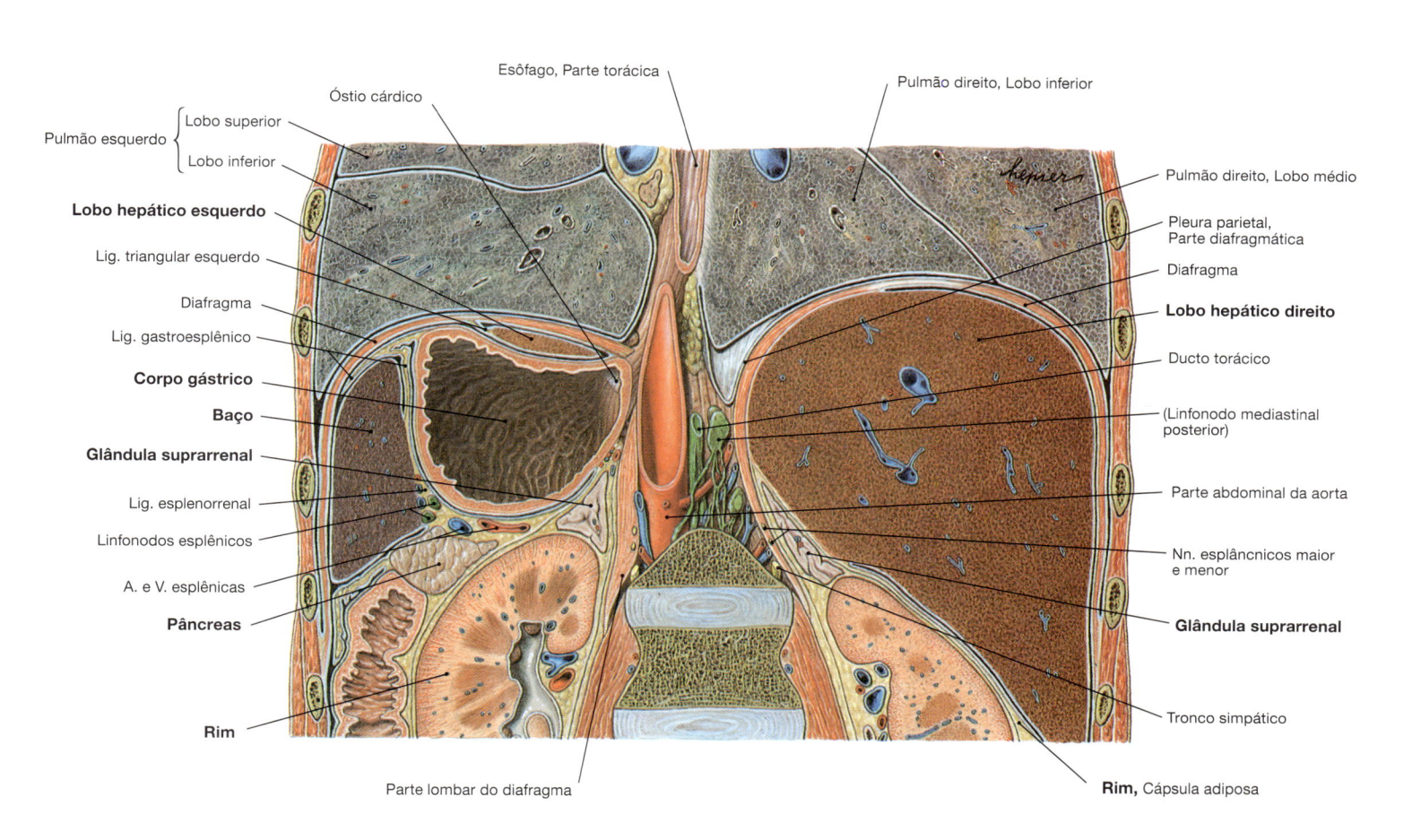

Figura 6.149 Cavidade abdominal e parte inferior da cavidade torácica; corte frontal na altura dos rins; vista posterior. [S700]
A secção mostra as relações topográficas entre os diferentes órgãos da região superior do abdome. A região superior do abdome é preenchida completamente pelo lobo hepático direito, que inferiormente estabelece contato com o rim direito e com a glândula suprarrenal direita. À esquerda, o lobo hepático esquerdo recobre superiormente o estômago que, por sua vez, à esquerda, mantém contato com o baço e inferiormente com o rim esquerdo, a glândula suprarrenal esquerda e o pâncreas. A cauda do pâncreas tem contato com o baço.

223

Cortes

Região Superior do Abdome, Corte Sagital

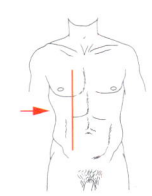

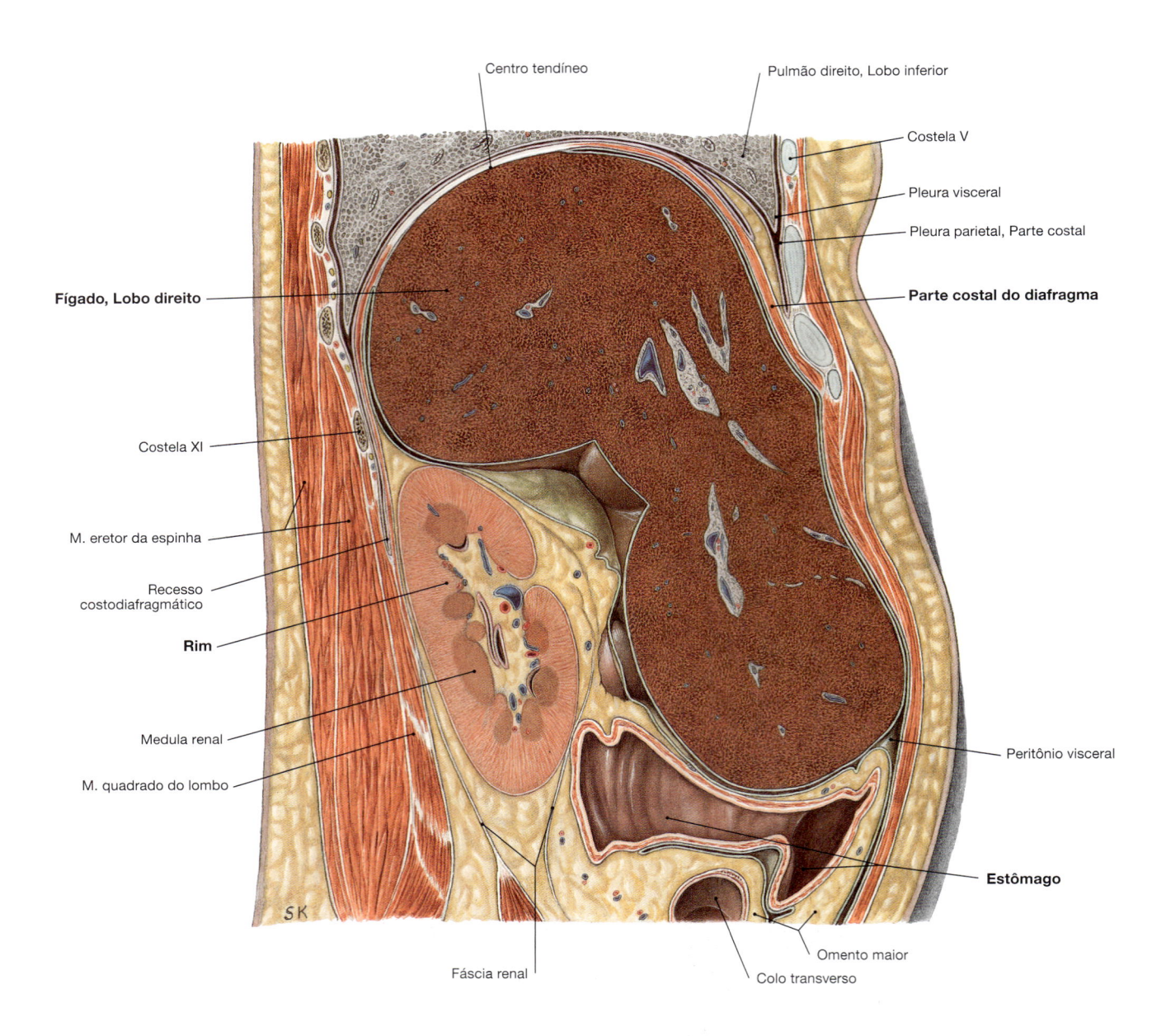

Legendas (no sentido horário a partir do topo):
- Centro tendíneo
- Pulmão direito, Lobo inferior
- Costela V
- Pleura visceral
- Pleura parietal, Parte costal
- **Parte costal do diafragma**
- Peritônio visceral
- **Estômago**
- Omento maior
- Colo transverso
- Fáscia renal
- M. quadrado do lombo
- Medula renal
- **Rim**
- Recesso costodiafragmático
- M. eretor da espinha
- Costela XI
- **Fígado, Lobo direito**

Figura 6.150 **Abdome;** corte sagital através do lado direito da região superior do abdome na altura do rim; vista pelo lado direito. [S700-L238] No lado direito da região superior do abdome, o lobo hepático direito ocupa a região abaixo do diafragma. Posteriormente e abaixo do fígado, o rim direito se encontra no retroperitônio, e mais anteriormente, em posição intraperitoneal, encontra-se a parte pilórica do estômago.

Região Superior do Abdome, Corte Sagital

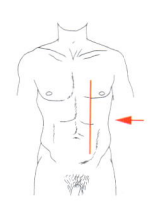

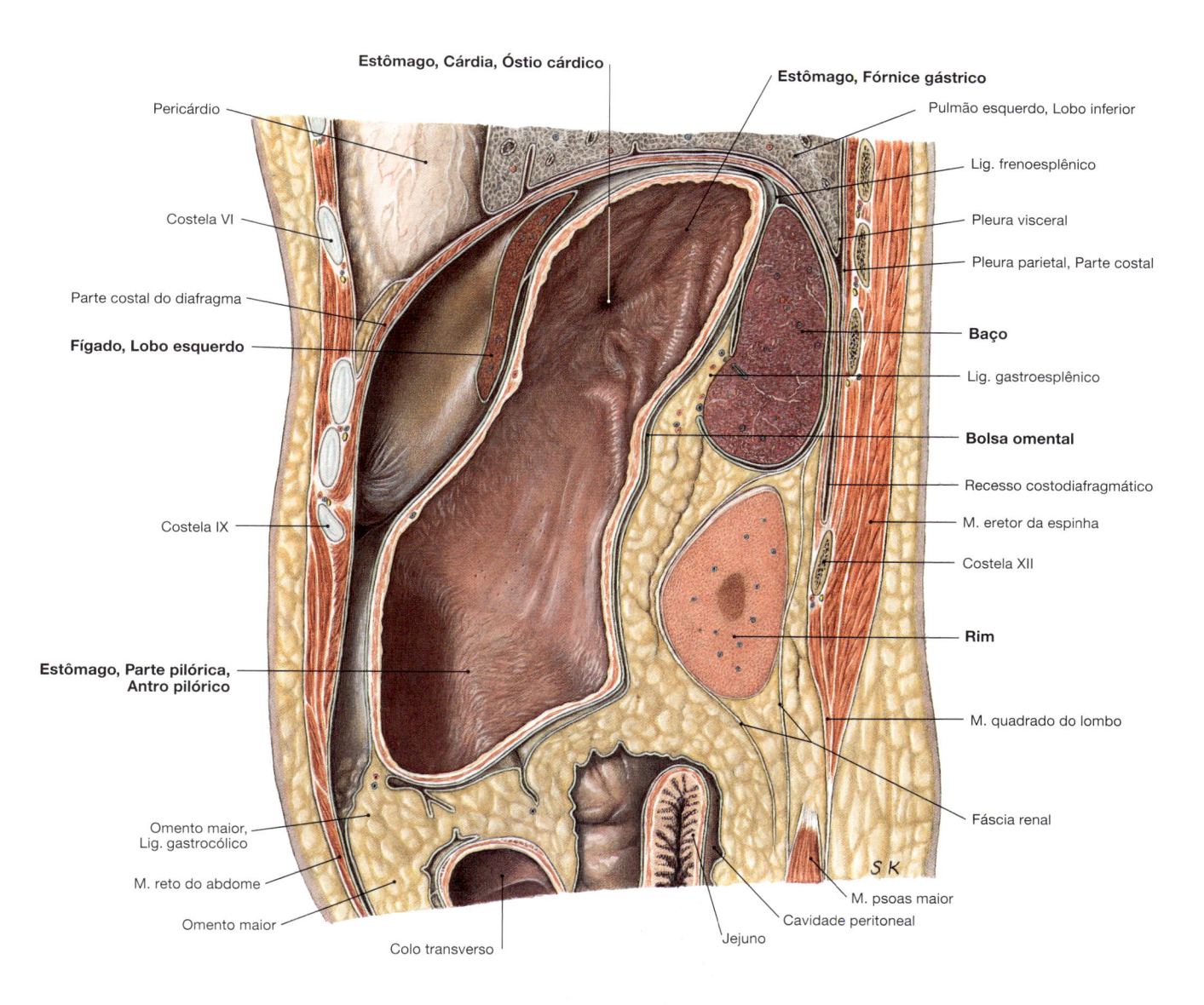

Figura 6.151 Abdome; corte sagital através do lado esquerdo da região superior do abdome, na altura do baço; vista pelo lado esquerdo. [S700-L238]

O estômago ocupa uma grande parte do lado esquerdo da região superior do abdome. Ele é recoberto anteriormente pelo lobo hepático esquerdo e mantém, em sua face posterior, substancial contato com o baço e com o rim esquerdo, que se encontra no espaço retroperitoneal. Posteriormente ao estômago, a bolsa omental constitui um estreito recesso recoberto pelo peritônio.

Cortes

Região Superior do Abdome, Cortes Transversais

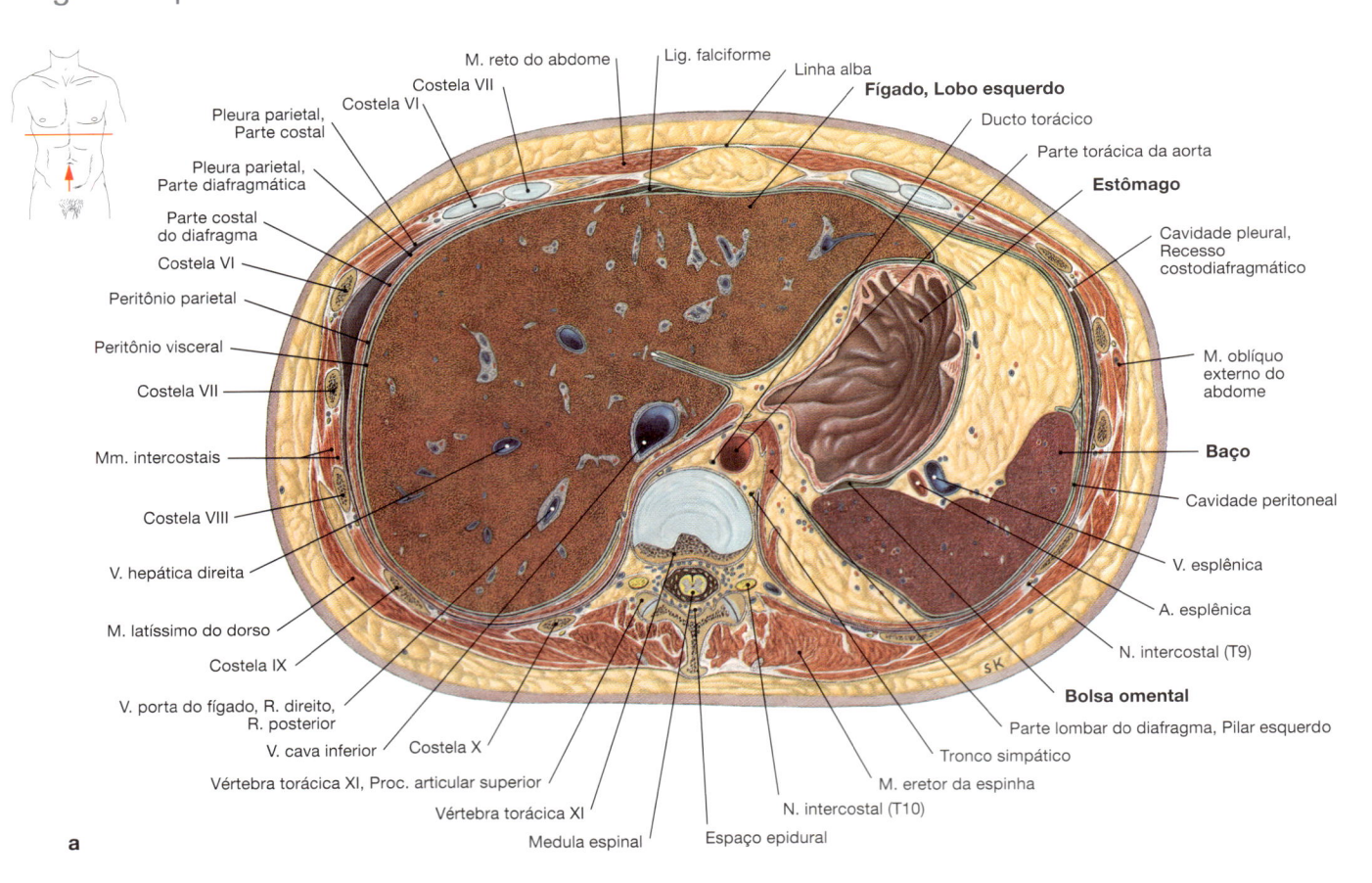

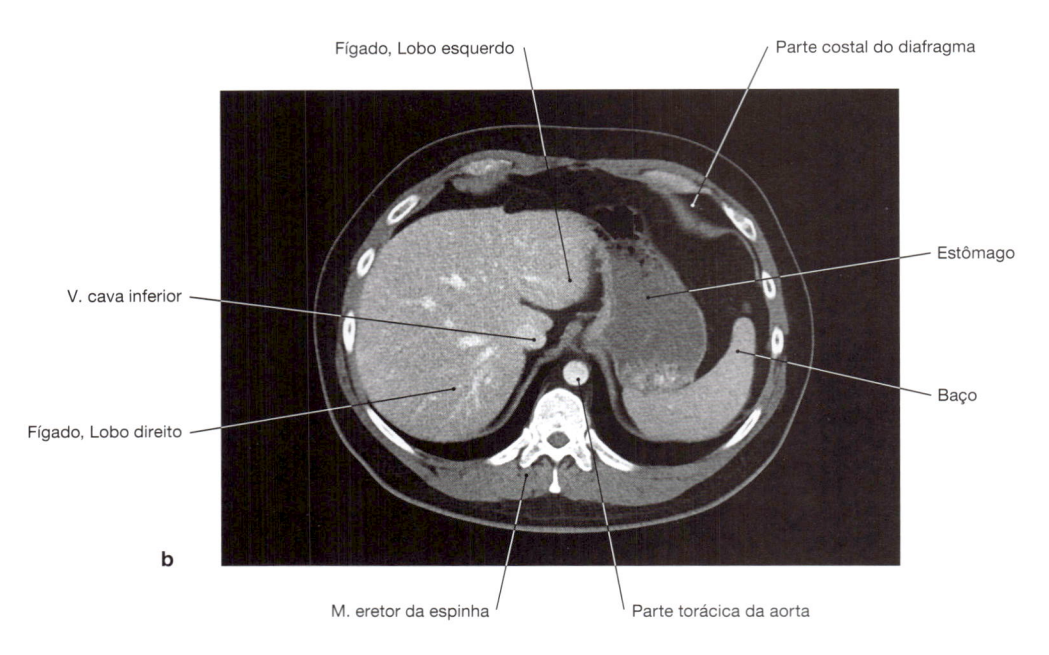

Figura 6.152a e b Cavidade abdominal; vista inferior.
a Corte transversal na altura da vértebra T XI. [S700-L238]
b Corte transversal correspondente na tomografia computadorizada (TC). [S700-T832]

O fígado ocupa todo o lado direito da região superior do abdome e se estende, com seu lobo esquerdo, para a esquerda, anteriormente ao estômago. Posteriormente ao estômago encontra-se a bolsa omental, como um recesso recoberto pelo peritônio. No lado esquerdo da região superior do abdome, o baço foi seccionado.

Correlações clínicas

Atualmente, o diagnóstico por imagem, aqui, p. ex., por meio da **tomografia computadorizada** (TC) é rotineiro. Ele possibilita a demonstração das partes moles sem o uso de meio de contraste e é um método mais adequado do que a ultrassonografia, porque as alças intestinais contêm muito gás. Consequentemente, TC são realizadas para o esclarecimento de outros tipos de achados ou para o planejamento de cirurgias. De modo correspondente, uma convenção geral é que as imagens em TC são analisadas **sempre a partir da vista inferior**. Por isso, é aconselhável que os cortes anatômicos sejam observados sempre a partir da vista inferior, de modo que as relações topográficas sejam corretamente associadas.

Região Superior do Abdome, Cortes Transversais

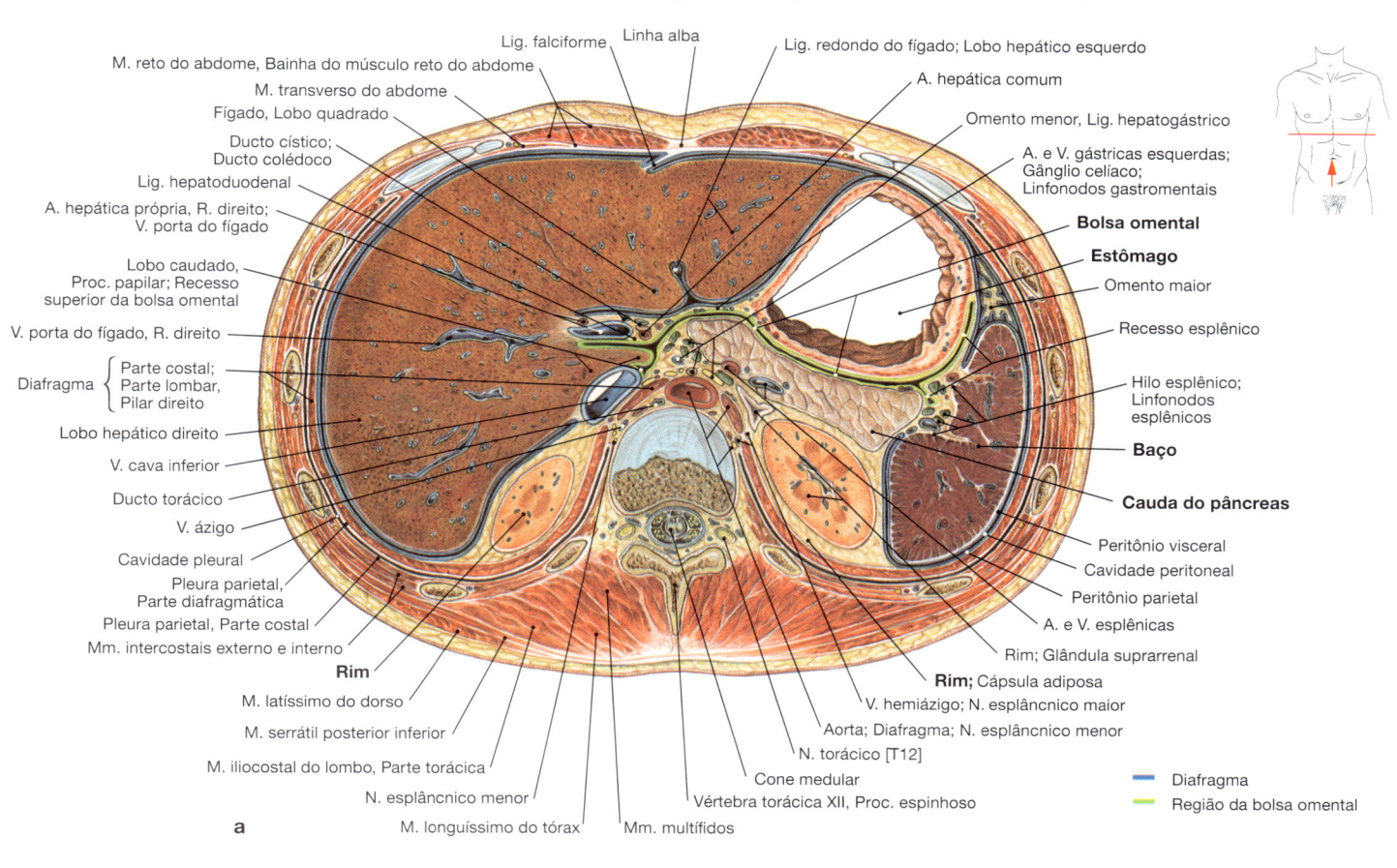

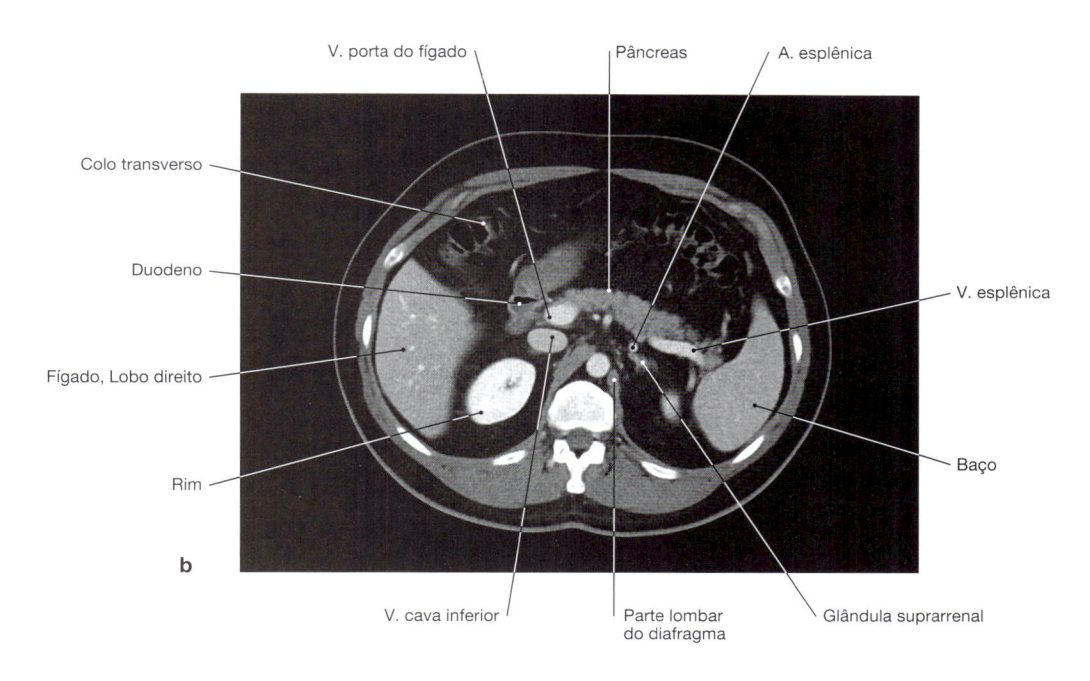

Figura 6.153a e b Cavidade abdominal; vista inferior.
a Corte transversal na altura da vértebra L I. [S700]
b Corte transversal correspondente na tomografia computadorizada (TC). [S700-T832]

Na altura da vértebra L I estão seccionados agora os polos superiores dos rins e o pâncreas. O pâncreas encontra-se posteriormente ao estômago, separado pela bolsa omental, e se estende para a esquerda até o hilo esplênico.

Correlações clínicas

Para o exame do pâncreas, a ultrassonografia é frequentemente pouco conclusiva em termos de diagnóstico, devido às alças intestinais cheias de gás, o que exige esclarecimento por meio de TC. Essas imagens, que permitem frequentemente a diferenciação de edema e cistos de **pancreatite**, também podem ser consultadas para avaliações da evolução da doença.

Cortes

Região Superior do Abdome, Cortes Transversais

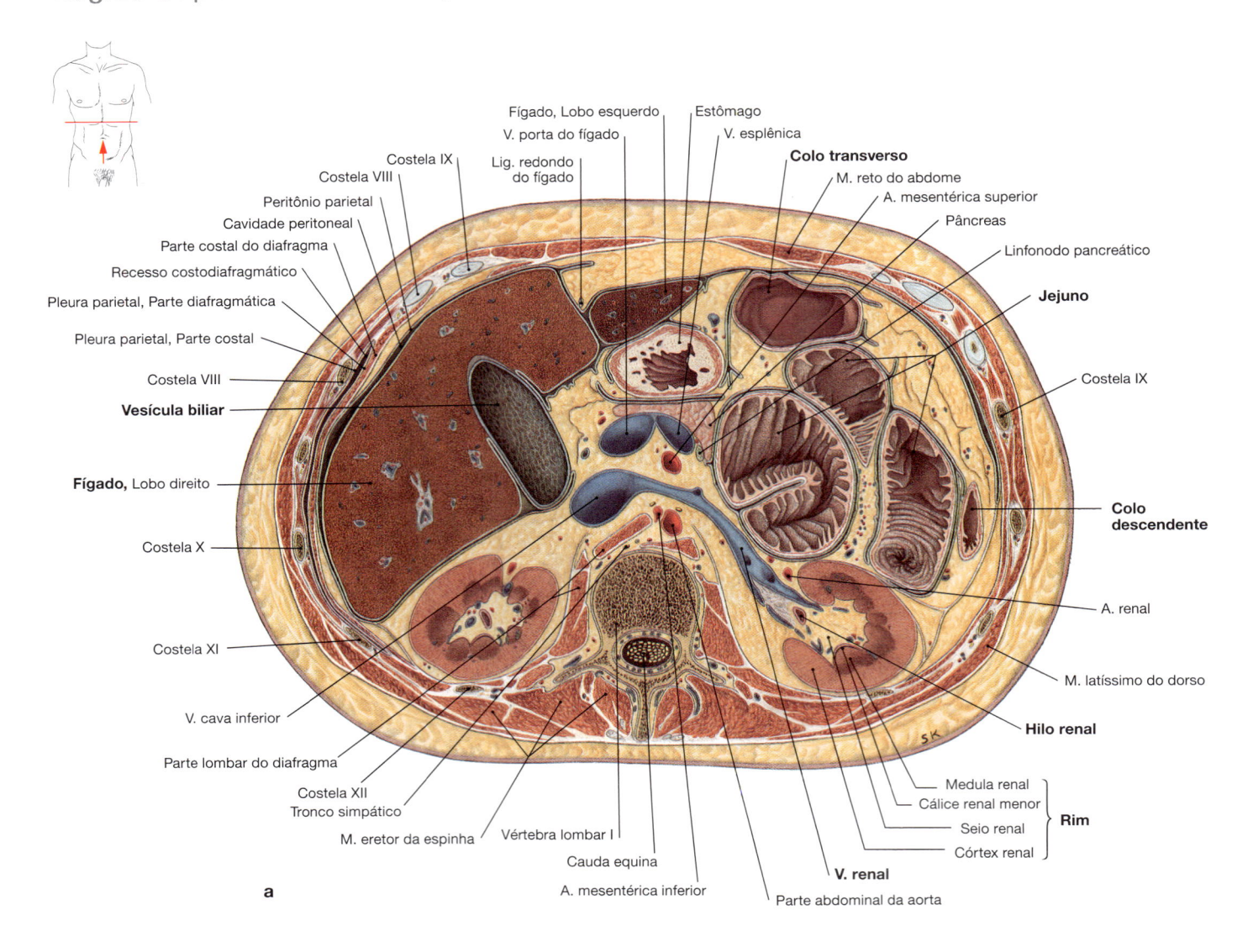

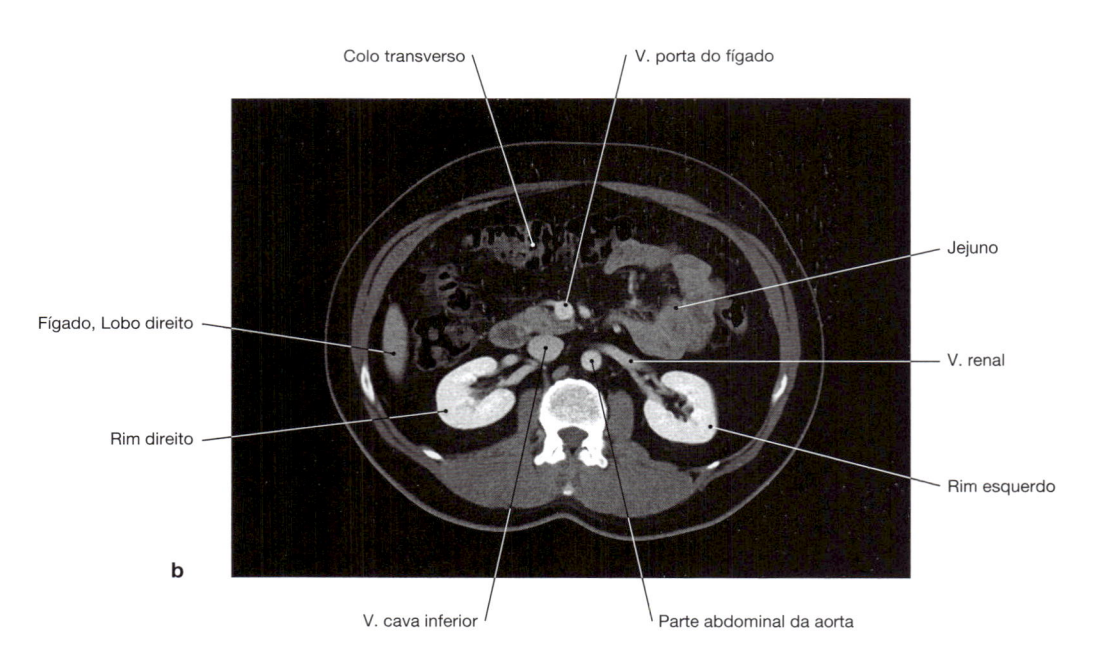

Figura 6.154a e b Cavidade abdominal; vista inferior.
a Corte transversal na altura da vértebra L I. [S700-L238]
b Corte transversal correspondente na tomografia computadorizada (TC). [S700-T832]

O hilo renal encontra-se na altura das vértebras L I e L II (identificado pela desembocadura da V. renal esquerda). Na margem inferior do fígado, a vesícula biliar está seccionada. No lado esquerdo da região superior do abdome, as alças do intestino delgado (jejuno) e partes do intestino grosso (colos transverso e descendente) estão visíveis.

Região Média do Abdome, Cortes Transversais

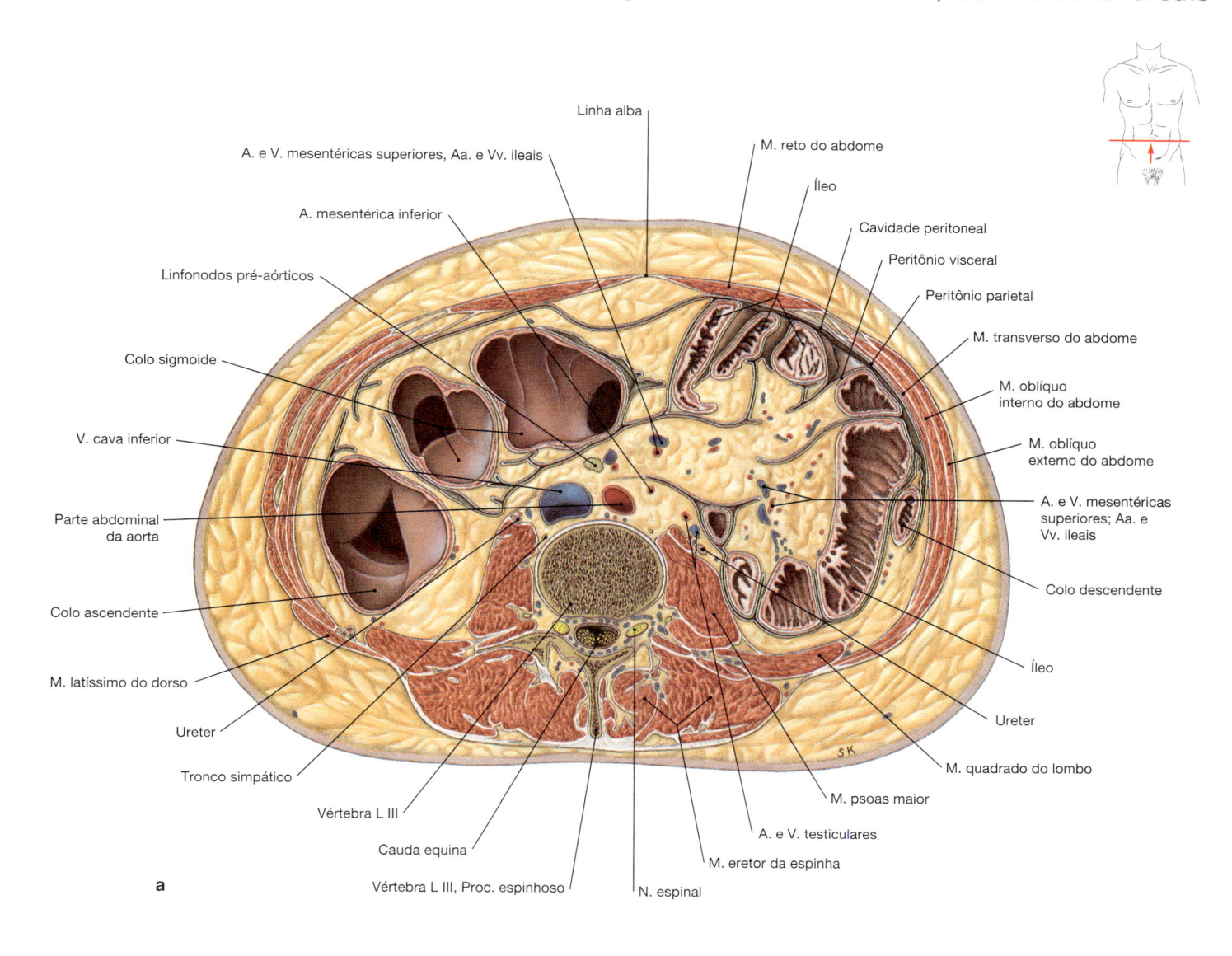

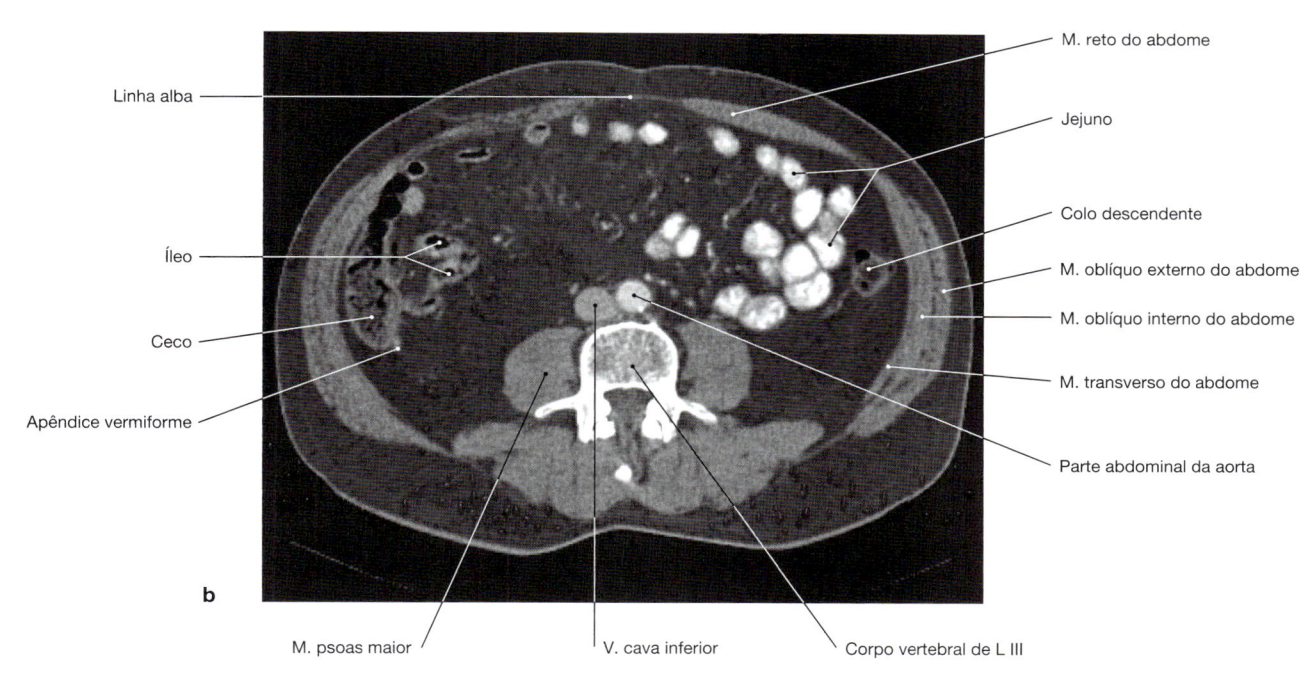

Figura 6.155a e b Cavidade abdominal; vista inferior.
a Corte transversal na altura da vértebra L III. [S700-L238]
b Corte transversal correspondente na tomografia computadorizada (TC). [S700]

229

Cortes

Região Superior do Abdome, Cortes Transversais

a

b

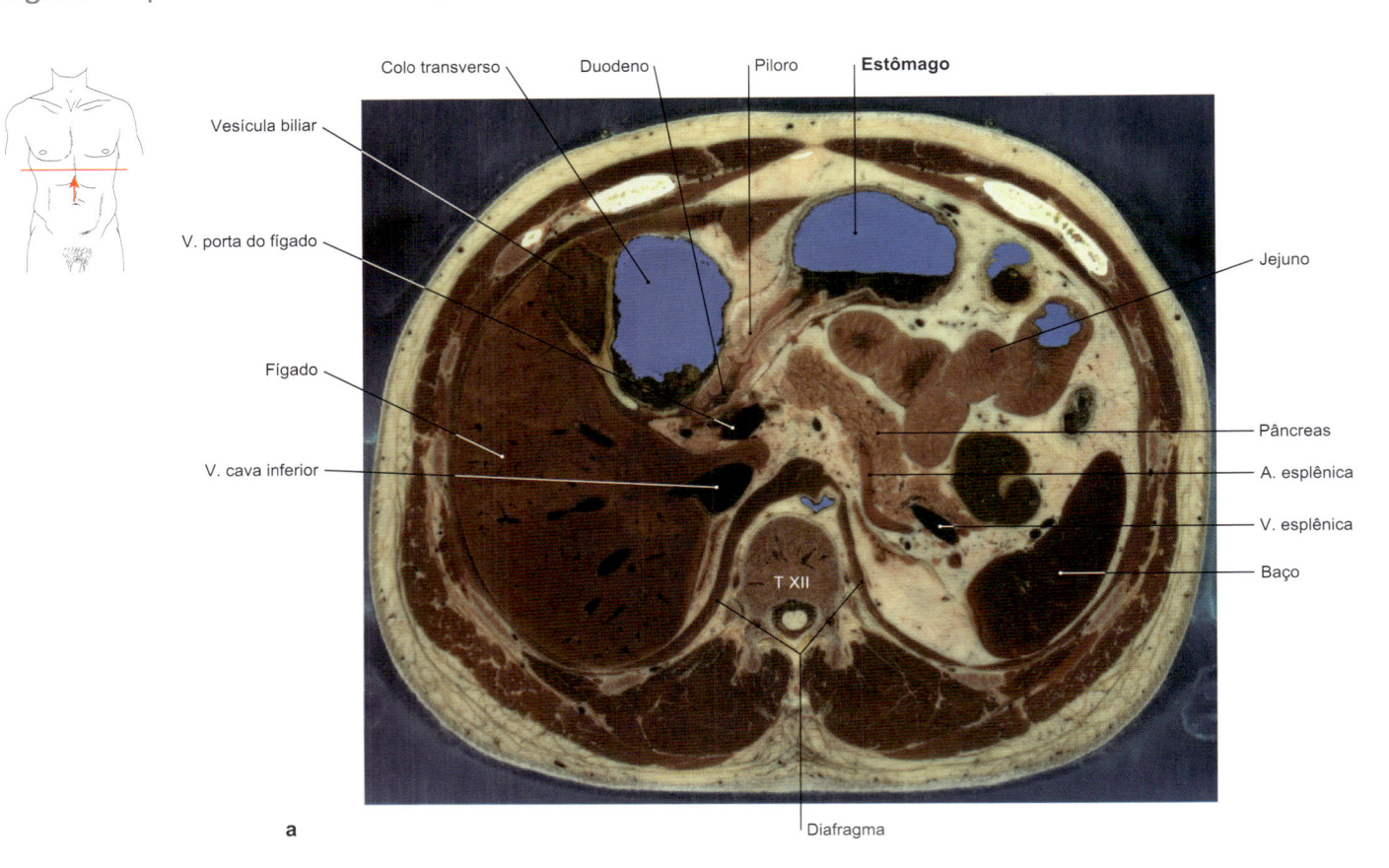

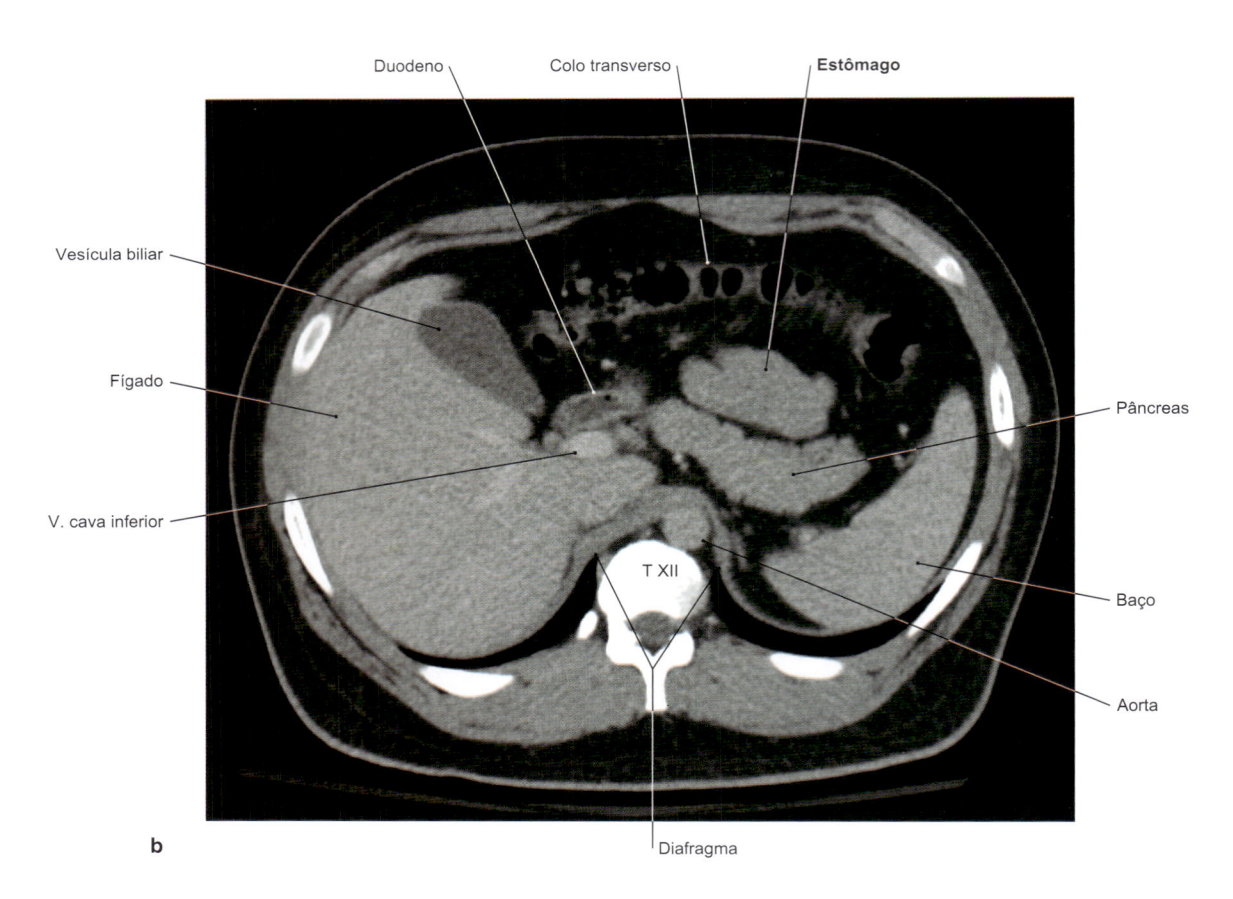

Figura 6.156a e b   Cavidade abdominal; vista inferior. [X338]
a Corte transversal na altura da vértebra T XII.
b Tomografia computadorizada (TC) correspondente.

O plano de corte mostra segmentos da parte pilórica do estômago e da parte superior do duodeno.

Região Superior do Abdome, Cortes Transversais

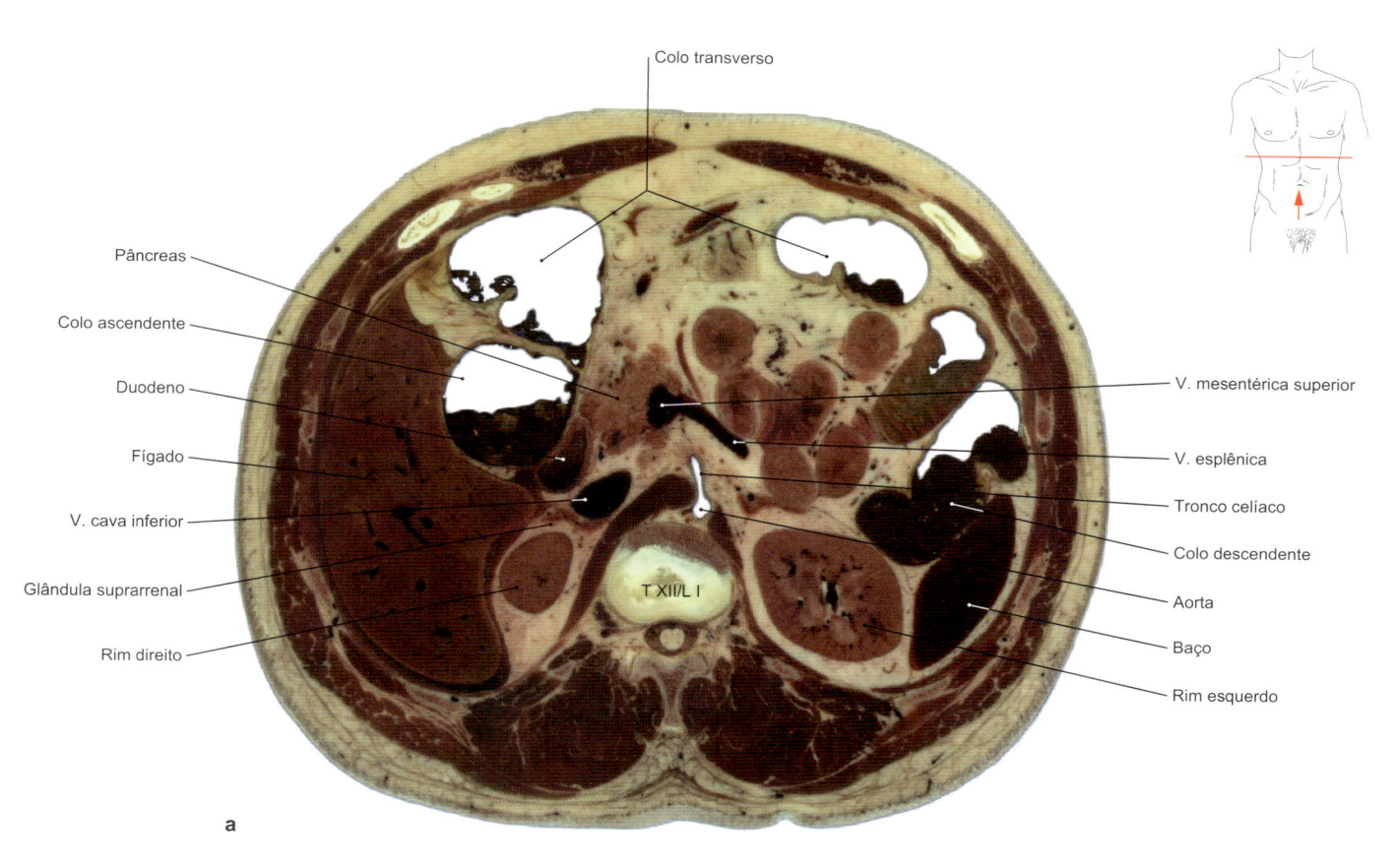

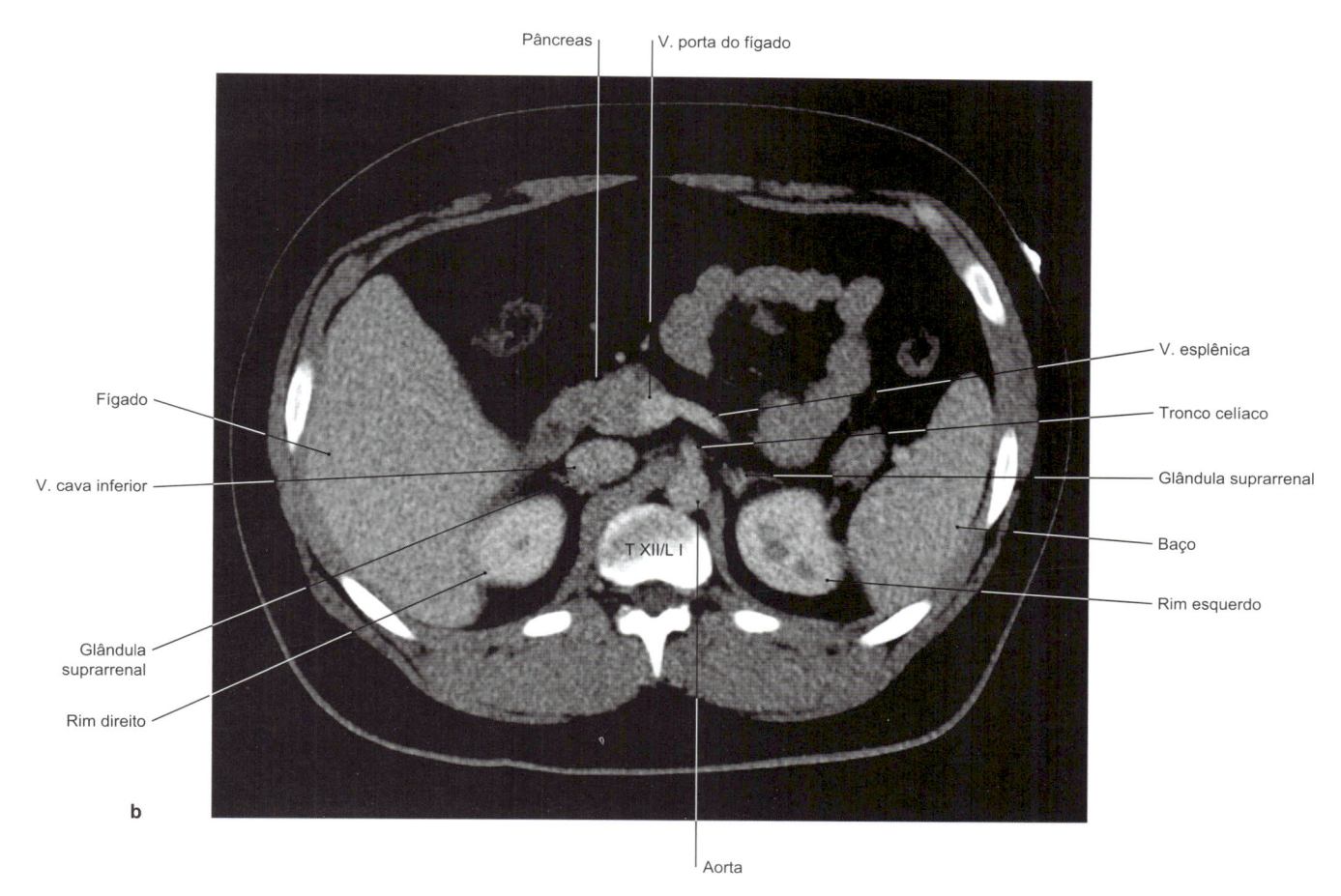

Figura 6.157a e b Cavidade abdominal; vista inferior. [X338]
a Corte transversal na altura da transição da vértebra T XII para a vértebra L I.

b Tomografia computadorizada (TC) correspondente.
O plano de corte mostra a proximidade do pâncreas à veia porta do fígado, na qual a V. esplênica desemboca.

Cortes

Região Superior do Abdome, Cortes Transversais

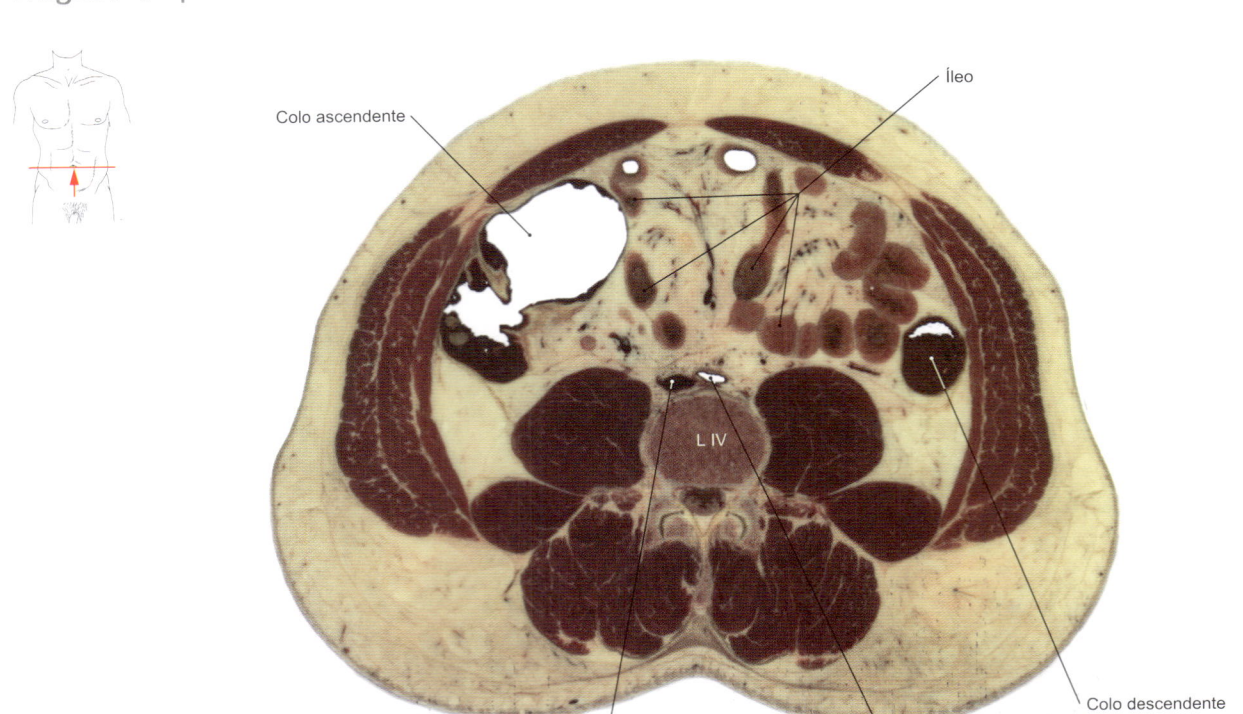

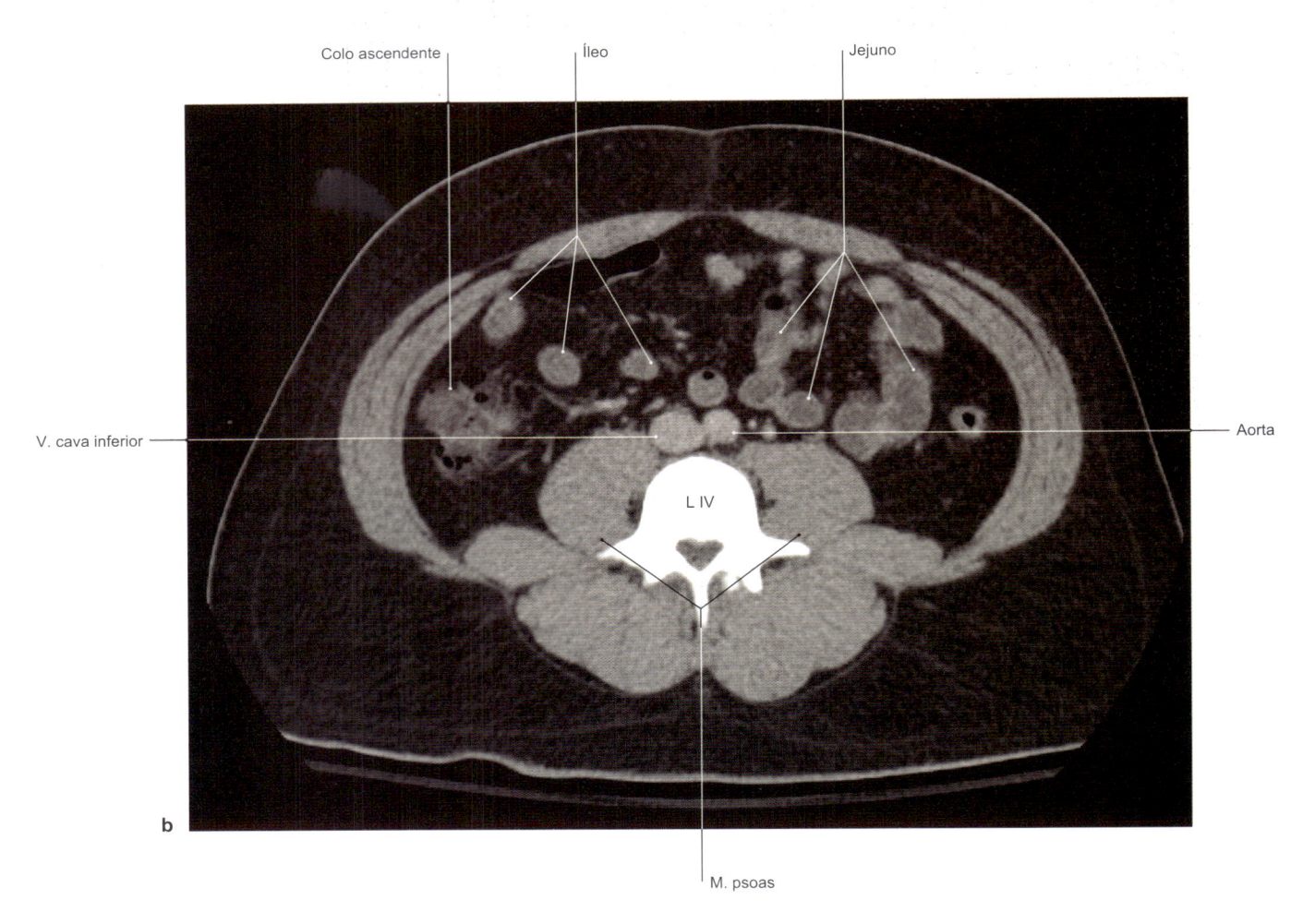

Figura 6.158a e b Cavidade abdominal; vista inferior. [X338]
a Corte transversal na altura da vértebra L IV.
b Tomografia computadorizada (TC) correspondente.

O plano de corte mostra as alças do intestino delgado e os colos ascendente e descendente. A parte abdominal da aorta está cortada acima da bifurcação das Aa. ilíacas comuns.

Questões de autoavaliação

Para testar se você assimilou o conteúdo deste capítulo, apresentamos a seguir questões preparatórias úteis para exames orais de Anatomia.

Explique as relações de posição dos diferentes órgãos abdominais.

Qual prega peritoneal ancora o fígado?

Qual é a relevância dos recessos da cavidade peritoneal?
- Explique detalhadamente a estrutura da bolsa omental.

Como é a estrutura do omento maior e quais são as suas funções?

Como está dividido o estômago?

Quais vasos sanguíneos o irrigam?
- Aponte esses vasos e explique suas origens.

Explique as etapas da drenagem linfática do estômago na peça anatômica e sua importância clínica.

Mostre as relações de posição de cada um dos segmentos intestinais na peça anatômica.
- Como é a projeção do apêndice vermiforme na parede abdominal e qual é a importância desse conhecimento?

Onde se localiza a arcada de Riolan (arco justacólico) e qual é sua importância?

Quais são as demarcações embriológicas das áreas de irrigação das vias circulatórias entre os diferentes segmentos do intestino?

Explique a estrutura anatômica e funcional do fígado.
- Explique sua divisão em segmentos.

O que você sabe sobre as anastomoses portocava?

Como é a irrigação sanguínea do fígado?

Onde e como é formada a veia porta?

Explique a posição, a estrutura e a projeção do pâncreas na peça anatômica.

Como é formado o sistema de ductos do pâncreas e como ele funciona?

Onde se localiza o baço e onde este se projeta no esqueleto?

Qual é a importância da estrutura em segmentos do baço?

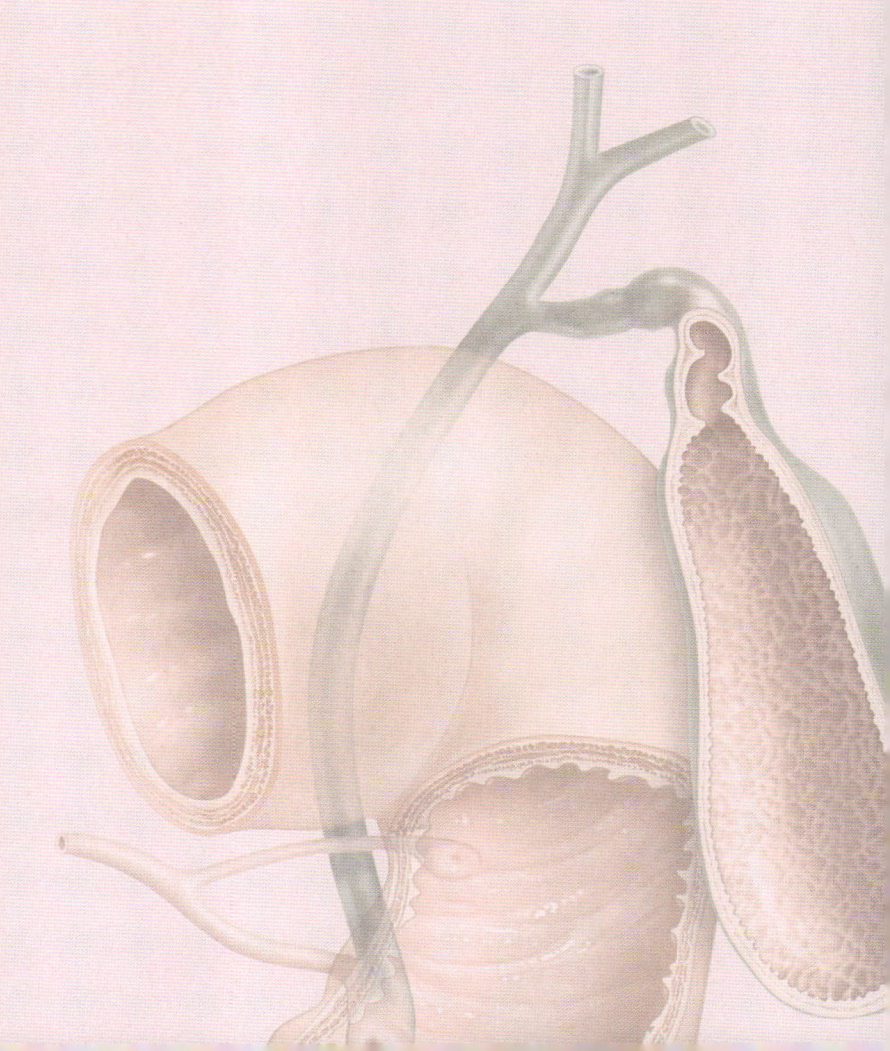

Pelve e Retroperitônio

Topografia 238

Rim e Glândulas Suprarrenais 254

Vias Urinárias 274

Reto e Canal Anal 284

Órgãos Genitais Masculinos 294

Órgãos Genitais Femininos 322

Cortes 354

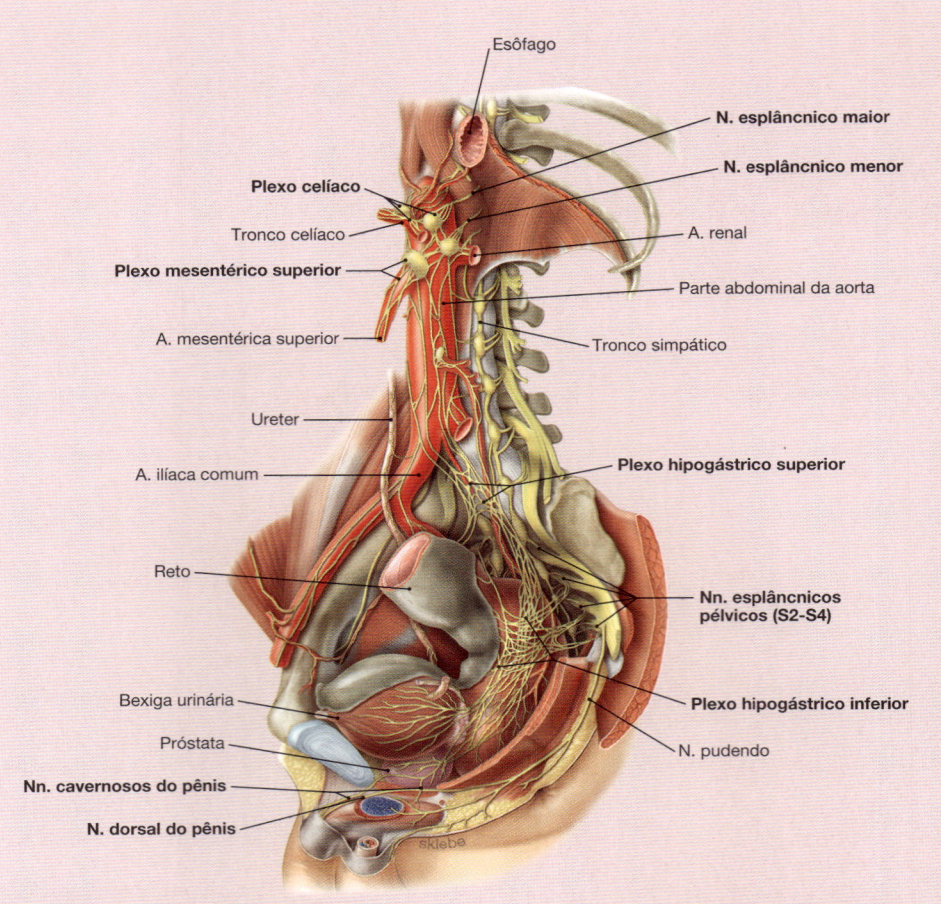

Visão geral

O fato de o **conteúdo retroperitoneal do abdome** – ou seja, os órgãos que não se encontram na parte anterior da cavidade abdominal e, sim, em sua parte posterior – ser discutido juntamente com a pelve tem um bom motivo. Os rins, os maiores órgãos do retroperitônio, derivam originalmente da pelve, da qual migram em direção superior até a região das costelas. Por outro lado, as gônadas (ou seja, os testículos e ovários) migram do abdome para a pelve e, no homem, dirigem-se ainda mais para baixo, chegando ao escroto. Portanto, os espaços de tecido conjuntivo subperitoneal da pelve e do retroperitônio estão inter-relacionados.

Os **rins** estão localizados no retroperitônio, juntamente com as **glândulas suprarrenais**. Os **ureteres** conectam os rins à bexiga, situada na pelve. Os ureteres acompanham os grandes vasos (aorta e veia cava inferior), bem como os vasos linfáticos e os nervos autônomos.

A **pelve** tem três compartimentos. A partir da parte superior, a **cavidade peritoneal** se estende da cavidade abdominal até a pelve. Ali, entre as asas do ílio, situa-se a **pelve maior**, contendo basicamente as alças intestinais e os órgãos abdominais. Em sentido caudal, situa-se a **pelve menor**, que contém os verdadeiros órgãos pélvicos. Nesse local, o peritônio parietal delimita o **espaço subperitoneal**, formando o segundo compartimento pélvico. Esse compartimento é delimitado inferiormente pelo diafragma da pelve (assoalho pélvico), seguido pela **região perineal**. Os órgãos encontrados na pelve incluem os órgãos genitais internos, a bexiga urinária e a uretra, bem como o reto e o canal anal, os segmentos distais do intestino grosso.

Tópicos mais importantes

Após estudar e compreender os principais tópicos deste capítulo, segundo as diretrizes do Nationalen Kompetenzbasierten Lernzielkatalog Medizin (NKLM), você será capaz de:

Retroperitônio e cavidade pélvica
- Descrever a estrutura do retroperitônio e da cavidade pélvica, bem como artérias, veias, nervos e vasos linfáticos na peça anatômica
- Descrever, para todos os órgãos, artérias, veias, nervos e vasos linfáticos clinicamente importantes e explicar as peculiaridades de cada um deles.

Rim e glândula suprarrenal
- Demonstrar a importância vital, de acordo com suas funções
- Explicar o desenvolvimento de possíveis malformações
- Apontar a localização e a projeção, e as relações com outros órgãos, na peça anatômica.

Sistema urinário
- Explicar a estrutura do sistema urinário e seu desenvolvimento
- Descrever partes, estreitamentos e mecanismos esfinctéricos em ambos os sexos, bem como os processos básicos envolvidos na micção.

Reto e canal anal
- Apontar e localizar as partes e as relações posturais do reto e do canal anal na peça anatômica e explicar sua origem evolutiva
- Explicar a unidade funcional responsável pela continência fecal, descrevendo a função de defecação.

Órgãos genitais
- Explicar as partes e a posição dos órgãos genitais masculinos e femininos internos e externos, bem como explicar seu desenvolvimento e suas funções
- Entender os envoltórios e o conteúdo do funículo espermático na peça anatômica
- Apontar todas as pregas peritoneais e os ligamentos dos órgãos genitais internos, explicando seu trajeto e conteúdo
- Explicar a composição, a inervação e as funções do diafragma da pelve e da musculatura pélvica, bem como apontar a fossa isquioanal na peça anatômica.

Relação com a clínica

A seguir, é apresentado um estudo de caso que reforça a correlação entre os muitos detalhes anatômicos e a prática clínica mais atual.

Insuficiência do diafragma da pelve

Anamnese
Durante uma consulta para prevenção de câncer, uma paciente de 78 anos relata à ginecologista perda progressiva de urina quando tosse ou espirra. Ela já apresentava essa queixa há algum tempo, mas conseguia conviver com ela usando absorventes. No entanto, a perda urinária está cada vez mais desagradável. A paciente teve quatro partos vaginais.

Achados da avaliação
O exame físico é, em grande parte, normal. A contração dos músculos abdominais (prensa abdominal) leva ao prolapso de massa revestida por mucosa até o vestíbulo da vagina.

Exames complementares
A colposcopia mostra que a parede posterior da bexiga sofreu um descenso (cistocele). O aumento da pressão intra-abdominal também leva a prolapso da parede anterior do útero (prolapso uterino).

Diagnóstico
O aumento da pressão intra-abdominal resulta em eversão da parede anterior do útero (prolapso uterino, → Figura a). Estas queixas são muito frequentes em mulheres mais velhas, e os partos vaginais são um fator predisponente. Nessa paciente, o tipo de parto aparentemente não teve papel decisivo, e provavelmente a realização de cesarianas não teria reduzido significativamente o risco.

Tratamento
A paciente foi orientada a fazer exercícios para fortalecer o diafragma da pelve, sob a orientação de uma fisioterapeuta. Após dois meses, a paciente relatava um controle cada vez melhor da micção.

Evolução
Após cinco anos, a incontinência urinária aumentou novamente. A paciente foi internada no departamento de ginecologia para cirurgia (*tension-free tapes*). Após o procedimento, ela ficou praticamente assintomática.

Laboratório de anatomia
O **assoalho pélvico (diafragma da pelve)** e a **região perineal**, situada logo abaixo do diafragma da pelve, são estruturas clínicas anatomicamente desafiadoras. O diafragma da pelve pode ser facilmente dissecado a partir da pelve menor, depois que a pelve tiver sido dividida ao meio e metade dela separada juntamente com o osso. O diafragma da pelve é visualizado como uma lâmina, com três partes de musculatura estriada.

> *Compare as diferenças entre diversas peças anatômicas de homens e mulheres. Como a maioria dos doadores de corpos tem idade avançada, os diafragmas da pelve geralmente são pouco desenvolvidos.*

Essa musculatura, inervada principalmente por ramos musculares diretos provenientes do plexo sacral, é composta anteriormente pelo **M. levantador do ânus** (consistindo nos Mm. pubococcígeo e iliococcígeo) e posteriormente pelo **M. isquiococcígeo**. O termo "assoalho pélvico" (diafragma da pelve) foi escolhido porque essa lâmina muscular, assim como o diafragma no tórax, continua na abertura inferior do abdome com uma cavidade corporal fechada em direção inferior. Os músculos de ambos os lados deixam livre o **hiato urogenital** na região medial, nos homens, para a passagem do canal anal e da uretra e, nas mulheres, para a vagina. A denominação dos músculos indica, na maioria das vezes, seu trajeto pelas partes do quadril até o sacro e o cóccix. Apenas o M. iliococcígeo não tem origem óssea, e está fixado apenas indiretamente à pelve óssea, uma vez que se origina da prega tendínea do M. obturador interno **(arco tendíneo do M. levantador do ânus)**. Esse músculo é facilmente identificado graças ao **canal obturatório** que atravessa o forame obturado, conduzindo **A.** e **V. obturatórias** e **N. obturatório** da cavidade pélvica para a região anterior da coxa.

> *Coloque sua mão entre o M. levantador do ânus e o M. obturador interno para entender os trajetos diferentes desses dois músculos.*

Ele mergulha sob o diafragma da pelve caudalmente ao arco tendíneo do M. levantador do ânus e avança junto à parede lateral da pelve, onde é desviado pelo ísquio, atravessando, a seguir, o **forame isquiático menor**, até alcançar o trocanter maior do fêmur. Esta abertura pode ser mais bem representada a partir da região posterior e inferior. Dorsalmente, deve ser seccionado medialmente junto à sua origem, para ser rebatido em direção lateral. Em seguida, é possível visualizar o músculo piriforme, bem como o **ligamento sacrotuberal**, que passa sobre o forame isquiático menor. Através dessa abertura, **A. e V. pudendas internas** e **N. pudendo** saem da região glútea em direção inferior e entram na **fossa isquioanal**, que ocupa a metade posterior da região perineal de ambos os lados do ânus. Além disso, essas estruturas encontram-se dentro de outra prega fascial do M. obturador **(canal do pudendo, canal de Alcock)**.

> *Após visualizar o tamanho desse espaço, você entenderá como é possível o desenvolvimento de um foco inflamatório do tamanho aproximado de um punho cerrado (abscesso), geralmente associado à ocorrência de fístulas a partir do canal anal.*

A fossa isquioanal é um espaço piramidal preenchido, em grande parte, por tecido adiposo, cujo ápice é delimitado medialmente pela face inferior do M. levantador do ânus e lateralmente pelo M. obturador interno e pelo canal de Alcock. Ele se estende anteriormente até chegar à musculatura perineal, com ramificações muito variáveis até a **sínfise púbica**.

De volta à clínica
O diafragma da pelve sustenta todos os órgãos pélvicos acima dele. Assim, é possível entender sua importância para a continência fecal e urinária, apesar de não formar esfíncter como a musculatura perineal. Nas cirurgias perineais para sustentação do diafragma da pelve, uma das dificuldades é o fato de as pacientes geralmente se encontrarem em decúbito dorsal e na "posição de litotomia". Isso sempre deve ser lembrado quando tentamos entender as relações posturais anatômicas.

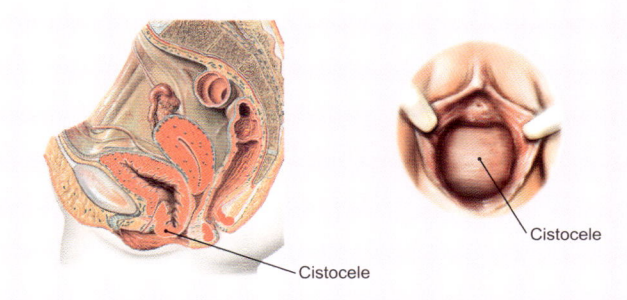

Figura a **Esquerda:** insuficiência do diafragma da pelve com descenso da bexiga (cistocele); visualizado a partir da esquerda, em corte sagital; **direita:** cistocele; vista vaginal. [S700-L266]

Topografia

Anatomia de Superfície

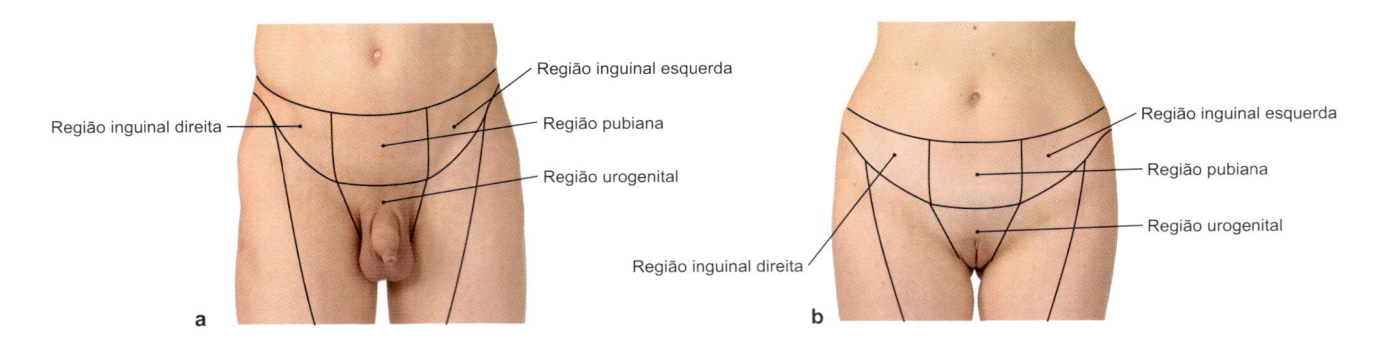

Figura 7.1a e b Regiões da parte inferior do abdome; vista anterior. [S700-J803]
a Regiões no homem.
b Regiões na mulher.

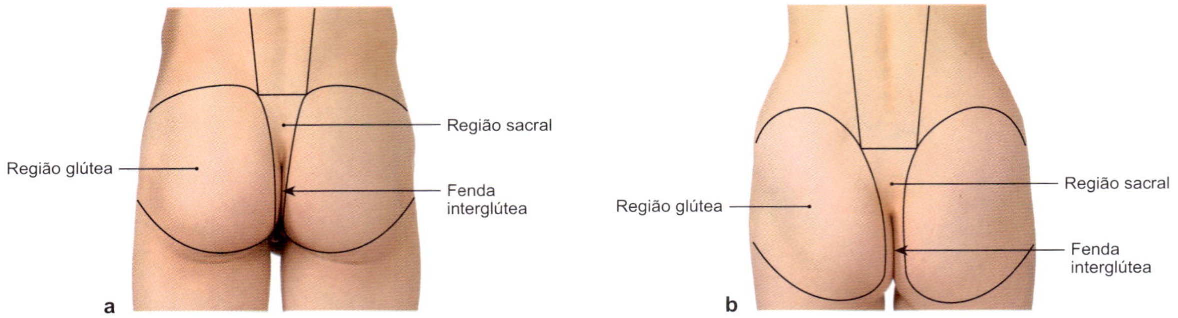

Figura 7.2a e b Regiões da parte inferior do dorso; vista posterior. [S700-J803]
a Regiões no homem.
b Regiões na mulher.

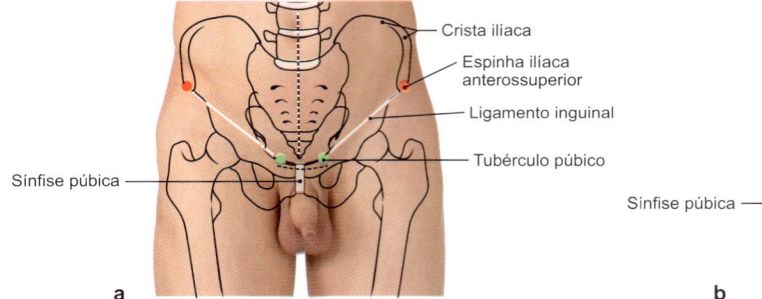

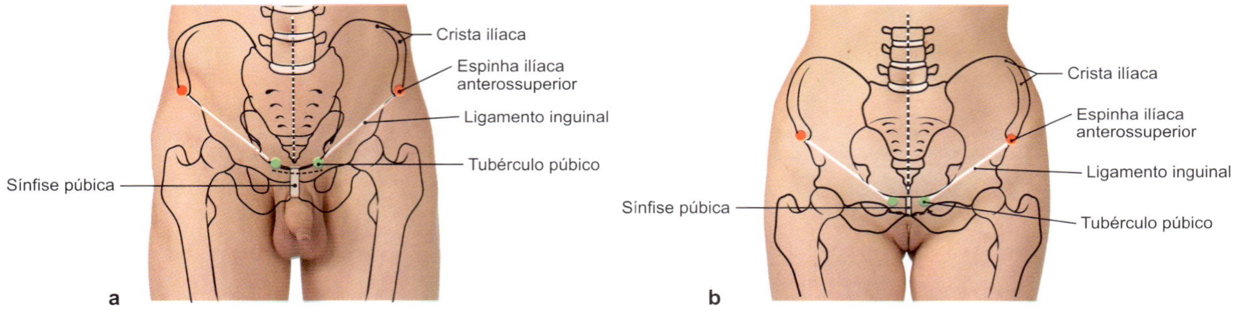

Figura 7.3a e b Projeção na superfície da pele do cíngulo do membro inferior e fêmures e pontos de referência na superfície; vista anterior. [S700-J803]
a Projeção na superfície, homem.
b Projeção na superfície, mulher.

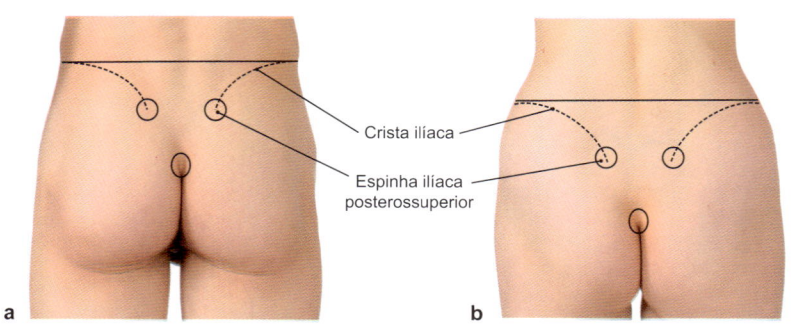

Figura 7.4a e b Projeção na superfície da pele do cíngulo do membro inferior e fêmures e pontos de referência da superfície; vista posterior. [S700-J803]
a Projeção na superfície da pele, homem.
b Projeção na superfície da pele, mulher.

7 Parte Abdominal da Aorta

Figura 7.5a e b Parte abdominal da aorta.
a Ramos descendentes, projetados no esqueleto; representação esquemática, vista anterior. [S700-L275]
b Corte transversal no nível da vértebra L II, representação esquemática, vista inferior. [S700-L126]

Ramos da parte abdominal da aorta

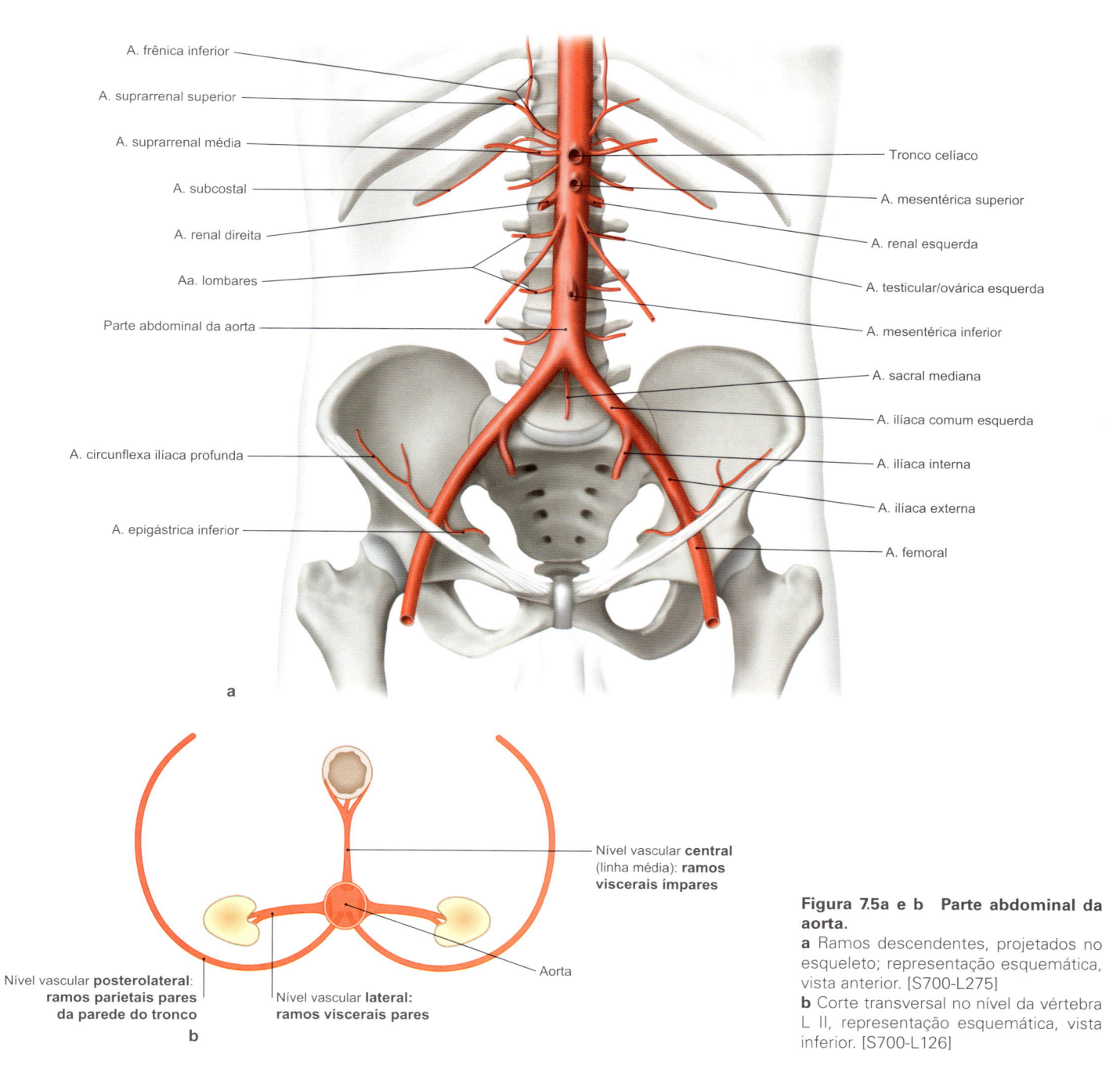

Ramo	Nível da coluna vertebral	Nível do vaso (→ Figura 7.5b)	Território irrigado
Tronco celíaco	T XII	Mediano, visceral ímpar	Estômago, intestino delgado, fígado, vesícula biliar, pâncreas, baço
A. mesentérica superior	L I	Mediano, visceral ímpar	Pâncreas, intestino delgado, intestino grosso
A. mesentérica inferior	L III	Mediano, visceral ímpar	Intestino grosso
A. sacral mediana	L IV	Ramo terminal parietal mediano ímpar	Parede do tronco; medula espinal
A. suprarrenal média	L I	Lateral, visceral par	Glândula suprarrenal
A. renal	L II	Lateral, visceral par	Rim, glândula suprarrenal
A. testicular/ovárica	L II	Lateral, visceral par	Testículos e epidídimos/ovários e tuba uterina
A. ilíaca comum	L IV	Ramos terminais laterais pares	Membro inferior
A. frênica inferior	T XII	Posterolateral, par, parietal	Diafragma
A. subcostal	T XII	Posterolateral, par, parietal	Parede do tronco
A. lombares (4)	L I a L IV	Posterolateral, par, parietal	Parede do tronco

Topografia

Órgãos e Vasos Sanguíneos do Retroperitônio

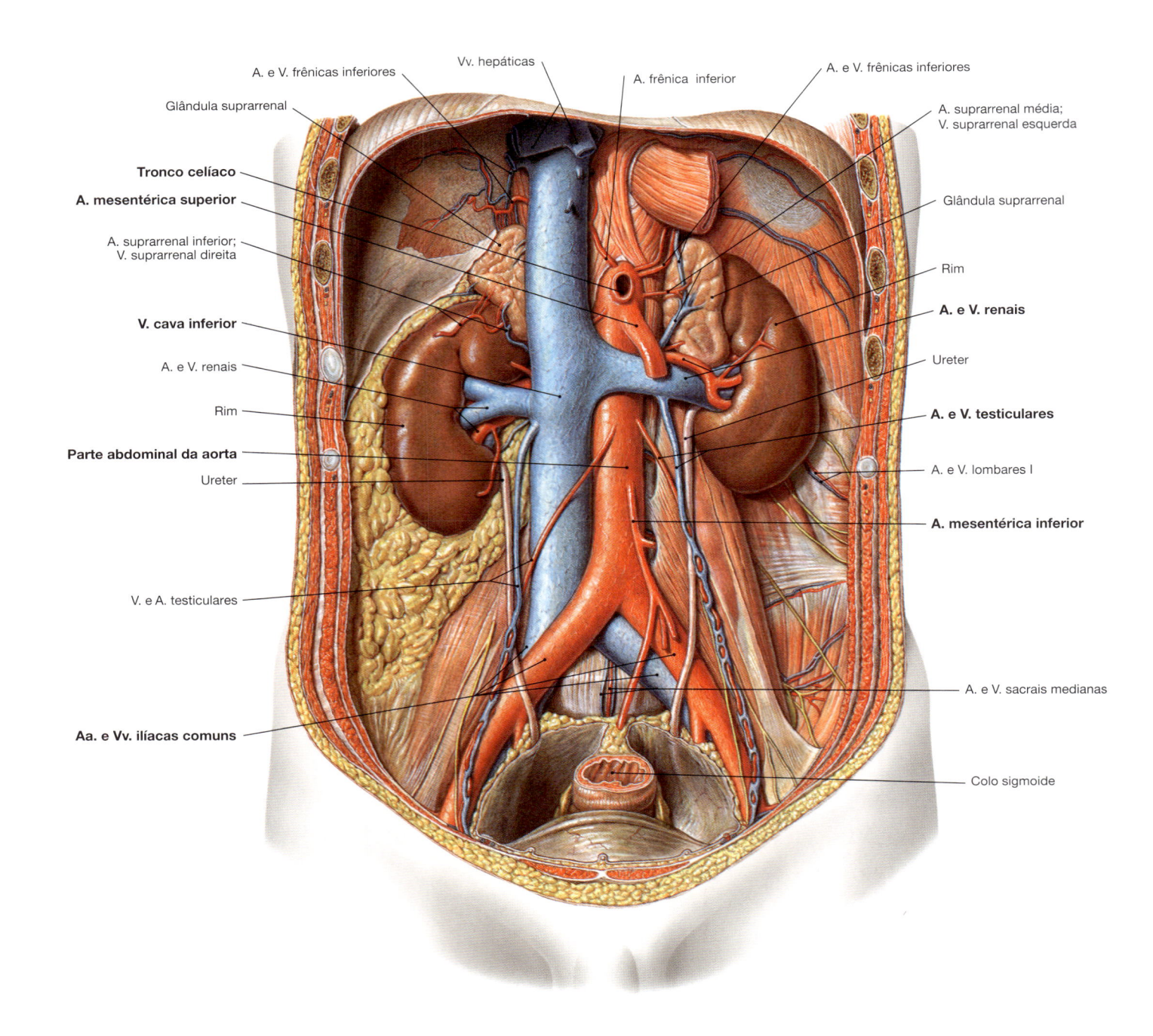

Figura 7.6 Vasos sanguíneos do retroperitônio. Os órgãos abdominais intraperitoneais e retroperitoneais secundários foram extraídos, os vasos linfáticos e os nervos autônomos foram removidos, vista anterior. [S700]

A figura mostra a disposição dos órgãos e das artérias e veias no retroperitônio. Essa vista é obtida quando são retirados todos os órgãos intraperitoneais e retroperitoneais secundários. Como visto aqui, pode-se retirar os órgãos "em bloco" com as artérias e veias. Para isso, os três **ramos viscerais ímpares (tronco celíaco, A. mesentérica superior, A. mesentérica inferior)** da **aorta (parte abdominal da aorta)** estão seccionados próximo da sua origem ou, no caso da A. mesentérica inferior, mais distalmente. Como as veias das vísceras abdominais removidas pertencem ao sistema porta e, portanto, estão ligadas ao fígado, elas podem ser completamente removidas. Apenas as **Vv. hepáticas** são seccionadas próximo de sua confluência na **V. cava inferior**.

Esta peça foi escolhida para apresentar as artérias e veias do retroperitônio e os órgãos ali localizados, **rins**, com **ureteres** e **glândulas suprarrenais**. A **aorta** continua após atravessar o diafragma como **parte abdominal da aorta** e se localiza no retroperitônio à esquerda da V. cava inferior, anteriormente à coluna vertebral. A **V. cava inferior** se forma à direita da aorta, na altura da vértebra L V, por meio da união das duas Vv. ilíacas comuns.

7 Vasos Sanguíneos do Retroperitônio

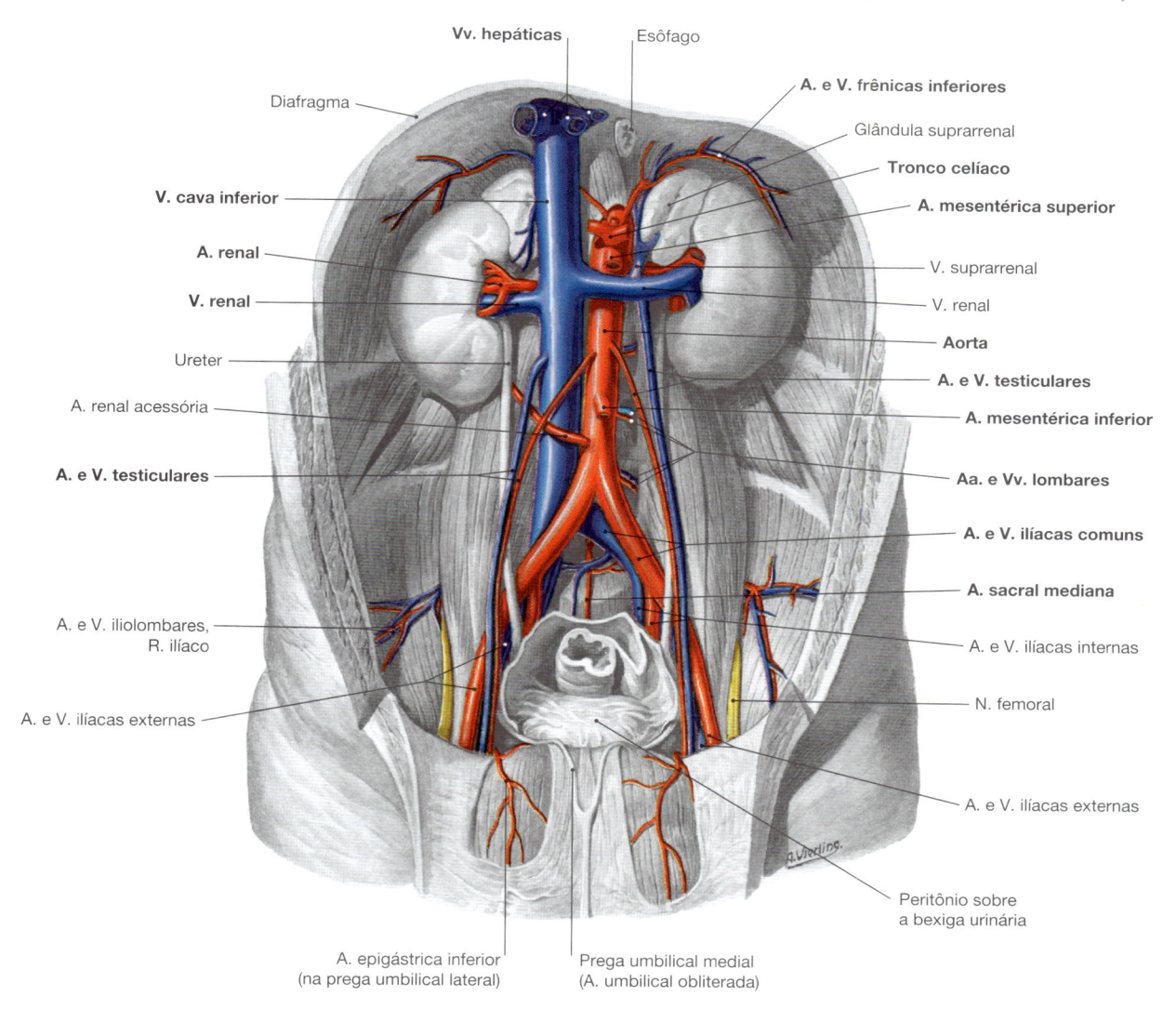

Figura 7.7 Vasos sanguíneos do retroperitônio. Os vasos sanguíneos são destacados em cores para mostrar a sua classificação; vista anterior. [G1066-O1109]

Os ramos da **parte abdominal da aorta** são mostrados na Tabela abaixo. Eles se dividem em **ramos parietais**, para a parede do tronco, **ramos viscerais**, para os órgãos, e **ramos terminais**.

As afluentes da **V. cava inferior** correspondem (exceto os ramos viscerais ímpares, visto que essas veias desembocam na veia porta) em grande parte aos ramos arteriais da aorta. Observe, no entanto, que três veias, que no lado direito do corpo desembocam diretamente na V. cava, no lado esquerdo do corpo estão conectadas à V. renal:
- V. frênica inferior
- V. suprarrenal
- V. testicular/ovárica.

Tributárias da veia cava inferior

- Vv. ilíacas comuns
- V. sacral mediana
- Vv. lombares
- V. frênica inferior direita; à esquerda desemboca na V. renal
- V. testicular/ovárica direita; à esquerda desemboca na V. renal
- V. suprarrenal direita; à esquerda desemboca na V. renal
- Vv. renais direita e esquerda
- Três veias hepáticas (Vv. hepáticas direita, intermédia e esquerda)

Ramos da parte abdominal da aorta	
Ramos	Artérias específicas
Ramos parietais para a parede do tronco	• A. frênica inferior: sob a face inferior do diafragma; origina a A. suprarrenal superior para a glândula suprarrenal • Aa. lombares: quatro pares diretamente derivados da aorta; o quinto par se origina da A. sacral mediana
Ramos viscerais	• Tronco celíaco: ímpar, origina-se imediatamente abaixo do hiato aórtico e supre os órgãos da região superior do abdome (→ Figura 6.24) • A. suprarrenal média: supre a glândula suprarrenal • A. renal: para o rim; origina também a A. suprarrenal inferior, para a glândula suprarrenal • A. mesentérica superior: ímpar, supre partes do pâncreas, todo o intestino delgado e o intestino grosso até a flexura esquerda do colo (→ Figura 6.27) • A. testicular/ovárica: supre o testículo e o epidídimo no homem, e o ovário na mulher • A. mesentérica inferior: ímpar, supre os colos descendente e sigmoide, bem como a parte superior do reto (→ Figura 6.29)
Ramos terminais	• A. ilíaca comum: para a pelve e o membro inferior • A. sacral mediana: desce anteriormente ao sacro

Topografia

Vasos Linfáticos do Retroperitônio

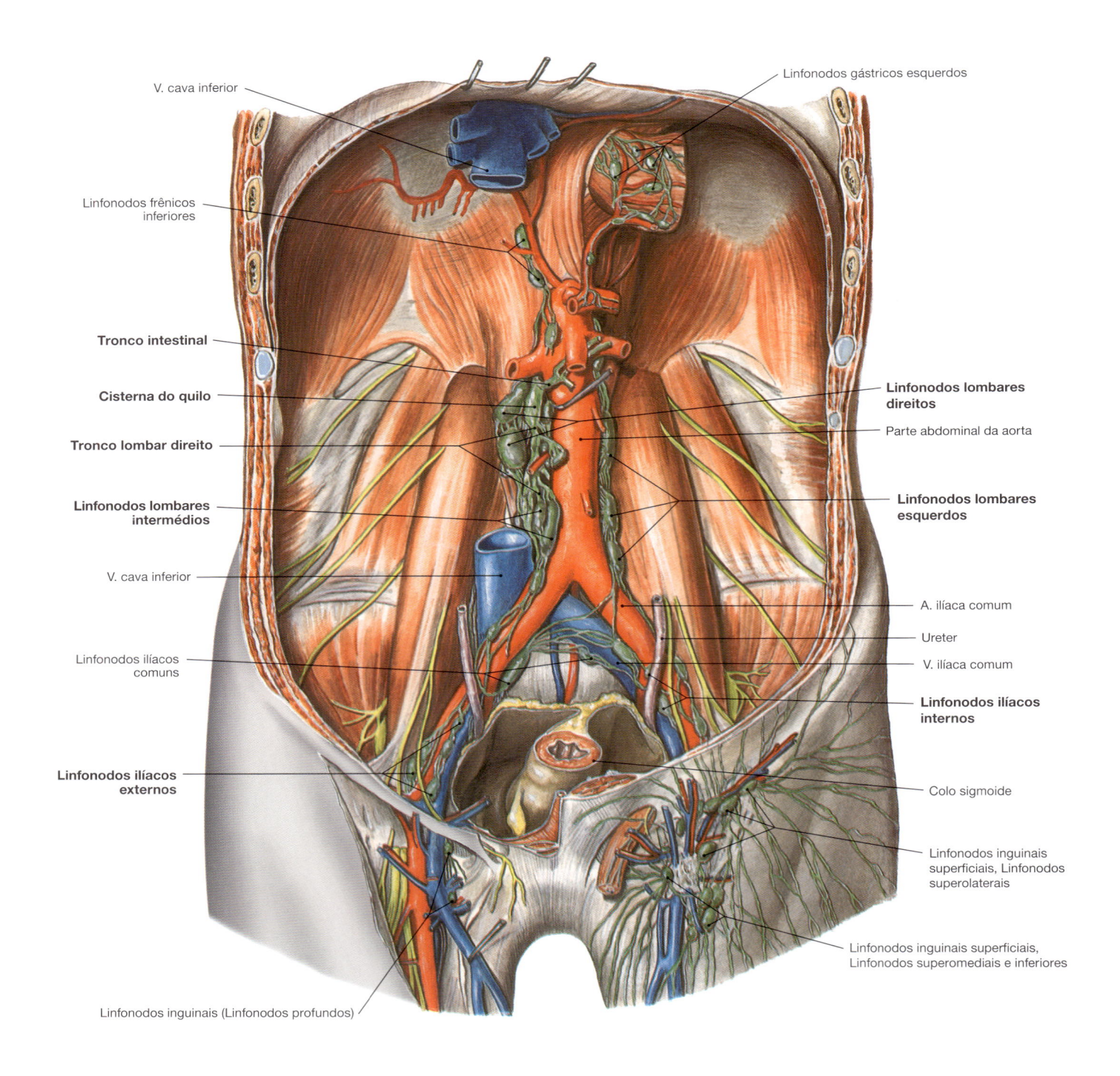

Figura 7.8 Vasos linfáticos e linfonodos do retroperitônio; vista anterior. [S700]
Por meio dos linfonodos ilíacos comuns, a linfa derivada da pelve atinge os linfonodos parietais do retroperitônio, conhecidos como **linfonodos lombares**. Estes linfonodos se posicionam em três séries ou cadeias: como linfonodos lombares esquerdos ao redor da aorta, linfonodos lombares direitos, de ambos os lados da V. cava inferior, e linfonodos lombares intermédios entre os dois vasos. Os linfonodos lombares não apenas coletam linfa do membro inferior, mas também das vísceras pélvicas, do colo descendente, do rim, da glândula suprarrenal e do testículo/ovário.

A partir dos vasos linfáticos eferentes dos linfonodos lombares originam-se, de ambos os lados, os **troncos lombares**, que terminam, juntamente com os **troncos intestinais** (que coletam a linfa dos linfonodos viscerais da cavidade abdominal) na cisterna do quilo, de onde se origina o **ducto torácico**. Assim, o ducto torácico, abaixo do diafragma, conduz toda a linfa da metade inferior do corpo.

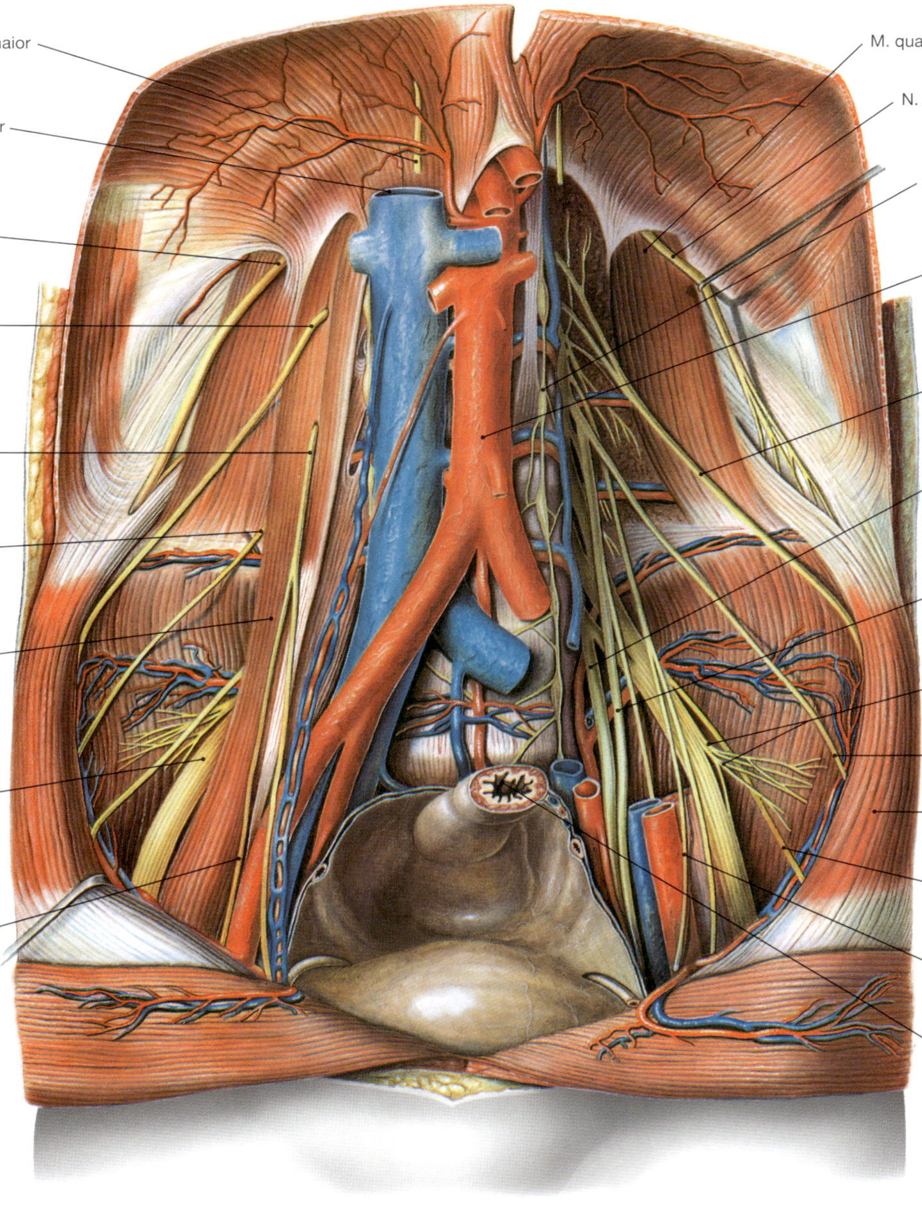
N. esplâncnico maior
V. cava inferior
N. subcostal
N. ílio-hipogástrico
N. genitofemoral
N. ilioinguinal
M. psoas maior
N. femoral
N. genitofemoral,
R. femoral
M. quadrado do lombo
N. subcostal
Tronco simpático
Parte abdominal da aorta
N. ílio-hipogástrico
Tronco lombossacral
N. obturatório
Rr. musculares
N. ilioinguinal
M. transverso do abdome
N. cutâneo
femoral lateral
N. genitofemoral,
R. genital
Reto

Figura 7.9 Nervos somáticos do retroperitônio; o M. psoas maior foi retirado do lado esquerdo, para possibilitar a melhor visualização do trajeto dos nervos do plexo lombar; vista anterior. [S700]

Além dos vasos sanguíneos e dos vasos linfáticos, os nervos do **plexo lombar**, responsáveis pela inervação da região inguinal e da face anterior do membro inferior, também se estendem através do retroperitônio (→ Figura 4.146). O **tronco lombossacral** estabelece a conexão com o plexo sacral (→ Figura 7.12) na pelve menor, de modo que um plexo nervoso contínuo se forma no **plexo lombossacral** (→ Figura 4.142).

Ramos do plexo lombar (T12-L4):

- Ramos musculares para o M. iliopsoas e para o M. quadrado do lombo (T12-L4)
- N. ílio-hipogástrico (T12, L1)
- N. ilioinguinal (T12, L1)
- N. genitofemoral (L1, L2)
- N. cutâneo femoral lateral (L2, L3)
- N. femoral (L2, L4)
- N. obturatório (L2, L4).

→ T 42

Topografia

Nervos Autônomos do Retroperitônio

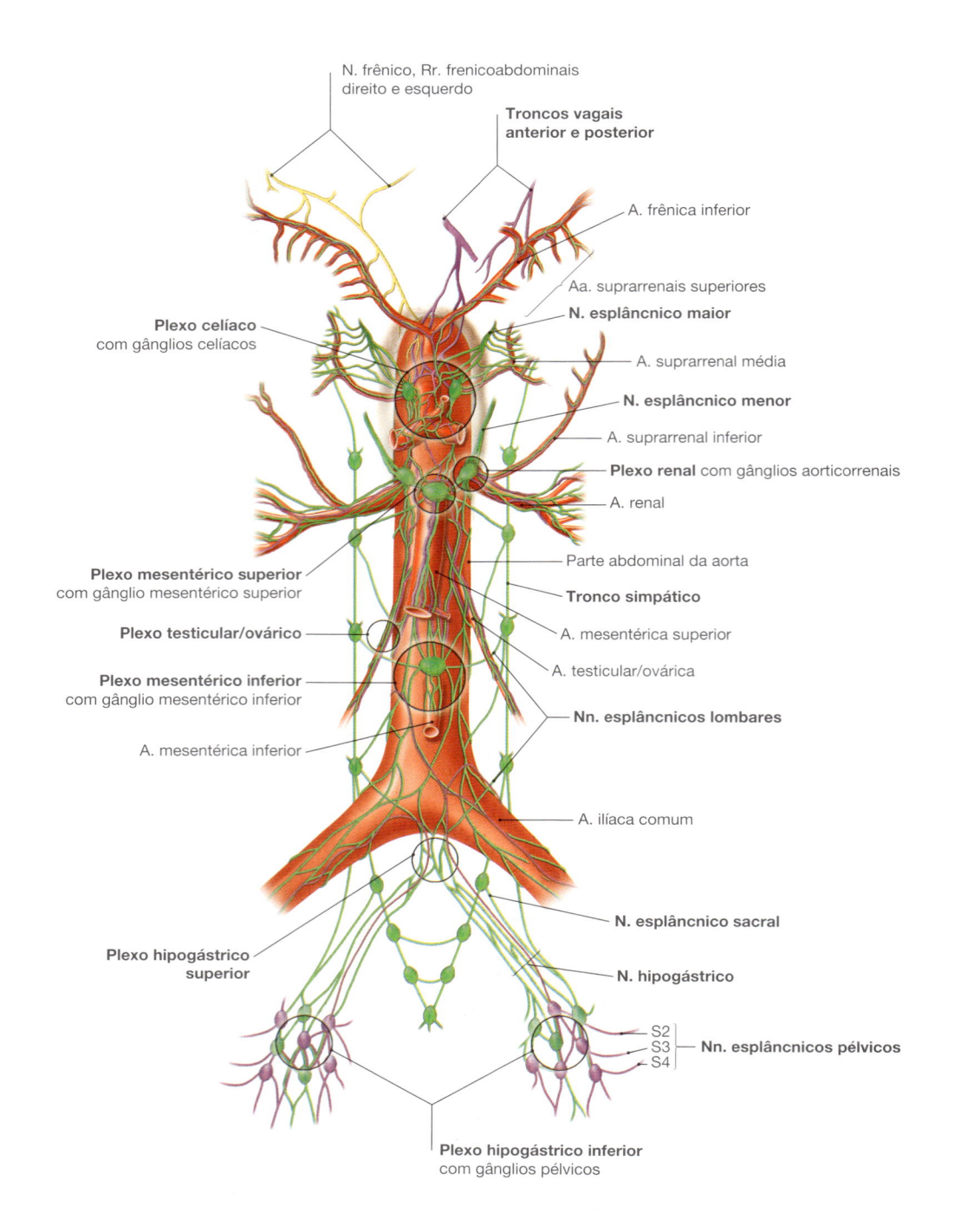

Figura 7.10 Plexo aórtico abdominal e plexo hipogástrico inferior; diagrama esquemático, vista anterior. [S700-L238]

Na parte anterior da aorta, as fibras nervosas autônomas das partes simpática e parassimpática formam um plexo (**plexo aórtico abdominal**), do qual são formados plexos individuais em torno dos ramos da aorta, cujas fibras nervosas acompanham os respectivos vasos até os seus órgãos-alvo. Esses plexos se dispõem junto aos três ramos viscerais ímpares da aorta, o **plexo celíaco e os plexos mesentéricos superior e inferior** (→ Figura 6.84). Inferiormente, os plexos nervosos continuam, a partir do plexo hipogástrico superior, dos dois lados, na forma do **N. hipogástrico**, com fibras nervosas até o **plexo hipogástrico inferior** na pelve menor, que inerva as vísceras pélvicas.

Os neurônios pré-ganglionares da **parte simpática da divisão autônoma do sistema nervoso** se assentam nos cornos laterais da medula espinal, seguem para o **tronco simpático** e continuam, sem sinapse, como os Nn. esplâncnicos maior e menor, até o plexo da aorta, onde se interconectam em diferentes gânglios (gânglios celíacos, gânglios mesentéricos superior e inferior, gânglios aorticorrenais, gânglios pélvicos do plexo hipogástrico inferior), por meio de sinapses, com os neurônios pós-ganglionares, cujos axônios atingirão diferentes órgãos com os ramos das respectivas artérias.

Os neurônios parassimpáticos pré-ganglionares dos **Nn. vagos [NC X]** seguem com o esôfago como **troncos vagais anterior e posterior** através do diafragma até os feixes nervosos autônomos da parte abdominal da aorta, que, no entanto, a atravessam, sem fazer sinapse, até os órgãos, em cuja parede ou ambiente estão localizados os neurônios pós-ganglionares. O território inervado pelos Nn. vagos [NC X] termina no plexo mesentérico superior e, portanto, em um ponto próximo à flexura esquerda do colo (ele é tradicionalmente conhecido como ponto de Cannon-Böhm). O **colo descendente** é, no entanto, suprido pela **parte sacral da parte parassimpática da divisão autônoma do sistema nervoso**, cujos neurônios pré-ganglionares se localizam na medula espinal (S2 a S4), seguem com o N. espinal como **Nn. esplâncnicos pélvicos** e, então, se interconectam, no **plexo hipogástrico inferior**, nas proximidades do reto, aos neurônios pós-ganglionares. As fibras nervosas pós-ganglionares seguem para os colos descendente e sigmoide.

7 Nervos Autônomos do Retroperitônio

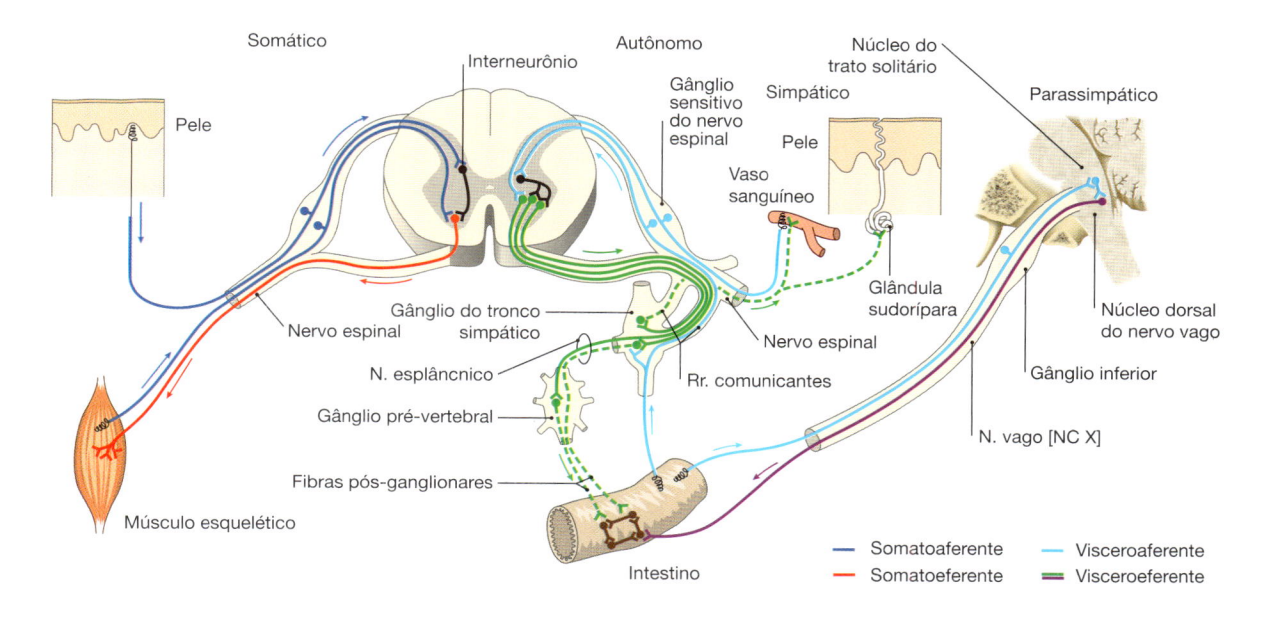

Figura 7.11 Organização da divisão autônoma do sistema nervoso em comparação com o sistema nervoso somático; diagrama esquemático do trajeto e dos circuitos sinápticos de um segmento da medula espinal. [S702-L127]/[G1076]

Ao contrário do sistema nervoso somático, na divisão autônoma do sistema nervoso, dois **neurônios visceroeferentes** se comunicam consecutivamente, por meio de sinapses, no trajeto da parte central do sistema nervoso até os efetores. Os neurônios pré-ganglionares da **parte simpática** da divisão autônoma do sistema nervoso se assentam nos cornos laterais da medula espinal e entram junto com os eferentes somáticos no nervo espinal na raiz anterior. Os **ramos comunicantes** os levam para a **cadeia simpática** (**tronco simpático**) e, após as conexões sinápticas, de volta como neurônios pós-ganglionares. Esses neurônios seguem com os nervos somáticos para a periferia e provocam constrição (vasoconstrição) dos vasos sanguíneos (**vasomotores**), ativação das glândulas sudoríparas (**sudomotores**) e ereção dos pelos do corpo (**pilomotores**, não mostrados aqui). Os neurônios pós-ganglionares passam também do tronco simpático para os órgãos do pescoço e da cavidade torácica, como coração e pulmão. Os neurônios dos órgãos abdominais não fazem sinapse no tronco simpático, seguindo como **Nn. esplâncnicos maior e menor** para os plexos na aorta, onde, em diferentes gânglios pré-vertebrais, fazem sinapses com neurônios pós-ganglionares, cujos axônios alcançam os vários órgãos com os ramos das respectivas artérias.

Os neurônios parassimpáticos pré-ganglionares seguem, no entanto, com os **Nn. vagos** [NC X], sem fazer sinapse, pelos feixes nervosos autônomos da parte abdominal da aorta, e somente na sua parede são interconectados a neurônios pós-ganglionares.

Por meio da cadeia simpática, ou do N. vago [NC X], os **neurônios visceroaferentes** também alcançam a parte central do sistema nervoso (SNC).

Topografia

Nervos Autônomos do Retroperitônio

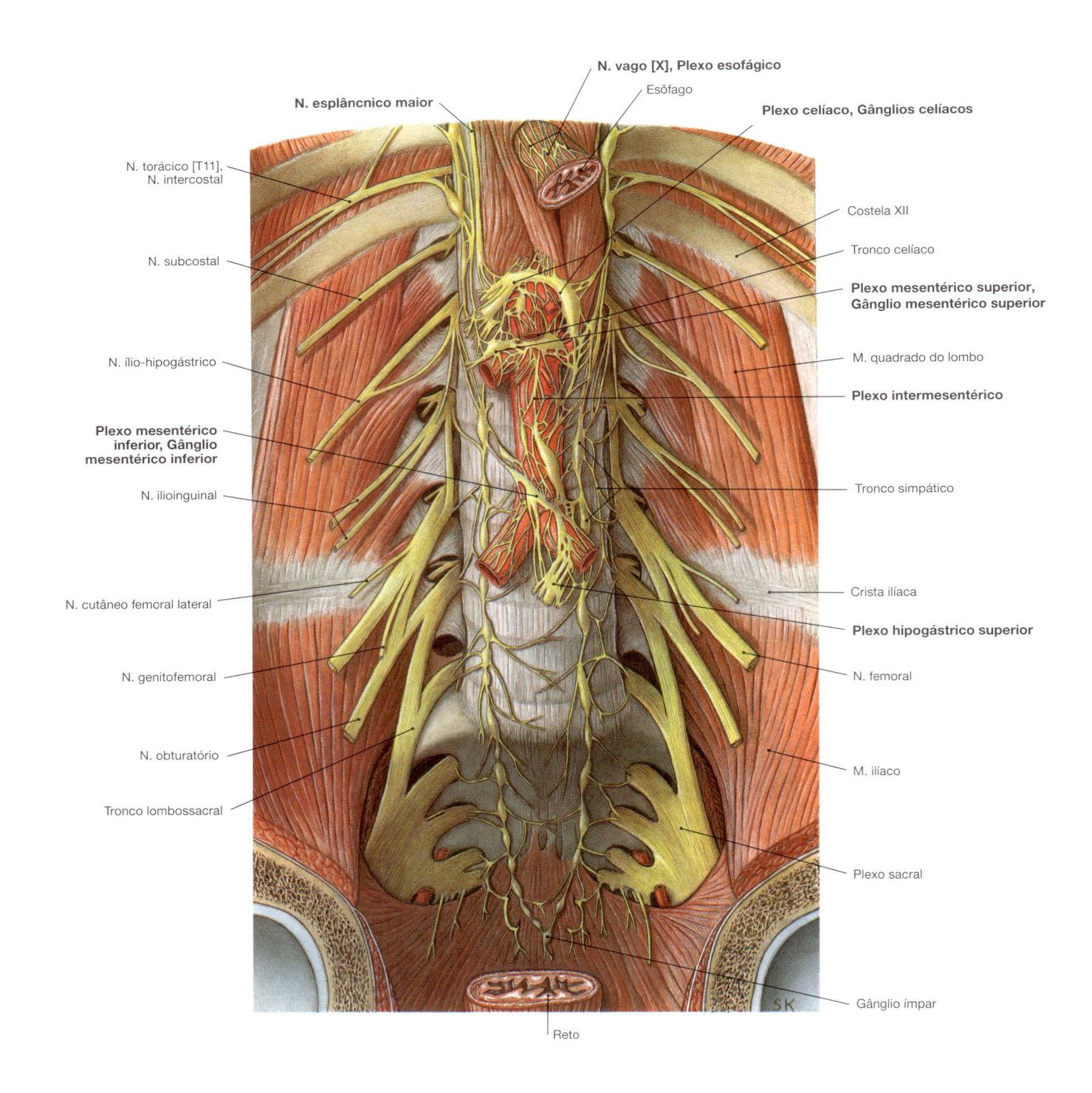

Figura 7.12 Nervos somáticos e autônomos do retroperitônio; vista anterior, após a retirada dos órgãos, veias e vasos linfáticos. [S700-L238]

Aqui são mostrados os nervos autônomos no **plexo aórtico abdominal** sem esquematização. Os nervos somáticos foram deixados para possibilitar a orientação topográfica.

O plexo é composto por neurônios das partes simpática e parassimpática da divisão autônoma do sistema nervoso. Esses neurônios penetram no plexo por várias vias, e seus circuitos sinápticos são diferentes. Os neurônios pré-ganglionares da **parte simpática** provêm do tronco simpático pelos **Nn. esplâncnicos maior e menor** para o plexo aórtico, onde são conectados sinapticamente nos vários gânglios (gânglios celíacos, gânglios mesentéricos superior e inferior, gânglios aorticorrenais) a neurônios pós-ganglionares. Isso significa que os gânglios dessa rede são gânglios simpáticos em torno dos três ramos ímpares da aorta (**plexo celíaco, plexo mesentérico superior e plexo mesentérico inferior**). Os neurônios parassimpáticos pré-ganglionares dos **Nn. vagos [NC X]**, por outro lado, acompanham o esôfago como os **troncos vagais anterior e posterior** para o plexo aórtico abdominal.

As fibras nervosas simpáticas pré-ganglionares descem do plexo aórtico abdominal pelo **plexo hipogástrico inferior** para a pelve menor, onde inervam as estruturas pélvicas. Os neurônios parassimpáticos, por outro lado, chegam apenas ao plexo mesentérico superior. Os órgãos pélvicos, em contrapartida, são inervados pela **parte pélvica da parte parassimpática** da divisão autônoma do sistema nervoso, cujas fibras nervosas pré-ganglionares, denominadas **Nn. esplâncnicos pélvicos**, emergem da medula espinal e se conectam ao plexo hipogástrico inferior.

7 Inervação Autônoma da Cavidade Pélvica

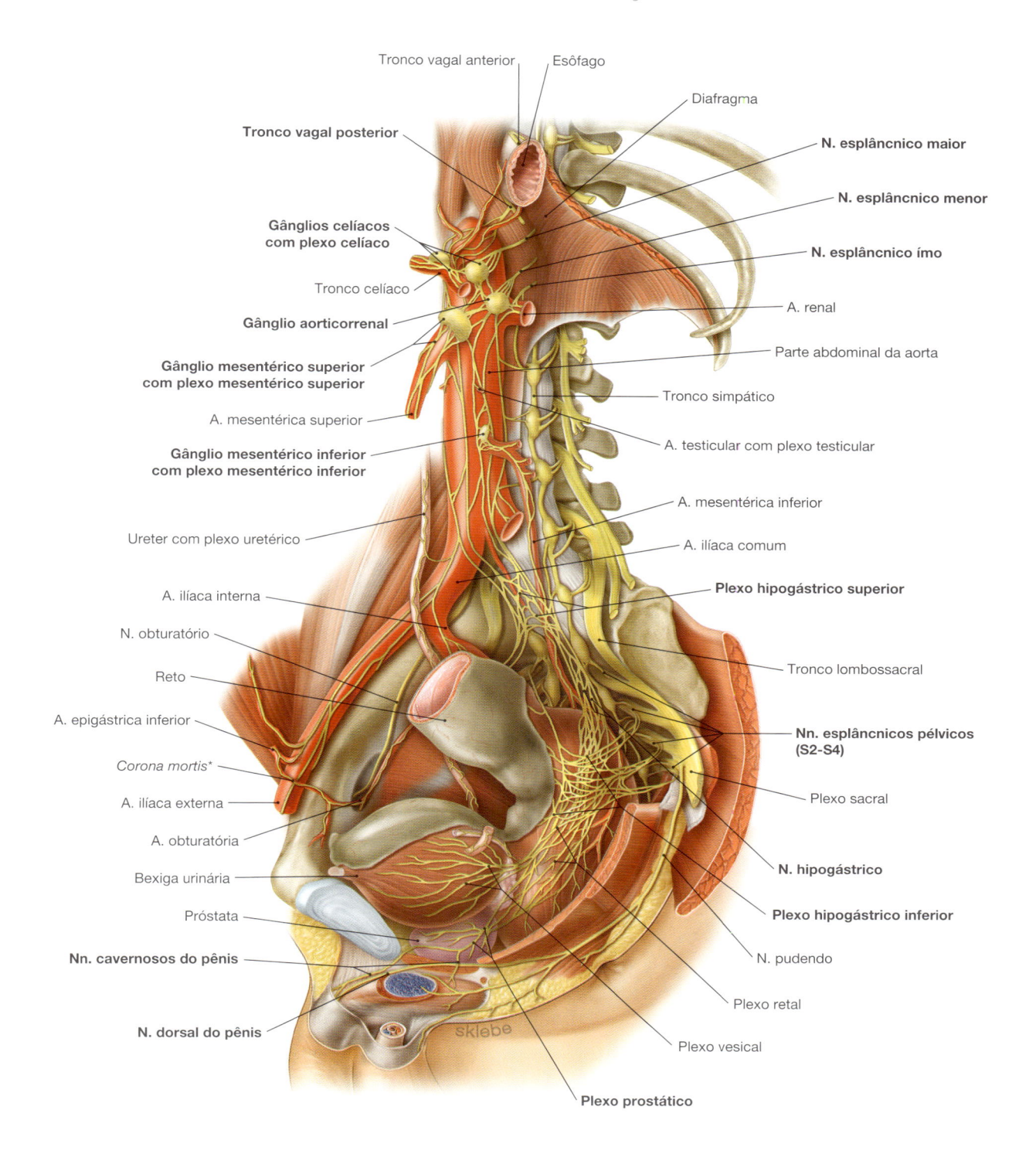

Figura 7.13 Nervos autônomos da cavidade pélvica; diagrama esquemático após a remoção dos órgãos do retroperitônio, assim como das veias e dos vasos linfáticos; vista anterior. [S702-L238]

A figura mostra o trajeto de neurônios autônomos na pelve. Os neurônios da parte simpática da divisão autônoma do sistema nervoso descem do plexo aórtico abdominal para a pelve menor, onde eles se comunicam por sinapse no **plexo hipogástrico inferior** e alcançam os órgãos pélvicos. O plexo hipogástrico inferior forma, em volta dos órgãos pélvicos individuais, redes inferiores, como os plexos retal, vesical e prostático (corresponde ao plexo uterovaginal, na mulher).

Os neurônios parassimpáticos alcançam o plexo, no entanto, por meio dos **Nn. esplâncnicos pélvicos**. Após as sinapses, alcançam os órgãos pélvicos e o colo à esquerda até a flexura esquerda por meio de nervos próprios.

É destacado o trajeto dos neurônios parassimpáticos para os corpos cavernosos do pênis, que alcançam de modo semelhantes corpos cavernosos dos órgãos genitais femininos. Os neurônios formam os **Nn. cavernosos do pênis**, que, na próstata, atravessam o diafragma da pelve e os músculos do períneo e penetram nos corpos cavernosos do pênis. Os longos ramos se agrupam no N. dorsal somático do pênis, que representa o ramo terminal do N. pudendo, e seguem com este para os corpos cavernosos. Esses neurônios mediam a ereção do pênis por meio da vasodilatação nos corpos cavernosos.

* N.R.T.: A *corona mortis* é a anastomose entre a A. ilíaca externa e a obturatória ou epigástrica inferior. Ela tem importância cirúrgica.

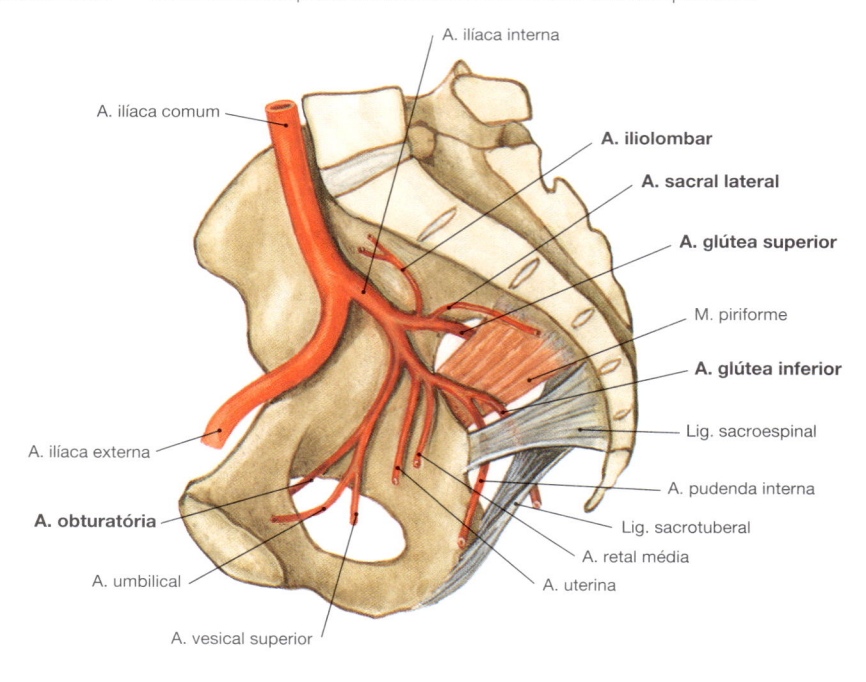

Topografia

Artéria Ilíaca Interna

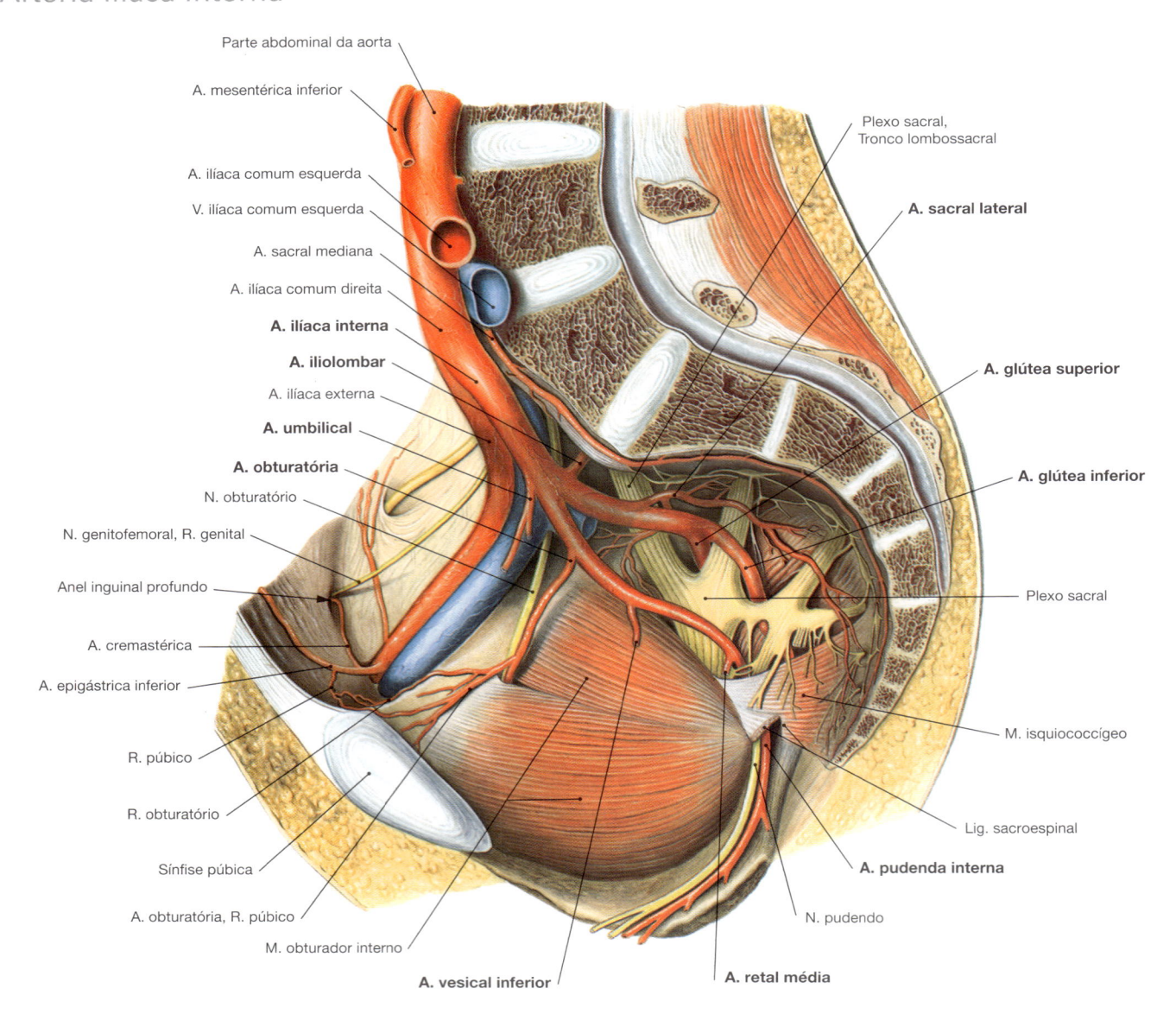

Figura 7.14   A. ilíaca interna; vista pelo lado esquerdo. [S700]
Na maioria dos casos (60%), a A. ilíaca interna se divide em um tronco principal anterior e um tronco principal posterior. A sequência de ramos é bastante variável; do modo que, em vez de os ramos serem classificados de acordo com sua região de suprimento, eles são classificados como **ramos parietais** (para a parede da pelve e para os órgãos genitais externos) e **ramos viscerais** (para as vísceras pélvicas). Enquanto os ramos parietais são os mesmos em homens e mulheres, os ramos viscerais são diferentes porque irrigam órgãos genitais. As **veias parietais** também correspondem aos ramos arteriais e os acompanham.

Figura 7.15   Ramos parietais da A. ilíaca interna.
[S700-L127]
Ramos parietais da A. ilíaca interna nos sexos masculino e feminino.
- **A. iliolombar**: supre a fossa ilíaca e a região lombar
- **Aa. sacrais laterais**: duas artérias para o canal sacral com meninges
- **A. obturatória**: atravessa o canal obturatório
- **A. glútea superior**: atravessa o hiato suprapiriforme do forame isquiático maior na região glútea
- **A. glútea inferior**: atravessa o hiato infrapiriforme do forame isquiático maior para a região glútea.

Em até 20% das pessoas a A. obturatória não se origina na A. ilíaca interna. Nessas pessoas, a A. obturatória se origina de um ramo descendente da A. epigástrica inferior que, por sua vez, é tributária da A. ilíaca externa (também chamada de "coroa da morte", pois costumava ser responsável por sangramento com risco de morte durante cirurgias na região da virilha).
Para os ramos viscerais (diferentes no homem e na mulher), → Figura 7.16 e → Figura 7.17.

Vasos Sanguíneos da Pelve Masculina

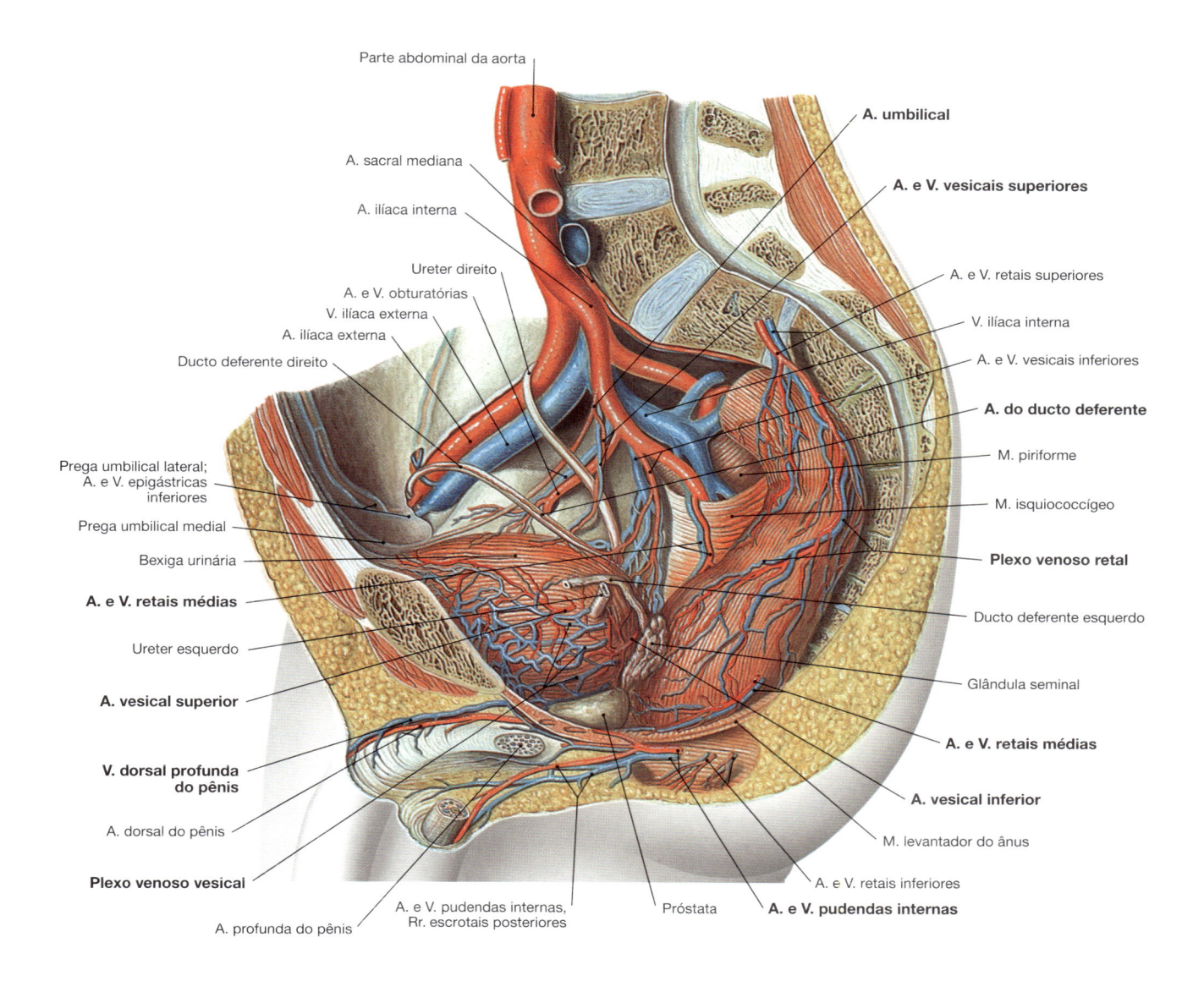

Figura 7.16 Suprimento sanguíneo das vísceras pélvicas no homem; vista pelo lado esquerdo. [S700]

As vísceras da pelve são supridas pelos **ramos viscerais** da A. ilíaca interna. Os **ramos parietais** para a parede da pelve têm a mesma disposição em ambos os sexos (→ Figura 7.15).

Ramos viscerais da A. ilíaca interna no homem:
- **A. umbilical**: emite a artéria vesical superior antes de colapsar (Lig. umbilical medial), e a prega umbilical medial se abre. A A. do ducto deferente geralmente se origina da A. vesical superior, e não da inferior, como mostrado aqui
- **A. vesical inferior**: para a bexiga urinária, próstata e glândulas seminais e, ocasionalmente (como aqui), origina a A. do ducto deferente
- **A. retal média**: acima do diafragma da pelve, para o reto
- **A. pudenda interna**: atravessa o hiato infrapiriforme do forame isquiático maior e, subsequentemente, o forame isquiático menor para a parede lateral da fossa isquioanal (canal do pudendo [de Alcock]). Aí, origina a A. retal inferior para a parte inferior do canal anal e se divide em seus ramos terminais superficiais e profundos para o suprimento dos órgãos genitais externos. A A. perineal supre o períneo e origina os Rr. escrotais posteriores para o escroto. Os ramos profundos suprem o pênis e seus corpos cavernosos (A. do bulbo do pênis, A. dorsal do pênis e A. profunda do pênis).

O sangue venoso dos órgãos pélvicos flui pela **V. ilíaca interna**, cujas tributárias correspondem aos ramos arteriais viscerais e formam plexos venosos ao redor de cada órgão, mantendo uma conexão sequencial. Na dissecção, esses plexos devem ser retirados, para que as artérias e os nervos na pelve possam ser expostos:
- **Plexo venoso retal:** mantém conexão, por meio da V. retal superior, com a circulação porta do fígado e, por meio das Vv. retais média e inferior, com a área de drenagem da V. cava inferior (anastomoses portocavais)
- **Plexo venoso vesical:** no fundo da bexiga urinária, drena também o sangue das glândulas sexuais acessórias
- **Plexo venoso prostático (de Santorini):** além do sangue da próstata, coleta também o sangue dos corpos cavernosos do pênis (V. dorsal profunda do pênis). As conexões com os plexos venosos da coluna vertebral explicam, em parte, as metástases de carcinomas prostáticos que ocorrem frequentemente na coluna vertebral. A veia ilíaca interna também inclui as veias parietais, que correspondem aos ramos arteriais e os acompanham diretamente.

7 Topografia

Vasos Sanguíneos da Pelve Feminina

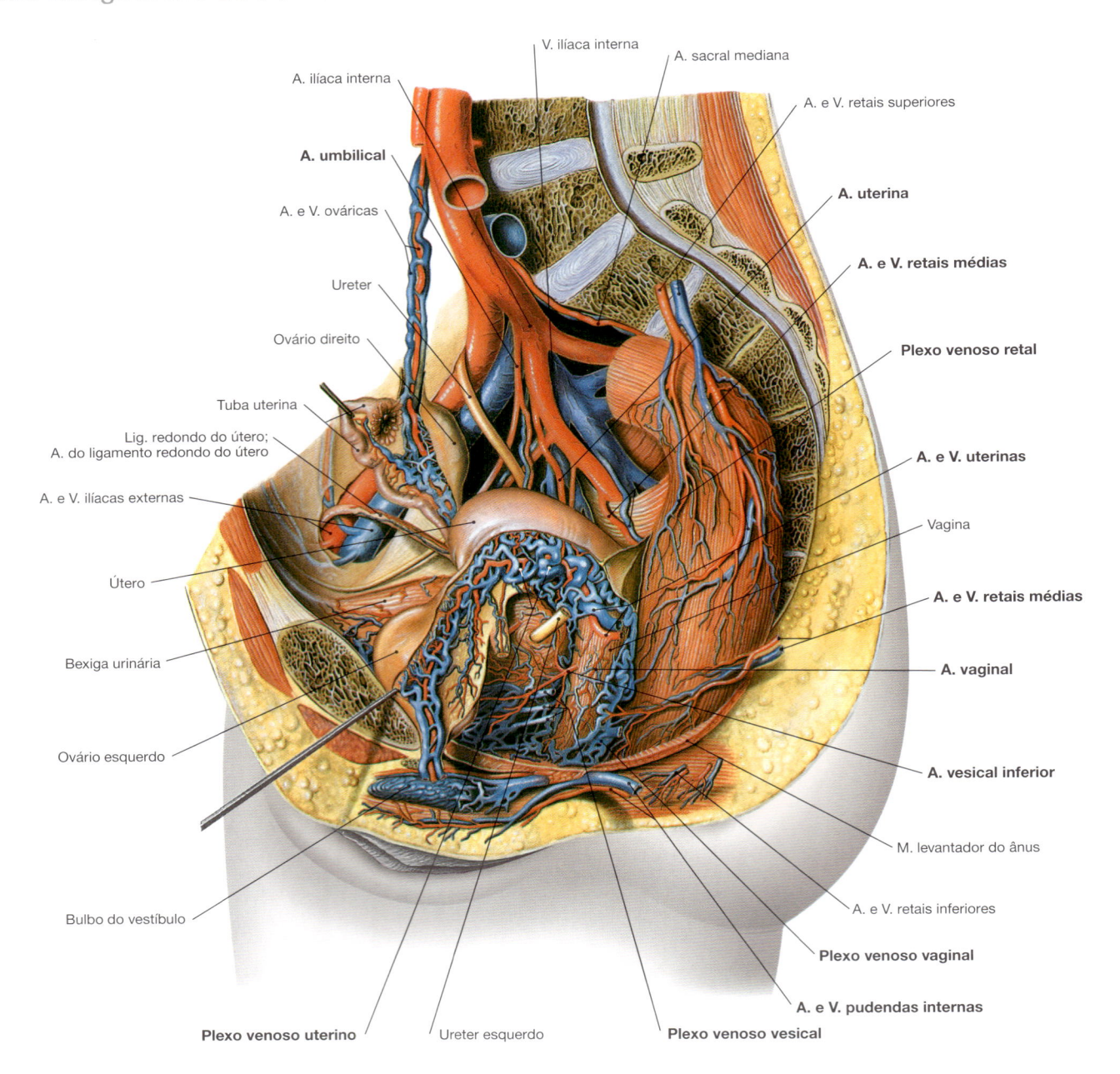

Figura 7.17 Suprimento sanguíneo das vísceras pélvicas na mulher; vista pelo lado esquerdo. [S700]

As vísceras pélvicas são supridas pelos **ramos viscerais** da A. ilíaca interna. Os **ramos parietais** para a parede da pelve apresentam a mesma disposição em ambos os sexos (→ Figura 7.15).

Ramos viscerais da A. ilíaca interna na mulher:
- **A. umbilical:** origina a A. vesical superior para a bexiga urinária e a A. uterina, antes que se torne ocluída, formando assim, o Lig. umbilical medial, e provoque a formação da prega umbilical medial
- **A. vesical inferior:** para a bexiga urinária e para a vagina; pode estar ausente e, nesse caso, ser substituída pela A. vaginal
- **A. uterina (tuba uterina):** supre o útero, a tuba uterina, o ovário e a vagina com ramos próprios
- **A. vaginal:** às vezes substitui a A. vesical inferior
- **A. retal média:** acima do diafragma da pelve para o reto
- **A. pudenda interna:** atravessa o hiato infrapiriforme do forame isquiático maior e, subsequentemente, o forame isquiático menor para a parede lateral da fossa isquioanal (canal do pudendo [de Alcock]). Aí, dá origem à A. retal inferior para a parte inferior do canal anal e se divide em seus ramos terminais superficiais e profundos para o suprimento dos órgãos genitais externos. A A. perineal supre o períneo e dá origem aos Rr. labiais posteriores nos lábios do pudendo. Os ramos profundos suprem o clitóris e seus corpos cavernosos, além do bulbo do vestíbulo, nos lábios maiores do pudendo (A. do bulbo do vestíbulo, A. dorsal do clitóris e A. profunda do clitóris).

O sangue venoso dos órgãos pélvicos flui pela **V. ilíaca interna**, cujas tributárias correspondem aos ramos arteriais viscerais e formam plexos venosos ao redor de cada órgão, mantendo uma conexão sequencial. Na dissecção, esses plexos devem ser retirados, para que as artérias e os nervos da pelve possam ser expostos:
- **Plexo venoso retal:** este plexo mantém conexão, por meio da V. retal superior, com a circulação porta do fígado e, por meio das Vv. retais média e inferior, com a área de drenagem da V. cava inferior (anastomoses portocavais)
- **Plexo venoso vesical:** no fundo da bexiga urinária, drena também o sangue dos corpos cavernosos do clitóris (V. dorsal profunda do clitóris)
- **Plexos venosos uterino e vaginal:** coletam o sangue do útero e da vagina.

Vasos Linfáticos da Pelve

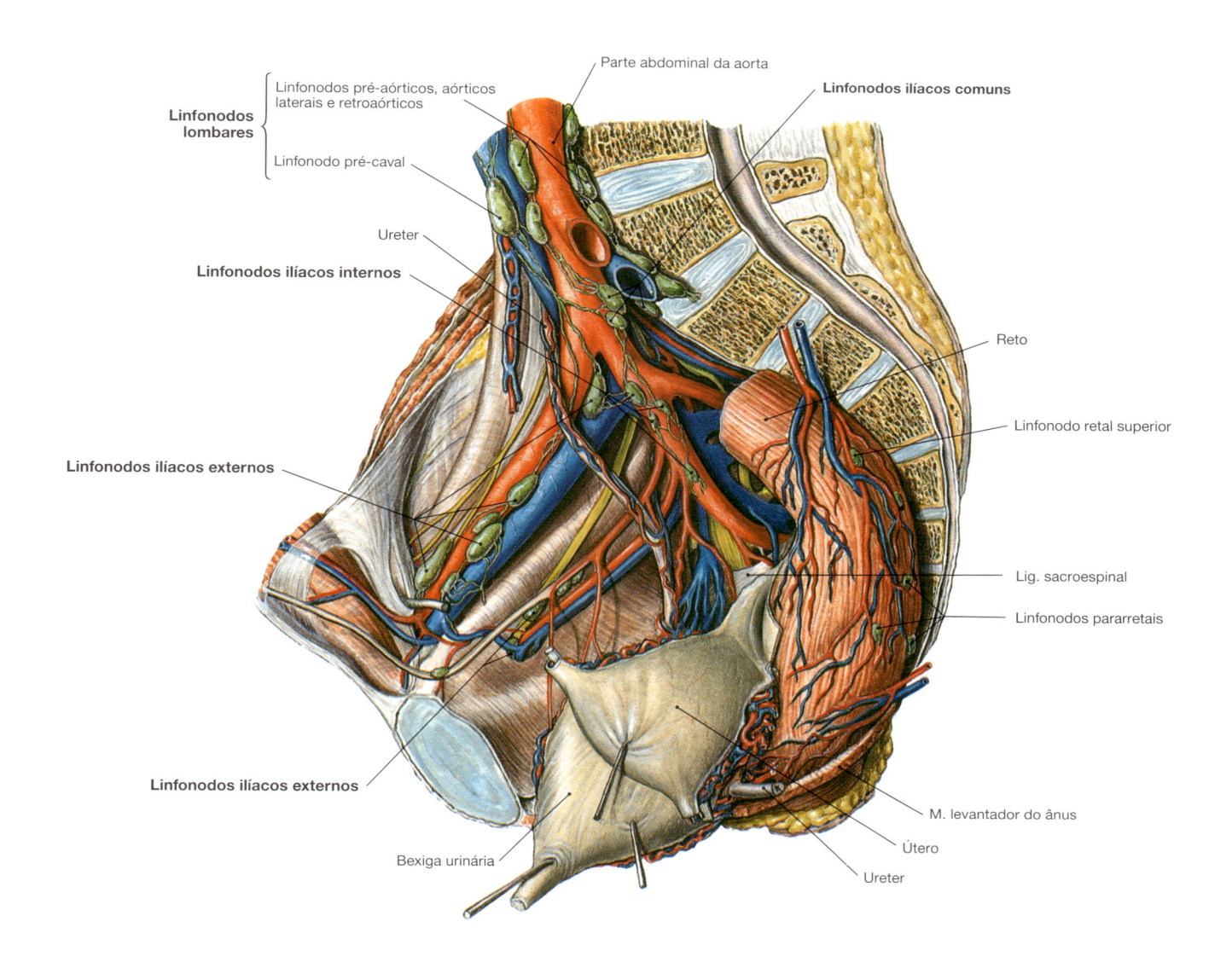

Figura 7.18 Linfonodos e vasos linfáticos da pelve (aqui na mulher); vista pelo lado esquerdo. [S700]
Na pelve encontram-se os linfonodos ilíacos internos e externos ao longo dos respectivos vasos sanguíneos, além dos linfonodos sacrais, na face anterior do sacro. Devido à proximidade não é possível a diferenciação entre os linfonodos parietais, para a parede do tronco, e os linfonodos viscerais, para os órgãos. Consequentemente, as vísceras pélvicas (reto, bexiga urinária parte pélvica do ureter e órgãos genitais internos) apresentam conexões entre todos os grupos de linfonodos.
Por meio dos linfonodos retais superiores, a linfa vinda da região superior do **reto** atinge os linfonodos mesentéricos inferiores no retroperitônio e os linfonodos ilíacos internos na pelve. Por sua vez, a linfa oriunda da região inferior do reto é drenada para os linfonodos inguinais superficiais.

Por isso, metástases em linfonodos derivadas de carcinomas retais proximais são encontradas no retroperitônio e na pelve, enquanto metástases de tumores distais são encontradas na região inguinal.
Os linfonodos regionais da **bexiga urinária** são predominantemente os linfonodos ilíacos internos.
As vias de drenagem da linfa dos **órgãos genitais femininos** (→ Figura 7.143, → Figura 7.144, → Figura 7.145) e dos **órgãos genitais masculinos** (→ Figura 7.104, → Figura 7.105) estão descritas em detalhes com os respectivos órgãos.
A linfa atinge finalmente os linfonodos parietais do retroperitônio por meio dos linfonodos ilíacos comuns; os linfonodos parietais do retroperitônio são caracterizados como linfonodos lombares, de ambos os lados da aorta e da V. cava inferior.

Correlações clínicas

No caso de **dissecção de linfonodo na pelve**, que é realizada como parte de uma cirurgia em carcinomas de órgãos pélvicos, as vias vasculonervosas do canal obturatório (A./V. obturatórias e N. obturatório) devem ser visualizadas antes do corte das vias linfáticas para descartar lesões. Nesse caso, geralmente é realizada extensa remoção de todos os linfonodos até a ramificação da A. ilíaca comum.

Topografia

Vias Pélvicas

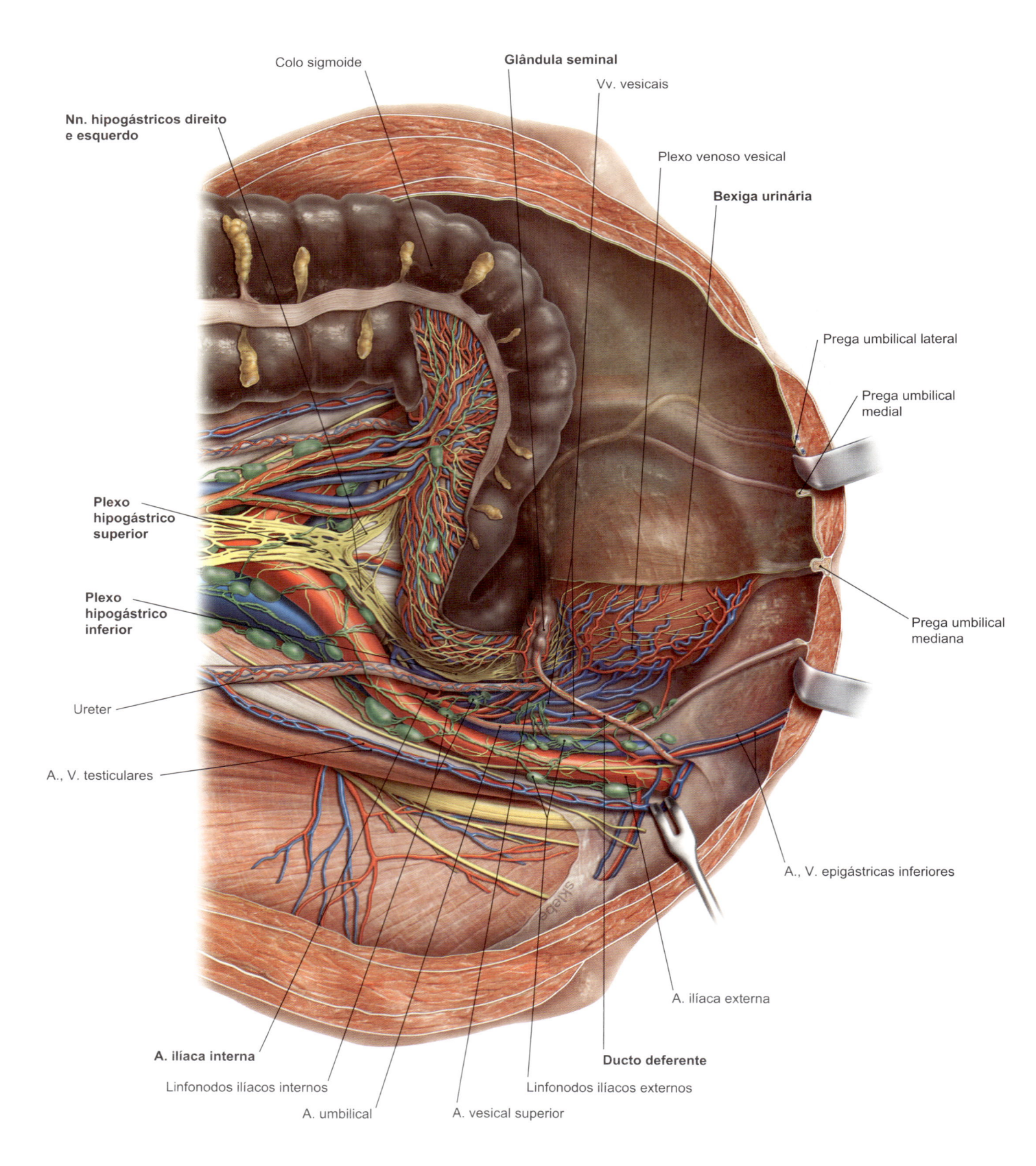

Figura 7.19 Vísceras pélvicas com vias vasculonervosas em homem; vista superior. [S700-L238]/[Q300]
A divisão autônoma do sistema nervoso da cavidade pélvica é mostrada. O **plexo hipogástrico superior** continua bilateralmente via fibras nervosas autônomas, que são agrupadas como **Nn. hipogástricos direito e esquerdo**, até o **plexo hipogástrico inferior** na pelve menor (mostrado no lado direito do corpo).

Vias Pélvicas

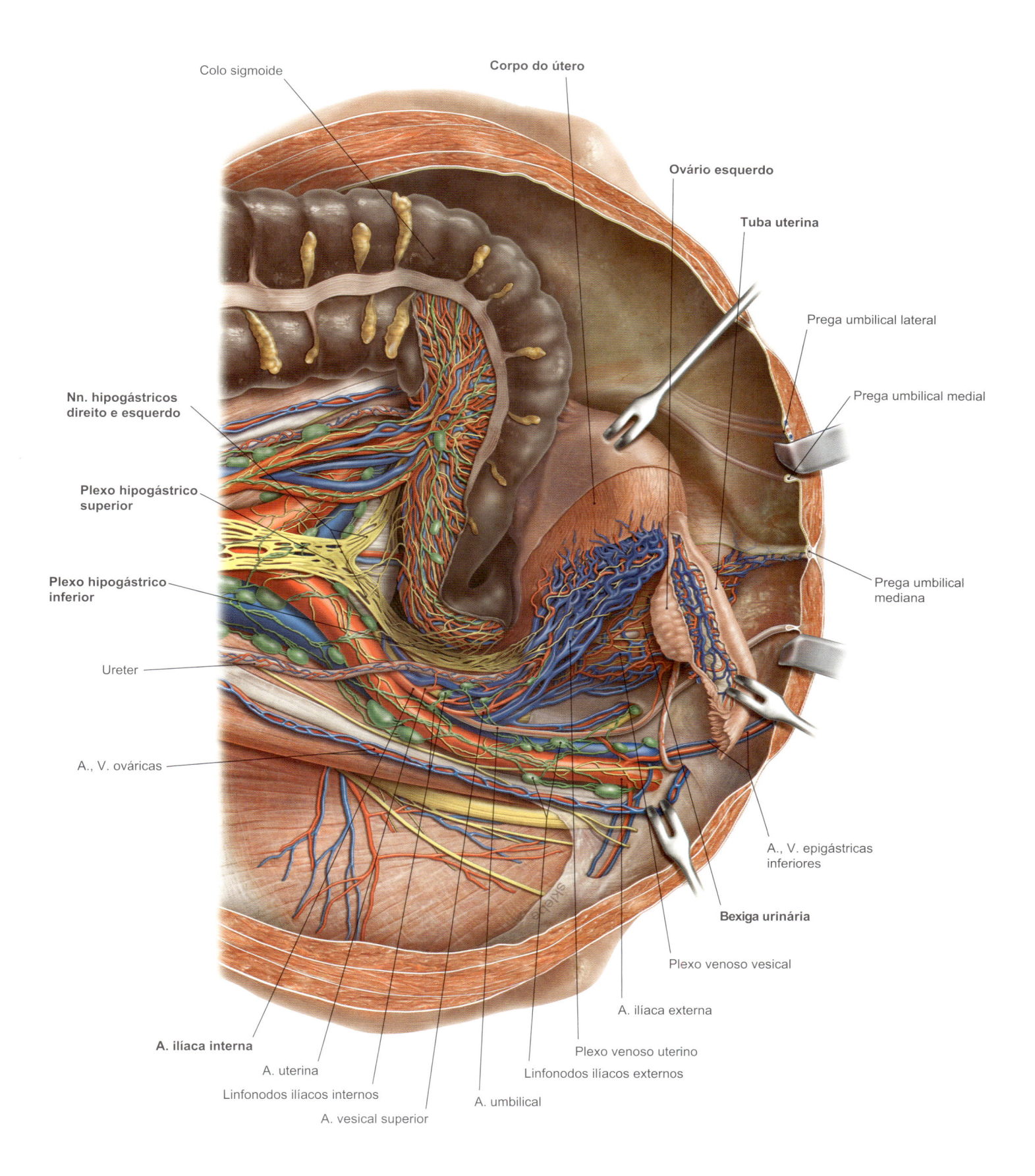

Figura 7.20 Vísceras pélvicas com vias vasculonervosas em mulher; vista cranial. [S700-L238]/[Q300]
O sistema nervoso autônomo da cavidade pélvica é mostrado. O **plexo hipogástrico superior** continua bilateralmente em um agrupamento de fibras nervosas vegetativas, que são agrupadas como os **Nn. hipogástricos direito e esquerdo**, até o **plexo hipogástrico inferior** na pelve menor (mostrado no lado direito do corpo).

253

7 Rim e Glândulas Suprarrenais

Organização do Sistema Urinário

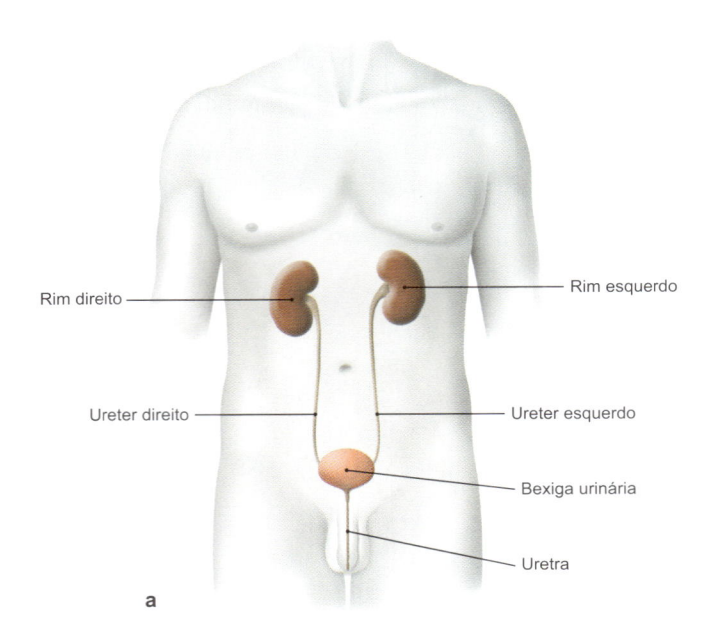

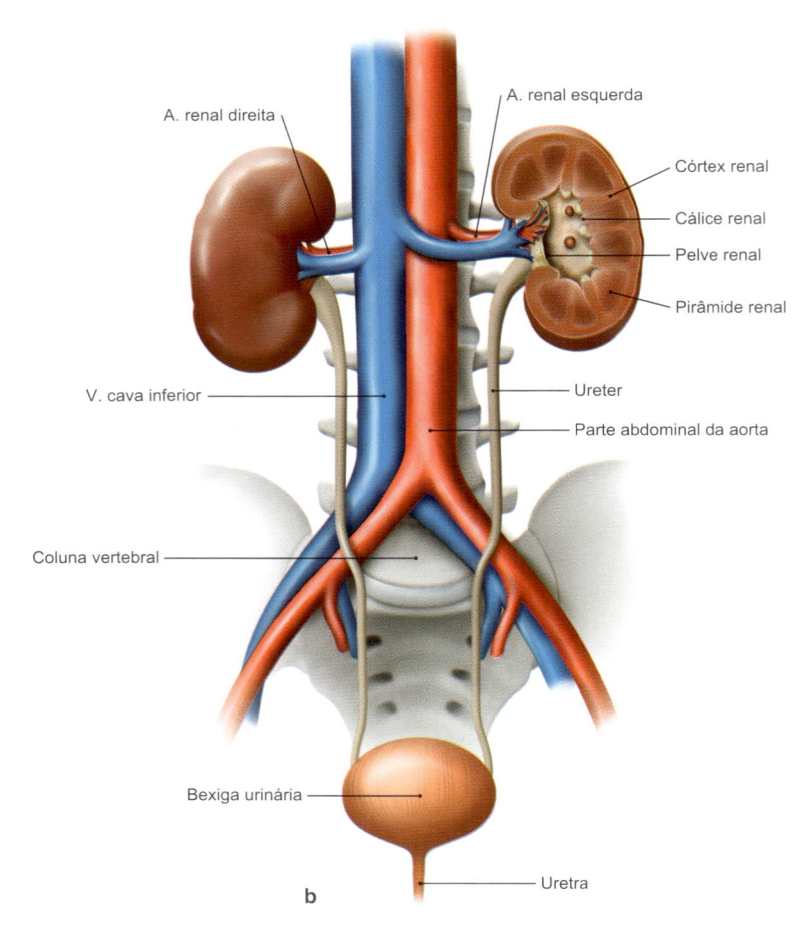

Figura 7.21a e b Organização do sistema urinário; representação esquemática, vista anterior. [S701-L275]
a Projeção na superfície do corpo.
b Projeção no esqueleto mostrando a A./V. renais.
O **sistema urinário** apresenta um par de **rins**, que produzem a urina, e as **vias urinárias condutoras**. Entre estas estão incluídas:
- A pelve renal
- O ureter
- A bexiga urinária
- A uretra.

As **glândulas suprarrenais** são órgãos endócrinos (→ Figura 7.22) e não pertencem ao sistema urinário.
O sistema urinário tem a mesma organização em ambos os sexos, com exceção da uretra. A uretra intrapeniana é um **tubo** que serve tanto ao sistema **urinário** quanto ao sistema **genital**, uma vez que atua no transporte do sêmen (ejaculado), e, portanto, também faz parte do grupo de órgãos genitais externos masculinos.

Visão Geral do Sistema Endócrino

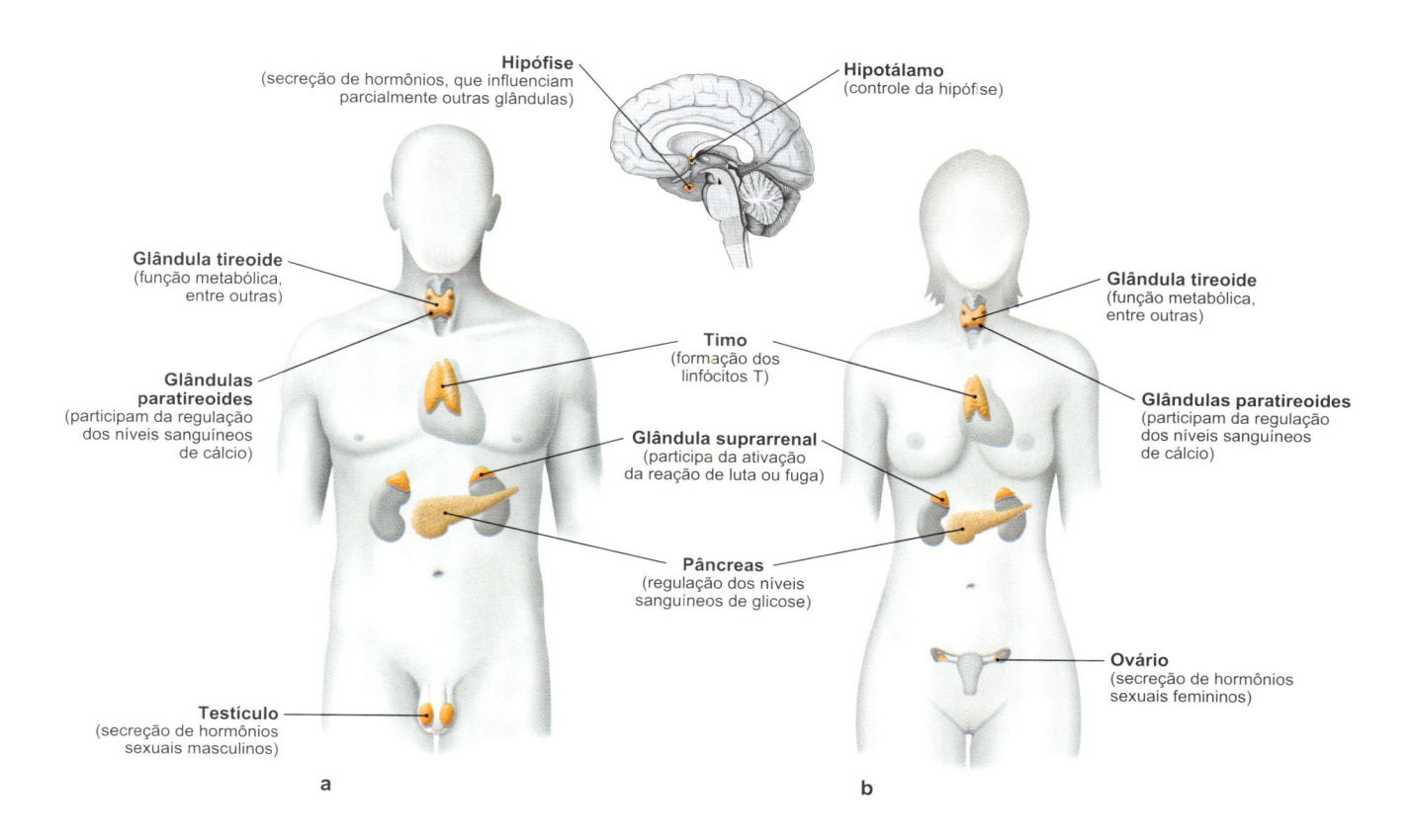

Figura 7.22a e b Órgãos endócrinos nos homens e nas mulheres; vista anterior. [S701-L275]
a Órgãos endócrinos no homem.
b Órgãos endócrinos na mulher.

As **glândulas suprarrenais** não pertencem ao sistema urinário, visto que são órgãos do sistema endócrino.
Como as glândulas suprarrenais estão apoiadas nos rins e são supridas em parte pelas mesmas artérias e veias, elas serão abordadas juntamente com o rim.
Inicialmente, no entanto, será apresentada uma breve visão geral do **sistema endócrino**, para explicar a função e a regulação das glândulas suprarrenais. As glândulas suprarrenais formam duas diferentes porções no seu desenvolvimento embriológico (→ Figura 7.43), o córtex e a medula. Essas duas porções produzem diferentes tipos de hormônios, que são liberados no sangue. A liberação dos hormônios também é regulada de forma diferente. O córtex produz **hormônios esteroides** vitais, como a aldosterona (mineralocorticoide) e o cortisol (glicocorticoide), enquanto a **medula, catecolaminas** (epinefrina e norepinefrina). A liberação de cortisol, um hormônio do estresse para o fornecimento de energia por meio da degradação, por exemplo, de reservas de glicogênio no fígado, está sujeita ao controle do sistema hipotálamo-hipófise. O hipotálamo, como parte do mesencéfalo, forma hormônios de controle (como o CRH, hormônio liberador de corticotropina), que induzem na hipófise a liberação de outros hormônios, que, por sua vez, controlam glândulas endócrinas periféricas. Então, na adeno-hipófise, o CRH estimula a liberação de corticotropina (ACTH, hormônio adrenocorticotrópico), que provoca a liberação de cortisol no córtex da glândula suprarrenal. O cortisol inibe, em um sistema de alça, a formação de hormônios de controle a partir do hipotálamo e da hipófise. Este princípio é chamado de **feedback negativo**. É de grande importância para o diagnóstico médico, pois, por meio da medida das concentrações dos hormônios individuais, incluindo os seus hormônios de controle, obtêm-se informações sobre as causas dos distúrbios da formação de hormônios. A aldosterona, por sua vez, eleva os níveis de pressão arterial sistêmica e não é controlada pela hipófise, mas por outro sistema de regulação, no qual enzimas e hormônios dos rins e do fígado estão envolvidos (**sistema renina-angiotensina-aldosterona, SRAA**), pois nos rins o nível da pressão arterial pode ser detectado. Os diferentes sistemas de regulação do sistema endócrino são objeto de estudo da anatomia microscópica.
As catecolaminas da medula da glândula suprarrenal também elevam os níveis de pressão arterial, mas são liberadas por meio da ativação da **parte simpática do sistema nervoso**. Como, embriologicamente, a medula da glândula suprarrenal corresponde a um gânglio simpático, os neurônios pré-ganglionares terminam diretamente nas células produtoras de hormônio (→ Figura 7.48).

7 Rim e Glândulas Suprarrenais

Projeção do Rim e da Glândula Suprarrenal

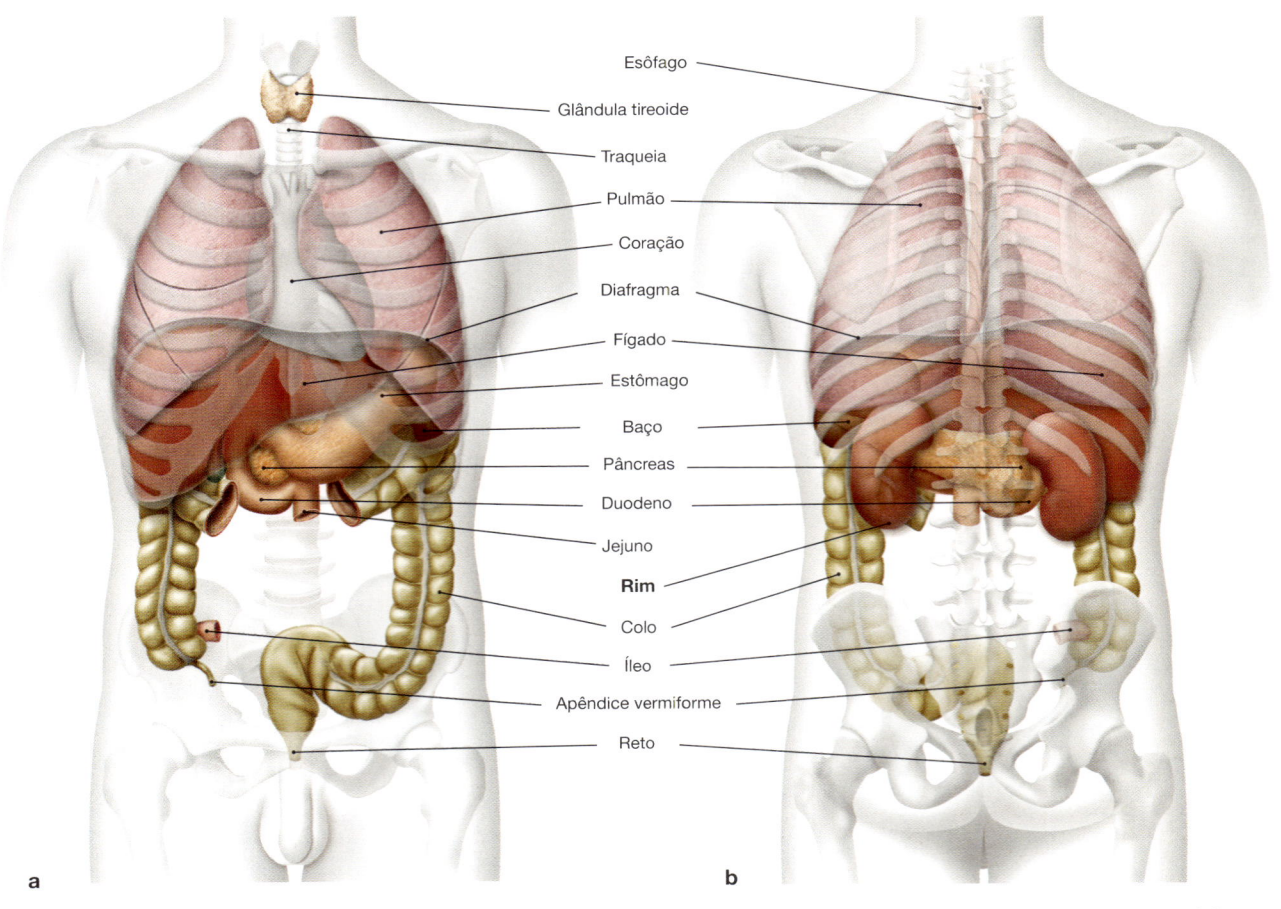

Figura 7.23a e b Projeção dos órgãos internos na superfície do corpo. [S700-L275]
a Vista anterior.
b Vista posterior.

Os rins e as glândulas suprarrenais encontram-se em **posição retroperitoneal**. As glândulas suprarrenais estão situadas sobre o polo superior dos rins e incluídas em uma cápsula adiposa comum, envolvida pela fáscia renal (fáscia de Gerota) (→ Figura 7.31).

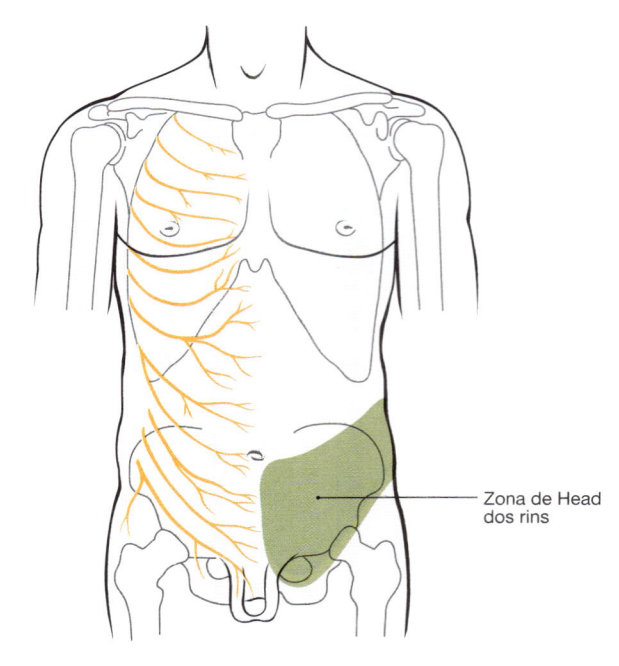

Figura 7.24 Zona de Head dos rins; vista anterior. [S700-L126]/[G1071]

A área de pele relacionada ao órgão, ou a **zona de Head** dos rins, é projetada sobre dermátomos T10 a L1. Doenças dos rins podem, portanto, causar dor, que é percebida nas regiões inguinal e da genitália externa (dor referida). Isso é causado pela convergência dos neurônios visceroaferentes dos rins em segmentos da medula espinal T10 a L1 com os neurônios somatoaferentes da superfície da pele, de modo que não é possível distinguir a origem exata.

Correlações clínicas

A pesquisa de **aumento da sensibilidade dos rins** consiste na aplicação de um golpe seco na região lombar (ângulo costovertebral). No entanto, não se deve avisar o paciente, porque o golpe seria amortecido pela tensão dos músculos do dorso. Em caso de inflamação da pelve renal (pielonefrite), o paciente não teria, por exemplo, apenas reagido com surpresa, mas também sentiria dor aguda. Esta manobra diagnóstica sempre gera tensão na relação médico-paciente, mesmo quando realizada corretamente.

Anatomia de Superfície dos Rins e das Glândulas Suprarrenais

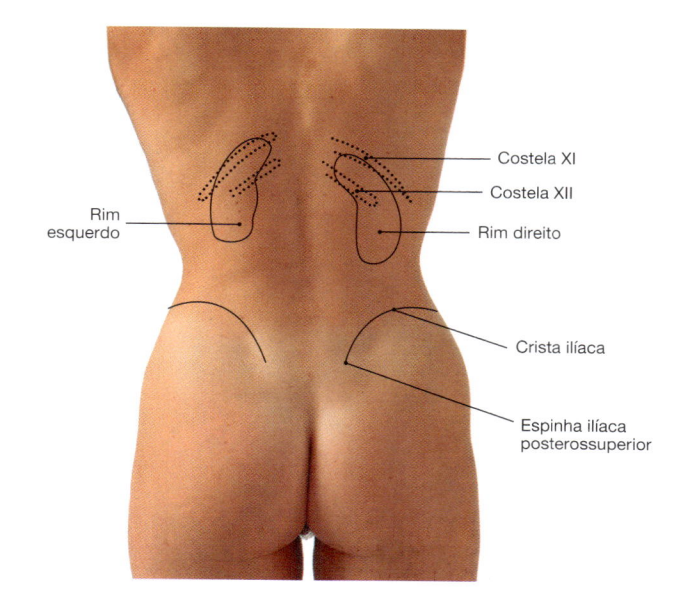

Figura 7.25 Projeção dos rins na parede posterior do tronco. [S700]
O rim esquerdo projeta-se:
- Com o polo superior na vértebra T XII ou na costela XI
- Com o hilo na vértebra L II
- Com o polo inferior na vértebra L III.

Estas informações estão relacionadas ao rim esquerdo.

Por causa da presença do fígado, o rim direito se situa mais abaixo, em torno da metade de uma vértebra. Deste modo, o polo superior se encontra à direita, logo abaixo da costela XI.

Em razão da proximidade com o diafragma, a posição dos rins depende do momento da respiração, visto que ambos os rins descem cerca de 3 cm durante a inspiração. As glândulas suprarrenais projetam-se sobre o colo das costelas XI e XII.

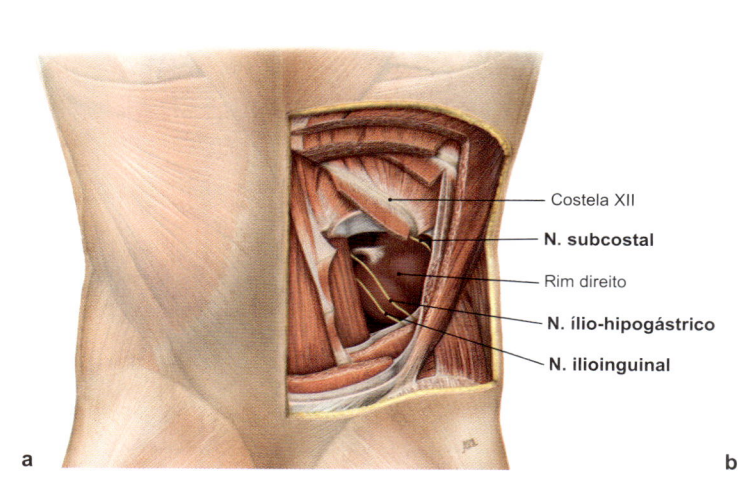

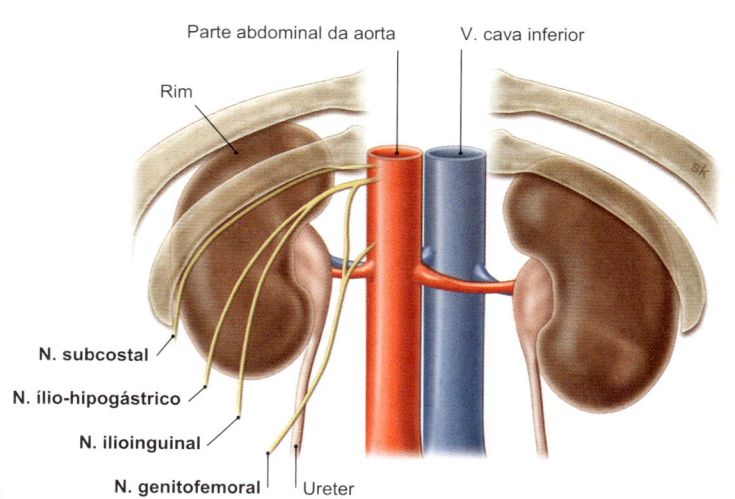

Figura 7.26a e b Posição do rim em relação aos nervos do plexo lombar.
a Trajeto dos nervos do plexo lombar em relação aos rins, vista posterior. [S701-L285]
b Trajeto dos nervos do plexo lombar em relação aos rins, representação semiesquemática após remoção dos músculos, vista posterior. [S702-L238]/[B500]

Entre a fáscia renal na região do polo inferior do rim e os músculos da parede posterior do abdome, seguem o **N. ílio-hipogástrico** e o **N. ilioinguinal** a partir do plexo lombar, que são responsáveis pela inervação sensitiva da região inguinal, entre outras. Mais cranialmente, encontram-se na face posterior, entre as duas costelas mais inferiores, os 11º e 12º nervos intercostais (12º nervo intercostal = **N. subcostal**). O **N. genitofemoral**, por sua vez, segue mais caudalmente e, portanto, não tem contato com os rins, apenas com o ureter.

Correlações clínicas

A proximidade dos rins com o N. ílio-hipogástrico e o N. ilioinguinal explica por que doenças renais, como inflamação da pelve renal (pielonefrite) ou cálculos renais impactados na pelve (nefrolitíase), podem causar **dor que se irradia até a região inguinal**.
[S702-L126]

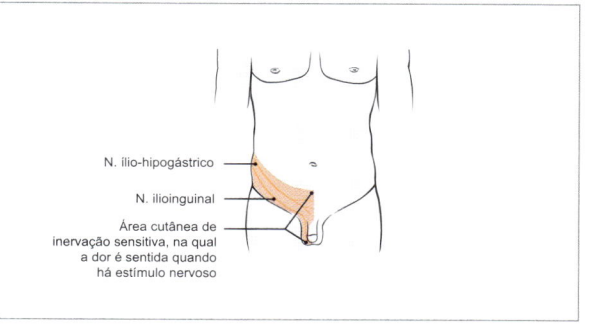

Rim e Glândulas Suprarrenais

Desenvolvimento dos Rins

Figura 7.27 Desenvolvimento dos rins na 5ª semana. [S700-L126]/[B500/E107]

Os rins e as vias urinárias condutoras originam-se do mesoderma, que forma, inicialmente, um **cordão nefrogênico** de ambos os lados dos somitos. A partir desses cordões nefrogênicos se desenvolvem **três gerações de rins** subsequentes, da região cranial para a caudal:

A primeira geração é a dos **pronefros**, que regridem completamente.

Os **mesonefros** apresentam funções excretoras temporárias e regridem como os pronefros, com exceção de seus ductos excretores primitivos (ductos mesonéfricos ou ductos de Wolff). No homem, esses ductos originam uma parte do sistema de túbulos entre o testículo e o epidídimo.

A partir da 5ª semana, o **metanefro** – após indução pelo brotamento uretérico derivado do ducto de Wolff – dá origem ao parênquima do rim definitivo (néfrons).

Os túbulos coletores e as vias urinárias condutoras proximais (pelves renais e ureteres) originam-se do brotamento uretérico.

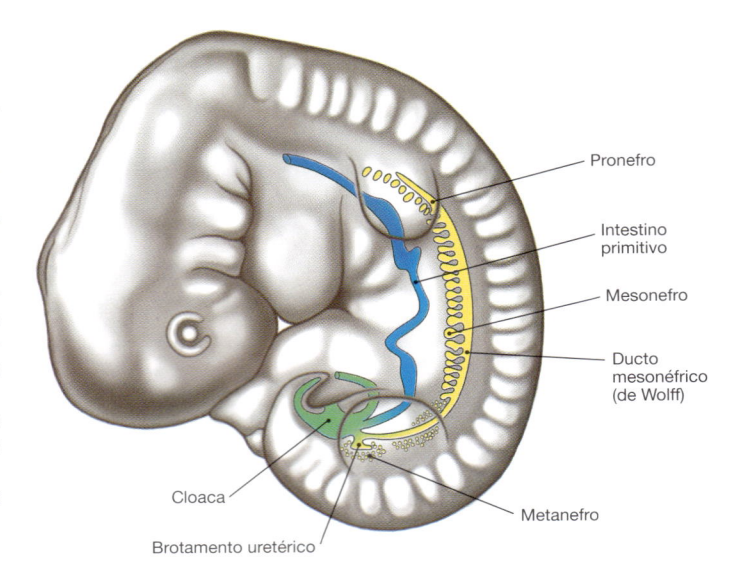

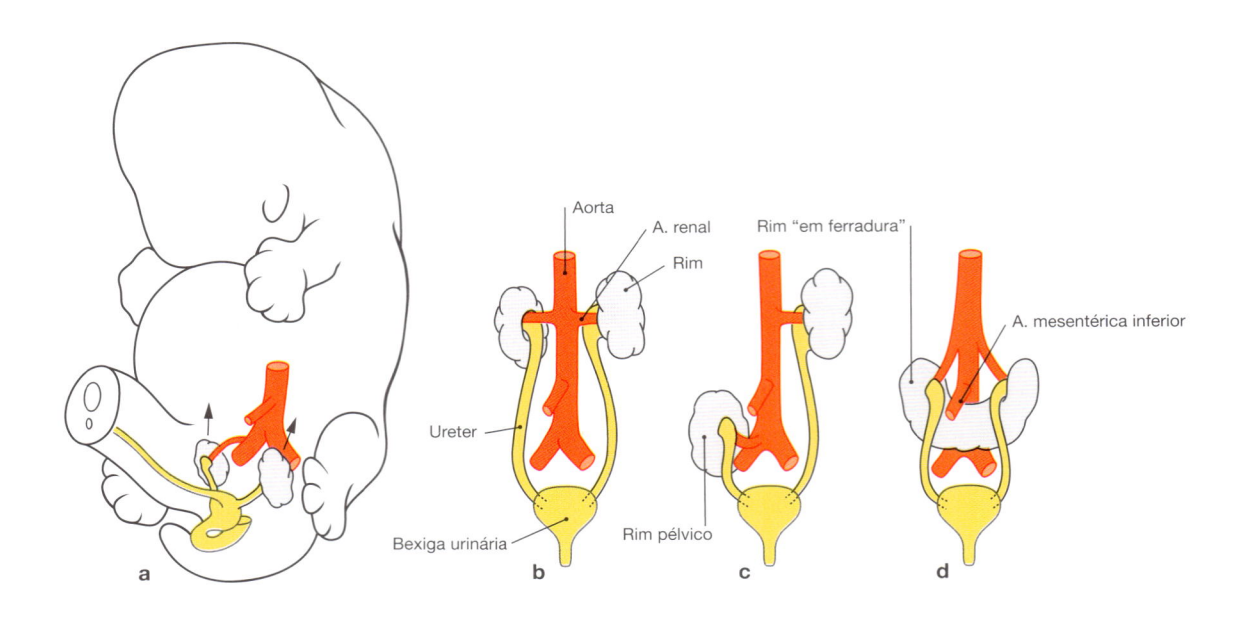

Figura 7.28a-d Ascensão dos rins. [S700-L126]/[B500-M282-L132]/G322]

Os metanefros estão situados na altura da 1ª à 4ª vértebras sacrais (**a**) e, durante o desenvolvimento, ascendem entre a 6ª e a 9ª semana (**b**). Na verdade, trata-se de um alongamento relativo, uma vez que a porção do corpo situada inferiormente aos rins cresce mais intensamente (**a** e **b**). Se não houver a ascensão, ocorre a formação de um **rim pélvico** (**c**). Quando os dois rins se aproximam durante a ascensão, podem se fundir e formar um rim "em ferradura" (**d**), o que ocorre em um em cada 400 indivíduos. Habitualmente esse tipo de rim permanece abaixo de sua posição definitiva, uma vez que sua ascensão é impedida pela A. mesentérica inferior.

Correlações clínicas

Os **rins pélvicos** (→ Figura 7.28c) e também os **"rins em ferradura"** (→ Figura 7.28d) são, na maioria das vezes, achados acidentais e não têm importância clínica, desde que o trajeto dos ureteres não seja prejudicado. Alterações dos ureteres podem ocasionar estase de urina e lesões renais, devido ao aumento de pressão e a infecções ascendentes.

Desenvolvimento dos Órgãos Urogenitais

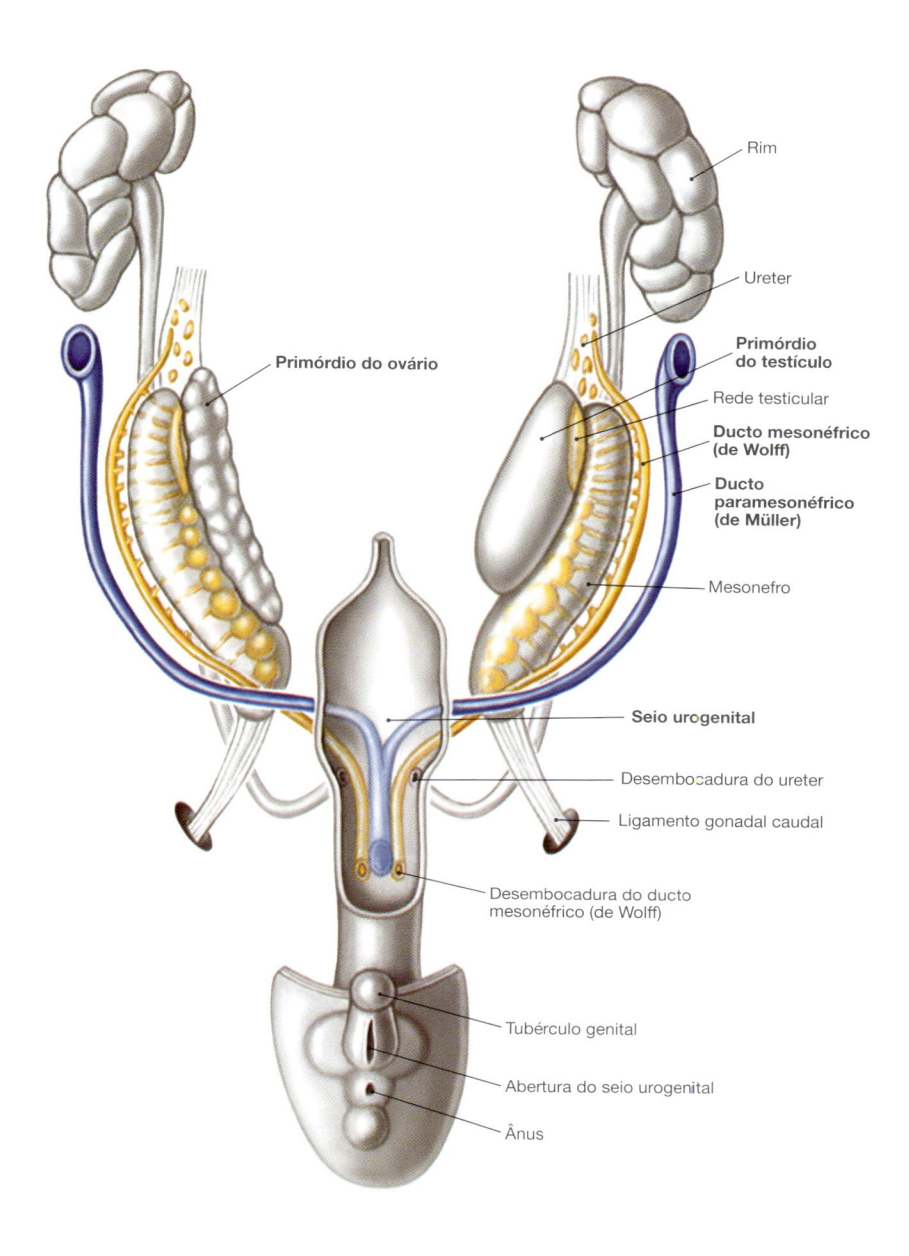

Figura 7.29 Desenvolvimento dos órgãos urinários e desenvolvimento inicial dos órgãos genitais internos, em ambos os sexos, na 8ª semana de desenvolvimento. [B500-L238]/[H233-001]

Os rins desenvolvem-se dos metanefros e dos brotamentos uretéricos, que se originam dos ductos mesonéfricos (ductos de Wolff). Os brotamentos uretéricos formam as partes proximais das vias urinárias condutoras (pelves renais e ureteres), enquanto a bexiga urinária e a uretra são derivadas do seio urogenital (parte anterior da cloaca do intestino primitivo).

Os órgãos genitais internos desenvolvem-se, em ambos os sexos, de forma semelhante até a 7ª semana (estágio sexual indiferenciado). Além de uma gônada, que ainda não terá se diferenciado em um testículo ou em um ovário, existem dois pares de ductos de trajeto paralelo: os **ductos mesonéfricos** (**ductos de Wolff**) e os **ductos paramesonéfricos** (**ductos de Müller**). Em comparação aos ductos mesonéfricos, que têm desembocadura independente no seio urogenital, as extremidades distais dos ductos paramesonéfricos se fundem antes de sua desembocadura no seio urogenital. Ao fim da 7ª semana, a partir dos primórdios das gônadas, os testículos se desenvolvem no sexo masculino, e os ovários no sexo feminino. Os hormônios dos testículos (testosterona e hormônio antimülleriano) atuam, portanto, na diferenciação dos ductos mesonéfricos (de Wolff) nas vias genitais internas masculinas (→ Figura 7.91) e na regressão do desenvolvimento dos ductos paramesonéfricos (de Müller). Quando ambos os hormônios estão ausentes, desenvolvem-se as vias genitais internas femininas (→ Figura 7.121).

Rim e Glândulas Suprarrenais

Topografia dos Rins e das Glândulas Suprarrenais

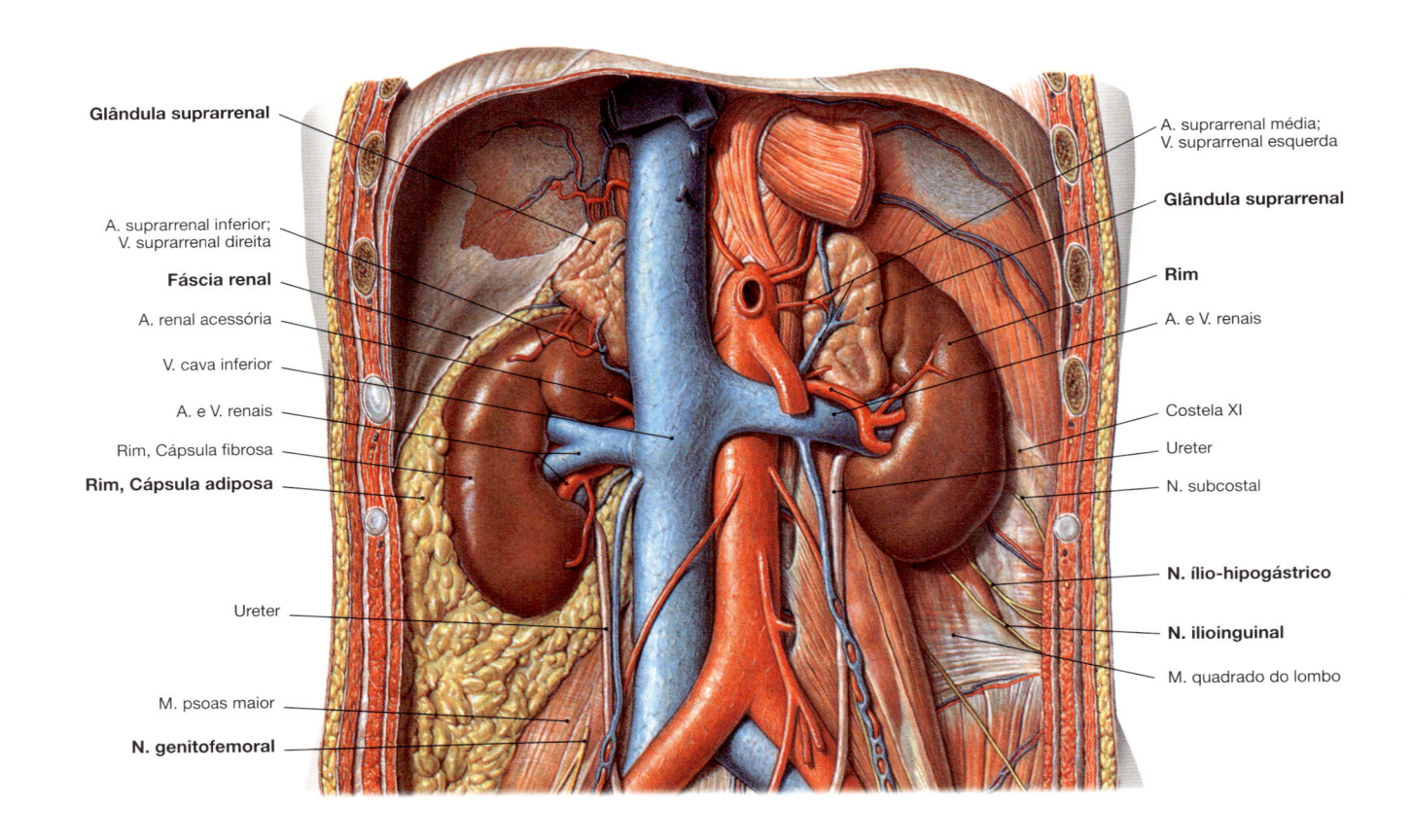

Figura 7.30 Posição dos rins e das glândulas suprarrenais no retroperitônio; vista anterior. [S700]

Os rins e as glândulas suprarrenais situam-se no espaço retroperitoneal, anteriormente ao M. psoas maior e ao M. quadrado do lombo.
O rim, juntamente a glândula suprarrenal, está integrado a uma cápsula adiposa, que é circundada pela fáscia renal (cápsula ou fáscia de Gerota). Os rins estão localizados paralelamente à coluna vertebral sobre os músculos psoas maiores. Os Mm. quadrados do lombo encontram-se imediatamente posteriores aos rins. O N. ílio-hipogástrico e o N. ilioinguinal, provenientes do plexo lombar e responsáveis pela inervação sensitiva da região pélvica, correm entre a fáscia renal e os músculos.

Correlações clínicas

A posição retroperitoneal do rim e da glândula suprarrenal influencia a seleção da **via de acesso cirúrgico**. O acesso pela cavidade peritoneal está sempre associado ao risco de infecção e, portanto, de **inflamação da cavidade abdominal (peritonite)** e **aderências** de alças intestinais à parede abdominal. Portanto, as vias de acesso **transperitoneal** são escolhidas somente quando for necessário muito espaço para a remoção de carcinomas renais e suprarrenais, porque não é recomendável comprimir o tumor e, assim, possivelmente disseminar células malignas. No caso de doenças benignas como, por exemplo, cálculos renais (nefrolitíase) na pelve renal, uma abordagem **retroperitoneal** pode ser escolhida para a retirada dos cálculos. Um acesso posterior através da fáscia toracolombar (→ Figura 7.33) ou lateralmente a ela pode ser usado, de modo que a fáscia pode ser considerada uma importante estrutura de orientação.

7 Topografia dos Rins e das Glândulas Suprarrenais

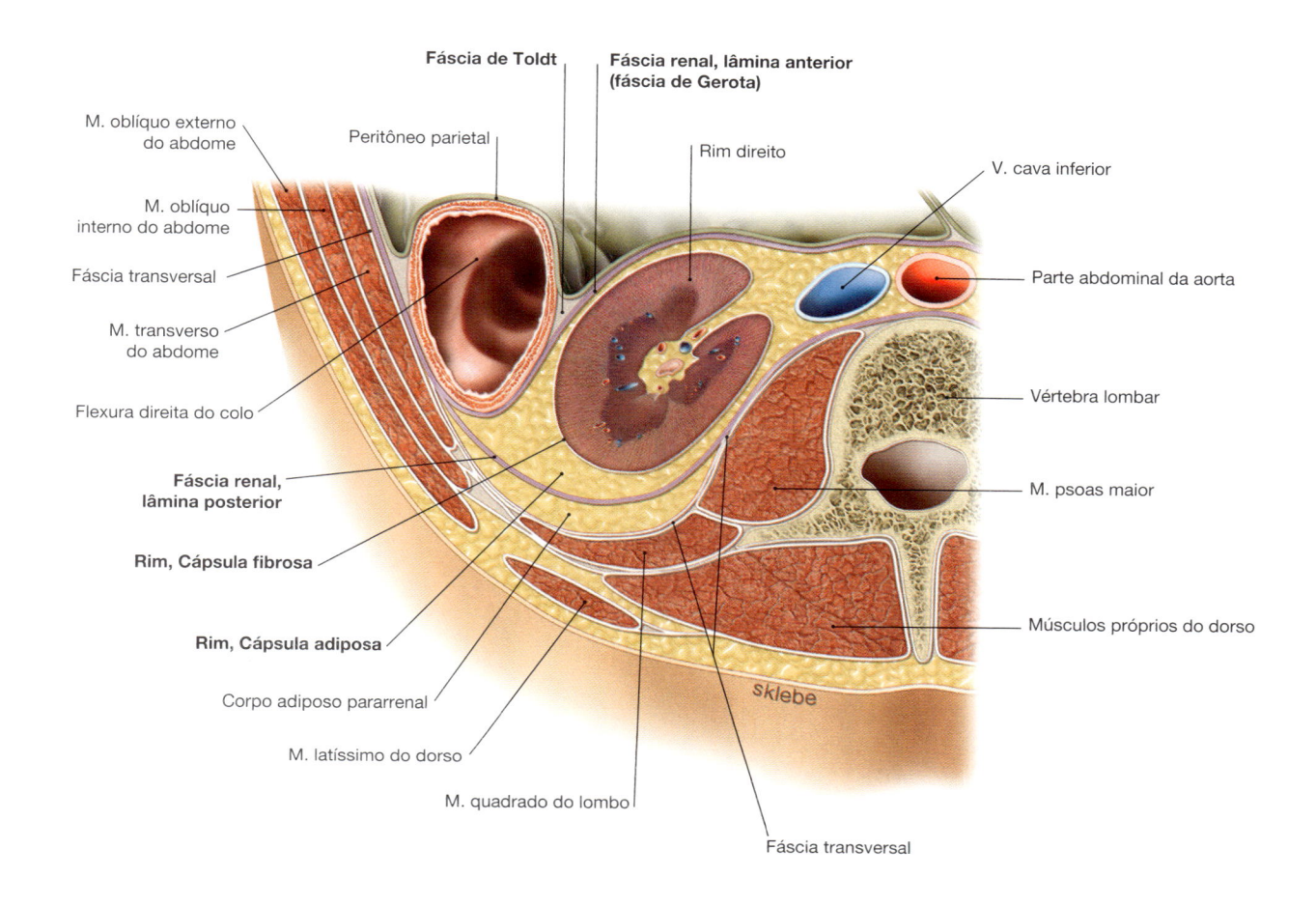

Figura 7.31 Revestimento dos rins no retroperitônio; corte horizontal na altura da vértebra L III; vista inferior. [S700-L238]/[B500-M580]
Os rins e as glândulas suprarrenais estão localizados no retroperitônio, anteriormente ao M. psoas maior e ao M. quadrado do lombo.
O rim apresenta, na superfície, uma **cápsula** de tecido conjuntivo denso (**cápsula fibrosa**). Juntamente com a glândula suprarrenal, é envolto por uma **cápsula adiposa**. Esta é circundada pela **fáscia renal**, que é aberta para baixo medialmente para a passagem de artérias, veias, nervos, vasos linfáticos e do ureter. A **lâmina anterior da fáscia renal** é chamada de **fáscia de Gerota**.

A figura mostra a localização do **colo ascendente**. Assim como o **colo descendente**, durante o desenvolvimento da região inferior do abdome, ele foi desviado para a parede posterior do tronco e depois seguiu para uma **região retroperitoneal secundária**. Isso significa que ele é coberto pelo peritônio parietal apenas em sua face anterior. Com isso, o mesocolo embrionário se funde com revestimento peritoneal embrionário da parede posterior do abdome e forma, assim, a **fáscia de Toldt**. Esta adere à lâmina anterior da fáscia renal (**fáscia de Gerota**). As dobras laterais dos colos ascendente e descendente aparecem no local não fixo como "linhas brancas", de acordo com Toldt.

Correlações clínicas

O sistema de revestimento e as relações de posição dos rins são de importância clínica. Nos **tumores malignos** dos rins, sempre se removem os rins e a glândula suprarrenal em conjunto, incluindo a fáscia de Gerota (nefrectomia).

Rim e Glândulas Suprarrenais

Topografia e Sistema de Fáscias Renais

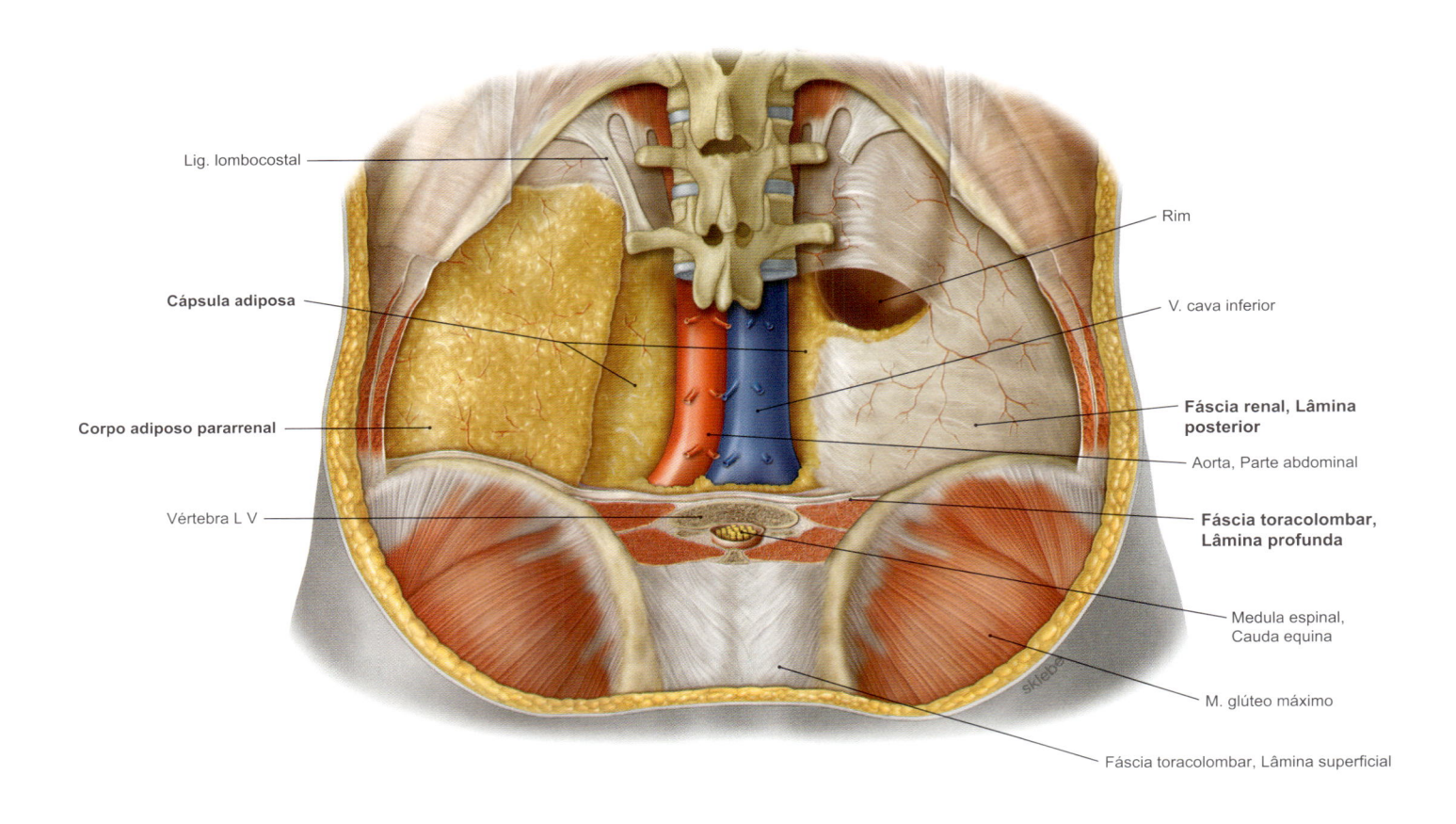

Figura 7.32 Sistemas de fáscias dos rins no espaço retroperitoneal; após a remoção da parede posterior do tronco abaixo das costelas e dissecção das partes posteriores dos músculos abdominais planos, incluindo a maioria das vias retroperitoneais, além da parte abdominal da aorta e da V. cava inferior. No lado direito do corpo, a gordura retroperitoneal (**corpo adiposo pararrenal**) também foi ressecada para expor a fáscia renal; vista posterior. [S700-L238]/[G1079]

A camada profunda da **fáscia toracolombar** envolve os músculos dorsais primários, também chamados autóctones. Anteriormente à camada profunda da fáscia há uma camada variável de tecido adiposo retroperitoneal (**corpo adiposo pararrenal**), antes que a camada dorsal da **fáscia renal** se torne visível. A extensão cranial da lâmina profunda da fáscia toracolombar até a costela XII também é conhecida como Lig. lombocostal. A fáscia renal é aberta medial e caudalmente, pois é também por onde as vias de condução e o ureter (não mostrado) entram e saem. Os rins e as glândulas suprarrenais estão incluídos em uma **cápsula adiposa** dentro da fáscia renal.

7 Topografia e Sistema de Fáscias Renais

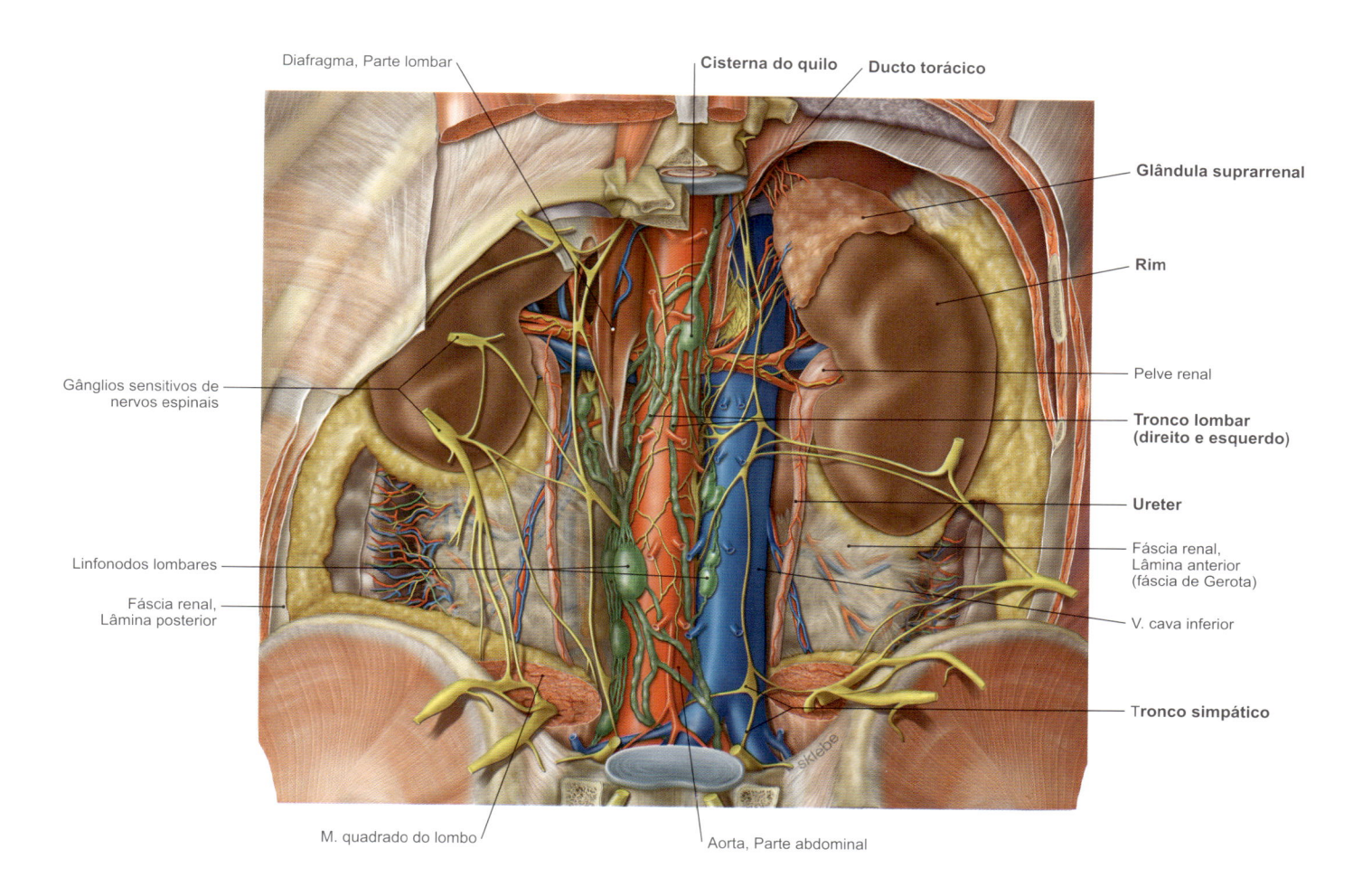

Figura 7.33 Sistemas de fáscias dos rins no espaço retroperitoneal; após a remoção da parede posterior do tronco abaixo das costelas, incluindo a fáscia renal, e remoção da parte posterior dos músculos abdominais planos e do M. psoas maior. Os gânglios sensitivos de nervos espinais estão "dobrados" lateralmente, pois as raízes nervosas não estão mais conectadas à medula espinal, que também foi removida; vista posterior. [S700-L238]/[Q300]

Como o fígado ocupa uma grande parte do abdome superior à direita, diretamente abaixo do diafragma, o rim do lado direito do corpo está cerca de meia vértebra abaixo e é visível aqui, bem como a glândula suprarrenal no topo. Medialmente, o **ureter** deixa a pelve renal e desce no espaço retroperitoneal até a bexiga urinária na pelve menor. Anteriormente à **cápsula adiposa**, a camada anterior da **fáscia renal** também pode ser vista, e é clinicamente referida como **fáscia de Gerota**. Essa fina camada de tecido conjuntivo funde-se diretamente na **fáscia de fusão de Toldt**, que é criada pelo deslocamento dos colos ascendente e descendente com as suas vias até a parede posterior do tronco. A figura também mostra o trajeto dos **troncos linfáticos lombares**, com sua união (**cisterna do quilo**) para formar o **ducto torácico** e o **tronco simpático do sistema nervoso simpático**.

7 Rim e Glândulas Suprarrenais

Estrutura Anatômica do Rim

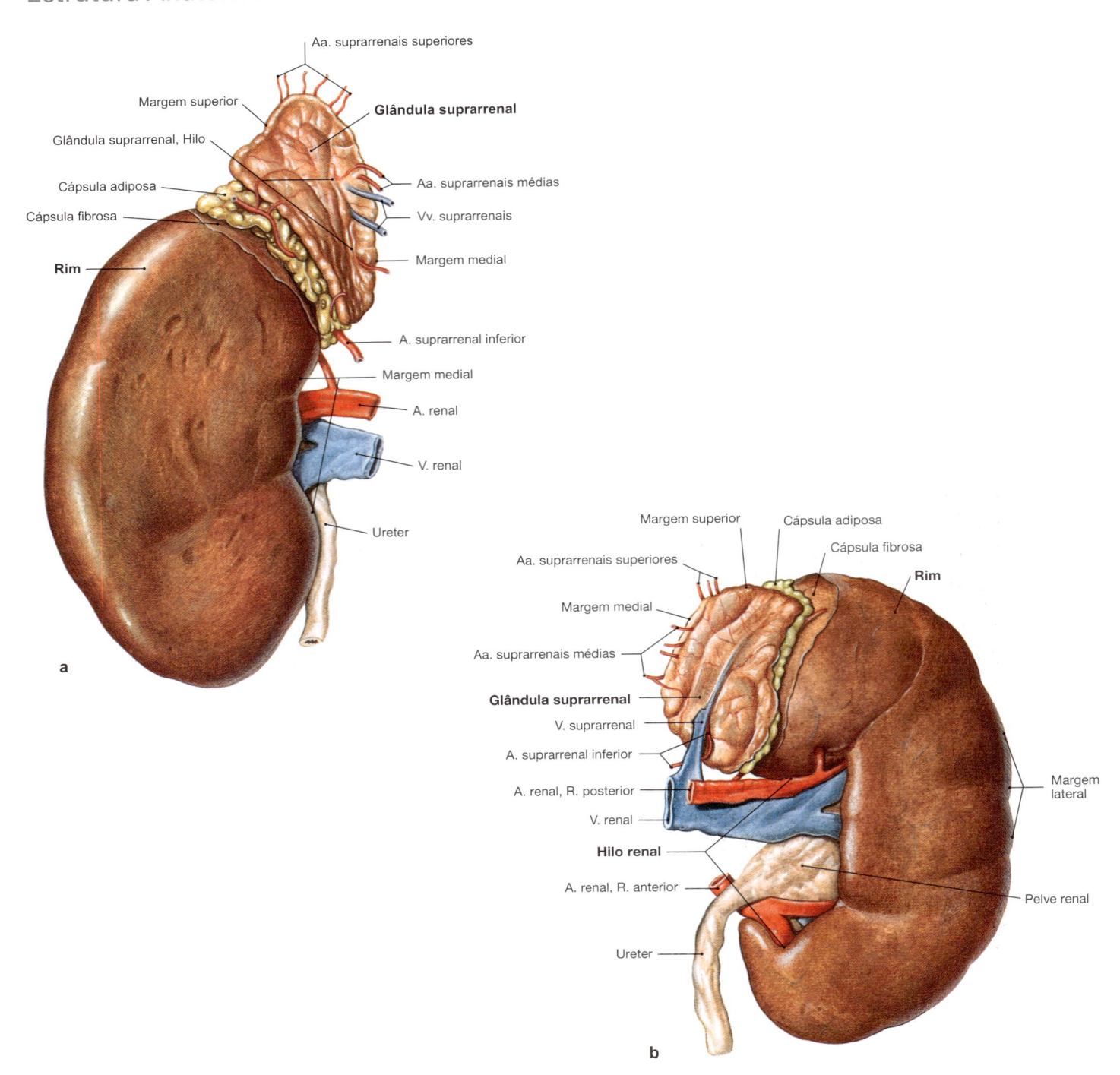

Figura 7.34a e b Rim e glândula suprarrenal; vista anterior. [S700]
a Rim direito e glândula suprarrenal.
b Rim esquerdo e glândula suprarrenal.

O rim tem a forma de um "grão de feijão", com 10 a 12 cm de comprimento, 5 a 6 cm de largura e 4 cm de espessura. Seu peso médio é 150 g (120 a 200 g). Ele apresenta um polo superior e um polo inferior, e entre os dois, voltado para a região medial, encontra-se o **hilo renal**, que representa o acesso para um **recesso** interno (**seio renal**) e é utilizado como porta de entrada e saída para os vasos sanguíneos, além de entrada para os nervos e de saída para o ureter.

A base achatada da **glândula suprarrenal** está situada sobre o polo superior do rim. O local de entrada dos vasos sanguíneos na margem medial também é considerado muitas vezes como **hilo** da glândula.

Correlações clínicas

A avaliação do volume do rim é muito importante na prática clínica, visto que tem relevância prognóstica no caso de doenças. O **volume renal normal** é determinado por meio de ultrassonografia e varia entre **120 e 200 m**ℓ. No caso de **doença renal policística**, esse volume pode chegar a 1.500 mℓ. A partir de 1.000 mℓ é de se esperar comprometimento da função renal. A doença renal policística autossômica dominante (DRPAD) é uma das condições congênitas mais comuns, com uma frequência de 1:500 a 1:1.000 nascimentos.

7 Estrutura Anatômica do Rim

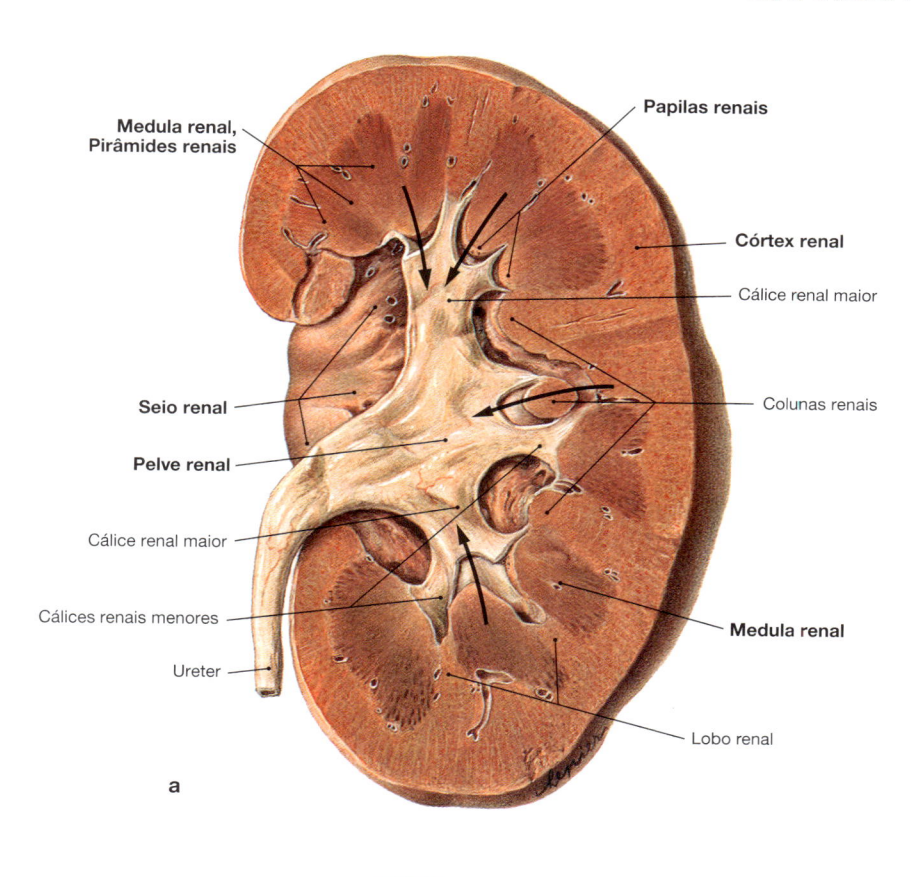

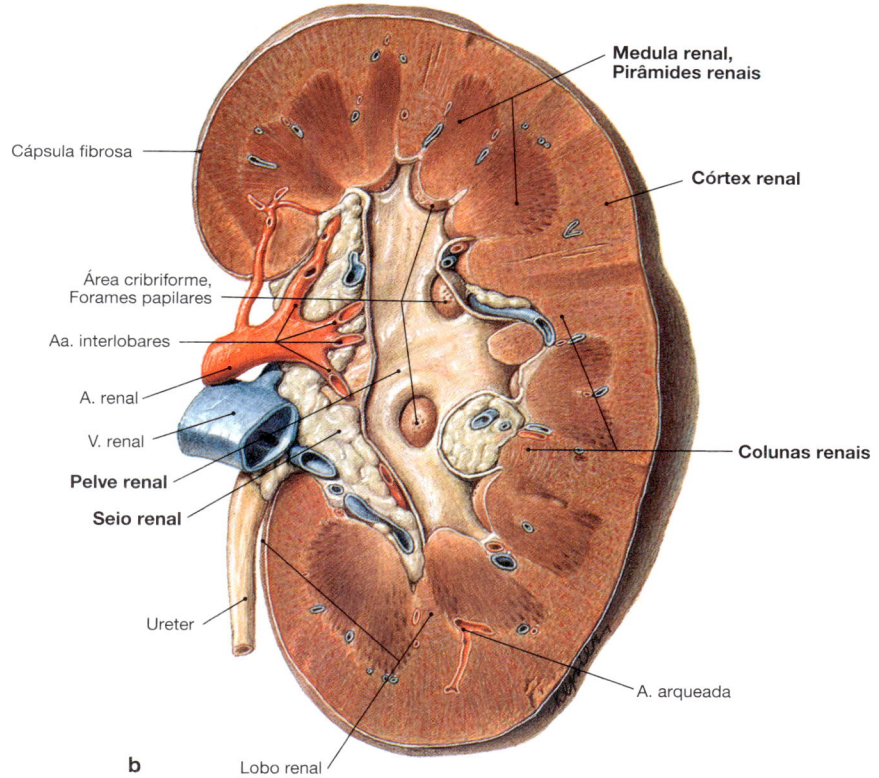

Figura 7.35a e b   Rim esquerdo; vista anterior. [S700]
a Após um corte vertical.
b Com a pelve renal aberta e exposta.
O rim se divide em um **córtex** e uma **medula**. A medula é subdividida em vários segmentos, que, devido ao seu formato, são denominados **pirâmides renais**. Entre as pirâmides encontram-se partes do parênquima cortical (colunas renais). Uma pirâmide, com a sua porção de córtex adjacente, é caracterizada como um **lobo renal**. De modo geral, o limite entre os 14 lobos renais (em média) não é observado na face externa do rim adulto. As pirâmides desembocam com seus ápices (papilas renais) nos **cálices renais** menores e maiores, onde a urina é excretada (setas). A **pelve renal** encontra-se em um recesso do parênquima renal (seio renal), juntamente com o tecido adiposo e as estruturas vasculonervosas.

265

Rim e Glândulas Suprarrenais

Estrutura do Rim

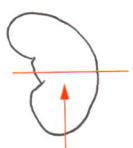

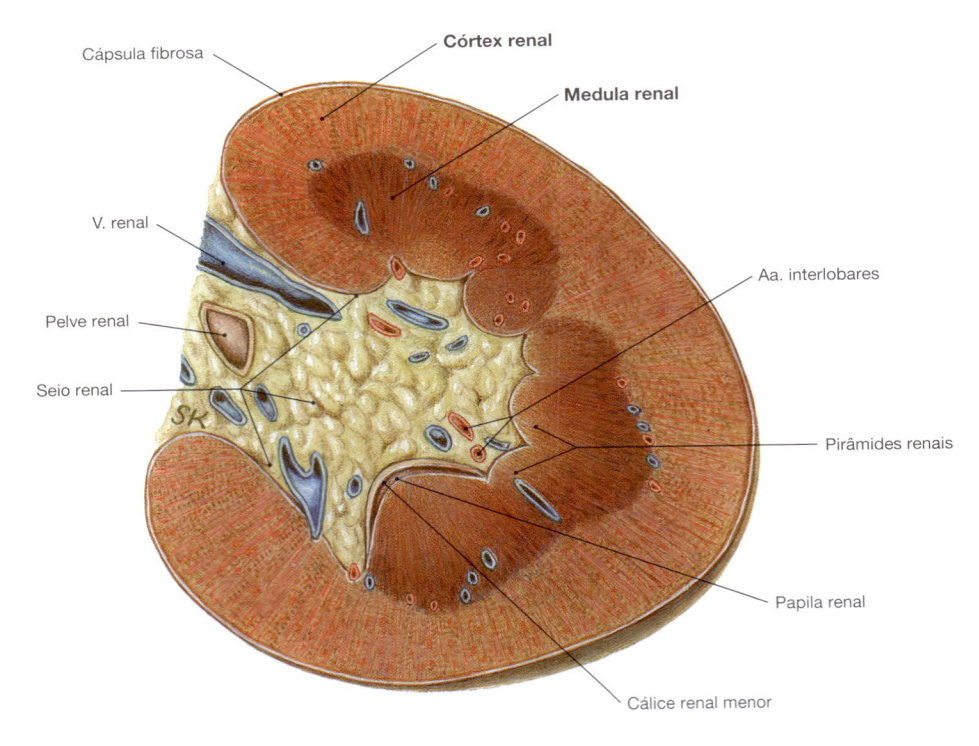

Figura 7.36 **Rim;** corte transversal através do seio renal; vista inferior. O parênquima do rim é dividido em **córtex** e **medula**.
[S700-L238]

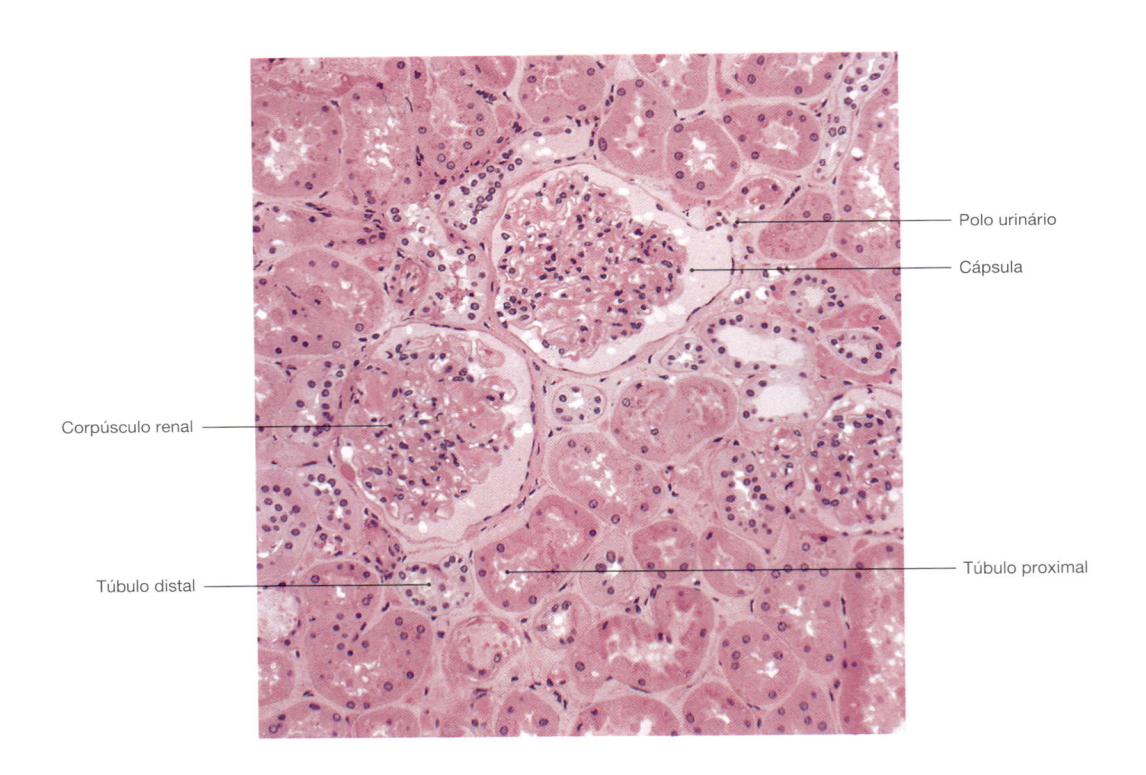

Figura 7.37 **Córtex renal;** corte histológico, aumento de 100×. [R252] Todo o parênquima renal é composto por túbulos uriníferos, constituídos pela associação de **néfrons** e de **túbulos coletores**. Os néfrons são compostos por **corpúsculos renais** e um **sistema tubular**. Os corpúsculos renais são encontrados apenas no córtex. Nos **glomérulos** dos corpúsculos renais, a urina primária é produzida como um ultrafiltrado do sangue (170 ℓ/dia) e é contida no espaço capsular, delimitado pela cápsula de Bowman. Daí, vai para o polo urinário do corpúsculo renal e sai pelo túbulo proximal do néfron. No sistema tubular e nos túbulos coletores, a maior parte da urina primária é reabsorvida e tem sua composição modificada por meio de secreção, antes que ela seja eliminada como urina final pelas papilas renais na pelve renal (1,7 ℓ/dia).

7 Estrutura do Rim

Figura 7.38 Trajeto das artérias (em vermelho), das veias (em azul) e dos néfrons (em cinza) no parênquima renal; representação esquemática. [S700-L126]/[B500-M580]

As **A.** e **V. renais** se ramificam na região do hilo e, na forma de **A.** e **V. interlobares**, emergem no seio renal entre as pirâmides renais. Esses segmentos podem ser reconhecidos a olho nu. **A.** e **V. arqueadas** circundam as pirâmides na região da medula renal, enquanto as **A.** e **V. interlobulares** se irradiam em torno das pirâmides para o córtex renal; algumas também perfuram a cápsula renal. As veias renais estão localizadas anteriormente às artérias renais. As Aa. interlobulares não se anastomosam, formando, em vez disso, artérias terminais. Assim, a oclusão dessas artérias (p. ex., por um êmbolo) resulta em **infarto renal**.

Para compreender a função renal, os seguintes segmentos microscópicos dos vasos sanguíneos também são importantes: das Aa. interlobulares, pequenas arteríolas no córtex renal formam as alças vasculares no **glomérulo**. Nos glomérulos, a urina primária é filtrada do sangue para o sistema tubular dos néfrons. Depois disso, as alças capilares passam por um segundo sistema de capilares para os capilares peritubulares e para os vasos retos (arteríolas e vênulas), que têm partes ascendentes e descendentes.

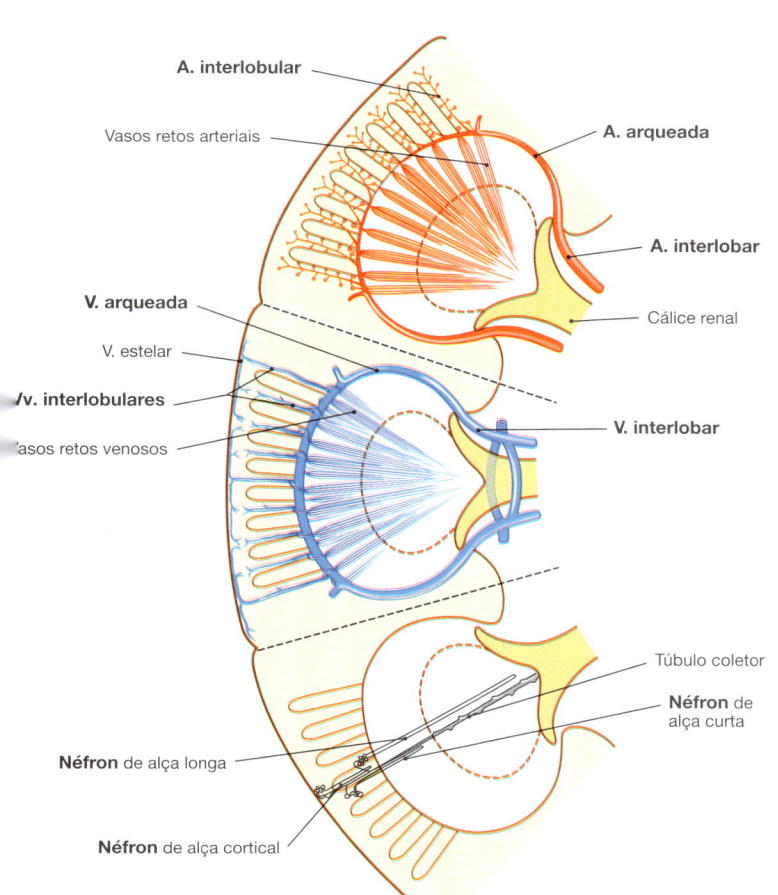

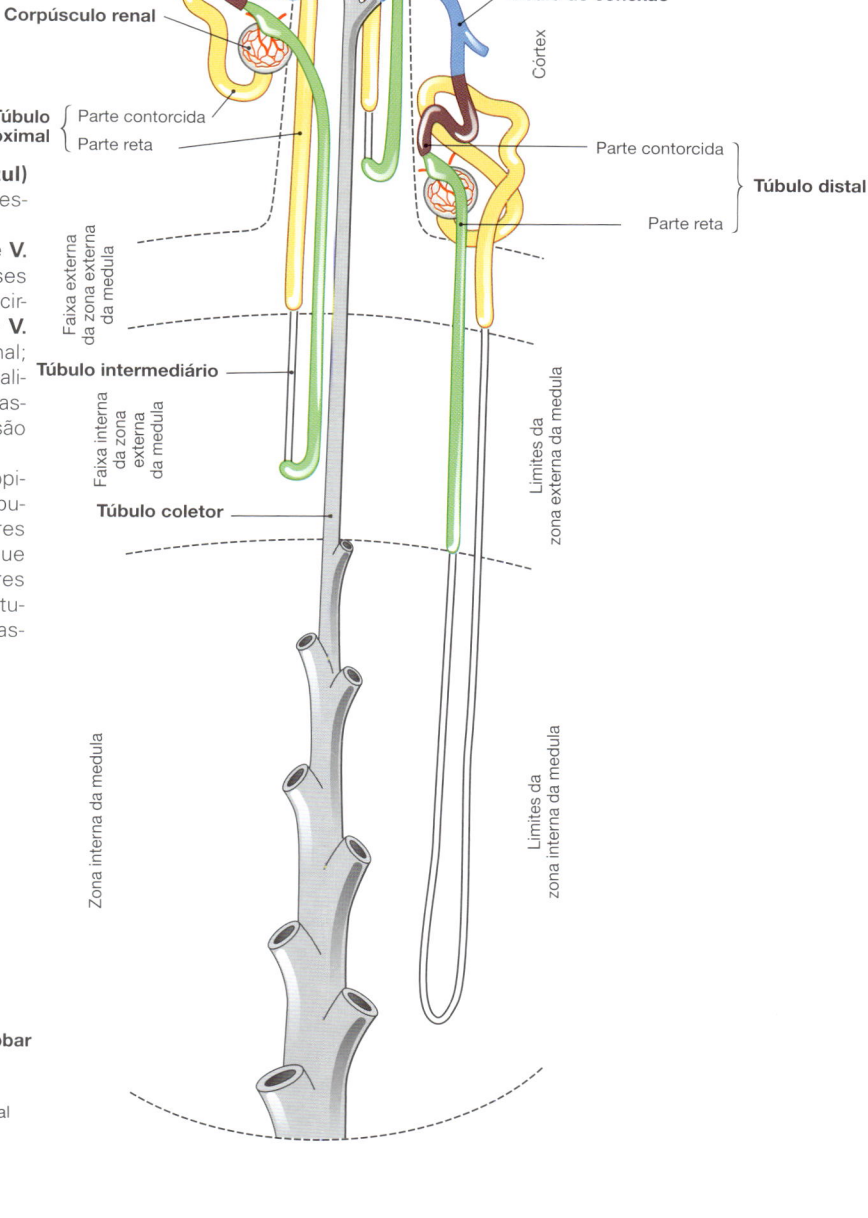

Figura 7.39 Estrutura do túbulo urinífero (néfron + túbulo coletor); representação esquemática. [S700-L126]/[B500-M580]

Nos **corpúsculos renais**, onde a urina primária é formada, o **túbulo proximal** se inicia como um segmento contorcido (parte contorcida), que continua com um segmento reto (parte reta). Em seguida, surge o **túbulo intermediário**, com uma parte (ou ramo) descendente e uma parte (ou ramo) ascendente, que continua com o **túbulo distal** (também constituído por uma parte reta e uma parte contorcida). O **túbulo de conexão** forma a transição com o **túbulo coletor**, a partir do qual a urina final atinge a pelve renal.

267

Rim e Glândulas Suprarrenais

Segmentos e Relações Topográficas do Rim

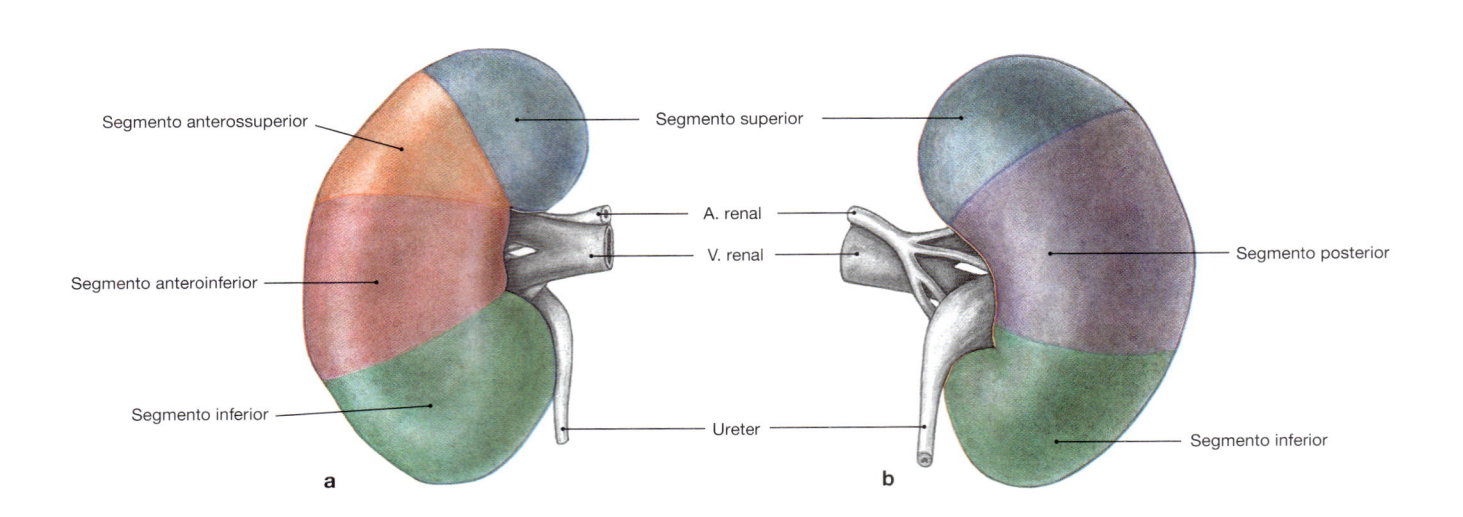

Figura 7.40a e b Segmentos do rim direito. [S700]
a Vista anterior.
b Vista posterior.
O rim é dividido em **segmentos**, de acordo com a ramificação dos vasos arteriais, uma vez que os vasos representam artérias terminais e não se anastomosam entre si. Quando os ramos da A. renal são ocluídos, a magnitude do **infarto renal** corresponde aos limites dos segmentos. Todavia, os padrões de ramificação são muito variáveis.
A A. renal ramifica-se, na região do hilo, em um ramo principal anterior, que supre o segmento superior, os dois segmentos anteriores e o segmento inferior com diferentes ramos, e um ramo principal posterior para o segmento posterior.

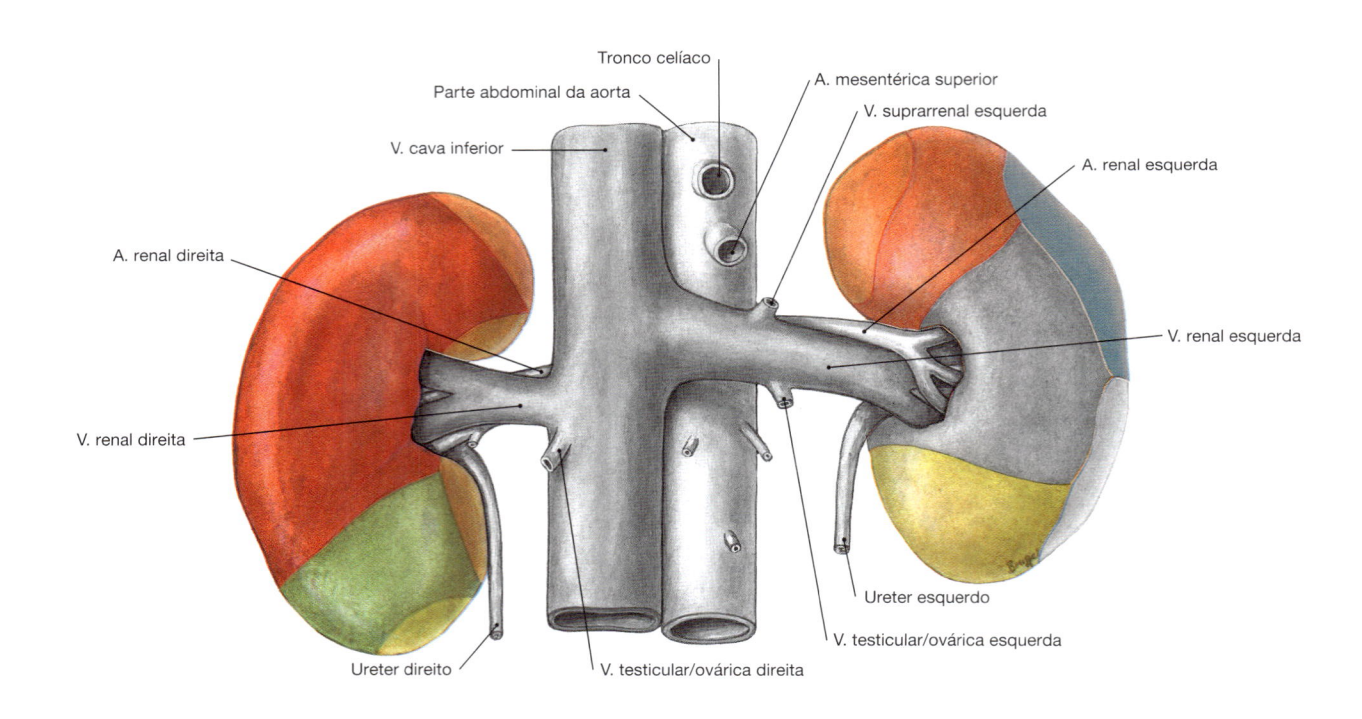

Figura 7.41 Superfícies de contato do rim com os órgãos adjacentes; vista anterior. [S700]
Enquanto a face posterior do rim se encontra adjacente à parede posterior do tronco, a face anterior estabelece contato com diferentes órgãos. Juntamente com as glândulas suprarrenais, os rins estão separados dos órgãos abdominais pelo peritônio parietal, pela fáscia renal e pela cápsula adiposa, de modo que as superfícies de contato não têm grande importância clínica.

Estrutura da Glândula Suprarrenal

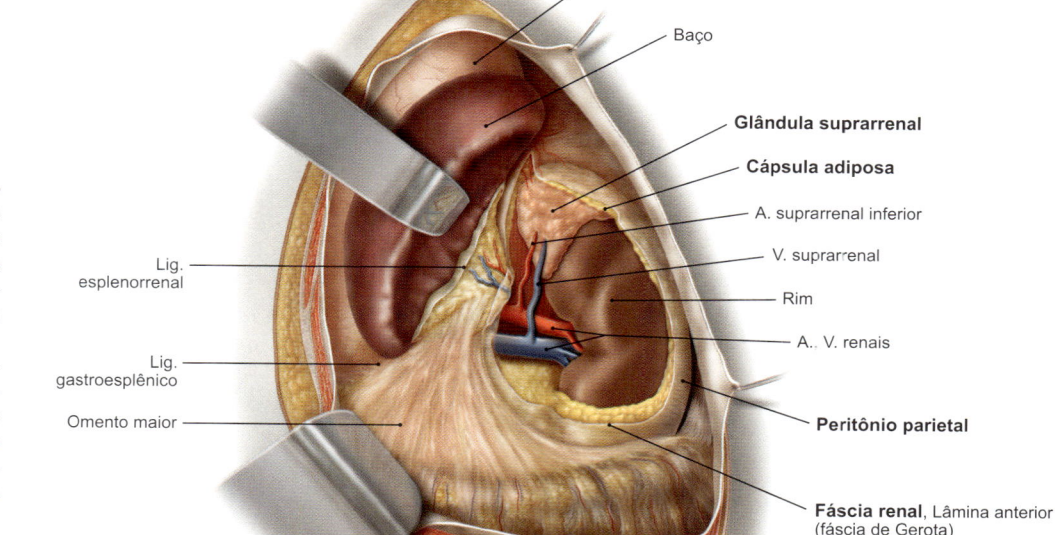

Figura 7.42 Localização da glândula suprarrenal, lado esquerdo; o baço foi mobilizado medialmente, e os revestimentos fasciais do rim e da glândula suprarrenal foram abertos e parcialmente ressecados, vista anterior. [S700-L238]

As glândulas suprarrenais estão situadas superiormente aos rins (especificamente entre o diafragma e as faces superomediais dos rins) e compartilham as suas fáscias. O peritônio parietal situa-se diretamente na camada anterior da **fáscia renal**, que é clinicamente referida como **fáscia de Gerota**. Abaixo dele, a **cápsula adiposa** envolve o rim e a glândula suprarrenal.

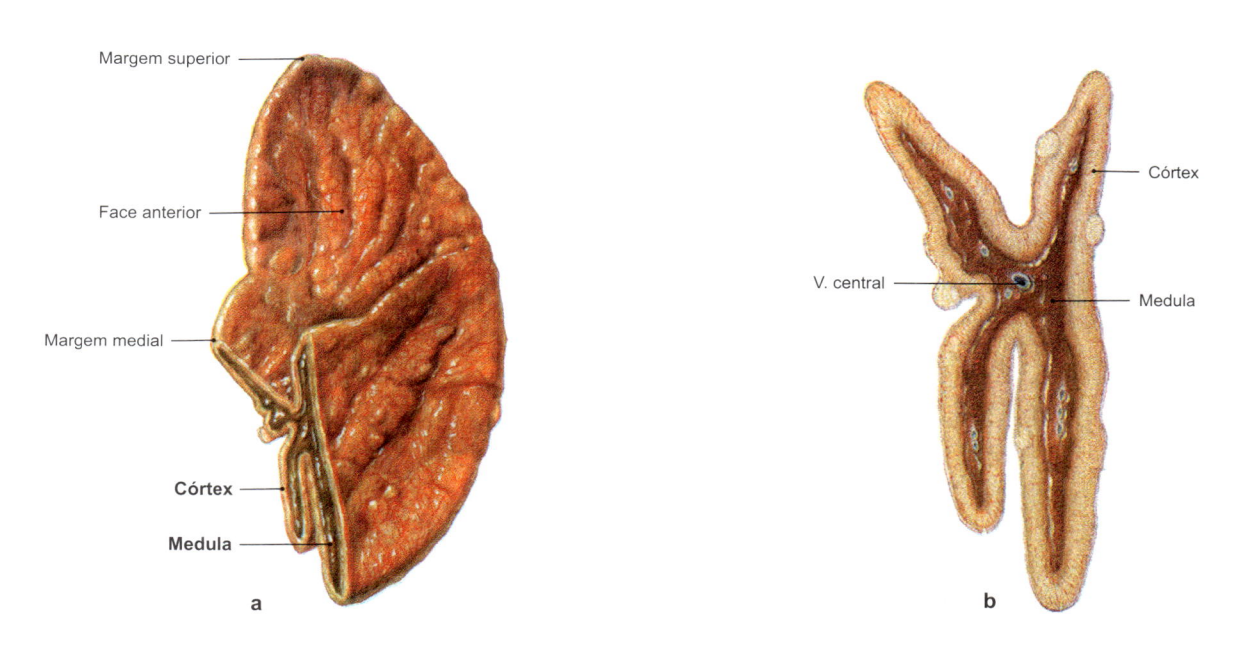

Figura 7.43a e b Glândula suprarrenal, lado direito. [S700]
a Vista anterior.
b Corte sagital; vista lateral.

A glândula suprarrenal é uma glândula endócrina vital. Consiste em um **córtex** e uma **medula**, completamente distintos dos pontos de vista embriológico e funcional. O córtex origina-se do **mesoderma** da parede da **cavidade abdominal primitiva (epitélio celomático)**, enquanto a medula é derivada do neuroectoderma da crista neural e, por isso, corresponde a um gânglio simpático modificado. O **córtex** produz **hormônios esteroides** (mineralocorticoides, glicocorticoides, andrógenos), e a **medula**, **catecolaminas** (epinefrina e norepinefrina), que regulam o metabolismo e a pressão arterial.

Macroscopicamente, é possível diferenciar a **margem medial e a margem superior**, que delimitam a **face anterior e a face posterior**, bem como a face renal. Na margem medial também é encontrado o hilo, por onde entram e saem os vasos.

Correlações clínicas

Quando as duas glândulas suprarrenais são removidas cirurgicamente, os mineralocorticoides e glicocorticoides têm de ser repostos por medicamentos, uma vez que sua ausência pode causar **condições fatais de choque** devido à redução de glicose no sangue (hipoglicemia) e à queda da pressão sanguínea (hipotensão). Este quadro também pode ocorrer no caso de insuficiência das glândulas suprarrenais (doença de Addison).

Rim e Glândulas Suprarrenais

Vasos Sanguíneos do Rim e da Glândula Suprarrenal

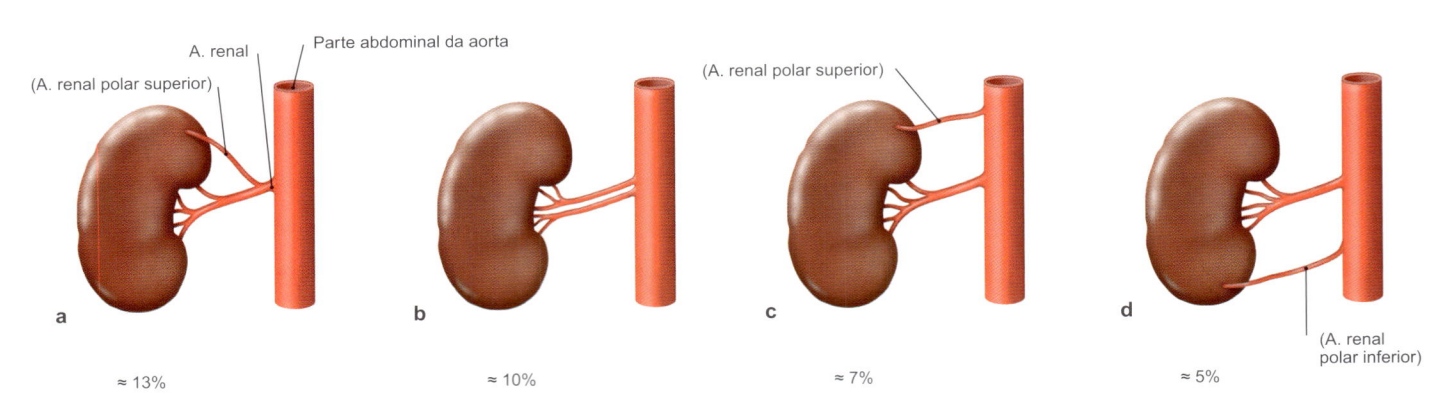

≈ 13% ≈ 10% ≈ 7% ≈ 5%

Figura 7.44a-d Artéria renal e suas variações; vista anterior. [S700-L275]
a A. renal com um ramo como artéria polar superior.
b Duas Aa. renais para o hilo renal.
c Artéria polar superior acessória.
d Artéria polar inferior acessória.

Em 70% dos casos há apenas uma artéria renal, enquanto artérias renais acessórias são encontradas em 30%.
A **A. renal emerge da parte abdominal da aorta e penetra no rim através do hilo**. As **artérias polares** não penetram no hilo, indo diretamente para o parênquima renal. Por outro lado, **artérias acessórias** emergem de modo independente da aorta.

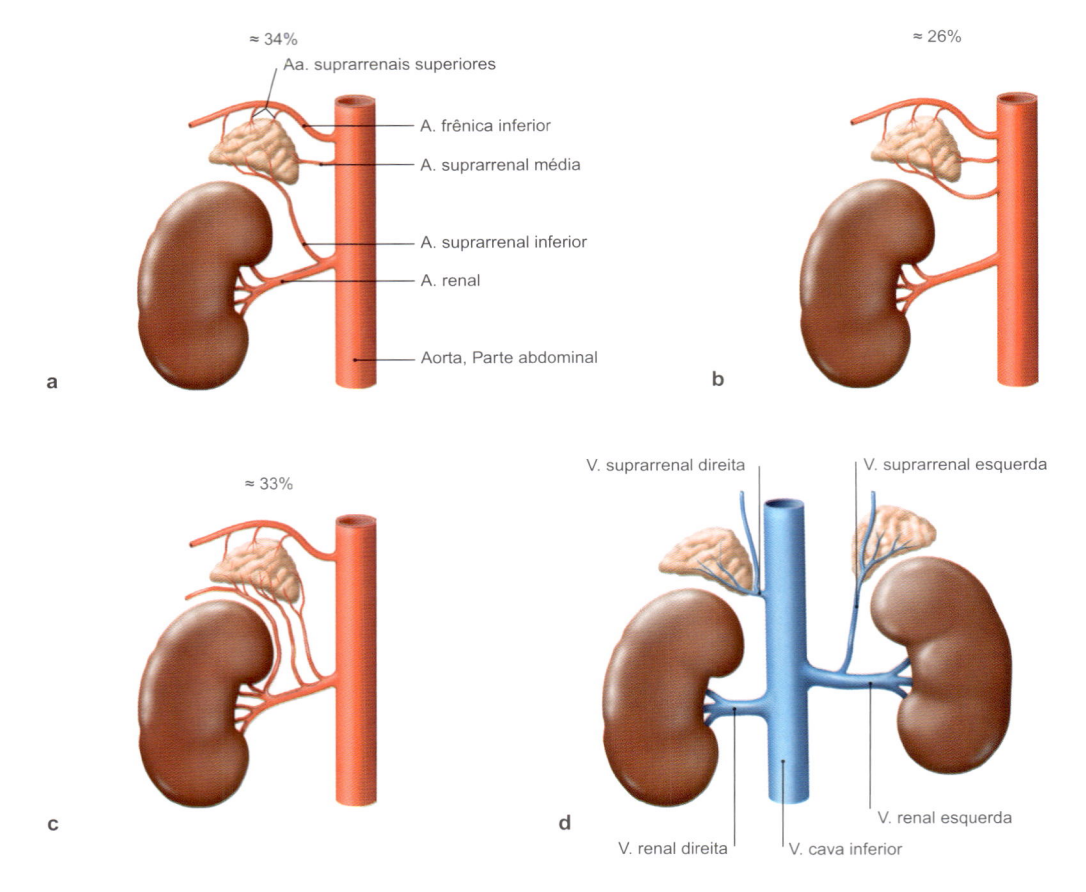

≈ 34% ≈ 26% ≈ 33%

Figura 7.45a-d Artérias suprarrenais com suas variações, veia renal e veia suprarrenal; vista anterior. [S700-L275]
De modo geral, existem **três artérias suprarrenais**:
- **A. suprarrenal superior**: origina-se da A. frênica inferior
- **A. suprarrenal média**: origina-se diretamente da aorta
- **A. suprarrenal inferior**: ramo da A. renal.

Essa "perfusão de luxo" impede que haja infartos nesse órgão vital. Todavia, apenas 1/3 dos indivíduos têm as três artérias suprarrenais plenamente desenvolvidas. As várias artérias suprarrenais penetram no córtex da glândula. A partir daí, o sangue é direcionado para a medula da glândula suprarrenal. O fluxo sanguíneo direcionado do córtex para a medula é funcionalmente importante, porque os hormônios do córtex da glândula suprarrenal controlam a diferenciação e a função das células na medula da glândula suprarrenal.

Variações das artérias suprarrenais:
a Suprimento arterial por meio de três artérias (condição normal).
b Suprimento arterial sem o ramo derivado da A. renal.
c Suprimento arterial sem uma artéria derivada diretamente da aorta.
A **V. renal** drena para a V. cava inferior. Da mesma forma, existe apenas uma **V. suprarrenal** por glândula. Essa veia coleta o sangue e drena para a V. cava inferior ou para a V. renal **(d)**.

Correlações clínicas

Como os carcinomas renais crescem, com frequência, em direção às veias renais, homens com um tumor no lado esquerdo podem apresentar compressão da veia testicular por uma expansão emaranhada das veias no escroto (varicocele). Portanto, é preciso sempre descartar a possibilidade de tumor renal no caso de varicocele do lado esquerdo!

Vasos do Rim e Vias de Drenagem Linfática do Rim e da Glândula Suprarrenal

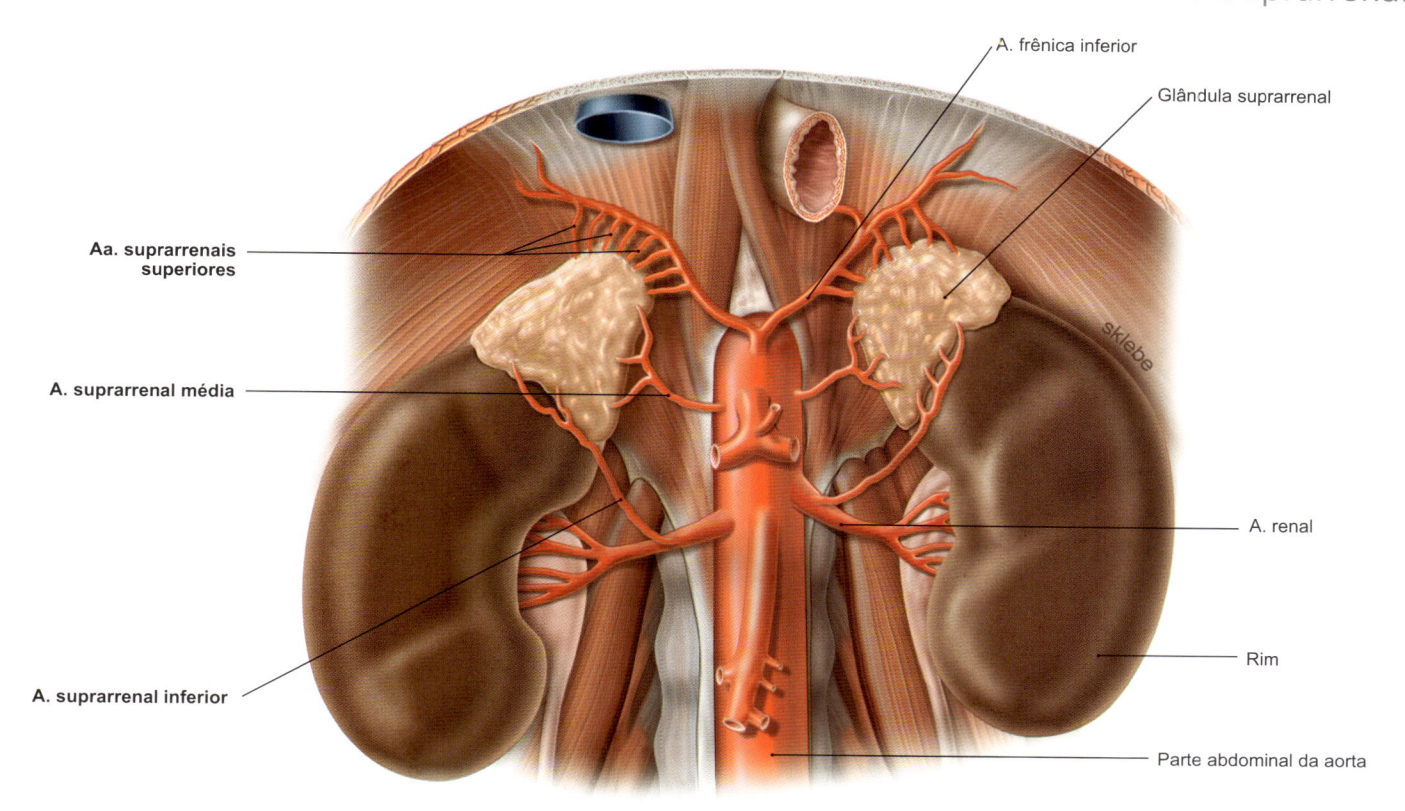

Figura 7.46 Irrigação arterial dos rins e das glândulas suprarrenais; vista anterior. Foram retirados todos os órgãos da cavidade abdominal, à excessão dos rins e das glândulas suprarrenais, assim como veias, vasos linfáticos e nervos do retroperitônio. [S700-L238]
A **A. renal** se origina em ambos os lados da aorta e segue para o hilo renal, onde se ramifica, de modo bastante variável, em múltiplos ramos terminais. Em geral, ela também emite a A. suprarrenal inferior. A **A. suprarrenal superior**, no entanto, emerge, na maioria dos casos, sob a forma de múltiplos pequenos ramos da A. frênica inferior. A **A. suprarrenal média** é um ramo independente da aorta, mas como acontece com as artérias inferiores da glândula suprarrenal, a sua ausência é relativamente comum (→ Figura 7.6).

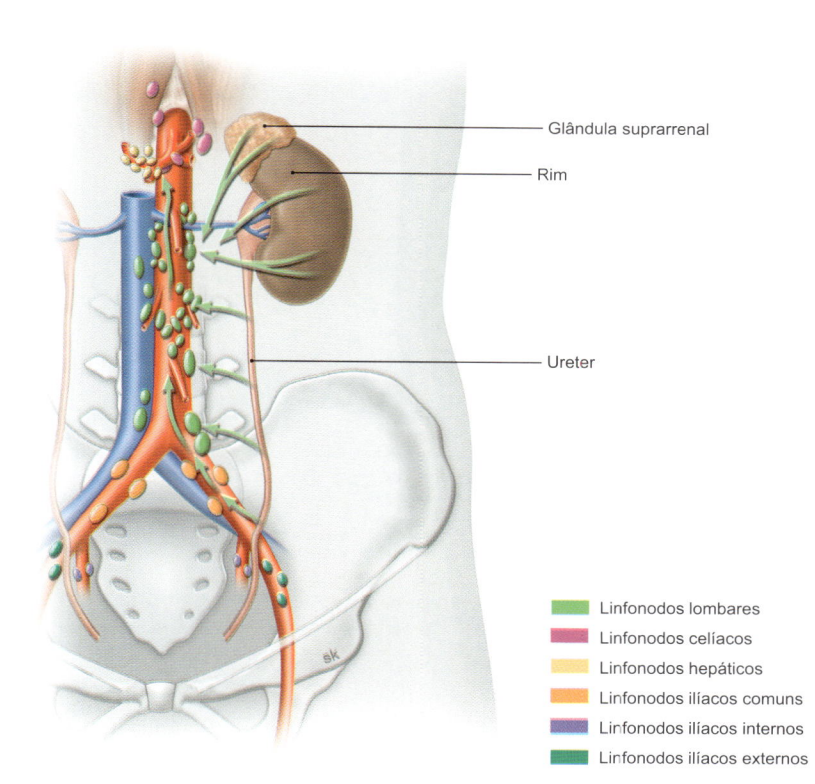

Figura 7.47 Vias de drenagem linfática dos rins e glândulas suprarrenais; vista anterior. [S702-L238]
Os linfonodos regionais do rim, da glândula suprarrenal e a parte abdominal do ureter são os **linfonodos lombares** no respectivo lado. A partir daí, a linfa é drenada pelos troncos lombares para o **ducto torácico**.
Apenas a parte pélvica do ureter está conectada aos linfonodos pélvicos (→ Figura 7.18).

- Linfonodos lombares
- Linfonodos celíacos
- Linfonodos hepáticos
- Linfonodos ilíacos comuns
- Linfonodos ilíacos internos
- Linfonodos ilíacos externos

Correlações clínicas

Os **carcinomas dos rins e das glândulas suprarrenais** podem se disseminar para os grupos de linfonodos lombares por meio de metástases. Devido à sua embriologia, os grupos de linfonodos lombares também são a primeira estação de linfonodos para os testículos/ovário. Se os linfonodos lombares estiverem aumentados, um tumor nesses órgãos genitais internos também deve ser descartado.

Rim e Glândulas Suprarrenais

Inervação do Rim e da Glândula Suprarrenal

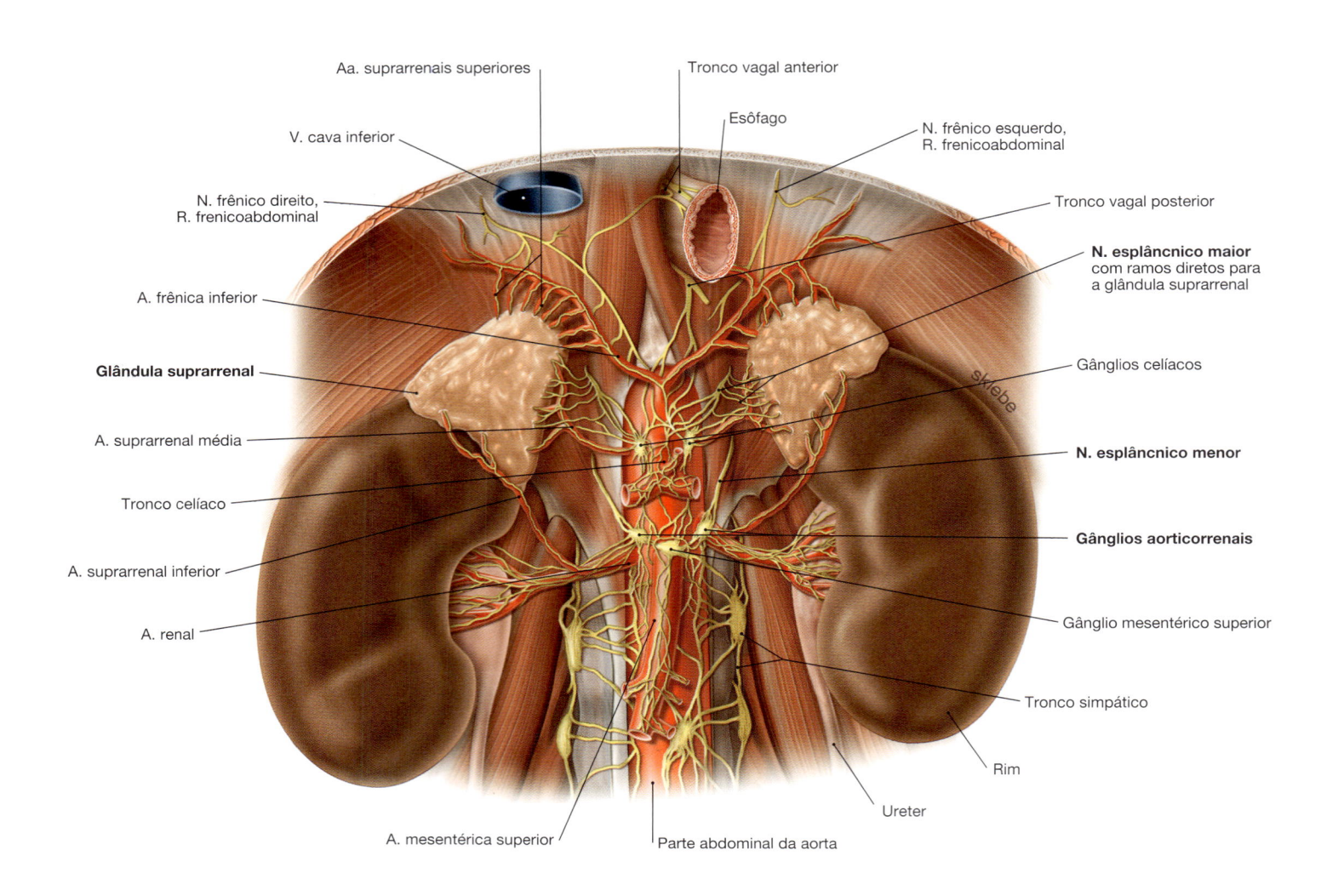

Figura 7.48 Inervação autônoma dos rins e da glândula suprarrenal; vista anterior. Todos os órgãos da cavidade abdominal, à exceção do rim e da glândula suprarrenal, bem como sua vascularização arterial foram removidos. [S700-L238]

A **inervação autônoma** do rim e da glândula suprarrenal é predominantemente feita pela parte simpática da divisão autônoma do sistema nervoso. Há, no entanto, diferenças fundamentais nos dois órgãos:

- Os **rins** são inervados por feixes nervosos próprios (**plexo renal**), que se estendem ao longo da A. renal. Os neurônios **pós-ganglionares** têm seus corpos celulares nos **gânglios aorticorrenais**, que estão localizados na aorta, na saída das artérias renais e, portanto, pertencem ao plexo aórtico abdominal

- A **glândula suprarrenal**, por sua vez, recebe predominantemente fibras nervosas simpáticas **pré-ganglionares** a partir dos Nn. esplâncnicos. As terminações nervosas estão localizadas nas células da medula da glândula suprarrenal e induzem a liberação de catecolaminas. A medula da glândula suprarrenal corresponde, portanto, a um gânglio simpático modificado. Os vasos sanguíneos do córtex suprarrenal também são supridos por neurônios simpáticos pós-ganglionares únicos.

Rim, Técnicas de Imagem

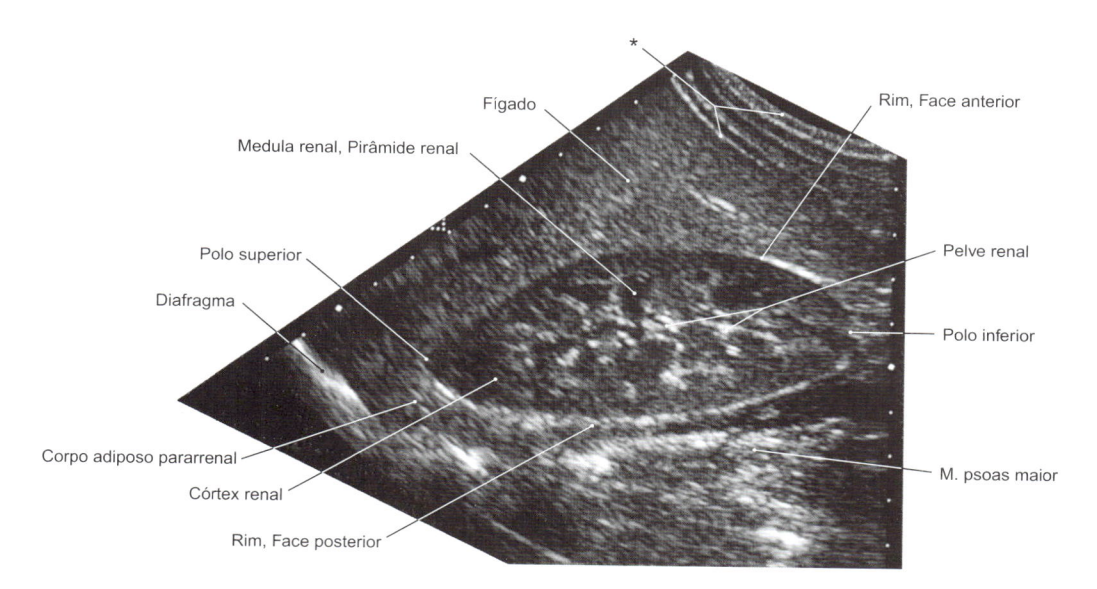

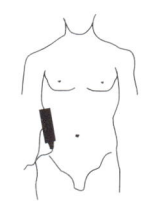

Figura 7.49 Rim direito; imagem ultrassonográfica; vista lateral; o transdutor de ultrassom está em posição aproximadamente vertical. [S700-T894]

* Parede abdominal

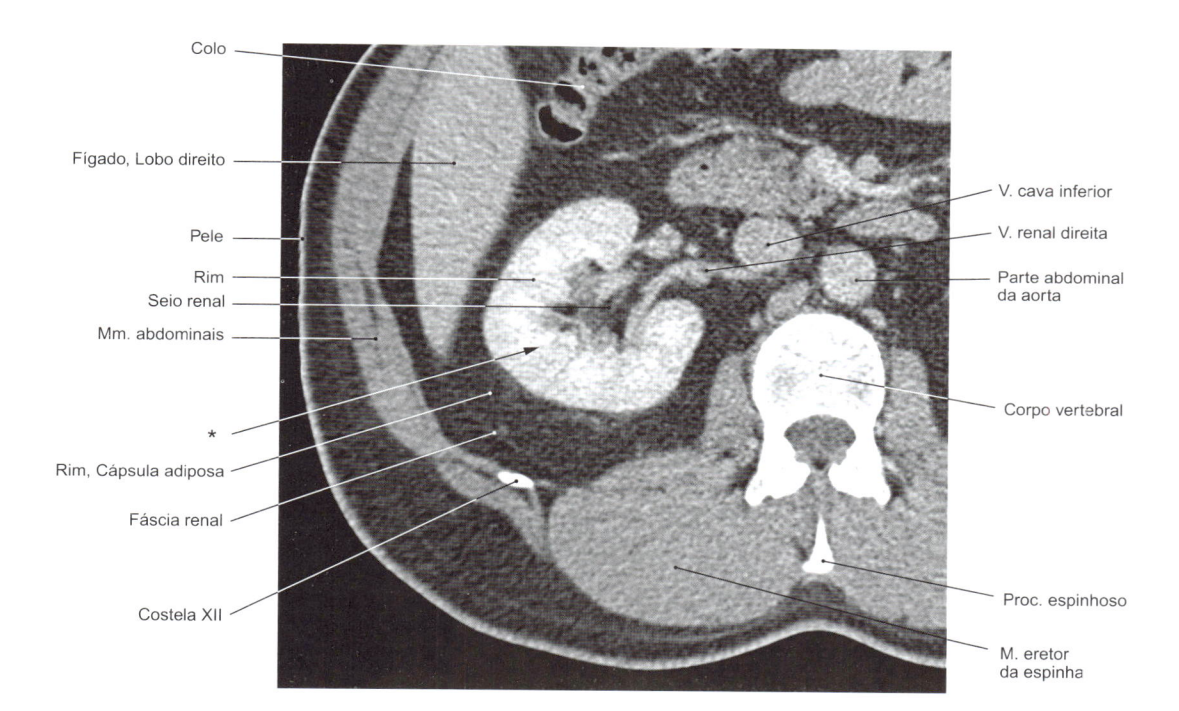

Figura 7.50 Rim direito; corte transversal (axial) em uma tomografia computadorizada (TC); vista inferior. [S700-T900]
O rim também pode ser puncionado sob orientação de TC, de modo a esclarecer, p. ex., distúrbios funcionais de causa obscura.

* Orientação da agulha para a biopsia renal.

Correlações clínicas

A **ultrassonografia** é um exame adequado para a demonstração dos rins. Lesões expansivas, como cistos (→ Figura) ou tumores, podem ser bem identificadas. Se não for conclusiva, a **TC** oferece a possibilidade de identificar, de modo confiável, metástases nos linfonodos lombares, além de invasão dos tumores nas veias renais. [S701-T975]

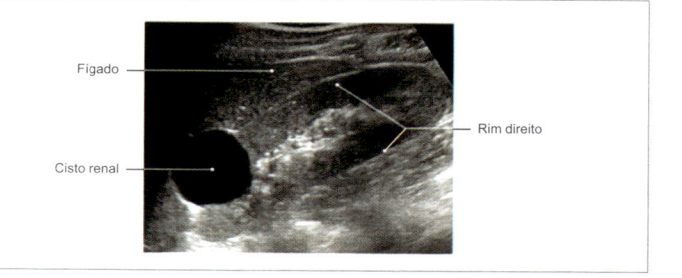

Vias Urinárias

Pelve Renal e Ureter

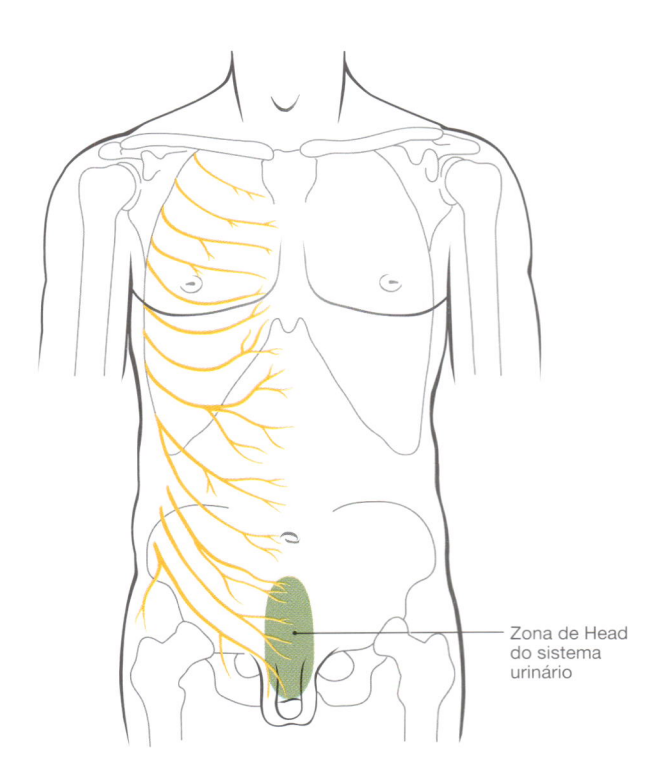

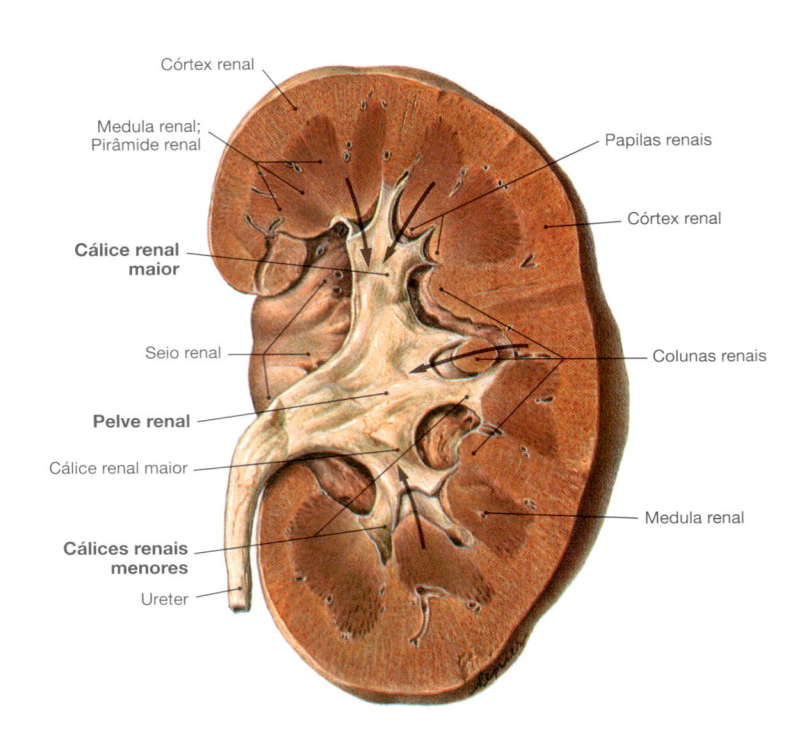

Figura 7.51 Zona de Head do sistema urinário; vista anterior. [S700-L126]/[G1071]
Fazem parte do **sistema urinário**:
- Pelve renal
- Ureter
- Bexiga urinária
- Uretra.

A área cutânea relacionada ao órgão ou **zona de Head** da **pelve renal** corresponde à do rim e se projeta nos **dermátomos T10-L1**; a zona de Head da **bexiga urinária** se projeta medianamente sobre os **dermátomos T11-L1**. Portanto, patologias da pelve renal, tais como pielonefrite ou cistite, podem provocar dor, que é sentida nessas áreas cutâneas (dor referida).

Figura 7.52 Pelve renal, esquerda; vista anterior. [S700]
Após a urina ser separada do sangue nos corpúsculos renais (urina primária), ela é concentrada no sistema tubular e nos ductos coletores. A composição da urina é modificada graças a processos de reabsorção e secreção. Essa "urina terminal" vai para os **cálices renais** na **pelve renal** (setas), na extremidade das **pirâmides renais**, cujas superfícies perfuradas são denominadas **papilas renais**.
Para a visualização das vias urinárias na pelve, → Figura 7.13, → Figura 7.16, → Figura 7.17 e → Figura 7.18.

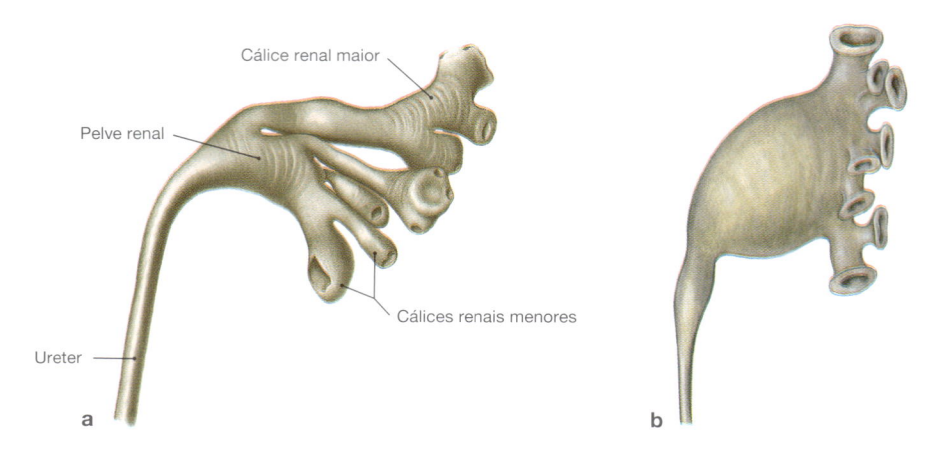

Figura 7.53a e b Pelve renal esquerda; preparado por repleção e corrosão; vista anterior. [S700]
a Tipo dendrítico de pelve renal.
b Tipo ampular de pelve renal.

Os dois tipos são diferenciados de acordo com a largura e o comprimento dos cálices renais.

Ureter

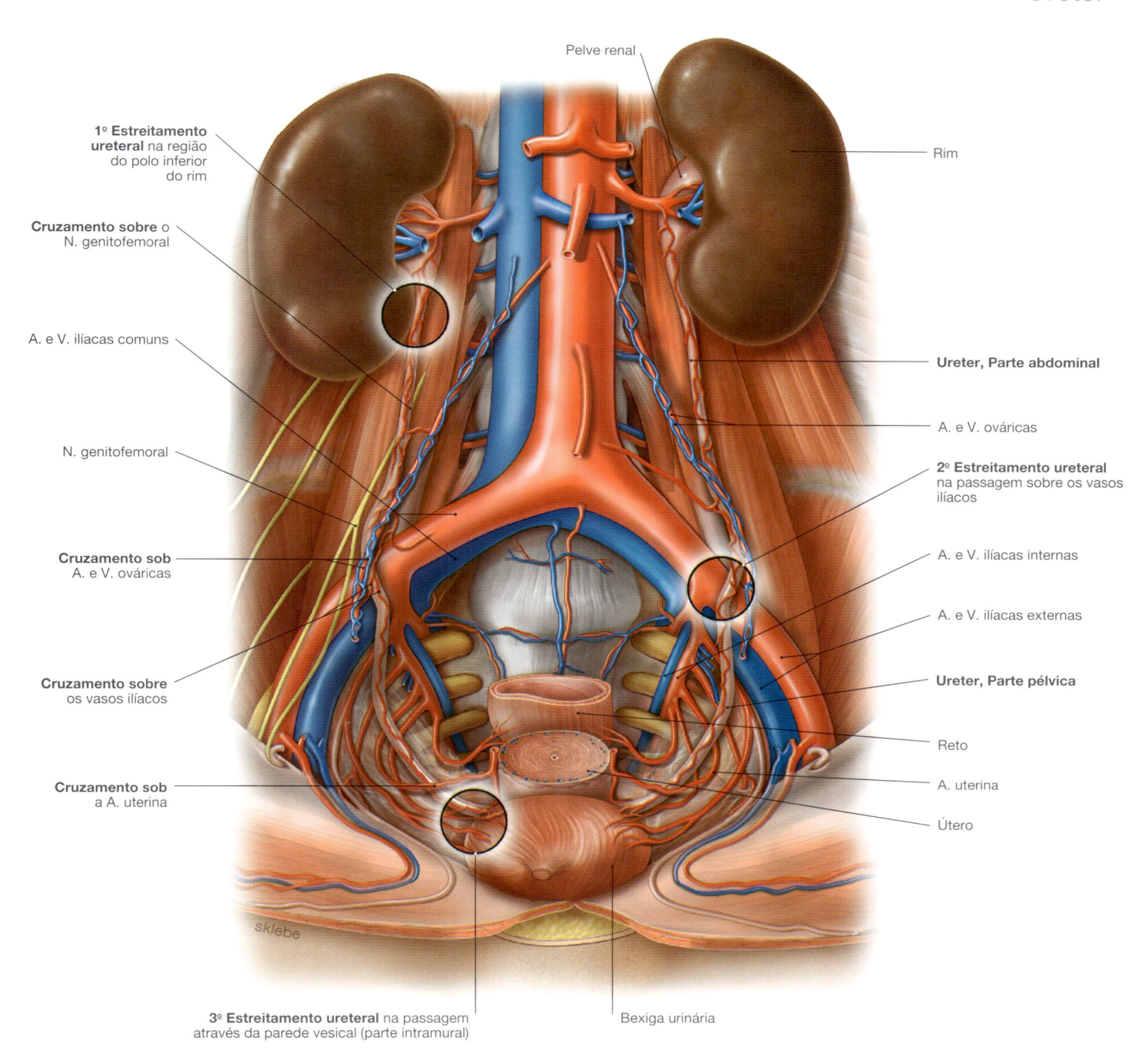

Figura 7.54 Partes, estreitamentos e trajeto do ureter; vista anterior. [S702-L238]

A partir da pelve renal, a urina é levada pelo **ureter** até a **bexiga**. Após deixar a pelve renal, não ocorrem mais alterações na composição e no volume da urina. O transporte no ureter se dá por meio de movimentos peristálticos provocados pela contração da sua musculatura lisa. O ureter tem 25 a 30 cm de extensão e aprox. 3 mm de largura. Ele apresenta três partes e três estreitamentos.

Partes:
- Parte abdominal: no espaço retroperitoneal
- Parte pélvica: na pelve menor
- Parte intramural: atravessa a parede vesical.

Estreitamentos:
- Na abertura inferior da pelve renal
- No cruzamento da A. ilíaca comum ou externa
- Na passagem através da parede vesical (o local mais estreito).

O estreitamento na passagem através da parede da bexiga tem importância fisiológica, pois ela impede o refluxo da urina a partir da bexiga (vesicouretral).

Estrutura e função

Trajeto do ureter

Em seu trajeto, o ureter tem contato com diversas estruturas. Sua **parte abdominal** geralmente atravessa o N. genitofemoral e passa sob as A. e V. testiculares/ováricas. À direita, o ureter é coberto pelo duodeno, pela A. cólica direita e pela A. mesentérica; no lado esquerdo, é coberto pelas A. e V. mesentéricas inferiores ou pela A. cólica esquerda. Na transição para a parte pélvica, o ureter passa sobre as A. e V. ilíacas comuns. Na pelve menor, o ureter passa sob o ducto deferente (no homem) e, na mulher, sob a A. uterina.

Lembrar: o ureter avança inicialmente **sobre** o N. genitofemoral, passa **sob** as A. e V. testiculares/ováricas, **sobre** as A. e V. ilíacas e cruza **sob** o ducto deferente no homem e **sob** a A. uterina na mulher.

Vias Urinárias

Vasos do Ureter

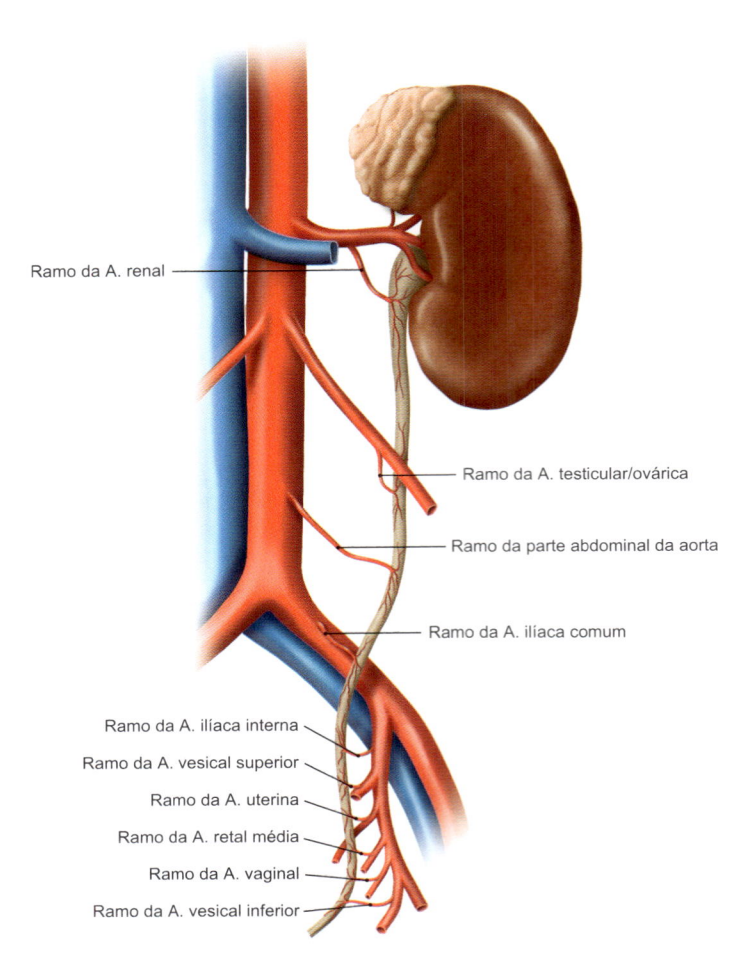

Figura 7.55 Irrigação arterial do ureter; vista anterior. [S701-L275]
O ureter não tem vasos sanguíneos próprios, mas é irrigado por vasos de seu entorno:
- **Parte abdominal**: A. renal, A. testicular/ovárica, parte abdominal da aorta, A. ilíaca comum
- **Parte pélvica**: A. ilíaca interna e todos os seus ramos viscerais.

Correlações clínicas

Como a pelve renal e o ureter também são formados pelo broto ureteral durante o desenvolvimento (→ Figura 7.27), eles também podem ser divididos durante a divisão do broto nos cálices individuais da pelve renal e nos ductos coletores. É feita distinção entre:
- Pelve renal bífida (→ Figura a)
- Ureter bífido (→ Figura b)
- Ureter duplo (→ Figura c).

O **ureter bífido** assemelha-se à divisão na pelve renal (**pelve renal bífida**), geralmente é um achado incidental e não tem relevância clínica (→ Figura 7.57b). Por outro lado, o **ureter duplo** (→ Figura 7.57a), que ocorre unilateralmente em 0,8% e bilateralmente em 0,125% de todos os recém-nascidos, muitas vezes leva a aberturas anormais na bexiga urinária, o que pode causar refluxo urinário ou incontinência. Os dois ureteres geralmente se cruzam (regra de Meyer-Weigert). Habitualmente, o ureter, que se origina da pelve renal, em posição mais alta, desemboca em um local mais profundo na bexiga urinária, ou até mesmo mais distalmente na uretra, o que pode provocar incontinência urinária. Por sua vez, o ureter que se origina da pelve renal em uma posição mais baixa, e que desemboca em uma posição mais alta, apresenta uma parte intramural mais curta na região da parede da bexiga urinária, de modo que, neste caso, pode acontecer refluxo de urina. O refluxo favorece a ocorrência de infecções ascendentes, que podem causar lesão permanente do rim. [S701-L126]

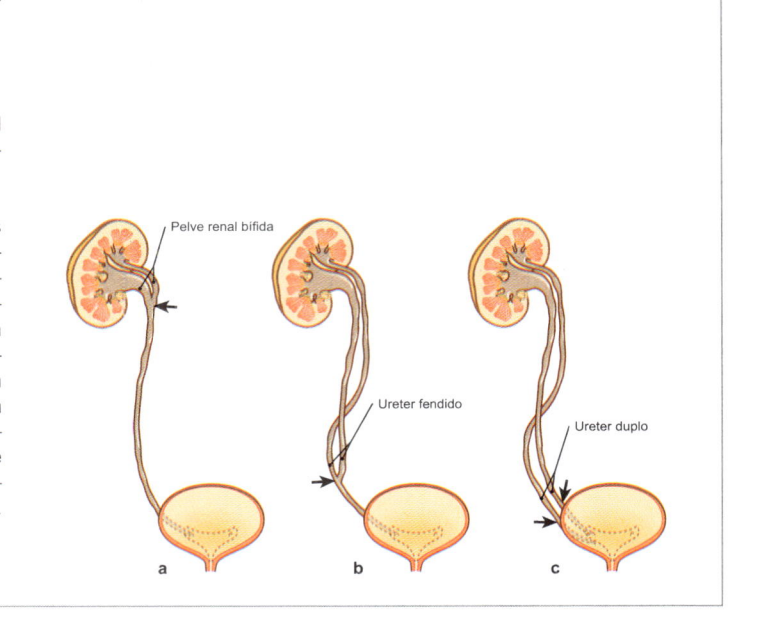

Pelve Renal e Ureter, Técnicas de Imagem

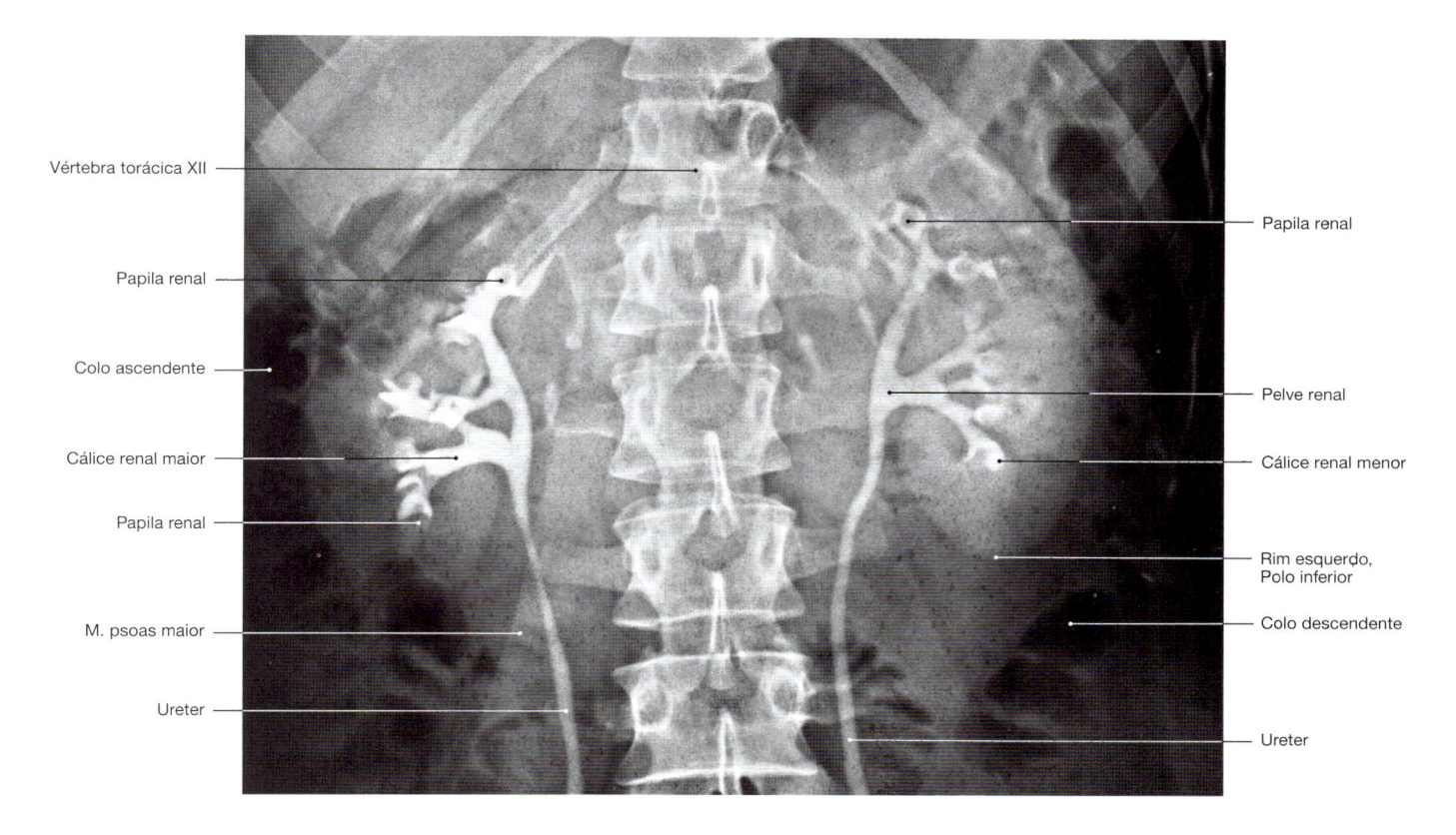

Vértebra torácica XII
Papila renal
Colo ascendente
Cálice renal maior
Papila renal
M. psoas maior
Ureter

Papila renal
Pelve renal
Cálice renal menor
Rim esquerdo, Polo inferior
Colo descendente
Ureter

Figura 7.56 Pelve renal e ureter; radiografia em incidência anteroposterior (AP), após injeção retrógrada de meio de contraste radiográfico nos dois ureteres; vista anterior. [S700]

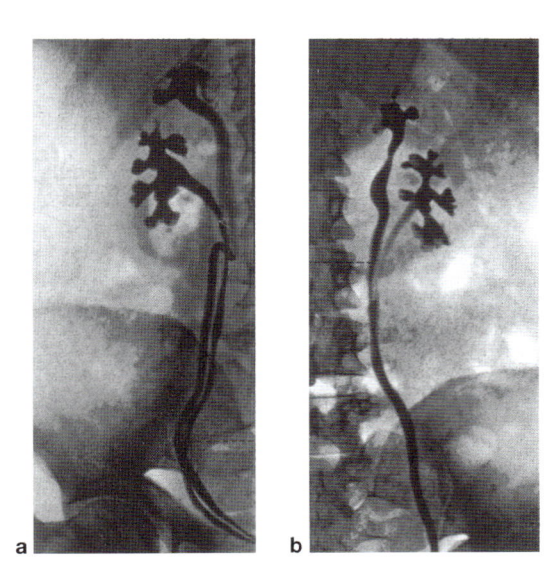

Figura 7.57a e b Variações frequentes do ureter; radiografias em incidência anteroposterior (AP), após injeção retrógrada de meio de contraste radiográfico; vista anterior. [S002-7]
a Ureter duplo.
b Ureter bífido.
Em ambos os casos existem duas pelves renais.

Correlações clínicas

Os **cálculos renais** podem encravar-se em determinados pontos das vias urinárias e provocar cólica intensa. A proximidade do ureter à A. uterina tem de ser levada em conta durante a **histerectomia**, para que o ureter não seja suturado junto com a artéria, com consequente lesão renal.

Vias Urinárias

Estrutura da Bexiga Urinária

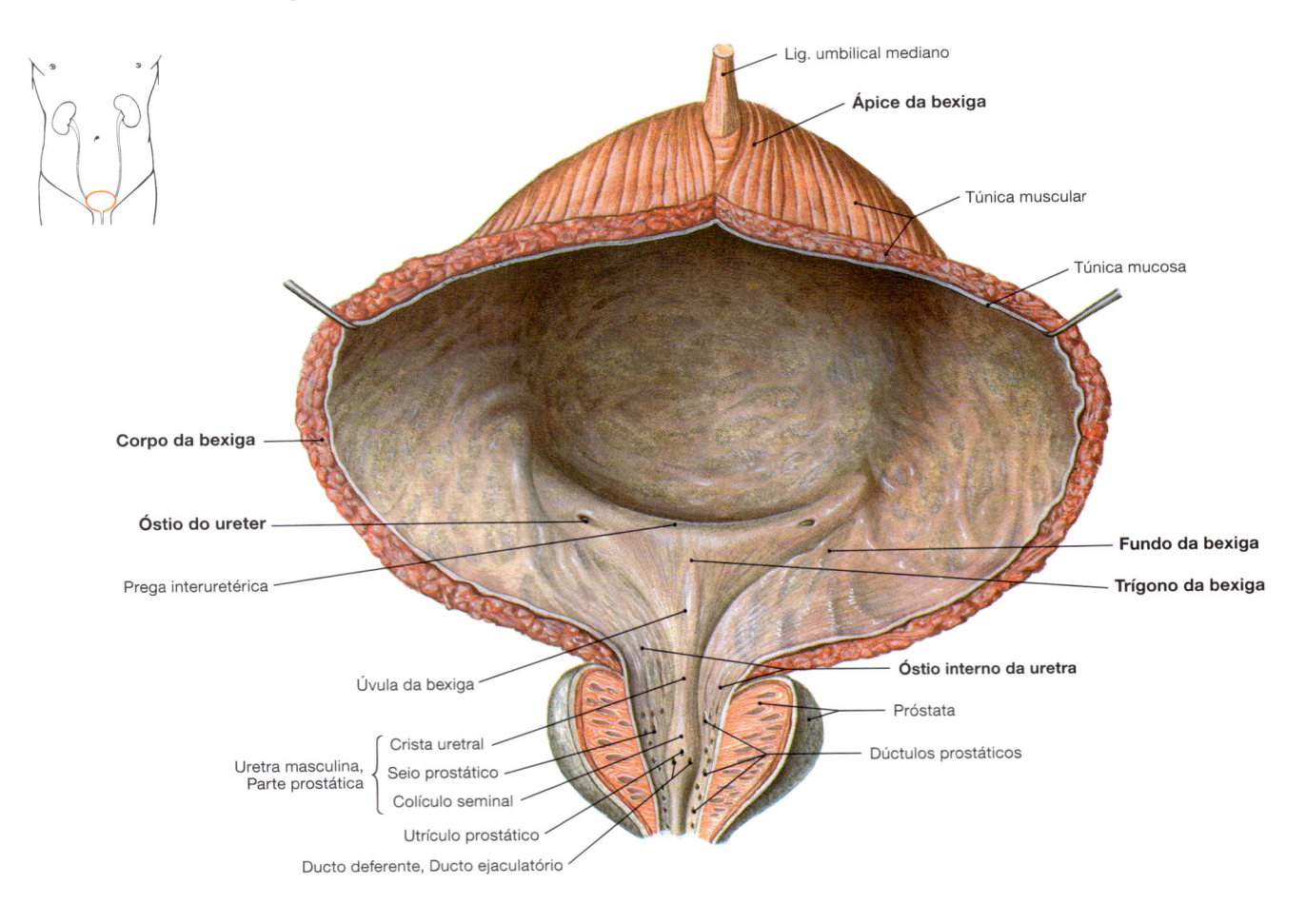

Figura 7.58 Bexiga urinária e óstio interno da uretra no sexo masculino; vista anterior. [S700]

A bexiga urinária encontra-se em posição **subperitoneal** e está constituída pelo **corpo da bexiga**, que termina no **ápice da bexiga**, voltado para cima, e que inferiormente apresenta um **fundo da bexiga**. No fundo, o óstio interno da uretra forma, com as desembocaduras dos dois ureteres (óstios dos ureteres), de ambos os lados, o **trígono da bexiga**. A bexiga urinária tem uma capacidade de 500 a 1.500 mℓ; no entanto, com 250 a 500 mℓ já ocorre urgência urinária. A parede é composta internamente por uma túnica mucosa, seguida de uma túnica muscular (**M. detrusor da bexiga**), formada por três camadas de musculatura lisa, ativadas pela parte parassimpática da divisão autônoma do sistema nervoso, e externamente por uma túnica adventícia, ou – em posição cranial – por uma túnica serosa, formada pelo peritônio. A bexiga urinária é envolvida pelo tecido adiposo paravesical e fixada por diferentes **ligamentos**. Do ápice se estende o **Lig. umbilical mediano** (contém o úraco, um vestígio do alantoide do futuro seio urogenital no cordão umbilical) em direção ao umbigo. Na mulher, o Lig. pubovesical (→ Figura 7.166), e no homem, o Lig. puboprostático (→ Figura 7.165), de ambos os lados, promovem a fixação na pelve óssea. No homem, a próstata encontra-se diretamente sob o fundo da bexiga e é atravessada pela uretra.

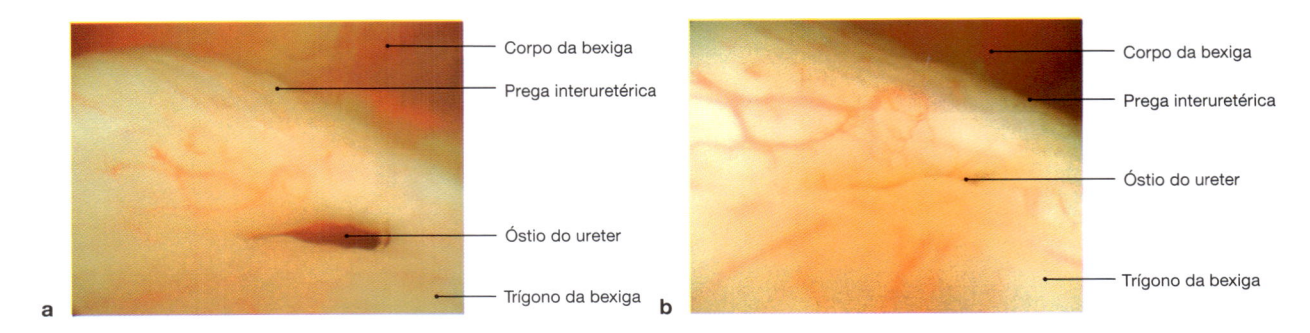

Figura 7.59a e b Óstio do ureter; cistoscopia. [S700-T898]
a Desembocadura do ureter aberta, uma onda peristáltica faz com que a urina flua para a bexiga urinária.
b Desembocadura do ureter fechada.

O formato do óstio do ureter, semelhante a uma válvula, contribui para evitar o refluxo de urina, que predispõe a infecção ascendente do rim.

7 Bexiga Urinária e Uretra Masculina

Figura 7.60 Bexiga urinária, ducto deferente, glândulas seminais e próstata; vista posterior. [S700]
No homem, sobre a face posterior da bexiga urinária, da **região medial para a lateral**, encontram-se as seguintes estruturas pares:
- Segmentos dilatados dos ductos deferentes (ampolas dos ductos deferentes)
- Glândulas seminais
- Ureteres.

A bexiga urinária situa-se imediatamente sobre a próstata.

Ápice da bexiga
Lig. umbilical mediano
Corpo da bexiga, Túnica muscular
Ureter
Ducto deferente
Ampola do ducto deferente, Divertículos da ampola
Ampola do ducto deferente
Glândula seminal
Glândula seminal
Próstata, Face posterior

Uretra masculina:
- Parte intramural
- Parte prostática
- Parte membranácea
- Parte esponjosa

Óstio interno da uretra
Colículo seminal
Ducto ejaculatório
Dúctulos prostáticos
Glândula bulbouretral, Ducto da glândula bulbouretral
Crista uretral
Ducto da glândula bulbouretral
Corpo cavernoso do pênis
Corpo esponjoso do pênis
Lacunas uretrais
Glande do pênis
Fossa navicular da uretra
Óstio externo da uretra

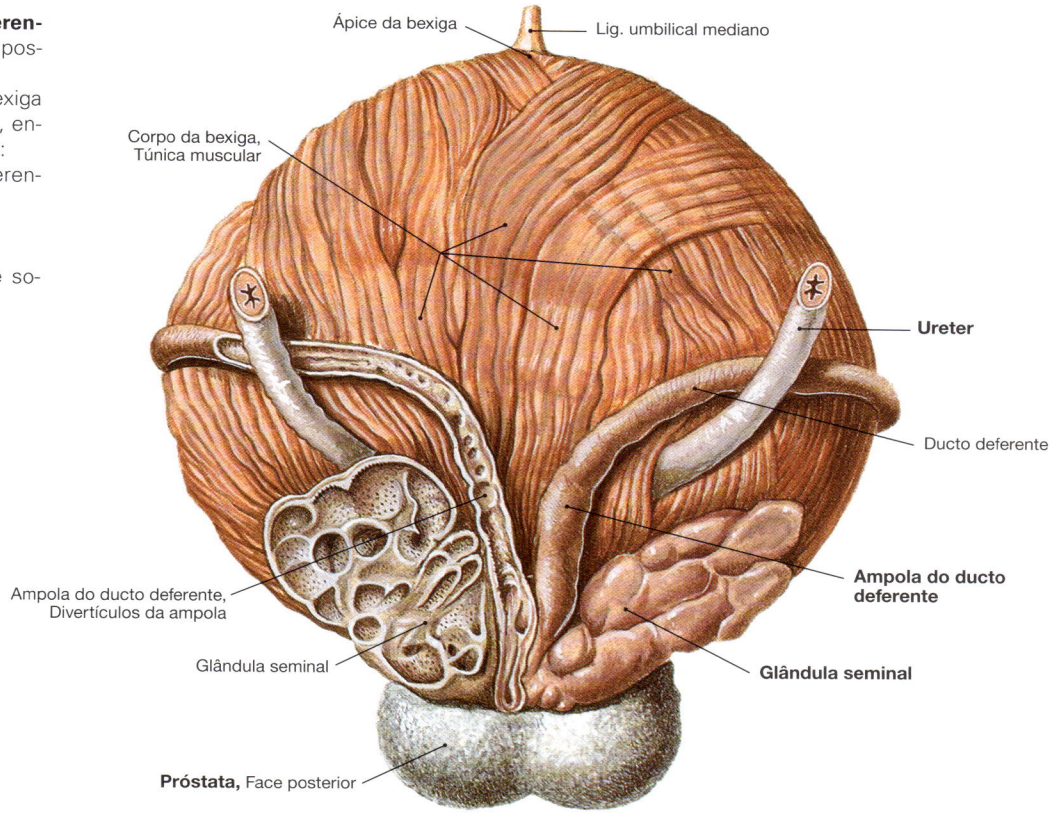

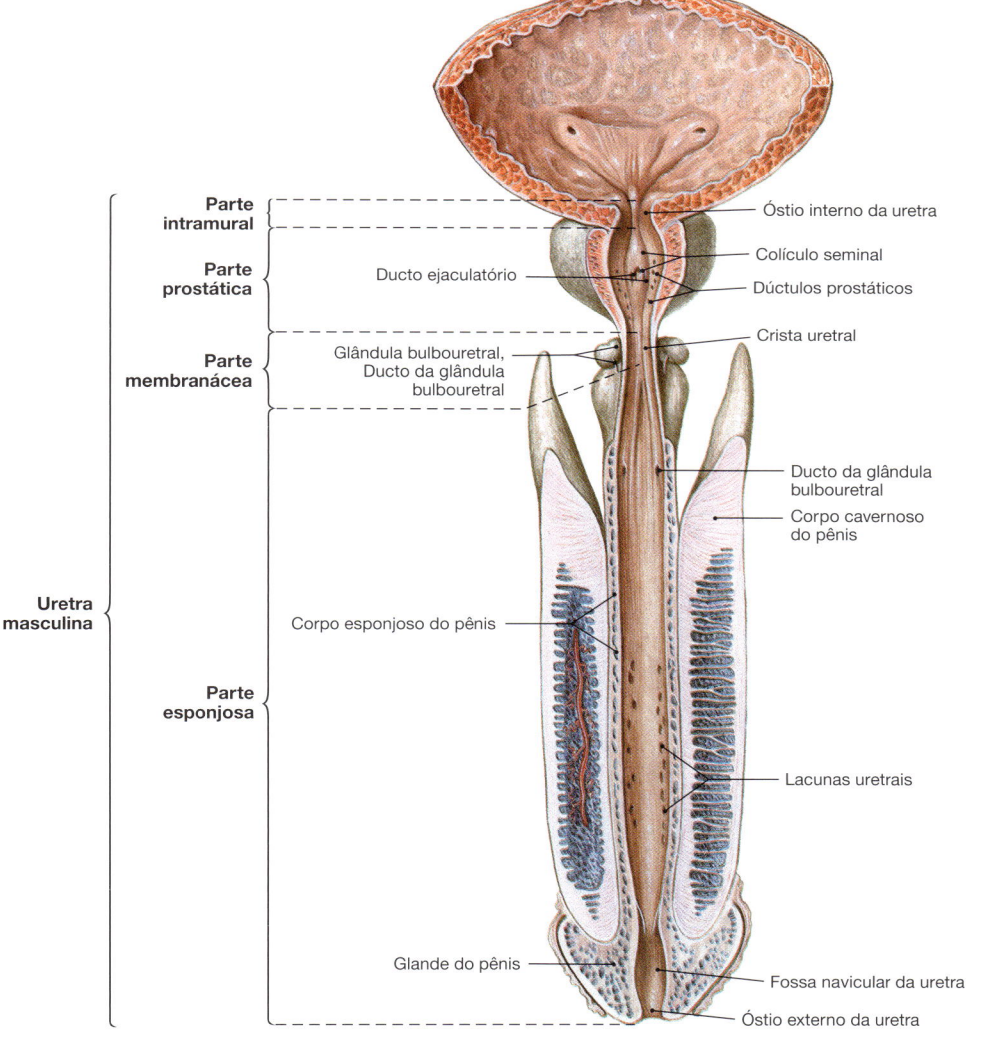

Figura 7.61 Bexiga urinária e uretra masculina; vista anterior; a bexiga urinária e a uretra estão abertas anteriormente. [S700]

Segmentos da uretra:
- **Parte intramural** (1 cm): na parede da bexiga urinária
- **Parte prostática** (3,5 cm): atravessa a próstata. Aqui desembocam os ductos ejaculatórios (ducto excretor comum aos ductos deferentes e às glândulas seminais) no colículo seminal e, de ambos os lados, as glândulas prostáticas
- **Parte membranácea** (1 a 2 cm): na passagem pelo diafragma da pelve
- **Parte esponjosa** (15 cm): segue no interior do corpo esponjoso do pênis até o óstio externo da uretra. Aqui desembocam as glândulas bulbouretrais (de Cowper) e as glândulas uretrais microscópicas (de Littré). A parte terminal é dilatada, formando a fossa navicular.

A uretra apresenta as seguintes **constrições**:
- Óstio interno da uretra
- Parte membranácea
- Óstio externo da uretra.

A uretra é especialmente larga:
- Na parte esponjosa proximal
- Na fossa navicular.

Vias Urinárias

Uretra Masculina

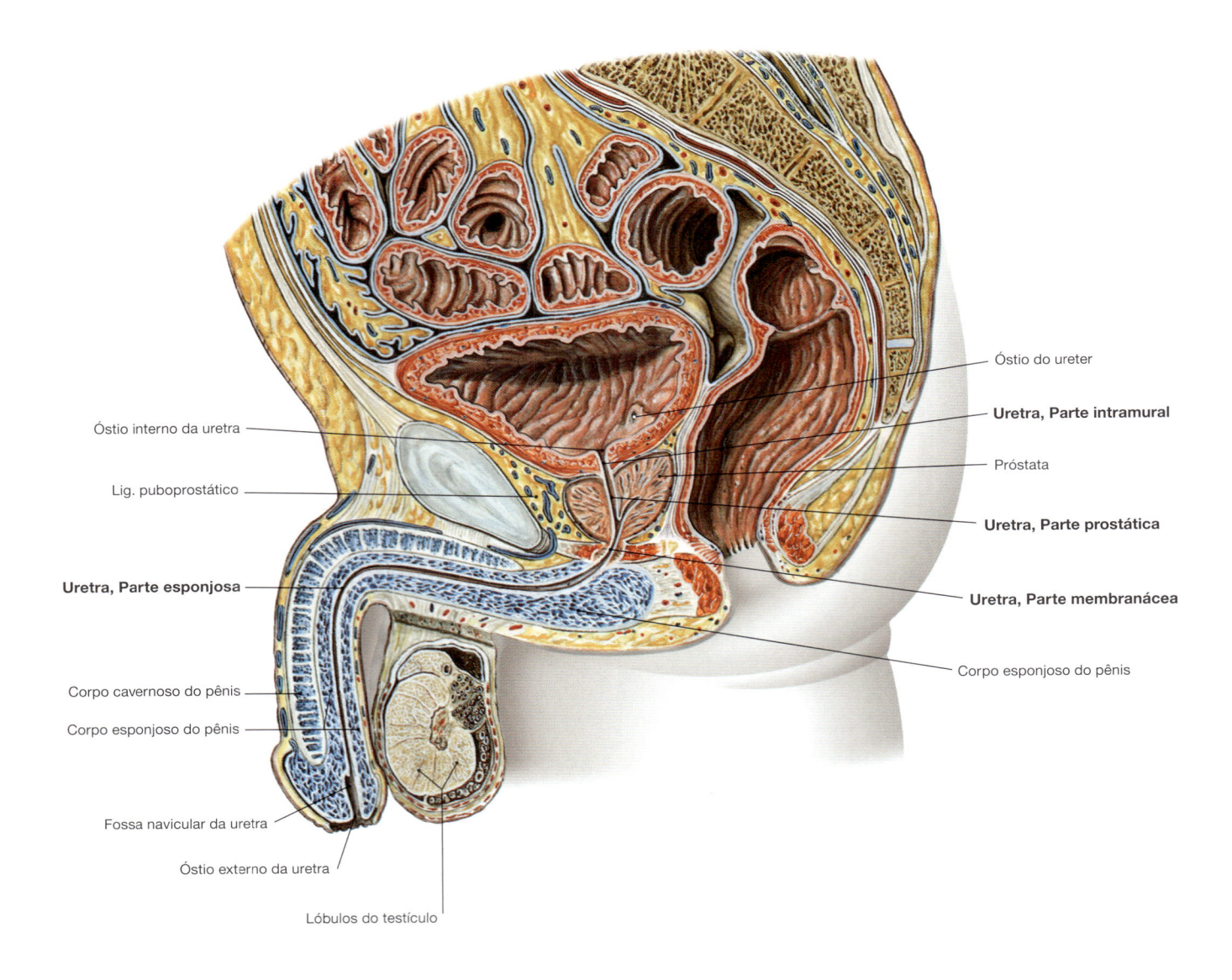

Figura 7.62 Pelve de um homem; corte mediano; vista pelo lado esquerdo. [S700]
A figura mostra o trajeto e os segmentos da uretra masculina:
- **Parte intramural:** na parede da bexiga urinária
- **Parte prostática:** atravessa a próstata
- **Parte membranácea:** atravessa o diafragma da pelve
- **Parte esponjosa:** segue no interior do corpo esponjoso do pênis e desemboca na glande do pênis.

A uretra apresenta duas **curvaturas**:
- Na transição entre a parte membranácea e a parte esponjosa
- Na parte média da parte esponjosa (com o pênis flácido).

Correlações clínicas

Devido ao maior comprimento e do trajeto exposto, as **lesões da uretra** são muito mais comuns em homens do que em mulheres. A parte esponjosa proximal na região do bulbo do pênis é mais frequentemente danificada (lesões em sela ao andar de bicicleta, lesões por chute na região perineal). A parte esponjosa distal pode ser danificada por lesões penianas e cateterismo. As fraturas pélvicas levam a lesões na parte membranácea da uretra, porque a próstata é fixada por ligamentos puboprostáticos ao osso do quadril, e a uretra pode ser lesionada se os componentes do osso do quadril forem deslocados de suas posições.

Uretra Feminina

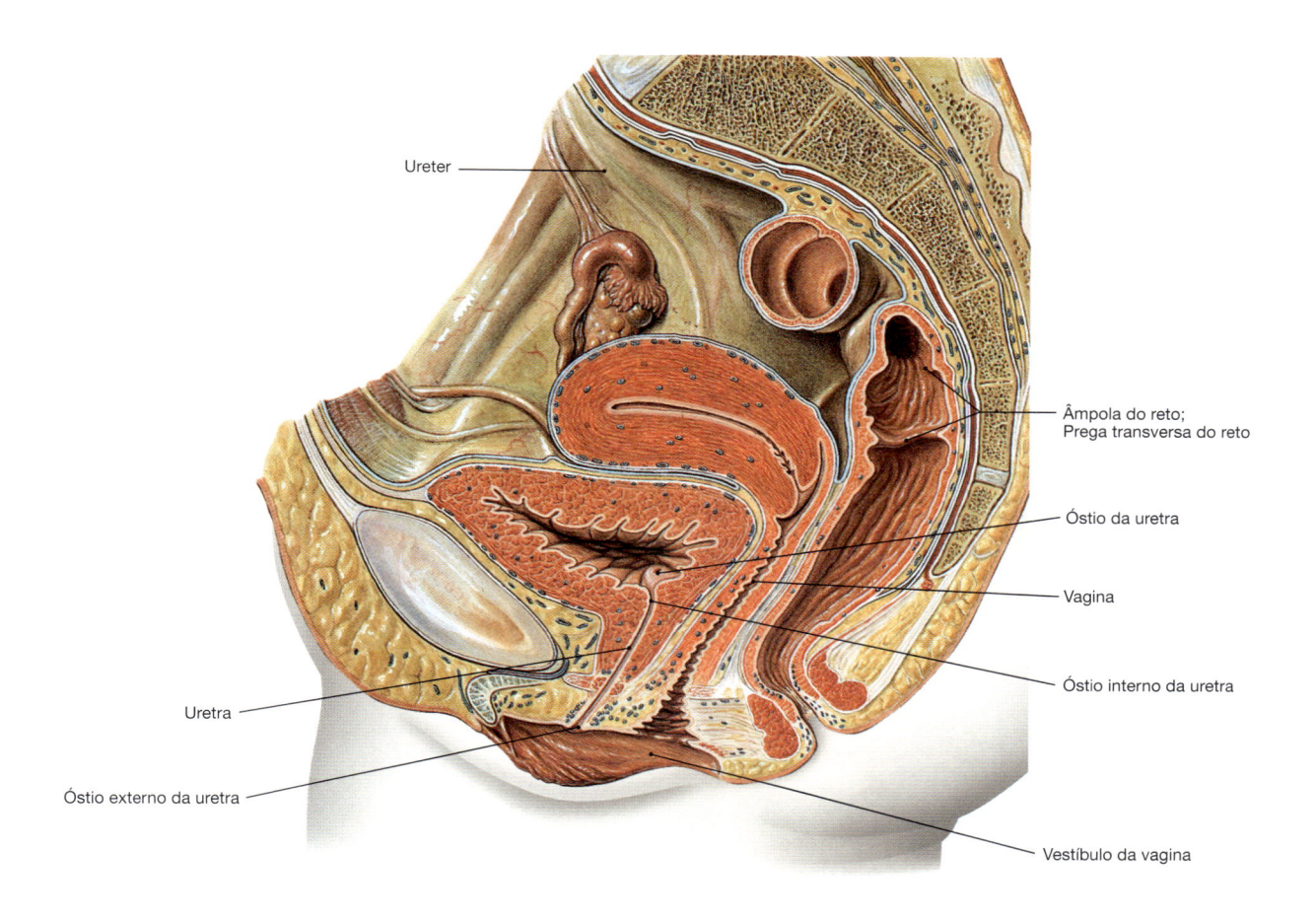

Figura 7.63 Pelve de uma mulher; corte mediano; vista pelo lado esquerdo. [S700]

A figura mostra o trajeto e a desembocadura da uretra na mulher. A uretra feminina tem 3 a 5 cm de comprimento e desemboca imediatamente anterior à vagina, no **vestíbulo da vagina**.

― Correlações clínicas ―――――――――――
Devido ao pequeno comprimento da uretra feminina, **infecções ascendentes** da bexiga urinária (cistites) são muito mais frequentes nas mulheres do que nos homens.

Vias Urinárias

Colocação de um Cateter Vesical

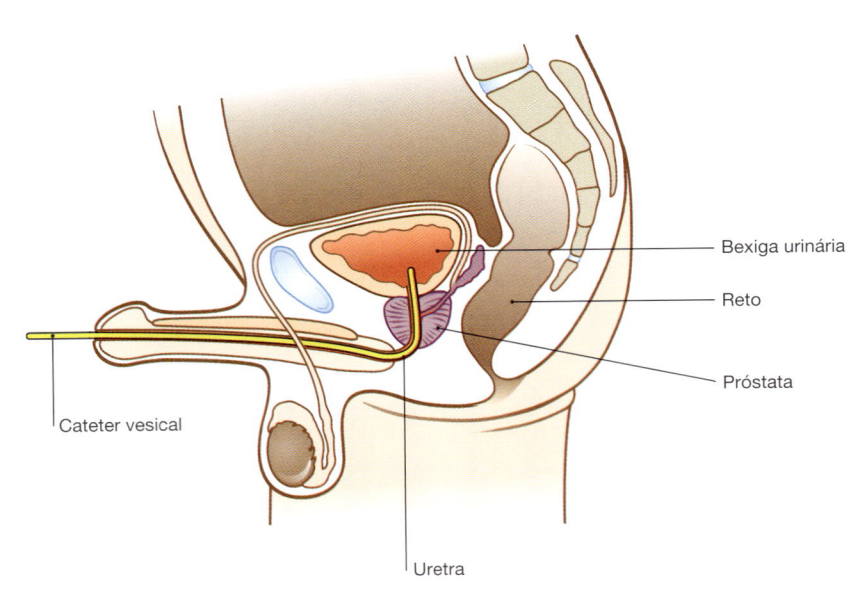

Figura 7.64 Cateterismo vesical no homem; representação esquemática de um corte mediano; vista esquerda. [S700-L126]

As partes e curvaturas da uretra são importantes para o cateterismo vesical.

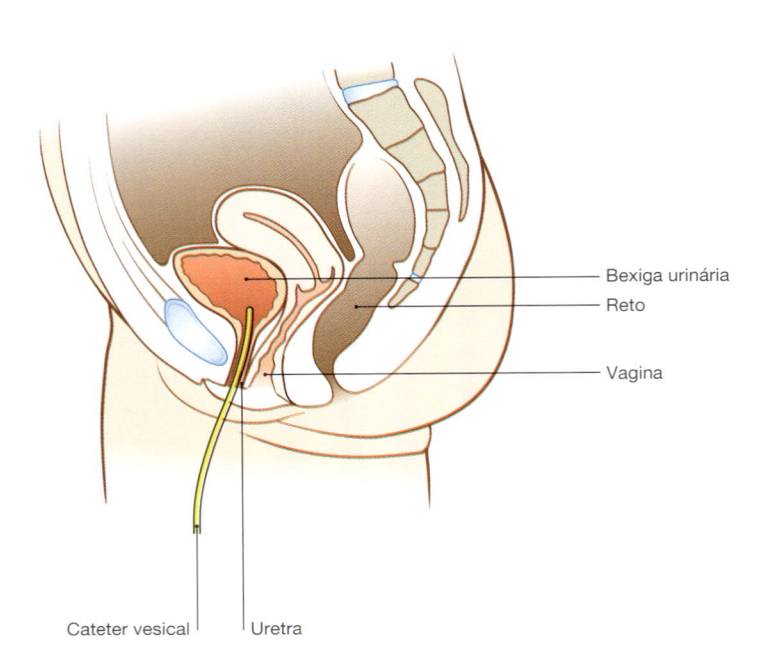

Figura 7.65 Cateterismo vesical na mulher; representação esquemática de um corte mediano; vista esquerda. [S700-L126]

Para o cateterismo vesical feminino é importante saber que a abertura externa da uretra está situada anteriormente à abertura vaginal.

Correlações clínicas

A colocação de um **cateter vesical** faz parte dos primeiros procedimentos que um estudante de Medicina pode realizar durante o estágio prático obrigatório. Como nessas situações é necessário se concentrar na assepsia do procedimento, o conhecimento anatômico básico é fundamental. No **homem**, a colocação do cateter vesical é dificultada pelo comprimento e pelas curvaturas da uretra. Por esse motivo, as curvaturas da uretra devem ser compensadas pelo posicionamento apropriado do pênis, para evitar perfurações do tecido prostático, que são dolorosas e podem sangrar muito. Inicialmente, o cateter é introduzido na uretra, enquanto o pênis do paciente é erguido em decúbito dorsal (→ Figura 7.64), para compensar a curvatura da parte esponjosa da uretra. Assim, o cateter pode ser introduzido até a segunda curvatura na passagem para a parte membranácea da uretra. Nesse momento, o pênis é colocado para baixo entre os membros inferiores, para evitar perfuração da uretra esponjosa (→ Figura 7.62). O cateter pode então ser empurrado até a bexiga, o que deve ser feito com cuidado para não ferir a próstata localizada em torno da parte prostática da uretra, o que pode levar a estenoses cicatriciais.

A inserção de um **cateter vesical em mulheres** é muito mais fácil devido ao trajeto reto da uretra feminina, que é bem mais curta. No entanto, é preciso localizar a abertura da uretra no vestíbulo da vagina, **anterior** à abertura da vagina.

7 Mecanismos de Fechamento da Bexiga Urinária

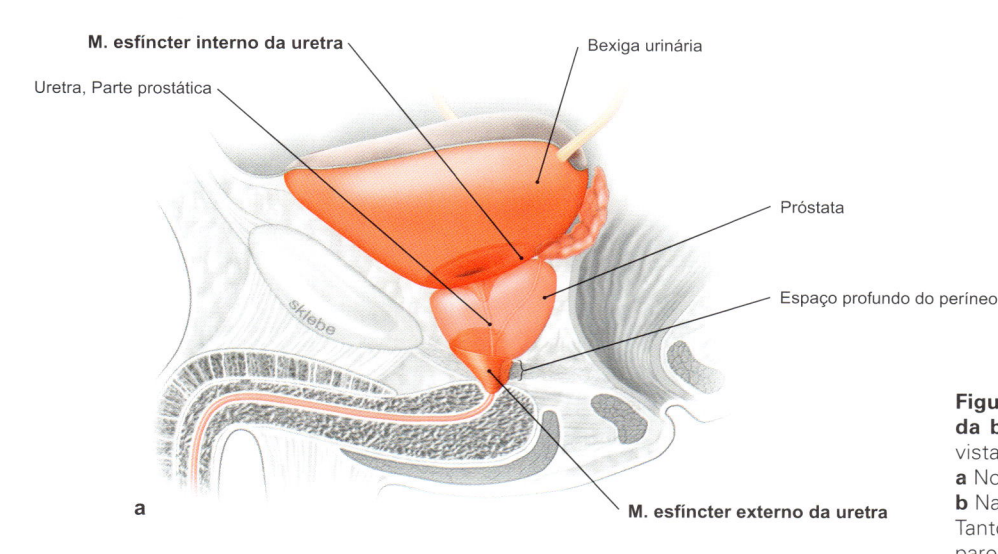

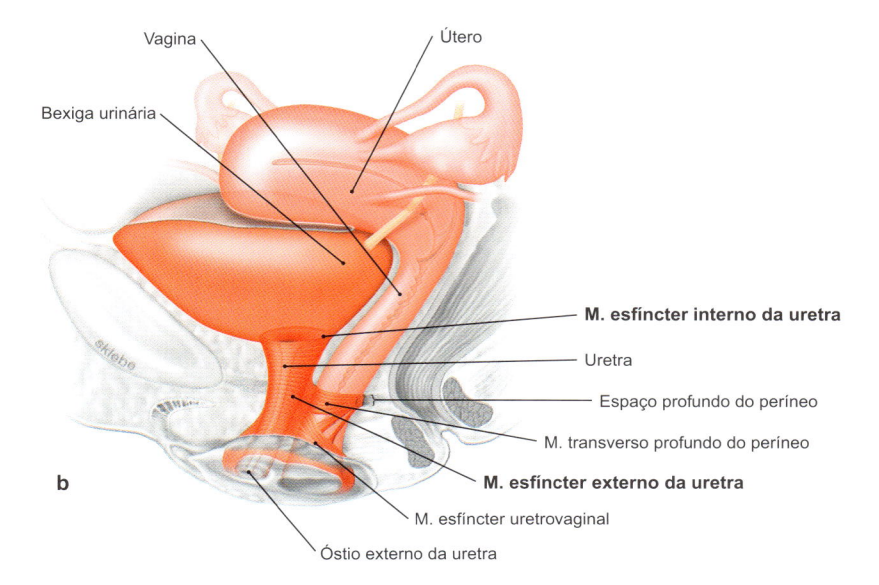

Figura 7.66a e b Mecanismos de fechamento da bexiga urinária e da uretra; corte mediano; vista pelo lado esquerdo. [S700-L238]
a No homem.
b Na mulher.

Tanto os feixes musculares da musculatura lisa na parede da uretra quanto a musculatura estriada esquelética na região do períneo estão envolvidos nos mecanismos de fechamento:

- **Musculatura lisa** da camada muscular circular da **uretra** ("músculo esfíncter interno da uretra"): não é observado um esfíncter verdadeiro do ponto de vista morfológico
- **M. esfíncter externo da uretra:** no homem, é uma subdivisão do músculo transverso profundo do períneo, mas na mulher não forma um músculo claramente delimitável.

Além disso, o formato do **assoalho da pelve (diafragma da pelve)** também é crucial para a continência urinária, uma vez que ele sustenta a bexiga urinária.

Durante a **micção**, a musculatura lisa da parede da bexiga urinária (M. detrusor da bexiga) se contrai, ativada pela parte sacral da parte parassimpática da divisão autônoma do sistema nervoso. Em seguida, o diafragma da pelve relaxa, de modo que a bexiga urinária se posiciona mais profundamente, e o tônus da musculatura lisa e da musculatura estriada do esfíncter diminui.

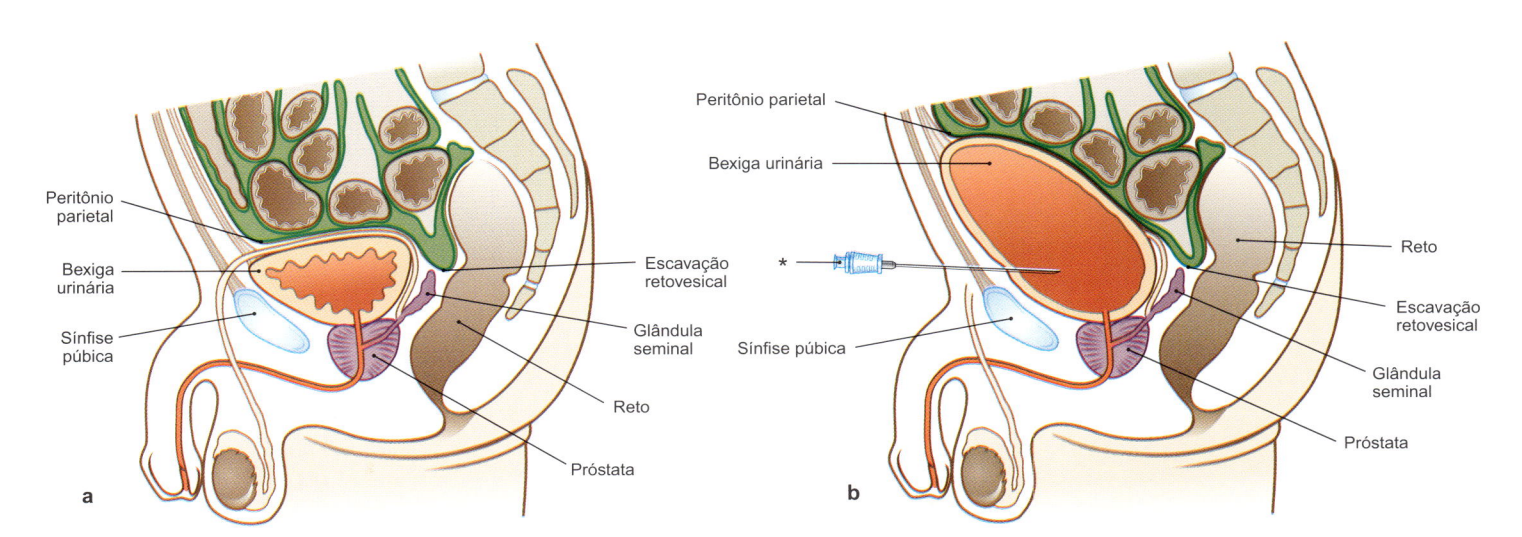

Figura 7.67a e b Bexiga urinária; corte mediano esquemático; vista pelo lado esquerdo. [S700-L126]
a Bexiga quase vazia.
b Bexiga cheia.

A bexiga urinária encontra-se em posição subperitoneal e é recoberta, em sua face superior, pelo peritônio parietal. No estado vazio, encontra-se predominantemente atrás da sínfise púbica. No estado cheio, projeta-se acima do púbis e pode ser puncionada sem que a cavidade peritoneal seja perfurada (**cateter vesical suprapúbico**).

*Agulha de punção

Reto e Canal Anal

Projeção do Reto e do Canal Anal

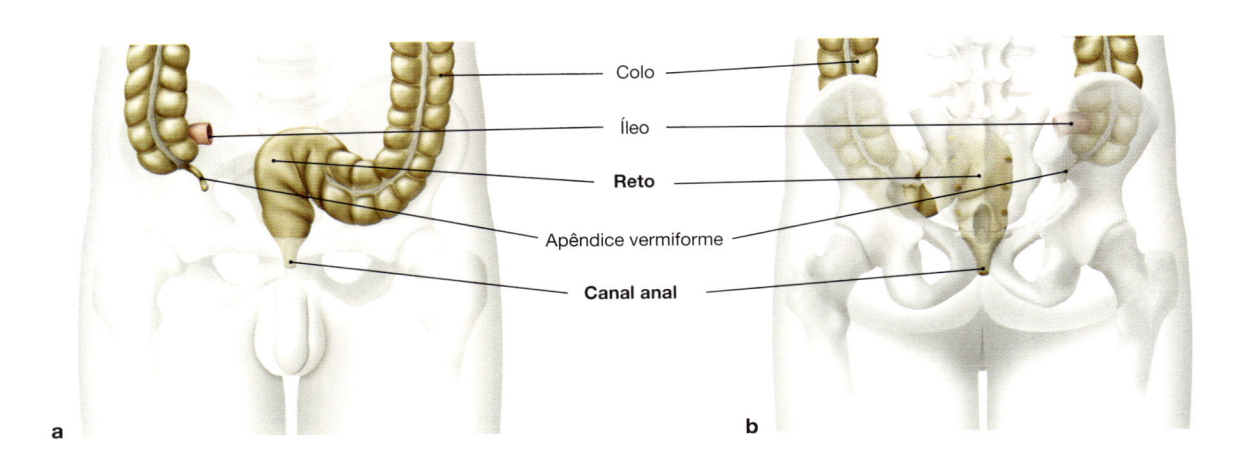

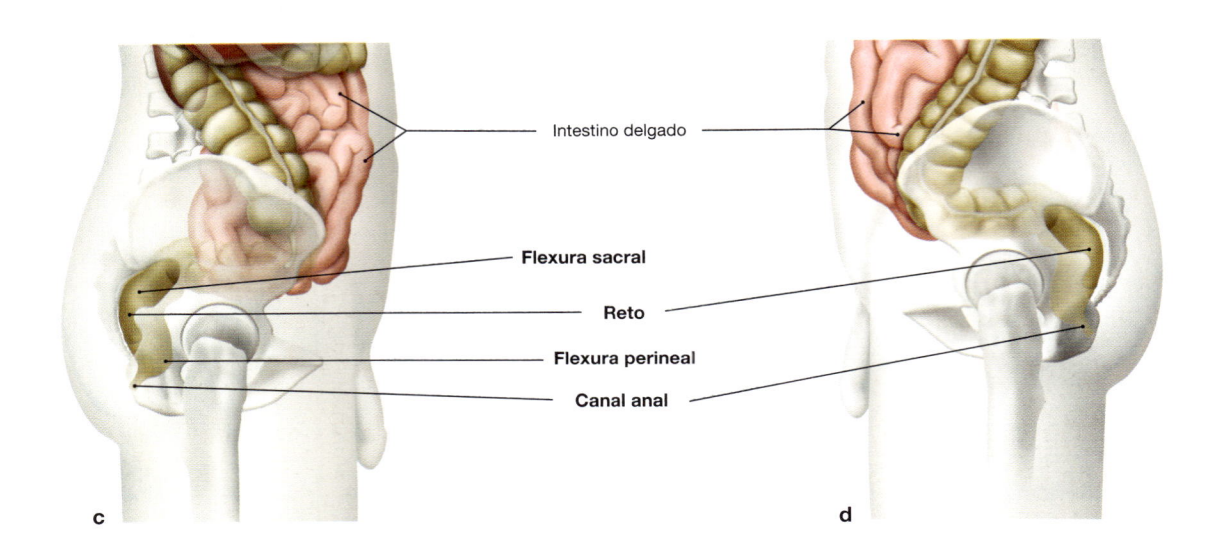

Figura 7.68a-d Projeção do reto e do canal anal na superfície do corpo. [S700-L275]
a Vista anterior.
b Vista posterior.
c Vista lateral direita.
d Vista lateral esquerda.
O **reto** e o **canal anal** são os dois segmentos finais do intestino grosso. Como os dois estão localizados na pelve menor, exibem condições diferenciadas em termos de artérias, veias e nervos e devem ser abordados separadamente como órgãos pélvicos.

O reto se inicia na altura da vértebra S II ou S III e termina no diafragma da pelve, que é atravessado pelo canal anal. No plano sagital, o reto apresenta duas flexuras: a **flexura sacral**, convexa e em direção posterior, e a **flexura perineal**, convexa e em direção anterior. A parte superior do reto até a flexura sacral encontra-se em **posição secundariamente retroperitoneal**, enquanto a parte distal e o canal anal se encontram no **espaço subperitoneal**.

Posição do Reto e do Canal Anal

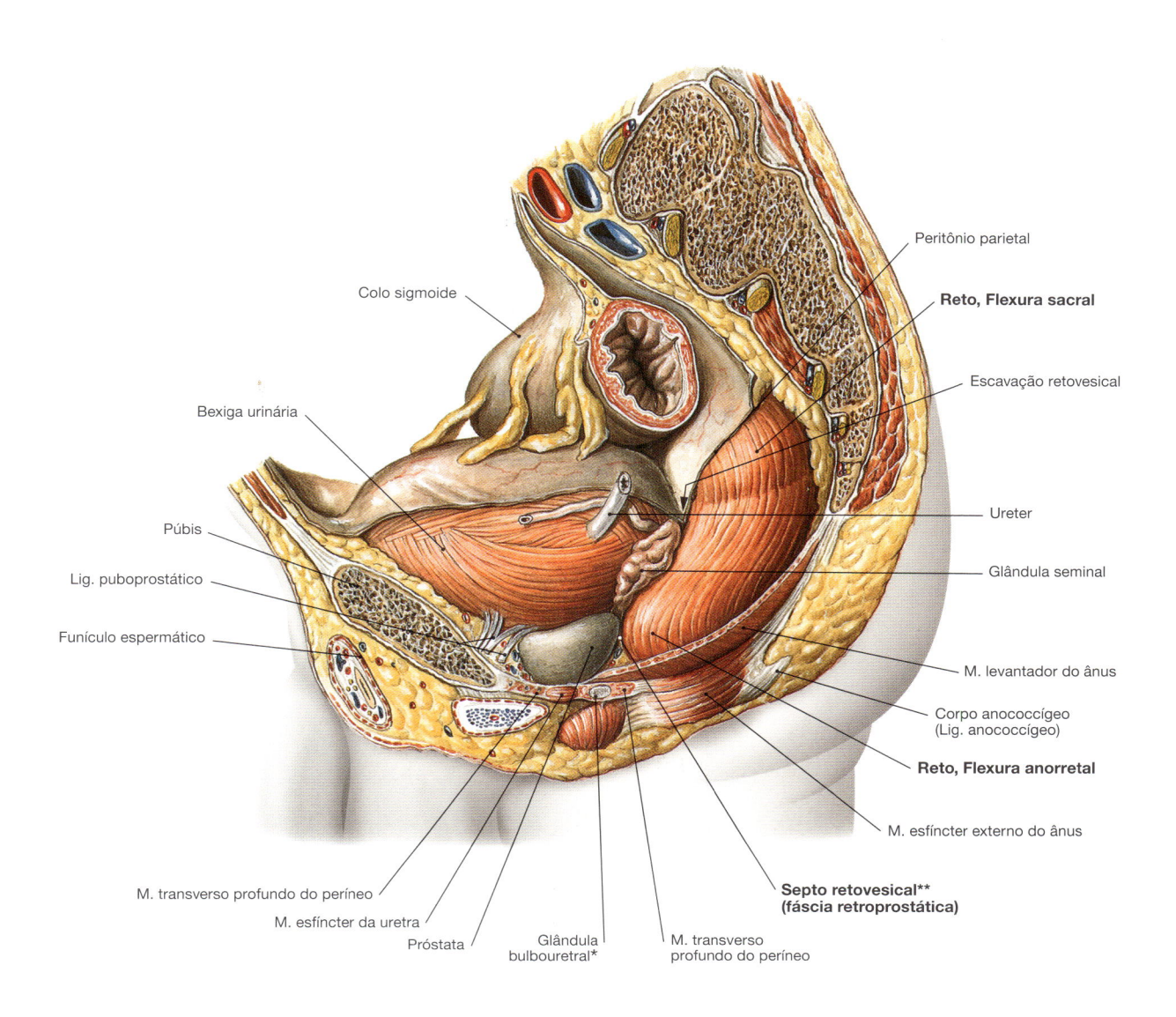

Figura 7.69 Reto e canal anal na pelve masculina; vista pelo lado esquerdo. [S700]
A figura mostra as duas flexuras do reto no plano sagital. Em seu segmento superior, de posição secundariamente retroperitoneal, o reto acompanha a curvatura do sacro e forma a **flexura sacral**, **convexa** e em direção **posterior**. Em seguida, o reto perde sua cobertura pelo peritônio parietal e se estende pelo espaço subperitoneal. Nele se dobra para trás e, com isso, forma a **flexura perineal**, **convexa** e em direção **anterior**. Após passar pelo diafragma da pelve, o reto continua como canal anal. No homem, a parede anterior do reto estabelece contato com a parede posterior da bexiga urinária e com as glândulas seminais, e mais inferiormente com a próstata. Deste modo, o reto fica separado da próstata apenas pelo **septo retovesical** (**epônimo: fáscia de Denonvillier). Na mulher, o reto está muito próximo da face posterior da vagina e, neste local, está separado da vagina apenas pela fáscia retovaginal (→ Figura 7.166).

* Epônimo: Glândula de Cowper

Correlações clínicas

Como o reto está separado da próstata apenas pelo septo retovesical (fáscia de Denonvillier), ela é acessível para o diagnóstico de algumas doenças por meio do **exame retal**. Devido à elevada frequência do adenoma benigno da próstata (hiperplasia prostática benigna) e do tumor maligno de próstata, o toque retal deve fazer parte de um exame físico completo em todos os homens acima dos 50 anos.

Reto e Canal Anal

Localização do Reto no Mesorreto

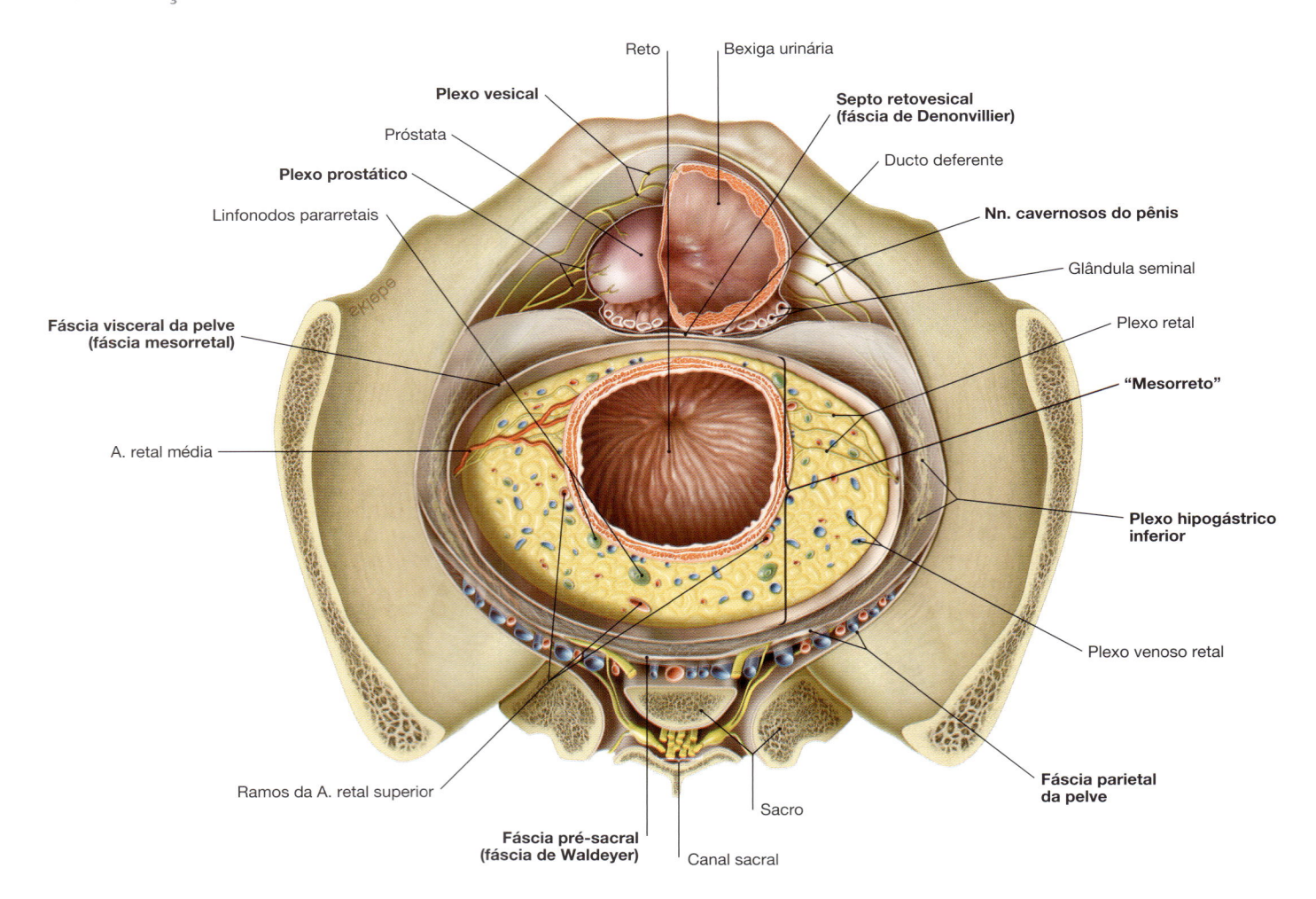

Figura 7.70 Relações da posição do reto na pelve masculina; representação semiesquemática; vista superior. [S702-L238]/[G1060-002]

Em diversos locais, a pelve menor contém tecido conjuntivo compacto, também denominado **fáscia**. Esse tecido tem grande relevância clínica. Infelizmente, a fáscia não pode ser representada em corpos fixados convencionalmente com formalina. Portanto, sua disposição será explicada com base nesse diagrama.

A pelve óssea é revestida internamente por uma **fáscia parietal**, que é uma continuação da fáscia transversal da parede abdominal. Sua parte dorsal na face ventral do sacro é chamada de **fáscia inferior do diafragma da pelve** (clinicamente: **fáscia de Waldeyer**). A fáscia inferior do diafragma da pelve consiste em várias camadas, porque a fáscia do tecido conjuntivo parietal é sobreposta pela **fáscia de Toldt**, que se forma quando o reto é deslocado de sua posição intraperitoneal para subperitoneal durante o desenvolvimento. O próprio reto é envolvido por uma fáscia visceral chamada de **fáscia mesorretal**, que circunda o reto junto com o tecido adiposo e as vias vasculares que o cercam. O espaço delimitado pela fáscia mesorretal* é clinicamente chamado de **mesorreto**. A designação reflete o resultado de estudos recentes, uma vez que o mesorreto, apesar de sua localização subperitoneal, deve ser considerado uma duplicação peritoneal e, portanto, a extremidade caudal do mesentério, cuja extremidade cranial representa o mesogástrio. Lateral ao mesorreto estende-se o **plexo hipogástrico inferior**, responsável pela inervação autônoma de todos os órgãos pélvicos. A trama nervosa é envolvida pela fáscia parietal.

No mesorreto, o reto tem contato anterior com o lado posterior da bexiga urinária, sobre a qual estão situadas as glândulas seminais no homem. Em posição mais caudal, o reto é separado da próstata por outra fáscia fina, o **septo retovesical** (clinicamente conhecido como **fáscia de Denonvillier**).

*N.R.T.: A fáscia mesorretal não é um termo reconhecido pela Terminologia Anatômica, sendo usado principalmente por cirurgiões e radiologistas para estadiamento de câncer de reto. A fáscia mesorretal é uma camada de tecido conjuntivo que circunda a gordura perirretal.

Correlações clínicas

O mesorreto é importante na cirurgia coloproctológica, uma vez que a fáscia mesorretal é uma estrutura limitante na cirurgia do **carcinoma retal**. Ela possibilita a ressecção do reto e de seus linfonodos regionais com baixo sangramento (**excisão mesorretal total, EMT**). O plexo hipogástrico inferior situa-se fora da fáscia mesorretal. Ele é importante para a continência urinária e fecal e, no homem, é necessário para ereção e ejaculação. Na mulher, é importante para a função do corpo cavernoso e das glândulas de Bartholin dos órgãos genitais externos, e não é lesionado, uma vez que está integrado à fáscia parietal. [E393]

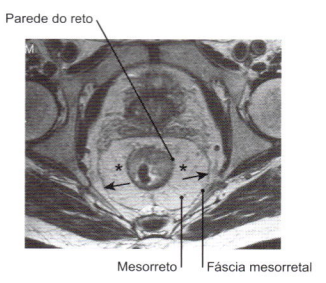

Ressonância magnética ponderada em T2. O mesorreto (representado pelos asteriscos) é o espaço dentro da fáscia mesorretal (setas).

Estrutura do Reto e do Canal Anal

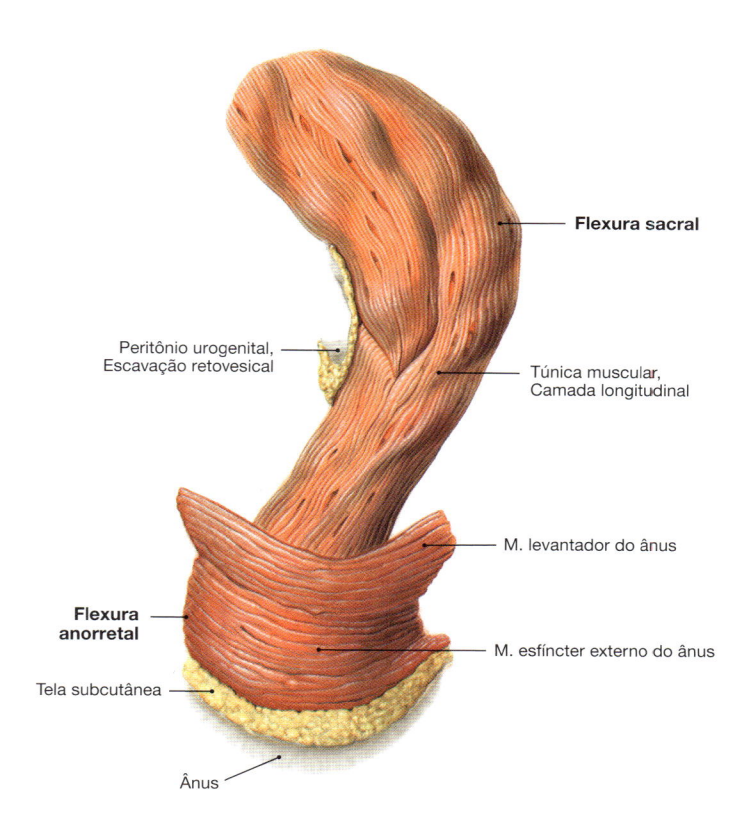

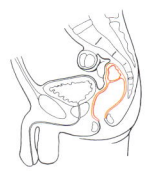

Figura 7.71 Reto; vista pelo lado esquerdo. [S700]
O reto forma superiormente a **flexura sacral**, convexa em direção posterior, e inferiormente a **flexura anorretal**, convexa em direção anterior, ao passar através do M. levantador do ânus do diafragma da pelve.

Em comparação com o colo, a túnica muscular apresenta, além da camada circular interna, uma **camada longitudinal** externa completa.

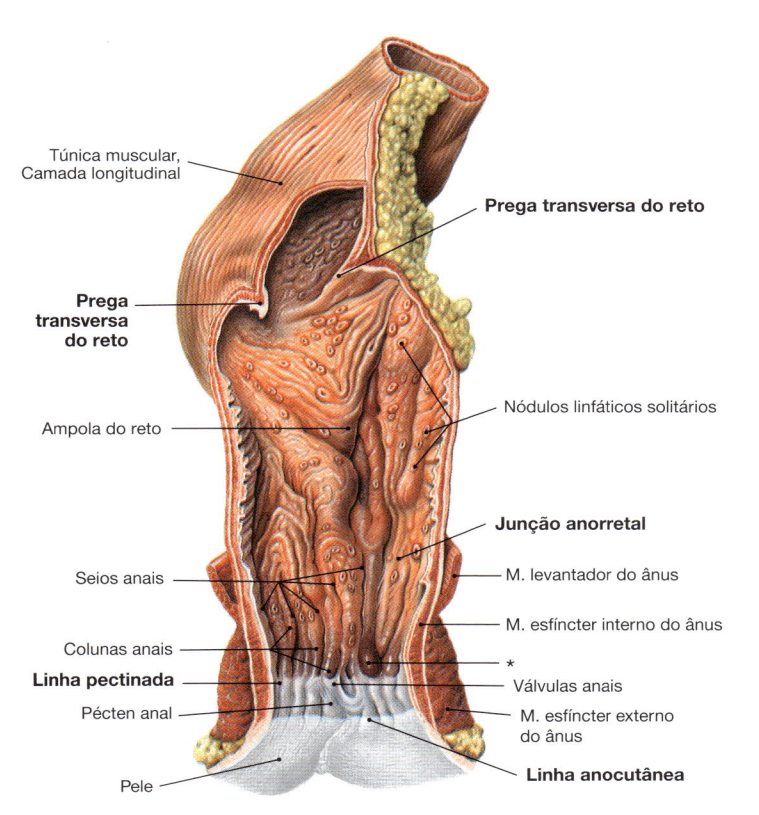

Figura 7.72 Reto e canal anal; vista anterior. [S700]
Na face interna são encontradas as pregas transversas do reto. Uma das até três pregas é palpável (a **prega de Kohlrausch**), em posição relativamente constante, 6 a 7 cm acima do ânus. Abaixo dessa prega, o reto se dilata para formar a ampola do reto. A linha anorretal forma a transição com o canal anal, consistindo na passagem das pregas transversais do reto para as pregas longitudinais do canal anal. Não é uma linha verdadeira, como seria em uma região de transição (junção anorretal).

O **canal anal** propriamente é dividido em **três segmentos**:
- **Zona colunar:** contém de 6 a 10 pregas longitudinais (as colunas anais), que se apresentam elevadas devido ao plexo venoso retal
- **Pécten anal:** devido ao epitélio estratificado pavimentoso não queratinizado, a túnica mucosa apresenta uma zona esbranquiçada (zona alba); o limite superior desse segmento é marcado pela **linha pectinada**, de aspecto serrilhado. As válvulas anais, em localização inferior, encontram-se com o epitélio estratificado esbranquiçado que recobre as pregas longitudinais (colunas anais), em localização superior
- **Zona cutânea:** revestimento externo de pele delgada, que é delimitado pela linha anocutânea, pouco nítida.

* Mamilo hemorroidário

7 Reto e Canal Anal

Estrutura do Canal Anal

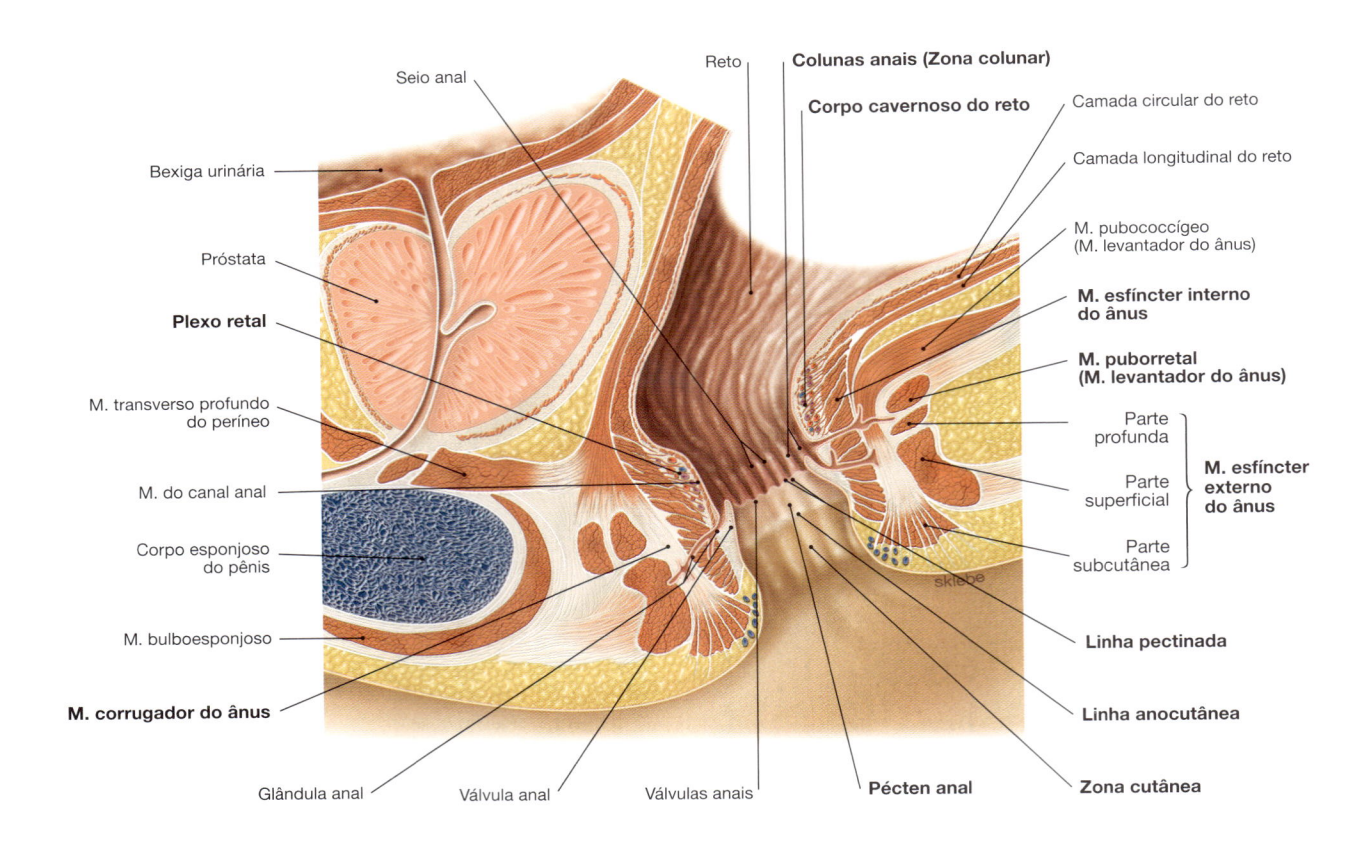

Figura 7.73 Reto e canal anal no homem; corte mediano; vista pelo lado esquerdo. [S702-L238]/[B500]/[G1078]

A figura ilustra os segmentos do canal anal e a estrutura do órgão de continência. O canal anal está dividido em **três segmentos** (→ Figura 7.72).

Na região da **linha pectinada**, que marca o limite entre a zona colunar e o pécten anal, as regiões de suprimento das estruturas vasculonervosas mudam, de forma semelhante à que ocorre na flexura esquerda do colo, do ponto de vista do desenvolvimento. Por isso, a linha pectinada é uma importante linha de orientação no canal anal.

O canal anal tem um **órgão de continência**, controlado pelo sistema nervoso central, composto pelo ânus, pelos músculos esfinctéricos e pelo plexo venoso retal. O ânus é fechado externamente por contração tônica durante a defecação. O plexo retal, suprido pela A. retal superior, impede o extravasamento de fezes e gases.

Entre os **músculos que participam do órgão de continência** estão incluídos:
- **M. esfíncter interno do ânus** (musculatura lisa, de ativação simpática e de controle involuntário): continuação da camada muscular circular da túnica muscular
- **M. corrugador do ânus** (musculatura lisa): continuação da camada muscular longitudinal da túnica muscular
- **M. esfíncter externo do ânus** (musculatura estriada esquelética, inervada pelo N. pudendo e de controle voluntário): apresenta diferentes segmentos (partes subcutânea, superficial e profunda)
- **M. puborretal** (musculatura estriada esquelética, inervação somática pelo N. pudendo e inervação autônoma direta pelo plexo sacral): parte do M. levantador do ânus, que forma uma alça posteriormente ao reto e se estende para a frente do reto. Este feixe muscular provoca a formação da flexura perineal e causa o fechamento por meio do dobramento do reto.

→ T 22

Correlações clínicas

Como o reto apresenta pregas transversais e o canal anal apresenta pregas longitudinais (colunas anais) pode-se observar "a olho nu" um **prolapso de reto** ou um **prolapso de ânus**. Ambos podem causar incontinência fecal. Por causa da mudança das regiões de suprimento vasculonervoso, a linha pectinada é uma importante linha de orientação durante **cirurgias de carcinomas do canal anal**. Tumores proximais enviam metástases para os linfonodos da pelve, enquanto carcinomas distais se disseminam, inicialmente, para os linfonodos da região inguinal. A classificação é determinada atualmente de acordo com a distância dos tumores em relação à linha anocutânea. Dilatações patológicas do plexo retal são denominadas **hemorroidas** (→ Figura 7.79, → Figura 7.80). Posteriormente às válvulas anais encontram-se os seios anais, que são invaginações nas quais as glândulas anais desembocam. Essas glândulas podem atravessar os músculos esfíncteres e causar a formação de **fístulas** durante processos inflamatórios, que podem se propagar para a fossa isquioanal.

7 Estrutura do Órgão de Continência

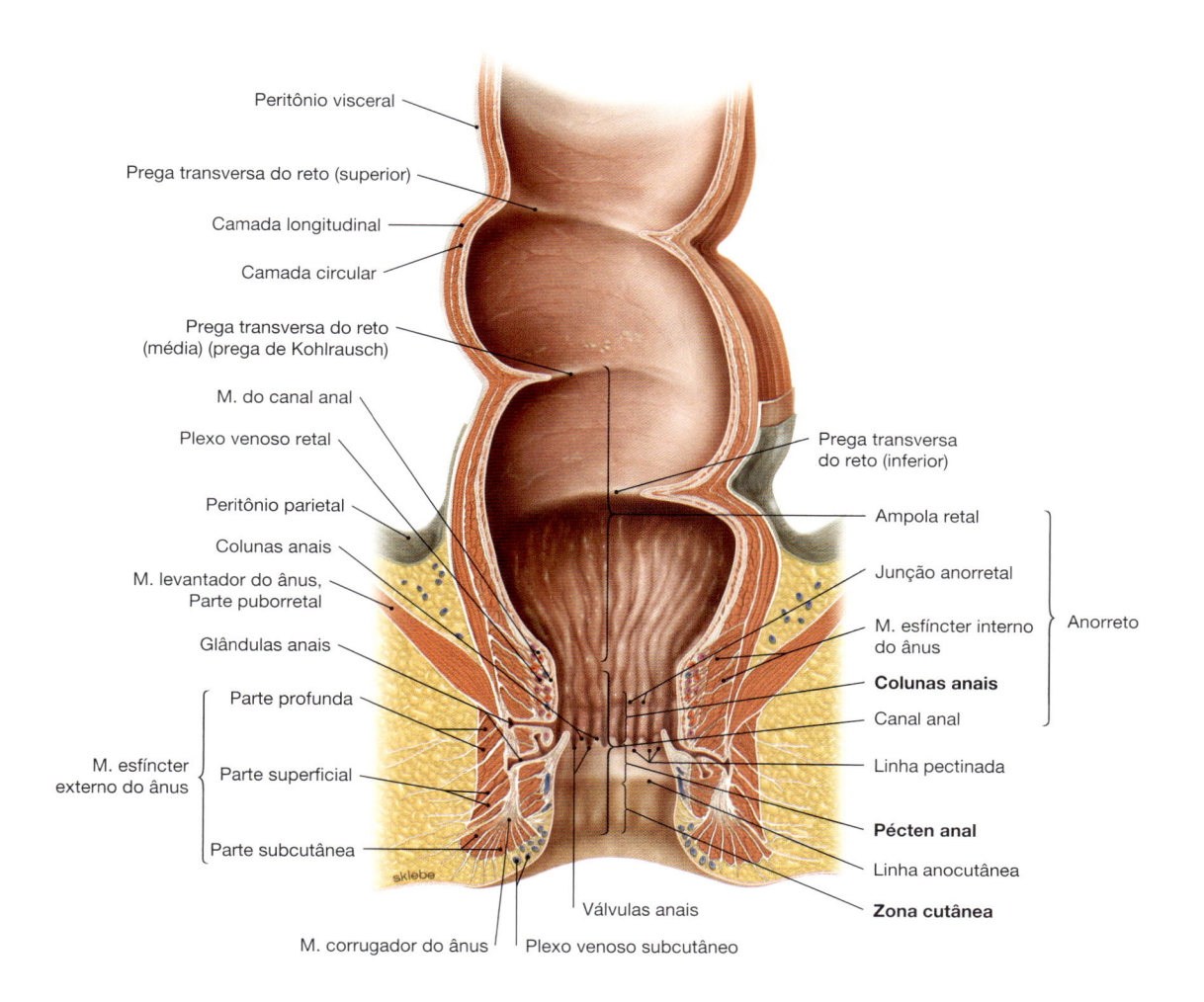

Figura 7.74 Reto e canal anal, com zonas de continência; corte frontal; vista anterior. [S702-L238]

O **órgão de continência** estende-se da ampola do reto até o ânus. O enchimento da ampola leva, via neurônios aferentes e eferentes viscerais nos Nn. esplâncnicos pélvicos, ao desencadeamento de um **reflexo de relaxamento anorretal** decorrente do relaxamento do M. esfíncter interno do ânus. Esse reflexo de relaxamento anorretal resulta em aumento do tônus de todos os músculos oclusores. Os músculos de inervação voluntária possibilitam um controle consciente da continência fecal:

- **M. puborretal:** essa parte do M. levantador do ânus encontra-se em estado de contração contínua
- **M. esfíncter externo do ânus:** exerce função de regulação, uma vez que promove aumento do tônus do M. esfíncter interno do ânus, quando é preciso impedir a defecação voluntária.

Somam-se a esses, os músculos de inervação involuntária, que possibilitam a oclusão inconsciente do órgão de continência:

- **M. esfíncter interno do ânus:** em repouso, promove 70% da capacidade de continência e, portanto, é o **centro da continência fecal**.

Suas fibras permeiam parcialmente o plexo venoso retal e estão ancoradas na mucosa do canal anal. A lâmina muscular da mucosa que recobre a face luminal do plexo venoso retal é denominada **músculo do canal anal***

- **M. corrugador do ânus:** a musculatura longitudinal se insere na pele perianal, puxando-a para dentro.

Os esfíncteres não conseguem ocluir completamente o ânus. Para isso, é necessário o **plexo venoso retal**, situado sob a mucosa e que, irrigado pela A. retal superior, permite a oclusão sem gás (10% da capacidade de continência em repouso). O plexo venoso retal, juntamente com as fibras musculares do M. do canal anal que o permeiam, forma um **órgão de oclusão angiomuscular**.

* N.T.: o músculo do canal anal é uma estrutura microscópica e, portanto, não é objeto de classificação pela Terminologia Anatômica, embora seja lembrado em livros de técnicas de imagem (= *M. submucosa ani*) e de anatomia (p. ex., Wurzinger).

Reto e Canal Anal

Artérias do Reto e do Canal Anal

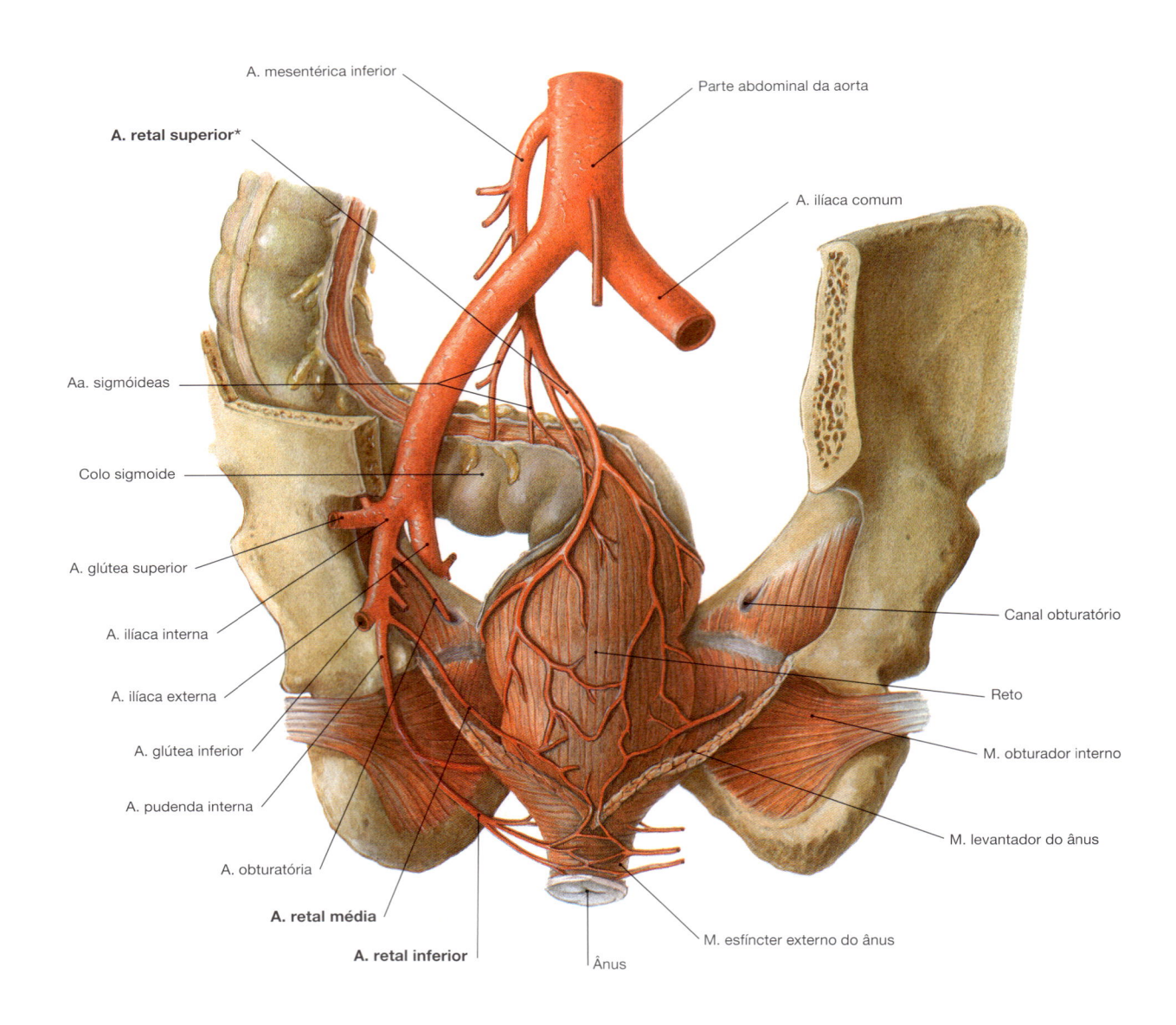

Figura 7.75 Artérias do reto (Aa. retais); vista posterior. [S700]
O reto e o canal anal são supridos por três artérias:
- **A. retal superior** (ímpar): ramo da A. mesentérica inferior. Irriga a maior parte do reto, bem como o canal anal acima da linha pectinada, sendo responsável pelo enchimento do **plexo venoso retal**
- **A. retal média** (par, geralmente unilateral e, às vezes, inexistente): ramo da A. ilíaca interna, acima do diafragma da pelve (M. levantador do ânus). Se existente, irriga apenas uma pequena área da parte inferior do reto
- **A. retal inferior** (par): ramo da A. pudenda interna, abaixo do diafragma da pelve. A artéria irriga os **músculos esfíncteres do canal anal** e a mucosa sob a linha pectinada.

O limite entre a região de suprimento da A. mesentérica inferior e a A. ilíaca interna é a região da **linha pectinada**, onde ocorre a formação de numerosas anastomoses entre as diferentes artérias. A A. retal superior é o último ramo da A. mesentérica inferior. Ela emite um ramo que se anastomosa com as Aa. sigmóideas. A partir deste local (ponto de Sudeck [*]), ela é uma artéria terminal. O plexo venoso retal é suprido, predominantemente, pela A. retal superior. Consequentemente, os sangramentos derivados das hemorroidas, que representam vasos dilatados do plexo venoso retal, são arteriais, e, assim, manifestam-se pela sua cor vermelho-clara.

Veias do Reto e do Canal Anal

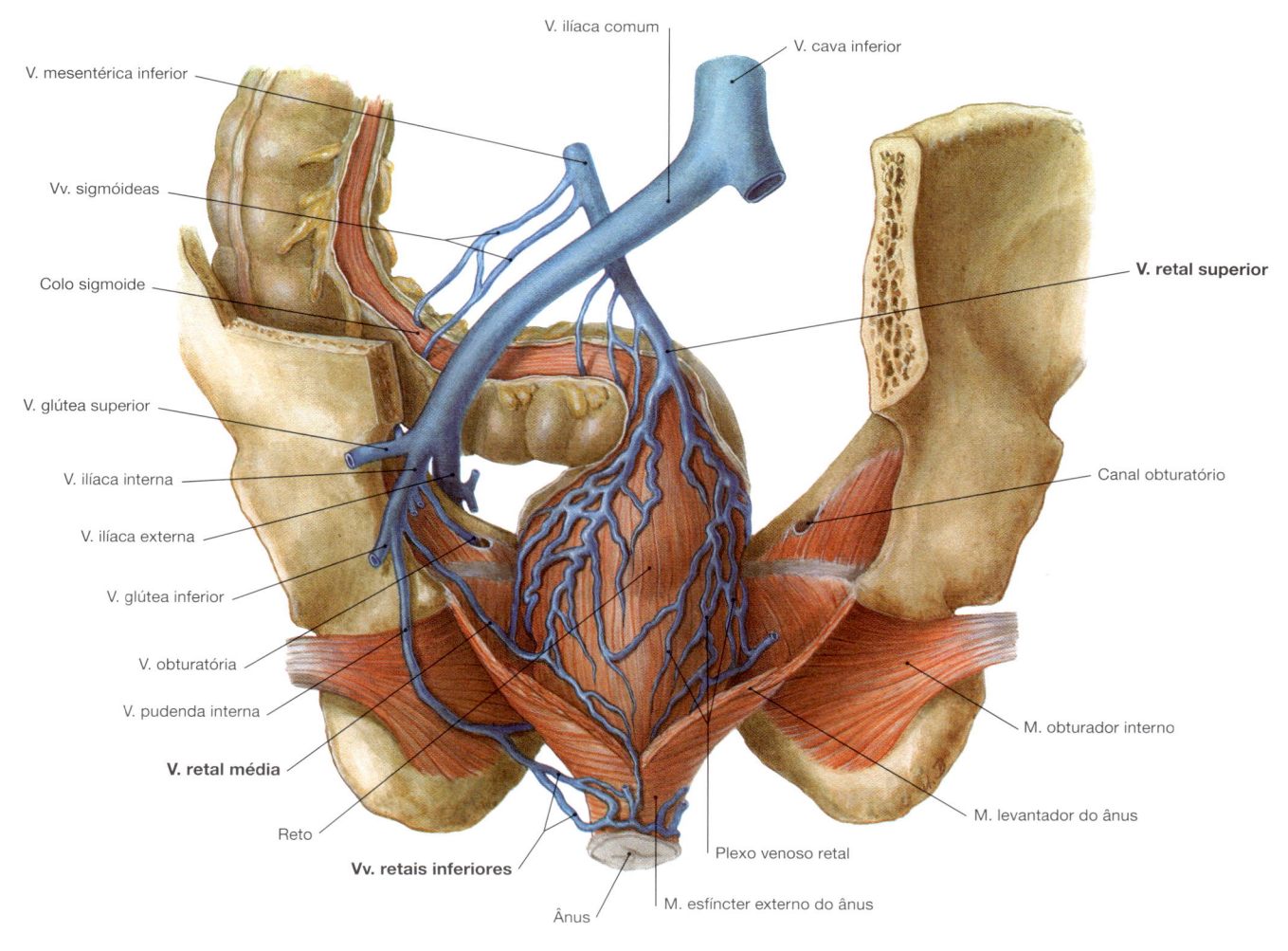

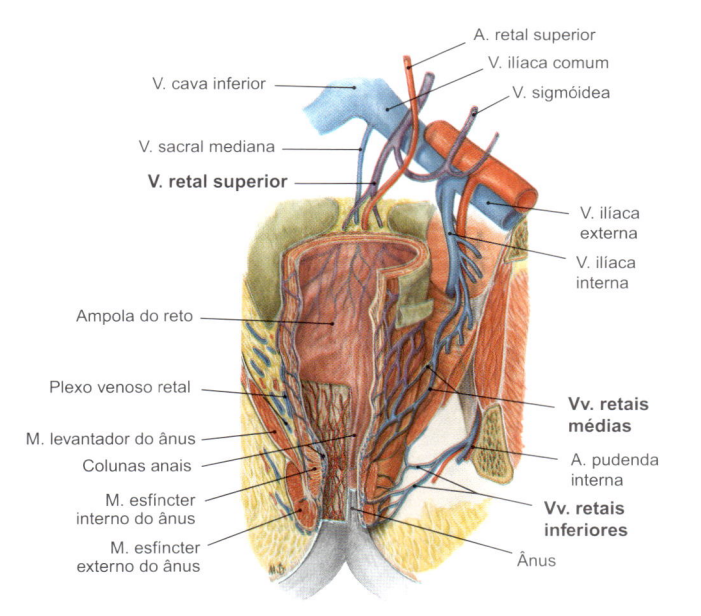

Figura 7.76 Veias retais; vista posterior. [S700]
De modo correspondente às artérias, o sangue é drenado do reto e do canal anal por três veias:
- **V. retal superior** (ímpar): conexão através da V. mesentérica inferior com a V. porta do fígado
- **V. retal média** (par): conexão através da V. ilíaca interna com a V. cava inferior
- **V. retal inferior** (par): conexão através da V. pudenda interna e da V. ilíaca interna com a V. cava inferior

O limite entre a área de drenagem da V. porta do fígado e a V. cava inferior é a região da linha pectinada. Entretanto, existem aqui numerosas conexões.

Figura 7.77 Suprimento venoso do reto e do canal anal; vista anterior. As tributárias para a V. porta do fígado estão representadas em roxo e para a V. cava inferior estão representadas em azul. [S700]
A figura mostra que as áreas de drenagem para a veia porta do fígado (veia retal superior) e para a veia cava inferior (veias retais médias e veias retais inferiores) se anastomosam extensivamente entre si.

Correlações clínicas

Se houver aumento da pressão na circulação porta (**hipertensão porta**), por exemplo, como na cirrose do fígado, o sangue pode chegar à veia cava inferior (**anastomoses portocava**) por conexões entre as veias retais superior e inferior. Isso não causa hemorroidas. Portanto, esses compostos são clinicamente sem relevância patológica. Ao prescrever supositórios deve-se ter em mente que os ingredientes ativos são introduzidos na circulação sistêmica pelas veias do canal anal inferior sem passar pelo fígado, que de outra forma os degradaria parcialmente e excretaria os ingredientes ativos.

Reto e Canal Anal

Inervação do Reto e do Canal Anal

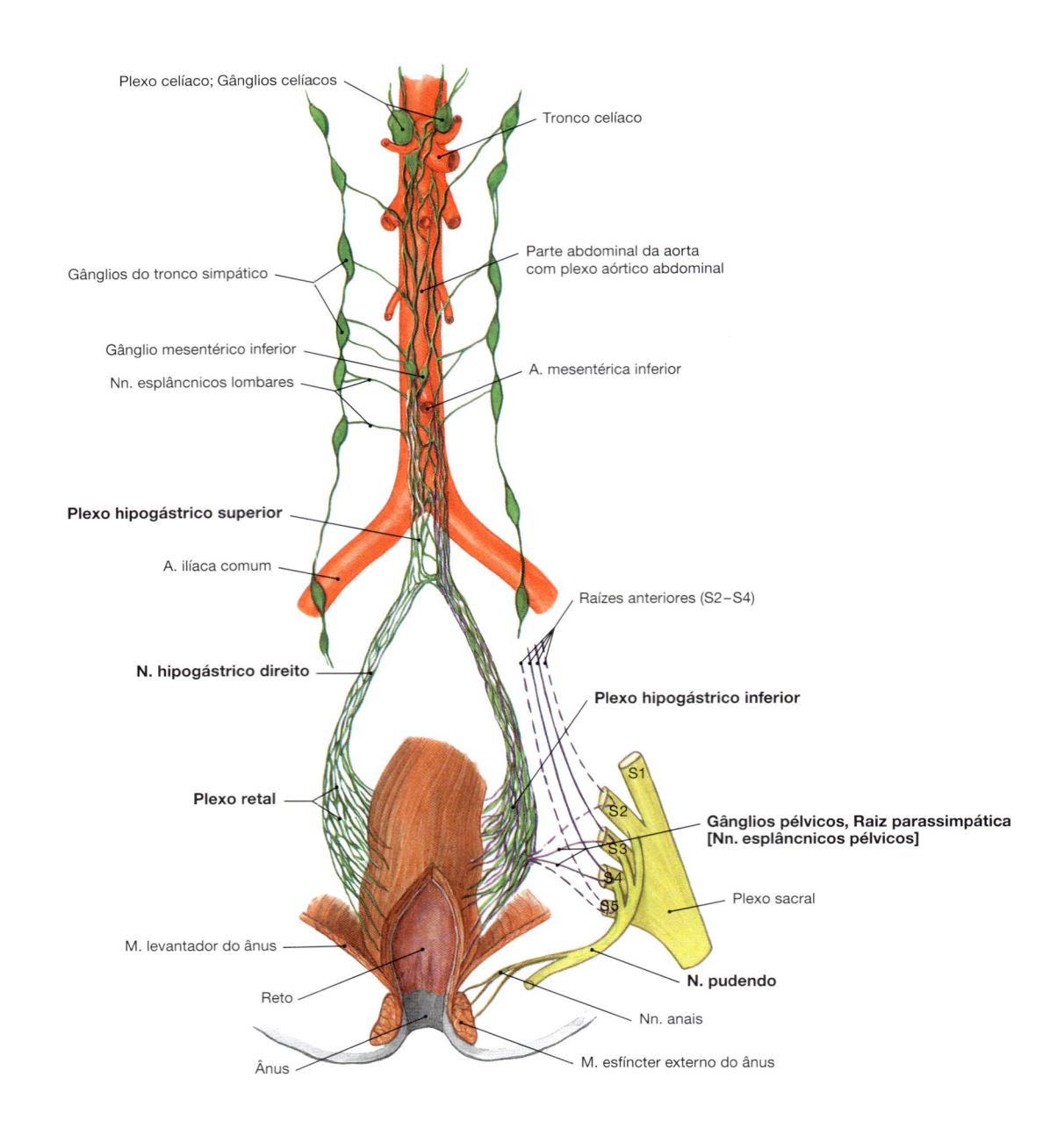

Figura 7.78 Inervação do reto e do canal anal; vista anterior; representação esquemática. O plexo retal contém fibras nervosas simpáticas (em verde) e parassimpáticas (em roxo). [S700]

O plexo retal é uma continuação do plexo hipogástrico inferior. As **fibras nervosas simpáticas** pré-ganglionares (T10-L3) descem do plexo aórtico abdominal através do plexo hipogástrico superior, e a partir dos gânglios sacrais do tronco simpático, por meio dos Nn. esplâncnicos sacrais, fazem conexões sinápticas com os neurônios pós-ganglionares, predominantemente, no **plexo hipogástrico inferior**. As fibras nervosas pós-ganglionares formam o **plexo retal** para suprir o reto e o canal anal. As fibras simpáticas ativam os músculos esfinctéricos.

As **fibras nervosas parassimpáticas** pré-ganglionares estendem-se a partir da parte sacral da parte parassimpática (S2-S4), por meio dos **Nn. esplâncnicos pélvicos**, para os gânglios do **plexo hipogástrico inferior**. Ali ou nas imediações do intestino, fazem conexões sinápticas com neurônios pós-ganglionares, cujas fibras nervosas promovem o peristaltismo e inibem os músculos esfinctéricos (M. esfíncter interno do ânus), de modo a permitir a defecação.

A inervação autônoma termina aproximadamente na região da linha pectinada. O segmento inferior do canal anal recebe inervação somática por meio de fibras sensoriais do **N. pudendo**. Por isso, os carcinomas anais originados do segmento superior do canal anal são geralmente indolores, enquanto os carcinomas do segmento inferior são dolorosos. Além disso, fibras motoras do N. pudendo ativam o M. esfíncter externo do ânus e o M. puborretal e possibilitam, assim, a contração voluntária do ânus.

Hemorroidas

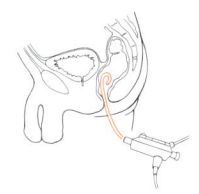

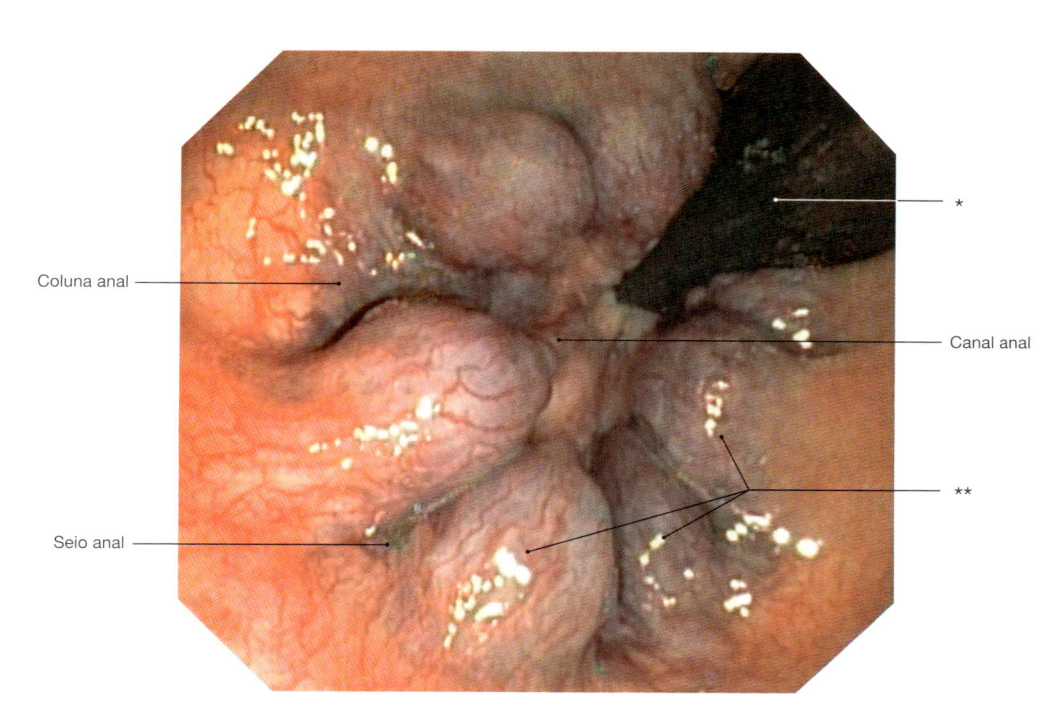

Figura 7.79 Canal anal; retoscopia; vista superior. [S700-T901]
Observam-se seis mamilos hemorroidários nitidamente aumentados.

* Colonoscópio
** Três mamilos hemorroidários

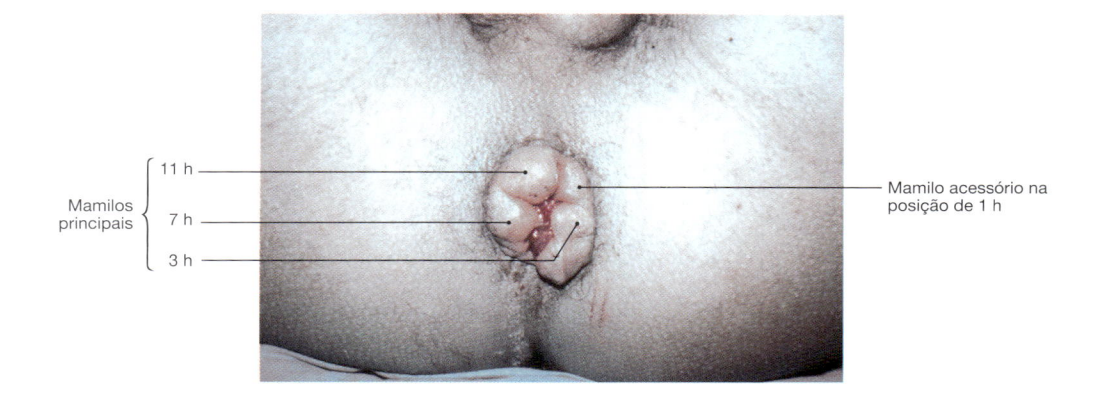

Labels: Coluna anal; Canal anal; Seio anal

Figura 7.80 Hemorroidas do estágio IV; vista inferior na posição de litotomia, na qual o paciente se deita em decúbito dorsal, e o examinador observa o períneo. [O892, M526]
A posição dos mamilos hemorroidários está indicada de modo semelhante às horas do mostrador de um relógio. Devido ao padrão de ramificação dos ramos principais da A. retal superior, são formados os chamados mamilos principais, geralmente nas posições de 3 h, 7 h e 11 h. Além desses, podem existir "mamilos acessórios", que correspondem aos ramos acessórios que se originam dos ramos principais. Neste caso, um mamilo acessório está formado aqui na posição de 1 h.

Labels: Mamilos principais {11 h, 7 h, 3 h}; Mamilo acessório na posição de 1 h

Correlações clínicas

As **hemorroidas** são dilatações patológicas das veias anorretais submucosas e ocorrem frequentemente. As causas são ainda pouco claras, mas parecem estar associadas aos hábitos alimentares nos países industrializados (muita gordura, pouca fibra). As hemorroidas podem ser classificadas em diferentes **estágios**:
- Estágio I: visível apenas com o endoscópio
- Estágio II: manifestam-se externamente sob esforço, porém retornam para o interior do canal anal
- Estágio III: manifestam-se espontaneamente, porém podem ser reduzidas por compressão digital
- Estágio IV: não podem mais ser reduzidas.

A partir do estágio II devem ser tratadas: por meio de esclerose ou por ligadura com faixa elástica (estágio II) ou ainda, por meio de ressecção cirúrgica (estágios III e IV).

Órgãos Genitais Masculinos

Órgãos Genitais Externos Masculinos

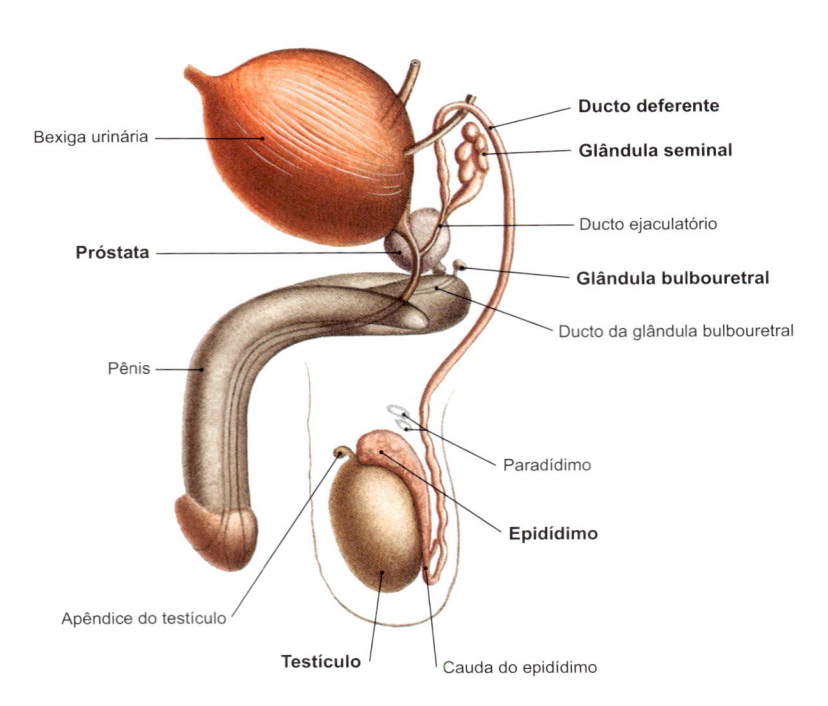

Figura 7.81 Órgãos genitais externos masculinos; apresentação esquemática, vista anterior. [S700]
Os órgãos genitais masculinos se dividem em externos e internos (→ Figura 7.90).
Os **órgãos genitais externos** incluem:
- O pênis
- A uretra masculina
- O escroto.

Os órgãos genitais externos são os **órgãos sexuais**. O pênis é o órgão da relação sexual.
A uretra foi descrita junto com as vias urinárias (→ Figura 7.61, → Figura 7.62).

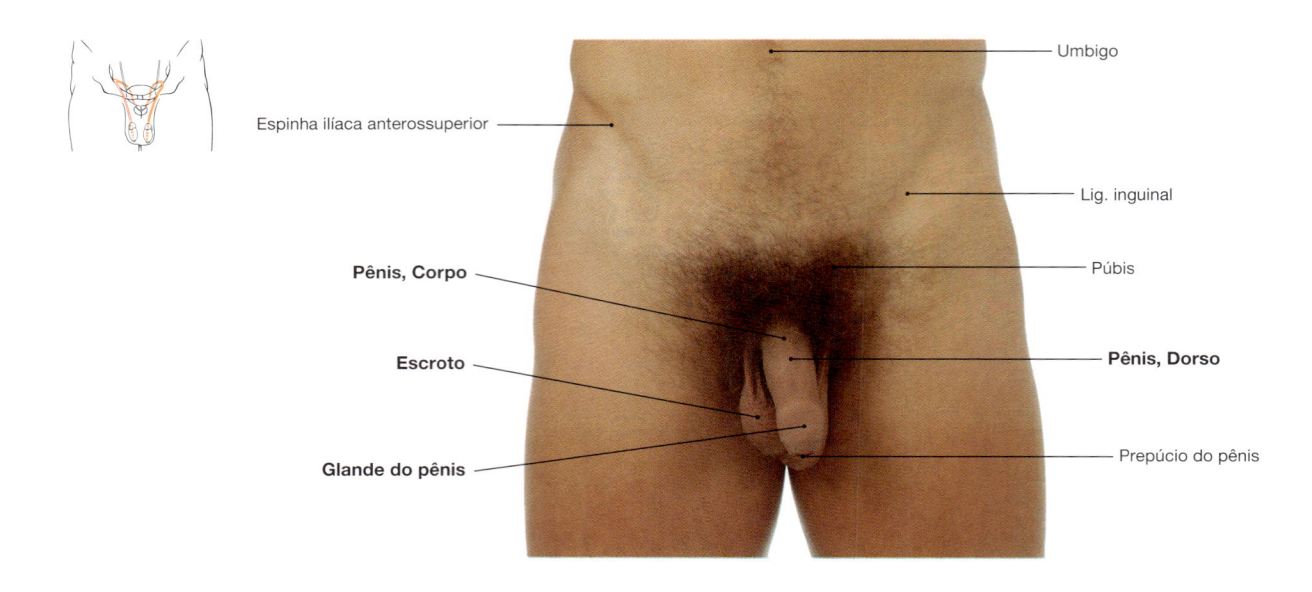

Figura 7.82 Órgãos genitais masculinos externos; vista anterior. [S700]
Apenas o pênis e o escroto pertencem aos órgãos genitais masculinos externos. Os testículos e o epidídimo, por outro lado, fazem parte dos órgãos genitais internos, embora fiquem fora da cavidade pélvica depois que o testículo desce durante o desenvolvimento. Não se trata de uma questão anatômica, pois as diferenças de desenvolvimento têm consequências clinicamente importantes para as áreas de suprimento das vias, como explicado no caso da drenagem linfática.

Desenvolvimento dos Órgãos Genitais Masculinos Externos

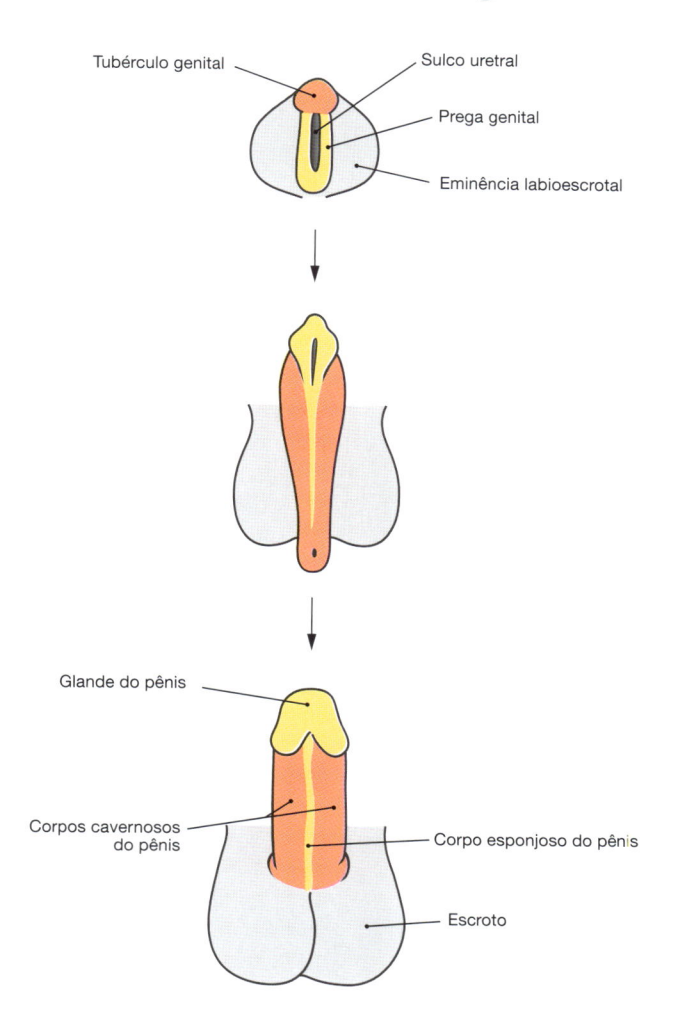

Figura 7.83 Desenvolvimento dos órgãos genitais masculinos externos. [S700-L126]/[G1060-002]

Os órgãos genitais externos desenvolvem-se a partir da parte caudal do seio urogenital. Este seio é derivado da cloaca do intestino primitivo e forma, dentre outros, a bexiga urinária e partes da uretra (→ Figura 7.29). Além disso, o ectoderma e seu tecido conjuntivo subjacente (mesênquima) também estão envolvidos. Inicialmente, em ambos os sexos, os órgãos genitais externos desenvolvem-se com o mesmo aspecto (estágio sexual indiferenciado). Em seguida, a parede anterior do seio urogenital se aprofunda para formar o **sulco uretral**, sendo delimitado, em ambos os lados, pelas **pregas genitais**. Lateralmente a essas pregas, encontram-se as **eminências labioescrotais** e, na margem anterior do sulco, o **tubérculo genital**.

Em seguida, no homem, o **tubérculo genital** se desenvolve no **pênis** (corpos cavernosos), sob a influência dos hormônios sexuais masculinos produzidos pelos testículos (testosterona). As **pregas urogenitais** fecham-se ao longo do sulco uretral e formam o corpo esponjoso e a **glande do pênis**. Em função disso, forma-se simultaneamente a parte esponjosa da **uretra**. A parte prostática e a parte membranácea originam-se do seio urogenital, em uma porção mais proximal. As **eminências labioescrotais** crescem e se unem para formar o **escroto**.

Correlações clínicas

Quando o fechamento do sulco uretral é incompleto, o óstio externo da uretra não se encontra na glande do pênis, mas em posição mais proximal. Na **hipospadia** (→ Figura a), a uretra desemboca na face inferior do pênis, no trajeto entre o escroto e a glande.
Na **epispadia** (→ Figura b), a uretra se abre em um sulco no dorso do pênis. Além de distúrbios na micção, pode haver também uma distorção do pênis, de modo que a correção cirúrgica precisa ser realizada nos primeiros anos de vida.
[S702-L266]

Órgãos Genitais Masculinos

Pênis

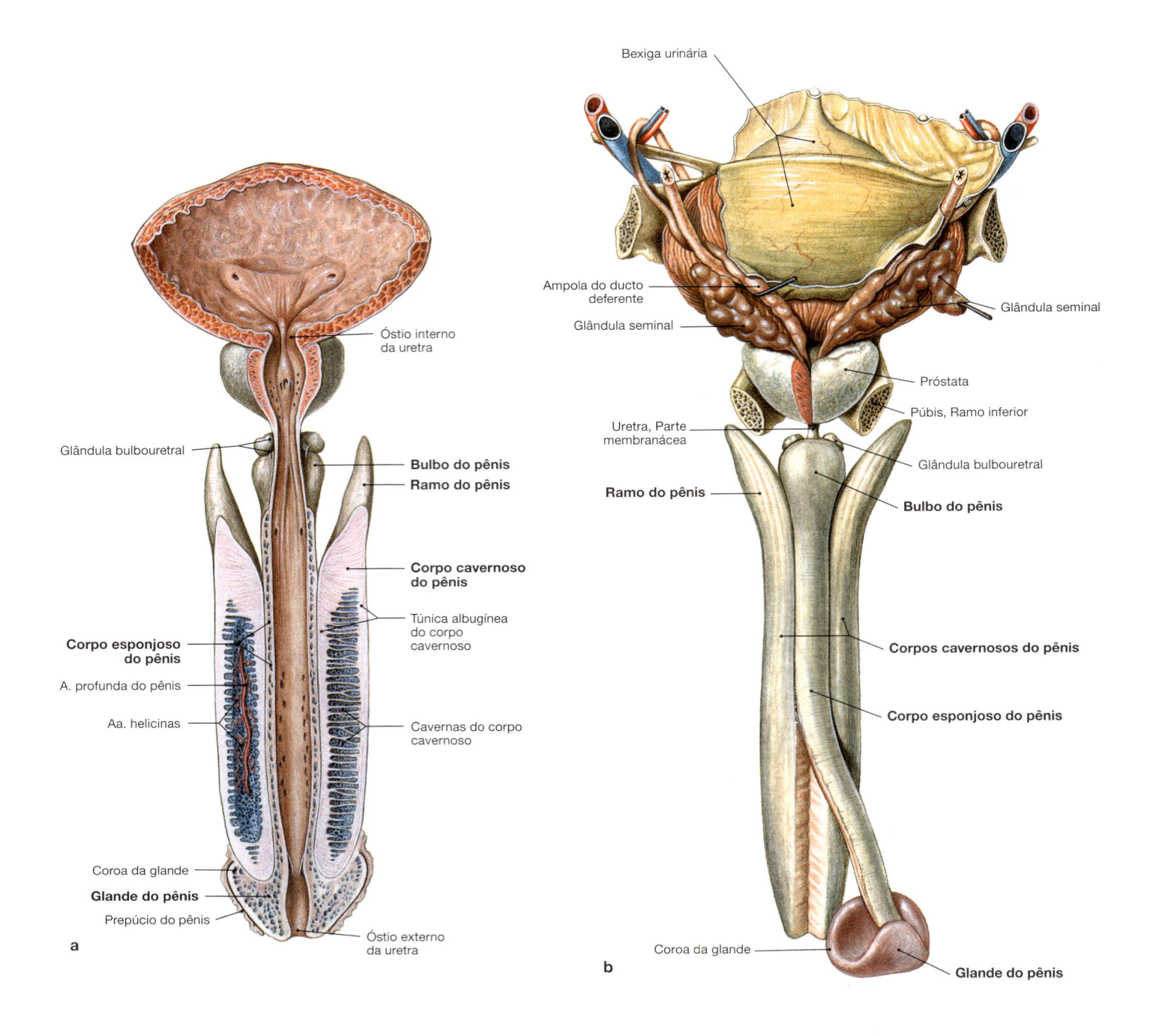

Figura 7.84a e b   Bexiga urinária, próstata e pênis, com exposição dos corpos cavernosos. [S700]
a Vista anterior, com a bexiga urinária e a uretra abertas.
b Vista posterior.

O pênis em estado flácido tem cerca de 10 cm de comprimento e se divide em **corpo, glande e raiz**. Ele é composto por um par de **corpos cavernosos**, recobertos por um **resistente envoltório (túnica albugínea)**, separados por um septo do pênis e pelo **corpo esponjoso do pênis**, que envolve a parte esponjosa da uretra. Os corpos cavernosos do pênis estão fixados aos ramos inferiores do púbis pelas suas extremidades proximais (ramos do pênis). O corpo esponjoso do pênis se apresenta dilatado em sua região proximal, formando o bulbo do pênis e, distalmente, forma a glande do pênis. Externamente, todas as estruturas de tecido erétil do pênis são envolvidas pela **fáscia do pênis**, que foi retirada nesta figura.

Para a organização da uretra masculina, → Figura 7.61 e → Figura 7.62.

Correlações clínicas

Quando o prepúcio se apresenta estreitado **(fimose)** e não pode ser puxado para trás, podem ocorrer distúrbios na micção e infecções. Neste caso, o prepúcio precisa ser removido por meio de cirurgia (postectomia ou circuncisão).

Pênis e Escroto

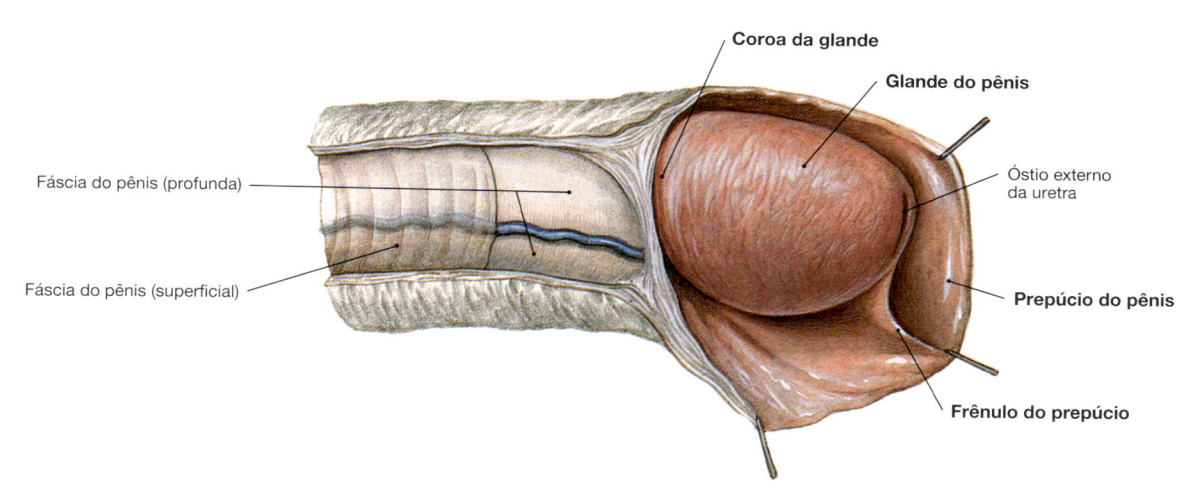

Figura 7.85 Pênis, com a glande e o prepúcio; vista pelo lado direito. [S700]

A extremidade distal do pênis é expandida, formando a **glande do pênis**, cuja base apresenta a coroa da glande. A glande é recoberta pelo prepúcio com o pênis em estado flácido. A face inferior da glande é fixada pelo frênulo do prepúcio.

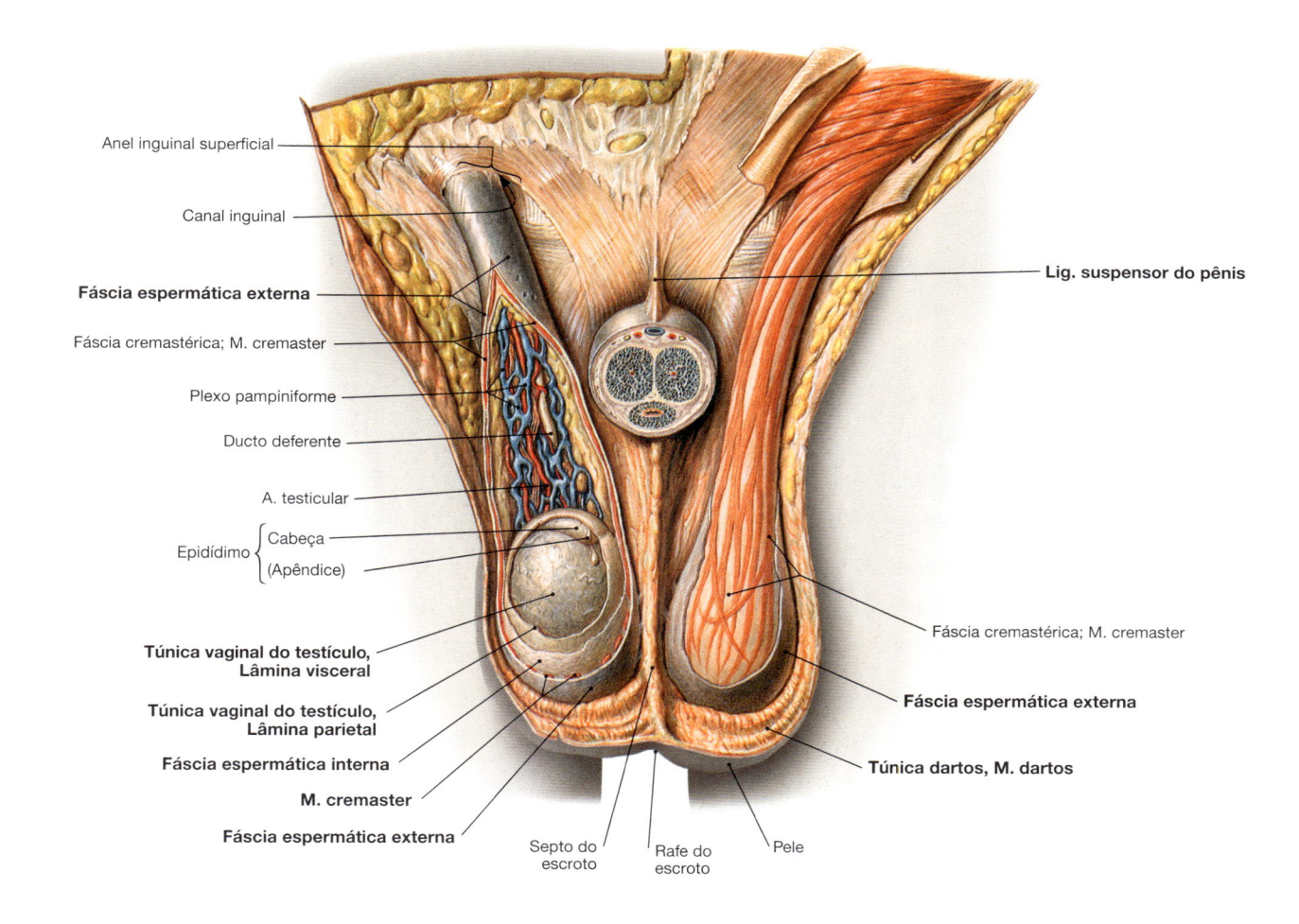

Figura 7.86 Escroto; vista anterior; o escroto foi aberto e o pênis foi seccionado transversalmente ao seu eixo longitudinal. [S700]

A raiz do pênis está fixada à parede anterior do tronco pelo **Lig. fundiforme do pênis**, em posição superficial, e pelo **Lig. suspensor do pênis**, subjacente ao primeiro. O escroto é dividido internamente por um septo que corresponde, externamente, a uma linha de fusão (rafe do escroto). O **testículo** e o **funículo espermático** apresentam os seguintes **envoltórios**:
- Pele do escroto
- Túnica dartos: tela subcutânea com musculatura lisa
- Fáscia espermática externa: continuação da fáscia superficial do corpo (fáscia superficial do abdome)
- M. cremaster com fáscia cremastérica
- Fáscia espermática interna: continuação da fáscia transversal.

Os testículos apresentam, ainda, um envoltório em sua superfície, que corresponde à **túnica vaginal do testículo**, com uma lâmina parietal (periórquio) externamente e uma lâmina visceral (epiórquio) internamente, unidas pelo mesórquio e formando entre si a **cavidade serosa do escroto**.

Órgãos Genitais Masculinos

Vascularização e Inervação do Pênis

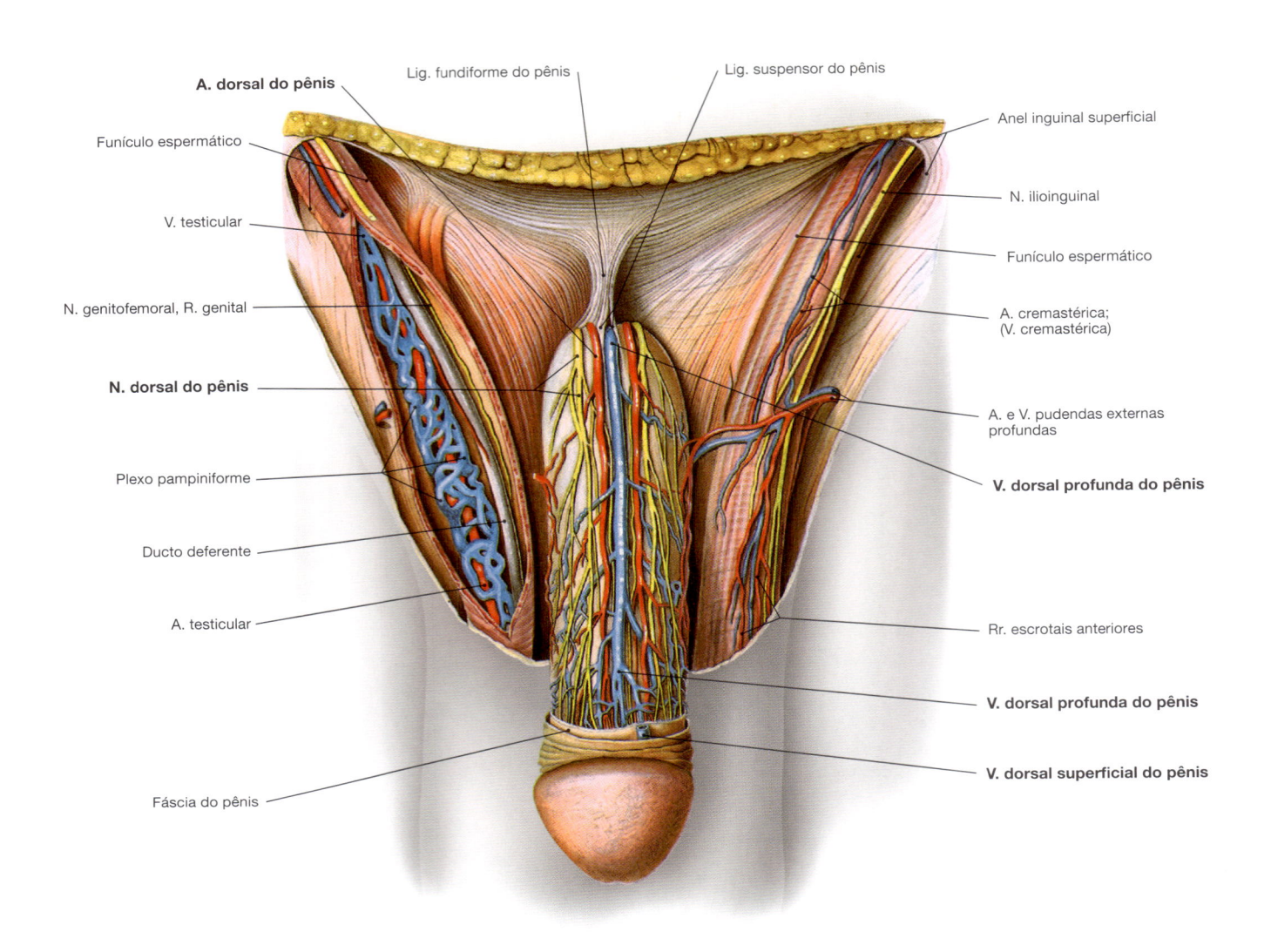

Figura 7.87 Órgãos genitais masculinos externos, com vasos sanguíneos e nervos; vista anterior, após a retirada da fáscia superficial do pênis (fáscia de COLLES) e da fáscia profunda verdadeira do pênis (fáscia de BUCK). [S700]
O pênis é suprido por **três pares de artérias**, ramos da A. pudenda interna, e **três veias** (→ Figura 7.88). Aqui são mostrados apenas os vasos subfasciais após a retirada da **fáscia do pênis (fáscia de BUCK)**.
A A. dorsal do pênis é par e irriga a pele e a glande do pênis. Entre as artérias dorsais do pênis corre a **V. dorsal profunda do pênis** que drena os corpos cavernosos para o plexo venoso prostático.

A figura também mostra os **nervos do pênis:**
- Inervação sensitiva: N. dorsal do pênis (derivado do N. pudendo)
- Inervação autônoma: principalmente Nn. cavernosos do pênis (derivados do plexo hipogástrico inferior), que são parassimpáticos, atravessam o diafragma da pelve e se associam ao N. dorsal do pênis (a parte simpática da divisão autônoma provoca vasoconstrição; enquanto a parte parassimpática provoca vasodilatação e, assim, leva o pênis à ereção).

Vascularização do Pênis

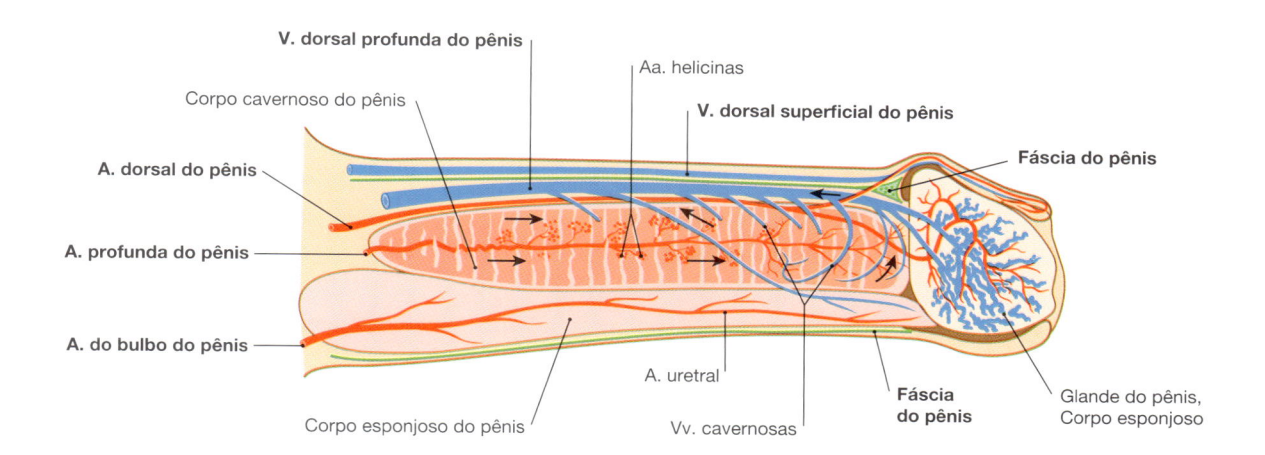

Figura 7.88   Vasos sanguíneos do pênis; representação esquemática de um corte mediano com destaque da fáscia profunda do pênis (fáscia de BUCK) em verde; vista da direita. [S702-L126]/[B500/O1107]
A posição dos vasos em relação à **fáscia profunda do pênis** é importante. O pênis é suprido por **três artérias pares** a partir da A. pudenda interna:
- A. dorsal do pênis: seu trajeto é subfascial, irrigando a pele do pênis e a glande
- A. profunda do pênis: para os corpos cavernosos, sendo responsável por seu enchimento
- A. do bulbo do pênis: penetra no bulbo peniano, suprindo a glândula bulbouretral e, como artéria uretral, supre a uretra e o corpo esponjoso.

O sangue é escoado por **três sistemas venosos**:
- V. dorsal superficial do pênis: veia par ou ímpar, epifascial, conduz o sangue proveniente da pele do pênis para a V. pudenda externa
- V. dorsal profunda do pênis: veia única, subfascial, drena os corpos cavernosos para o plexo venoso prostático
- V. do bulbo do pênis: dupla, conduz o sangue do bulbo do pênis para a V. dorsal profunda do pênis.

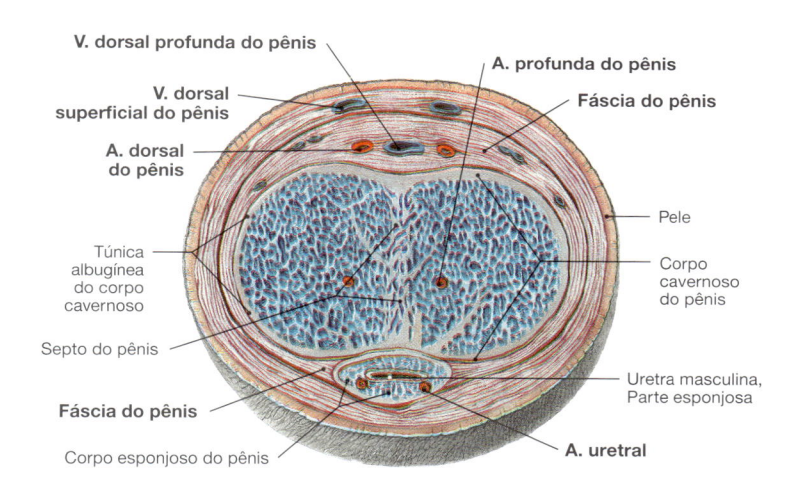

Figura 7.89   Pênis; corte transversal no meio do eixo; vista anterior. [S700]
Os corpos cavernosos do pênis e sua túnica albugínea são envolvidos juntamente com os vasos profundos pela **fáscia do pênis (fáscia de Buck)**. O tecido conjuntivo subcutâneo é denso ao redor das veias superficiais, também conhecido como **tela subcutânea do pênis (fáscia de Colles)**.

A localização dos vasos sanguíneos é importante para a **ereção** do pênis. Ativada pela parte parassimpática da divisão autônoma do sistema nervoso, a **A. profunda** do pênis dilata e os corpos cavernosos são preenchidos. Estes comprimem a **V. dorsal profunda do pênis** sob a fáscia do pênis (fáscia de Buck) para que o sangue não possa drenar. Com contração adicional dos **Mm. isquiocavernosos** (supridos pelo nervo pudendo), ocorre uma ereção.

Correlações clínicas

As fibras nervosas parassimpáticas liberam óxido nítrico (NO), que causa aumento da produção do segundo mensageiro GMP cíclico (GMPc) nas células musculares lisas dos vasos sanguíneos, o que inibe a contração dessas células. **Inibidores da fosfodiesterase** (p. ex., sildenafila) retardam a degradação do GMPc e, com isso, melhoram a **ereção**.

No caso de lesões penianas, a propagação do sangramento é restringida pela fáscia peniana. Quando a fáscia de Buck está intacta, o sangramento é confinado ao corpo do pênis ("deformidade em berinjela"). Quando essa fáscia profunda é lesionada, o hematoma se espalha como uma figura de borboleta para a região perineal. Se a fáscia de Colles também se romper, o sangramento continuará para a parede abdominal e para o escroto.

Órgãos Genitais Masculinos

Órgãos Genitais Masculinos Internos

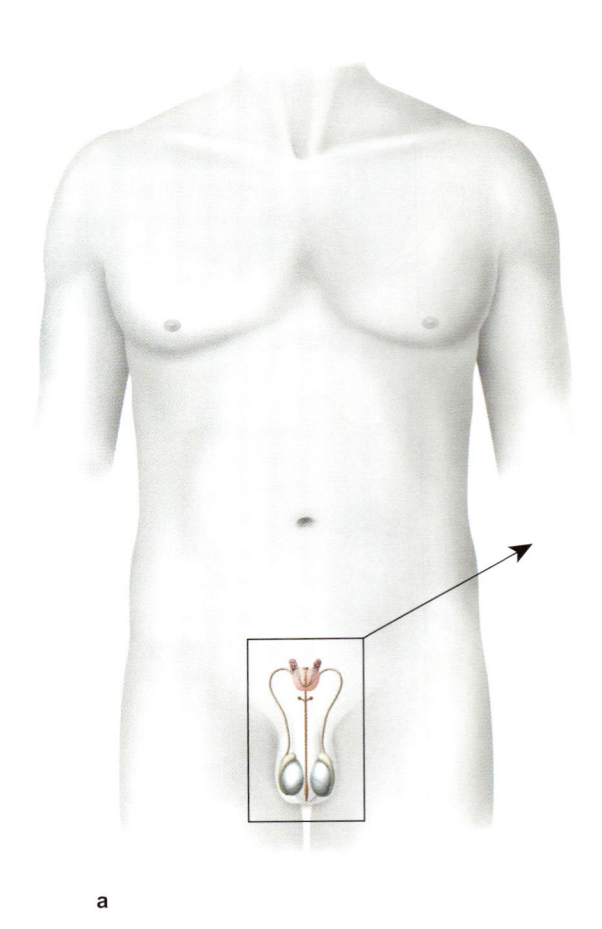

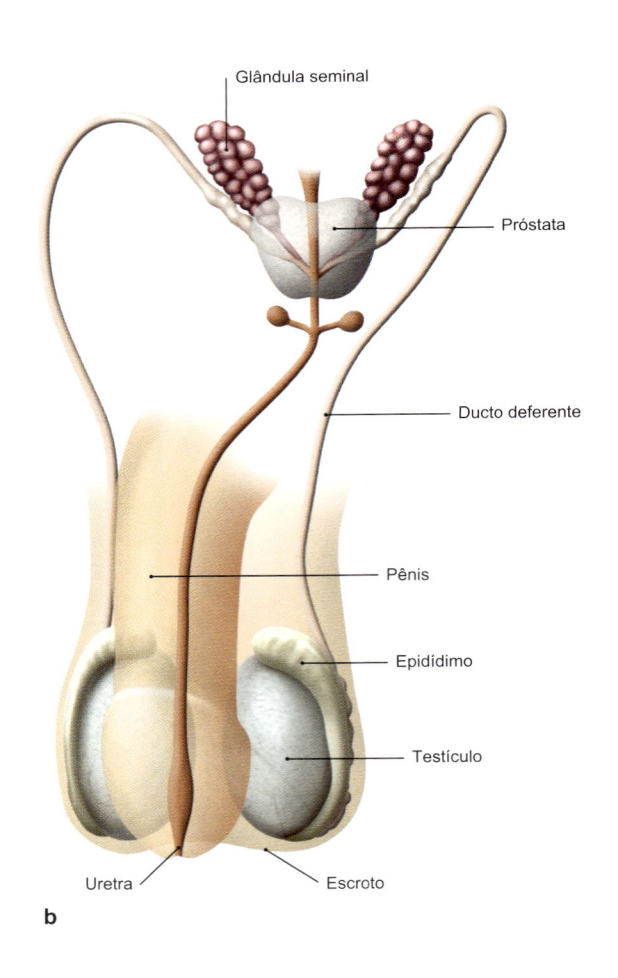

Figura 7.90a e b Órgãos urinários e genitais internos masculinos; vista pelo lado direito. [S701-L275]

Os **órgãos genitais internos** incluem:
- O testículo
- O epidídimo
- O ducto deferente
- O funículo espermático
- As glândulas sexuais acessórias:
  – a próstata
  – o par de glândulas seminais
  – o par de glândulas bulbouretrais (de Cowper).

Os testículos e os epidídimos fazem parte dos órgãos genitais **internos** porque, durante o desenvolvimento, foram deslocados da cavidade abdominal para o escroto, juntamente com um envoltório peritoneal (cavidade serosa do escroto).

Os órgãos genitais internos são **órgãos reprodutores**. Eles atuam na formação, maturação e transporte dos espermatozoides e na produção do líquido seminal ou sêmen. Os testículos também produzem hormônios sexuais masculinos (testosterona).

7 Desenvolvimento dos Órgãos Genitais Masculinos Internos

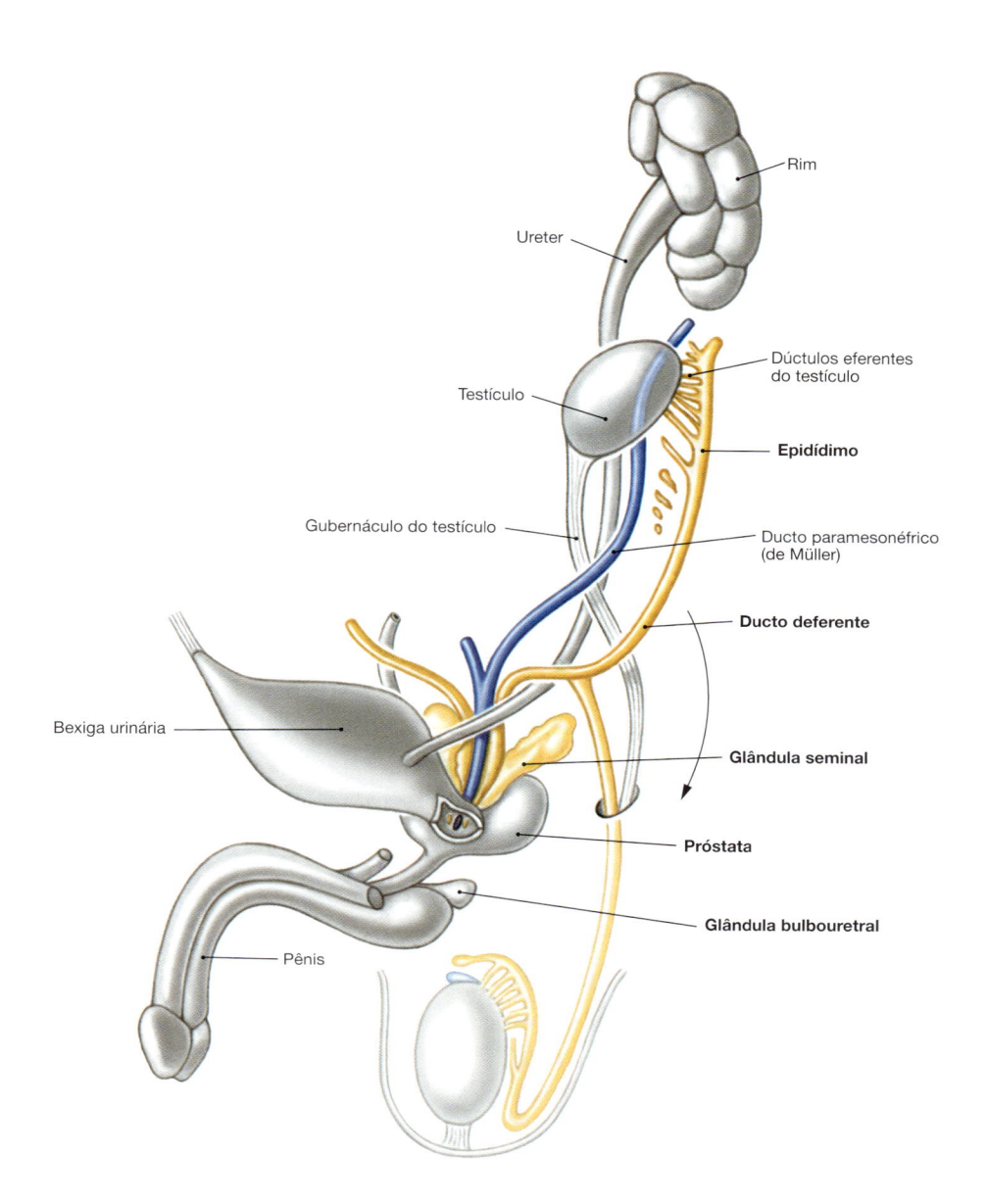

Figura 7.91 Desenvolvimento dos órgãos genitais masculinos internos. [B500-L238]/[H233-001]

Os órgãos genitais internos desenvolvem-se, em ambos os sexos, com um aspecto semelhante até a 7ª semana (estágio sexual indiferenciado; → Figura 7.29). A partir de então, no sexo masculino, os testículos se formam a partir dos **primórdios gonadais**. Cada futuro testículo se localiza na altura da região lombar, adjacente ao mesonefro, que também fornece alguns túbulos para conexão com o epidídimo. Durante o crescimento do corpo, os testículos se deslocam progressivamente em direção caudal **(descida dos testículos)**, sendo acompanhados pelos seus vasos sanguíneos e nervos. Consequentemente, ao longo do ligamento gonadal inferior (ou gubernáculo do testículo), forma-se, inicialmente, uma evaginação peritoneal (Proc. vaginal do peritônio), que se estende até a região do futuro escroto, acompanhando a descida do testículo até o nascimento. Próximo do nascimento, o Proc. vaginal do peritônio se fecha na região do funículo espermático. A parte distal do Proc. vaginal persiste e forma uma parte da túnica vaginal do testículo. O hormônio sexual produzido pelo testículo (a testosterona) atua na **diferenciação dos ductos mesonéfricos** (ou **ductos de Wolff**) nas vias genitais masculinas, ou vias espermáticas (epidídimos, ductos deferentes), nas glândulas seminais, e, também, para a formação das demais glândulas sexuais acessórias (próstata e glândulas bulbouretrais ou de Cowper) a partir do seio urogenital. O hormônio antimülleriano (AMH) suprime a diferenciação dos ductos paramesonéfricos (de Müller) nas vias genitais femininas.

Correlações clínicas

A descida do testículo permite entender por que os vasos sanguíneos dos testículos se originam aproximadamente na altura dos rins, e os linfonodos regionais dos testículos se encontram nessa altura, no retroperitônio. É nessa região, e não na região inguinal, onde se espera que os **carcinomas de testículo** formem as primeiras metástases em linfonodos. Quando a descida testicular não se completa nos primeiros anos de vida **(criptorquidismo)**, pode haver infertilidade e associação com risco aumentado de carcinomas testiculares.

Pesquisas recentes indicam que o tratamento hormonal ou cirúrgico no 1º ano de vida pode impedir a infertilidade. O risco de carcinoma, entretanto, não é aparentemente influenciado pela terapia. Quando o Proc. vaginal do peritônio não é obliterado, pode ocorrer (inclusive no adulto) o acúmulo de líquido no escroto **(hidrocele do testículo)** (→ Figura 7.96) ou o deslocamento de vísceras abdominais **(hérnia inguinal congênita)**. Para inter e transexualidade, → Figura 7.122.

Órgãos Genitais Masculinos

Áreas Cutâneas Relacionadas ao Testículo e ao Epidídimo

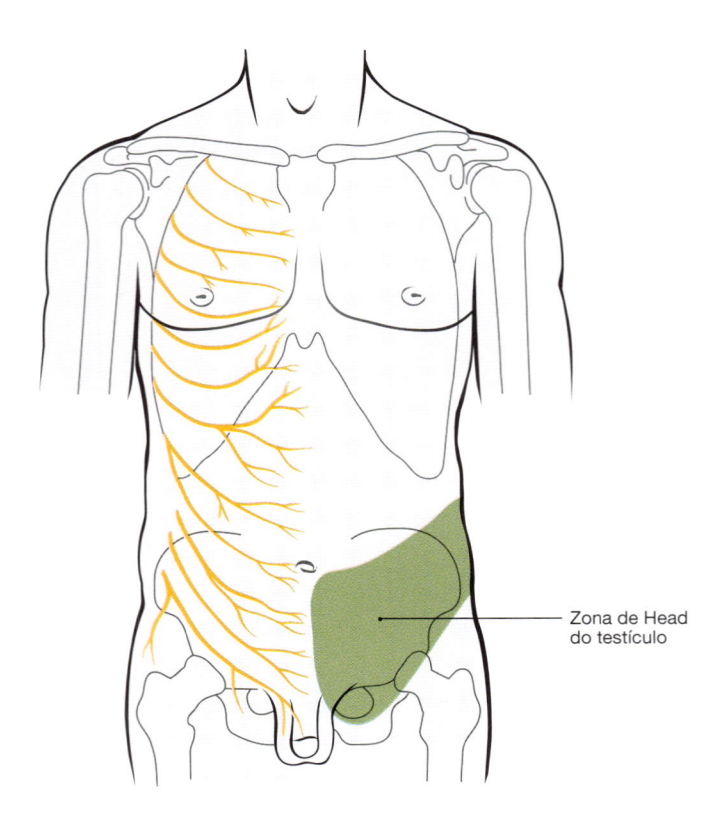

Figura 7.92 Zona de Head do testículo; vista anterior. [S700-L126]/[G1071]

A área cutânea (**zona de Head**) relacionada com o testículo se projeta para os **dermátomos T10 a L1** e, portanto, corresponde ao rim. Esta localização é condicionada pelo fato de que o testículo se origina inicialmente na região que mais tarde será a região lombar. Durante sua descida (descenso) para o escroto, o testículo leva consigo artéria, veia e vasos linfáticos, bem como sua inervação autônoma (plexo testicular). Doenças do testículo, tais como orquite ou torção testicular, podem, portanto, provocar dor intensa, que é sentida nos dermátomos cutâneos T10 a L1 (dor referida).

Testículos e Epidídimo

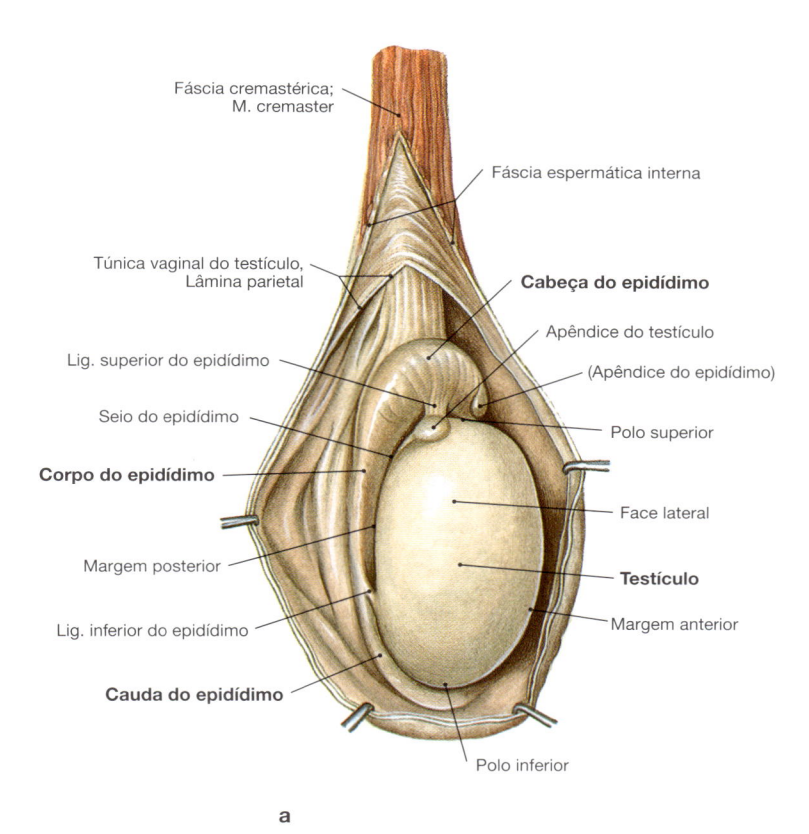

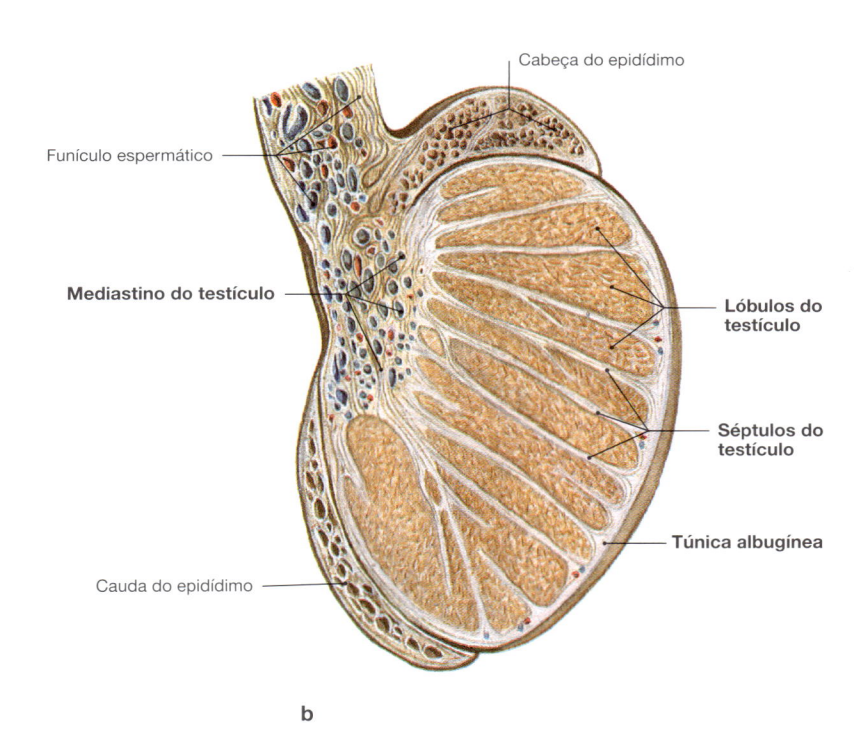

Figura 7.93a e b   Testículo e epidídimo. [S700]
a Vista pelo lado direito.
b Corte sagital; vista pelo lado direito.

O testículo tem formato ovoide e tem 4 × 3 cm (20 a 30 g). Ele apresenta um **polo superior** e um **polo inferior**. O testículo é envolvido pela túnica albugínea, da qual se estendem septos que dividem o parênquima do testículo em 370 **lóbulos**. No interior dos lóbulos, os espermatozoides são produzidos nos **túbulos seminíferos**. Entre os túbulos seminíferos se encontram as células secretoras de testosterona (células intersticiais de Leydig). Os túbulos seminíferos unem-se à cabeça do epidídimo por meio de diferentes túbulos testiculares situados na região do **mediastino do testículo**, no qual as estruturas vasculonervosas entram e saem. Os **epidídimos** estão localizados sobre as faces superior e posterior dos testículos e estão "presos" a eles pelos ligamentos superior e inferior do epidídimo. O epidídimo é constituído por **cabeça, corpo** e **cauda**, que se continua para o ducto deferente.

303

Órgãos Genitais Masculinos

Testículos e Epidídimo

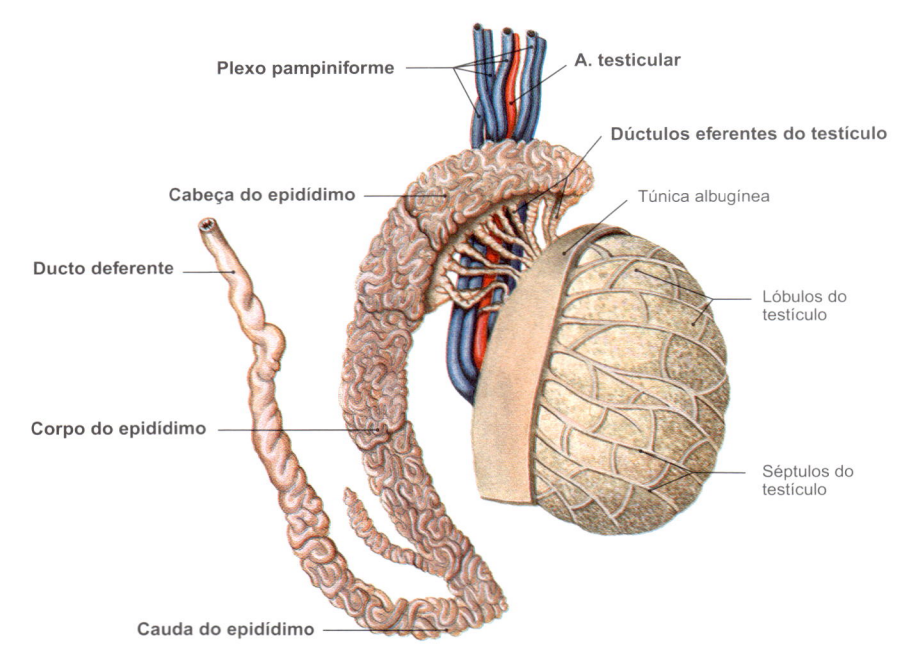

Figura 7.94 Testículo e epidídimo e seus vasos sanguíneos; vista pelo lado direito. [S700]
O **testículo** está conectado à cabeça do epidídimo por pequenos ductos (dúctulos eferentes do testículo). O **epidídimo** é constituído por um ducto enovelado com 6 m de comprimento, sendo que a sua cauda se continua com o **ducto deferente**. O testículo e o epidídimo são supridos por uma **A. testicular** e por um plexo de veias **(plexo pampiniforme)**.

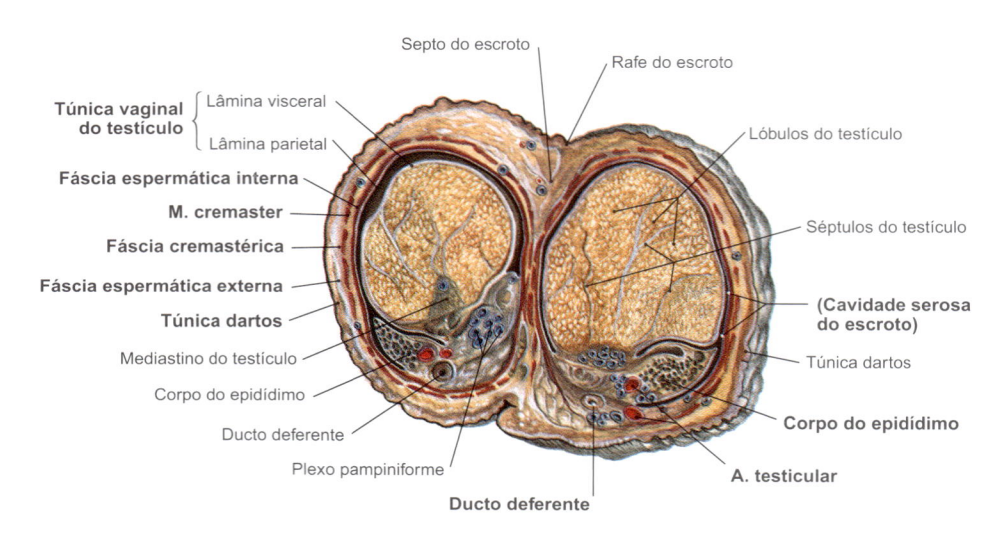

Figura 7.95 Testículo e epidídimo; corte transversal; vista superior. [S700]
Além dos envoltórios testiculares (→ Figura 7.98), as estruturas vasculonervosas e o ducto deferente foram seccionados. Uma **cavidade serosa do escroto** é formada entre as lâminas serosas da **túnica vaginal do testículo**.

Correlações clínicas

Se no desenvolvimento (→ Figura 7.91), após a descida do testículo, o Proc. vaginal do peritônio não fechar, o líquido ainda poderá se acumular nos testículos (**hidrocele testicular**), mesmo na idade adulta.
[S701-T975].

Ducto Deferente

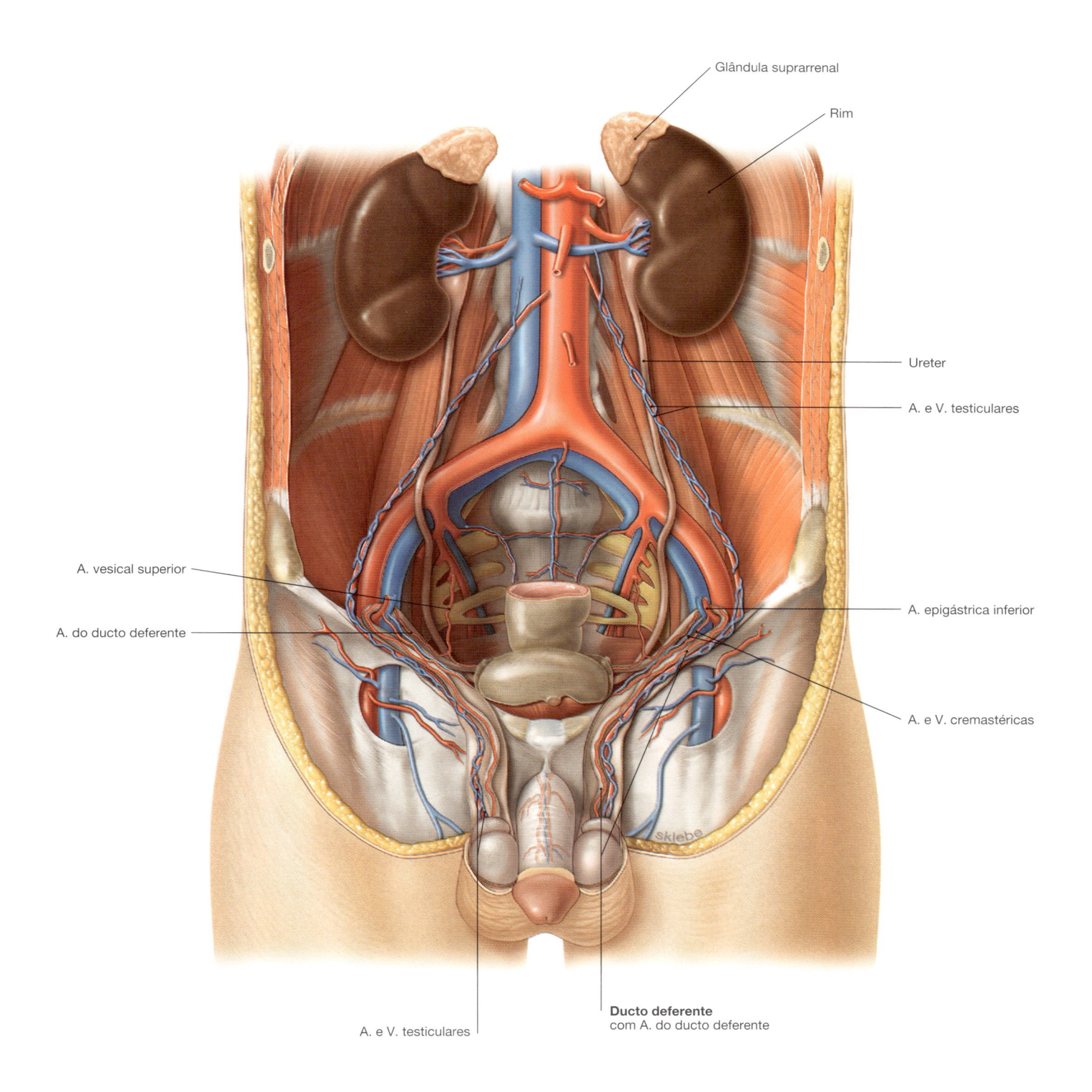

Figura 7.96 Partes e trajeto do ducto deferente. A parede abdominal, bem como os órgãos intraperitoneais e, secundariamente, retroperitoneais foram removidos; o funículo espermático foi aberto em toda sua extensão; vista anterior. [S702-L238]

O **ducto deferente** tem um comprimento de 35 a 40 cm e 3 mm de diâmetro. Ele parte da cauda do epidídimo e, inicialmente, no escroto (**parte escrotal**), antes de seguir no funículo espermático (**parte funicular**). No funículo espermático, atravessa o canal inguinal (**parte inguinal**), para então penetrar na pelve menor (**parte pélvica**).

Na pelve menor, ele passa sobre o ureter, antes de se situar na face posterior da bexiga. Ali, ele se amplia, formando a **ampola do ducto deferente**, que se une com o ducto excretor da glândula seminal, formando o **ducto ejaculatório**. Esse atravessa a próstata e desemboca no colículo seminal, na parte prostática da uretra (→ Figura 7.61 e → Figura 7.62). Ali o esperma é liberado para dentro da uretra no momento da emissão. Por esse motivo, o ducto deferente tem uma camada muscular lisa muito forte (→ Figura 7.97).

Órgãos Genitais Masculinos

Funículo Espermático

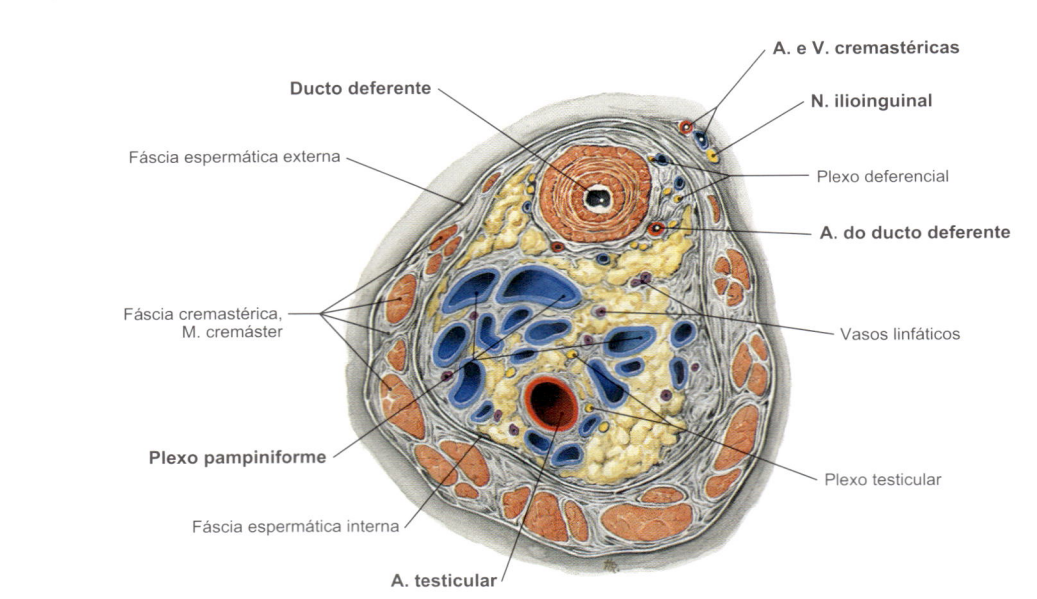

Figura 7.97 Funículo espermático esquerdo; corte frontal, vista anterior, aumento de 2,5×. [B500-L240]
O funículo espermático apresenta o seguinte **conteúdo**:
- Ducto deferente, com a A. do ducto deferente (ramo da A. umbilical)
- A. testicular, ramo da parte abdominal da aorta e plexo pampiniforme, como veias acompanhantes
- N. genitofemoral, R. genital (→ Figura 7.87)
- Vasos linfáticos em direção aos linfonodos lombares
- Fibras nervosas autônomas (plexo testicular), derivadas dos plexos da parte abdominal da aorta.

Externamente ao funículo espermático se encontram o **N. ilioinguinal** e a **A. e a V. cremastéricas** (→ Figura 7.87 e → Figura 7.98).

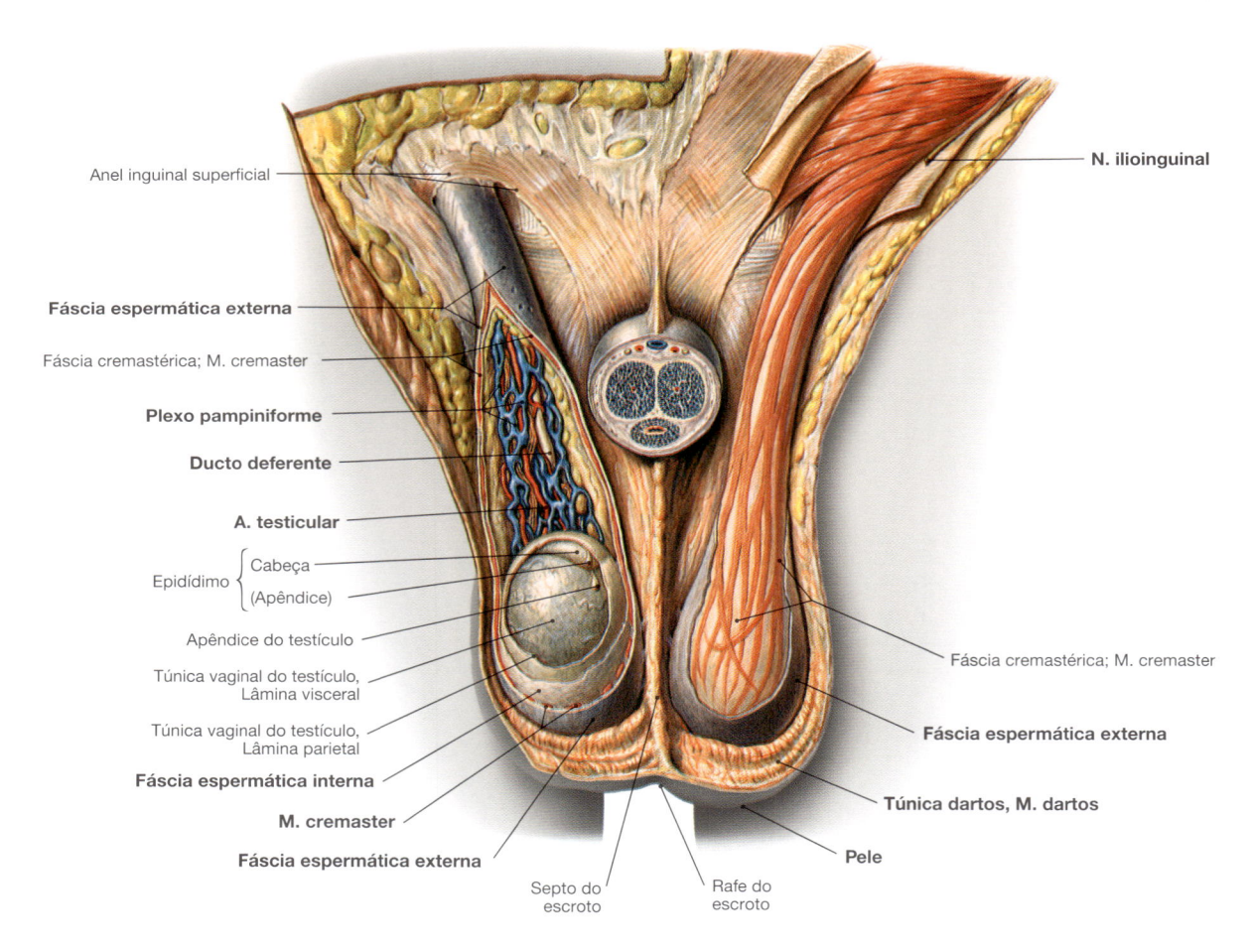

Figura 7.98 Envoltórios do funículo espermático e do testículo; vista anterior; o escroto foi aberto. [S700]
O **testículo** e o **funículo espermático** apresentam os seguintes **envoltórios**:
- Fáscia espermática externa: continuação da fáscia superficial do corpo (fáscia superficial do abdome)
- M. cremaster com a fáscia cremastérica
- Fáscia espermática interna: continuação da fáscia transversal.

Na região do escroto existem duas camadas que envolvem os testículos:
- Pele do escroto
- Túnica dartos: tela subcutânea com musculatura lisa.

Glândulas Genitais Acessórias Masculinas

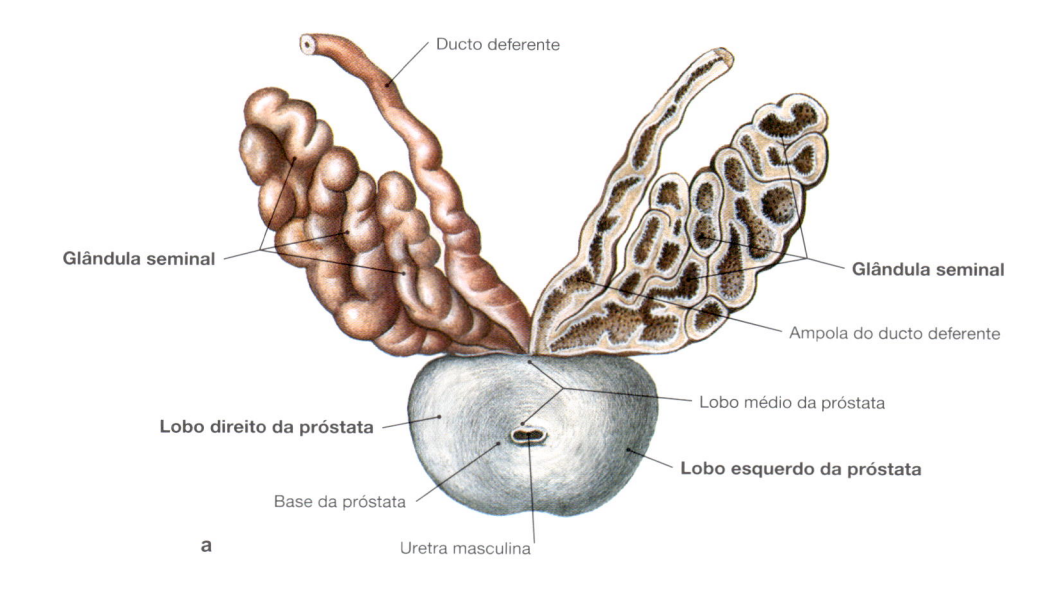

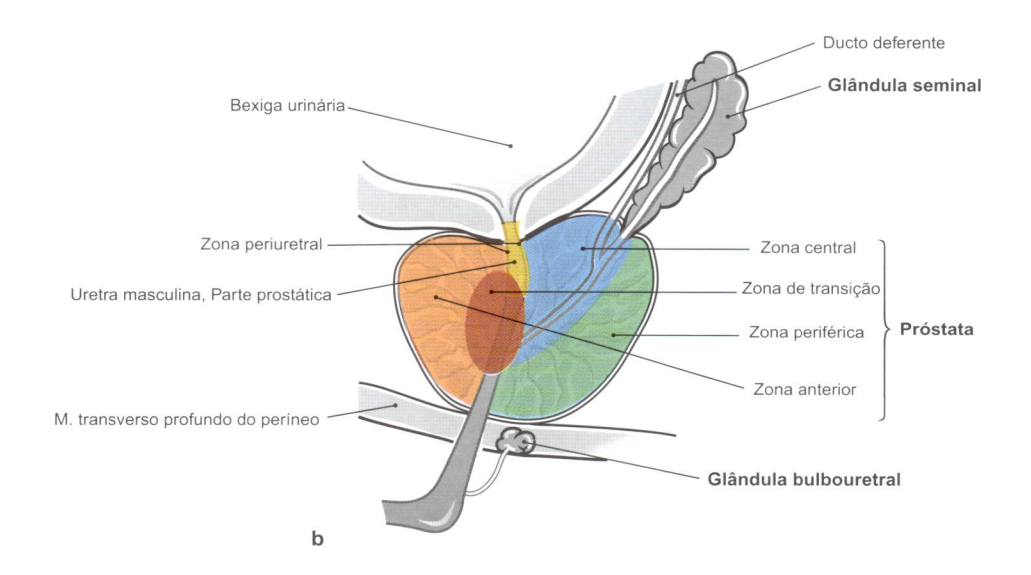

Figura 7.99a e b Glândulas seminais e próstata.
a Vista superior [S700].
b Vista pelo lado esquerdo; corte mediano [S702-L126].
As **glândulas genitais acessórias** também pertencem aos órgãos genitais masculinos internos. Elas participam na formação do sêmen ejaculado, e suas secreções ajudam a lubrificar os órgãos genitais femininos durante a relação sexual.
As **glândulas sexuais acessórias** incluem os seguintes órgãos:
- **Próstata:** glândula ímpar sob a base da bexiga urinária. A próstata mede 4 × 3 × 2 cm (20 g) e apresenta uma base superior e um ápice inferior. Ela está dividida em um lobo direito e um lobo esquerdo, separados por um sulco achatado, além de um lobo médio. Esses lobos são conectados entre si e não podem ser delimitados durante a dissecção. Internamente, a próstata é atravessada pela parte prostática da uretra, onde libera a sua secreção. Histologicamente, a próstata é constituída por 35 a 50 glândulas individuais, que lançam suas secreções para a **parte prostática da uretra** por meio de canalículos distintos. As aberturas desses canalículos estão localizadas dos dois lados do colículo seminal, na parte prostática da uretra masculina
- **Glândulas seminais:** um par de glândulas sobre a face posterior da bexiga urinária (→ Figura 7.60). As glândulas seminais têm formato ovoide alongado (5 × 1 × 1 cm). O ducto excretor de cada glândula se une com cada ducto deferente para formar, de cada lado da **parte prostática da uretra**, um ducto ejaculatório, que aí desemboca
- **Glândulas bulbouretrais (de Cowper):** um par de glândulas que se encontra incluído na musculatura do períneo (→ Figura 7.61). As glândulas bulbouretrais são do tamanho de uma lentilha, e seus ductos excretores desembocam na **parte esponjosa da uretra**.

As glândulas seminais e a próstata produzem a parte líquida do sêmen, que serve para a nutrição dos espermatozoides. As glândulas bulbouretrais (de Cowper) liberam a sua secreção, atuando como lubrificante da uretra, imediatamente antes da ejaculação.

Órgãos Genitais Masculinos

Glândulas Genitais Acessórias Masculinas

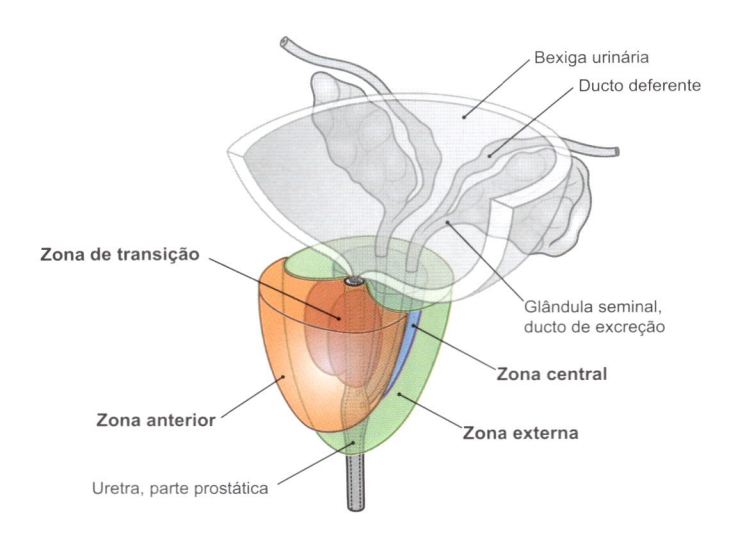

Figura 7.100 Estrutura da próstata; representação esquemática das regiões; vista com o paciente em decúbito dorsal (como no toque retal) a partir da esquerda. [S700-L126]

Além de sua divisão macroscópica em lobos direito, esquerdo e mediano, histologicamente a **próstata** pode ser dividida em **zonas**, que têm grande importância clínica:

- **Zona central ou interna** (25% do tecido glandular): segmento cuneiforme entre ducto ejaculatório e uretra
- **Zona periférica ou externa** (70% do tecido glandular): envolve a zona interna no lado dorsal
- **Zona periuretral**: faixa estreita de tecido ao redor da uretra proximal
- **Zona de transição** (5% do tecido glandular): bilateral à zona periuretral na região de transição para a zona interna
- **Zona anterior**: área sem tecido glandular anterior à uretra, contendo apenas estroma de tecido conjuntivo e musculatura lisa.

Note que as divisões mais antigas diferenciavam apenas entre zonas interna e externa. Assim, a zona de transição fazia parte da zona interna.

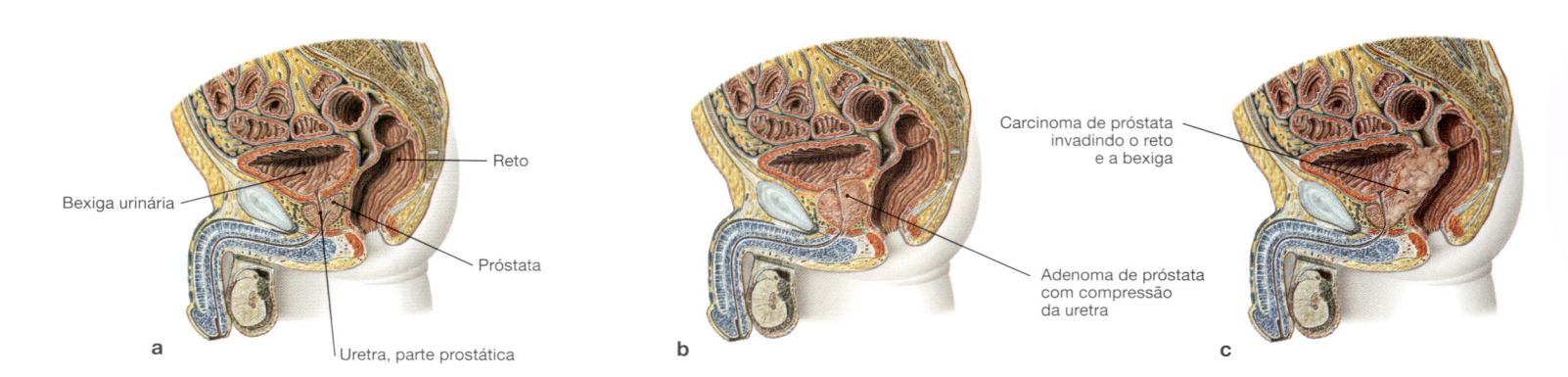

Figura 7.101a-c Tumores da próstata atribuídos às zonas prostáticas; corte sagital através da pelve masculina, vista esquerda. [S702-L266]
a Próstata normal.
b Adenoma de próstata oriundo da zona de transição, comprimindo a uretra.
c Carcinoma de próstata oriundo da zona externa, com infiltração do reto e da bexiga urinária.

Correlações clínicas

Adenomas de próstata são hiperplasias benignas, e a próstata pode pesar até 100 g. São encontrados em maior ou menor grau em praticamente todos os homens com mais de 70 anos. Como esses adenomas originam-se da **zona de transição** (→ Figura 7.101b), que responde por apenas 5% do volume da próstata e há alguns anos é diferenciada da zona interna, provocam precocemente distúrbios de micção.

Os **carcinomas de próstata** fazem parte dos tumores malignos mais frequentes no sexo masculino. Geralmente se originam na **zona externa** da glândula (→ Figura 7.101c), e podem ser delimitados microscopicamente. Por esse motivo, causam sintomas bem mais tarde. Como a próstata é separada do reto apenas pelo delicado septo retovesical ou fáscia retoprostática (fáscia de Denonvillier) (→ Figura 7.69), esses tumores são palpáveis no toque retal. Por esse motivo, o toque retal faz parte do exame físico completo de homens com mais de 50 anos.

Vasos Sanguíneos do Testículo e do Epidídimo

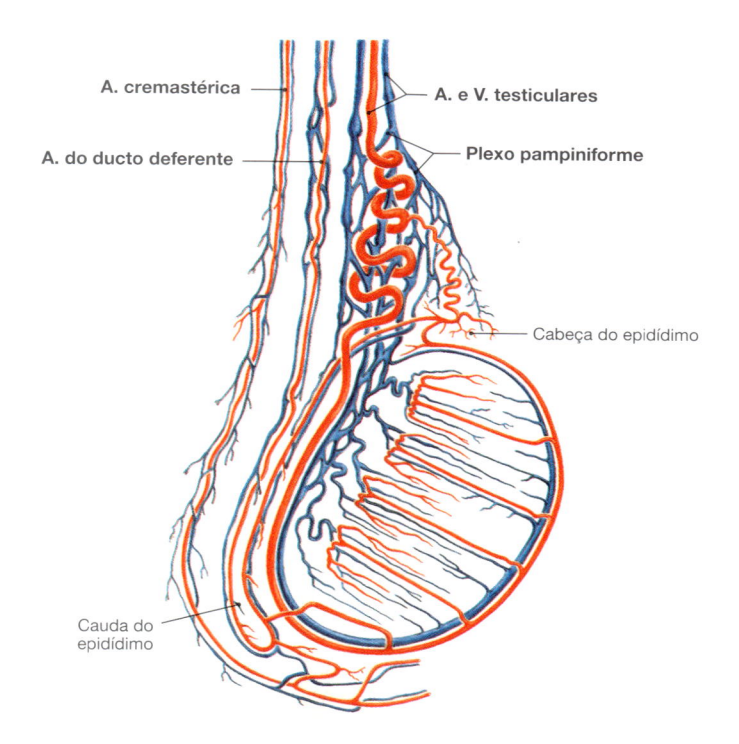

Figura 7.102 Vasos sanguíneos dos órgãos genitais masculinos internos; vista direita. [S700]
Os testículos e os epidídimos são irrigados e drenados pelas **A. e V. testiculares**. A V. testicular se estende distalmente para o plexo pampiniforme. O ducto deferente é irrigado pela **A. do ducto deferente**, enquanto o funículo espermático é irrigado pela **A. cremastérica**.

Vasos sanguíneos dos órgãos genitais internos		
Órgão	**Artérias**	**Veias**
Testículos e epidídimo	A. testicular (ramo da parte abdominal da aorta)	Plexo pampiniforme: rede de veias cujos ramos se unem para formar a V. testicular, que desemboca na V. cava inferior à direita e na V. renal esquerda à esquerda
Ducto deferente	A. do ducto deferente (ramo, geralmente, da A. umbilical)	
Funículo espermático (músculo cremaster)	A. cremastérica (ramo da A. epigástrica inferior)	
Glândulas sexuais acessórias	A. vesical inferior, A. do ducto deferente, A. pudenda interna e A. retal média (ramos da A. ilíaca interna)	Plexos venosos vesical e prostático com conexão com a V. ilíaca interna

Correlações clínicas

Se o testículo não estiver fixado no escroto após sua descida, os testículos e a artéria testicular podem sofrer torção no funículo espermático, por exemplo, em uma torção sob estresse físico **(torção testicular)**. Esta é uma emergência urológica, porque danos nos testículos podem levar à infertilidade. Graças à ultrassonografia com Doppler (→ Figura), o diagnóstico pode ser confirmado antes da fixação cirúrgica.

Impedimentos à drenagem na desembocadura na V. renal esquerda ou **tumores renais** que crescem para o interior da V. renal podem provocar refluxo de sangue e, consequentemente, dilatação visível e palpável das veias do plexo pampiniforme na metade esquerda do escroto **(varicocele)**. Por isso, em caso de varicocele do lado esquerdo, um tumor renal precisa ser excluído. Além disso, a varicocele de longa data pode causar infertilidade. [G724]

Órgãos Genitais Masculinos

Vascularização dos Órgãos Genitais Masculinos Internos

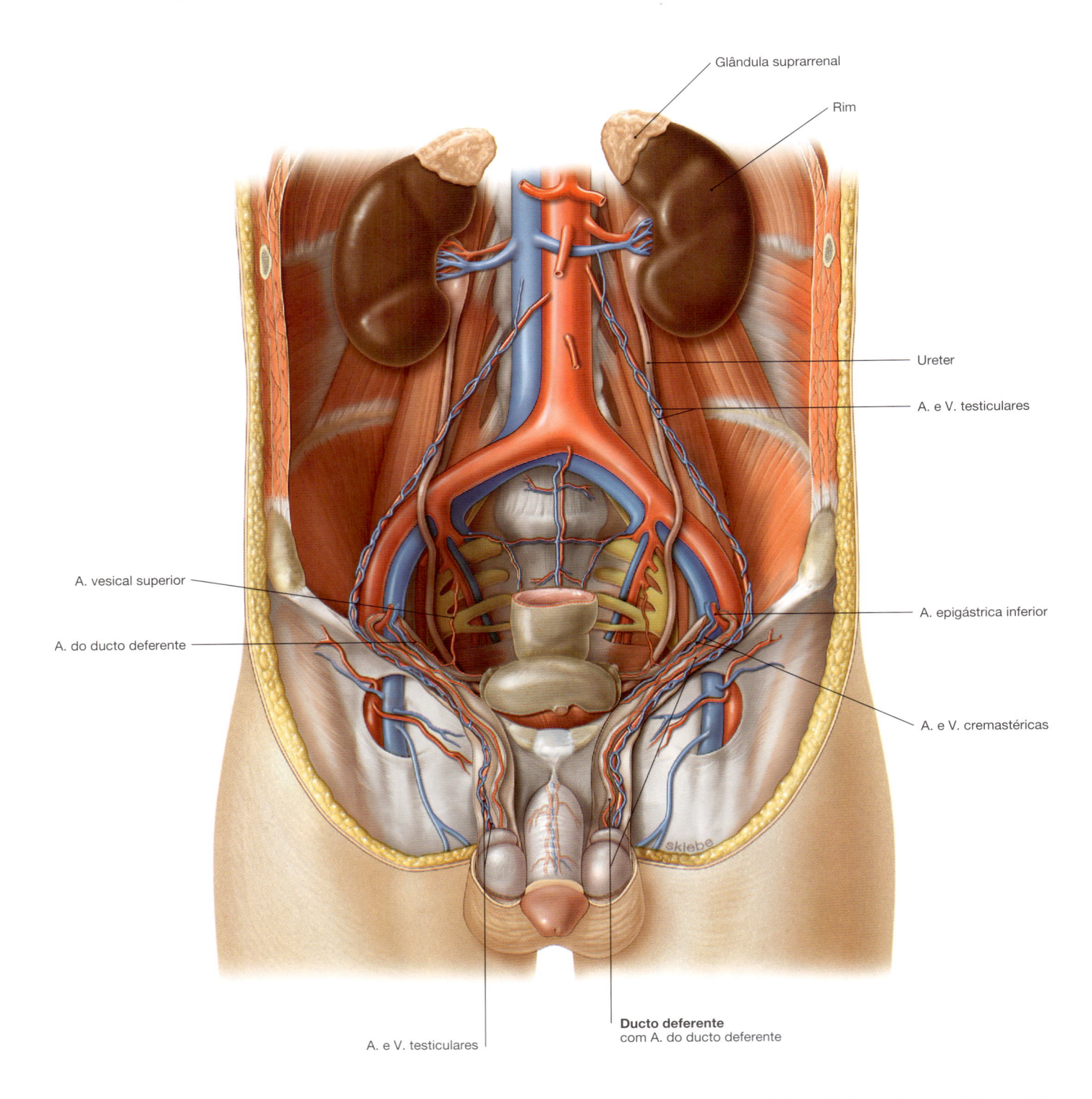

Figura 7.103 Vasos sanguíneos dos órgãos genitais internos masculinos; a parede abdominal, bem como todos os órgãos intraperitoneais e retroperitoneais secundários, foram removidos; o funículo espermático foi aberto em todo seu comprimento; vista anterior. [S702-L238]

Os **testículos e epidídimos** são irrigados pela **A. testicular**, que se origina da parte abdominal da aorta como ramo visceral. No retroperitônio, a A. testicular avança até o canal inguinal, atravessando-o dentro do funículo espermático e chegando ao escroto. O sangue venoso percorre o mesmo trajeto na **V. testicular**. À direita, a V. testicular desemboca na V. cava inferior, e à esquerda, na V. renal esquerda.

Os **ductos deferentes** são irrigados, a partir da **A. do ducto deferente**, uma artéria própria, geralmente muito delgada, que se origina diretamente da A. umbilical ou da A. vesical superior que dela se origina. A A. do ducto deferente avança junto do ducto deferente, acompanhando-o até sua origem no epidídimo.

As fáscias do **funículo espermático** são nutridas pela **A. cremastérica**, um ramo da A. epigástrica inferior, situada externamente junto ao funículo espermático, antes de penetrar em suas fáscias.

Não são mostradas aqui as **glândulas sexuais acessórias**, que são irrigadas por **vários ramos da A. ilíaca interna**. A próstata é irrigada principalmente pela A. vesical inferior, mas a A. retal média e a A. pudenda interna também estão envolvidas. As vesículas seminais são irrigadas pela A. do ducto deferente e pela A. vesical inferior. As glândulas bulbouretrais (glândulas de Cowper) são irrigadas pela **A. pudenda interna**, que percorre o espaço perineal com seus ramos profundos.

Vasos Linfáticos dos Órgãos Genitais Masculinos

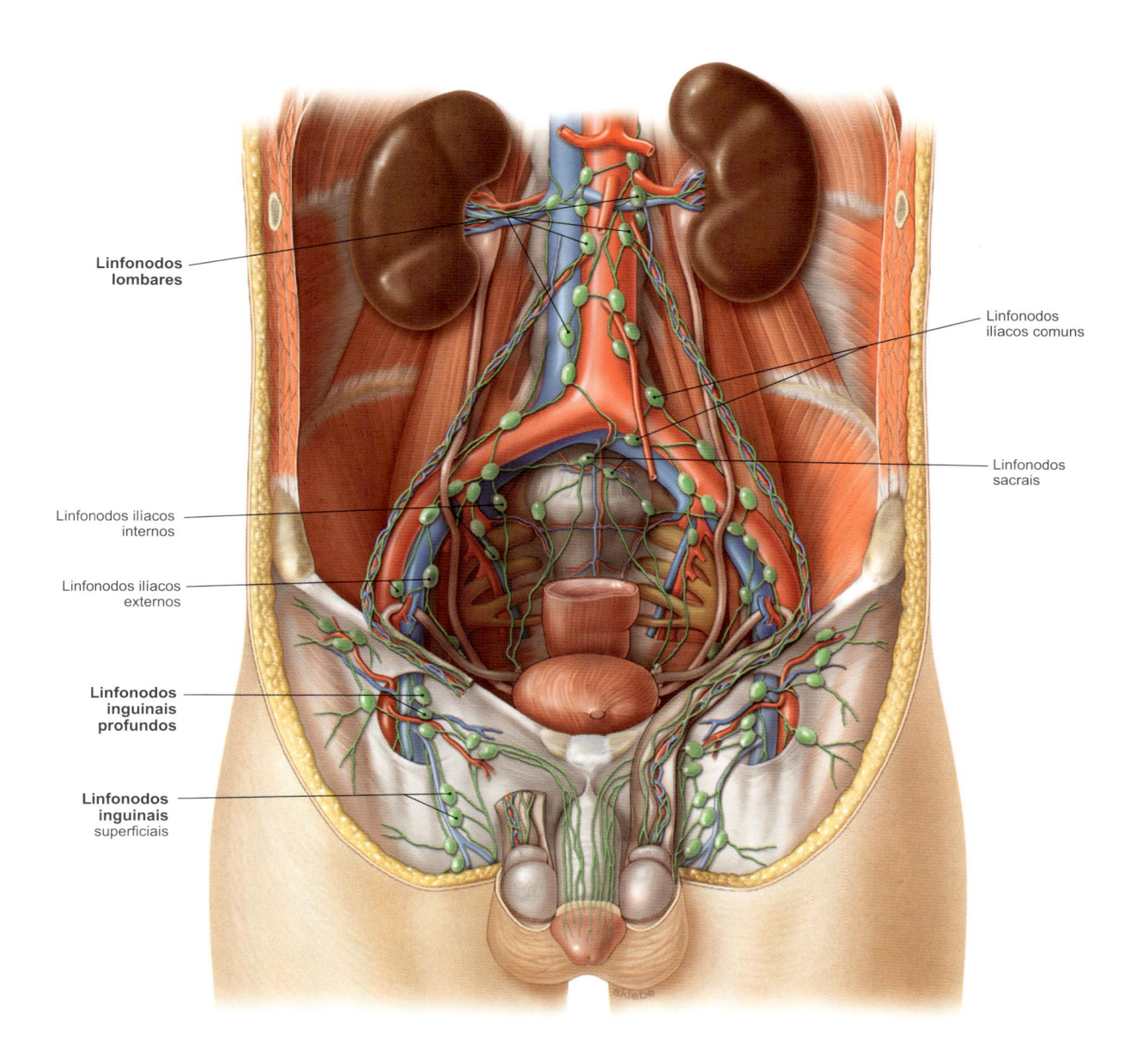

Figura 7.104 Vasos linfáticos e linfonodos dos órgãos genitais masculinos externos e internos; vista anterior. [S700-L238]
Os linfonodos regionais para os órgãos genitais externos são os **linfonodos inguinais**. Por outro lado, a primeira cadeia de linfonodos para os testículos e os epidídimos está situada em posição retroperitoneal, na altura dos rins **(linfonodos lombares)**.

Legendas da figura: Linfonodos lombares; Linfonodos ilíacos comuns; Linfonodos ilíacos internos; Linfonodos sacrais; Linfonodos ilíacos externos; Linfonodos inguinais profundos; Linfonodos inguinais superficiais.

Correlações clínicas

Devido às diferentes vias de drenagem da linfa, no caso de carcinomas de pênis, as primeiras **metástases em linfonodos** são encontradas na região inguinal; entretanto, em tumores de testículo, se encontram no retroperitônio. Como as vias de drenagem da linfa dos órgãos genitais internos e externos não se comunicam entre si, na suspeita de um **tumor de testículo**, **a biopsia transescrotal não deve ser realizada**, porque as células tumorais podem ser deslocadas para os vasos linfáticos e, daí, para os linfonodos inguinais. Neste caso, a biopsia sempre é feita a partir do canal inguinal.

Órgãos Genitais Masculinos

Vasos Linfáticos dos Órgãos Genitais Masculinos

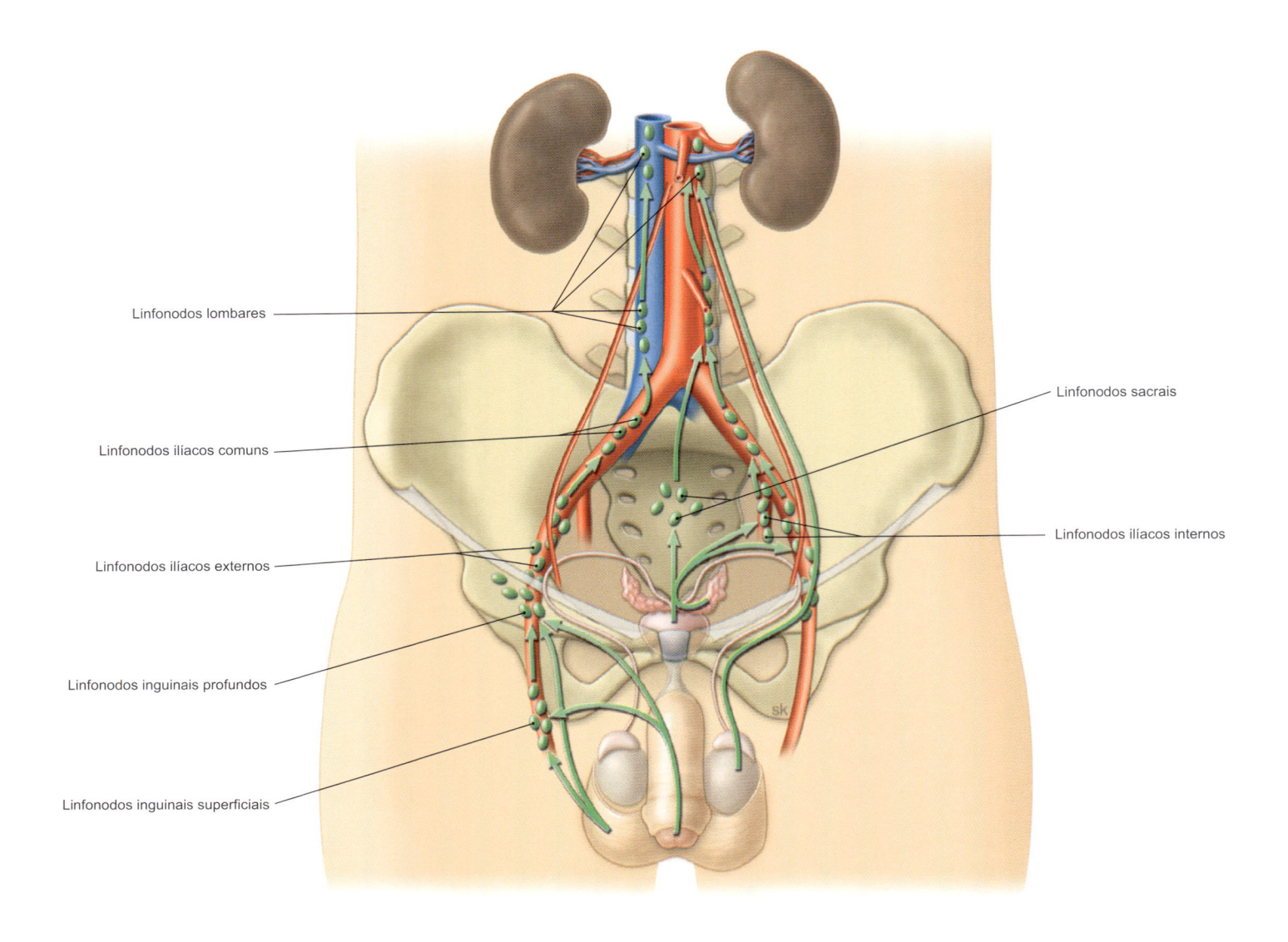

Figura 7.105 Vias de drenagem da linfa dos órgãos genitais masculinos externos e internos; vista anterior. [S700-L238]
Os órgãos genitais externos e internos têm, no homem, vias de drenagem linfática completamente distintas.

Órgãos genitais externos:
- Pênis e escroto: linfonodos inguinais

Órgãos genitais internos:
- Testículo e epidídimo: linfonodos lombares, na altura dos rins
- Ducto deferente, funículo espermático e glândulas sexuais acessórias: linfonodos ilíacos internos/externos e linfonodos sacrais

Inervação dos Órgãos Genitais Masculinos

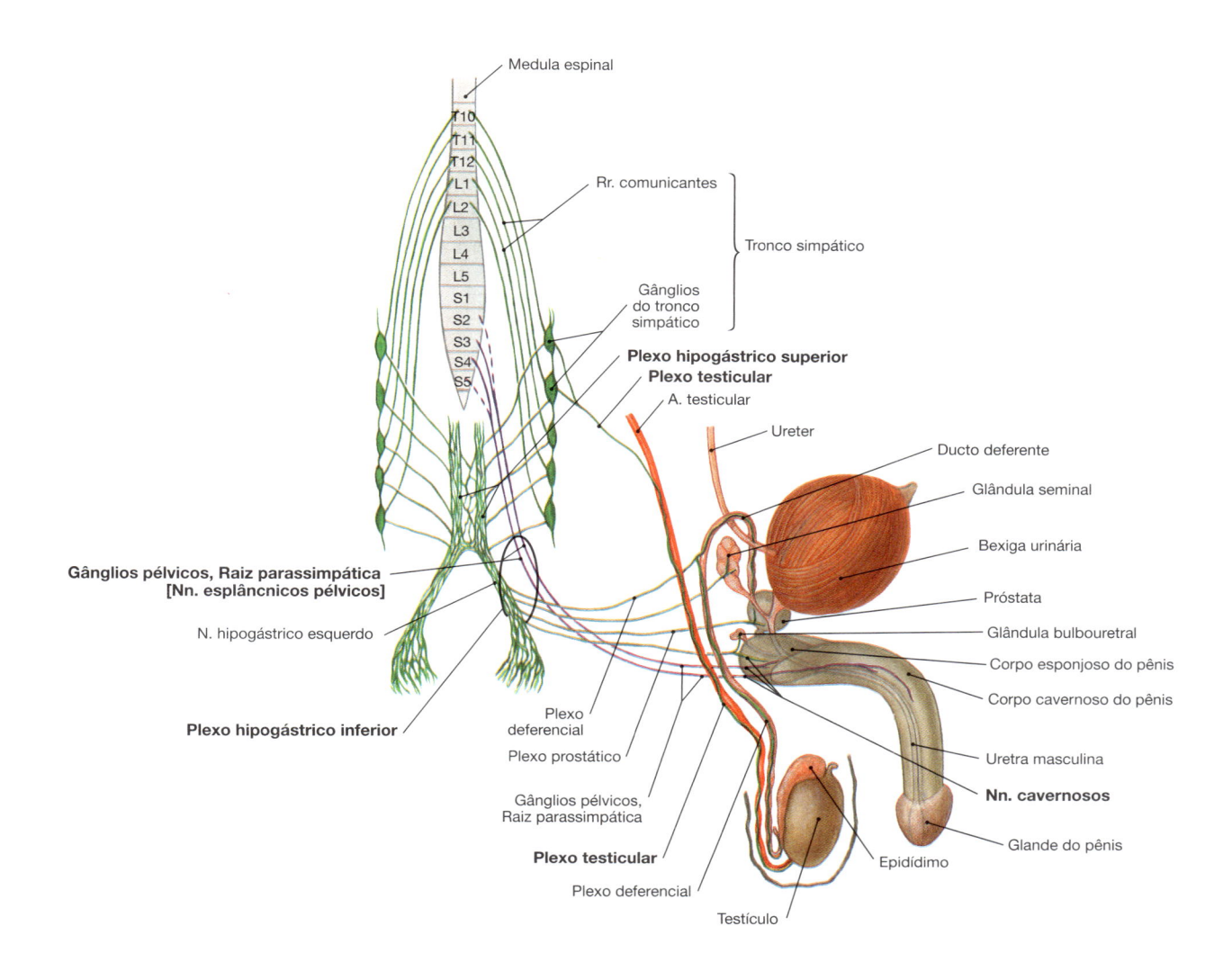

Figura 7.106 Inervação dos órgãos genitais masculinos; vista anterior e lateral; representação esquemática. O plexo hipogástrico inferior contém fibras nervosas simpáticas (em verde) e parassimpáticas (em roxo). [S700]

As **fibras nervosas simpáticas** pré-ganglionares (T10-L2) descem, a partir do plexo aórtico abdominal, através do plexo hipogástrico superior, e dos gânglios sacrais do tronco simpático, através dos Nn. esplâncnicos sacrais, fazendo conexões sinápticas com neurônios pós-ganglionares, predominantemente, no **plexo hipogástrico inferior**. As fibras nervosas pós-ganglionares atingem os órgãos pélvicos e também as glândulas sexuais acessórias. Fibras para o ducto deferente **(plexo deferencial)**, graças à ativação da musculatura lisa, promovem a **emissão** dos espermatozoides na uretra. Algumas fibras associam-se aos Nn. cavernosos, perfurando o diafragma da pelve e suprindo os corpos cavernosos do pênis. As fibras nervosas simpáticas pós-ganglionares (predominantemente) para o testículo e o epidídimo seguem no **plexo testicular** ao longo da A. testicular, após as conexões sinápticas já estabelecidas nos gânglios aorticorrenais ou no plexo hipogástrico superior.

As **fibras nervosas parassimpáticas** pré-ganglionares estendem-se, a partir da região sacral da parte parassimpática (S2-S4), através dos **Nn. esplâncnicos pélvicos**, para os gânglios do **plexo hipogástrico inferior**. Aí ou nas imediações dos órgãos (gânglios pélvicos), estabelecem conexões sinápticas com fibras nervosas pós-ganglionares, que suprem as glândulas sexuais acessórias. Os **Nn. cavernosos** atravessam o diafragma da pelve e se estendem (em parte por meio da associação com o N. dorsal do pênis) para os corpos cavernosos, onde provocam a **ereção**.

A inervação somática pelo **N. pudendo** promove a inervação sensitiva do pênis, por meio do N. dorsal do pênis, e, juntamente com as fibras motoras dos Nn. perineais para o M. bulboesponjoso e o M. isquiocavernoso na região do períneo, promove a **ejaculação** do sêmen pela uretra.

A **parte parassimpática** promove a **ereção**, enquanto a **parte simpática** promove a **emissão**, e o **N. pudendo** estimula também a **ejaculação**.

Correlações clínicas

Em caso de remoção cirúrgica dos linfonodos para-aórticos, p. ex., em função de carcinomas de testículo ou na região do colo descendente, ou ainda em cirurgias da parte abdominal da aorta e nas grandes artérias da pelve, a parte simpática pode ser lesionada, o que pode tornar impossível a emissão e, portanto, a ejaculação (*impotentia generandi*). Em cirurgias de próstata, p. ex., no caso de carcinomas ou hiperplasia acentuada, as fibras parassimpáticas para o pênis podem ser seccionadas, de modo que a ereção não seja mais possível (*impotentia coeundi*).

Órgãos Genitais Masculinos

Diafragma da Pelve Masculina

M. ilíaco
M. psoas maior
(Hiato suprapiriforme)
M. piriforme
M. obturador interno
(Hiato infrapiriforme)
Ramo superior do púbis
M. isquiococcígeo (coccígeo); Diafragma da pelve
N. obturatório; A. e V. obturatórias
Forame isquiático menor
Canal obturatório
M. levantador do ânus, Diafragma da pelve
M. pubococcígeo
M. iliococcígeo
Sínfise púbica
Reto
Arco tendíneo do M. levantador do ânus
M. glúteo máximo

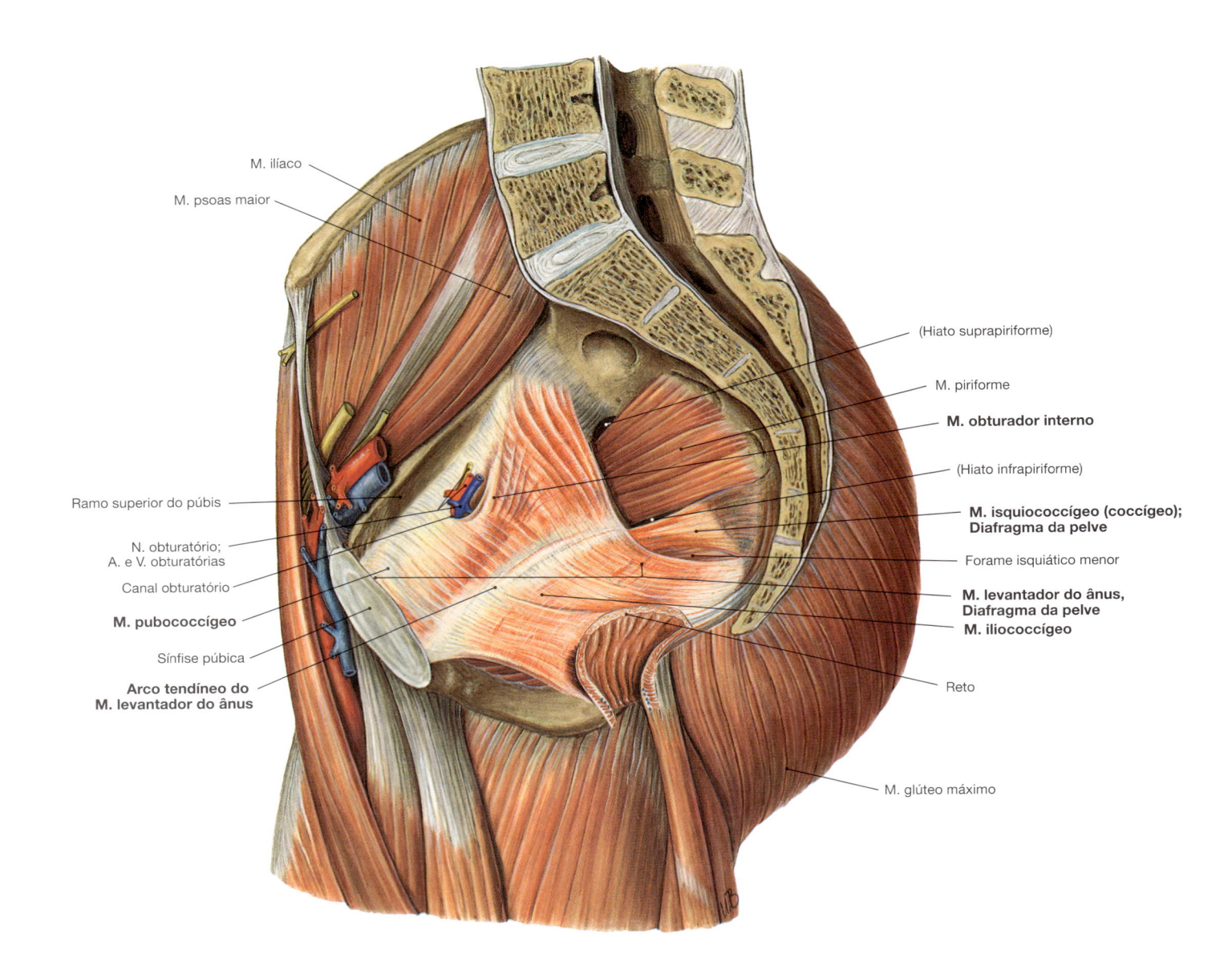

Figura 7.107 Músculos do diafragma da pelve, da coxa e do quadril no homem; vista pelo lado esquerdo. [S700]
O diafragma da pelve "fecha" a cavidade pélvica em direção inferior.
Estrutura:
- **M. levantador do ânus**, composto pelo M. pubococcígeo, pelo M. iliococcígeo e pelo M. puborretal
- **M. isquiococcígeo**.

Em comparação ao M. pubococcígeo e ao M. isquiococcígeo, o M. iliococcígeo não se origina dos ossos do quadril, mas do **arco tendíneo do M. levantador do ânus**, que representa um reforço da fáscia do M. obturador interno.
Os músculos de ambos os lados delimitam, entre eles, o hiato do levantador (→ Figura 7.151), subdividido pelo tecido conjuntivo do corpo do períneo em um **hiato urogenital** (anteriormente), como local de passagem para a uretra, e um **hiato anal** (posteriormente), para o reto.
O diafragma da pelve é inervado por ramos diretos derivados do plexo sacral (S3-S4) e, semelhante ao M. esfíncter externo do ânus, tem atividade básica constante.
Função: o diafragma da pelve estabiliza a posição dos órgãos pélvicos e, com isso, garante a continência urinária e fecal. A insuficiência do diafragma da pelve associada à incontinência é relativamente rara no homem, porque o diafragma da pelve masculina não sofre os estresses do parto, como ocorre na mulher.

→ T 22.1

Musculatura do Períneo no Homem

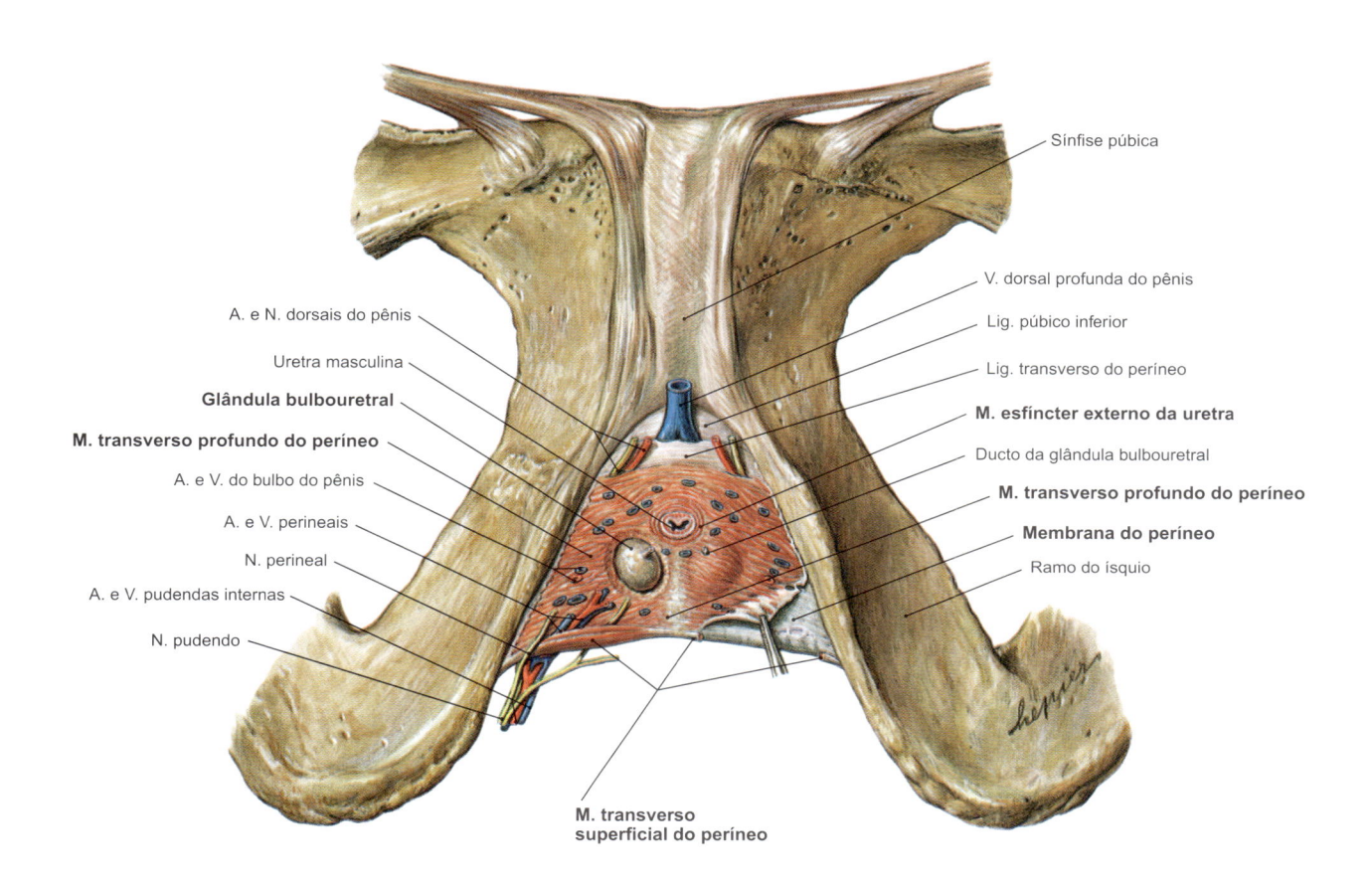

Figura 7.108 Musculatura do períneo no homem; vista inferior, após a retirada de todos os demais músculos. [S700]
No homem, o hiato do levantador, delimitado pelo M. levantador do ânus, é amplamente fechado pela musculatura do períneo, em posição subjacente, de modo que apenas a passagem da uretra masculina seja permitida.
A musculatura do períneo no homem é composta pelo **M. transverso profundo do períneo**, relativamente robusto, em cuja margem posterior se encontra o delgado **M. transverso superficial do períneo**. Como esses músculos formam um tipo de lâmina muscular, em função de serem conhecidos pelo conceito de "diafragma urogenital", antigamente eram confundidos com o diafragma da pelve do assoalho pélvico. Entretanto, como não existe um diafragma verdadeiro e não há uma lâmina muscular similar na mulher, esse conceito foi abandonado.
O M. transverso profundo do períneo forma, também, o M. esfíncter externo da uretra, que representa o músculo esfíncter de contração voluntária da bexiga urinária.

Sobre a face superior e a face inferior, o M. transverso profundo do períneo é recoberto por uma fáscia. Ela é reforçada na face inferior e é denominada **membrana do períneo**.
O espaço entre as duas fáscias é quase completamente preenchido pelo M. transverso profundo do períneo e é chamado **espaço profundo do períneo**. No homem, esse espaço contém, além da uretra, as glândulas bulbouretrais (de Cowper) e é atravessado pelos ramos profundos do N. pudendo e da A. e V. pudendas internas em seu trajeto em direção à raiz do pênis.
O **espaço superficial do períneo** é fechado inferiormente pela membrana do períneo, e contém, entre outros, o M. transverso superficial do períneo.

→ T 22.2

Órgãos Genitais Masculinos

Diafragma da Pelve e Musculatura do Períneo no Homem

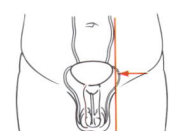

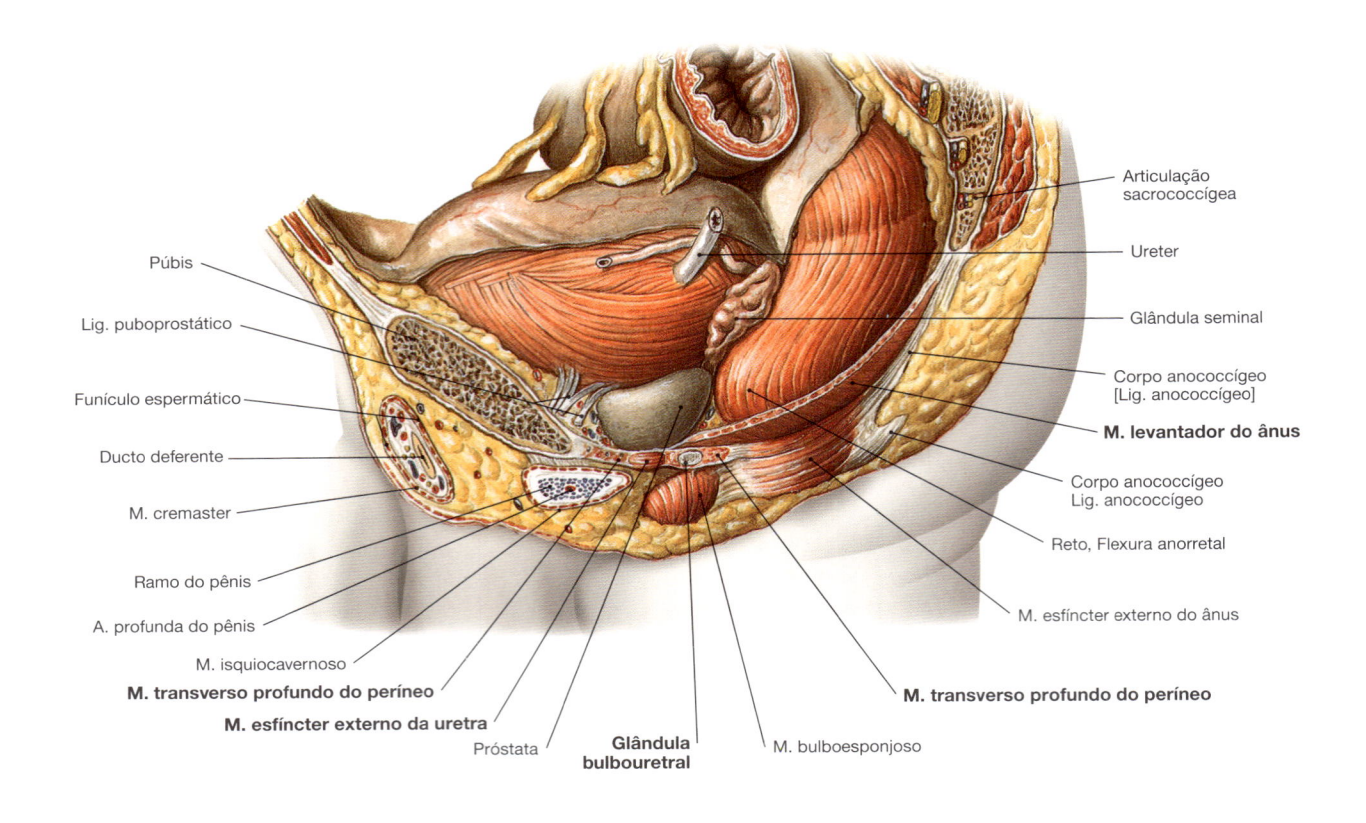

Figura 7.109 Diafragma da pelve e musculatura do períneo no homem; vista pelo lado esquerdo. [S700]
O diafragma da pelve é composto, anteriormente, pelo **M. levantador do ânus** e, posteriormente, pelo **M. isquiococcígeo**. Abaixo do diafragma da pelve, encontra-se o **M. transverso profundo do períneo**, como parte da musculatura do períneo, que também forma o **M. esfíncter externo da uretra** para a bexiga urinária. As glândulas bulbouretrais (de Cowper) estão incluídas no M. transverso profundo do períneo.

→ T 22

Região Perineal no Homem

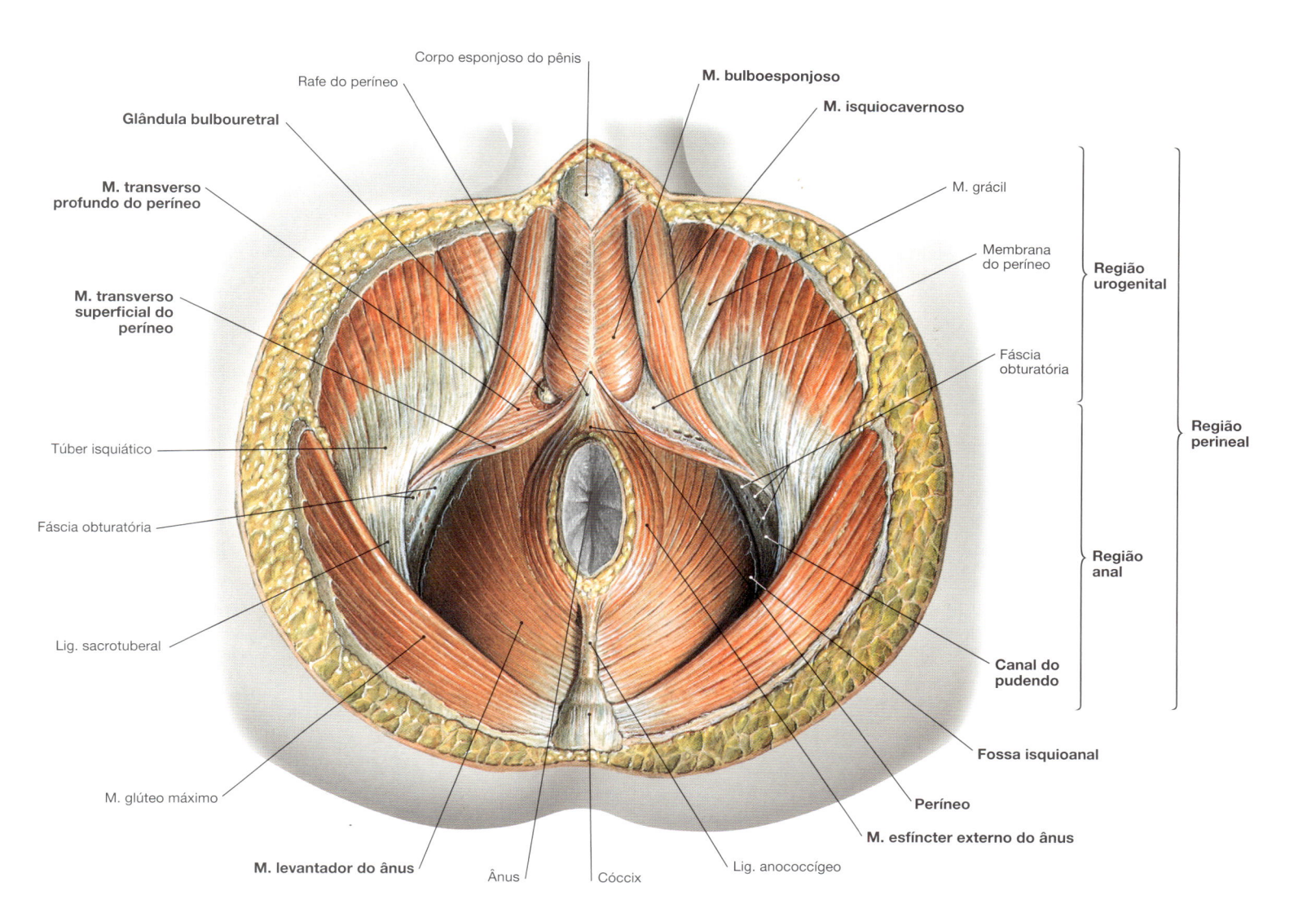

Figura 7.110 Região perineal no homem; vista inferior, após a retirada de todas as estruturas vasculonervosas. [S700]

A **região perineal** estende-se da margem inferior da sínfise púbica até o ápice do cóccix. O conceito de **períneo** no homem inclui apenas a estreita região de trechos moles entre a raiz do pênis e o ânus. A região perineal pode ser dividida em uma **região urogenital** – em posição **anterior**, com os órgãos genitais e a uretra – e uma **região anal** – em posição **posterior**, ao redor do ânus. Ambas as regiões contêm espaços:

- A **região anal** contém a **fossa isquioanal** (ver Tabela), um espaço de formato piramidal de ambos os lados do ânus. Superiormente, o espaço é delimitado pelo M. levantador do ânus do diafragma da pelve. Lateralmente, em uma duplicação da fáscia do M. obturador interno (fáscia obturatória), encontra-se o canal do pudendo (de Alcock). Neste canal seguem A. e V. pudendas internas e N. pudendo, que se originam da região glútea, através do forame isquiático menor.
- A **região urogenital** contém os dois **espaços do períneo**:
    - O **espaço profundo do períneo** é ocupado sobretudo pelo M. transverso profundo do períneo e contém também as glândulas bulbouretrais (de Cowper)
    - No **espaço superficial do períneo** encontram-se o M. transverso superficial do períneo, o M. bulboesponjoso e o M. isquiocavernoso, que estabilizam os corpos cavernosos do pênis e atuam na ejaculação.

Limites da fossa isquioanal	
Orientação	**Estrutura limitante**
Medial e superior	M. esfíncter externo do ânus e M. levantador do ânus
Lateral	M. obturador interno
Posterior	M. glúteo máximo e Lig. sacrotuberal
Anterior	Margem posterior dos espaços superficial e profundo do períneo, com os prolongamentos se estendendo até a sínfise púbica
Inferior	Fáscia e pele do períneo

Órgãos Genitais Masculinos

Vias Neurovasculares da Região Perineal no Homem

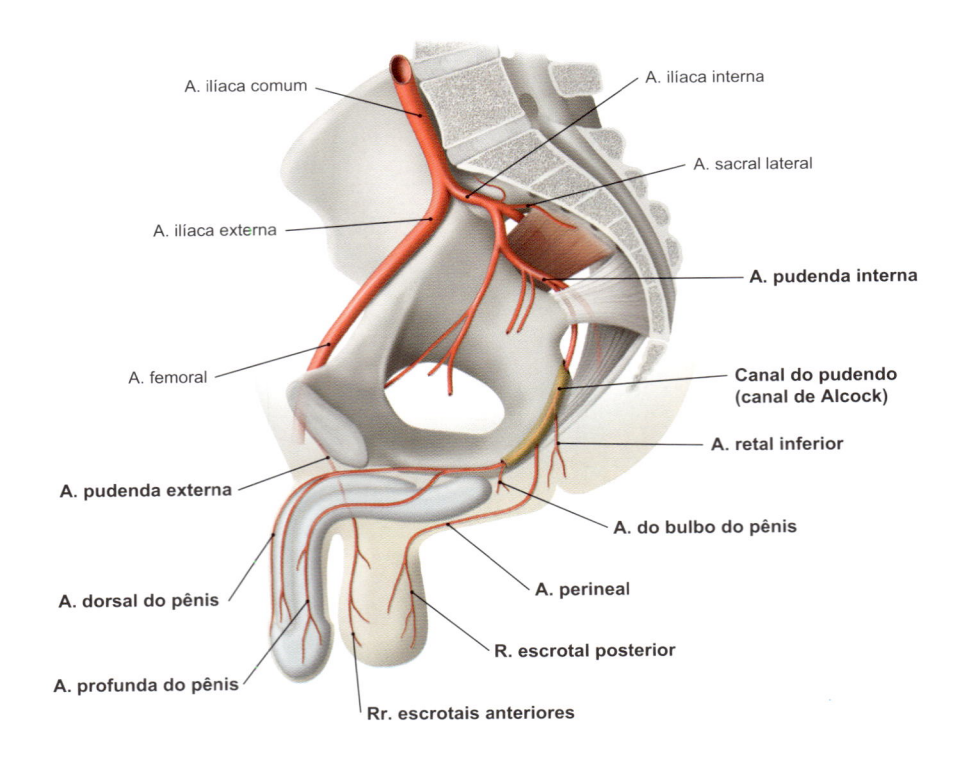

Figura 7.111 Irrigação arterial da região perineal em homens; representação esquemática; vista da esquerda. [S701-L275]
A região perineal é irrigada anteriormente pela **A. pudenda externa** (ramo da A. femoral e, portanto, no território irrigado pela A. ilíaca externa) e posteriormente pela **A. pudenda interna** (ramo da A. ilíaca interna).
Após a A. femoral atravessar a lacuna dos vasos, a **A. pudenda externa** se ramifica medialmente sob o ligamento inguinal. Ela irriga o terço anterior da região perineal e o escroto anteriormente via Rr. escrotais anteriores.
A **A. pudenda interna** (→ Figura 7.16) com sua veia acompanhante e o N. pudendo saem da pelve através do **forame infrapiriforme**. Em seguida, serpenteia medialmente ao redor do Lig. sacroespinal e atravessa o **forame isquiático menor** para a fossa isquioanal. As vias vasculonervosas são inicialmente envolvidas pela fáscia caudal do M. obturador interno no **canal do pudendo** (canal de Alcock). Ela emite a **A. retal inferior** na fossa isquioanal e então se ramifica em ramos terminais superficiais e profundos nos dois espaços perineais:
- A **A. perineal** irriga os dois terços posteriores da região perineal e o escroto com Rr. escrotais posteriores
- Os ramos profundos formam a **A. do bulbo do pênis** para a extremidade proximal do corpo esponjoso, a **A. dorsal do pênis** para a pele do pênis e a glande, e a **A. profunda do pênis** para o preenchimento dos corpos cavernosos durante a ereção (→ Figura 7.89).

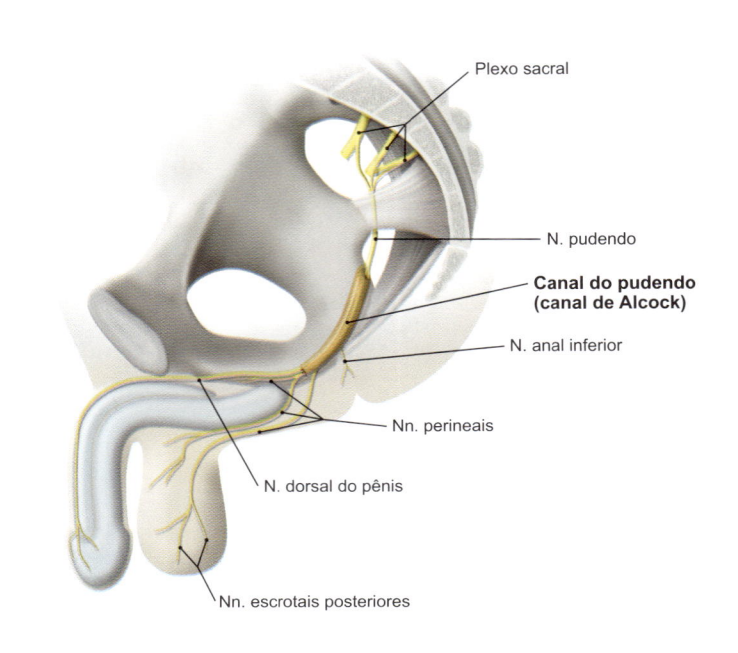

Figura 7.112 Inervação da região perineal em homens; representação esquemática; vista da esquerda. [S701-L275]
A região perineal é suprida anteriormente pelo **N. ilioinguinal** (do plexo lombar, não mostrado aqui) e posteriormente pelo **N. pudendo** (do plexo sacral) e pelo **N. cutâneo femoral posterior** (plexo sacral, não mostrado aqui).
O **N. ilioinguinal** está fixado na parte externa do funículo espermático e supre o terço anterior da região perineal e o escroto na face anterior via Nn. escrotais anteriores.
O **N. pudendo** e as A./V. pudendas internas saem da pelve através do **forame infrapiriforme**, depois circundam medialmente o Lig. sacroespinal e penetram na fossa isquioanal através do **forame isquiático menor**. As vias são inicialmente envolvidas pela fáscia caudal do M. obturador interno no **canal do pudendo (canal de Alcock)**. O **N. anal inferior** inicia na fossa isquioanal e depois emite seus ramos terminais nos dois espaços perineais:
- Os **Nn. perineais** suprem os músculos perineais e os dois terços posteriores da região perineal e o escroto com os Nn. escrotais posteriores
- O **N. dorsal do pênis** fornece inervação sensitiva para a pele do pênis e da glande.

O **N. cutâneo femoral posterior** supre apenas uma pequena parte da face lateral da região perineal (→ Figura 7.115).

Vias Neurovasculares da Região Perineal no Homem

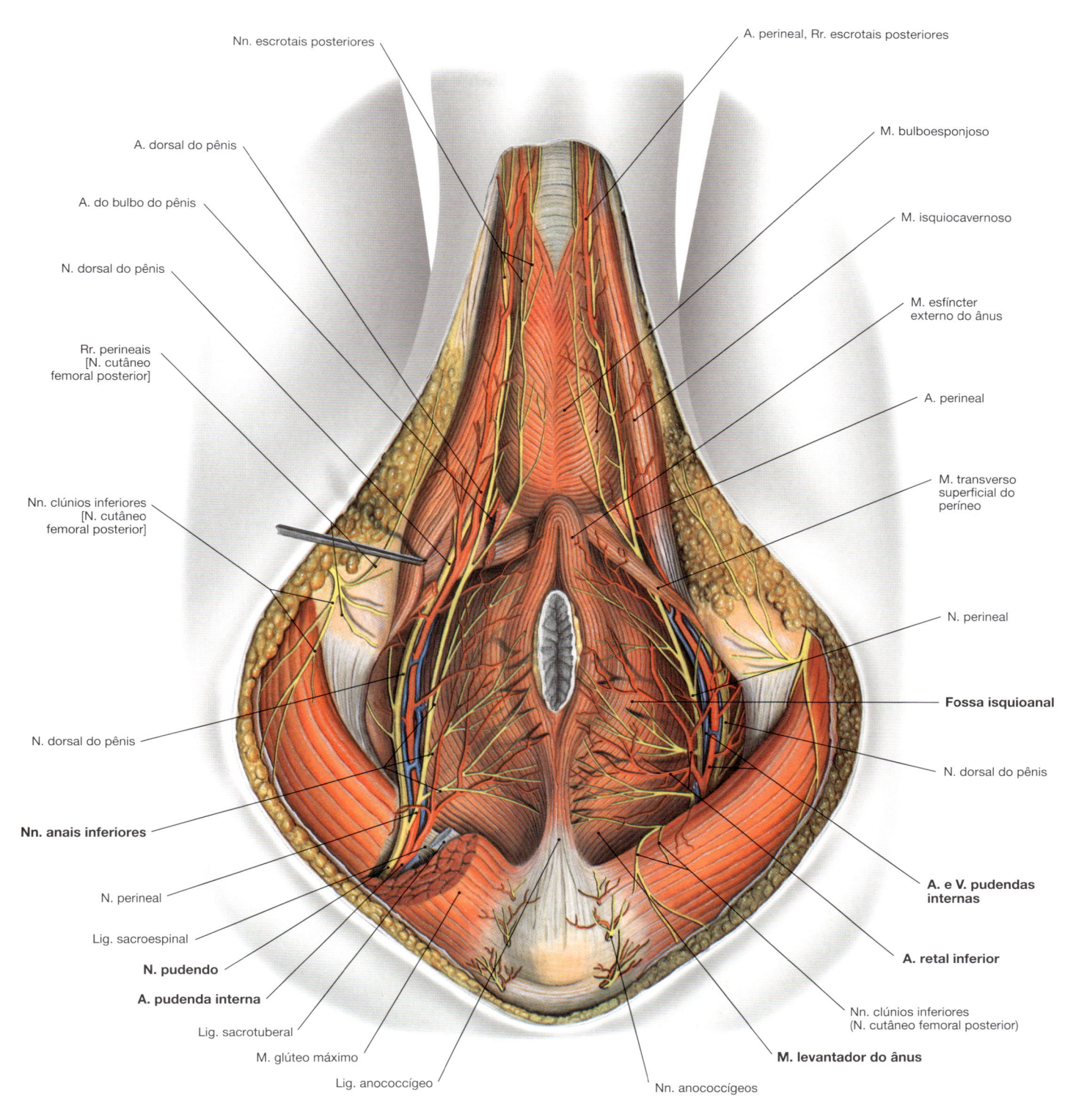

Figura 7.113 Vasos sanguíneos e nervos da região perineal no homem; vista inferior. [S700]

As estruturas vasculonervosas estendem-se pelo canal do pudendo (de Alcock), formado por uma duplicação da fáscia do M. obturador interno, a partir da região posterolateral para a **fossa isquioanal**, de formato piramidal e preenchida com tecido adiposo. Os vasos sanguíneos e nervos ramificam-se inicialmente para o ânus e o canal anal e atravessam o espaço de modo a atingir a raiz do pênis anteriormente, por meio dos dois espaços do períneo.

Conteúdo da fossa isquioanal:
- A. e V. pudendas internas e N. pudendo: no canal do pudendo (de Alcock)
- A. e V. retais inferiores e Nn. anais inferiores: para o canal anal.

Correlações clínicas

Devido à sua extensão para ambos os lados do ânus, a fossa isquioanal tem grande importância clínica. **Coleções de pus** (abscessos), p. ex., no caso de fístulas do canal anal, podem se expandir por toda a fossa isquioanal para diante, até a sínfise púbica. Tais abscessos, além de manifestações inflamatórias inespecíficas, provocam intensa sensibilidade à palpação na região perineal.

Órgãos Genitais Masculinos

Vias Neurovasculares da Região Perineal no Homem

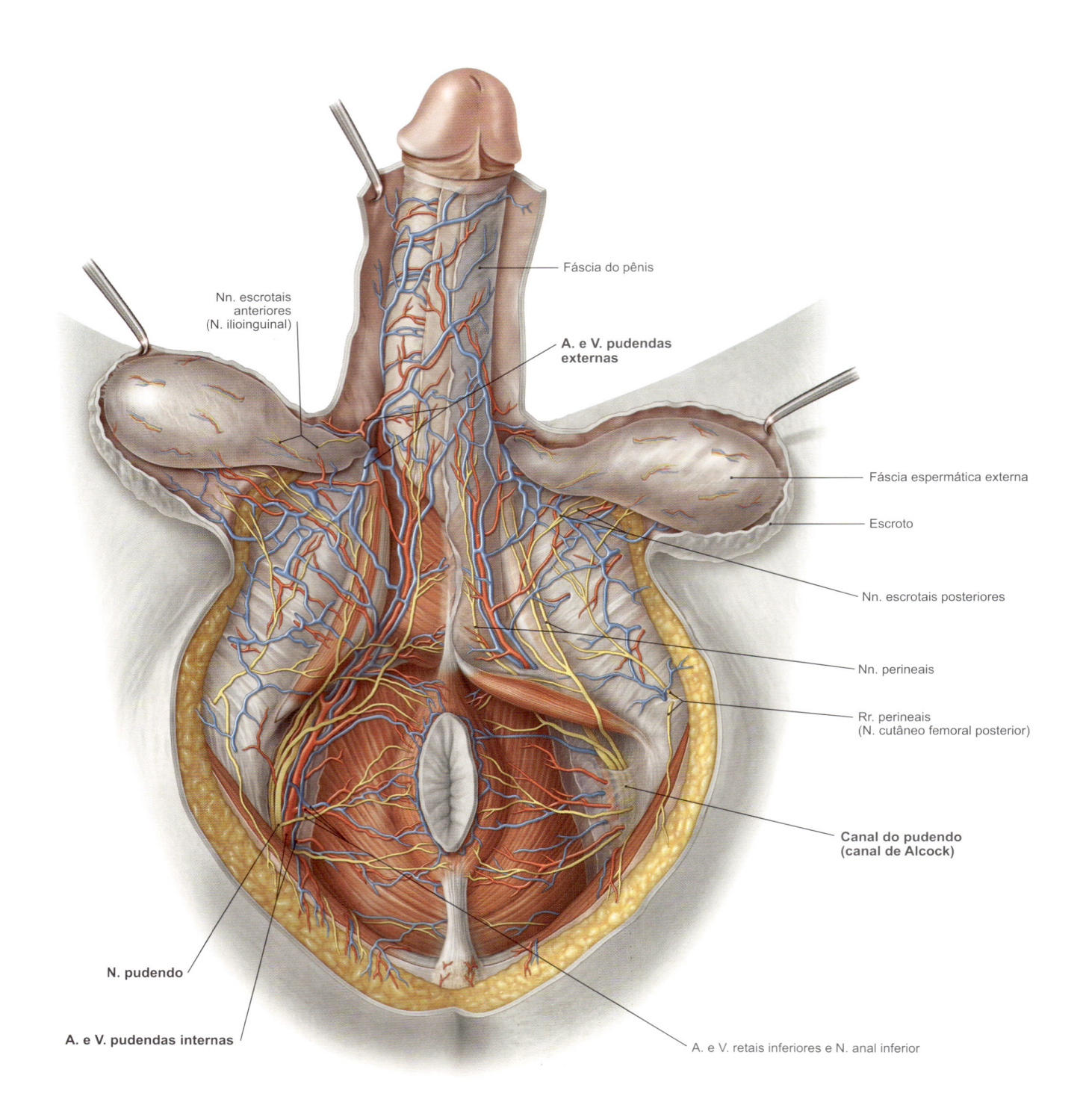

Figura 7.114 Vasos e nervos da região perineal em homens. O escroto e o canal pudendo direito foram abertos, vista inferior. [S700-L238/[Q300]

Além da → Figura 7.113, a figura também mostra as vias vasculonervosas anteriores da região perineal. O terço anterior da região perineal é irrigado pelas **A./V. pudendas externas**, que também emitem Rr. escrotais anteriores para o escroto. O **N. ilioinguinal** supre seções correspondentes e também forma os Nn. escrotais anteriores.

No lado direito do corpo, o **canal do pudendo (canal de Alcock)** formado pela duplicação fascial do músculo obturador interno é aberto na parede lateral da **fossa isquioanal**. Aqui se pode ver a origem de A. e V. retais inferiores e N. anal inferior para o canal anal.

Espaços do Períneo no Homem

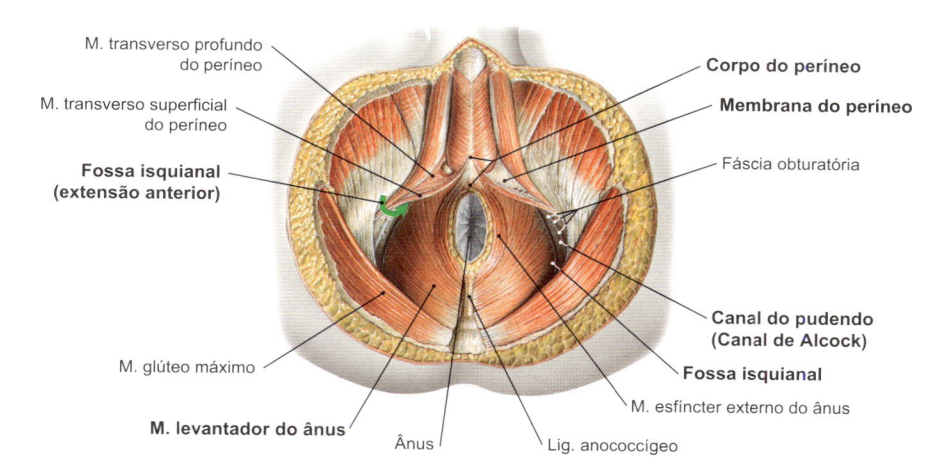

Figura 7.115 Espaços do períneo no homem; vista inferior. Os espaços perineais estão localizados na parte anterior da região perineal. [S700]
O **espaço superficial do períneo** estende-se entre a membrana do períneo na parte inferior do M. transverso profundo do períneo e a fáscia do corpo (fáscia do períneo). O **espaço profundo do períneo** é quase completamente preenchido pelo M. transverso profundo do períneo e ocupa o espaço entre as fáscias do músculo.

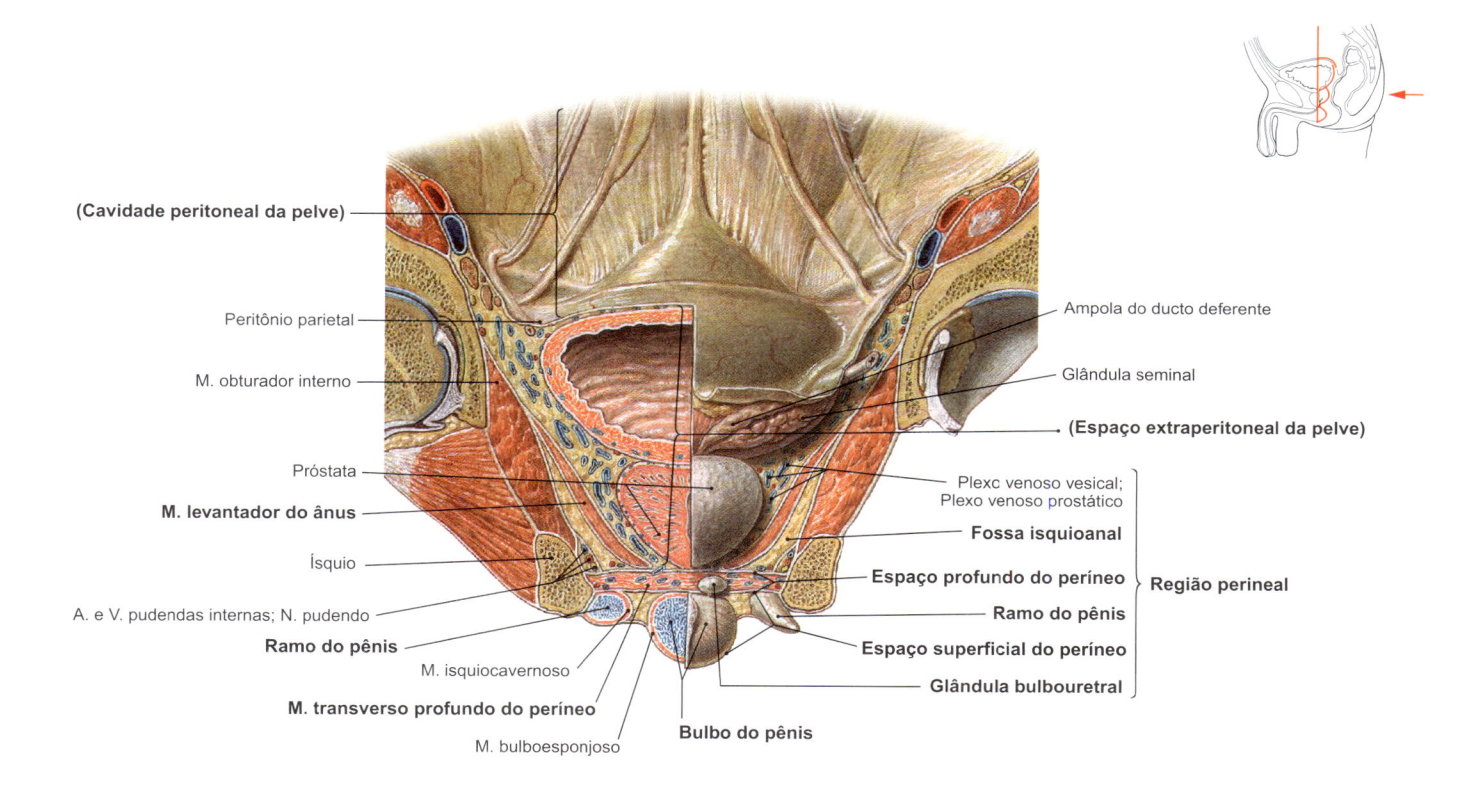

Figura 7.116 Espaços do períneo no homem, lado esquerdo; corte frontal na altura da cabeça do fêmur; vista posterior. (Comparar com o corte no detalhe.) [S700]
O corte frontal mostra os **três níveis** da pelve masculina:
- **Cavidade peritoneal da pelve**, delimitada inferiormente pelo peritônio parietal
- **Espaço subperitoneal**, que se estende para baixo até o M. levantador do ânus, no diafragma da pelve
- **Região perineal**, abaixo do diafragma da pelve. A parte anterior é ocupada, principalmente, pelos dois espaços do períneo; porém, além desses espaços, contém ainda os prolongamentos, de extensão muito variável, da fossa isquioanal (aqui, representados de formas distintas à direita e à esquerda).

O **espaço profundo do períneo** é quase completamente preenchido pelo M. transverso profundo do períneo. Ele contém as glândulas bulbouretrais (de Cowper), sendo o local de passagem para a uretra masculina. Além disso, é atravessado pelos ramos profundos do N. pudendo (N. dorsal do pênis) e da A. pudenda interna (A. do bulbo do pênis, A. dorsal do pênis e A. profunda do pênis) e pelas tributárias da V. pudenda interna em seu trajeto para a raiz do pênis. Os Nn. cavernosos do pênis atravessam o períneo e entram nos corpos cavernosos do pênis.

O **espaço superficial do períneo**, além do M. transverso superficial do períneo, contém, ainda, as partes proximais dos corpos cavernosos do pênis. O bulbo do pênis é, portanto, envolvido pelo M. bulboesponjoso, e os ramos do pênis, de ambos os lados, são envolvidos pelo M. isquiocavernoso. Além disso, os ramos superficiais do N. pudendo (N. perineal, com Nn. escrotais posteriores) e da A. pudenda interna (A. perineal, com Rr. escrotais posteriores), juntamente com tributárias da V. pudenda interna, estendem-se através desse espaço em direção ao escroto.

Órgãos Genitais Femininos

Órgãos Genitais Femininos Externos

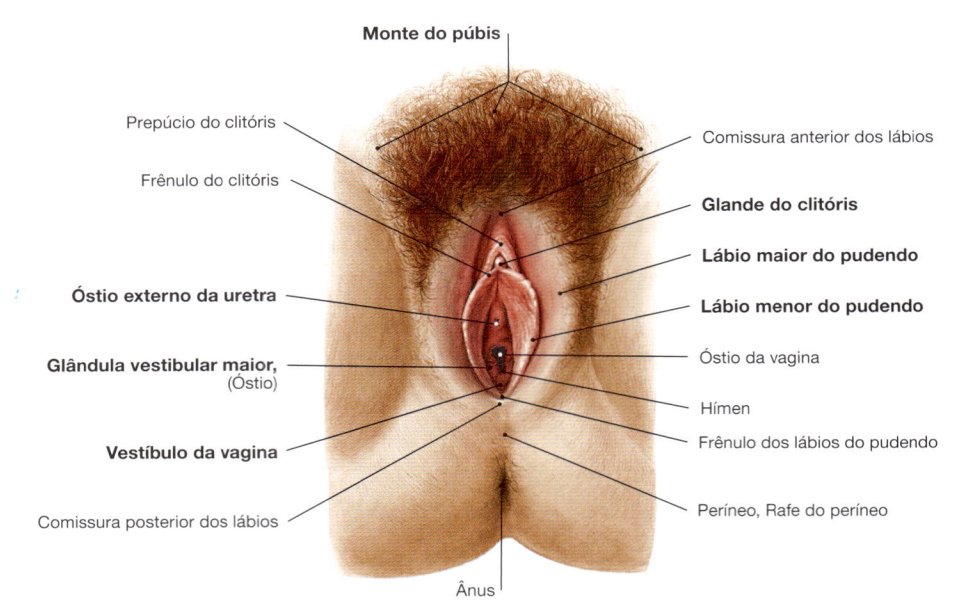

Figura 7.117 Órgãos genitais femininos externos; vista inferior. [S700]
Os órgãos genitais femininos se dividem em externos e internos (→ Figura 7.120).
Com relação aos **órgãos genitais externos**, conhecidos em conjunto como **pudendo feminino** ou **vulva**, estão incluídas as seguintes estruturas:
- Monte do púbis
- Lábios maiores do pudendo
- Lábios menores do pudendo
- Clitóris
- Vestíbulo da vagina
- Glândulas vestibulares maiores (de Bartholin) e glândulas vestibulares menores.

O vestíbulo da vagina estende-se até o hímen, que limita a entrada da vagina (óstio da vagina). Anteriormente ao óstio da vagina, encontra-se a abertura externa da uretra (óstio externo da uretra).
Os órgãos genitais externos são os **órgãos sexuais** (intercurso sexual).

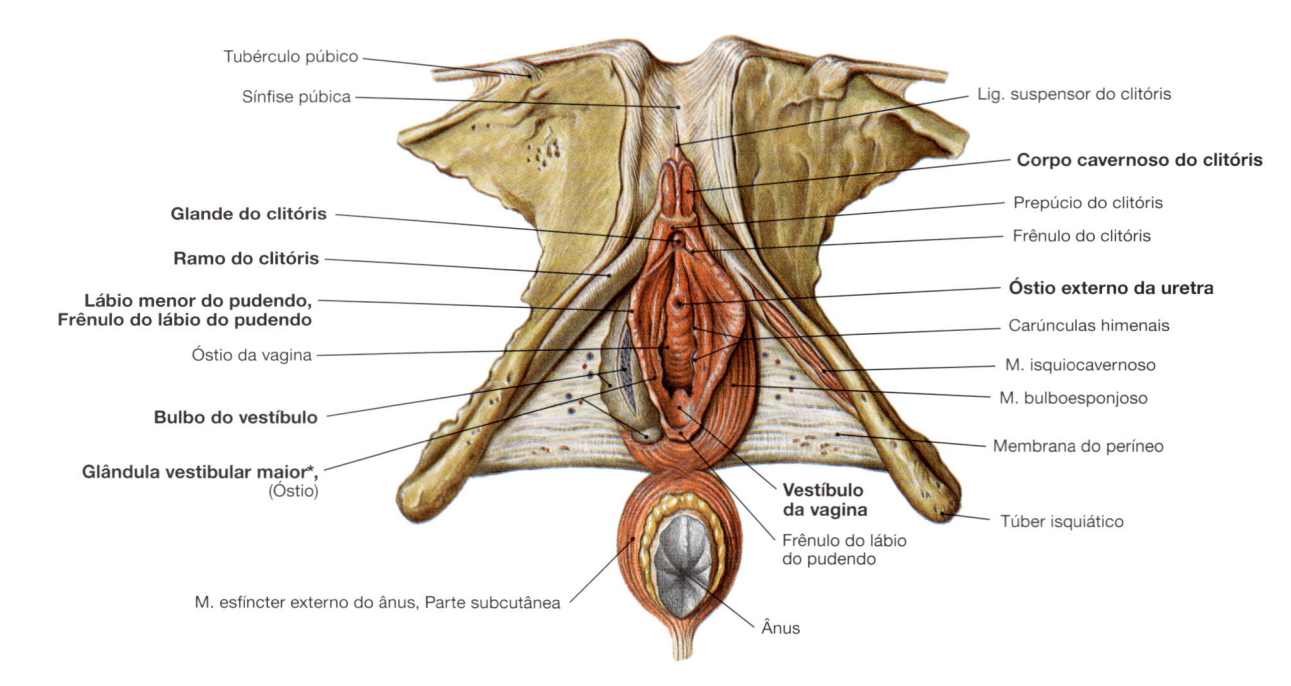

Figura 7.118 Órgãos genitais femininos externos; vista inferior, após a retirada da fáscia do corpo e das estruturas vasculonervosas. [S700]
Os **lábios maiores do pudendo**, que aqui foram retirados, contêm o tecido erétil do vestíbulo (bulbo do vestíbulo). Entre esses se encontram os **lábios menores do pudendo**, que circundam o **vestíbulo da vagina** e no qual desembocam, lateralmente, as **glândulas vestibulares maiores (de Bartholin) e menores**. Os lábios menores do pudendo se estendem para a frente, formando o frênulo do clitóris em direção à glande do clitóris. O **clitóris** é o órgão sensorial para o estímulo sexual. O tecido erétil do clitóris forma o corpo do clitóris, que termina caudalmente na glande do clitóris, antes que eles se mantenham separados para formar os ramos do clitóris, que estão fixados nos ramos inferiores do púbis. Os ramos do clitóris são envolvidos pelos Mm. isquiocavernosos. O M. bulboesponjoso estabiliza o **bulbo do vestíbulo**. Do ponto de vista embriológico existem algumas semelhanças entre a estrutura do clitóris, que também apresenta um prepúcio (prepúcio do clitóris), e a estrutura do pênis. Os mecanismos de enchimento dos corpos cavernosos e da ereção também são semelhantes nos dois sexos.

* Epônimo: glândula de Bartholin

Desenvolvimento dos Órgãos Genitais Femininos Externos

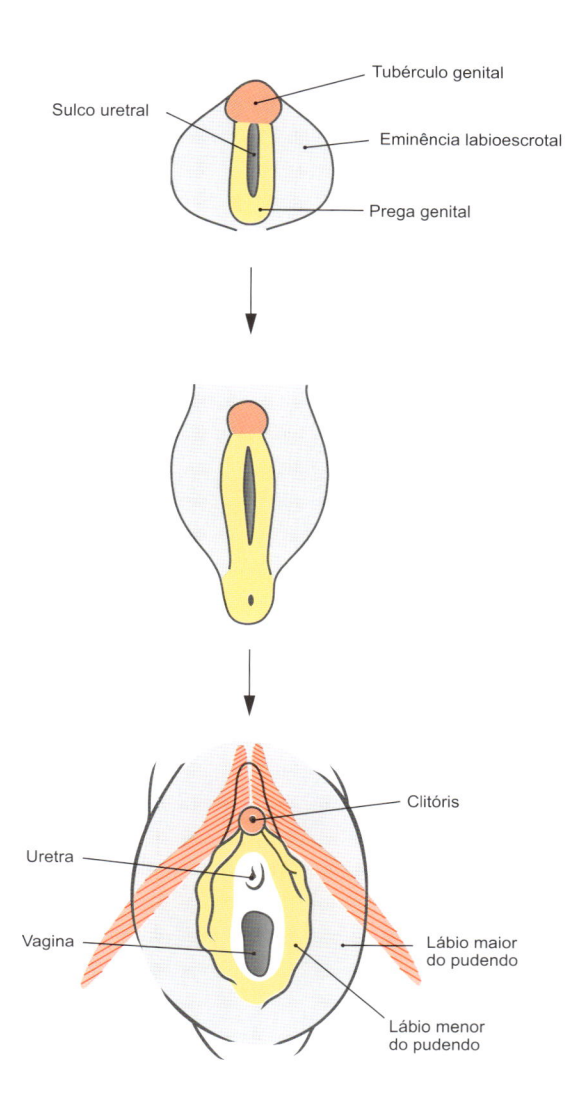

Figura 7.119 Desenvolvimento dos órgãos genitais femininos externos. [S700-L126]/[G1060-002]

A genitália externa desenvolve-se a partir da parte caudal do seio urogenital. Este seio se origina da cloaca do intestino primitivo e forma, entre outros, a bexiga urinária e a uretra (→ Figura 7.29). Além disso, o ectoderma, com seu tecido conjuntivo subjacente associado (mesênquima), também está envolvido. Inicialmente, em ambos os sexos, os órgãos genitais externos têm o mesmo aspecto (estágio sexual indiferenciado). Em seguida, a parede anterior do seio urogenital inicialmente se aprofunda para formar o **sulco uretral**, delimitado, em ambos os lados, pelas **pregas genitais**. Lateralmente a essas pregas encontram-se as **eminências labioescrotais** e, na margem anterior do sulco, o **tubérculo genital**.

Em seguida, no sexo feminino, sob a influência dos hormônios sexuais produzidos pelos ovários (estrógenos), o tubérculo genital se desenvolve no **clitóris** (corpos cavernosos). De forma diferente do que acontece no sexo masculino, as pregas genitais e as eminências labioescrotais não se fecham. As pregas genitais tornam-se os **lábios menores do pudendo**, enquanto as eminências labioescrotais formam os **lábios maiores do pudendo**. A curta uretra feminina e as **glândulas vestibulares maiores (de Bartholin)** originam-se do seio urogenital.

Correlações clínicas

As semelhanças com o desenvolvimento dos órgãos genitais masculinos externos explicam as hiperplasias do clitóris no caso de distúrbios acompanhados por produção excessiva de hormônios sexuais masculinos, como na **síndrome adrenogenital** (→ Figura 7.121).

7 Órgãos Genitais Femininos

Órgãos Genitais Femininos Internos

Útero
Tuba uterina
Ovário
Colo do útero
Vagina

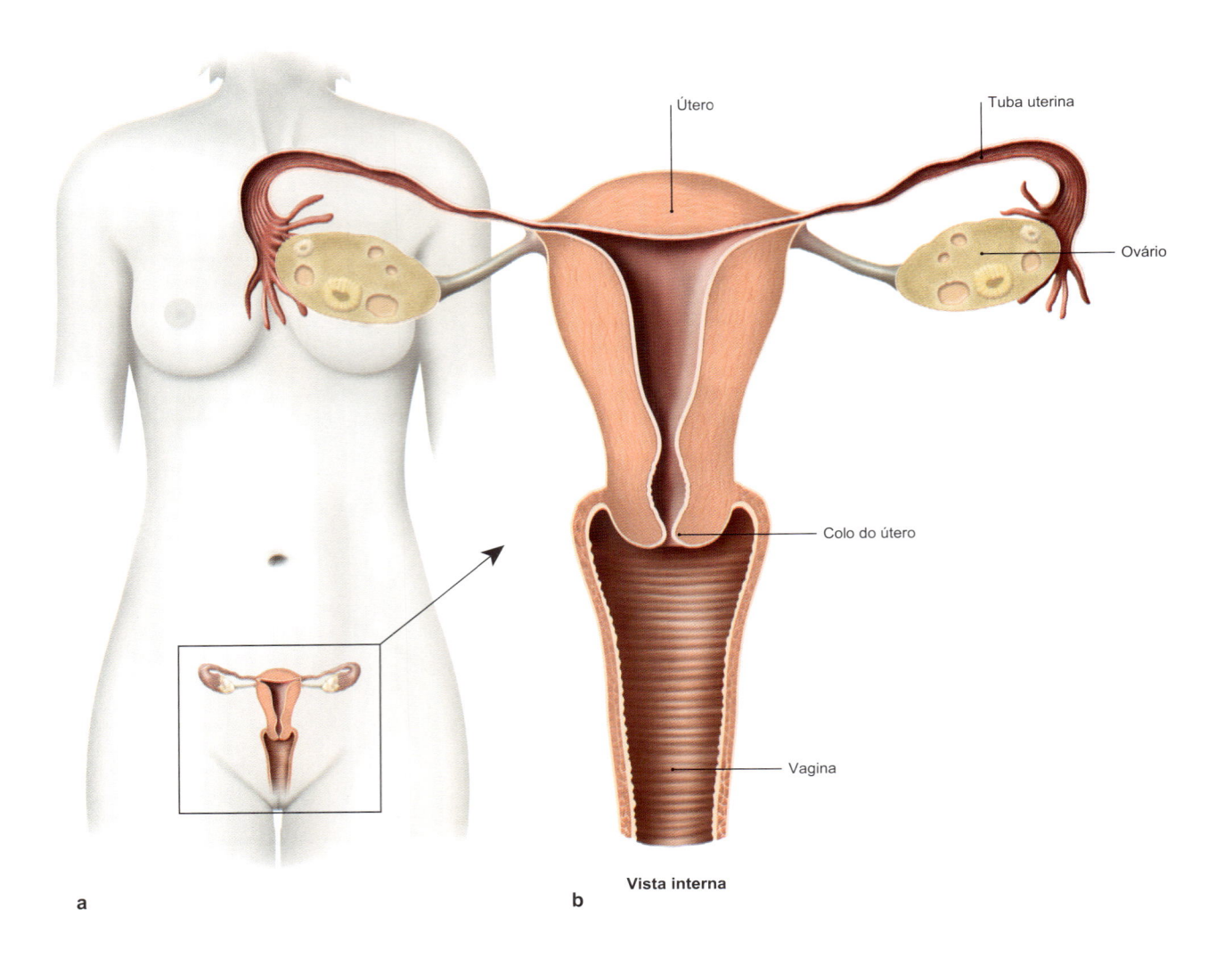

Vista interna

a   b

Figura 7.120a e b   Órgãos urinários e genitais femininos; vista anterior. [S701-L275]
Entre os **órgãos genitais internos** estão incluídas as seguintes estruturas:
- Vagina
- Útero
- Tuba uterina
- Ovário.

As tubas uterinas e os ovários são estruturas pares, e são denominados, em conjunto, **anexos uterinos**.
Os órgãos genitais internos da mulher são tanto **órgãos reprodutores** quanto **órgãos sexuais**. Os ovários atuam na maturação dos folículos (com ovócitos) e na produção de hormônios sexuais femininos (p. ex., estrógenos). A tuba uterina é o local da fecundação. Por ela passa o ovócito fecundado para o útero, onde ocorre o desenvolvimento do concepto durante a gestação. A vagina é o órgão envolvido na relação sexual e no parto.

Desenvolvimento dos Órgãos Genitais Femininos Internos

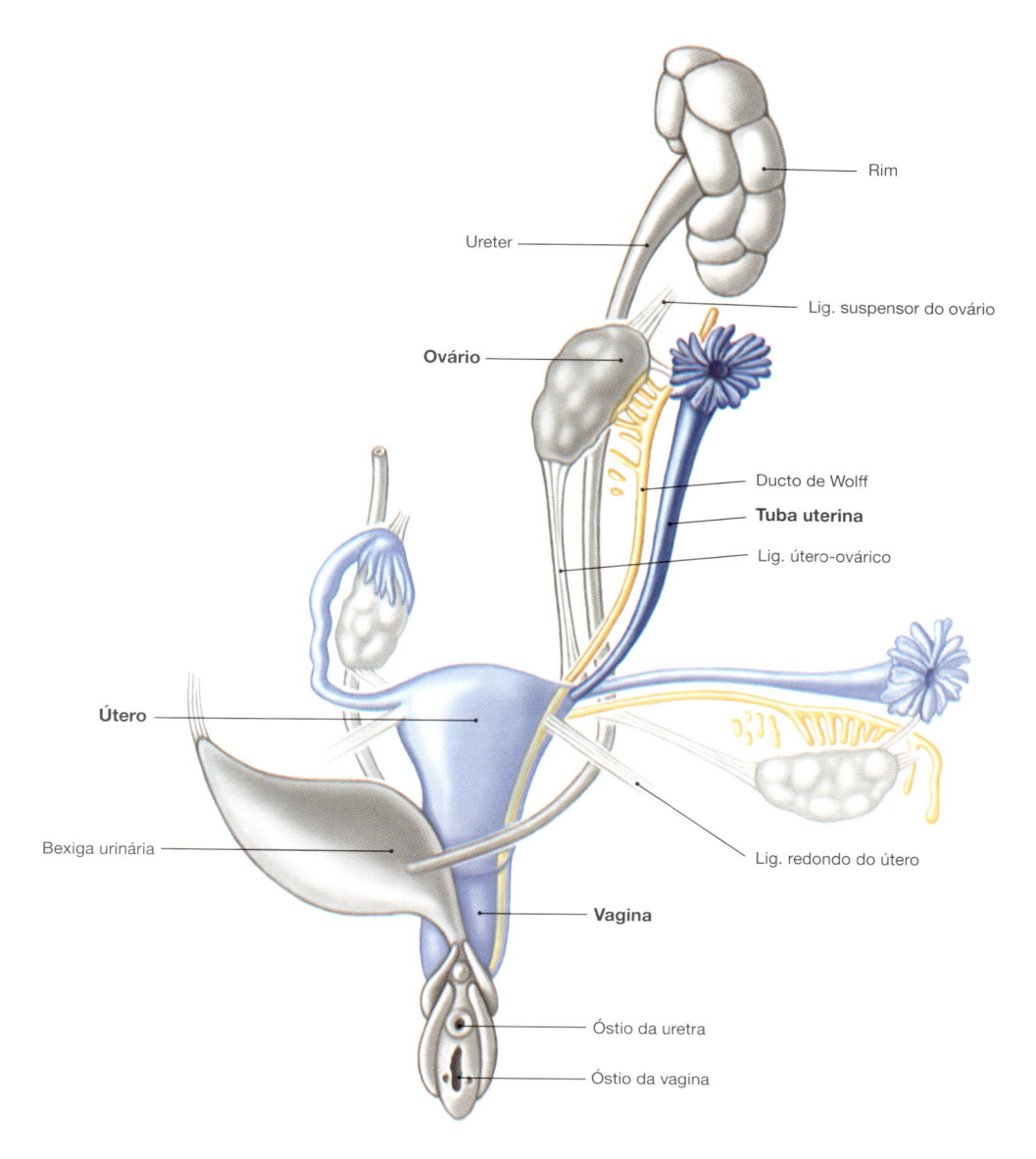

Figura 7.121 Desenvolvimento dos órgãos genitais femininos internos. [B500-L238]/[H233-001]

Os órgãos genitais internos desenvolvem-se com aspecto semelhante até a 7ª semana (estágio sexual indiferenciado, → Figura 7.29). A partir daí, no sexo feminino, os ovários surgem dos primórdios das gônadas. De forma semelhante aos testículos, cada ovário está situado na região lombar, na altura do mesonefro. No decorrer do crescimento do corpo, entretanto, os ovários são deslocados apenas até a pelve menor, e não saem da cavidade peritoneal. Os ovários e os anexos do sistema genital feminino, portanto, têm localização **intraperitoneal**.

Sem o efeito supressor do hormônio antimülleriano produzido pelos testículos, os ductos paramesonéfricos (de Müller) desenvolvem-se nas vias genitais femininas. A partir da 12ª semana, esses ductos dão origem às tubas uterinas e, em suas regiões distais fundidas, ao útero e à parte superior da vagina. A parte inferior da vagina origina-se do seio urogenital.

Correlações clínicas

Quando os ductos paramesonéfricos (de Müller) não se fundem, ocorre a **formação de septos** no lúmen uterino (útero septado ou subseptado) ou até mesmo a formação de um **útero didelfo** (útero duplo).

Fala-se de **intersexualidade** quando os cromossomos sexuais, os órgãos sexuais ou as características sexuais secundárias não são claramente masculinos ou femininos. As causas variam amplamente e incluem fatores genéticos e hormonais. Diferente de apenas algumas décadas atrás, agora está claro que a intersexualidade em si não é um transtorno e que os afetados devem decidir por si mesmos a melhor forma de se integrar ao seu ambiente e à sociedade. A prevalência varia muito de acordo com a definição: se assumirmos apenas desvios do sexo cromossômico do fenótipo ou um fenótipo que não é claramente masculino ou feminino, a prevalência é de cerca de 0,02%. O termo **hermafroditismo verdadeiro** é usado no caso muito raro em que uma pessoa tem tecido testicular e ovariano presente, mas geralmente não funcionante. Por outro lado, o **pseudo-hermafroditismo** masculino ou feminino é mais comum, no qual os testículos ou o ovário se formam, mas os órgãos sexuais desenvolvidos a partir dos ductos de Wolff e de Müller não podem ser claramente atribuídos ao sexo correspondente. As possíveis causas são defeitos enzimáticos na formação de testosterona ou AMH ou mutações nos receptores correspondentes. O pseudo-hermafroditismo feminino é mais comumente causado por uma **síndrome adrenogenital**, na qual um defeito enzimático no córtex suprarrenal produz muito pouco cortisol e, em vez disso, muitos hormônios sexuais masculinos.

No caso da **transexualidade**, por outro lado, o genótipo e o fenótipo não correspondem à identidade de gênero subjetivamente sentida. Fala-se de homem trans em termos de gênero biologicamente feminino e identidade masculina, de mulher trans em termos de diferenciação de gênero biologicamente masculino e identidade feminina.

7 Órgãos Genitais Femininos

Posição e Fixação

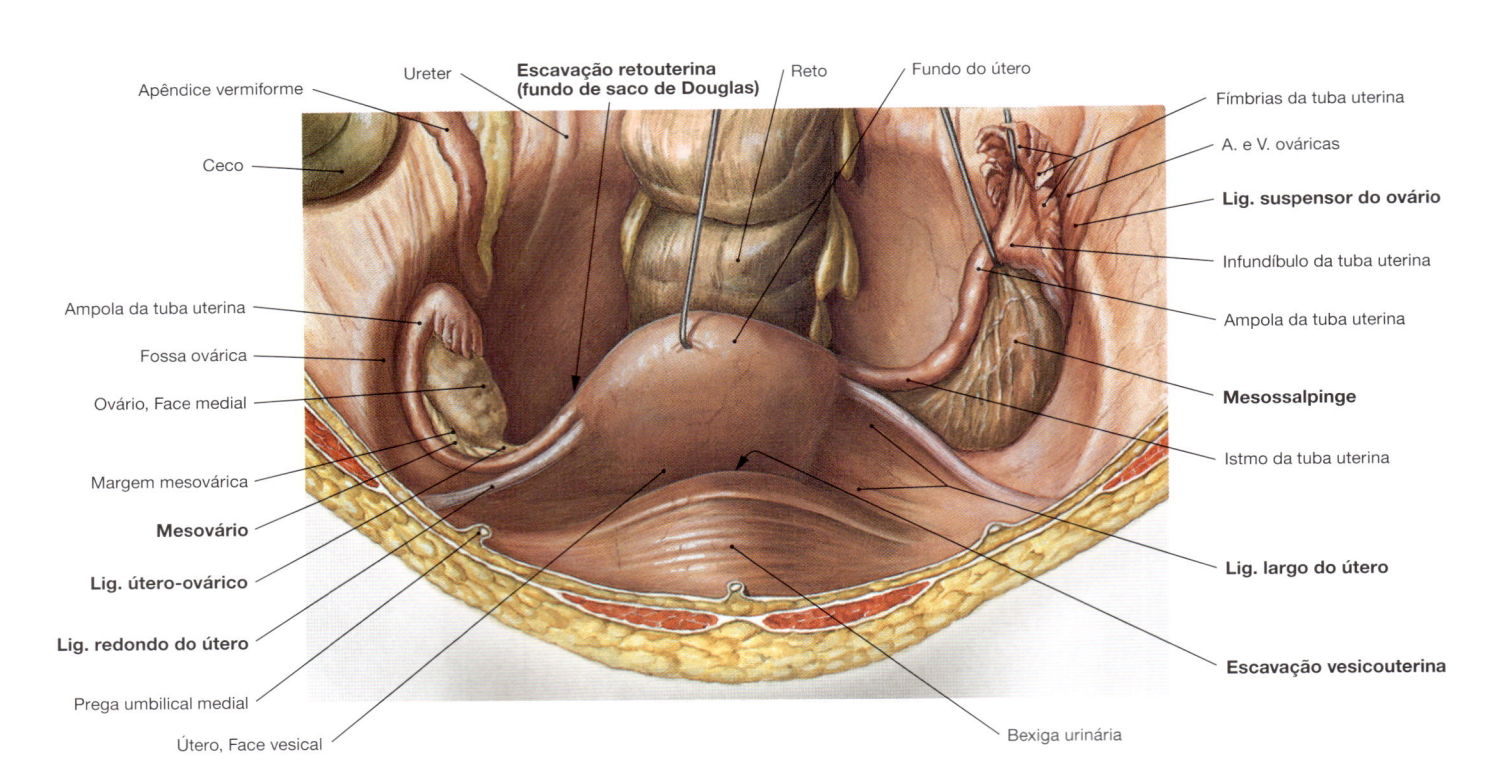

Figura 7.122 Útero, ovário e tuba uterina, com ligamentos peritoneais; vista anterior. [S700]

O útero, a tuba uterina e o ovário são órgãos **intraperitoneais**. Seus **ligamentos peritoneais** (Lig. largo do útero, mesossalpinge e mesovário) formam uma prega no plano frontal na pelve menor. O Lig. redondo do útero estende-se do ângulo tubário do útero para a frente, em direção à parede lateral da pelve, e aí entra no canal inguinal, até finalmente terminar no tecido conjuntivo dos lábios maiores do pudendo. O Lig. útero-ovárico (também conhecido, na prática clínica, como Lig. próprio do ovário) surge no ângulo da tuba uterina (onde ela conecta o útero ao ovário). O ovário está integrado à depressão formada pela ramificação das A. e V. ilíacas comuns (fossa ovárica). O Lig. suspensor do ovário traciona o ovário lateralmente. Esse ligamento está conectado à parede lateral da pelve e contém as A. e V. ováricas.

A proximidade entre os anexos uterinos (ovário e tuba) e o apêndice vermiforme do intestino grosso explica por que a inflamação no apêndice vermiforme (apendicite) e a inflamação na tuba uterina (salpingite) são acompanhadas de dor na fossa ilíaca direita. Entre o útero e a bexiga urinária encontra-se a **escavação vesicouterina** como uma evaginação da cavidade abdominal. A **escavação retouterina** (fundo de saco de Douglas), posteriormente ao útero, é o local na posição mais inferior da cavidade abdominal feminina e o local de acúmulo de líquido quando há processo inflamatório abdominal.

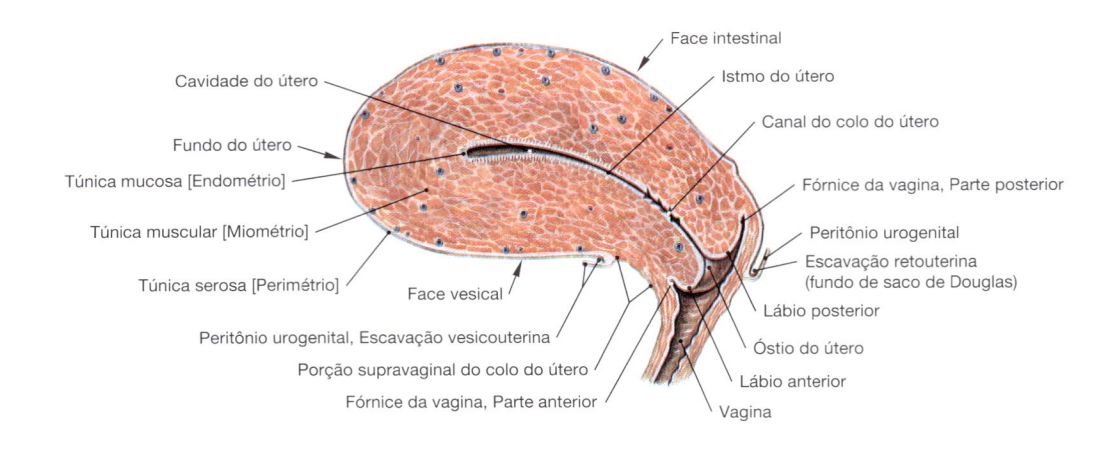

Figura 7.123 Camadas da parede uterina, corte sagital; vista esquerda. [S700]

A parede interna do útero consiste em **mucosa (endométrio)**, cuja composição e expansão se adaptam ao ciclo reprodutivo feminino, para permitir a implantação do ovo após a fertilização. Esta camada está conectada a uma camada espessa de **musculatura lisa (miométrio)**, cujas fibras musculares apresentam arranjos variados. Externamente, situa-se o revestimento peritoneal visceral **(perimétrio)**. Parte dos ligamentos suspensores também são denominados de acordo com as camadas da parede uterina. O **Lig. largo do útero (mesométrio)** é a continuação do revestimento peritoneal e forma uma prega peritoneal frontal do corpo do útero situado intraperitonealmente, até os dois lados da pelve menor. O **Lig. cardinal ou transverso do colo (paramétrio)**, por sua vez, ancora bilateralmente o colo do útero, situado subperitonealmente, ao osso do quadril.

Estrutura

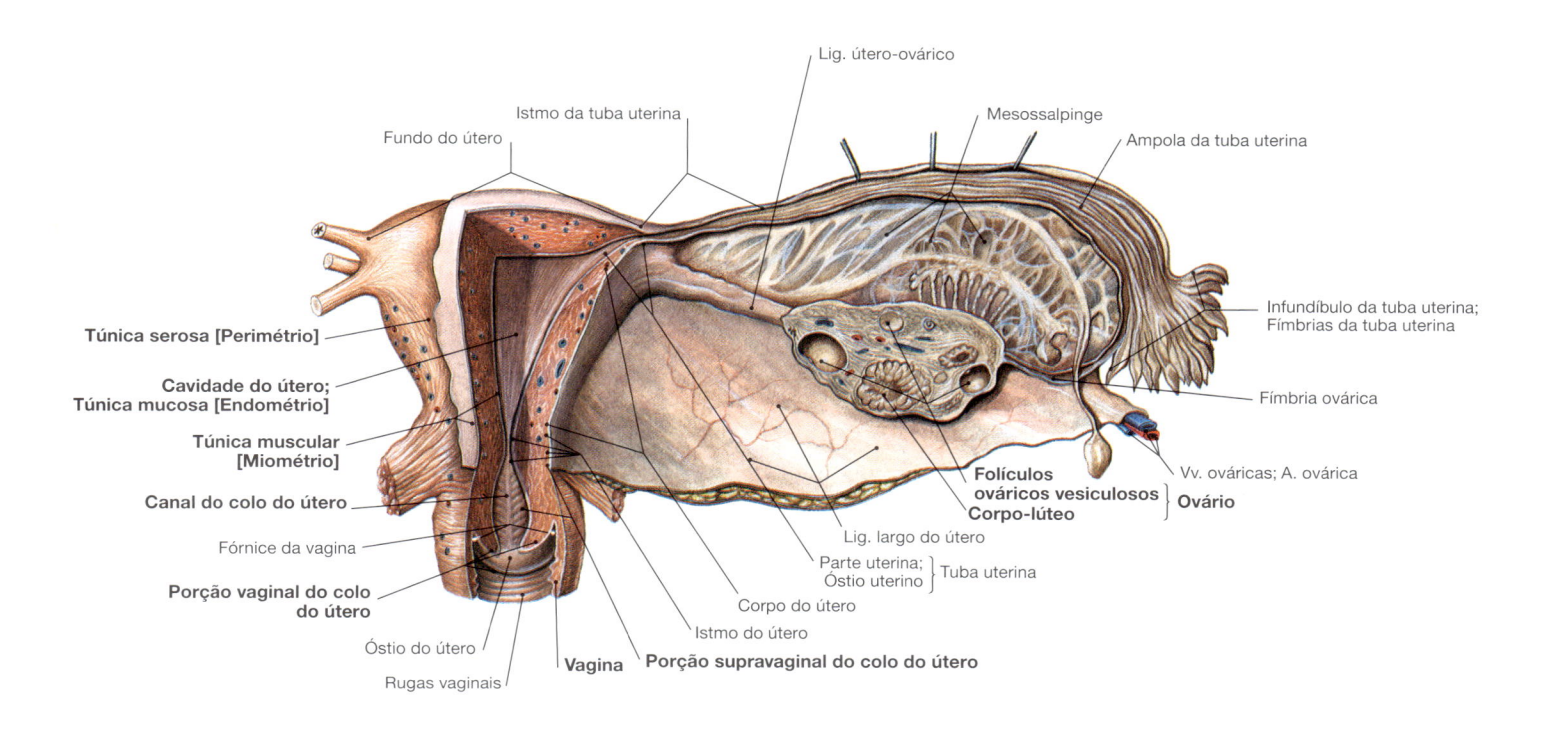

Figura 7.124 Útero, vagina, ovário e tuba uterina; corte frontal; vista posterior. [S700]

O **útero** tem 8 cm de comprimento, 5 cm de largura e de 2 a 3 cm de espessura. É dividido em um corpo uterino, com um assoalho (fundo do útero) apontando para cima e um colo do útero, que são separados um do outro por uma constrição (istmo do útero). O espaço interno do **útero** (cavidade uterina) é dividido em corpo do útero e canal do colo do útero. O colo do útero desemboca, por meio do seu segmento inferior, na vagina; por isso, esse segmento inferior é denominado porção vaginal do colo do útero. O segmento superior é a porção supravaginal do colo do útero. A **vagina** é um órgão oco muscular, com comprimento de 10 cm, que se encontra em posição **subperitoneal**. A porção vaginal do colo do útero limita-se com o fórnice da vagina. Podem ser distinguidas uma parede anterior e uma parede posterior da vagina, ambas apresentando, na face interna, uma série de pregas transversais (rugas vaginais).

O corte frontal mostra, também, a **estrutura da parede do útero**: internamente, a túnica mucosa (endométrio), seguida pela espessa túnica muscular (miométrio), formada por musculatura lisa, e, externamente, a cobertura peritoneal (túnica serosa ou perimétrio).

O estroma do córtex do **ovário** contém os folículos ováricos vesiculosos, incluindo os ovócitos, sendo que, após a ovulação, na metade do ciclo ovariano, o folículo que ovulou se transforma em um corpo-lúteo. Os folículos ováricos vesiculosos e o corpo-lúteo produzem os hormônios estrógenos e progestógenos, que controlam a diferenciação do endométrio durante as alterações do ciclo menstrual.

Órgãos Genitais Femininos

Estrutura e Ligamentos Suspensores

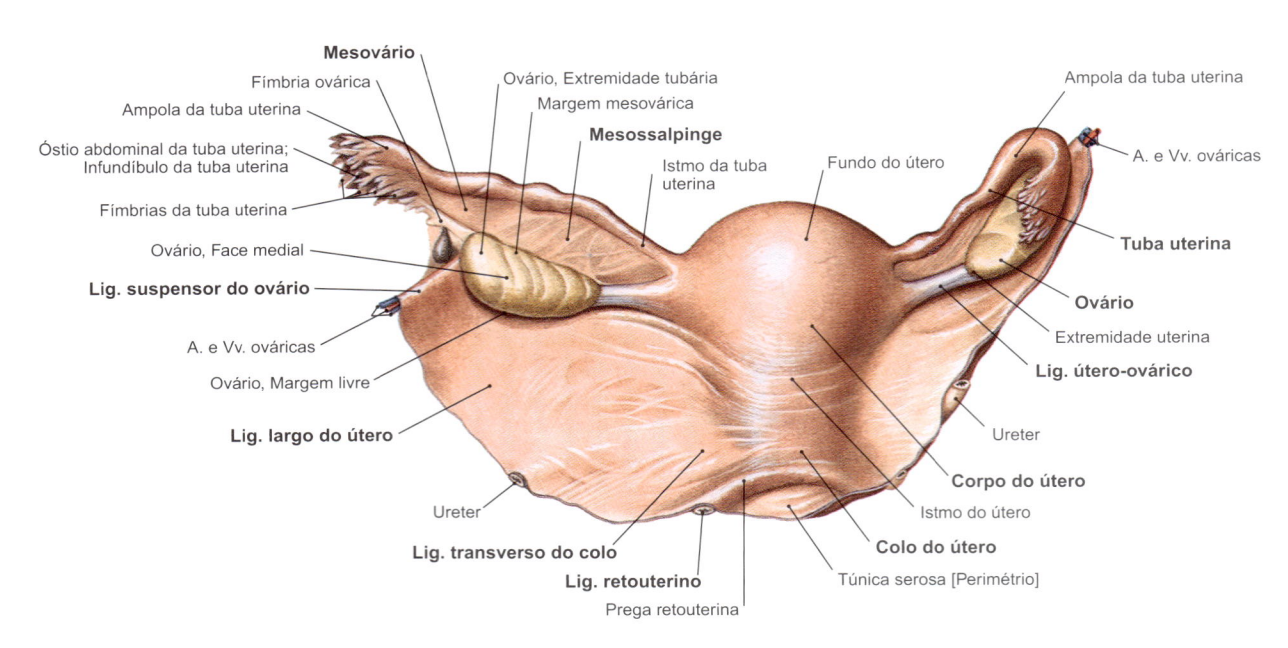

Figura 7.125   Útero, ovário e tuba uterina, com pregas peritoneais; vista posterior. [S700]

De ambos os lados do corpo do útero encontram-se as tubas uterinas, que permitem a conexão do útero com os ovários. A **tuba uterina** tem 10 a 14 cm de comprimento e também apresenta diferentes segmentos:

- **Infundíbulo da tuba uterina:** com 1 a 2 cm de comprimento, apresenta abertura para a cavidade abdominal (óstio abdominal da tuba uterina) e prolongamentos em formato de franja (fímbrias da tuba uterina) para a captação do ovócito durante a ovulação
- **Ampola da tuba uterina:** com 7 a 8 cm de comprimento, se estende, em forma de arco, ao redor do ovário
- **Istmo da tuba uterina:** com 3 a 6 cm, é uma constrição na transição para o útero
- **Segmento intramural (parte uterina da tuba):** desemboca no útero (óstio uterino da tuba).

O **ovário** mede 3 × 1,5 × 1 cm e tem formato oval. Podem-se distinguir um polo superior e um polo inferior. Na margem anterior (margem mesovárica), o mesovário encontra-se fixado, enquanto a margem posterior (ou margem livre) permanece livre. [S700]

O útero, a tuba uterina e o ovário têm posição **intraperitoneal** e apresentam, por isso, algumas **pregas peritoneais** recobertas por uma túnica serosa; além disso, têm outros **ligamentos suspensores**, com relevância clínica ginecológica durante as cirurgias:

- **Lig. largo do útero:** prega peritoneal em posição frontal
- **Mesovário** e **mesossalpinge:** pregas peritoneais do ovário e da tuba uterina para o Lig. largo do útero
- **Lig. transverso do colo:** feixes de tecido conjuntivo do colo do útero para a parede lateral da pelve
- **Lig. retouterino:** feixes de tecido conjuntivo do colo do útero para a região posterior
- **Lig. redondo do útero:** do ângulo tubário, passando através do canal inguinal, até os lábios maiores do pudendo
- **Lig. útero-ovárico:** une o ovário ao útero
- **Lig. suspensor do ovário:** une o ovário à parede lateral da pelve; acompanha as A. e V. ováricas

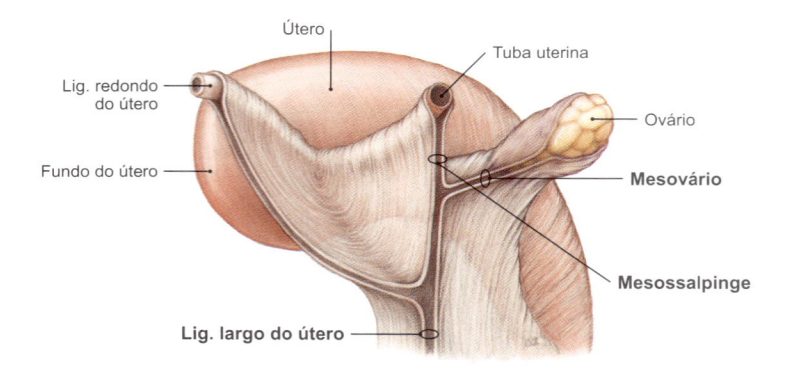

Figura 7.126   Lig. largo do útero, mesovário e mesossalpinge; corte parassagital direito, representação esquemática; vista da direita. [S701-L285]

O **Lig. largo do útero** é a continuação do revestimento peritoneal do corpo do útero (perimétrio) e forma uma prega peritoneal que envolve as vias uterinas. O Lig. largo do útero continua como **mesovário** e **mesossalpinge** até o ovário e a tuba uterina.

Correlações clínicas

Em virtude da estreita relação entre os anexos (ovário e tuba uterina) no lado direito do corpo e o apêndice vermiforme do intestino grosso, a dor no abdome inferior direito em mulheres deve sempre ser vista como um diagnóstico diferencial entre inflamação do apêndice (**apendicite**) e da tuba uterina direita (**salpingite**) e deve ser tratada de acordo com o esclarecimento.

7 Fixação do Útero

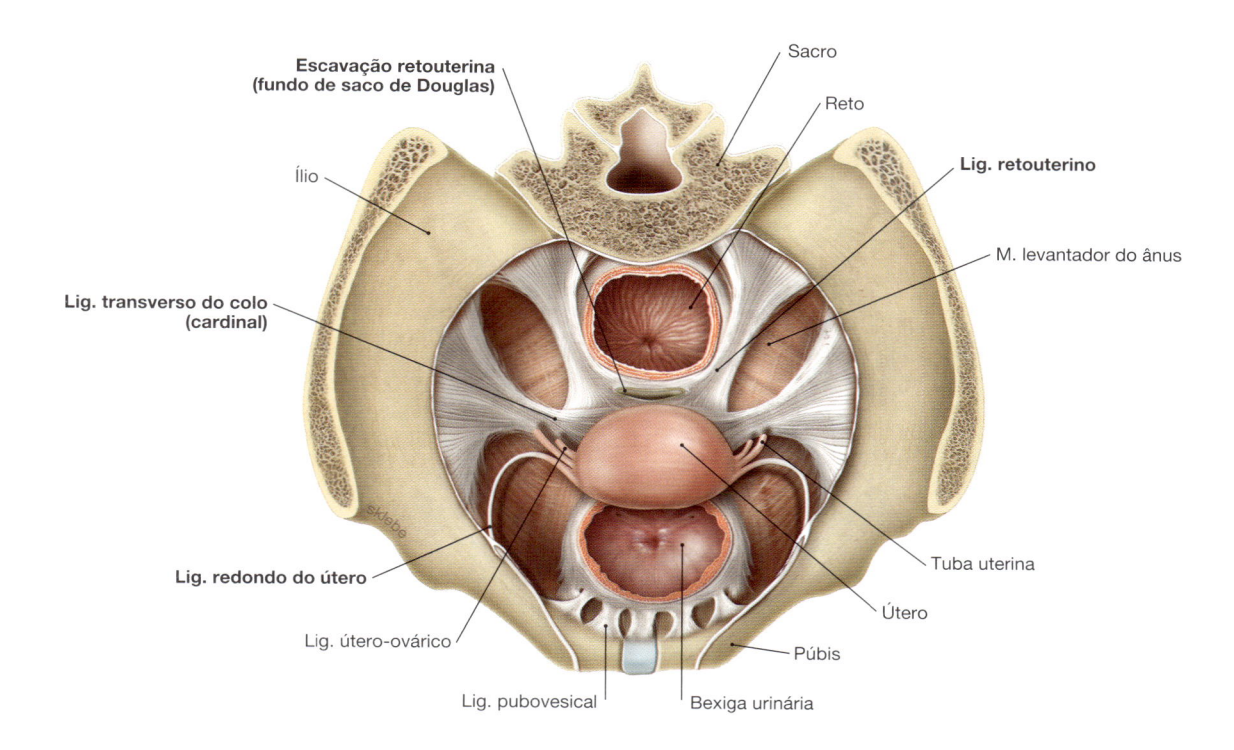

Figura 7.127 Ligamentos de fixação do útero; corte transversal na altura do colo do útero; vista superior; representação semiesquemática. [S702-L238]
Em alguns locais da pelve menor, o tecido conjuntivo apresenta-se espessado, formando os assim chamados ligamentos. Estes servem para a fixação das diferentes partes do útero. O **Lig. transverso do colo** fixa a porção supravaginal do colo do útero em ambos os lados do osso do quadril. O **Lig. retouterino** sai do colo do útero em sentido posterior e continua de ambos os lados do reto para o lado interno do sacro. O **Lig. redondo do útero**, por sua vez, é um resíduo do gubernáculo inferior e avança do ângulo útero-tubário no sentido anterior através do canal inguinal, até o tecido conjuntivo situado acima dos lábios maiores do pudendo. A ele unem-se também os vasos linfáticos para os linfonodos inguinais. O ligamento é importante para a fixação do útero, uma vez que o estabiliza em sua anteversão em relação à vagina, impedindo, assim, a eversão do útero durante o aumento da pressão intra-abdominal, por exemplo, durante episódios de tosse e espirros (→ Figura 7.130). O **fundo de saco de Douglas (escavação retrouterina)** se estende como a protrusão mais profunda da cavidade peritoneal até o tecido conjuntivo da pelve menor.

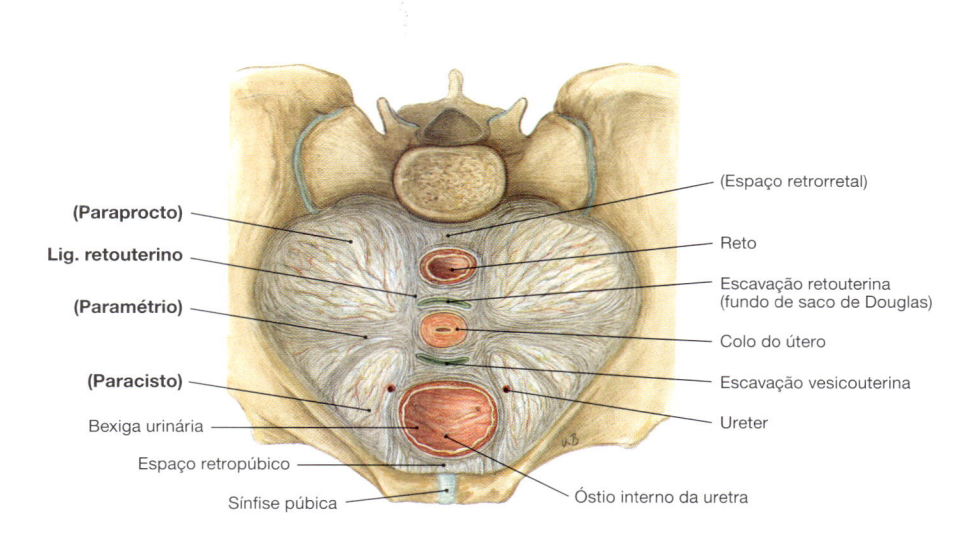

Figura 7.128 Ligamentos de fixação e espaços de tecido conjuntivo associados ao útero; corte transversal na altura do colo do útero; vista superior; representação semiesquemática. [S700]
O tecido conjuntivo na pelve menor, do ponto de vista clínico, está subdividido nas imediações de cada órgão; alguns feixes de fibras são caracterizados como ligamentos, apesar de tal definição, do ponto de vista anatômico, não ser nitidamente possível.

- **Paramétrio:** feixes de fibras que partem do colo do útero para a parede lateral da pelve (Lig. transverso do colo)
- **Paraprocto:** tecido conjuntivo ao redor do reto
- **Paracisto:** tecido conjuntivo ao redor da bexiga urinária
- **Paracolpo:** tecido conjuntivo ao redor da vagina.

Apenas o **Lig. retouterino**, que parte do colo do útero em direção posterior, é mais bem delimitável, e costuma ser bem exposto em cirurgias ginecológicas, para que as fibras nervosas do plexo hipogástrico inferior sejam preservadas.

Órgãos Genitais Femininos

Estrutura e Localização do Útero e da Vagina

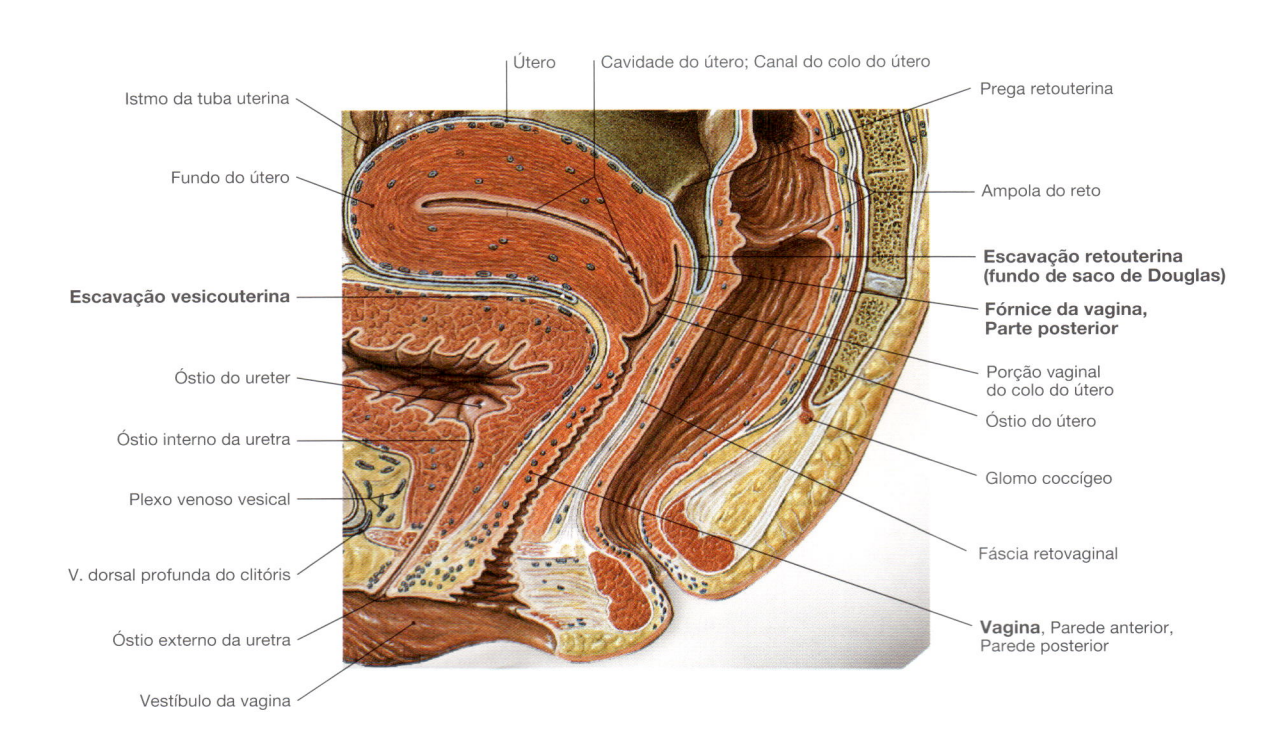

Figura 7.129 Vagina e útero; corte mediano, vista esquerda. [S700]
O **colo do útero** é dividido em duas partes: a inferior (porção vaginal do colo do útero) projeta-se para a vagina (canal do colo do útero), junto ao óstio do útero. A superior (porção supravaginal do colo do útero) continua na forma de um estreitamento (istmo), junto ao óstio anatômico interno do útero, para um espaço oco do corpo do útero (cavidade do útero). A **vagina** tem uma parede anterior e outra posterior, e ambas apresentam pregas transversais (rugas vaginais). A vagina desemboca no vestíbulo da vagina, que já faz parte dos órgãos genitais externos. Em sua extremidade superior, a vagina envolve a porção vaginal do colo do útero com a abóbada vaginal (fórnice da vagina), dividida em partes anterior, posterior e lateral. A abóbada vaginal encontra-se em contato direto com o fundo de saco de Douglas ou escavação retouterina, que representa uma evaginação caudal da cavidade peritoneal.

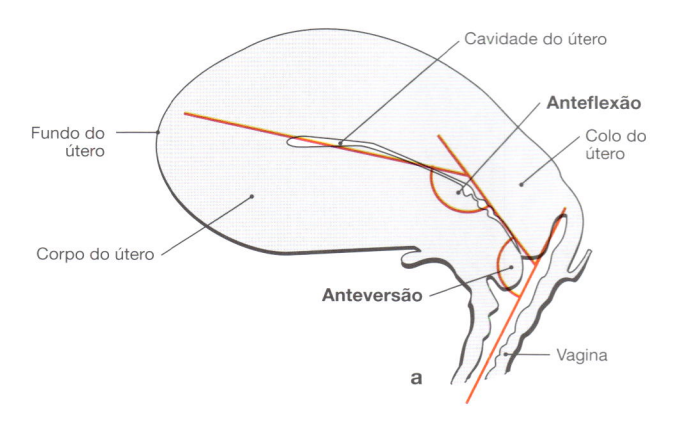

Figura 7.130a-d Posição do útero e da vagina; vista pelo lado direito. [S700]
a Em posição normal, o útero está inclinado para a frente em relação à vagina (**anteversão**), e o corpo do útero está dobrado para a frente em relação ao colo do útero (**anteflexão**). Essa posição atua como proteção e impede que o útero seja evertido (ou seja, exteriorizado) através da vagina quando ocorre aumento da pressão intra-abdominal (p. ex., com espirros, tosse).
b Anteversão e anteflexão = posição normal.
c Anteversão, mas sem anteflexão.
d Retroversão e retroflexão.

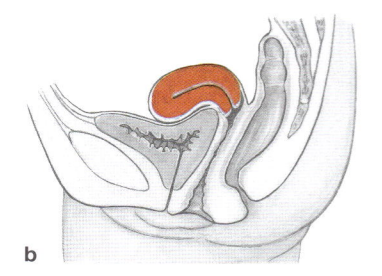

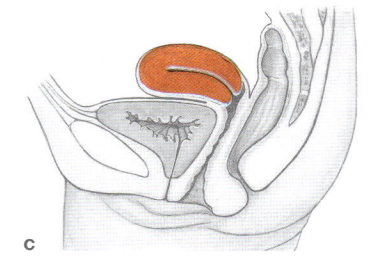

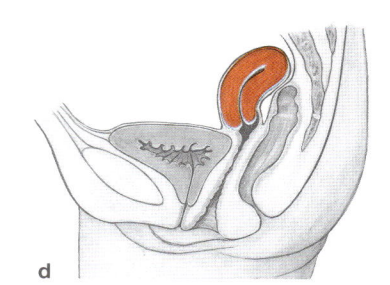

7 Estrutura e Localização dos Ovários

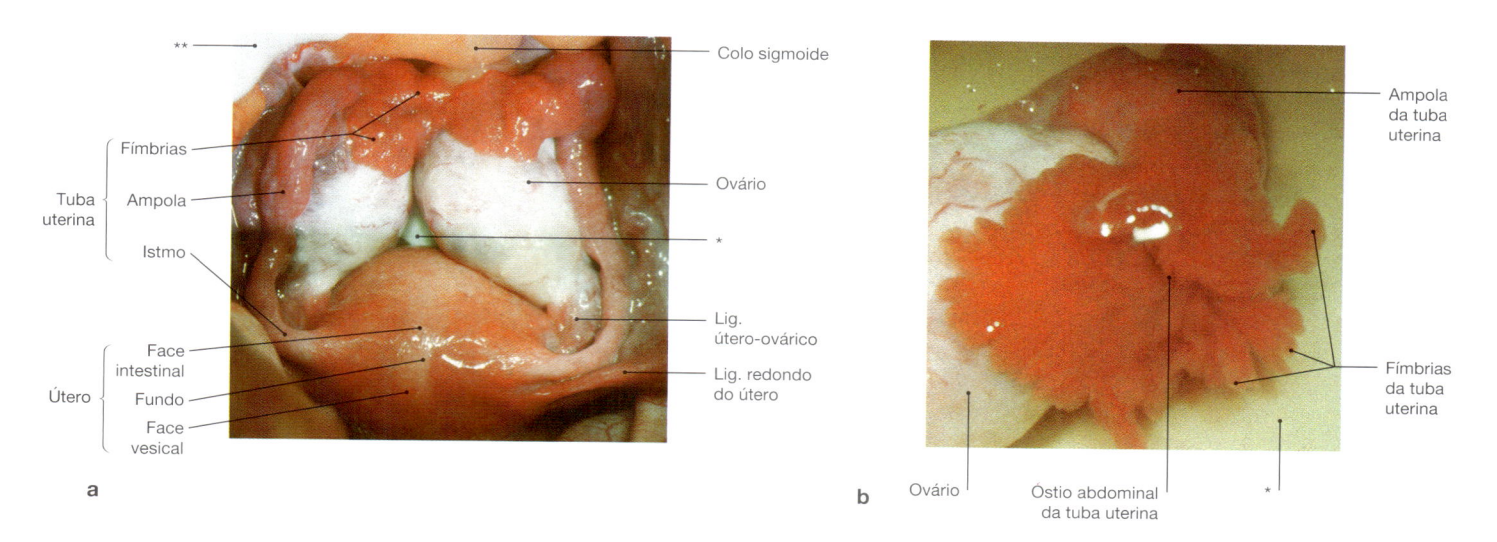

Figura 7.131a e b Ovário, tuba uterina e útero; achados cirúrgicos em uma mulher jovem. [S700-T911]

a Os ovários estão deslocados medial e superiormente por compressas (*), vista anterossuperior.

b Para a representação do infundíbulo tubário, a cavidade pélvica foi preenchida com solução salina; vista posterossuperior.

O **infundíbulo da tuba uterina** encontra-se aberto em sua extremidade voltada para a cavidade abdominal. As fímbrias, dispostas ao redor dessa abertura, estão em contato com a superfície dos ovários e, durante a ovulação, captam o óvulo liberado. A fertilização ocorre na tuba uterina. O oócito é então transportado até o útero graças à motilidade tubária, onde nidifica caso tenha ocorrido fecundação. O tamanho dos ovários chama a atenção e é normal para uma mulher jovem. A maioria das outras ilustrações em livros didáticos, bem como as peças anatômicas, é de mulheres mais velhas, nas quais os ovários, bem como o útero, muitas vezes estão atrofiados.

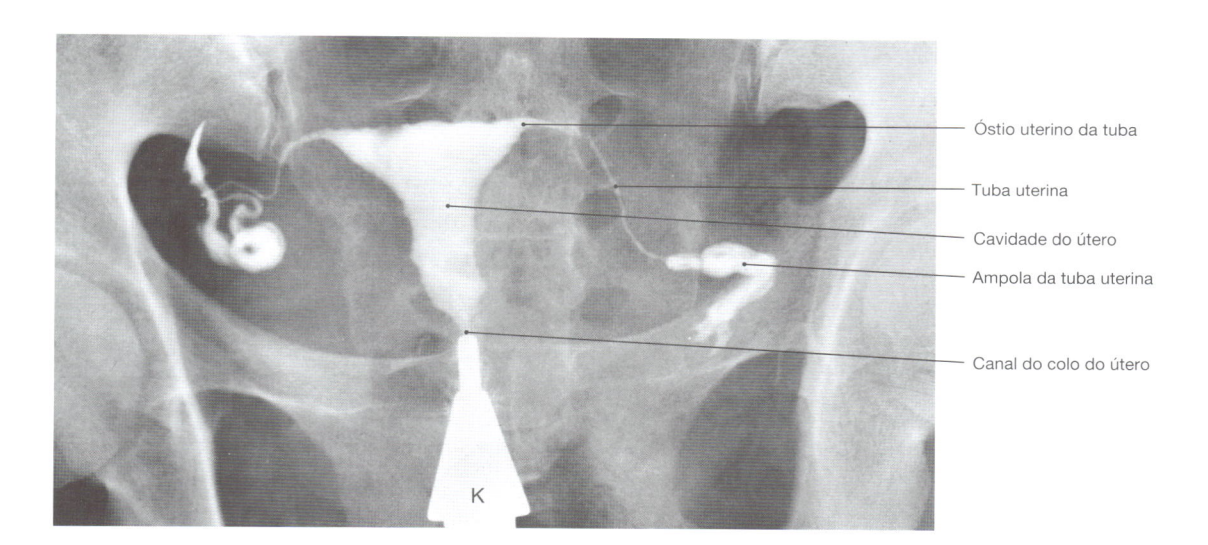

**Swab

Figura 7.132 Útero e tuba uterina; representação com meio de contraste radiológico, vista anterior. [S700]

A perviedade das tubas uterinas (trompas de Falópio) pode ser verificada pela instilação de contraste no útero e nas tubas (**histerossalpingografia**) durante a investigação de infertilidade. A obstrução das tubas uterinas pode, por exemplo, ser consequente a processos inflamatórios e infecciosos. Atualmente, essa investigação é feita por meio de ultrassonografia com uso de contraste.

K = adaptador para instilação de contraste no útero e nas tubas uterinas.

7 Órgãos Genitais Femininos

Estrutura e Localização

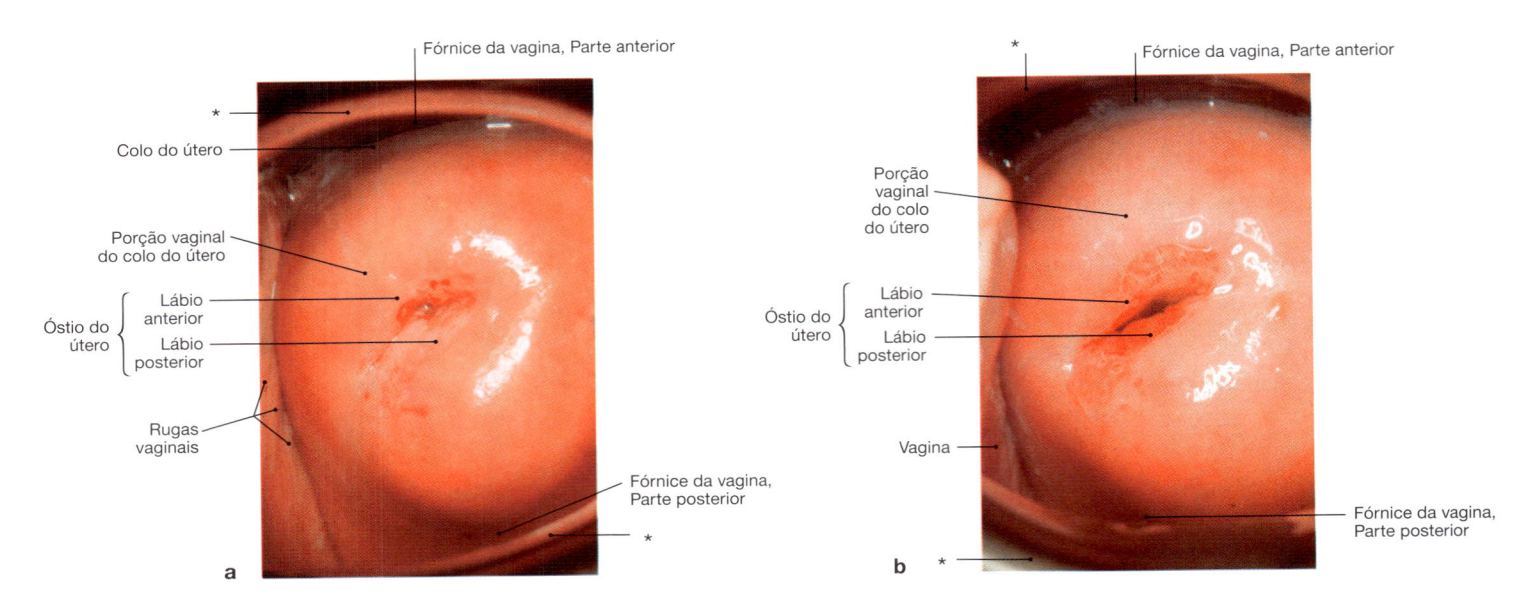

Figura 7.133a e b Colo do útero, porção vaginal; vista inferior. [S700]
a Colo do útero de uma mulher jovem que ainda não teve filhos (nulípara).
b Colo do útero de uma mulher jovem que teve dois filhos (secundípara).

À inspeção da porção vaginal do colo do útero com espéculo, a vagina normalmente tem formato de fenda. O uso de dois espéculos nesta imagem afastou as paredes da vagina.

*Espéculo

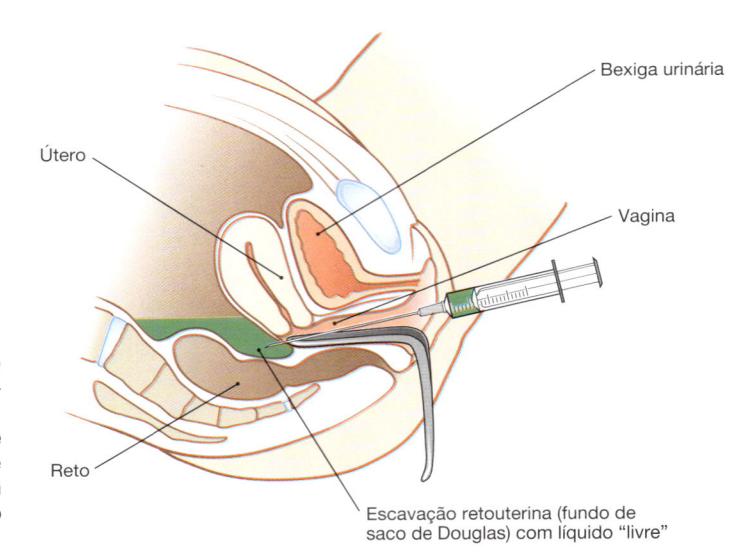

Figura 7.134 Punção do fundo de saco de Douglas; representação esquemática de um corte mediano, vista direita na posição de litotomia. [S700-L126]
Devido ao contato direto da **escavação retouterina (fundo de saco de Douglas)** com a abóbada vaginal posterior, existe a possibilidade de se visualizar a cavidade peritoneal a partir da vagina na ultrassonografia pélvica, e até mesmo realizar uma punção, se existir líquido livre no fundo de saco de Douglas.

Correlações clínicas

A inspeção e a obtenção de esfregaços do colo do útero estão incluídas nos procedimentos diagnósticos de rotina na ginecologia e representam parte do **exame preventivo** para mulheres a partir dos 20 anos. O exame deve ser realizado pelo menos uma vez ao ano, de modo que se possa fazer o diagnóstico precoce e, se necessário, a retirada de um tumor maligno **(carcinoma de colo de útero)**, mediante a identificação de eventos precursores dessas patologias. O carcinoma de colo de útero está entre os mais frequentes tumores malignos em mulheres com menos de 40 anos. Como o carcinoma pode ser deflagrado por papilomavírus (HPV), a imunização é recomendada para meninas na puberdade. A imunização impede a infecção de forma relativamente segura. Entretanto, devido à pouca experiência até agora, uma vez que não está claro como os carcinomas podem de fato ser impedidos, a utilização da imunização ainda é controversa.

Visto que a escavação retouterina (fundo de saco de Douglas) é o ponto mais profundo da cavidade peritoneal, na posição ortostática se acumula material inflamatório (**peritonite**) ou células tumorais, como por exemplo, **carcinomatose peritoneal** secundária a câncer de ovário. Além disso, a ultrassonografia pode detectar sangue consequente à **ruptura do baço**. A punção do fundo de saco de Douglas tem perdido importância em termos diagnósticos graças aos avanços das técnicas de imagem. Se não houver disponibilidade desses exames, a punção pode ser realizada para coleta de líquido à procura de sangue, bactérias e células tumorais.
O enfraquecimento da ancoragem cervical ou a remoção do útero (histerectomia) pode resultar em **prolapso vaginal**. A abóbada vaginal é então fixada cirurgicamente ao Lig. sacroespinal ou ao ligamento longitudinal anterior (sacrocolpopexia).

Útero na Gravidez

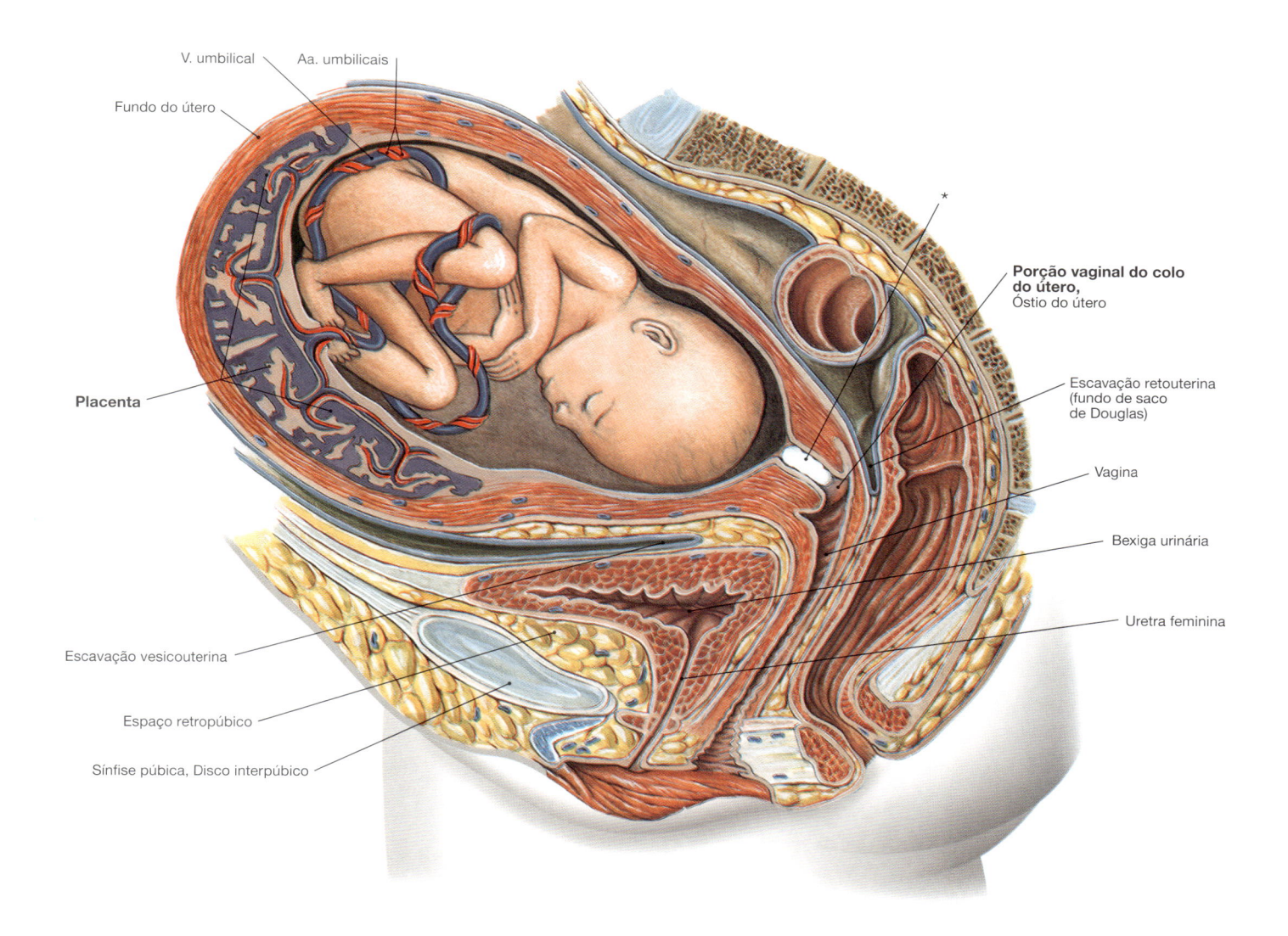

Figura 7.135 Útero, com placenta e feto; com exceção do feto, corte mediano da pelve; vista pelo lado esquerdo. [S700]
A criança no útero é nutrida pela placenta, que, após a implantação no endométrio, é formada predominantemente por tecido fetal. Durante a gestação, o canal do colo do útero é ocluído pelo tampão mucoso de Kristeller (*).

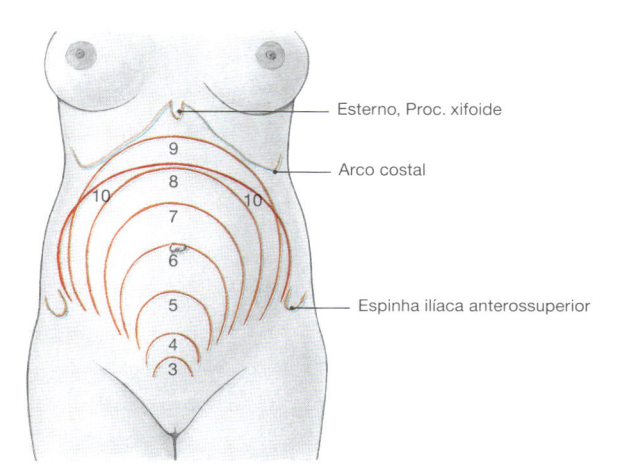

Figura 7.136 Nível do fundo do útero na gestação; vista anterior. [S700]
Os números indicam o fim de cada mês de gestação. No 6º mês (24ª semana), o fundo do útero se encontra no umbigo, e no 9º mês (36ª semana), no arco costal. Até o nascimento, o volume do útero aumenta entre 800 e 1.200 vezes, e o seu peso aumenta de 30 a 120 g para 1.000 a 1.500 g.

Órgãos Genitais Femininos

Placenta

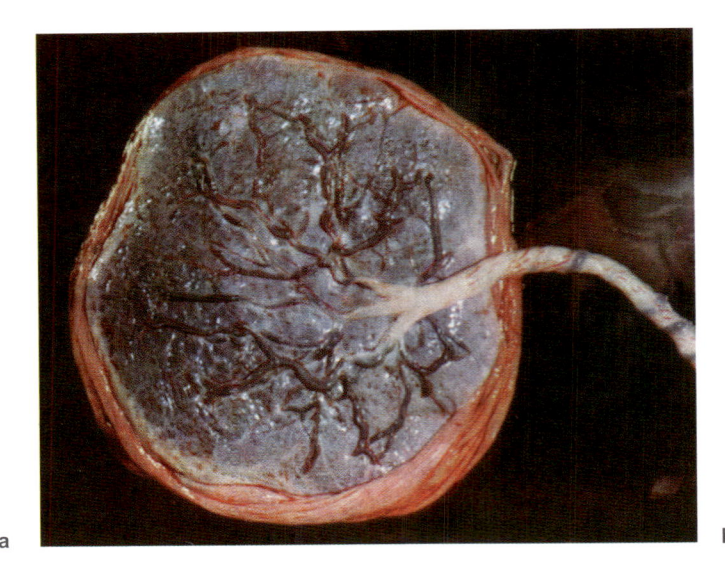

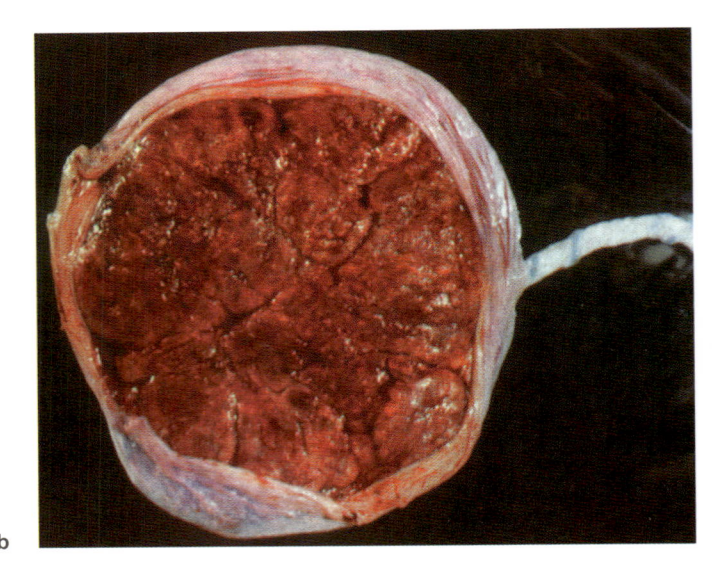

Figura 7.137a e b Placenta e cordão umbilical após o parto. [S700]
a Vista a partir do lado fetal.
b Vista a partir do lado materno.

A **placenta** é eliminada após a expulsão do feto. Do lado fetal, o **cordão umbilical** se insere na lâmina coriônica da placenta, onde as duas Aa. umbilicais, que se originam da A. ilíaca interna do feto, se ramificam, conduzindo sangue pobre em nutrientes e oxigênio para a placenta. Após a troca de nutrientes e gás, o sangue retorna para o feto por uma única V. umbilical. Do lado materno, a placenta está ancorada na mucosa uterina. A partir da ilustração, podemos ver que a placenta está dividida em 10 a 40 **lobos funcionais** (**cotilédones**). Após o parto, a integridade da placenta tem de ser assegurada por inspeção, uma vez que os restos placentários remanescentes no útero podem resultar em sangramento abundante e infecções.

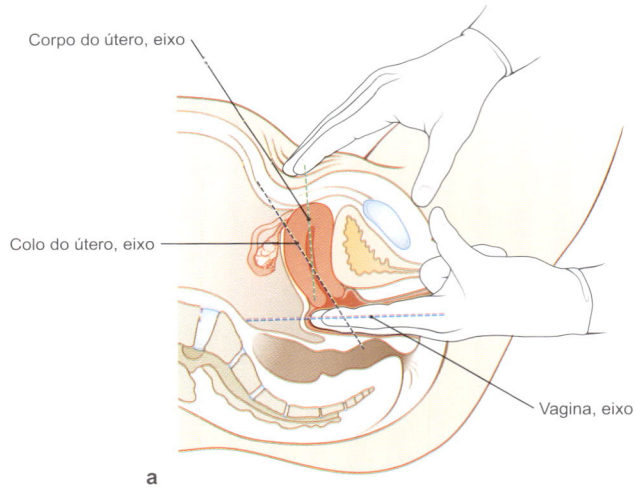

Figura 7.138a e b Palpação manual do útero; representação esquemática de um corte sagital. [S701-L126]

a Palpação bimanual para determinar o tamanho e a posição do útero.
b Palpação para determinar a consistência do colo do útero na gravidez.

Correlações clínicas

Especialmente no passado, quando não havia mais medidas diagnósticas disponíveis, o exame manual do útero durante a gravidez era de grande importância. O tamanho e a posição do útero podem ser determinados pela **palpação bimanual**. O colo do útero é empurrado anteriormente (com dois dedos de uma das mãos na abóbada vaginal posterior). A posição do fundo do útero é determinada externamente a partir da parede abdominal. Além disso, pode-se comprimir a porção cervical do útero na abóbada vaginal anterior. A compressibilidade aumentada no 2º e no 3º mês já foi utilizada como sinal de gravidez (**sinal de Hegar**).

Artérias dos Órgãos Genitais Femininos Internos

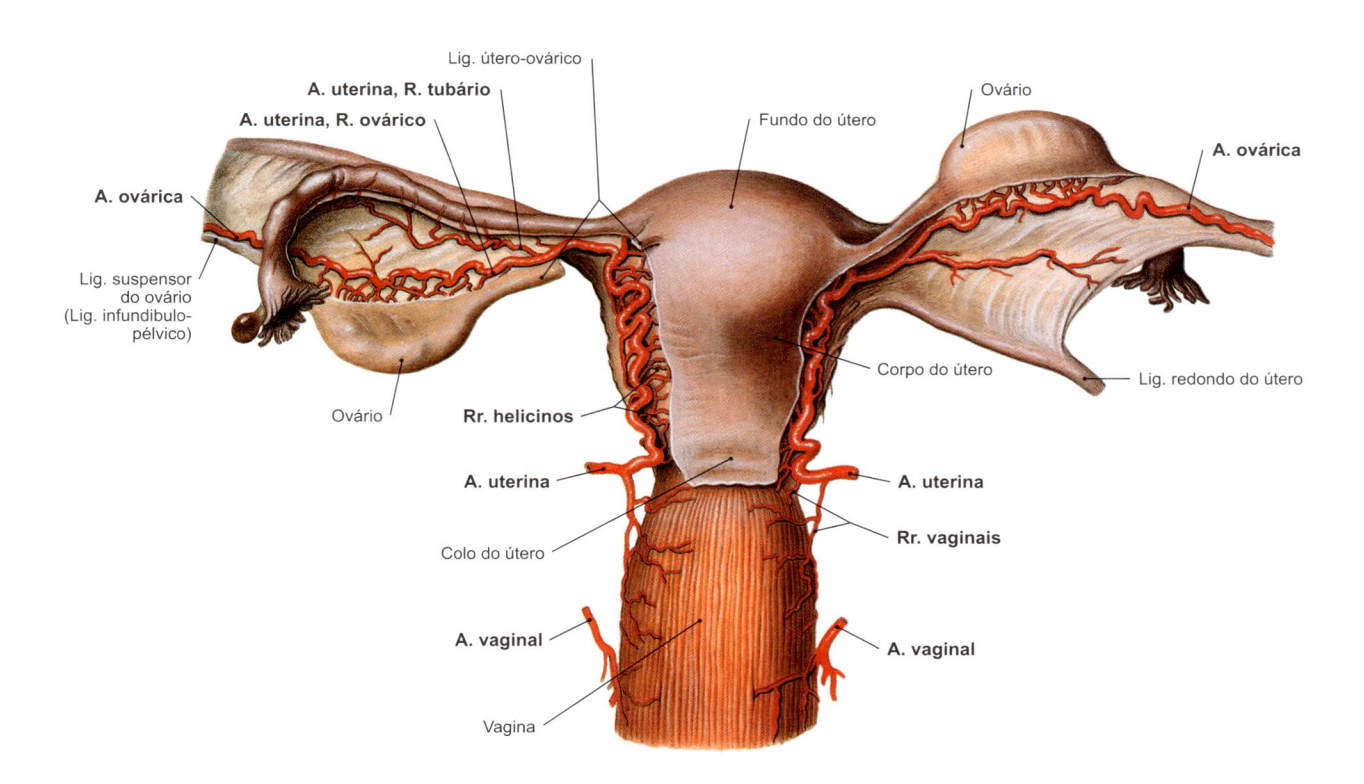

Figura 7.139 Artérias dos órgãos genitais femininos internos; vista posterior. [S700]
Os órgãos genitais femininos internos são supridos por **três pares de artérias**:
- **Útero:** A. uterina (ramo da A. ilíaca interna), de formato helicoidal
- **Ovário:** A. ovárica (ramo da parte abdominal da aorta) e A. uterina, com R. ovárico
- **Tuba uterina:** A. uterina, com R. tubário, e A. ovárica
- **Vagina:** A. vaginal (ramo da A. ilíaca interna) e A. uterina, com Rr. vaginais.

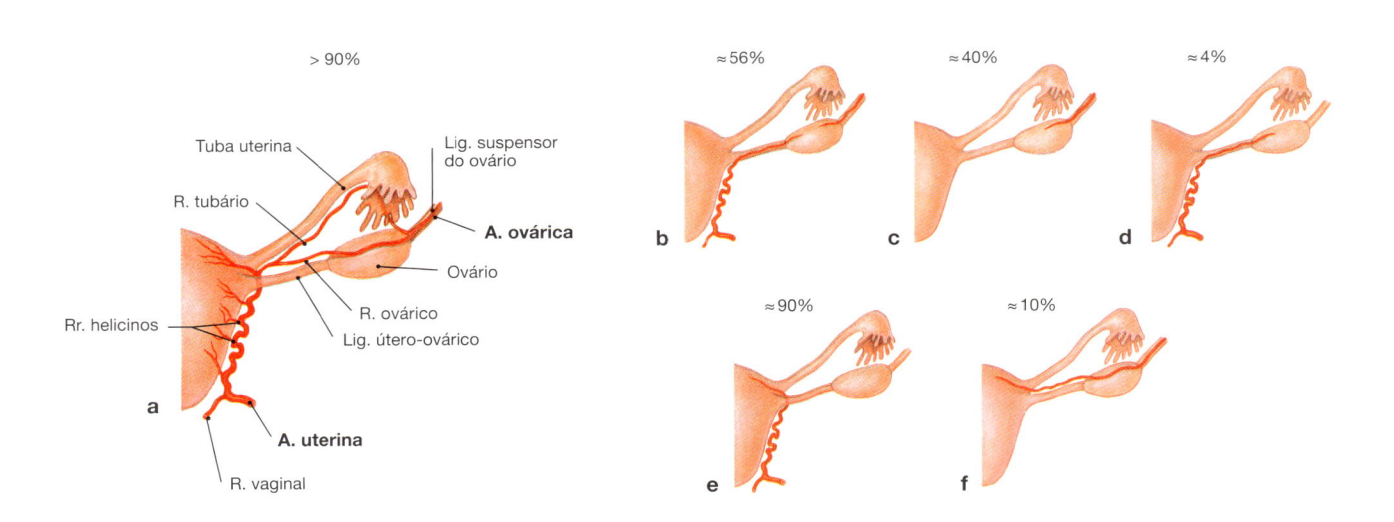

Figura 7.140a-f Variações do suprimento arterial dos órgãos genitais femininos internos; vista posterior. [S700]

a Suprimento do útero (caso clássico).
b-d Suprimento do ovário (**b**, caso clássico).
e e f Suprimento do fundo do útero (**e**, caso clássico).

Órgãos Genitais Femininos

Artérias e Veias dos Órgãos Genitais Femininos Internos

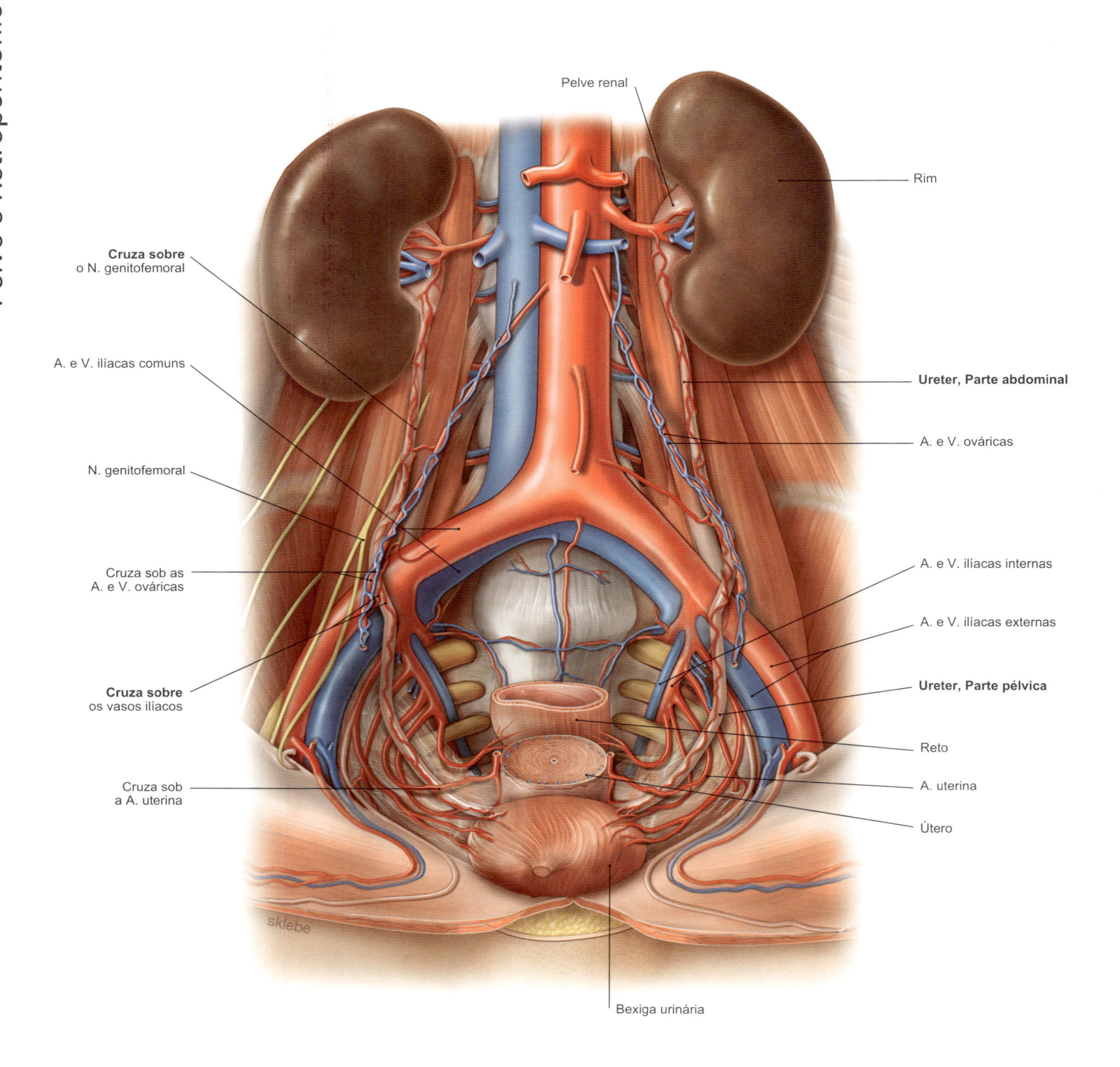

Labels (sentido horário a partir do topo):
- Pelve renal
- Rim
- Ureter, Parte abdominal
- A. e V. ováricas
- A. e V. ilíacas internas
- A. e V. ilíacas externas
- Ureter, Parte pélvica
- Reto
- A. uterina
- Útero
- Bexiga urinária
- Cruza sob a A. uterina
- Cruza sobre os vasos ilíacos
- Cruza sob as A. e V. ováricas
- N. genitofemoral
- A. e V. ilíacas comuns
- Cruza sobre o N. genitofemoral

Figura 7.141 Artérias dos órgãos genitais femininos internos; vista anterior. [S702-L238]
Todos os órgãos genitais femininos internos são irrigados por **três pares de artérias**.
A **A. ovárica** se origina da parte abdominal da aorta e inicialmente ascende no retroperitônio, para então descer para a pelve menor através do Lig. suspensor do ovário. Além do ovário, essa artéria também irriga a parte adjacente da tuba uterina. A **A. uterina** é um ramo visceral da A. ilíaca interna. Essa artéria chega à parte inferior do colo do útero dentro do Lig. largo, passando sobre o ureter. Nessa região ela fornece os **Rr. vaginais** para a vagina e sobe para o corpo do útero, irrigando-o por meio dos **Rr. helicinos**. A tuba uterina recebe um ramo próprio **(R. tubário)**, antes que o **R. ovárico** se anastomose com a A. ovárica.

Artérias e Veias dos Órgãos Genitais Femininos Internos

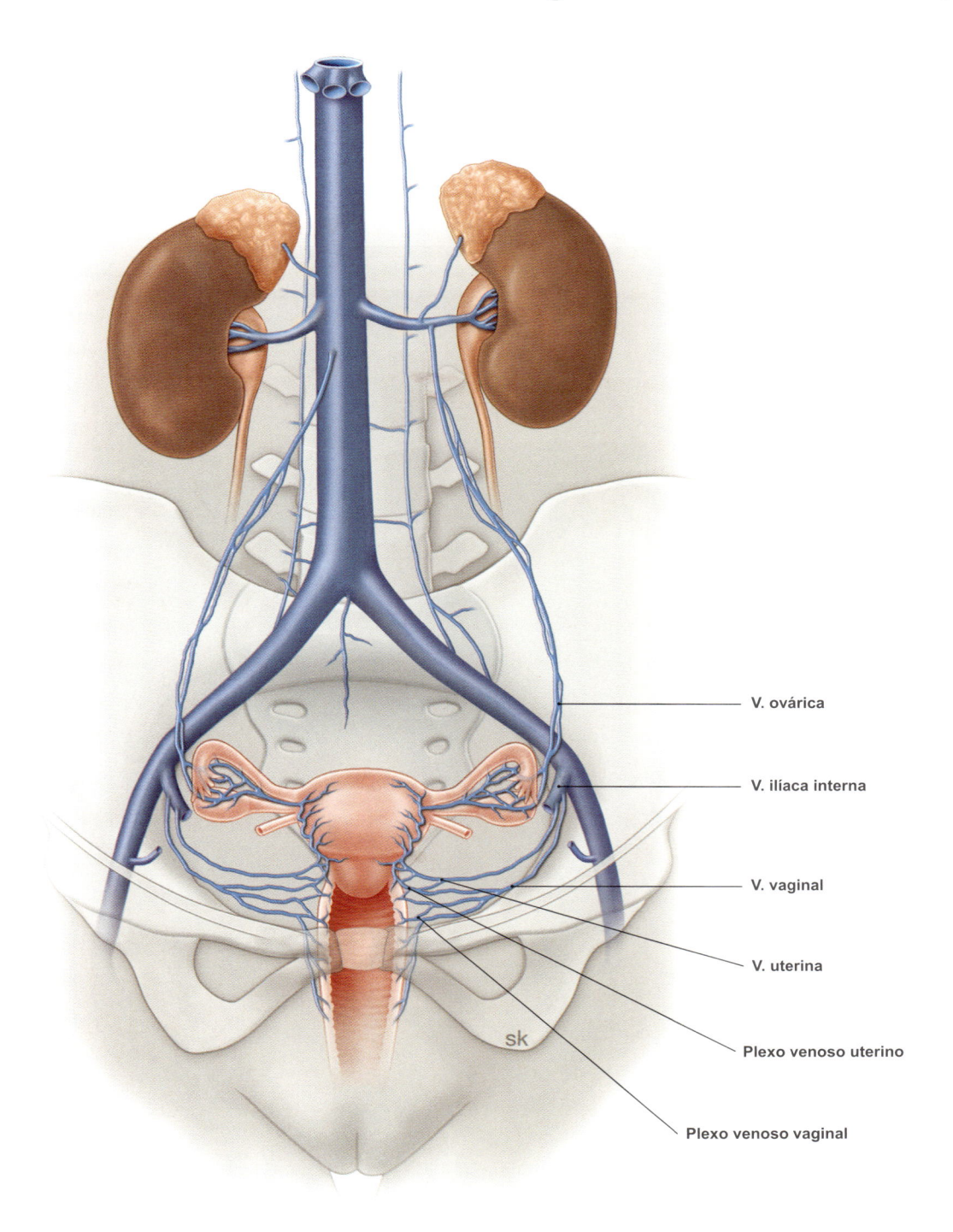

Figura 7.142 Veias dos órgãos genitais femininos internos; representação esquemática, vista anterior. [S701-L238]
O fluxo venoso dos órgãos genitais femininos internos ocorre via **dois sistemas venosos**:

- Plexo venoso na pelve menor (**plexos venosos uterino e vaginal**), com conexão com a V. ilíaca interna
- **V. ovárica**: a V. ovárica direita flui para a veia cava inferior, enquanto a V. ovárica esquerda flui para a V. renal esquerda.

Órgãos Genitais Femininos

Vasos Linfáticos dos Órgãos Genitais Femininos

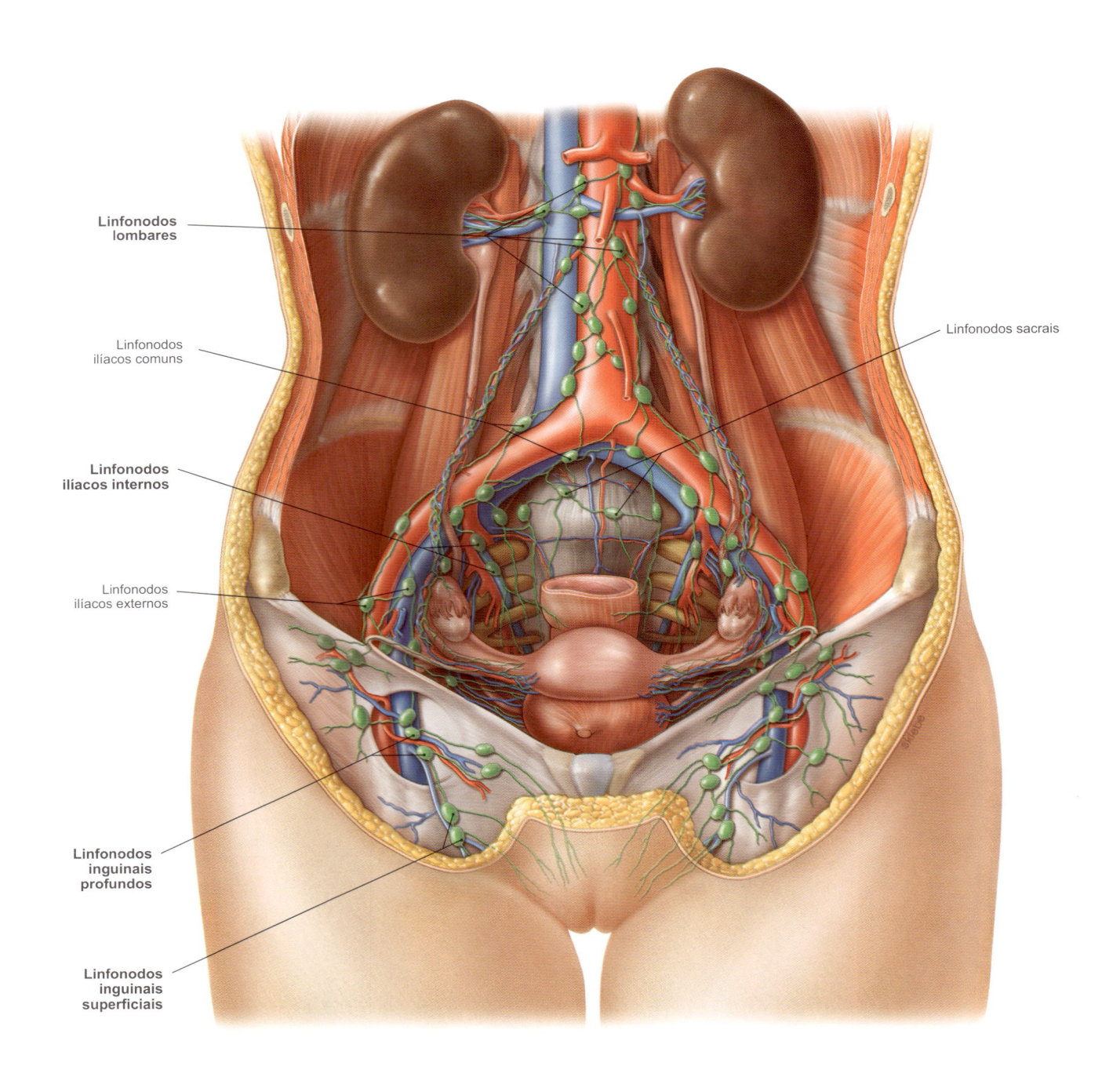

Figura 7.143 Vasos linfáticos e linfonodos dos órgãos genitais femininos externos e internos; vista anterior. [S700-L238]
Os linfonodos regionais para os órgãos genitais femininos externos são os **linfonodos inguinais**. Por outro lado, a primeira cadeia de linfonodos para os ovários encontra-se em posição retroperitoneal, na altura dos rins **(linfonodos lombares)**, e os linfonodos regionais do útero encontram-se na pelve menor **(linfonodos ilíacos internos)**.

Vasos Linfáticos dos Órgãos Genitais Femininos

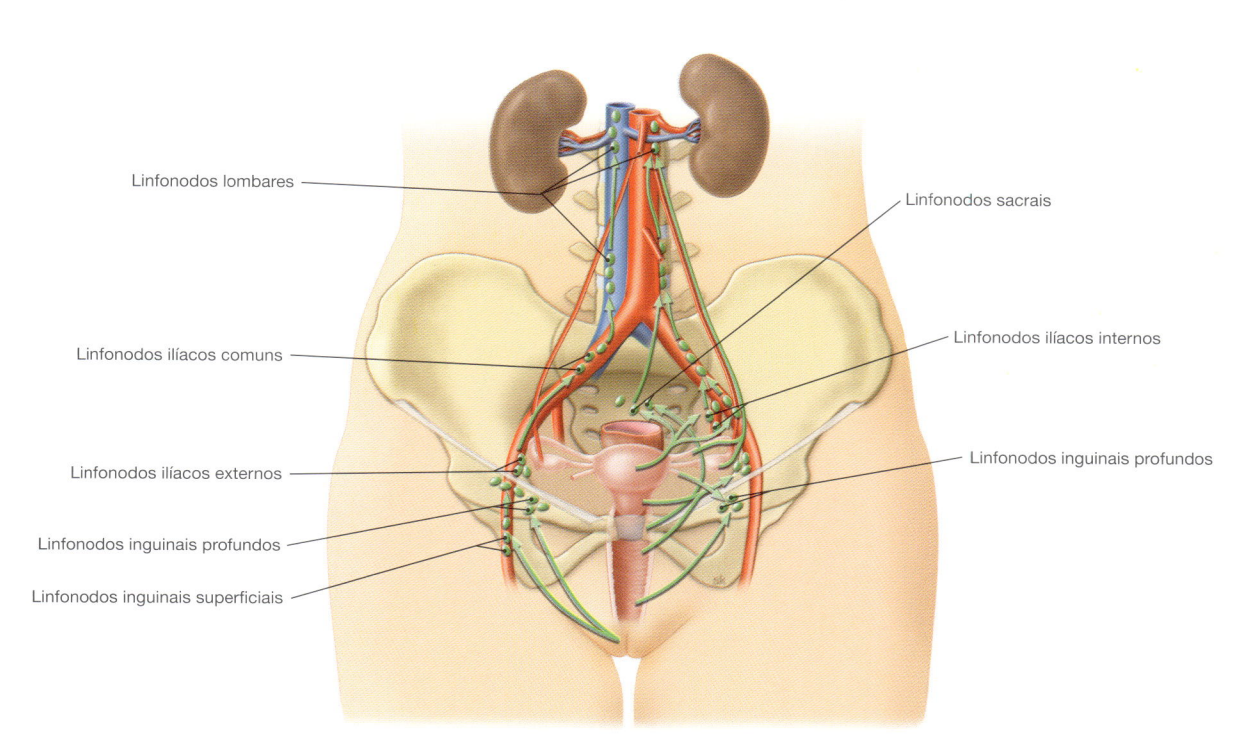

Figura 7.144 Vias de drenagem da linfa dos órgãos genitais femininos externos e internos com projeção no esqueleto; vista anterior. [S700-L238]

De forma diferente do homem, os órgãos genitais externos e internos da mulher não têm vias de drenagem da linfa completamente distintas, uma vez que a linfa que chega aos linfonodos da região inguinal também provém de partes dos órgãos genitais internos.

A drenagem linfática ocorre a partir dos **linfonodos inguinais**, através dos linfonodos ao longo da A. ilíaca externa (**linfonodos ilíacos externos**) até o agrupamento de linfonodos da pelve (**linfonodos ilíacos comuns**), no qual também estão incluídos os linfonodos ao longo da A. ilíaca interna (**linfonodos ilíacos internos**), e na frente, no sacro (**linfonodos sacrais**), vindos da pelve menor. A drenagem ocorre dos linfonodos pélvicos para os linfonodos lombares, que ascendem em ambos os lados próximo à parte abdominal da aorta e à veia cava inferior (VCI) até o nível dos vasos renais. Lá, os **troncos lombares** emergem como troncos linfáticos, que se unem sob o diafragma aos troncos intestinais para formar o **ducto torácico**.

Figura 7.145 Vias de drenagem linfática dos órgãos genitais femininos externos e internos; vista anterior. [S701-L127]

Os linfonodos regionais da **genitália externa** são os linfonodos inguinais para o pudendo feminino (vulva). Os linfonodos regionais dos **órgãos genitais internos** são:

- **Linfonodos lombares** no nível dos rins: ovário, tuba uterina, útero (ângulo tubário), vasos linfáticos no Lig. suspensor do ovário (em **amarelo**)
- **Linfonodos ilíacos internos/externos e linfonodos sacrais**: útero, dois terços superiores da vagina, tuba uterina (em **vermelho**)
- **Linfonodos inguinais**: terço inferior da vagina, útero (ângulo tubário), vias linfáticas no Lig. redondo do útero (em **azul**).

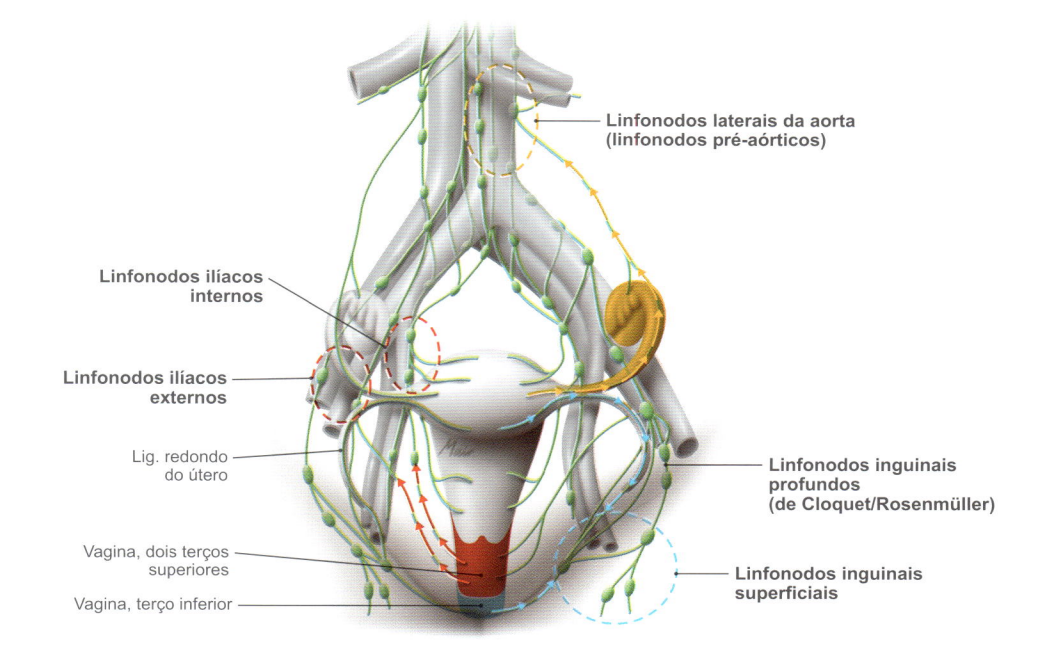

Correlações clínicas

Por causa das diferentes vias de drenagem linfática, as primeiras **metástases linfáticas** dos carcinomas da vulva são encontradas na região inguinal. Se os linfonodos inguinais profundos (**linfonodos de Cloquet** ou **linfonodos de Rosenmüller**) também forem afetados, deve-se temer que os linfonodos pélvicos também sejam afetados. Em contraste, em carcinomas endometriais e do colo do útero, as metástases linfáticas se formam inicialmente na pelve menor e em tumores ovarianos no espaço retroperitoneal.

Órgãos Genitais Femininos

Inervação dos Órgãos Genitais Femininos

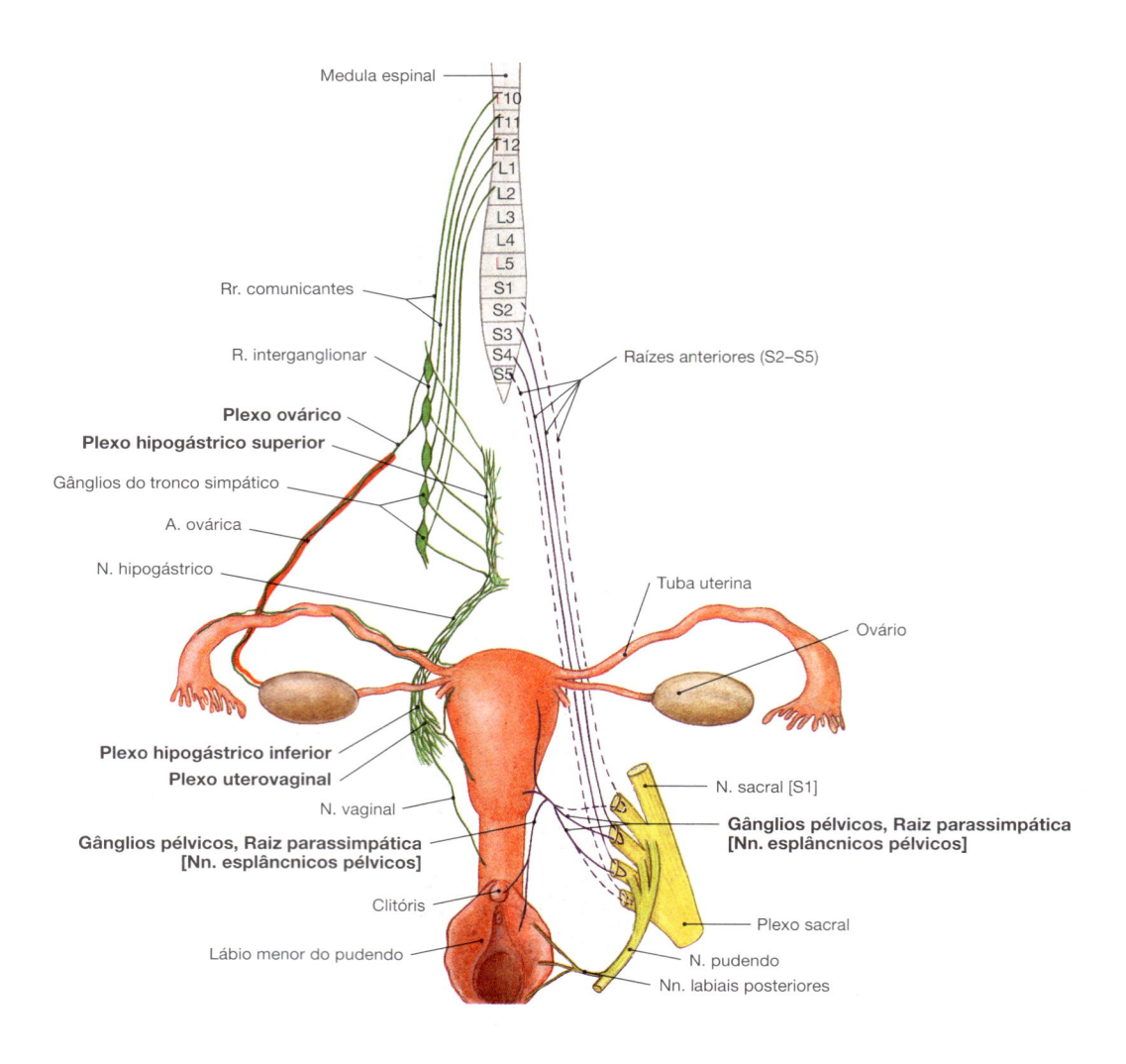

Figura 7.146 Inervação dos órgãos genitais femininos; vista anterior; representação esquemática. Os plexos hipogástrico inferior e uterovaginal contêm fibras nervosas simpáticas (em verde) e parassimpáticas (em roxo). [S700]

As **fibras nervosas simpáticas** pré-ganglionares (T10-L2) emergem do plexo aórtico abdominal através do plexo hipogástrico superior e a partir dos gânglios sacrais do tronco simpático através dos Nn. esplâncnicos sacrais, formando conexões sinápticas com neurônios pós-ganglionares, predominantemente, no **plexo hipogástrico inferior**. Seus axônios suprem os órgãos pélvicos e continuam no **plexo uterovaginal (plexo de Frankenhäuser)**, que inerva o útero, a tuba uterina e a vagina. As fibras nervosas simpáticas (predominantemente) pós-ganglionares para o ovário seguem no plexo ovárico ao longo da A. ovárica, e, em seguida, fazem conexões sinápticas nos gânglios aorticorrenais ou no plexo hipogástrico superior.

As **fibras nervosas parassimpáticas** pré-ganglionares estendem-se a partir da região sacral da parte parassimpática (S2-S4) através dos Nn. esplâncnicos pélvicos para os gânglios do plexo hipogástrico inferior. Neste local ou nas imediações dos órgãos (neste caso, gânglios pélvicos), elas fazem conexões sinápticas com neurônios pós-ganglionares, cujas fibras inervam o útero, a tuba uterina e a vagina.

A inervação somática sensitiva pelo **N. pudendo** supre a parte inferior da vagina e os lábios do pudendo pelos Rr. labiais posteriores e o clitóris, pelo N. dorsal do clitóris.

7 Anestesia no Parto

Correlações clínicas

A **linha de dor pélvica** indica o limite entre as áreas de inervação das aferências dolorosas dos órgãos pélvicos. Órgãos intraperitoneais como corpo do útero, ovário e tuba uterina são inervados por aferências simpáticas do plexo aórtico abdominal. O colo do útero e os dois terços superiores da vagina, por outro lado, são supridos por neurônios parassimpáticos via plexo hipogástrico inferior. O terço inferior da vagina recebe aferências somáticas pelo nervo pudendo. As seguintes opções estão disponíveis para anestesia ao nascimento (→ Figuras):

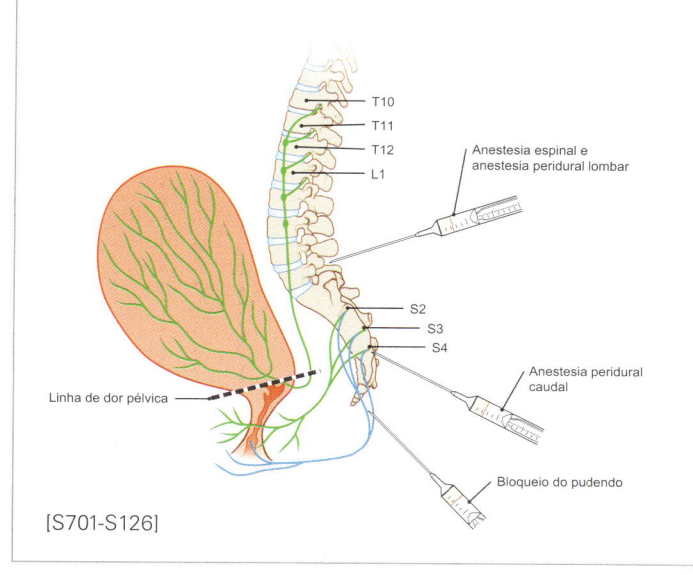

1. **Anestesia espinal (raquidiana)**: aplicação no espaço subaracnóideo no nível de L IV/L V; elimina a sensação de dor dos órgãos genitais e pernas.
2. **Anestesia peridural (APD)**: aplicação no espaço peridural com menor dispersão. a) No nível de L IV/L V (lombar); elimina a sensação de dor dos órgãos genitais e dos membros inferiores. b) No canal sacral S II–S IV (caudal); anestesia o canal inferior do parto, enquanto há percepção de dor das contrações uterinas acima da linha de dor pélvica.
3. **Bloqueio do nervo pudendo**: aplicação via vagina, efeito apenas no terço inferior da vagina.

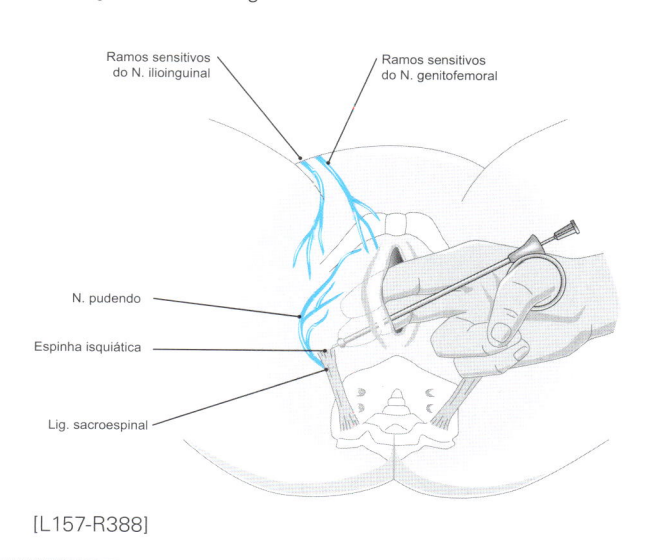

[S701-S126]   [L157-R388]

Órgãos Genitais Femininos

Diafragma da Pelve na Mulher

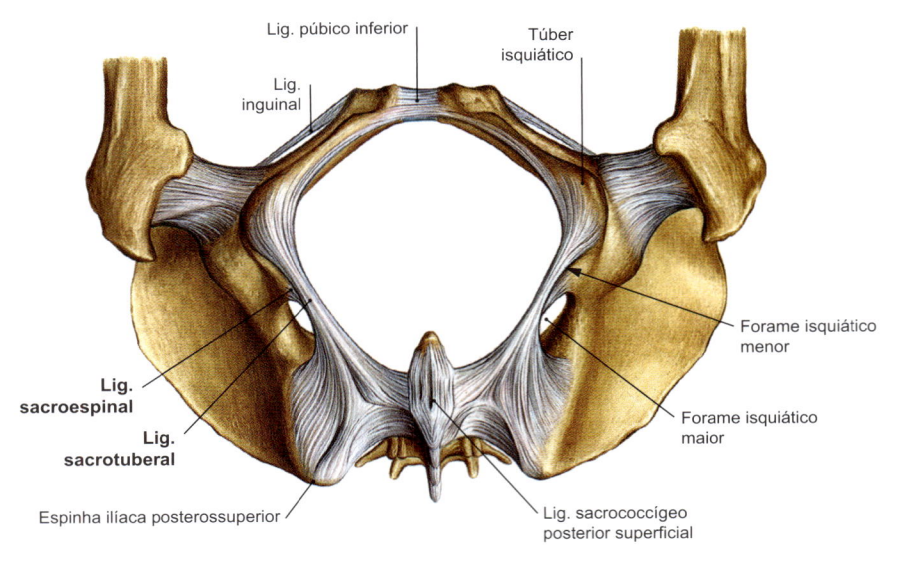

Figura. 7.147 Ossos e ligamentos da abertura inferior da pelve, em mulheres; vista inferior em posição de litotomia. [S701]

A **abertura inferior da pelve** é delimitada pelos seguintes ossos e ligamentos:
- Cóccix, com ligamento sacrococcígeo posterior superficial
- Túber isquiático, em ambos os lados, com ligamento sacrotuberal
- Sínfise púbica, com ligamento púbico inferior.

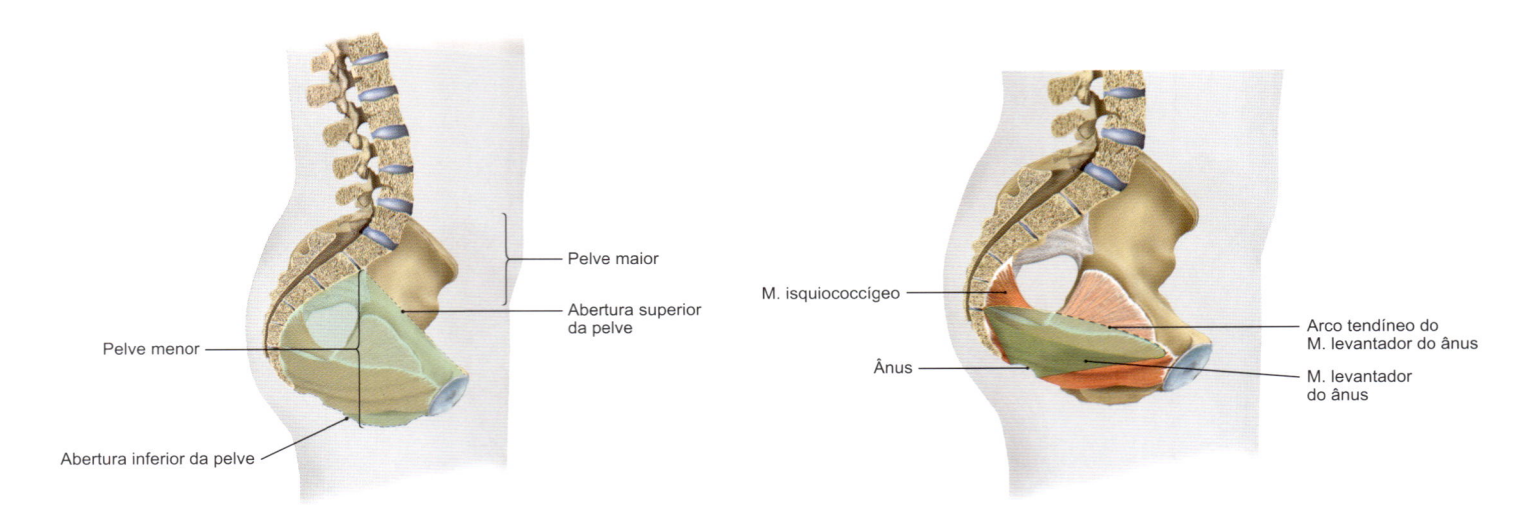

Figura 7.148 Pelve "verdadeira" ou pelve menor, na mulher; representação esquemática, vista da direita. [S701-L280]

A **pelve menor** começa na **abertura superior da pelve**. Esta é delimitada pela **linha terminal** da pelve maior ("pelve falsa"), localizada superiormente, com as asas do ílio (→ Figura 4.5). A linha terminal se estende da direção anterior da sínfise púbica sobre a linha pectínea do púbis, e posteriormente sobre a linha arqueada até o promontório do sacro. Este é o ponto de projeção mais anterior do sacro.

Figura 7.149 Diafragma da pelve em mulheres; representação esquemática em uma pelve com corte mediano, com sua localização destacada em verde, vista lateral direita. [S701-L280]

O **diafragma da pelve** é uma **placa muscular em forma de funil** composta por músculos estriados com a bainha fascial associada, destacada em verde na figura. Delimita a cavidade pélvica caudalmente.

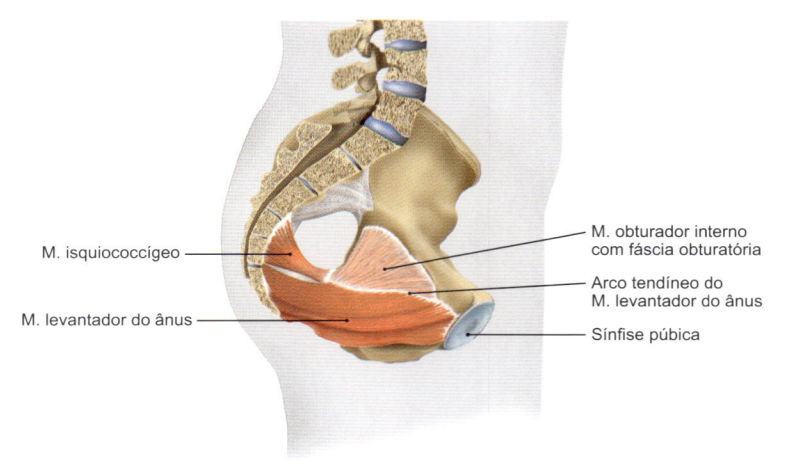

Figura 7.150 Diafragma da pelve em mulheres; representação esquemática em uma pelve com corte mediano, vista da direita. [S701-L280]

O diafragma da pelve consiste no **M. levantador do ânus** e no **M. isquiococcígeo**, que mantêm os órgãos pélvicos em suas posições por meio de contração tônica contínua.

→ T 22.1

Diafragma da Pelve na Mulher

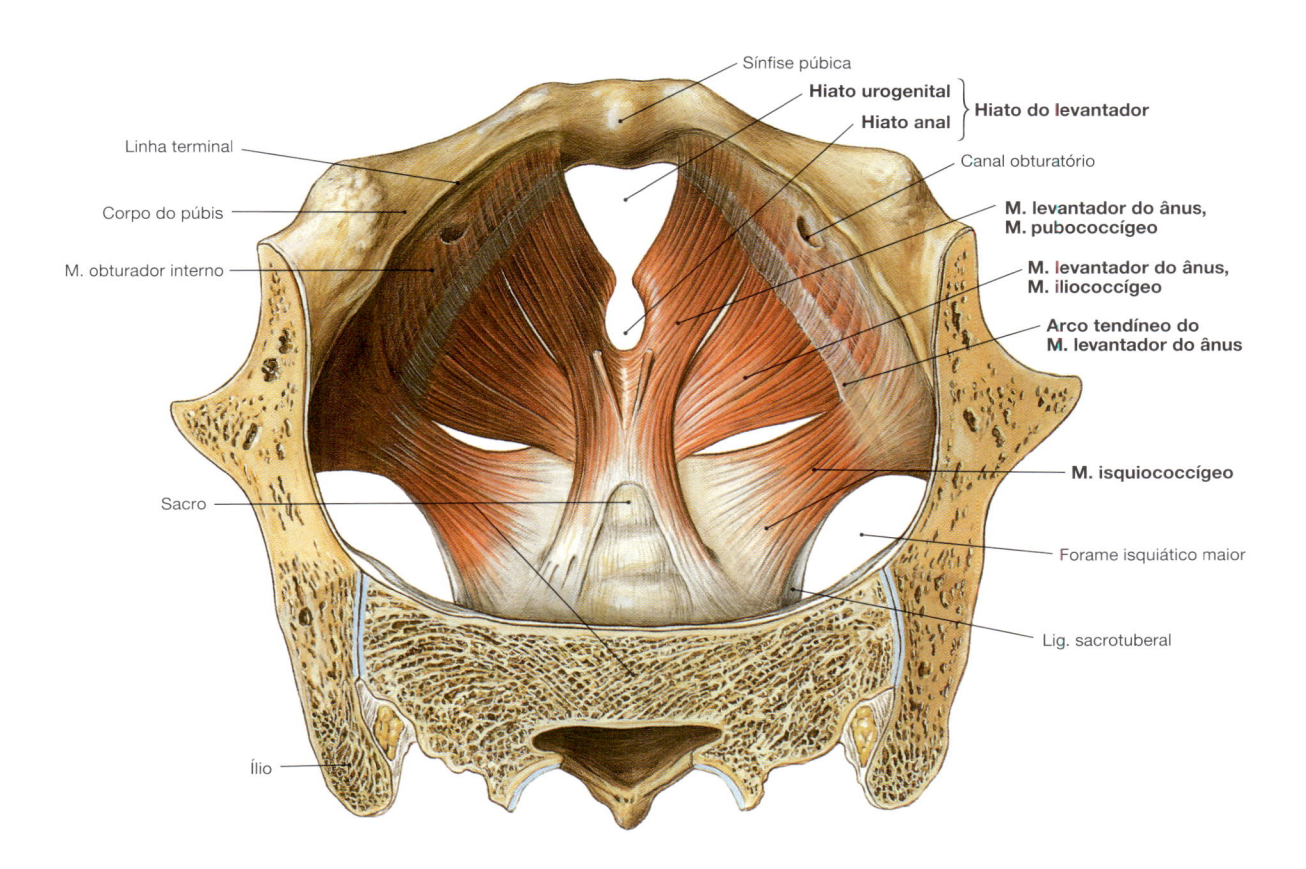

Figura 7.151 Diafragma da pelve na mulher; vista superior. [S700]
O diafragma da pelve no sexo feminino assemelha-se, em sua estrutura, ao diafragma da pelve no sexo masculino e fecha inferiormente a cavidade da pelve.
Estrutura:
- **M. levantador do ânus**, composto pelos Mm. pubococcígeo, iliococcígeo e puborretal
- **M. isquiococcígeo.**

Em comparação ao M. pubococcígeo e ao M. isquiococcígeo, o M. iliococcígeo não se origina do osso do quadril, mas do arco tendíneo do M. levantador do ânus, que representa um reforço da fáscia do M. obturador interno.

Os músculos de ambos os lados delimitam, entre si, o **hiato do levantador**, subdividido pelo tecido conjuntivo do corpo do períneo em um **hiato urogenital** (anteriormente), como local de passagem para a uretra e para a vagina, e um **hiato anal** (posteriormente), para o reto.
O diafragma da pelve é inervado por ramos diretos do plexo sacral (S3-S4) e, semelhante ao músculo esfíncter externo do ânus, apresenta atividade basal constante.
Função: o diafragma da pelve estabiliza a posição dos órgãos pélvicos, como o útero e, assim, também garante a continência urinária e fecal.

→ T 22.1

Correlações clínicas

No parto vaginal, os músculos levantadores podem ser alongados ou partes da pelve óssea podem, até mesmo, ser rompidas, levando à **insuficiência do diafragma da pelve** (→ Figura 7.153), na qual os órgãos pélvicos não podem mais ser mantidos no lugar.

Órgãos Genitais Femininos

Diafragma da Pelve na Mulher

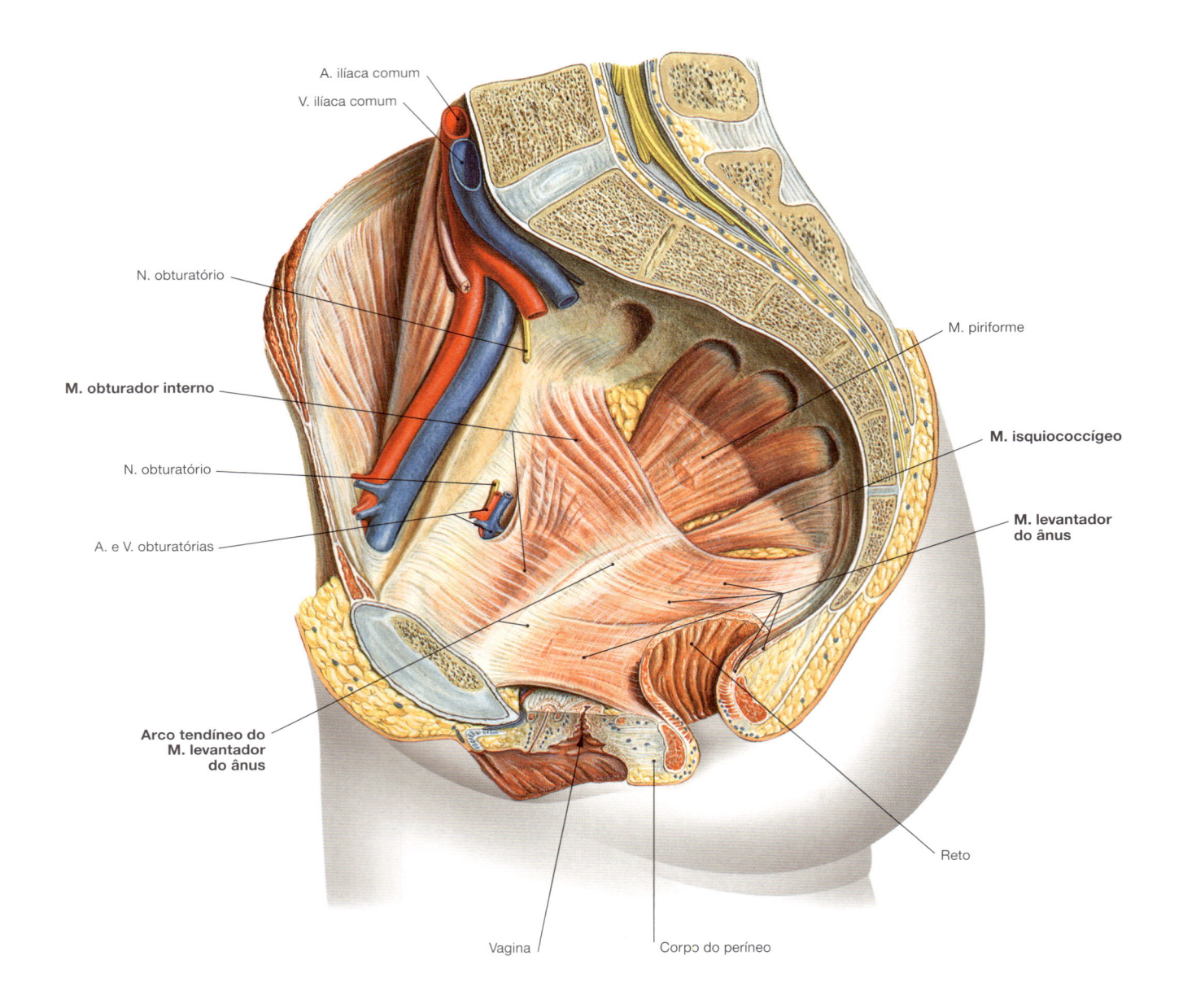

Labels on figure:
- A. ilíaca comum
- V. ilíaca comum
- N. obturatório
- **M. obturador interno**
- N. obturatório
- A. e V. obturatórias
- **Arco tendíneo do M. levantador do ânus**
- M. piriforme
- **M. isquiococcígeo**
- **M. levantador do ânus**
- Reto
- Vagina
- Corpo do períneo

Figura 7.152 Diafragma da pelve na mulher; vista pelo lado esquerdo. [S700]
O diafragma da pelve é constituído pelo **M. levantador do ânus** e pelo **M. isquiococcígeo**. O M. iliococcígeo do M. levantador do ânus origina-se do **arco tendíneo do M. levantador do ânus**. Este arco é um reforço da fáscia do M. obturador interno. O M. obturador interno origina-se, anteriormente, no ramo superior do púbis, onde é facilmente identificado, porque é atravessado pelo canal obturatório, com A. e V. obturatórias e N. obturatório. Entretanto, no arco tendíneo do M. levantador do ânus, ele se volta em direção lateral e sai da pelve pelo forame isquiático menor. O M. levantador do ânus projeta-se para o sacro e o cóccix e, deste modo, fecha inferiormente a cavidade pélvica.

→ T 22.1

Insuficiência do Diafragma da Pelve

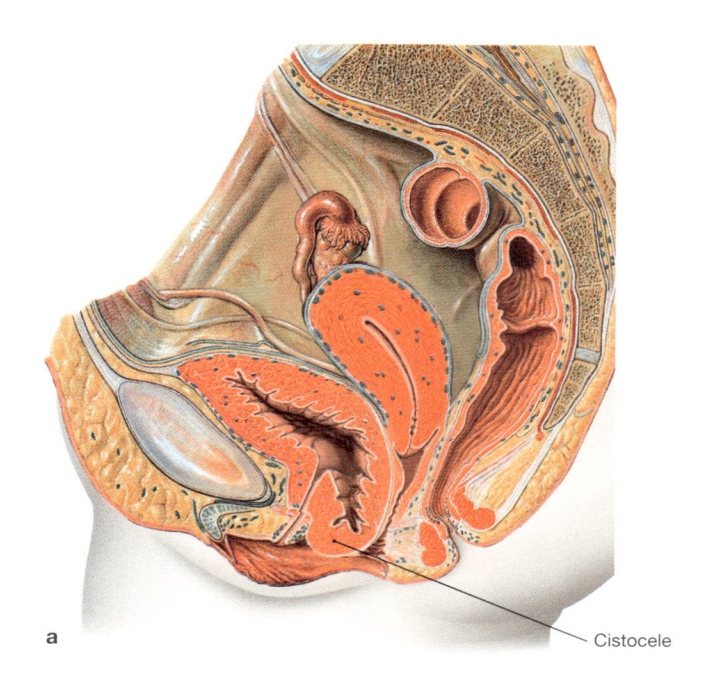

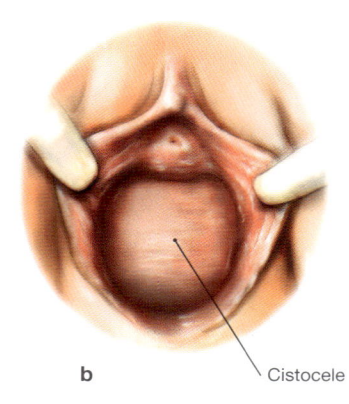

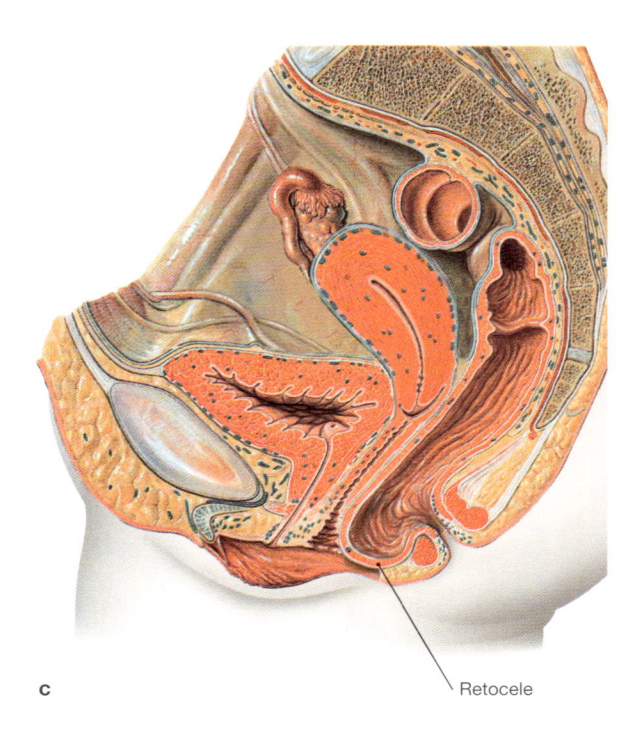

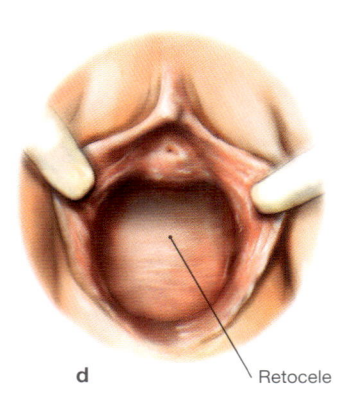

Figura 7.153a-d Insuficiência do diafragma da pelve na mulher; corte mediano, vista esquerda. [S702-L266]
a, b Cistocele.
c, d Rectocele.
A perda da função estabilizadora do diafragma da pelve causa sua insuficiência. Nesse caso, pode ocorrer o prolapso da parede posterior da bexiga (**a, b**) ou da parede anterior do reto (**c, d**). A **cistocele** (**b**), bem como a **retocele** (**d**), é visualizada na região vaginal como um abaulamento, cujo aspecto nem sempre pode ser discernido. Os sombreamentos desenhados na região posterior da cistocele (**b**) e na retocele (**d**), anteriormente ao tecido abaulado, visam realçar as posições.

Correlações clínicas

A **insuficiência do diafragma da pelve** é muito mais frequente em mulheres, porque nos partos vaginais o hiato genital é submetido a estiramento acentuado. A consequência disso pode ser um **descenso** ou **prolapso** do útero ou da vagina. Como o útero está em contato com a parede posterior da bexiga, e a vagina com a parede anterior do reto, isso leva frequentemente a prolapso da bexiga (cistocele) e do reto (retocele) e, consequentemente, a **incontinência urinária** e **fecal**.

Órgãos Genitais Femininos

Musculatura do Períneo na Mulher

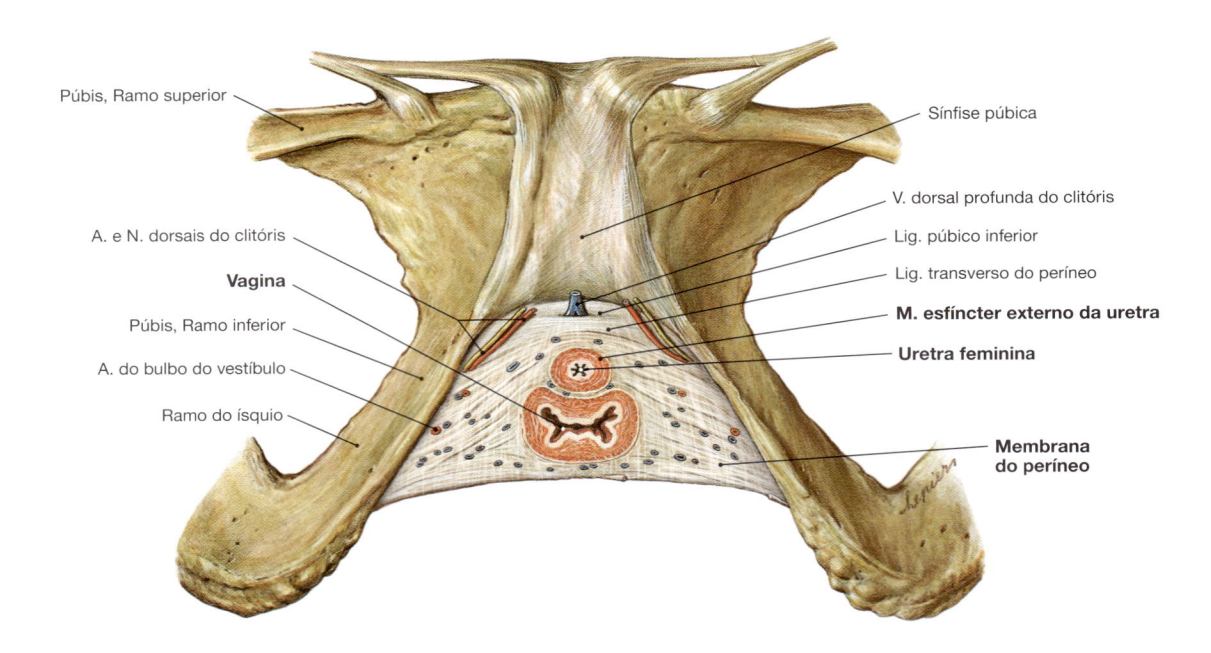

Figura 7.154 Musculatura do períneo na mulher; vista inferior, após a retirada de todos os demais músculos. [S700]

Na mulher, o hiato do levantador, delimitado pelo M. levantador do ânus, é preenchido por tecido conjuntivo, de modo a permitir apenas a passagem da vagina e da uretra feminina. A musculatura do períneo na mulher, diferente da musculatura do homem, tem estrutura relativamente fraca (→ Figura 7.108). Consequentemente, o **M. transverso profundo do períneo**, composto apenas por fibras musculares isoladas inseridas em meio ao tecido conjuntivo (→ Figura 7.155) e, mais posteriormente, o delgado **M. transverso superficial do períneo**, **não formam uma lâmina muscular**. Por isso, o conceito de "diafragma urogenital" foi abandonado.

Enquanto no homem o espaço profundo do períneo é, sobretudo, uma expansão do M. transverso profundo do períneo, a delimitação dos espaços do períneo na mulher é mais difícil. Inferiormente, entretanto, o **espaço profundo do períneo** é delimitado pela **membrana do períneo** (→ Figura 7.162), como ocorre no homem. Além da uretra, esse espaço na mulher contém também a vagina, sendo atravessado pelos ramos profundos do N. pudendo e da A. pudenda interna e por tributárias da V. pudenda interna no seu trajeto em direção ao pudendo.

→ T 22.2

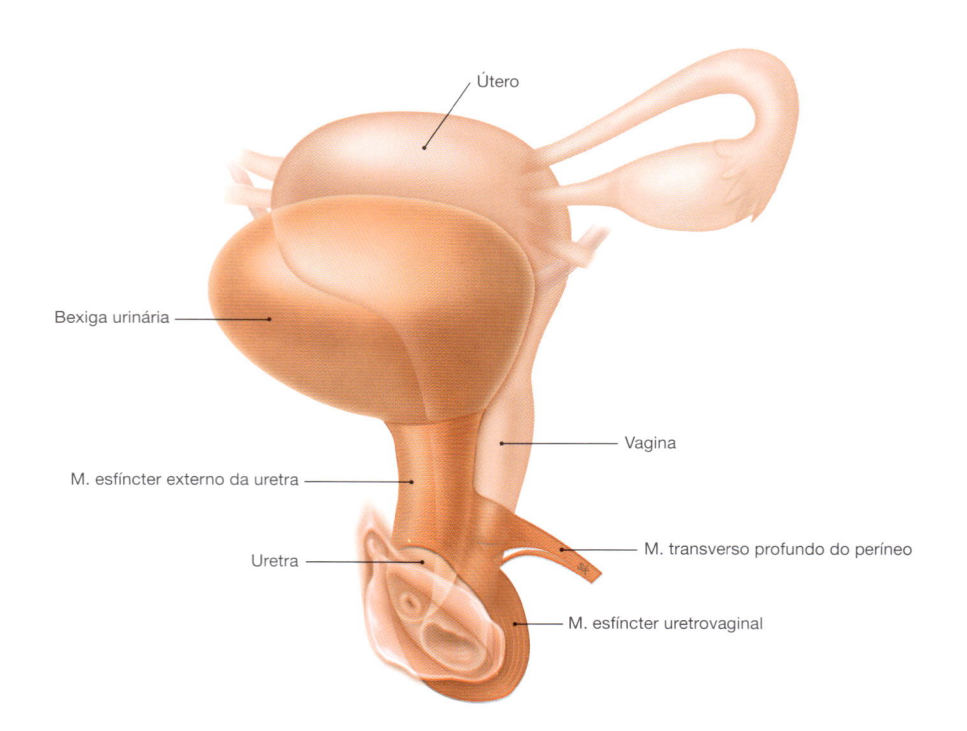

Figura 7.155 Musculatura esfinctérica de natureza voluntária da bexiga urinária. [S700-L238]

Na mulher, o M. transverso profundo do períneo não forma uma verdadeira lâmina muscular abaixo do diafragma da pelve. Em contrapartida, nas vizinhanças da uretra, fibras musculares estriadas esqueléticas isoladas formam o **M. esfíncter externo da uretra**, que representa o músculo esfinctérico de contração voluntária da bexiga urinária (→ Figura 7.154). Distalmente, algumas fibras continuam ao redor da vagina e são denominadas **M. esfíncter uretrovaginal**.

→ T 22.2

Musculatura do Períneo na Mulher

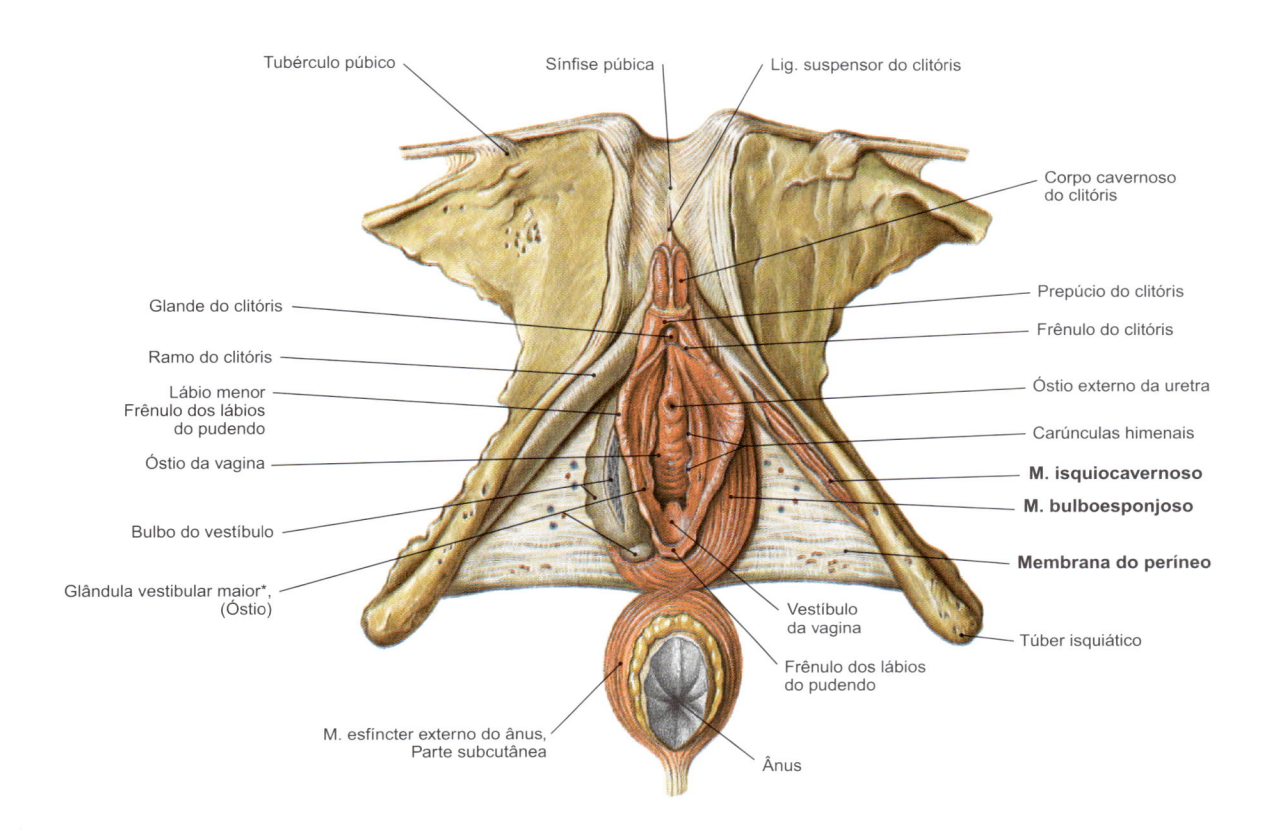

Figura 7.156 Musculatura superficial do períneo na mulher; vista caudal. [S700]

A **membrana do períneo** delimita o espaço profundo do períneo em sentido caudal. Abaixo dela, encontra-se o **espaço superficial do períneo** (→ Figura. 7.162). Este contém o M. transverso superficial do períneo, bem como os órgãos genitais externos, cujos componentes são englobados sob o termo vulva. Os dois corpos cavernosos da vulva também são envolvidos por músculos superficiais do períneo: os ramos do clitóris são acompanhados pelo **M. isquiocavernoso** junto ao ramo inferior do púbis; o bulbo do vestíbulo é coberto pelo **M. bulboesponjoso**.

* Epônimo: glândula de Bartholin

→ T 22.2

Órgãos Genitais Femininos

Musculatura do Períneo na Mulher

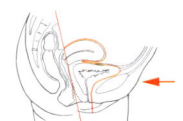

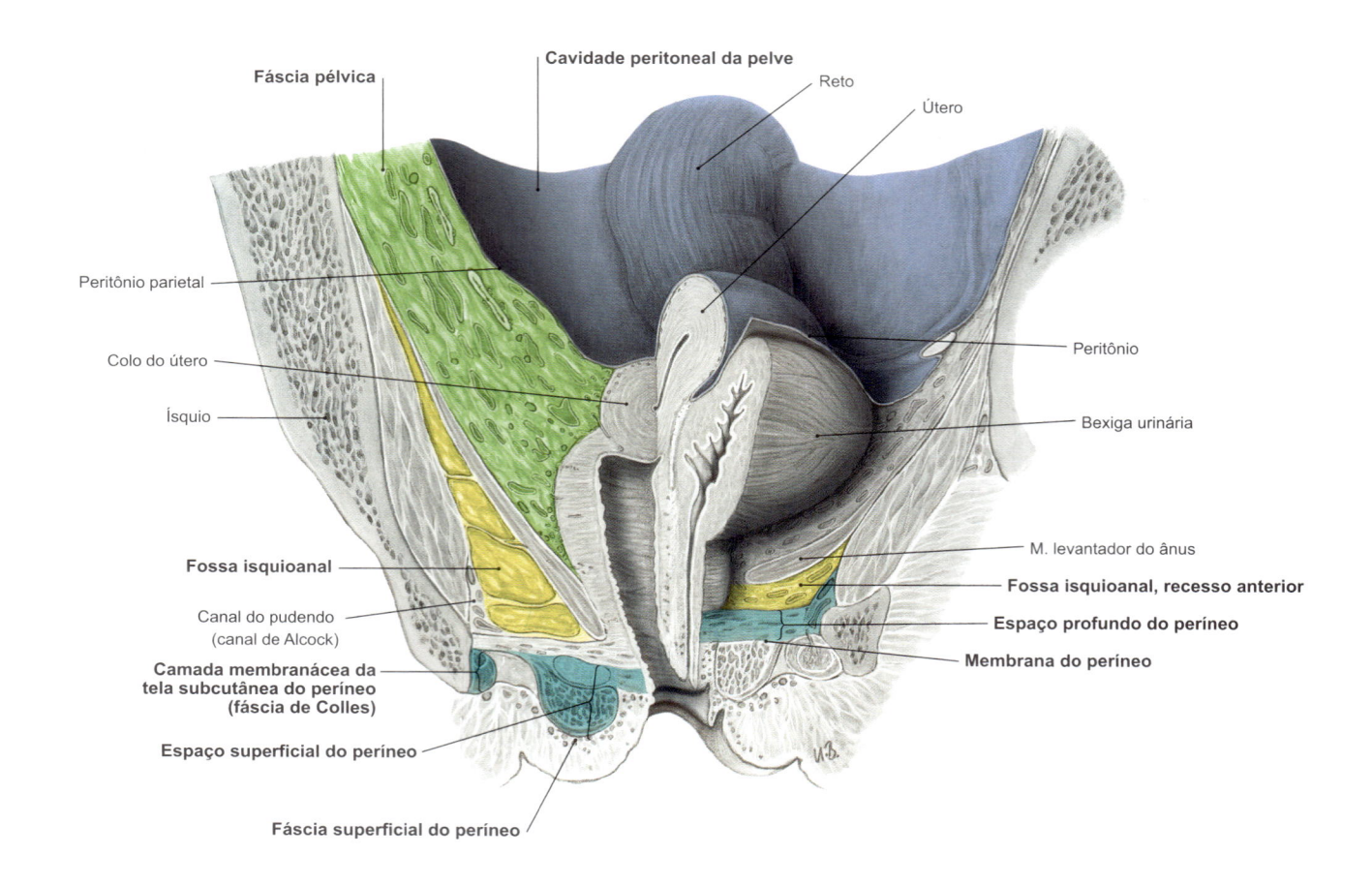

Figura 7.157 Níveis da pelve feminina; corte mediano e corte frontal direito; vista anterior. [S700]
O corte frontal mostra os **três níveis** da pelve feminina:
- **Cavidade peritoneal da pelve**, que é limitada caudalmente pelo peritônio parietal
- **Espaço extraperitoneal da pelve**, que se estende inferiormente até o músculo levantador do ânus
- **Região perineal** abaixo do diafragma da pelve.

Estrutura e função

O **espaço profundo do períneo** na mulher abriga as seguintes estruturas:
- Vagina
- Uretra
- Ramos profundos do N. pudendo (N. dorsal do clitóris)
- Ramos profundos da A./V. pudendas internas (A. do bulbo do vestíbulo, A. dorsal do clitóris, A. profunda do clitóris)
- Nn. cavernosos do clitóris
- Se presentes, fibras musculares individuais do M. transverso profundo do períneo.

Espaços do Períneo na Mulher

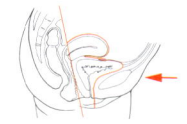

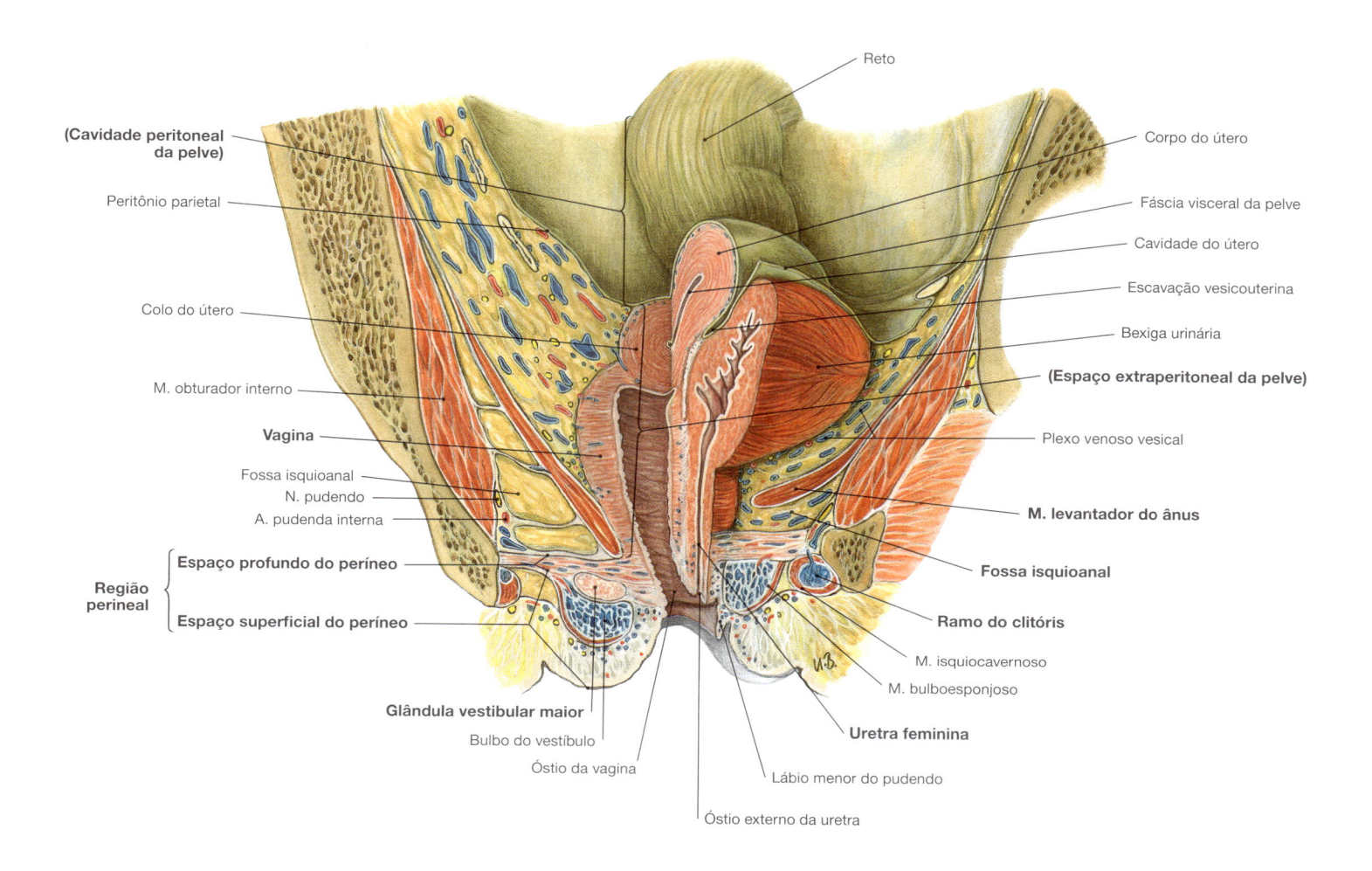

Figura 7.158 Espaços do períneo em mulheres; corte mediano e corte frontal direito; vista anterior. Compare também com a corte na → Figura 7.175b. [S700]

A parte anterior da **região perineal** é essencialmente ocupada pelos dois espaços perineais, mas também contém as extensões anteriores muito variáveis da fossa isquioanal (mostradas de forma diferente aqui à direita e à esquerda).

O **espaço profundo do períneo** é preenchido principalmente com tecido conjuntivo e fibras musculares individuais do M. transverso profundo do períneo. Ele contém a passagem da vagina e da uretra. Também é atravessado pelos ramos profundos do N. pudendo e por A. e V. pudendas internas em seu trajeto para o pudendo feminino (vulva). Os nervos cavernosos do clitóris perfuram o períneo e entram nos corpos cavernosos do clitóris.

O **espaço superficial do períneo** estende-se entre a membrana do períneo e a fáscia do corpo (fáscia do períneo). Além do M. transverso superficial do períneo, ele contém os ramos do corpo cavernoso do clitóris, as glândulas vestibulares maiores (glândulas de Bartholin) e o corpo cavernoso atrial (bulbo do vestíbulo). Este é cercado pelo M. bulboesponjoso, e os ramos do clitóris, em ambos os lados, pelo M. isquiocavernoso. Além disso, os ramos superficiais do N. pudendo e a A. e V. pudendas internas passam por esse espaço para os lábios do pudendo.

Estrutura e função

O **espaço superficial do períneo** tem o seguinte conteúdo nas mulheres:
- Glândulas vestibulares maiores (glândulas de Bartholin)
- Ramos do clitóris
- Bulbo do vestíbulo
- Ramos superficiais do N. pudendo (Nn. perineais com Nn. labiais posteriores)
- Ramos superficiais de A./V. pudendas internas (A./V. perineais com ramos labiais posteriores)
- M. transverso superficial do períneo
- M. bulboesponjoso
- M. isquiocavernoso.

Órgãos Genitais Femininos

Região Perineal na Mulher

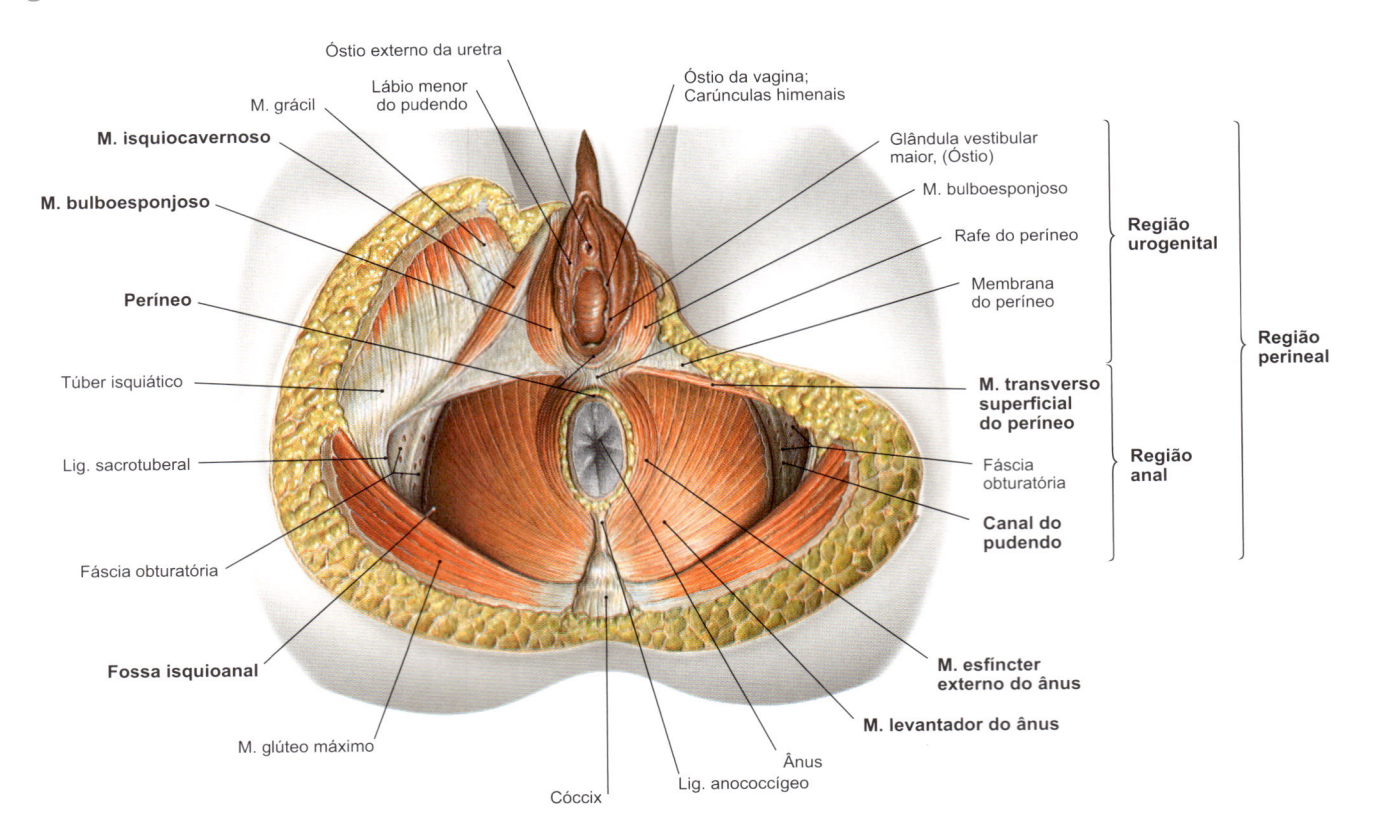

Figura 7.159 Região perineal na mulher; vista inferior, após a retirada de todas as estruturas vasculonervosas. [S700]

A **região perineal** estende-se da margem inferior da sínfise púbica até o ápice do cóccix. Assim, o conceito de **períneo** na mulher descreve apenas um estreito espaço de tecidos moles entre a margem posterior dos lábios maiores do pudendo e o ânus. A região perineal pode ser dividida em uma **região urogenital**, localizada **anteriormente**, com os órgãos genitais e a uretra, e uma **região anal**, localizada **posteriormente**, ao redor do ânus. Ambas as regiões contêm espaços:

- A **região anal** contém a **fossa isquioanal** (ver Tabela), que representa um espaço, em formato de pirâmide, de ambos os lados do ânus. A fossa isquioanal tem uma estrutura semelhante no homem e na mulher. Na parede lateral, em uma duplicação da fáscia do M. obturador interno (fáscia obturatória), encontra-se o canal do pudendo (de Alcock). Neste canal seguem A. e V. pudendas internas e N. pudendo, provenientes da região glútea e que passam pelo forame isquiático menor
- A **região urogenital** contém os dois **espaços do períneo**:
  - O **espaço profundo do períneo**, delimitado inferiormente pela membrana do períneo, contém, na mulher, o M. transverso profundo do períneo, de estrutura frágil, e o M. esfíncter externo da uretra
  - No **espaço superficial do períneo**, entre a membrana do períneo e a fáscia do corpo (fáscia do períneo), encontram-se o M. transverso superficial do períneo, o M. bulboesponjoso e o M. isquiocavernoso, que estabilizam os corpos cavernosos do vestíbulo da vagina e do clitóris, juntamente com as glândulas vestibulares maiores (glândulas de Bartholin).

Limites da fossa isquioanal	
Orientação	Estrutura limitante
Medial e superior	M. esfíncter externo do ânus e M. levantador do ânus
Lateral	M. obturador interno
Posterior	M. glúteo máximo e Lig. sacrotuberal
Anterior	Margem posterior dos espaços superficial e profundo do períneo, com as expansões até a sínfise púbica
Inferior	Fáscia e pele do períneo

Correlações clínicas

Durante o parto, podem ocorrer lacerações acidentais da pele e da musculatura do períneo, atingindo até o M. esfíncter do ânus (**lacerações do períneo**), que, em alguns casos, são prevenidas por incisões direcionadas lateralmente (**episiotomia**) ou no plano mediano (corte do períneo).
[S701-L126]

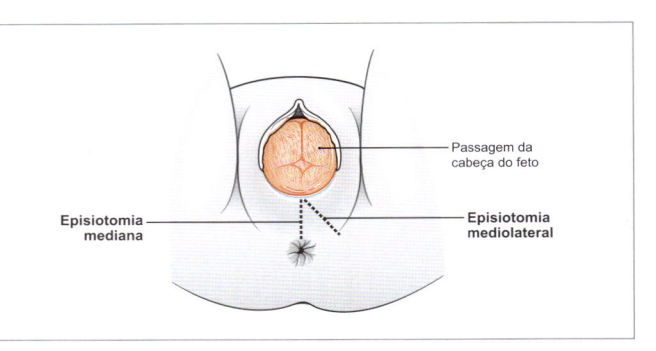

Região Perineal na Mulher

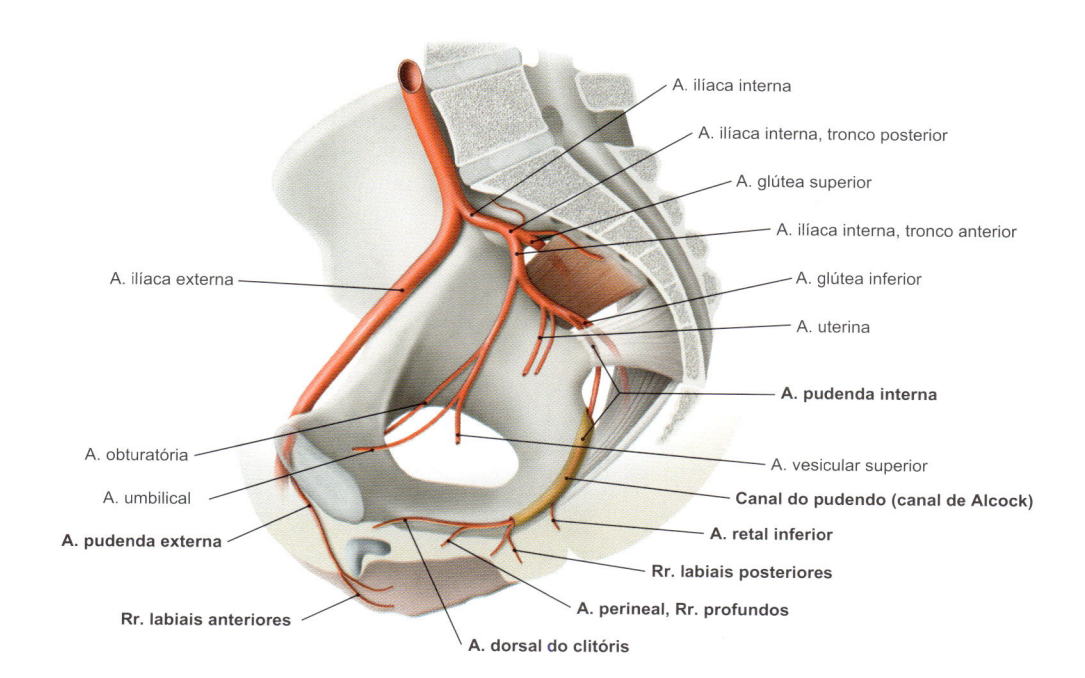

Figura 7.160 Irrigação arterial da região perineal em mulheres; representação esquemática; vista da esquerda. [S701-L275]
A região perineal é irrigada anteriormente pela **A. pudenda externa** (da artéria femoral e, portanto, da região de fluxo da A. ilíaca externa) e posteriormente pela **A. pudenda interna** (da A. ilíaca interna).
Após A. femoral atravessar a lacuna dos vasos, a **A. pudenda externa** se ramifica medialmente sob o ligamento inguinal. Ela irriga o terço anterior da região perineal e os lábios do pudendo da face anterior via Rr. labiais anteriores.
A **A. pudenda interna**, sua veia acompanhante e o N. pudendo saem da pelve através do **forame infrapiriforme**. Em seguida, ela serpenteia medialmente ao redor do Lig. sacroespinal e passa pelo **forame isquiático menor** para a fossa isquioanal. As vias vasculonervosas são inicialmente envolvidas pela fáscia caudal do M. obturador interno no **canal do pudendo (canal de Alcock)**. Ela emite a **A. retal inferior** na fossa isquioanal e então se divide em ramos terminais superficiais e profundos nos dois espaços perineais:

- A **A. perineal**, que supre os dois terços posteriores da região perineal e os lábios do pudendo com Rr. labiais posteriores
- Os ramos profundos que formam a **A. do bulbo do vestíbulo** para o corpo cavernoso do lábio do pudendo
- A **A. dorsal do clitóris** para a pele e a glande do clitóris
- A **A. profunda do clitóris** para preenchimento dos corpos cavernosos do clitóris durante a excitação sexual.

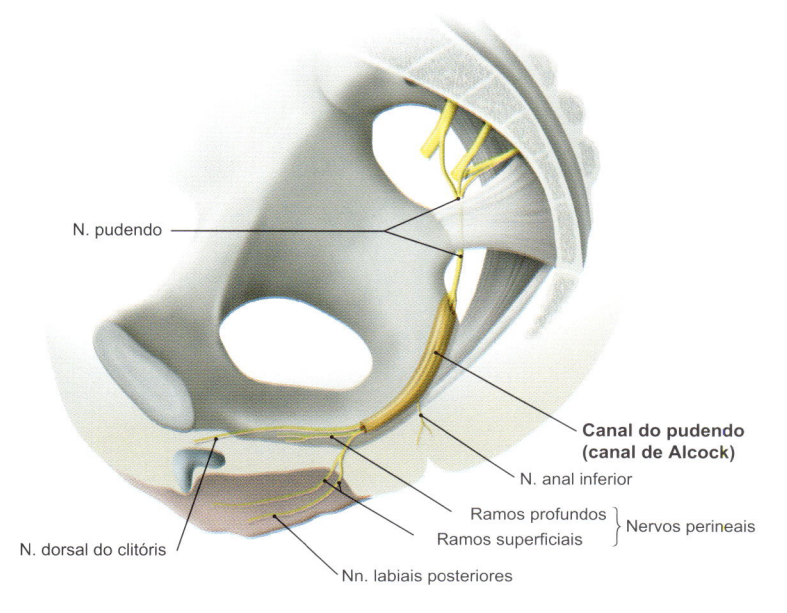

Figura 7.161 Inervação da região perineal em mulheres; representação esquemática; vista da esquerda. [S701-L275]
A região perineal é suprida anteriormente pelo **N. ilioinguinal** (do plexo lombar, não mostrado aqui) e posteriormente pelo **N. pudendo** (do plexo sacral) e pelo **N. cutâneo femoral posterior** (plexo sacral, não mostrado aqui).
O **N. ilioinguinal** está ligado ao Lig. redondo do útero e supre o terço anterior da região perineal e os lábios do pudendo anteriormente via Rr. labiais anteriores.
O **N. pudendo** sai com a A./V. pudendas internas da pelve através do **forame infrapiriforme**, depois circunda medialmente o Lig. sacroespinal e penetra na fossa isquioanal através do **forame isquiático menor**. As vias são inicialmente envolvidas pela fáscia caudal do M. obturador interno no **canal do pudendo (canal de Alcock)**. O **N. anal inferior** começa na fossa isquioanal e depois se divide em seus ramos terminais nos dois espaços perineais:

- Os **Nn. perineais** suprem os músculos perineais e os dois terços posteriores da região perineal e os lábios do pudendo com Nn. labiais posteriores
- O **N. dorsal do clitóris** fornece inervação sensitiva ao clitóris.

O **N. cutâneo femoral posterior** supre apenas uma pequena parte da região perineal do lado lateral (→ Figura 7.164).

Órgãos Genitais Femininos

Região Perineal na Mulher

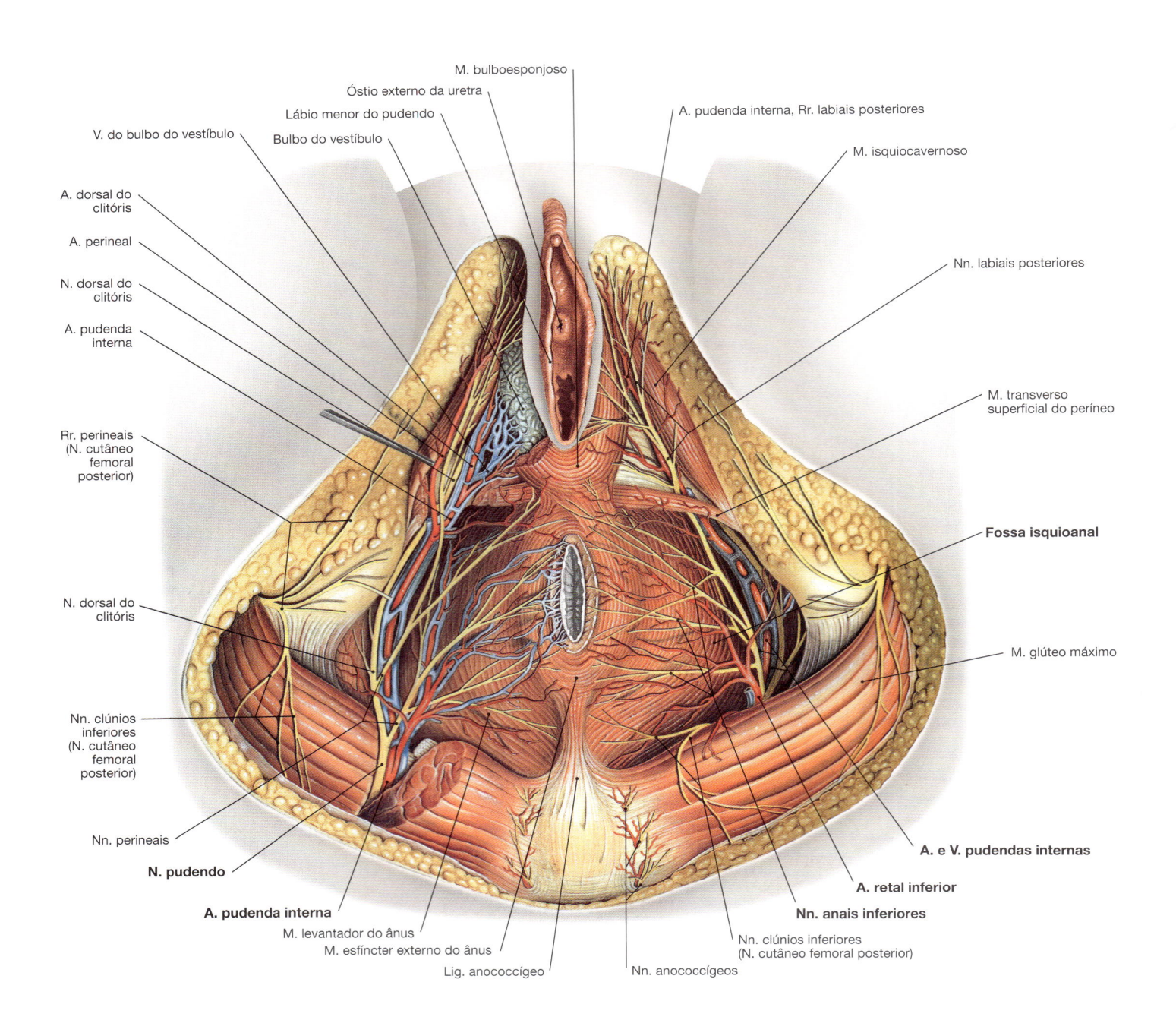

Figura 7.162 Vasos sanguíneos e nervos da região perineal na mulher; vista inferior. [S700]

A **fossa isquioanal** tem uma estrutura bastante semelhante no homem e na mulher. As estruturas vasculonervosas estendem-se pelo canal do pudendo (de Alcock), formado por um desdobramento da fáscia do M. obturador interno, da região posterolateral para a fossa isquioanal, com formato de pirâmide e preenchida com tecido adiposo. Elas emitem inicialmente os ramos para o ânus e para o canal anal e atravessam a fossa isquioanal, de modo a atingir anteriormente o pudendo através de ambos os espaços do períneo.

Conteúdo da fossa isquioanal:
- A. e V. pudendas internas e N. pudendo: no canal do pudendo (de Alcock)
- A. e V. retais inferiores e Nn. anais inferiores: para o canal anal.

Correlações clínicas

Como ocorre no homem, a fossa isquioanal na mulher tem grande importância clínica devido à sua expansão para ambos os lados do ânus. **Acúmulos de pus** (abscessos), p. ex., em fístulas do canal anal, podem se expandir por toda a fossa isquioanal, chegando anteriormente até a sínfise púbica. Além de manifestações inflamatórias inespecíficas, provocam dor intensa à palpação da região perineal.

Região Perineal na Mulher

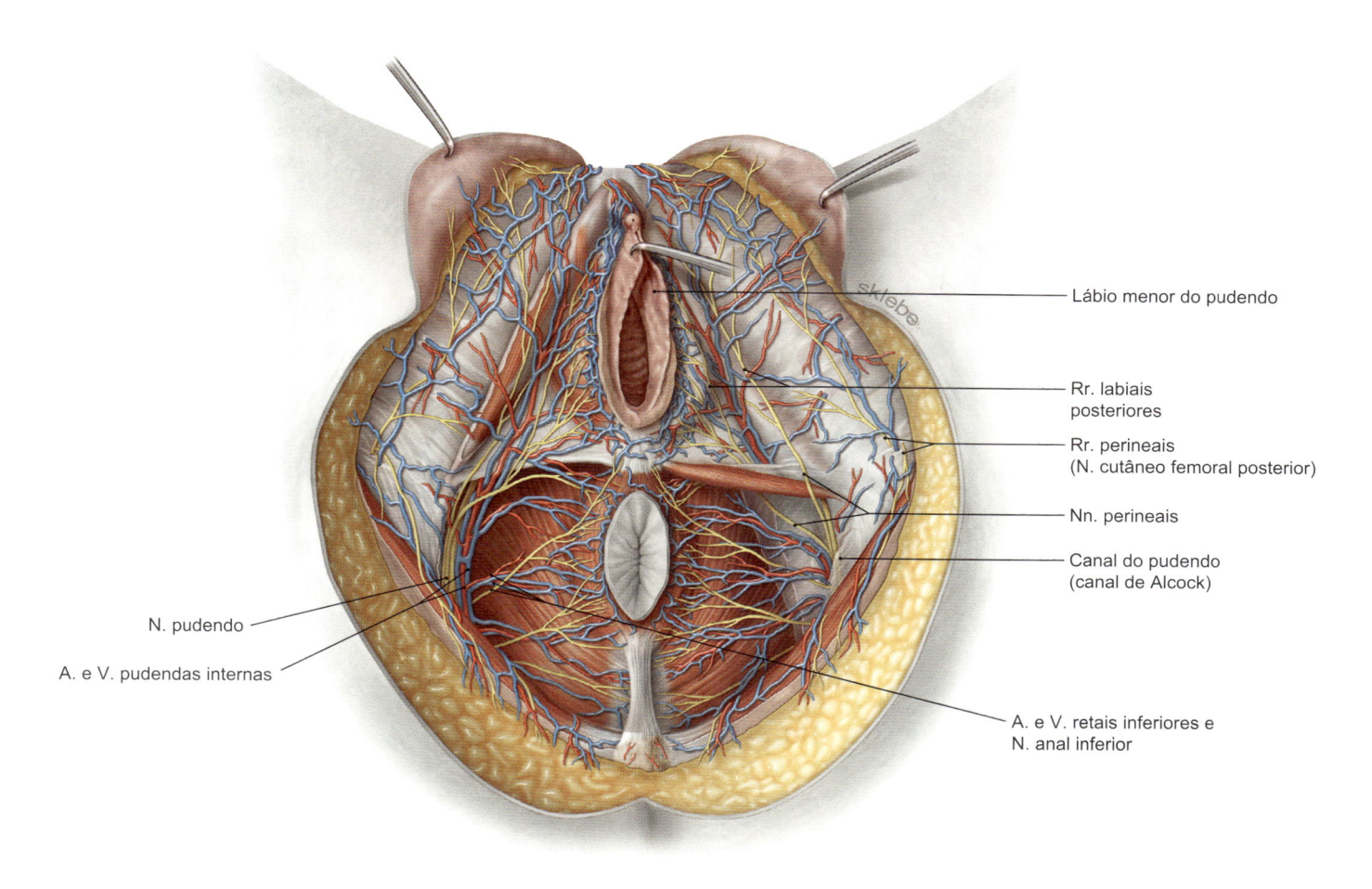

Figura 7.163 Vasos e nervos da região perineal em mulheres; os lábios maiores do pudendo foram removidos, e o canal pudendo direito foi aberto, vista inferior. [S700-L238]/[Q300]
Como a → Figura 7.162, esta figura também mostra as vias anteriores da região perineal. O terço anterior da região perineal é formado a partir de **A./V. pudendas externas**, que também emite Rr. labiais anteriores para os lábios do pudendo. O **N. ilioinguinal** supre segmentos correspondentes e também forma os Rr. labiais anteriores. A região perineal lateral é suprida pelo N. cutâneo femoral posterior via Rr. perineais. No lado direito do corpo, o **canal do pudendo (canal de Alcock)**, formado pela duplicação fascial do M. obturador interno, é aberto na parede lateral da **fossa isquioanal**. Aqui se pode ver a origem de A. e V. retais inferiores e do N. anal inferior ao canal anal.

Figura 7.164 Áreas de inervação da região perineal em mulheres; representação esquemática, vista inferior. [S701-L275]
A região perineal é inervada anteriormente (um terço) pelo **N. ilioinguinal** (Rr. labiais anteriores), posteriormente (dois terços) pelo **N. pudendo** (Rr. labiais posteriores) e lateralmente pelo **N. cutâneo femoral posterior** (Rr. perineais).
O **N. anal inferior** supre a pele ao redor do ânus.

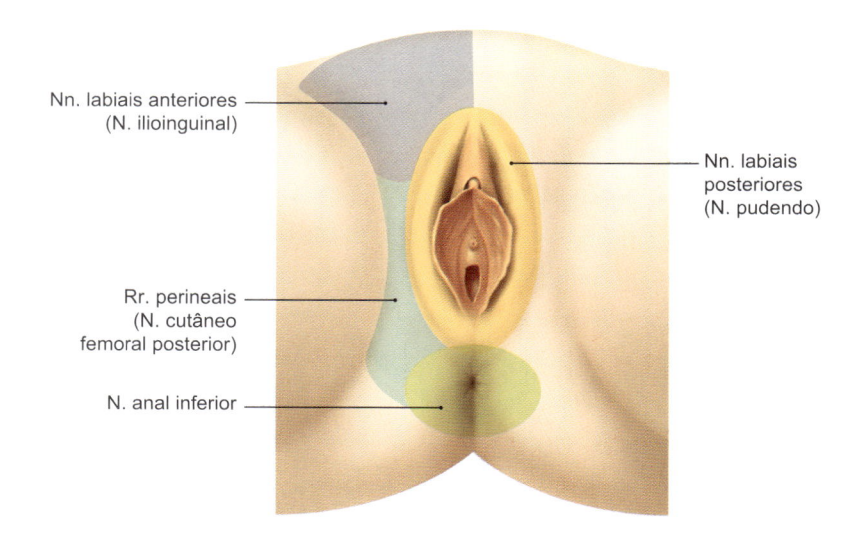

Cortes

Pelve Masculina, Corte Mediano

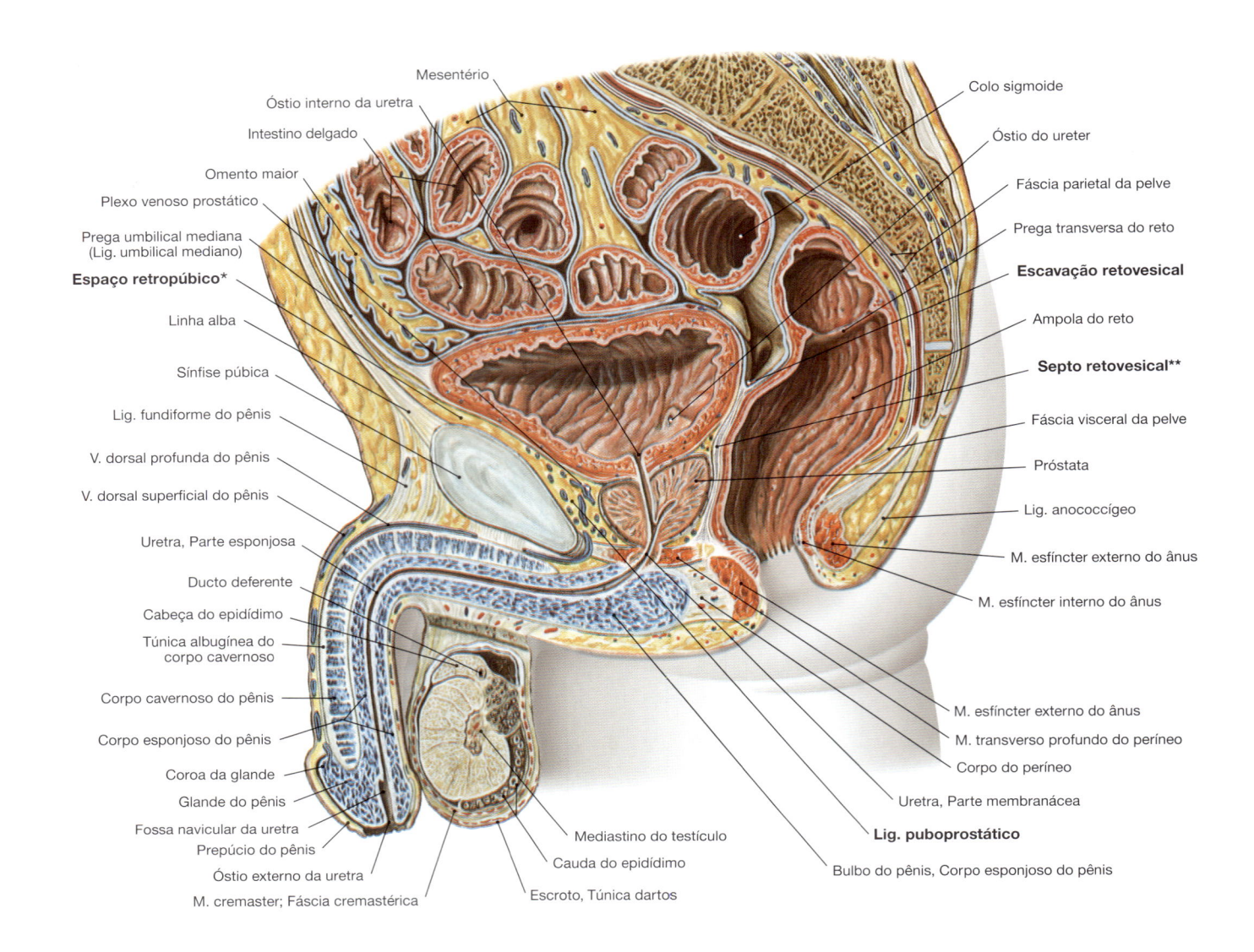

Figura 7.165 Pelve do homem; corte mediano; vista pelo lado esquerdo. [S700]

O ponto mais inferior da cavidade peritoneal no homem é a **escavação retovesical**. Lateralmente, esta escavação é delimitada pela **prega retovesical**, onde se encontra o plexo hipogástrico inferior. Inferiormente, o **septo retovesical** (**fáscia de Denonvillier) segue no espaço subperitoneal, separando o reto da próstata. Posteriormente à sínfise púbica encontra-se um espaço preenchido com tecido conjuntivo, o **espaço retropúbico** (*epônimo: espaço de Retzius), no qual o Lig. puboprostático fixa a próstata e a bexiga urinária à pelve. Na parte inferior do espaço retropúbico, a **V. dorsal profunda do pênis** – que drena os corpos cavernosos do pênis – desemboca no **plexo venoso prostático**, que mantém conexões com a V. ilíaca interna.

Legendas da figura:
- Mesentério
- Óstio interno da uretra
- Intestino delgado
- Omento maior
- Plexo venoso prostático
- Prega umbilical mediana (Lig. umbilical mediano)
- **Espaço retropúbico***
- Linha alba
- Sínfise púbica
- Lig. fundiforme do pênis
- V. dorsal profunda do pênis
- V. dorsal superficial do pênis
- Uretra, Parte esponjosa
- Ducto deferente
- Cabeça do epidídimo
- Túnica albugínea do corpo cavernoso
- Corpo cavernoso do pênis
- Corpo esponjoso do pênis
- Coroa da glande
- Glande do pênis
- Fossa navicular da uretra
- Prepúcio do pênis
- Óstio externo da uretra
- M. cremaster; Fáscia cremastérica
- Mediastino do testículo
- Cauda do epidídimo
- Escroto, Túnica dartos
- Colo sigmoide
- Óstio do ureter
- Fáscia parietal da pelve
- Prega transversa do reto
- **Escavação retovesical**
- Ampola do reto
- **Septo retovesical****
- Fáscia visceral da pelve
- Próstata
- Lig. anococcígeo
- M. esfíncter externo do ânus
- M. esfíncter interno do ânus
- M. esfíncter externo do ânus
- M. transverso profundo do períneo
- Corpo do períneo
- Uretra, Parte membranácea
- **Lig. puboprostático**
- Bulbo do pênis, Corpo esponjoso do pênis

Pelve Feminina, Corte Mediano

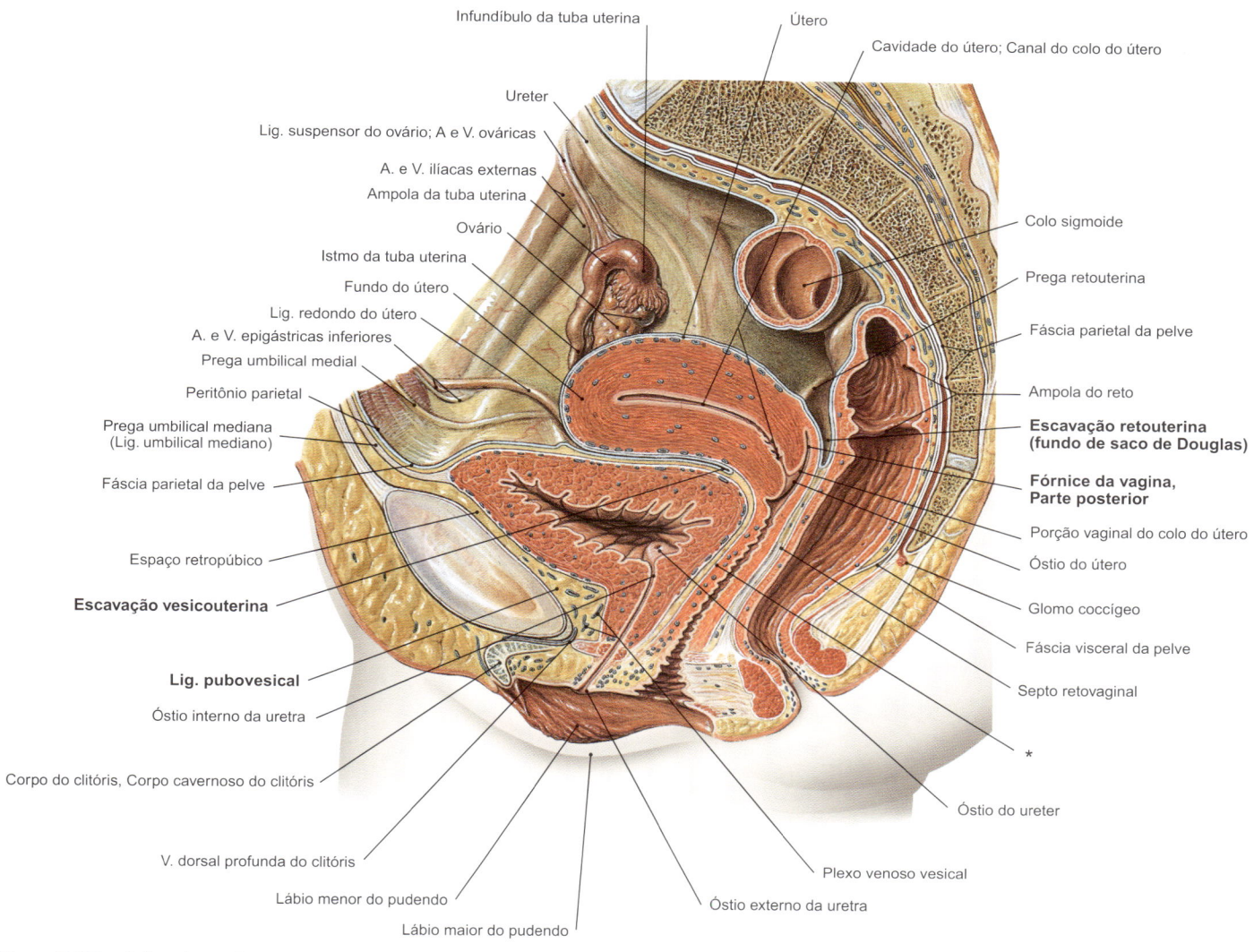

Figura 7.166 Pelve da mulher; corte mediano; visto pelo lado esquerdo. [S700]

Como o útero se encontra posicionado entre a bexiga urinária e o reto, a cavidade peritoneal na mulher apresenta dois recessos inferiormente. A região da cavidade peritoneal que se expande mais inferiormente é a **escavação retouterina** (fundo de saco de Douglas). Ela se estende até a parte posterior do fórnice da vagina. Lateralmente, é delimitada pela **prega retouterina**, onde se encontra o plexo hipogástrico inferior. Inferiormente, o **septo retovaginal** – que separa o reto da vagina – segue no espaço subperitoneal. A **escavação vesicouterina**, entre a bexiga urinária e o útero, não se projeta tão inferiormente quanto a escavação retouterina. No espaço subperitoneal, ela se associa ao septo vesicovaginal. Posteriormente à sínfise púbica, encontra-se um espaço preenchido com tecido conjuntivo, o **espaço retropúbico**, no qual o delgado Lig. pubovesical fixa a bexiga urinária na pelve. Na parte inferior do espaço retropúbico, a **V. dorsal profunda do clitóris** – que drena o sangue dos corpos cavernosos do clitóris – desemboca no **plexo venoso vesical**, que mantém conexões com a V. ilíaca interna.

*Espaço vesicovaginal preenchido por tecido conjuntivo frouxo.

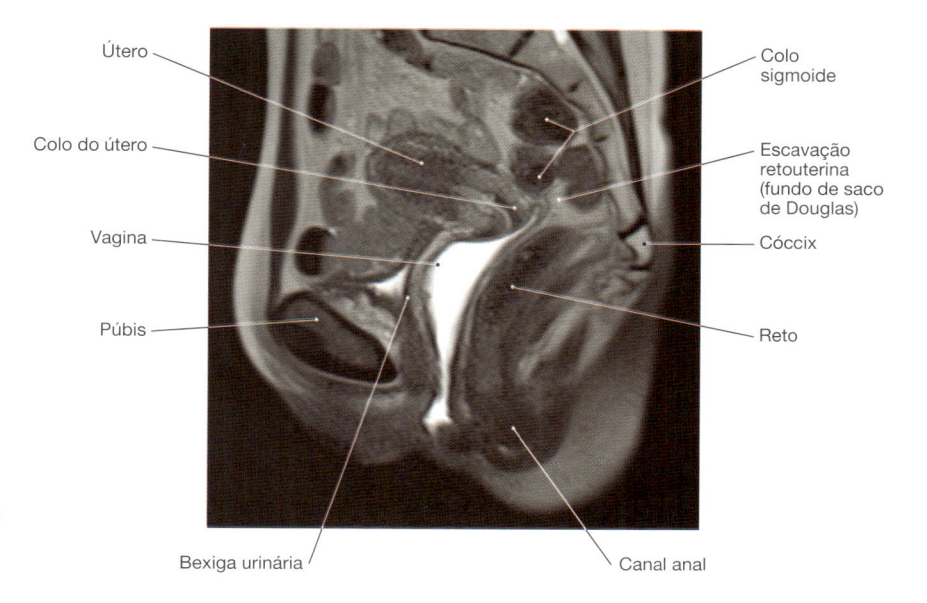

Figura 7.167 Pelve feminina; corte sagital, RM, imagem ponderada em T2 – a vagina está preenchida com gel de ultrassonografia para melhor contraste. [S700-T832]

Cortes

Pelve Masculina, Cortes Transversais

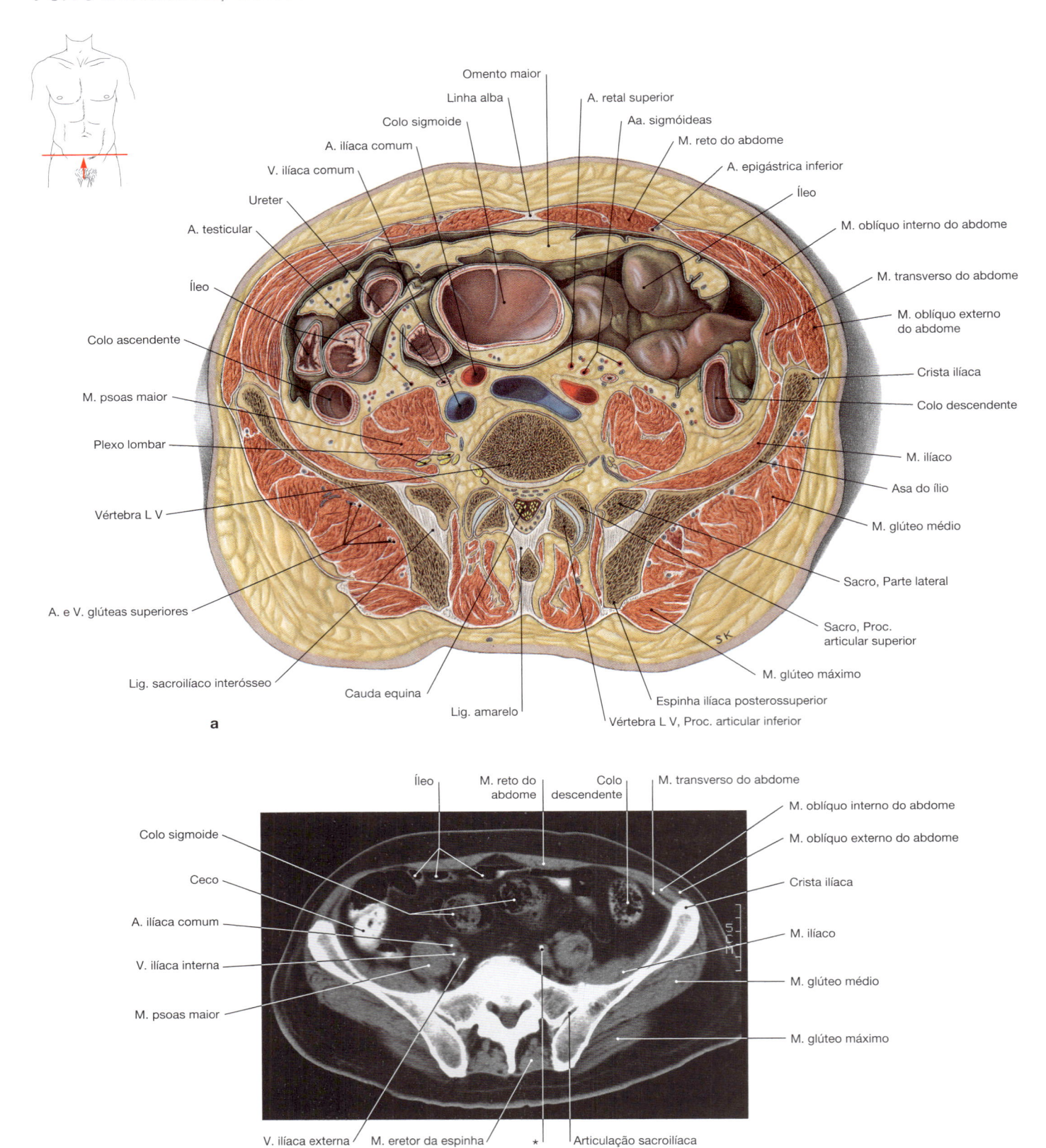

Figura 7.168a e b Pelve, masculina; corte transversal; vista inferior.
a Corte transversal na altura da vértebra L V [S700-L238].
b Corte transversal correspondente na TC [S700-T893].
De acordo com uma convenção geral, as imagens de TC sempre são apresentadas em **vista inferior**. Como o corte foi feito na altura da **pelve maior**, os órgãos da pelve menor não são visualizados. No entanto, podemos observar que as asas do ílio dão suporte ao íleo, bem como ao colo sigmoide que, após sua alça em formato de S, prossegue no plano mediano e, na altura das vértebras S II e SIII, passa a ser o reto.

* Calcificação na parede da A. ilíaca comum

Pelve Masculina, Cortes Transversais

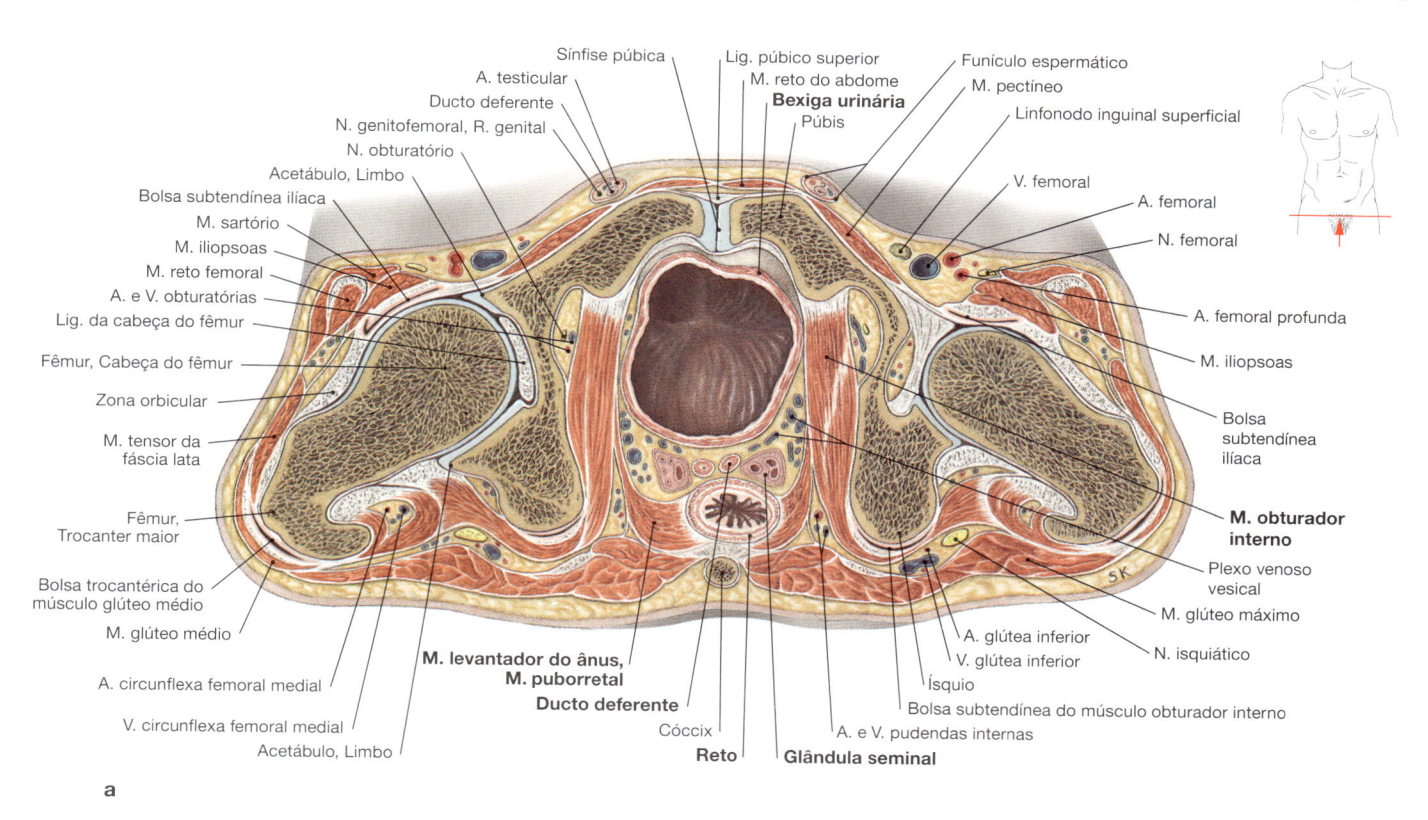

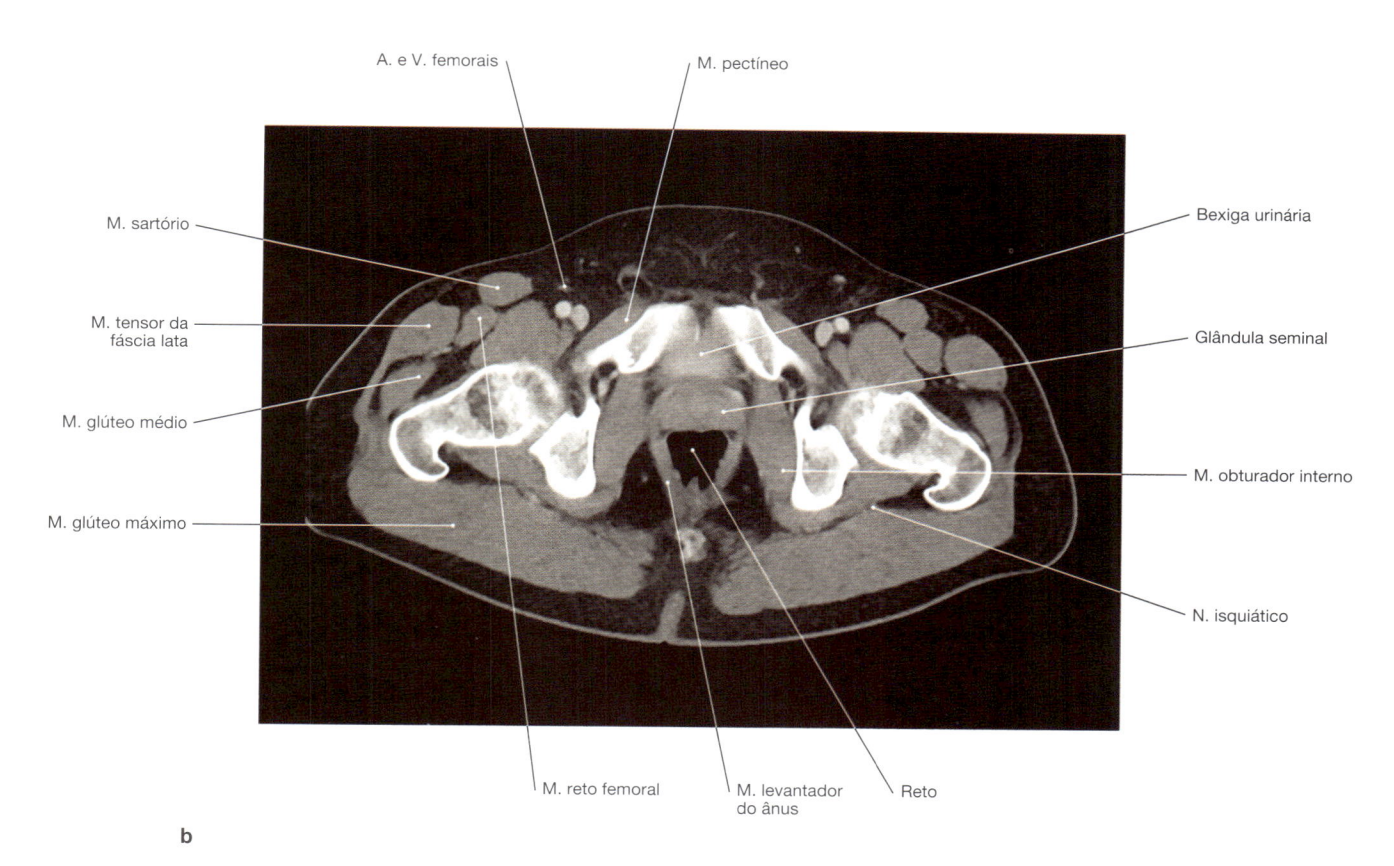

Figura 7.169a e b Pelve masculina; corte transversal; vista inferior.
a Corte transversal na altura da pelve menor. [S700-L238]
b Corte transversal correspondente na TC de um homem na fase venosa portal. [S700-T832]

O corte transversal possibilita o acompanhamento do trajeto de diferentes músculos. Por exemplo, o M. puborretal do M. levantador do ânus está seccionado, forma uma alça posteriormente ao reto e estende-se para a frente. Consequentemente, essa alça provoca a formação da flexura perineal no reto. Esse mecanismo contribui para o fechamento do reto e, portanto, para a continência fecal. O trajeto complexo do M. obturador interno pode ser acompanhado: o músculo origina-se anteriormente, na face interna da pelve óssea, e estende-se inicialmente em direção posterior. Em seguida, é redirecionado pelo ísquio, que atua como um hipomóclio e se insere, finalmente, na face interna do trocanter maior.

Cortes

Pelve Masculina, Cortes Transversais

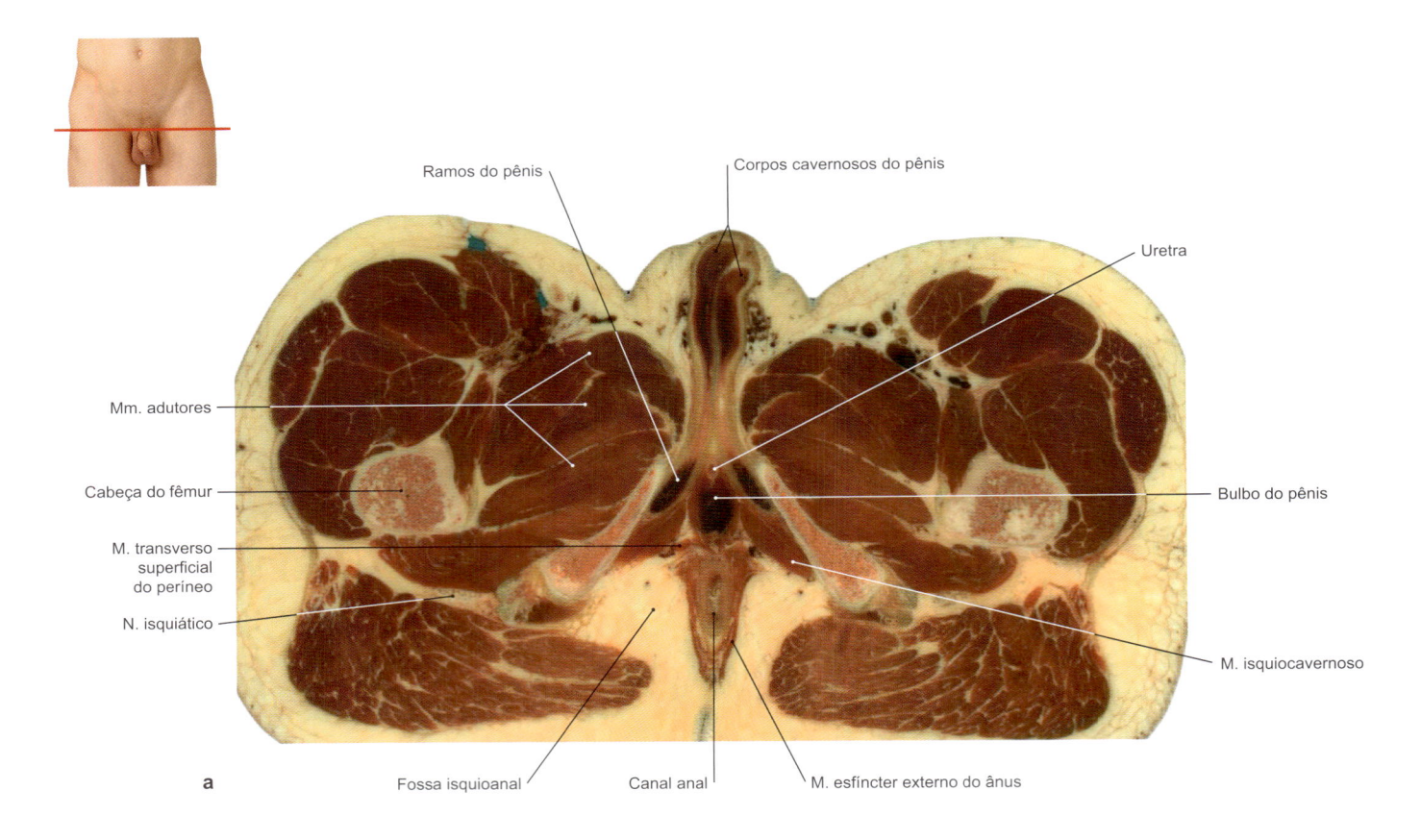

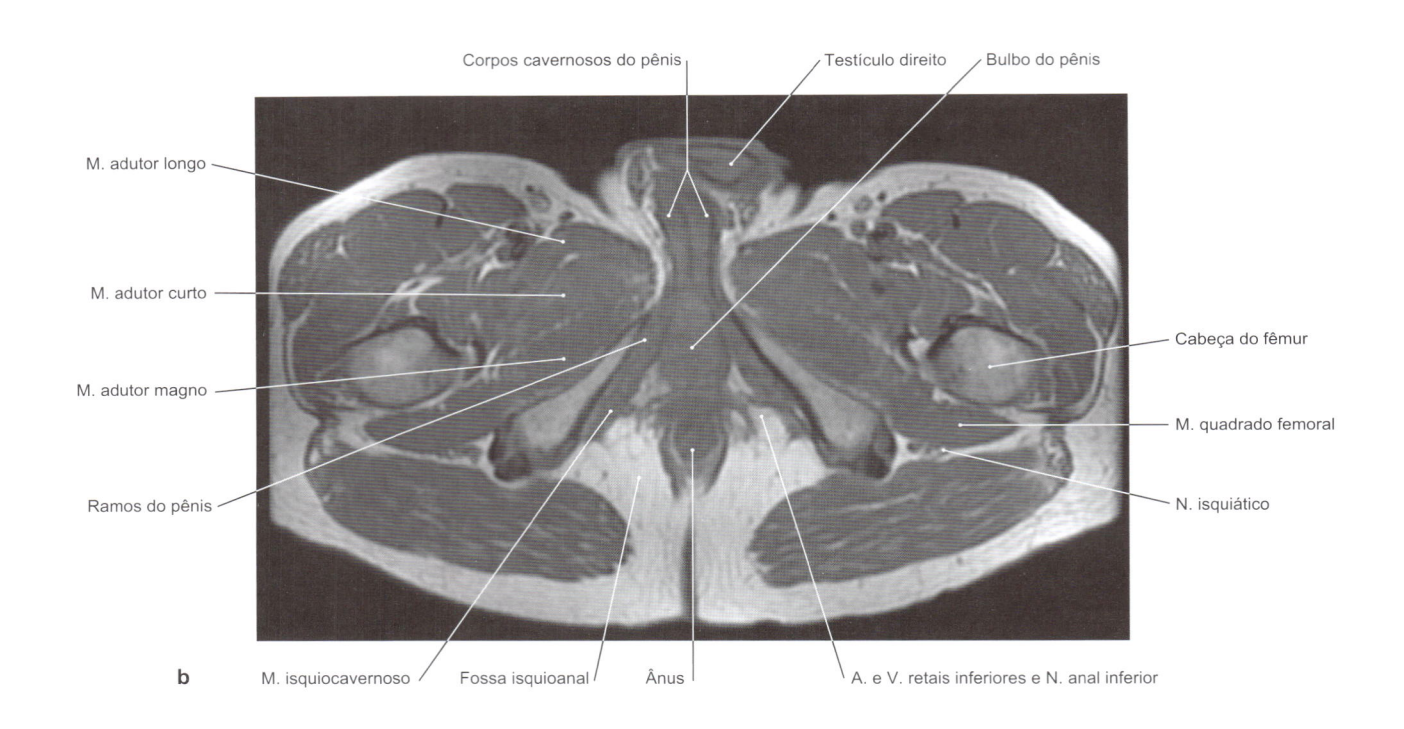

Figura 7.170a e b Fossa isquioanal e períneo de um homem; cortes transversais; vista inferior. [X338]
a Corte transversal no nível da cabeça do fêmur.
b Ressonância magnética (RM) no nível da cabeça do fêmur.

Pelve Feminina, Cortes Transversais

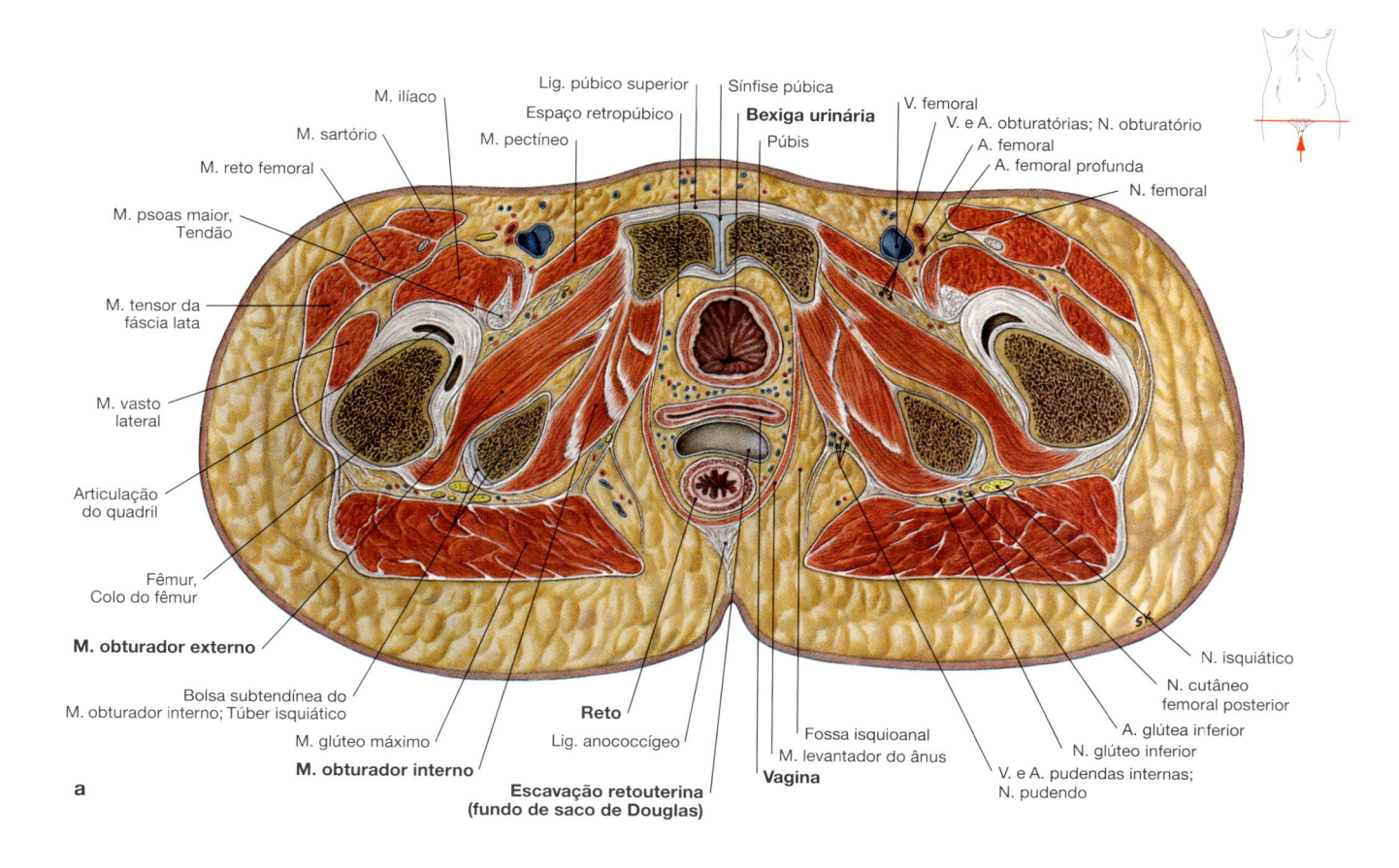

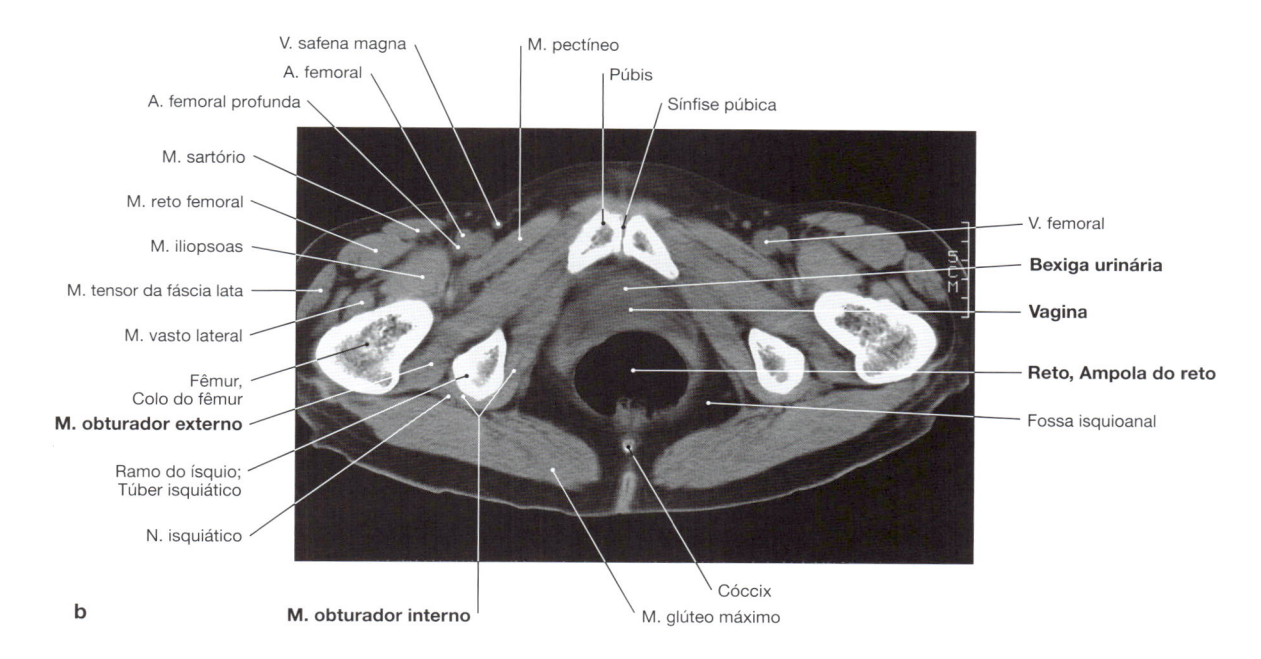

Figura 7.171a e b Pelve da mulher; corte transversal; vista inferior.
a Corte transversal na altura da pelve menor. [S700-L238]
b Corte transversal correspondente na TC. [S700-T893]
Das vísceras pélvicas, a bexiga urinária, o reto e, entre eles, a vagina, além da escavação retouterina (fundo de saco de Douglas) – o ponto mais inferior da cavidade peritoneal – estão seccionados. O corte transversal foi feito um pouco mais inferiormente do que o da pelve masculina (→ Figura 7.168a). Por isso, além do M. obturador interno, observa-se também o M. obturador externo, voltado para a região anterior, sobre a face externa da pelve.

Cortes

Pelve Feminina, Cortes Transversais

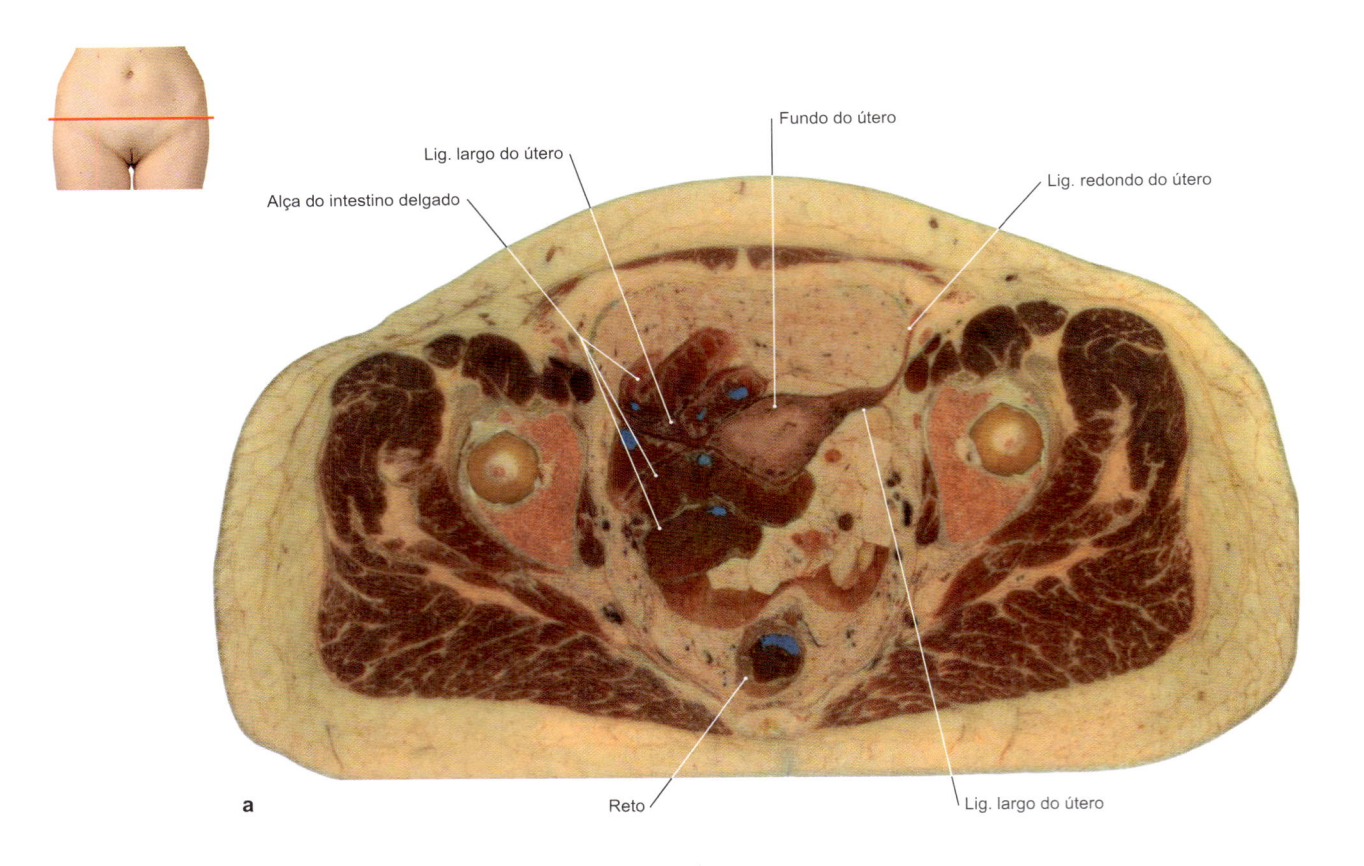

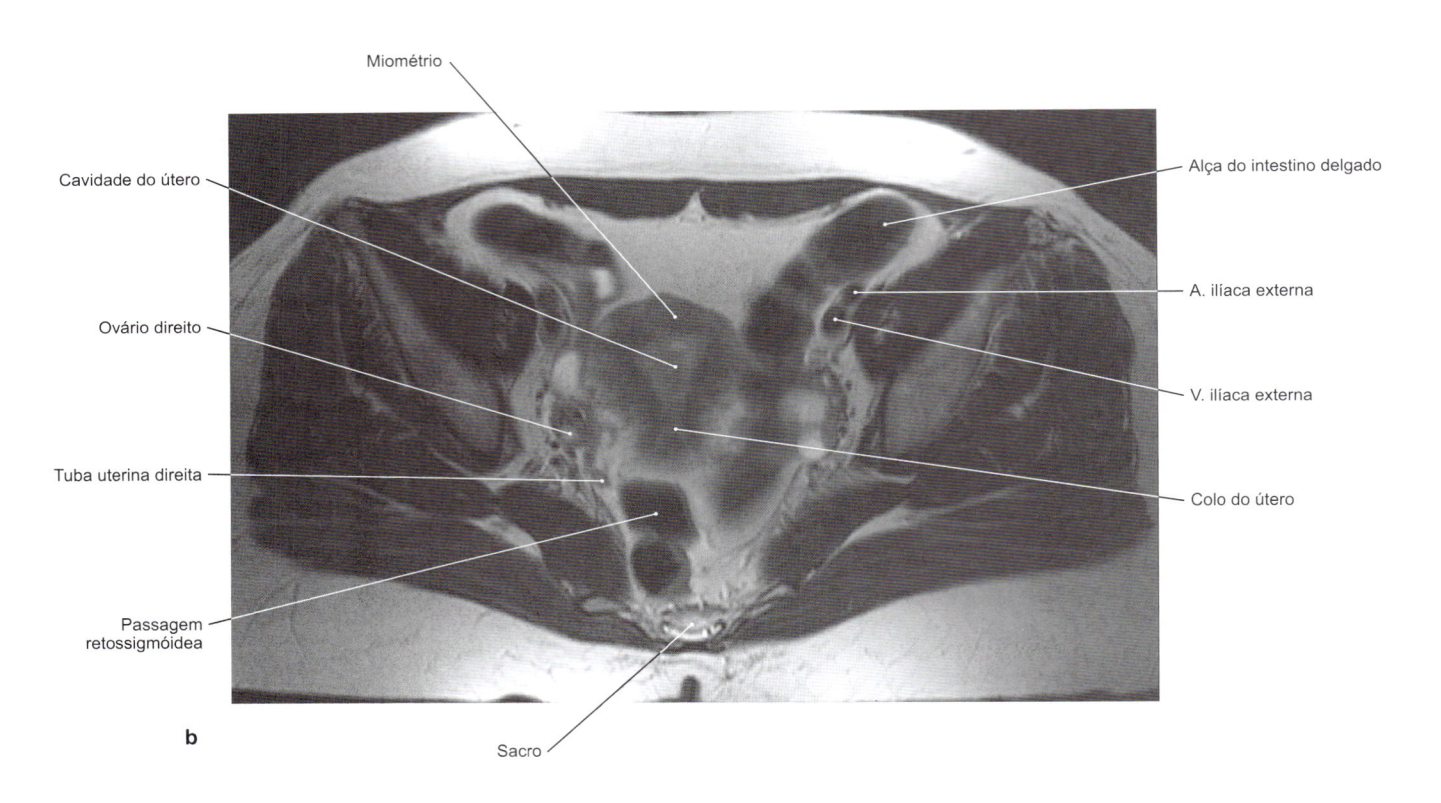

Figura 7.172a e b Corte transversal da cavidade pélvica feminina; cortes transversais; vista inferior. [X338]

a Corte transversal no nível da margem superior da cabeça do fêmur.
b Ressonância magnética (RM) da pelve feminina.

Labels (a): Lig. largo do útero; Alça do intestino delgado; Fundo do útero; Lig. redondo do útero; Reto; Lig. largo do útero.

Labels (b): Miométrio; Cavidade do útero; Ovário direito; Tuba uterina direita; Passagem retossigmóidea; Alça do intestino delgado; A. ilíaca externa; V. ilíaca externa; Colo do útero; Sacro.

Pelve Feminina, Cortes Transversais

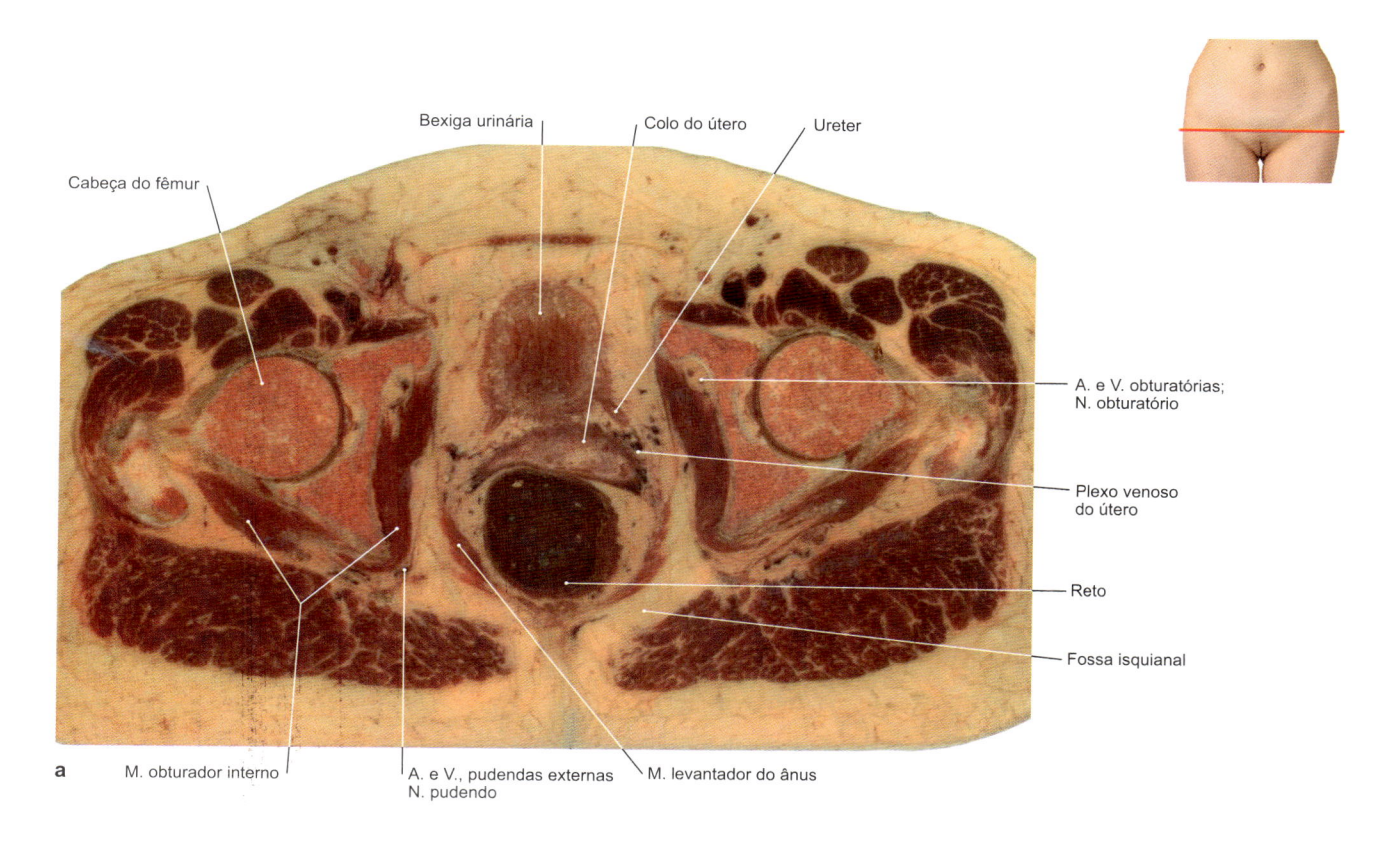

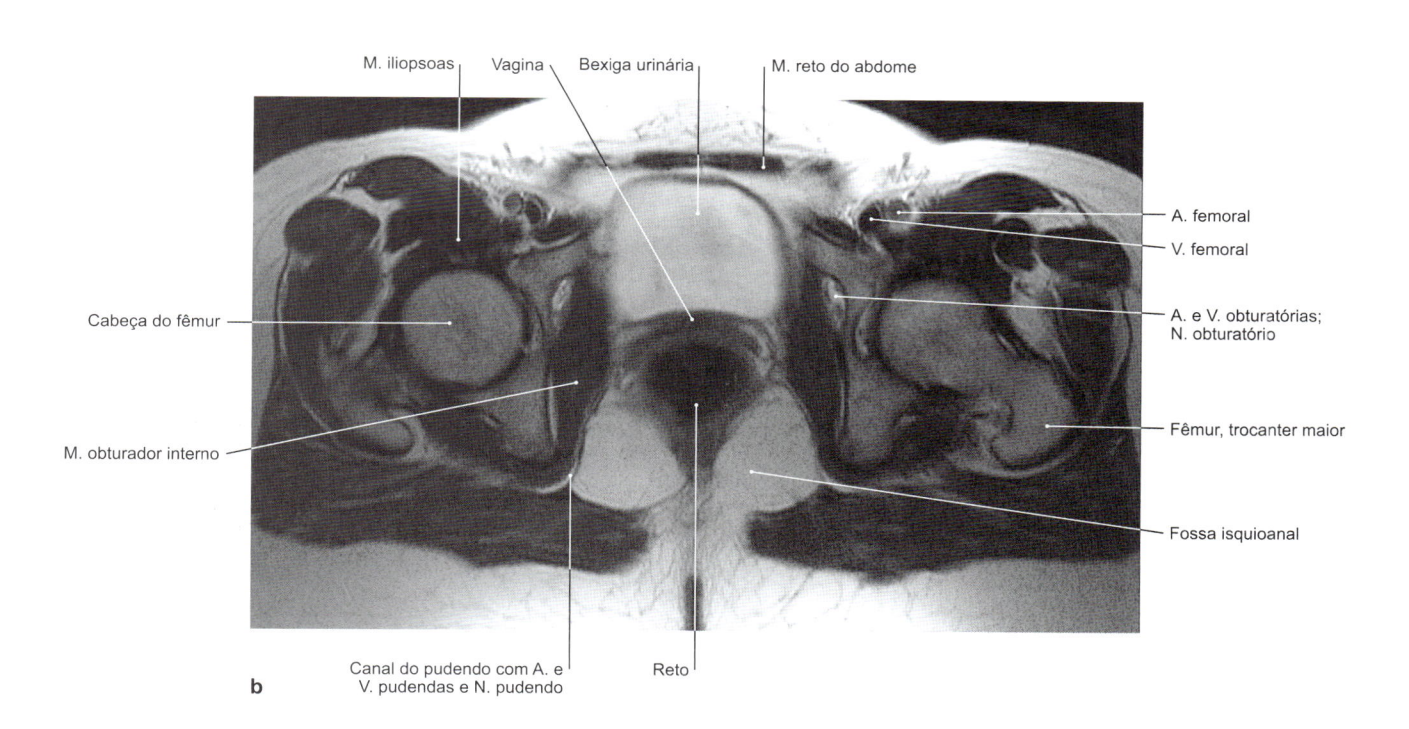

Figura 7.173a e b Fossa isquioanal na mulher; cortes transversais; vista inferior. [X338]
a Corte transversal no nível da articulação do quadril.
b Ressonância magnética (RM) no nível da articulação do quadril. O colo do útero, com o plexo venoso uterino e a abertura do ureter na bexiga urinária, são incisados. As vias no canal obturatório (A./V. obturatórias e N. obturatório) e no canal do pudendo (canal de Alcock) (A./V. pudendas internas e N. pudendo) também são claramente visíveis.

Cortes

Pelve Feminina, Cortes Transversais

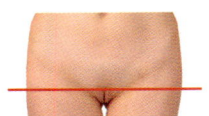

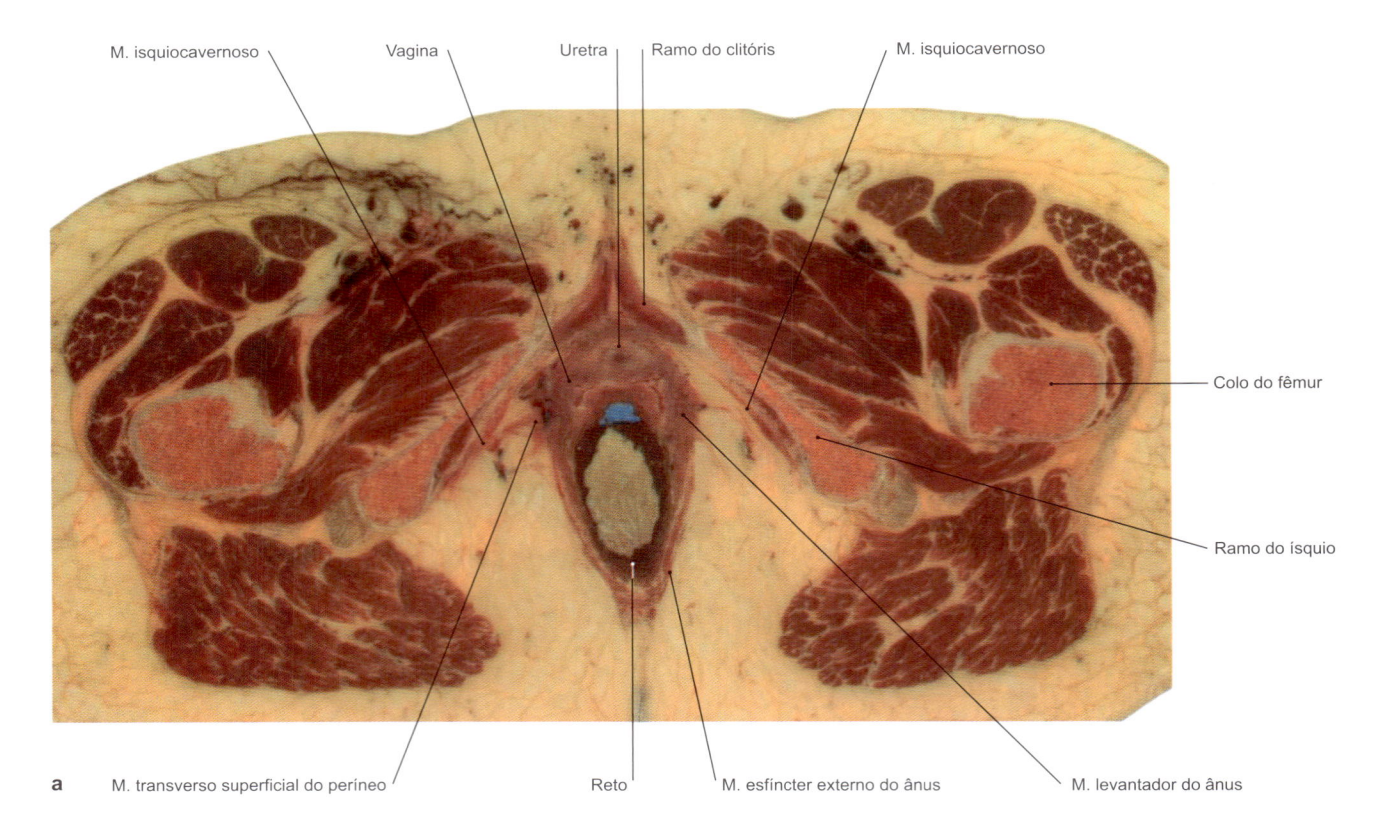

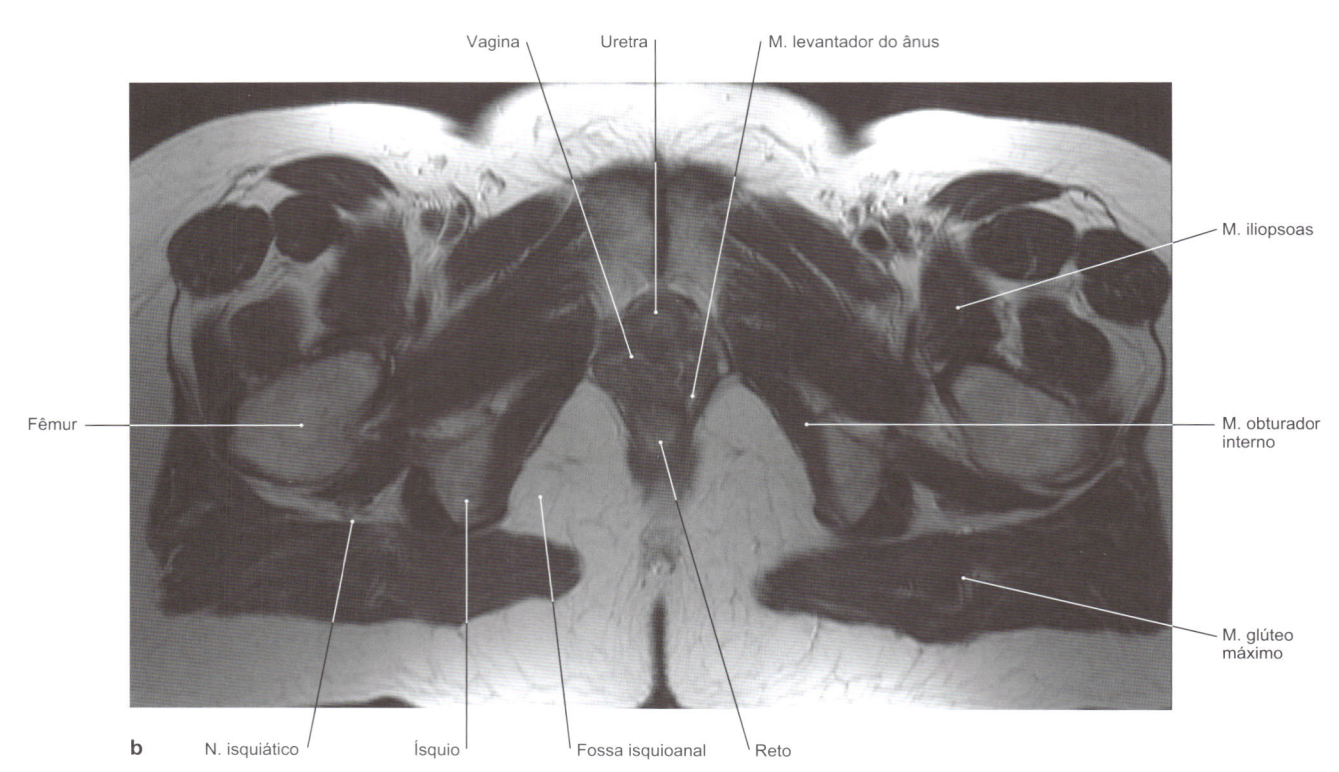

Figura 7.174a e b Fossa isquioanal e espaço superficial do períneo em mulheres; cortes transversais; vista Inferior. [X338]

a Corte transversal no nível do colo do fêmur. Os Mm. isquiocavernoso e transverso superficial do períneo do lado direito são mostrados.
b Ressonância magnética (RM) da pelve feminina.

Pelves Masculina e Feminina, Cortes Frontais

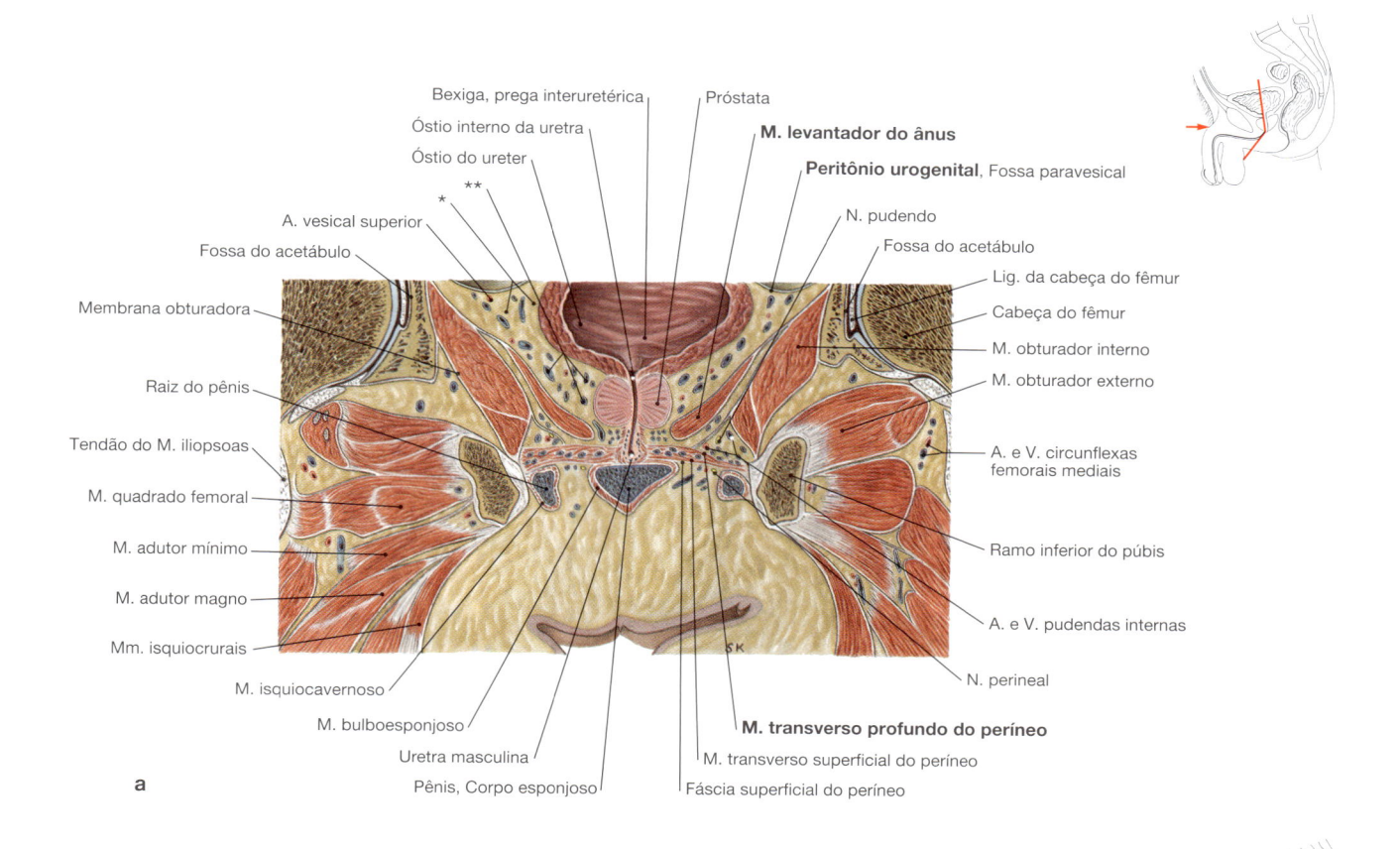

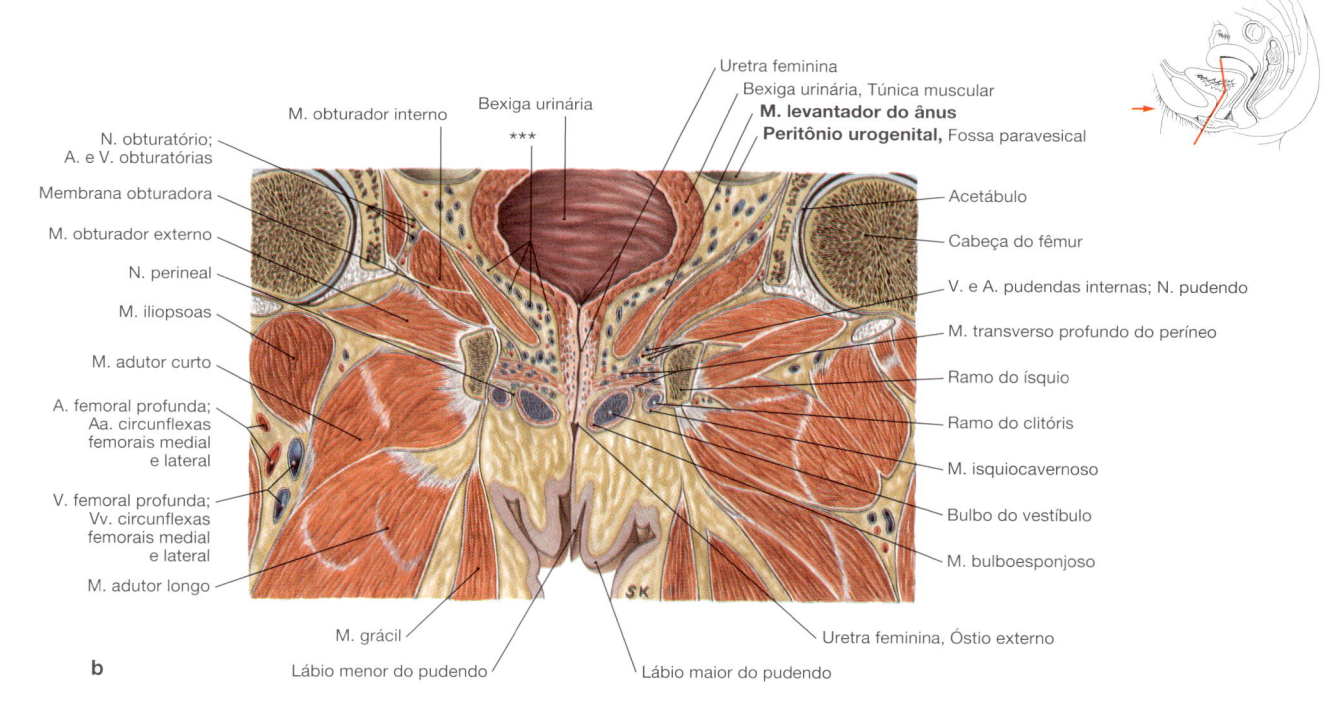

Figura 7.175a e b Pelves masculina e feminina; corte frontal angulado através da bexiga urinária. [S700-L238]
a Corte frontal angulado da bexiga urinária de um homem.
b Corte frontal angulado da bexiga urinária de uma mulher.
O corte mostra a musculatura do diafragma da pelve e do períneo com os espaços perineais em uma pelve masculina (→ Figura 7.116) ou feminina (→ Figura 7.159). É possível reconhecer muito bem os dois andares da cavidade pélvica. Caudal em relação ao **peritônio parietal** (aqui, peritônio urogenital), o **espaço subperitoneal** se estende até o diafragma da pelve, formado aqui pelo **M. levantador do ânus**. Abaixo, encontra-se a **região perineal**. No **homem**, o M. transverso profundo do períneo forma uma lâmina muscular sólida, que preenche o espaço perineal profundo. Inferiormente à membrana do períneo, do lado inferior do músculo, situa-se o espaço perineal superficial. Na **mulher**, os espaços perineais apresentam uma disposição comparável, mas o M. transverso profundo do períneo encontra-se predominantemente entremeado de tecido conjuntivo, de modo que geralmente não existe uma lâmina muscular sólida.

*   Terminologia clínica: tecido conjuntivo em torno da bexiga urinária
** Terminologia clínica: plexo venoso prostático
*** Tecido conjuntivo em torno da bexiga urinária com plexo venoso

Cortes

Pelve Masculina, Corte Frontal

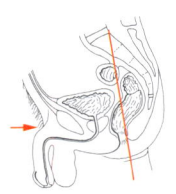

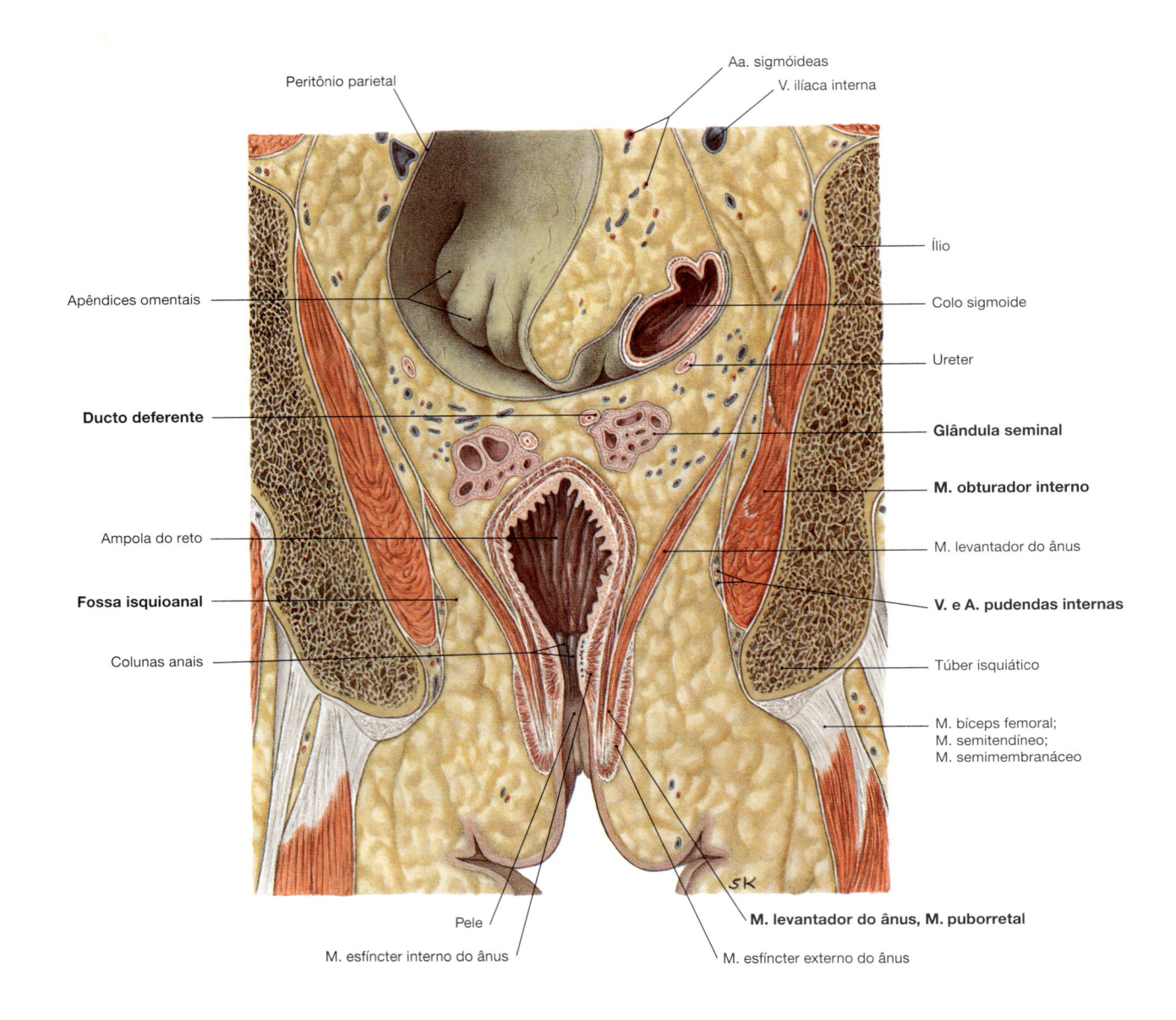

Figura 7.176 Pelve masculina; corte frontal oblíquo através da pelve menor. [S700-L238]

A. e V. pudendas internas estendem-se, juntamente com o N. pudendo, no desdobramento da fáscia do M. obturador interno (epônimo: canal de Alcock) para a fossa isquioanal.

Labels: Peritônio parietal; Aa. sigmóideas; V. ilíaca interna; Apêndices omentais; Ílio; Colo sigmoide; Ureter; Ducto deferente; Glândula seminal; M. obturador interno; Ampola do reto; M. levantador do ânus; Fossa isquioanal; V. e A. pudendas internas; Colunas anais; Túber isquiático; M. bíceps femoral; M. semitendíneo; M. semimembranáceo; Pele; M. levantador do ânus, M. puborretal; M. esfíncter interno do ânus; M. esfíncter externo do ânus.

Questões de autoavaliação

Para testar se você assimilou o conteúdo deste capítulo, apresentamos a seguir questões preparatórias úteis para exames orais de Anatomia.

Quais são os órgãos situados no retroperitônio?
- Discorra sobre as **posições** dos órgãos pélvicos.

De onde se desenvolvem os rins e qual é sua composição?

De onde se desenvolvem as glândulas suprarrenais e o que as diferencia em termos de função e regulação?

Quais são as funções dos rins?

Quais são seus envoltórios?

Quais vasos sanguíneos suprem os rins e as glândulas suprarrenais? Quais variações você conhece?

Quais são as partes do sistema urinário?
- A partir de onde se desenvolvem?

Quais são as constrições apresentadas pelo ureter?

Quais os mecanismos de contenção urinária na bexiga?

Qual é a estrutura do canal anal?
- Aponte regiões na peça anatômica.

Qual é a estrutura da unidade de continência do canal anal e do ânus?

Quais artérias suprem o reto e o canal anal?

Onde estão situados os linfonodos regionais de cada segmento?

Como se desenvolvem os órgãos genitais femininos internos e quais as diferenças em relação aos órgãos genitais masculinos?

Discorra sobre os vasos sanguíneos do pênis na peça anatômica.

Quais são os envoltórios do funículo espermático?

Quais vasos linfáticos drenam o testículo?
- Quais são os linfonodos regionais?

Cite as glândulas genitais acessórias.
- Indique-as na peça anatômica.

Em que zonas a próstata é dividida?

Quais são os ligamentos que fixam o útero?

Onde está localizado o fundo de saco de Douglas e qual é a sua importância?

Como é feita a irrigação sanguínea do útero?

Onde se localizam os linfonodos regionais do ovário?

Como é composto o diafragma da pelve?
- Como é inervado?

Mostre a musculatura perineal.
- Quais são suas funções?

Apêndice

Glossário de conceitos anatômicos 368

Índice Alfabético 380

Glossário

Esclarecimentos para o uso do Glossário

Abreviaturas:
(gr) grego
(l.) latim

Prefixos gerais (isto é, inespecíficos):
a- *(gr)* prefixo de negação
a-, ab-, abs- *(l.)* de... para, afastar
ac-, ad-, af- *(l.)* em direção a, aproximar
anfi- *(gr)* ao redor, circum(n)-, para ambos os lados
ana- *(gr)* acima, para cima
ante- *(l.)* à frente, para frente
anti- *(l.)* contra
ap(o)- *(gr)* à frente, próximo a
bi- *(l.)* duas vezes, duplicado, em dobro
circum- *(l.)* em todo o redor, ao redor
co-, col-, con-, com- *(l.)* com, juntamente
de- *(l.)* longe, fora, para baixo
dia- *(gr)* através, em separado
di-, dis- *(gr)* dois, duas
e-, ex- *(l.)* fora, para fora
en- *(gr)* dentro, para dentro, interno, no interior
end(o)- *(gr)* dentro, interno, no interior
ep(i)- *(gr)* sobre, por sobre
hemi- *(gr)* metade, meio
hiper- *(gr)* sobre, por sobre, acima, superior
hip(o)- *(gr)* sob, abaixo, inferior
infra- *(l.)* abaixo de, inferior, pequeno, menor
in-, im- *(l.)* dentro
inter- *(l.)* entre
intra-, intro- *(l.)* dentro de
meso- *(gr)* no meio, entre
meta- *(gr)* após, depois, subsequente
ob-, op- *(l.)* contra, contrário a
par-, para- *(gr)* ao lado de, próximo a
per- *(l.)* através, total, todo, completo
peri- *(gr)* ao redor, periférico
post- *(l.)* após, atrás, posterior
prae-, pré- *(l.)* à frente, anterior, de... para
pro- *(l.)* à frente, para frente, anterior
pro-, pros- *(gr)* para frente, anterior
quadri- *(l.)* quatro, quatro vezes
re- *(l.)* após, depois, posterior
retro- *(l.)* para trás, posterior
semi- *(gr)* meio, metade
sub- *(l.)* abaixo, debaixo de
super- *(l.)* acima, para cima
supra- *(l.)* acima, sobre, por sobre
sin-, sim- *(gr)* junto, ao mesmo tempo
tri-, tris- *(l.)* três, três vezes
tetr(a)- *(gr)* quatro, quatro vezes

Sufixos gerais (isto é, inespecíficos):
-ar *(l.)*,-eo,-a,-o *(l.)*: referente à origem ou associação
-ídeo *(l.)*: referente à semelhança
-ivo *(l.)*: relativo a
-oso,-osa *(l.)*: rico ou abundante em alguma coisa
-ulo *(l.)*: forma reduzida ou diminutiva

Glossário

Glossário de conceitos anatômicos

Abdome (l.) = parte do corpo humano entre o tórax e a pelve, separada da cavidade torácica pelo diafragma; ventre.

Abducente (l.) = 1. que afasta ou abduz. 2. nervo craniano abducente (NC VI).

Abdutor (l.) = que afasta uma parte do corpo do plano mediano, como os músculos abdutores.

Aberrante (l.) = diferente do normal ou do padrão.

Abertura (l.) = entrada para uma estrutura ou canal, por exemplo, abertura do seio frontal.

Acessório (l.) = 1. suplementar, adicional, anexo. 2. referente ao nervo craniano acessório (NC XI).

Acetábulo (l.) = cavidade no osso do quadril cujo nome deriva do cálice usado para servir vinagre pelos antigos romanos.

Acromial (l.) = relativo ao acrômio.

Acrômio (l.) = extremidade da espinha da escápula, do ombro.

Acústico (l.) = relativo à orelha ou à audição.

Aden(o)- (gr) forma combinante que indica relação com glândula, por exemplo, adenoblasto, adenocarcinoma.

Aderência (l.) = adesão ou união de duas partes ou superfícies, por exemplo, aderência intertalâmica.

Adiposo (l.) = que contém ou é formado por gordura.

Ádito (l.) = abertura, acesso, entrada, por exemplo, ádito ao antro mastóideo, ádito da laringe.

Adminículo (l.) = que proporciona suporte, por exemplo, os adminículos da linha alba.

Adutor (l.) = que aproxima uma parte do corpo em direção ao plano mediano, por exemplo, os músculos adutores da coxa.

Aferente (l.) = que se dirige para o centro; influxo.

Afixo (l.) = unido, preso.

Alantoide (gr) = em forma de linguiça ou tripa.

Albicante (l.) = esbranquiçado, por exemplo, corpo albicante do ovário.

Albugíneo (l.) = branco e brilhante, por exemplo, a túnica albugínea do corpo esponjoso.

Alça (l.) = qualquer estrutura com formato de alça, por exemplo, a alça cervical e a alça de Haller.

Alvéolo (l.) = pequena cavidade, por exemplo, alvéolo pulmonar, alvéolo dental.

Ambíguo (l.) = 1. que admite mais de uma interpretação. 2. referente ao núcleo ambíguo.

Amidaloide (l.) = semelhante à amígdala, de formato aproximado ao de uma amígdala.

Âmnio (gr) = membrana extraembrionária mais interna que envolve o feto no útero.

Ampola (l.) = dilatação sacular de um ducto ou de um canal, por exemplo, as ampolas ósseas dos canais semicirculares, as ampolas das tubas uterinas.

Anal (l.) = relativo ao ânus.

Anastomose (l.) = fusão ou ligação entre duas estruturas, podendo ser natural ou cirúrgica, por exemplo, anastomose arteriovenosa.

Anatomia (l.) = a arte de dissecar para estudo e aquisição de conhecimento da organização morfológica interna de um ser vivo.

Ancôneo (l.) = relativo ao cotovelo ou ao músculo ancôneo.

Anel (l.) = órgão, linha ou figura de forma circular, por exemplo, anel femoral, anel inguinal, anel maior da íris.

Anfiartrose (l.) = articulação na qual a união de dois ossos é feita por fibrocartilagem, por exemplo, sínfise intervertebral, sínfise púbica, sínfise xifosternal.

Angi(o)- (gr) = forma combinante referente aos vasos sanguíneos e linfáticos.

Angiologia (l.) = ciência que estuda os vasos sanguíneos e linfáticos.

Angul(i/o)- (l.) = elemento de composição indicando a existência de ângulos e/ou de formação de ângulos, por exemplo, ângulo da boca, ângulo da costela, ângulo da mandíbula.

Antélice (l.) = crista de cartilagem aproximadamente paralela à parte posterior da hélice da orelha externa.

Anterior (l.) = situado antes ou à frente.

Antitrago (l.) = pequeno tubérculo em posição oposta ao trago.

Antro (l.) = cavidade, espaço.

Aorta (l.) = artéria de grande calibre, do tipo elástico.

Apêndice (l.) = parte acessória de um órgão, por exemplo, apêndices omentais do colo.

Apical (l.) = relativo ao ápice.

Ápice (l.) = ponto mais alto, por exemplo, ápice da cartilagem aritenóidea.

Aponeurose (l.) = lâmina fibrosa ou tendão expandido achatado, por exemplo, aponeurose epicrânica.

Aqueduto (l.) = conduto ou canal, por exemplo, aqueduto do mesencéfalo e aqueduto do vestíbulo.

Aquiles (l.) = herói grego na guerra contra Troia. Foi mortalmente ferido no calcanhar por uma flecha atirada pelo príncipe Páris e guiada pelo deus Apolo.

Aquileu (l.) relativo ao tendão de Aquiles (tendão do calcâneo), por exemplo, reflexo aquileu).

Aracnoide-máter (l.) = revestimento (meninge) da parte central do sistema nervoso; delicada e comparada à uma teia de aranha (do grego *arákhné,és*, 'aranha').

Arco (l.) = qualquer estrutura curva, por exemplo, arco alveolar da maxila.

Área (l.) = espaço, território, superfície, por exemplo, área coclear, área intercondilar, área nua do fígado.

Aréola (l.) área ou espaço pequeno, por exemplo, aréola da mama.

Aritenóideo (l.) = referente à cartilagem aritenóidea.

Glossário

Arqueado (l.) = curvado em forma de arco.

Artéria (l.) = vaso sanguíneo com paredes musculares que conduz o sangue do coração para os órgãos do corpo.

Articulação (l.) = união de duas partes com graus variáveis de movimento.

Asa (l.) = Projeção de um órgão ou estrutura, por exemplo, asa da crista etmoidal, asa do ílio e asa maior do esfenoide.

Ascendente (l.) = aquilo que sobe ou vai para uma posição mais elevada.

Atlas (l.) = 1. primeira vértebra cervical. 2. titã mitológico grego que sustentava os céus em seus ombros.

Átrio (l.) = vestíbulo ou compartimento que se conecta com outras estruturas, por exemplo, os átrios do coração e o átrio do meato médio (nariz).

Atrioventricular (l.) = relativo ao átrio e ao ventrículo.

Auditivo (l.) = relativo à audição ou à orelha.

Aurícula (l.) = estrutura em forma de concha, por exemplo, as aurículas dos átrios.

Autônomo (l.) = independente.

Axilar (l.) = relativo à axila.

Áxis (l.) = segunda vértebra cervical.

Ázigo (gr) = ímpar, não ligado, por exemplo, a veia ázigo.

Base (gr) = a parte inferior ou o fundo de uma estrutura, por exemplo, base da cóclea, base do pulmão, base do sacro, base do crânio.

Basilar (l.) = relativo à base, situado na base, por exemplo, artéria basilar.

Basílica (l.) = principal. Exemplo de seu uso é a veia basílica.

Bíceps (l.) = com duas cabeças, por exemplo, o músculo bíceps braquial.

Bifurcação (l.) = divisão ou separação de uma estrutura em duas partes, por exemplo, bifurcação da aorta, bifurcação da artéria carótida comum.

Bolha (l.) = 1. grande vesícula preenchida com líquido. 2. estrutura arredondada, a bolha etmoidal.

Bolsa (l.) = invaginação sacular, por exemplo, a bolsa subtendínea do músculo tibial anterior.

Braço (l.) = 1. braço. 2. qualquer estrutura parecida com um braço, por exemplo, braço do colículo inferior.

Braqui- (gr) = elemento de composição, que significa curto, por exemplo, braquicefalia.

Braqui(o)- (gr) = elemento de composição, que significa braço, por exemplo, braquiotomia, artéria braquial.

Bregma (l.) = local de união ou de fusão das suturas coronal e sagital.

Bronc(o)- (gr) = relativo aos brônquios, por exemplo, broncotraqueal, broncopneumonia.

Bronquial (gr) = relativo aos brônquios, por exemplo, árvore bronquial, glândulas bronquiais.

Brônquico (l.) = bronquial, relativo ao brônquio.

Brônquio (l.) = uma das duas subdivisões da traqueia.

Bucinador (l.) = músculo facial que achata a bochecha e retrai o ângulo da boca.

Buco- (l.) = elemento de composição que significa boca, por exemplo, bucofaríngeo, bucolabial, bucomaxilofacial.

Bucofaríngeo (l.) = referente à bochecha (boca) e à faringe.

Bulbo (l.) = dilatação ou espessamento com formato arredondado ou semelhante a uma cebola.

Bulboesponjoso (l.) = relativo ao tecido erétil do corpo esponjoso do pênis.

Bulbouretral (l.) = relativo à glândula bulbouretral.

Cabeça (l.) = extremidade superior, anterior ou arredondada de uma estrutura anatômica, por exemplo, cabeça da ulna, cabeça longa do músculo tríceps braquial.

Cálamo (l.) = tubo, ponta, talo, pedículo.

Calcâneo (l.) = 1. calcanhar. 2. relativo ao calcanhar.

Calcar (l.) = esporão, estrutura do ventrículo lateral — *calcar avis*.

Cálice (l.) = estrutura em forma de funil, por exemplo, os cálices renais maiores.

Caloso (l.) = 1. endurecido. 2. relativo ao corpo caloso.

Calvária (l.) = abóbada craniana, calota craniana.

Câmara (l.) = estrutura abobadada, por exemplo, a câmara anterior do bulbo (olho).

Canal (l.) = estrutura tubular, em formato de tubo, por exemplo, canal carótico, canal da mandíbula, canal dos adutores.

Canalículo (l.) = diminutivo de canal, por exemplo, canalículo caroticotimpânico.

Canino (l.) = relativo a cão.

Capital (l.) = relativo à cabeça.

Capítulo (l.) = cabeça pequena, por exemplo, capítulo do úmero.

Cápsula (l.) = estrutura que envolve um órgão, uma articulação ou outra estrutura do corpo, como cápsula da lente, cápsula da tonsila, cápsula prostática; pequeno recipiente.

Cárdia (l.) = área do estômago próxima à abertura esofágica.

Carina (l.) = crista que se projeta para a frente, por exemplo, carina da traqueia, carina uretral da vagina.

Carótico (l.) = referente à artéria carótida, por exemplo, glomo carótico.

Carpo (l.) = punho, conjunto de oito ossos que se articulam com o antebraço.

Carúncula (l.) = (l.) pequena protuberância carnosa, por exemplo, as carúnculas lacrimais, as carúnculas himenais.

Cauda (l.) = segmento terminal, por exemplo, cauda equina.

Caudado (l.) = que apresenta cauda.

Caudal (l.) = 1. em direção à cauda. 2. oposto de cranial.

Caverna (l.) = cavidade anatômica com várias câmaras interconectadas, por exemplo, cavernas do corpo esponjoso, cavernas dos corpos cavernosos.

Cavernoso (l.) = relativo a uma caverna ou espaço.

Cavidade (l.) = espaço oco delimitado no interior de um organismo ou de seus órgãos, por exemplo, cavidade abdominal, cavidade própria da boca, cavidade pulpar.

Glossário

Ceco *(l.)* = fundo de saco após o íleo terminal; primeira parte do intestino grosso.

Cefálico *(l.)* = relativo à cabeça.

Celíaco *(l.)* = relativo à cavidade abdominal.

Central *(l.)* = situado no ponto médio, encontrado no meio.

Cerat- *(l.)* = elemento de composição, significando corno, chifre. Exemplo: ceratectomia.

Cerebelo *(l.)* = massa encefálica posterior, dorsal à ponte e ao bulbo e inferior ao tentório do cerebelo e à parte posterior do cérebro.

Cérebro *(l.)* = telencéfalo.

Cerúleo *(l.)* = 1. azul, azulado. 2. relativo ao céu.

Ciliar *(l.)* = relativo à pálpebra ou aos cílios, semelhante aos cílios.

Cílio *(l.)* = pelo que se projeta da margem palpebral.

Cimba *(l.)* = depressão em formato de barco na concha da orelha externa.

Cinéreo *(l.)* = de coloração cinzenta, por exemplo, tênia cinérea do quarto ventrículo.

Cíngulo *(l.)* = estrutura com o formato de cinturão ou cinta, por exemplo, cíngulo do membro superior, cíngulo do membro inferior.

Círculo *(l.)* = em anatomia, estrutura, ou grupo de estruturas, anular formada por anastomose de artérias ou veias ou por nervos comunicantes, por exemplo, círculo arterial do cérebro, círculo vascular do nervo óptico.

Circunferência *(l.)* = linha curva fechada cujos pontos são equidistantes de um ponto fixo (centro), por exemplo, circunferência articular da cabeça do rádio.

Circunflexo *(l.)* = arqueado.

Cisterna *(l.)* = cavidade ou espaço fechado que serve como reservatório, por exemplo, cisterna cerebelobulbar, cisterna da fossa lateral do cérebro.

Cístico *(l.)* = 1. relativo a um cisto. 2. referente à bexiga urinária ou à vesícula biliar.

Claustro *(l.)* = divisão anatômica semelhante a uma barreira, por exemplo, o claustro da parte basilar do telencéfalo.

Clavícula *(l.)* = osso longo que faz parte do cíngulo do membro superior.

Clinoide *(l.)* = disposição semelhante a um leito, por exemplo, os processos clinoides do esfenoide que circundam a fossa hipofisial.

Clitoridiano *(l.)* = referente ao clitóris.

Clivo *(l.)* = superfície em declive, por exemplo, clivo da fossa posterior do crânio.

Cóano *(l.)* = abertura nasal posterior.

Coccígeo *(l.)* = relativo ao cóccix.

Cóclea *(l.)* = cavidade cônica, por exemplo, a cóclea do labirinto ósseo da orelha interna.

Coclear *(l.)* = relativo à cóclea.

Colateral *(l.)* = que está situado ao lado, por exemplo, ligamento colateral fibular.

Cólico *(l.)* = referente ao colo do intestino grosso.

Colículo *(l.)* = pequena proeminência, por exemplo, colículo seminal (uretra masculina).

Coluna *(l.)* = estrutura anatômica na forma de um pilar, por exemplo, colunas anais, coluna do fórnice.

Comissura *(l.)* = designação genérica das margens de aberturas semelhantes a fendas, como a comissura labial e a comissura medial das pálpebras.

Concha *(l.)* = estrutura cujo aspecto, configuração e/ou finalidade lembra o de uma concha, por exemplo, concha da orelha, concha esfenoidal, conchas nasais.

Condilar *(l.)* = referente a um côndilo.

Côndilo *(l.)* = estrutura arredondada na extremidade de um osso, geralmente na articulação com outro osso, por exemplo, côndilo do occipital, côndilo lateral do fêmur.

Condiloide *(l.)* = semelhante a um côndilo.

Condro- *(gr)* = elemento de composição que significa cartilagem.

Confluência *(l.)* = que se dirige para um mesmo ponto, por exemplo, confluência dos seios da dura-máter.

Cônico *(l.)* = em formato de cone.

Conjuntivo *(l.)* = que serve para unir, por exemplo, o tecido conjuntivo.

Conoidal *(l.)* = em formato de cone.

Constritor *(l.)* = que constringe, por exemplo, músculos constritores da faringe.

Contorcido *(l.)* = muito torcido ou dobrado, por exemplo, os túbulos seminíferos contorcidos.

Coracobraquial *(l.)* = relativo ao processo coracoide da escápula e ao braço.

Coracoide *(l.)* = de formato semelhante ao bico de um corvo.

Corda *(l.)* = estrutura filamentar em forma de corda, por exemplo, cordas tendíneas (coração).

Cório *(l.)* = pele, derme, córion.

Corioidal *(l.)* = relativo ou pertinente à corioide.

Corioide *(l.)* = túnica vascular média do olho.

Coriônico *(gr)* = relativo ao cório.

Córnea *(l.)* = tecido transparente na parte anterior do olho.

Corniculado *(l.)* = semelhante a um corno.

Corno *(l.)* = qualquer estrutura em forma de chifre de animal, por exemplo, os cornos coccígeos que se articulam com os cornos sacrais, o corno menor do hioide.

Coroa *(l.)* = qualquer estrutura circular que se assemelhe a uma grinalda, por exemplo, coroa do dente, coroa radiada.

Corpo *(l.)* = parte principal de uma estrutura anatômica, por exemplo, corpo da órbita, corpo da fíbula.

Corrugador *(l.)* = aquilo que cria rugas ou pregas, por exemplo, músculo corrugador do supercílio.

Córtex *(l.)* = parte externa de um órgão, por exemplo, córtex da glândula suprarrenal, córtex do linfonodo.

Costal *(l.)* = relativo à ou pertinente à costela.

Costoclavicular *(l.)* = relativo às costelas e à clavícula.

Costodiafragmático *(l.)* = referente às costelas e ao diafragma.

Glossário

Costomediastinal *(l.)* = que se refere às costelas e ao mediastino.

Cranial *(l.)* = em direção à cabeça.

Crânio *(l.)* = o esqueleto da cabeça.

Crasso *(l.)* = muito espesso, denso.

Cremaster *(l.)* = que suspende, por exemplo, o músculo cremaster (responsável pela tração reflexa dos testículos para cima no escroto).

Cribriforme *(l.)* = semelhante a um crivo (peneira), por exemplo, lâmina cribriforme do etmoide.

Cricoaritenoide *(l.)* = referente às cartilagens cricóidea e aritenóidea.

Cricoide *(l.)* = em formato de anel.

Cricofaríngeo *(l.)* = referente à cartilagem cricóidea e à faringe.

Cricotireóidea *(l.)* = referente às cartilagens cricóidea e tireóidea.

Cricotireoidectomia *(l.)* = incisão transversal através do ligamento cricotireóideo mediano, entre as cartilagens tireóidea e cricóidea. Também denominada tireocricotomia, laringotomia inferior e coniotomia.

Cricotraqueal *(l.)* = referente à cartilagem cricóidea e à traqueia.

Crista *(l.)* = elevação na superfície de uma estrutura, por exemplo, crista coanal do vômer, crista da cabeça da costela, crista do nariz.

Cruciforme = em formato de cruz ou semelhante a uma cruz, por exemplo, ligamento cruciforme do atlas.

Cruzado *(l.)* = disposto na forma de cruz, por exemplo, ligamento cruzado da articulação do joelho.

Cuboide *(l.)* = em formato de cubo, cúbico.

Cúlmen *(l.)* = ponto mais alto, por exemplo, cúlmen do cerebelo.

Cuneiforme *(l.)* = em formato de cunha.

Cúneo *(l.)* = lóbulo cuneiforme na parte medial do lobo occipital.

Cúpula *(l.)* = estrutura em forma côncava internamente (abóbada) e convexa externamente (domo), por exemplo, cúpula da córnea, cúpula do diafragma.

Curvatura *(l.)* = arqueamento, normal ou anormal, por exemplo, as curvaturas secundárias da coluna vertebral (lordose cervical e lordose lombar).

Cúspide *(l.)* = extremidade aguda, ponta, vértice, por exemplo, cúspide do dente.

Cutâneo *(l.)* = relativo à pele.

Decíduo *(l.)* = transitório, efêmero, por exemplo, os dentes decíduos (primeira dentição) dos seres humanos.

Declive *(l.)* = inclinação acentuada, por exemplo, o declive do lobo posterior do cerebelo.

Decussação *(l.)* = disposição ou interseção em forma de cruz, sobretudo de partes simétricas entre si. Um exemplo é a decussação das pirâmides.

Deferente *(l.)* = que leva para fora, por exemplo, ducto deferente.

Deltoide *(l.)* = em formato de delta (triangular), como o músculo deltoide.

Dental *(l.)* = relativo ao dente, dentário.

Denteado *(l.)* = provido com dentes ou endentações, por exemplo, núcleo denteado do cerebelo.

Denticulado *(l.)* = finamente serrilhado, como o ligamento denticulado da pia-máter (parte espinal).

Dentina *(l.)* = o tecido calcificado que circunda a cavidade pulpar de um dente, representando sua maior parte.

Diáfise *(l.)* = parte média e cilíndrica de um osso longo.

Diafragma *(l.)* = 1. divisão musculomembranosa entre as cavidades torácica e abdominal. 2. diafragma da pelve.

Diagonal *(l.)* = inclinado obliquamente em relação a uma linha de referência.

Diâmetros pélvicos (conjugados) = medidas da pelve menor, importantes em Obstetrícia.

Diartrose *(l.)* = articulação sinovial.

Digástrico *(l.)* = com dois ventres, por exemplo, músculo digástrico (músculo supra-hióideo).

Digital *(l.)* = relativo aos dedos.

Dígito *(l.)* = dedo da mão ou do pé.

Dilatador *(l.)* = músculo cuja função é abrir orifícios no corpo, por exemplo, o músculo dilatador da pupila.

Díploe *(l.)* = tecido ósseo esponjoso entre duas finas lâminas de tecido compacto do crânio.

Diploico *(l.)* = relativo à díploe.

Distal *(l.)* = situado mais distante do tronco; oposto a proximal.

Divertículo *(l.)* = evaginação circunscrita de parte da parede de um órgão oco.

Dorsal *(l.)* = 1. relativo ao dorso. 2. em direção posterior.

Dorso *(l.)* = a parte posterior do corpo ou de uma parte do corpo, por exemplo, dorso da mão, dorso da escápula, dorso da língua.

Ducto *(l.)* = estrutura tubular por onde escoam líquido e matéria orgânica, por exemplo, ducto cístico, ducto colédoco, ducto lacrimonasal.

Ducto colédoco *(l.)* = união dos ductos hepático comum e cístico.

Duodeno *(l.)* = primeiro segmento do intestino delgado.

Eferente *(l.)* = que leva líquido, secreção ou impulsos nervosos para fora do órgão produtor.

Ejaculatório *(l.)* = relacionado com ejaculação, por exemplo, ducto ejaculatório.

Emboliforme *(l.)* = com o formato de um êmbolo.

Eminência *(l.)* = elevação circunscrita acima do nível da superfície circundante, por exemplo, eminência arqueada do temporal, eminência cruciforme do occipital.

Eminência hipotenar *(l.)* = massa carnosa na face medial da palma da mão.

Eminência tenar = massa carnosa na face lateral da palma da mão.

Encefálico = relacionado com o encéfalo.

Encéfalo *(l.)* = as estruturas contidas na cavidade do crânio, a saber, rombencéfalo, mesencéfalo e prosencéfalo.

Glossário

Endocárdio (l.) = túnica mais interna do coração.

Endolinfa (l.) = líquido no interior do labirinto membranáceo da orelha interna.

Endométrio (l.) = mucosa que forma a camada interna da parede uterina.

Endotorácico (l.) = situado na cavidade torácica.

Entérico (l.) = relativo aos intestinos.

Epêndima (l.) = membrana que reveste o canal central da medula espinal e os ventrículos encefálicos.

Epicárdio (l.) = lâmina visceral do pericárdio seroso.

Epicôndilo (l.) = projeção óssea situada sobre o côndilo ou acima do mesmo.

Epicrânio (l.) = o músculo, a aponeurose e a pele que recobrem o crânio.

Epiderme (l.) = epitélio de revestimento da pele.

Epidídimo (l.) = estrutura alongada ligada à face posterior do testículo.

Epidural (l.) = situado sobre ou externamente à dura-máter; peridural; extradural.

Epífise (l.) = extremidade articular dos ossos longos.

Epigástrico (l.) = encontrado sobre o estômago; relativo à parede do abdome.

Epiglote (l.) = lâmina de cartilagem elástica presa à raiz da língua.

Epiglótico (l.) = relativo à epiglote.

Epiploico (l.) = relativo ao omento maior ou epíploo.

Episcleral (l.) = situado sobre a esclera.

Epitálamo (l.) = parte do diencéfalo, constituído pela habênula e pela glândula pineal.

Epitimpânico (l.) = localizado sobre a cavidade timpânica.

Eponíquio (l.) = lâmina de epiderme fina aderida à parte proximal da unha.

Epoóforo (l.) = conjunto de túbulos rudimentares na mesossalpinge entre o ovário e a tuba uterina.

Equino (l.) = relativo ou semelhante a um cavalo, por exemplo, cauda equina.

Eretor (l.) = promotor de ereção, por exemplo, músculo eretor do pelo.

Escavação (l.) = cavidade ou recesso, por exemplo, escavação do nervo óptico, escavação retouterina.

Escrotal (l.) = relativo ao escroto.

Esfenoidal (l.) = referente ao esfenoide (osso).

Esmalte (l.) = substância brilhante e dura que recobre a parte exposta do dente.

Espermático (l.) = relativo a sêmen (esperma).

Espinal = relativo à coluna vertebral.

Esplâncnico (l.) = relativo às vísceras.

Estapédico (l.) = relativo ao estribo.

Esternal (l.) = referente ao esterno.

Esternoclavicular (l.) = relativo ao esterno e à clavícula.

Esternocleidomastóideo (l.) = referente ao esterno, à clavícula e ao processo mastoide do osso temporal, por exemplo, músculo esternocleidomastóideo.

Esternocostal (l.) = relativo ao esterno e às costelas.

Estilofaríngeo (l.) = que segue do processo estiloide à faringe.

Estiloglosso (l.) = referente ao processo estiloide e à língua.

Estilo-hióideo (l.) = relativo ao processo estiloide do temporal e ao osso hioide, como o músculo estilo-hióideo.

Estrato (l.) = camada de tecido diferenciado, por exemplo, estrato basal da epiderme.

Estria (l.) = listra ou faixa que se diferencia do tecido onde se encontra por sua coloração, textura, depressão ou elevação, por exemplo, estrias medulares do quarto ventrículo.

Estriado (l.) = que apresenta estrias ou sulcos.

Estribo (l.) = o menor dos três ossículos da orelha média.

Etmoidal (l.) = relativo ao etmoide.

Excretor (l.) = que serve para excretar.

Extensor (l.) = aquilo que estende, por exemplo, músculo extensor curto do hálux.

Externo (l.) = do lado de fora de uma estrutura.

Extremidade (l.) = ponto mais externo de uma estrutura alongada.

Face (l.) = 1. parte frontal da cabeça. 2. superfície, por exemplo, face articular aritenóidea (cartilagem cricóidea), face articular tireóidea (cartilagem cricóidea).

Facial (l.) = relativo à face.

Falângico = relativo às falanges dos dedos.

Falciforme (l.) = em forma de foice, por exemplo, ligamento falciforme do fígado.

Faríngeo (l.) = relativo à faringe.

Fáscia (l.) = lâmina de tecido fibroso que envolve músculos e separa suas camadas, por exemplo, fáscia deltóidea.

Fascículo (l.) = feixe de fibras musculares ou nervosas, por exemplo, fascículo anterior do músculo palatofaríngeo.

Fasciolar (l.) = relativo ao giro fasciolar.

Fastígio (l.) = ápice do teto do quarto ventrículo do encéfalo.

Fauces (l.) = espaço entre a cavidade da boca e a faringe.

Femoral (l.) = relativo ao fêmur.

Fêmur (l.) = osso longo da coxa.

Ferrugíneo (l.) = ferruginoso, que apresenta a coloração vermelho-alaranjada da ferrugem. Substância ferrugínea era a antiga denominação do *locus ceruleus*.

Fibrocartilagem (l.) = cartilagem fibrosa.

Fibroso (l.) = que contém fibroblastos ou é constituído por fibroblastos ou fibras colágenas, por exemplo, as articulações fibrosas (sutura, sindesmose e gonfose).

Fíbula (l.) = menor dos dois ossos da perna, situado lateralmente.

Fibular (l.) = relativo à fíbula.

Filiforme (l.) = semelhante a um fio.

Fímbria (l.) = estrutura semelhante a uma franja, por exemplo, fímbria do hipocampo.

Fimbriado (l.) = semelhante a franja, relativo à fímbria.

Fissura (l.) = abertura longitudinal rasa em uma superfície, por exemplo, fissura esfenopetrosa.

Glossário

Flexor (l.) = músculo que flexiona ou curva um membro ou parte do corpo, por exemplo, músculo flexor curto do dedo mínimo, músculo flexor profundo dos dedos.

Flexura (l.) = curvatura, por exemplo, flexura direita do colo do intestino grosso.

Flóculo (l.) = lóbulo do cerebelo.

Foice (l.) = qualquer estrutura em formato de foice, por exemplo, foice do cerebelo, foice inguinal.

Foliáceo (l.) = semelhante a uma folha.

Folículo (l.) = pequena cavidade sacular, por exemplo, folículo de Graaf (denominado folículo ovárico vesiculoso, segundo a Terminologia Anatômica).

Fontículo (l.) = espaço obliterado por membrana entre os ossos do crânio infantil, antes conhecido como fontanela, por exemplo, fontículo anterior.

Forame (l.) = orifício, abertura perfurada, por exemplo, forame palatino maior, forame obturado.

Formação (l.) = estrutura com formato ou arranjo celular definido, por exemplo, formação reticular.

Fórnice (l.) = estrutura em forma de arco, por exemplo, fórnice da vagina, fórnice do hipotálamo.

Fossa (l.) = depressão localizada de uma superfície, por exemplo, fossa do acetábulo.

Fóssula (l.) = pequena fossa, por exemplo, fóssula da janela da cóclea.

Fóvea (l.) = depressão em forma de taça, por exemplo, fóvea costal do processo transverso.

Frênico (l.) = relativo ao diafragma.

Frênulo (l.) = pequeno freio, por exemplo, frênulo da língua.

Frontal = 1. relativo ao plano frontal (coronal), ao frontal (osso) ou à fronte. 2. na parte anterior do corpo.

Fundiforme (l.) = em formato de alça ou de funda.

Fundo (l.) = parte inferior de um órgão oco, por exemplo, fundo da bexiga, fundo do meato acústico interno.

Fungiforme (l.) = fungiforme, em formato de fungo ou cogumelo.

Funículo (l.) = filamento curto, por exemplo, funículo espermático.

Gálea (l.) = estrutura semelhante a um capacete; denominação antiga da aponeurose epicrânica (gálea aponeurótica).

Gânglio (l.) = agregado de corpos celulares de neurônios no sistema nervoso periférico, por exemplo, gânglio cervicotorácico.

Gástrico (l.) = relativo ao estômago.

Genitofemoral (l.) = relativo à genitália e à coxa.

Giro (l.) = elevação arredondada proeminente formada nos hemisférios cerebrais, por exemplo, giro do cíngulo, giro fasciolar.

Glabela (l.) = proeminência no frontal acima da raiz do nariz, mais acentuada no sexo masculino.

Glomo (l.) = pequeno corpo globular, por exemplo, glomos para-aórticos.

Grácil (l.) = delgado, por exemplo, músculo grácil (compartimento medial da coxa).

Granulação (l.) = massa granular na superfície de um órgão, por exemplo, granulações aracnóideas.

Habênula (l.) = estrutura encefálica filogeneticamente muito antiga, sendo encontrada em quase todas as espécies de vertebrados; provavelmente atua como elo entre o prosencéfalo e o mesencéfalo na regulação do comportamento emocional.

Hálux (l.) = primeiro dedo do pé.

Hamato (l.) = osso do carpo.

Hâmulo (l.) = estrutura em forma de gancho, por exemplo, hâmulo do osso hamato, hâmulo lacrimal.

Helicotrema (l.) = união entre a rampa do vestíbulo e a rampa do tímpano.

Hemisfério (l.) = metade de uma estrutura esférica, por exemplo, hemisfério do cerebelo.

Hepático (l.) = relativo ao fígado.

Hiato (l.) = abertura ou solução de continuidade em uma superfície, por exemplo, hiato do canal do nervo petroso maior.

Hilo (l.) = pequena proeminência, abertura ou depressão no local onde atravessam vasos ou nervos em um órgão, por exemplo, hilo do pulmão.

Hi(o)- (gr) = elemento de composição, relativo ao hioide.

Hioepiglótico (l.) = relativo ao osso hioide e à epiglote.

Hióideo (l.) = em formato de ípsilon (Y); relativo ao hioide.

Hiotireóideo (l.) = relativo ao osso hioide e à glândula tireoide.

Hipocôndrio (l.) = região no abdome abaixo das cartilagens costais.

Hipoglosso (l.) = situado abaixo da língua; nervo craniano (NC XII).

Hiponíquio (l.) = região situada abaixo da extremidade distal da unha.

Hipotálamo (l.) = parte do diencéfalo situada abaixo do tálamo.

Horizontal (l.) = localizado em, relativo ou paralelo ao horizonte, por exemplo, plano horizontal.

Íleo (l.) = terceira parte do intestino delgado.

Ileocecal (l.) = relativo ao íleo e ao ceco.

Ilíaco (l.) relativo ao ílio.

Ílio = parte larga do osso do quadril.

Impressão (l.) = marca feita pela compressão de um órgão sobre outro, por exemplo, impressão cardíaca, impressão do ligamento costoclavicular.

Incisivo (l.) = cortante; relativo aos dentes incisivos.

Incisura (l.) = endentação na margem de uma estrutura, por exemplo, incisura cardíaca do pulmão esquerdo.

Inclinação (l.) = ângulo formado por uma superfície em relação a outra, por exemplo, inclinação da pelve.

Indúsio (l.) = revestimento, por exemplo, indúsio cinzento no corpo caloso.

Infundíbulo (l.) = estrutura em forma de funil, por exemplo, infundíbulo da neuro-hipófise.

Inguinal (l.) = relativo à virilha.

Ínsula (l.) = qualquer estrutura circunscrita, por exemplo, ínsulas olfatórias.

Glossário

Interseção *(l.)* = local de cruzamento de duas estruturas, por exemplo, interseções tendíneas.

Intumescência *(l.)* = tumefação localizada, por exemplo, intumescência timpânica.

Isquiático *(l.)* = relativo ao ísquio.

Isquioanal *(l.)* = relativo ao ísquio e ao ânus.

Istmo *(l.)* = parte estreita que une duas partes maiores, por exemplo, istmo da próstata, istmo das fauces.

Janela *(l.)* = abertura anatômica, por exemplo, janela da cóclea (janela redonda).

Jejunal *(l.)* = relativo ao jejuno.

Jugo *(l.)* = crista ou sulco que liga dois pontos, por exemplo, jugo esfenoidal no esfenoide.

Jugular *(l.)* = relativo às veias jugulares, à garganta ou ao pescoço.

Lábio *(l.)* = qualquer estrutura em formato de lábio, por exemplo, lábio do acetábulo, lábio interno da crista ilíaca.

Lacrimal *(l.)* = relativo aos órgãos lacrimais.

Lacuna *(l.)* = espaço; especificamente, uma depressão ou um recesso preenchido com líquido, por exemplo, lacuna dos vasos.

Lago *(l.)* = pequena coleção de líquido, por exemplo, lago lacrimal.

Lambdóidea *(l.)* = semelhante à letra grega lambda, sutura lambdóidea.

Lamela *(l.)* = uma lâmina fina, por exemplo, lamela timpânica (cóclea).

Lâmina *(l.)* = estrutura fina e relativamente plana, por exemplo, lâmina cribriforme do etmoide.

Lanugem *(l.)* = pelo fetal fino e macio, pouco pigmentado.

Latíssimo *(l.)* = muito largo, por exemplo, o músculo latíssimo do dorso.

Lemnisco *(l.)* = feixe de fibras nervosas, por exemplo, lemnisco lateral.

Lenticular *(l.)* = que se assemelha a uma lente ou uma lentilha.

Lentiforme = em formato de lente ou lentilha, por exemplo, núcleo lentiforme.

Ligamento *(l.)* = bainha de tecido fibroso que conecta dois ou mais ossos, cartilagens ou outras estruturas, por exemplo, ligamento talofibular, ligamento talocalcâneo.

Ligamentoso = semelhante a ligamento.

Limbo *(l.)* = margem, por exemplo, limbo anterior da pálpebra.

Linfa *(l.)* = líquido opalescente coletado dos tecidos do corpo que flui nos vasos linfáticos, passa pelos linfonodos e drena para a circulação venosa.

Linfático *(l.)* = relativo à linfa.

Língula *(l.)* = estrutura semelhante a uma língua, por exemplo, língula da mandíbula.

Linha *(l.)* = crista óssea que separa tecidos adjacentes, por exemplo, linha do músculo sóleo, linha pectínea do fêmur.

Lobar *(l.)* = relativo a lobo.

Lobular *(l.)* = relativo a lóbulo.

Lóbulo *(l.)* = pequeno lobo ou subdivisão de um lobo.

Lombar *(l.)* = relativo à região lombar.

Longitudinal *(l.)* = que está na direção do eixo principal de um órgão, por exemplo, plano longitudinal.

Lúnula *(l.)* = estrutura semilunar na parte proximal da lâmina ungueal.

Mácula *(l.)* = área plana circunscrita com características diferentes do tecido adjacente, por exemplo, mácula lútea, mácula do sáculo.

Malar *(l.)* = relativo ao zigomático (antigo malar), à bochecha ou aos ossos da bochecha.

Maleolar *(l.)* = relativo ao maléolo (tornozelo).

Mamilotalâmico *(l.)* = relativo ao corpo mamilar e ao tálamo.

Mandibular *(l.)* = relativo à mandíbula.

Masseterino *(l.)* = o mesmo que massetérico, relativo ao músculo masseter (músculo da mastigação).

Meato *(l.)* = canal, passagem, por exemplo, meato acústico externo, meato nasal.

Medial *(l.)* = relativo ao meio ou centro, mais próximo do plano mediano.

Mediano *(l.)* = situado na linha mediana.

Mediastino *(l.)* = espaço entre os pulmões direito e esquerdo. Especificamente, duas lâminas em posição vertical (pleura), as quais dividem a cavidade torácica em metades direita e esquerda e que contêm o coração entre elas.

Médio *(l.)* = encontrado no meio, relativo ao meio, situado entre duas estruturas.

Medula *(l.)* = região mais interna de uma estrutura, por exemplo, medula da glândula suprarrenal.

Meníngeo *(l.)* = relativo à meninge.

Menisco *(l.)* = fibrocartilagem em forma de crescente na articulação do joelho.

Mentual *(l.)* = relativo ao mento (queixo).

Mesentério *(l.)* = camada dupla de peritônio fixada à parede do abdome que envolve parte das vísceras abdominais.

Metacarpal *(l.)* = relativo ao metacarpo.

Metatarsal *(l.)* = relativo ao metatarso.

Mi(o) *(gr)* = elemento de composição, que significa músculo.

Mioentérico *(l.)* = relativo à musculatura intestinal.

Modíolo *(l.)* = estrutura em forma de S, por exemplo, modíolo do ângulo da boca.

Molar *(l.)* = próprio para moer, triturar, por exemplo, dente molar.

Multífido *(l.)* = multifendido, por exemplo, músculo multífido.

Muscular *(l.)* = relativo a músculo.

Musculocutâneo *(l.)* = relativo ao músculo e à pele.

Musculotubário *(l.)* = relativo ao músculo tensor do tímpano e à tuba auditiva.

Nasal *(l.)* = relativo ao nariz.

Glossário

Óbex *(l.)* = ponto na linha média da face dorsal do bulbo.

Occipício *(l.)* = parte inferoposterior da cabeça; nuca.

Occipital *(l.)* = relativo ao occipício, ao occipital (osso) ou à parte posterior da cabeça.

Oftálmico *(l.)* = relativo ao olho.

Olfatório *(l.)* = relativo ao olfato.

Oliva *(l.)* = proeminência ovalada e lisa no bulbo.

Omental *(l.)* = relativo ao omento.

Omento *(l.)* = dobra do peritônio que vai do estômago até outro órgão.

Omoclavicular *(l.)* = relativo ao ombro e à clavícula.

Opercular *(l.)* = relativo ao opérculo.

Opérculo *(l.)* = estrutura semelhante a uma tampa ou pálpebra, por exemplo, opérculo frontal.

Oponente *(l.)* = que age ou atua no sentido oposto, por exemplo, músculo oponente do polegar.

Óptico *(l.)* = relativo à visão.

Orbicular *(l.)* = em formato circular, por exemplo, músculo orbicular da boca.

Óstio *(l.)* = pequeno orifício, sobretudo na abertura de um órgão oco ou canal.

Ótico *(l.)* = relativo à orelha.

Palat(i/o)- *(l.)* = elemento de composição referente ao palato.

Palatino *(l.)* = relativo ao palato, palatal.

Palmar *(l.)* = relativo à palma da mão.

Palpebral *(l.)* = relativo à pálpebra.

Papila *(l.)* = qualquer estrutura semelhante a um pequeno mamilo, por exemplo, papila do ducto parotídeo.

Parênquima *(l.)* = tecido específico de determinado órgão, por exemplo, parênquima da glândula tireoide.

Parietal *(l.)* = relativo à parede de qualquer cavidade; osso lateral e par da cabeça.

Parotídeo *(l.)* = relativo à glândula salivar parótida.

Patela *(l.)* = osso sesamoide que cobre a face anterior do joelho.

Pécten *(l.)* = estrutura com prolongamentos ou projeções semelhantes a um pente, por exemplo, pécten anal.

Pedúnculo *(l.)* = haste de sustentação, por exemplo, pedúnculo do flóculo.

Peitoral = relativo ao tórax.

Pelúcido *(l.)* = transparente, translúcido, por exemplo, septo pelúcido.

Pélvico *(l.)* = relacionado com a pelve.

Perfurante *(l.)* = que atravessa estruturas, por exemplo, veias perfurantes.

Pericárdico = relativo ao pericárdio.

Perilinfa *(l.)* = o líquido que banha externamente o labirinto membranáceo da orelha interna.

Perimétrio *(l.)* = revestimento peritoneal do útero.

Perineal *(l.)* = relativo ao períneo.

Periosteal *(l.)* = relativo ao periósteo.

Peritoneal = relativo ao peritônio.

Perpendicular *(l.)* = que forma um ângulo reto com uma linha ou um plano.

Piel(o)- *(gr)* = elemento de composição referente à pelve renal.

Pilórico *(l.)* = relativo ao piloro.

Piramidal *(l.)* = em formato de pirâmide; osso do carpo que se articula com o rádio e com os ossos pisiforme, hamato e semilunar. Anteriormente denominado osso triqueral.

Piriforme = em formato de pera.

Pisiforme *(l.)* = em formato de ervilha.

Placentário *(l.)* = relativo à placenta.

Plano *(l.)* = superfície, nível.

Pleural *(l.)* = relativo à pleura.

Pontino = relativo à ponte.

Poplíteo *(l.)* = relativo à fossa poplítea.

Poro *(l.)* = abertura de um meato, por exemplo, poro acústico externo.

Pós-central *(l.)* = situado posteriormente ao sulco central do telencéfalo (cérebro).

Pré-central *(l.)* = situado anteriormente ao sulco central do telencéfalo (cérebro).

Processo *(l.)* = projeção em uma estrutura anatômica, por exemplo, processo coronoide da mandíbula.

Proeminência *(l.)* = elevação, protuberância, por exemplo, proeminência estiloide da cavidade timpânica.

Promontório *(l.)* = proeminência, projeção, por exemplo, promontório da base do sacro.

Pronador *(l.)* = músculos que posicionam a palma da mão para baixo ou posteriormente por meio da rotação do antebraço.

Prostático *(l.)* = relativo à próstata.

Protuberância *(l.)* = proeminências em forma de botão, protuberância mentual.

Proximal *(l.)* = situado mais próximo ao tronco, em direção ao tronco.

Pterigóideo *(l.)* = em formato de asa.

Pudendo *(l.)* = relativo à região genital.

Pulmonar *(l.)* = relativo ao pulmão.

Pulvinar *(l.)* = que tem forma de almofada, por exemplo, núcleo pulvinar.

Putame *(l.)* = um dos núcleos da base; parte mais externa do núcleo lentiforme.

Quadrado *(l.)* = na forma de quadrado, por exemplo, músculo quadrado do lombo.

Quadríceps *(l.)* = quatro cabeças, como o músculo quadríceps femoral.

Quiasma *(l.)* = sinal de uma cruz oblíqua, semelhante à letra grega chi. Uma estrutura conhecida é o quiasma óptico.

Quilo *(l.)* = linfa intestinal.

Radial *(l.)* = relativo ao rádio (osso).

Radicular *(l.)* = relativo à raiz.

Glossário

Recesso (l.) = pequeno sulco, por exemplo, recesso anterior da membrana timpânica.

Recorrente (l.) = que reaparece, circular, por exemplo, nervo laríngeo recorrente.

Renal (l.) = relativo ao rim.

Respiratório (l.) = relativo à respiração.

Retal (l.) = relativo ao reto.

Retroperitoneal (l.) = situado posteriormente ao peritônio.

Rima (l.) = fenda, por exemplo, rima da glote.

Romboide (l.) = de formato semelhante a um losango.

Rotador (l.) = relacionado com a rotação.

Sacral (l.) = relativo ao sacro (osso).

Sagital (l.) = da direção anterior para a posterior, plano que separa o corpo em duas partes, direita e esquerda.

Salivatório (l.) = relativo à saliva.

Segmentar (l.) = relativo a segmento.

Segmento (l.) = seção, área parcial.

Seio (l.) = depressão.

Semiespinal (l.) = relativo ao músculo semiespinal.

Septal (l.) = relativo a septo.

Sinartrose (l.) = articulação óssea quase sem mobilidade.

Sincondrose (l.) = articulação cartilagínea na qual os dois ossos são unidos por cartilagem hialina, por exemplo, sincondrose esfenoccipital.

Sindesmose (l.) = articulação fibrosa na qual as superfícies opostas são unidas por ligamentos, por exemplo, união fibrosa distal entre a tíbia e a fíbula.

Sínfise (l.) = articulação feita por fibrocartilagem, por exemplo, sínfise intervertebral, sínfise púbica.

Sinoatrial (l.) = relativo ao seio venoso e ao átrio do coração.

Sinostose (l.) = fusão de dois ou mais ossos no local onde existia uma articulação.

Subcutâneo (l.) = situado abaixo da pele.

Submucoso (l.) = situado abaixo da mucosa.

Substância (l.) = matéria com características definidas, por exemplo, substância cinzenta do tálamo.

Sulco (l.) = depressão estreita e longa, por exemplo, sulco ampular do labirinto vestibular.

Supercílio (l.) = pelos em disposição arqueada acima da órbita.

Superficial (l.) = situado na superfície.

Supinador (l.) = músculo supinador do compartimento posterior do antebraço, que posiciona a palma da mão para cima ou anteriormente, por meio de rotação do antebraço.

Sural (l.) = relativo à sura; panturrilha; fíbula.

Sustentáculo (l.) = estrutura que serve como alicerce para outra, por exemplo, sustentáculo do tálus.

Sutura (l.) = articulação fibrosa entre dois ossos do crânio.

Talâmico (l.) = referente ao tálamo.

Tálamo (l.) = subdivisão do diencéfalo.

Talar (l.) = relacionado com o tálus.

Talocalcâneo (l.) = referente ao tálus e ao calcâneo.

Talocrural (l.) = que se refere ao tálus e aos ossos da perna.

Talonavicular = referente ao tálus e ao navicular.

Tálus (l.) = osso do pé que se articula com a tíbia e a fíbula, formando a articulação do tornozelo.

Tapete (l.) = lâmina delgada de fibras no corpo caloso, conhecida como tapete da radiação do corpo caloso.

Tarsal (l.) = referente ao tarso.

Tarsometatarsal (l.) = referente ao tarso e ao metatarso.

Teca (l.) = bainha, por exemplo, teca do folículo.

Tegmental (l.) = relacionado com tegmento.

Tegmento (l.) = estrutura de revestimento, por exemplo, tegmento do mesencéfalo.

Tela (l.) = qualquer tecido delicado, por exemplo, tela corióidea, tela subcutânea do períneo.

Telencéfalo (l.) = divisão anterior do prosencéfalo.

Tênar (l.) = referente a qualquer estrutura na base do polegar.

Tendíneo (l.) = relacionado com tendão.

Tendo- (l.) = elemento de composição que significa tendão.

Tênia (l.) = estriação, por exemplo, tênia cinérea (corpo caloso), tênia corióidea, tênia livre do colo.

Tensor (l.) = estrutura que promove o tensionamento de uma estrutura, por exemplo, músculo tensor da fáscia lata.

Tentório (l.) = revestimento membranáceo horizontal, por exemplo, tentório do cerebelo.

Terminal (l.) = referente ao limite, caracterizado como no limite ou no fim.

Testicular (l.) = referente ao testículo.

Teto (l.) = estrutura que faz o revestimento da parte superior de uma estrutura, por exemplo, teto do mesencéfalo.

Tibial (l.) = relativo à tíbia.

Tímico (l.) = relativo ao timo.

Timo (gr) = órgão linfoide primário localizado no mediastino superior.

Timpânico (l.) = relativo ao tímpano (membrana timpânica) ou à cavidade timpânica.

Tímpano (l.) = membrana fina e tensa entre a orelha média e a orelha interna; semelhante a um pequeno tambor.

Tireoaritenóideo (l.) = relativo às cartilagens aritenóidea e tireóidea.

Tireoepiglótico (l.) = relativo à cartilagem tireóidea e à epiglote.

Tireofaríngeo (l.) = relacionado com a glândula tireoide e a faringe.

Tíreo-hióideo (l.) = referente à cartilagem tireóidea e ao osso hioide.

Tireóideo (l.) = em formato de escudo, relacionado à tireoide.

Tonsila (l.) = estrutura semelhante a uma amêndoa, por exemplo, tonsila palatina, tonsila do cerebelo.

Torácico (l.) = referente ao tórax.

Toracoacromial (l.) = referente ao tórax e ao acrômio.

Glossário

Toracolombar *(l.)* = referente às partes torácica e lombar da coluna vertebral.

Tórax *(l.)* = parte superior do tronco entre o pescoço e o abdome.

Toro *(l.)* = crista, eminência, por exemplo, o toro frontal e o toro mandibular.

Trabécula *(l.)* = faixa de apoio ou sustentação constituída por tecido fibroso ou muscular, por exemplo, trabéculas esplênicas.

Trago *(l.)* = pequena elevação situada anteriormente ao óstio do meato acústico externo.

Transverso *(l.)* = situado no sentido horizontal.

Trapez(i/o)- *(l.)* = em forma de trapézio, por exemplo, músculo trapézio.

Traqueobronquial *(l.)* = relativo à traqueia e aos brônquios principais.

Trato *(l.)* = via ou trajeto de feixe de fibras, por exemplo, o trato corticospinal anterior.

Triangular *(l.)* = que tem três ângulos; trigonal.

Tríceps *(l.)* = com três cabeças, por exemplo, o músculo tríceps braquial.

Tricúspide *(l.)* = que tem três cúspides, como a valva atrioventricular direita.

Trigêmeo *(l.)* = composto por três partes, por exemplo, o nervo craniano trigêmeo (NC V).

Trígono *(l.)* = que tem três ângulos; triângulo.

Tríquetro *(l.)* = que apresenta três ângulos.

Tritíceo *(l.)* = semelhante a um grão de trigo.

Trocanter *(l.)* = proeminência óssea, por exemplo, o trocanter maior do fêmur.

Tróclea *(l.)* = estrutura que atua como uma roldana ou polia, por exemplo, tróclea do tálus, tróclea do úmero.

Tronco *(l.)* = parte mais volumosa do corpo na qual se articulam os membros superiores e inferiores.

Tuba *(l.)* = estrutura cilíndrica oca, por exemplo, as tubas uterinas.

Tubário *(l.)* = relativo à tuba.

Túber *(l.)* = protuberância localizada, por exemplo, túber cinéreo e túber parietal.

Tubérculo *(l.)* = pequena protuberância na superfície dos ossos, por exemplo, tubérculo anterior da vértebra cervical.

Tuberosidade *(l.)* = protuberância em ossos, por exemplo, a tuberosidade do calcâneo e a tuberosidade para o músculo deltoide.

Túnica *(l.)* = lâmina de tecido que envolve uma estrutura, por exemplo, a túnica adventícia e a túnica albugínea dos corpos cavernosos.

Túnica dartos *(gr)* = camada de tecido muscular liso no tegumento do escroto.

Ulna *(l.)* = um dos ossos do antebraço.

Umbigo *(l.)* = 1. ponto que se projeta de uma superfície, por exemplo, o umbigo da membrana do tímpano. 2. depressão no centro da parede anterior do abdome.

Umbilical *(l.)* = relativo ao umbigo.

Úmero *(l.)* = osso do braço.

Uncinado *(l.)* = que tem forma de gancho, recurvado.

Unco *(l.)* = qualquer estrutura em forma de gancho, por exemplo, unco do giro para-hipocampal, unco do corpo da primeira vértebra torácica.

Ungueal *(l.)* = relativo ou pertinente a unha, garra ou casco.

Unguiculado *(l.)* = ungueal.

Úraco *(l.)* = no período pré-natal, é a parte do pedículo alantoico entre o ápice da bexiga e o umbigo.

Ureter *(l.)* = estrutura pareada pela qual flui a urina dos rins para a bexiga urinária.

Uretra *(l.)* = canal que leva a urina da bexiga urinária para fora do corpo.

Uretral *(l.)* = relativo à uretra.

Urinário *(l.)* = relativo à urina.

Urogenital *(l.)* = relativo aos órgãos urinários e genitais; geniturinário.

Uterino *(l.)* = relativo ao útero.

Útero *(l.)* = órgão muscular oco no qual o óvulo fecundado se desenvolve.

Utrículo *(l.)* = estrutura semelhante a um odre pequeno, por exemplo, o utrículo prostático e o utrículo do labirinto vestibular.

Úvula *(l.)* = pequena massa carnosa pendente, como a úvula do cerebelo e a úvula palatina.

Vagina *(l.)* = o canal genital feminino que se estende da vulva (pudendo feminino) até o útero.

Valado *(l.)* = estrutura limitada por um sulco, como as papilas linguais valadas.

Valécula *(l.)* = depressão ou fenda em qualquer superfície, por exemplo, a valécula do cerebelo.

Válvula *(l.)* = uma valva pequena, por exemplo, válvula anterior da valva atrioventricular direita.

Vascular *(l.)* = relativo aos vasos sanguíneos ou que contém esses vasos.

Vasto *(l.)* = grande, largo, por exemplo, músculo vasto lateral.

Veia *(l.)* = vaso sanguíneo que conduz o sangue de volta ao coração.

Ventral *(l.)* = 1. relativo ao abdome ou a outro ventre. 2. anterior.

Ventre *(l.)* = 1. abdome. 2. a parte média e mais volumosa dos músculos, por exemplo, ventre anterior do músculo digástrico.

Ventrículo *(l.)* = cavidade normal, por exemplo, ventrículo direito do coração, ventrículo da laringe.

Verme *(l.)* = segmento médio do cerebelo.

Vermiforme *(l.)* = que tem a forma de um verme.

Vértebra *(l.)* = um dos segmentos da coluna vertebral.

Vertical *(l.)* = perpendicular ao plano do horizonte ou ao solo.

Vesical *(l.)* = relativo a qualquer vesícula, mais frequentemente à bexiga urinária.

Glossário

Vesícula *(l.)* = pequena bexiga de paredes delgadas.

Vestibular *(l.)* = relativo ao vestíbulo do labirinto ósseo.

Vestíbulo *(l.)* = cavidade que dá acesso a um órgão oco, por exemplo, vestíbulo da aorta, vestíbulo da laringe.

Vestibulococlear *(l.)* = relativo aos órgãos da audição e do equilíbrio.

Véu *(l.)* = qualquer estrutura semelhante a um véu, por exemplo, véu medular inferior.

Vibrissa *(l.)* = pelos no vestíbulo do nariz.

Vilosidade *(l.)* = projeção a partir de uma superfície, sobretudo de uma mucosa, por exemplo, vilosidades intestinais.

Viloso *(l.)* = relativo às vilosidades ou vilos.

Vínculo *(l.)* = aquilo que liga, cria uma restrição.

Víscera *(l.)* = principais órgãos internos.

Visceral *(l.)* = relativo às vísceras.

Vítreo *(l.)* = semelhante a vidro, por exemplo, corpo vítreo no bulbo do olho.

Vocal *(l.)* = relativo à voz.

Vômer *(l.)* = osso plano que forma a parte inferoposterior do septo nasal.

Vomeronasal *(l.)* = relativo ao vômer e ao osso nasal.

Vulva *(l.)* = genitália externa feminina, denominada também pudendo feminino.

Xifóideo *(l.)* = em formato de espada, por exemplo, processo xifoide.

Zigomático *(l.)* = relativo ou pertinente ao zigomático (osso).

Zona *(l.)* = área ou espaço em forma de cintura ou de banda, sobre uma superfície esférica, por exemplo, zona orbicular, zona medial hipotalâmica.

Zônula *(l.)* = diminutivo de zona, como zônula ciliar.

Índice Alfabético

A

Abdome
- corte sagital, 221
- disposição dos órgãos, 122
- e pelve
- - corte frontal, 222
- - corte mediano, 220

Abertura
- do seio urogenital, 259
- inferior da pelve, 342
- superior
- - da pelve, 342
- - do tórax, 15, 26, 27, 101

Abordagem
- de Bülau, 7
- retroperitoneal, 260

Acetábulo, 363
- limbo, 357

Ácino(s)
- hepático, 182
- pancreáticos, 205
- pulmonar, 82

Acrômio, 111
Acúmulos de pus, 352
Adenocarcinoma do esôfago, 91
Adenoma de próstata, 308

Alça(s)
- cardíaca, 34
- do intestino
- - delgado, 119, 360
- - médio, 118
- subclávia, 21, 27

Alterações das valvas cardíacas, 57
Alvéolos pulmonares, 82
Âmnio, 34

Ampola, 164
- da tuba uterina, 167, 326-328, 331, 355
- do ducto deferente, 279, 296, 307, 321
- do reto, 220, 281, 287, 291, 330, 354-355, 359, 364
- hepatopancreática, 197, 206, 211
- retal, 289

Anastomose
- arteriovenosa, 190
- de Drummond, 141-143, 173
- de Riolan, 140-142, 173
- portocava, 95, 97, 153, 182, 189, 191, 291

Anatomia da superfície
- da traqueia e dos brônquios, 72
- do abdome, 120
- do coração, 31
- dos pulmões, 73
- dos rins e das glândulas suprarrenais, 257

Anel
- aórtico, 53
- fibroso
- - direito, 53
- - esquerdo, 51, 53
- inguinal
- - profundo, 248
- - superficial, 297, 298, 306
- pulmonar, 53
- umbilical, 167, 220

Anestesia
- espinal (raquidiana), 341
- no parto, 341
- peridural, 341

Angina de peito, 31, 68

Ângulo
- de His, 91
- de Louis, 8
- do esterno, 8
- - e sínfise manubriosternal, 5
- infraesternal, 5
- venoso
- - direito, 30
- - esquerdo, 30

Anorreto, 289
Anteflexão, 330
Anteversão, 330
Antro pilórico, 147, 149, 157, 163, 225
Ânus, 86, 158, 259, 287, 290-292, 317, 321-322, 342, 347, 350, 358
Aorta, 30-31, 47, 56, 58, 62, 64, 106-107, 111, 116, 174, 179, 227, 230-232, 241
- ascendente, 48
- e seus ramos, 17
- parte abdominal, 220, 262, 270
- parte descendente, 29

Apêndice(s), 297
- do epidídimo, 303
- do testículo, 294, 303, 306
- hepático fibroso, 180, 181
- omentais, 128, 364
- - do colo, 168
- vermiforme, 129-132, 140-142, 144, 146, 158, 160, 166-167, 169-170, 172-173, 177-178, 200, 212, 229, 256, 284, 326

Apendicite, 167, 169, 328

Ápice
- da bexiga, 278, 279
- do coração, 31, 33, 40, 44-45, 47, 50-51, 54, 56
- do pulmão, 6, 78, 79

Arcada
- arterial, 162
- de Riolan, 143, 145, 173

Arco(s)
- costal, 5, 333
- da aorta, 12-15, 17, 20, 33, 36-37, 39, 41, 44-45, 49, 63-65, 71, 82, 84-85, 87-88, 96, 98, 102-103, 109, 111
- - e seus ramos, 14, 16
- tendíneo do músculo levantador do ânus, 314, 342, 344

Área(s)
- cribriforme, 265
- cutâneas relacionadas ao testículo e ao epidídimo, 302
- de suprimento das artérias coronárias, 69, 70
- do infarto, 69
- gástricas, 150
- nua, 180, 182

Arritmia, 60
Artéria(s), 28, 29
- apendicular, 134, 140, 142, 144, 172-173
- arqueada, 265, 267
- axilar, 103, 109, 111
- - direita, 26
- - esquerda, 27
- braquial, 30
- bronquial, 25, 84
- carótida, 17
- - comum, 9, 11-12, 16-17, 21, 30, 39, 63, 87-88, 96, 99-100
- - - direita, 13-15, 26, 87, 92, 101
- - - esquerda, 13-15, 27, 44-45, 82, 87, 92, 101, 103, 111
- - externa, 16, 17
- - - direita, 13, 14
- - - esquerda, 13, 14
- - interna, 16, 17
- - - direita, 13, 14
- - - esquerda, 13, 14
- cecal anterior, 142, 172, 173
- central, 215
- cervical
- - ascendente, 16, 26, 27
- - profunda, 20, 26, 27
- - transversa, 26, 27
- - - ramo superficial, 16
- circunflexa
- - da escápula, 39, 111
- - femoral
- - - lateral, 363
- - - medial, 357, 363
- - ilíaca profunda, 239
- - posterior do úmero, 111
- cística, 134, 137-138, 152, 180, 186, 195, 198, 218
- cólica
- - direita, 134, 140-142, 144, 172-173
- - esquerda, 134, 141-143, 145, 173
- - média, 134, 140-145, 172-173
- coronária, 64, 65, 108
- - direita, 44, 48-50, 52, 54-55, 63-67, 69, 71, 98, 108
- - - ramo interventricular
- - - - anterior, 71
- - - - posterior, 45, 64, 66, 109
- - esquerda, 44-45, 52, 55, 64-66, 69, 71, 98, 108-109
- - - ramo circunflexo, 64, 66, 71
- - - ramo interventricular anterior, 44, 64, 67
- - - ramo posterior do ventrículo esquerdo, 66
- cremastérica, 248, 298, 305-306, 309-310
- da cauda do pâncreas, 134
- do 1o arco faríngeo, 34
- do 2o arco faríngeo, 34
- do abdome, 134
- do bulbo
- - do pênis, 299, 315, 318, 319
- - do vestíbulo, 346
- do ducto deferente, 249, 305-306, 309-310

380

Índice Alfabético

- do esôfago, 92
- do estômago, 152
- do fígado e da vesícula biliar, 186
- do intestino
  - - delgado, 172
  - - grosso, 173
- do ligamento redondo do útero, 250
- do lobo caudado, 180
- do mediastino posterior, 20
- do pâncreas, 207
- do reto e do canal anal, 290
- dorsal
  - - do clitóris, 346, 351-352
  - - do pênis, 249, 298-299, 315, 318-319
- e veias dos órgãos genitais femininos internos, 335-337
- epigástrica inferior, 239, 247-249, 252-253, 305, 310, 355-356
  - - na prega umbilical lateral, 241
- esofágica, 25
- esplênica, 114, 124-125, 134, 137-139, 152, 155, 172, 186, 204, 207, 210-211, 213-219, 223, 226-227, 230
- facial, 16
- femoral, 239, 318, 357, 359, 361
  - - profunda, 357, 359, 363
- frênica inferior, 17, 239-241, 244, 270-272
  - - ramo esofágicos, 92
- gástrica, 155
  - - curta, 124, 134, 137, 139, 152, 186, 219
  - - direita, 114, 124-125, 134, 137-138, 152, 155, 186, 218
  - - esquerda, 114, 124, 134, 137-139, 152, 155, 172, 186, 207, 218, 222, 227
    - - - ramo esofágicos, 92, 152
  - - posterior, 137, 152, 186, 219
- gastroduodenal, 124, 134, 137-139, 152, 155, 172, 186, 198, 204, 207, 219, 222
- gastromental
  - - direita, 114, 125, 134, 137-139, 152, 155, 186, 207, 218
    - - - ramos omentais, 152
  - - esquerda, 134, 137-139, 152, 155, 186, 213, 218-219
- glútea
  - - inferior, 248, 290, 351, 357, 359
  - - superior, 248, 290, 351, 356
- helicinas, 296, 299
- hepática
  - - comum, 114, 124, 134, 137-139, 152, 172, 186, 198, 204, 207, 218, 227
  - - própria, 114, 124, 134, 137-138, 152, 155, 172, 180, 184, 186, 198, 204, 207, 218-219, 221-222
  - - própria, ramo, 182
    - - - direito, 186, 227
- ileal, 134, 140-141, 172, 229
- ileocólica, 134, 140-142, 144, 172-173
- ilíaca, 17
  - - comum, 17, 36, 221, 236, 240-242, 244, 247-248, 275, 290, 292, 318, 336, 344, 356
    - - - direita, 220, 248

- - - esquerda, 239, 248
- - externa, 17, 36, 239, 241, 247-250, 252-253, 275, 290, 318, 336, 351, 355, 360
- - interna, 17, 36, 134, 239, 241, 247-250, 252-253, 275, 290, 318, 336, 351
  - - - tronco anterior, 351
  - - - tronco posterior, 351
- - iliolombar, 248
- - ramo ilíaco, 241
- intercostal, 24, 108-109, 193
- - direita, 82
- - posterior, 8-9, 17, 19-20, 39
- - suprema, 20, 26, 27
- interlobar, 265-267
- interlobular, 182, 267
- jejunal, 134, 140-141, 143-144, 172, 222
- laríngea superior, 90
- lingual, 16
- lobar superior, 104
- lombar, 17, 239-241
- mesentérica
  - - inferior, 17, 134, 142-143, 145, 173, 228-229, 239-241, 244, 247-248, 290, 292
  - - superior, 17, 134, 139-144, 152, 170, 172-173, 186, 204-205, 207, 210-211, 219-222, 228-229, 236, 239-241, 244, 247, 268, 272
- obturatória, 247-249, 290, 314, 344, 351, 357, 359, 361, 363
  - - ramo púbico, 248
- occipital, 16
- ovárica, 250, 253, 275, 326-328, 335-336, 340, 355
  - - ováricos vesiculosos, 327
- pancreática
  - - dorsal, 134, 207
  - - inferior, 134, 207
  - - magna, 134
- pancreaticoduodenal
  - - inferior, 134, 139, 143, 172, 207, 210, 219
  - - superior, 134, 207
    - - - anterior, 134, 137, 139, 172, 186, 207, 219
    - - - posterior, 134, 137, 172, 186, 197, 207, 210
- pericardicofrênica, 8-9, 12, 41, 63
- perineal, 315, 318-319, 352
  - - ramos escrotais posteriores, 319
  - - ramos profundos, 351
- profunda do pênis, 249, 296, 299, 316, 318
- pudenda
  - - externa, 318, 320, 351, 361
    - - - profunda, 298
  - - interna, 134, 248, 250, 290-291, 315, 318-321, 349, 351-353, 357, 359, 363-364
    - - - próstata, 249
    - - - ramos labiais posteriores, 352
    - - - ramos escrotais posteriores, 249

- pulmonar, 8, 29, 30, 36-37, 48, 82
  - - direita, 2, 25, 40-41, 44-45, 49, 71, 79, 88, 98, 100, 104-105
    - - - parte ascendente da aorta, 104
  - - esquerda, 9, 40-41, 44, 49, 71, 79, 84, 88, 100, 104-105
- renal, 17, 228, 236, 240-241, 244, 247, 260, 264-265, 268-272
  - - acessória, 241, 260
  - - direita, 220-221, 239, 254, 268
  - - esquerda, 239, 254, 268
  - - polar superior, 270
  - - ramo anterior, 264
  - - ramo posterior, 264
- retal
  - - inferior, 134, 249-250, 290, 318-320, 351-353, 358
  - - média, 134, 248-250, 286, 290
  - - superior, 134, 142-143, 173, 249-250, 290-291, 356
- sacral
  - - lateral, 248, 318
  - - mediana, 17, 239-241, 248-250
- sigmóidea, 134, 142-143, 173, 290, 356, 364
- subclávia, 11, 16-17, 20-21, 30, 39, 70, 87-88, 92, 96, 99-100
  - - direita, 12-15, 26, 82, 87, 101, 109
  - - esquerda, 13-15, 27, 44-45, 82, 101, 103, 109
- subcostal, 19, 239
- subescapular, 39, 103
- submentual, 16
- supraduodenal, 134
- supraescapular, 16, 26-27, 109
- suprarrenal
  - - inferior, 240, 244, 260, 264, 269-272
  - - média, 239-240, 244, 260, 264, 270-272
  - - superior, 239, 244, 264, 271-272
- testicular, 17, 229, 240-241, 252, 297-298, 304-306, 309-310, 313, 356-357
  - - com artéria do ducto deferente, 305, 310
  - - com plexo testicular, 247
  - - /ovárica, 244
    - - - esquerda, 239
- tireóidea
  - - inferior, 16, 26, 27
    - - - ramo esofágicos, 92
  - - superior, 16
- torácica interna, 8, 12, 16, 20, 26-27, 39, 63, 70, 103, 109
  - - parte ascendente da aorta, 107
- toracoacromial, 109
- toracodorsal, 39, 103
- trabecular, 215
- umbilical, 36, 248-250, 252-253, 333, 351
  - - obliterada, 241
- uretral, 299
- uterina, 248, 250, 253, 275, 335-336, 351
  - - ramo ovárico, 335
  - - ramo tubário, 335
- vaginal, 250, 335
- vertebral, 16, 26-27, 92, 109

Índice Alfabético

- - direita, 13, 14
- - esquerda, 13, 14
- vesical
- - inferior, 248-250
- - superior, 248-249, 252-253, 305, 310, 363
- vesicular superior, 351

Arteríolas, 28
Arteriosclerose como causa de DAC, 68
Articulação
- acromioclavicular, 111
- do quadril, 359
- sacrococcígea, 316
- sacroilíaca, 356

Asa do ílio, 356
Ascensão dos rins, 258
Aspiração de corpos estranhos, 72
Atresia de esôfago, 74, 75
Átrio
- direito, 13, 29-31, 33, 36-37, 40, 43-45, 47-50, 54, 56, 59, 63, 64, 71, 85, 98, 106, 108-109, 221-222
- esquerdo, 13, 29-30, 36-37, 45, 47, 51, 64, 71, 98, 106-108
- primitivo, 34

Aumento
- da pressão arterial, 33
- da sensibilidade dos rins, 256

Aurícula, 13
- direita, 44, 50, 54
- do átrio direito, 48, 49
- do átrio esquerdo, 49, 107
- esquerda, 33, 44-45, 47, 51, 63-64, 71, 85

B

Baço, 7, 114, 116, 123-124, 133, 136-138, 146, 151-153, 160, 167, 171, 174, 178-179, 186, 188, 200, 202, 212-213, 217-219, 223, 225-227, 230-231, 256, 269
- acessório, 213, 217
- com esplenomegalia, 191
- margem superior, 126, 127

Bainha do músculo reto do abdome, 227
Barorreceptor aferente, 62
Base(s)
- anatômicas do eletrocardiograma, 60
- da próstata, 307
- do pulmão, 78, 79

Bexiga
- prega interuretérica, 363
- urinária, 36, 132, 167, 171, 220-221, 236, 247, 249-254, 275, 279, 282-283, 285-286, 288, 294, 296, 301, 307-308, 313, 325-326, 329, 332-333, 346, 348-349, 355, 357, 359, 361, 363
- - fundo da bexiga, 133
- - túnica muscular, 363

Bifurcação
- da aorta, 143
- da traqueia, 76-77, 85, 87-88, 98
- do tronco pulmonar, 41

Biopsia transescrotal, 311
Bloqueio do nervo pudendo, 341
Bolsa
- omental, 116-117, 125-127, 133, 220, 225-227
- - omento menor, 213
- - recesso esplênico, 213
- - recesso inferior, 125-127
- - recesso superior, 125-126
- subtendínea
- - do músculo obturador interno, 357, 359
- - ilíaca, 357
- trocantérica do músculo glúteo médio, 357

Bradicardia, 60
Broncoscopia, 81
Brônquio(s), 76, 85
- intrassegmentar, 109
- lingulares superior e inferior, 81
- lobar
- - inferior, 84, 107
- - - direito, 72, 76-77
- - - esquerdo, 72, 76-77
- - médio, 84, 107
- - - direito, 72, 76-77, 79
- - superior, 104
- - - direito, 72, 76-77, 79, 87
- - - esquerdo, 72, 76-77, 81
- principal, 72
- - direito, 2, 8, 20-21, 25, 72, 75-77, 79, 82, 84-85, 87-89, 100, 104-105
- - esquerdo, 9, 20-21, 72, 75-77, 79, 82, 84-85, 87-88, 100, 104-105
- segmentar, 84, 108
- - anterior, 81, 111
- - apicoposterior, 81
- - basilar
- - - anterior, 81
- - - lateral, 81
- - - posterior, 81
- - superior, 81

Bronquíolo(s)
- respiratórios, 82
- terminal, 82

Brotamento(s)
- bronquiais, 75
- pancreático
- - dorsal, 179, 202
- - ventral, 179, 202
- pulmonar, 74
- uretérico, 258

Bulbo, 62
- cardíaco, 34
- da aorta, 55
- do pênis, 296, 321, 354, 358
- do vestíbulo, 250, 322, 347, 349, 352, 363

C

Cabeça, 297
- de medusa, 189, 191
- do epidídimo, 303-304, 309, 354
- do fêmur, 358, 361, 363
- do pâncreas, 139, 167, 200, 202, 204-206, 211, 221, 222
- - processo uncinado, 221
- do úmero, 99, 111

Cálculos
- biliares, 197, 203
- renais, 277

Cálice renal, 254, 267
- maior, 265, 274, 277
- menor, 228, 265, 274, 277

Camada(s)
- circular do reto, 288, 289
- longitudinal, 289
- - do reto, 288
- membranácea da tela subcutânea do períneo, 348

Câmaras cardíacas, 48-52
Canal(is)
- anal, 158, 166, 284, 289, 293, 355, 358
- de Alcock, 318, 320-321, 348, 351, 353
- do colo do útero, 326-327, 330-331, 355
- do pudendo, 317-318, 320-321, 348, 350-351, 353
- - com artéria e veia pudendas e nervo pudendo, 361
- inguinal, 297
- obturatório, 290-291, 314, 343
- pilórico, 147, 149, 163, 206
- sacral, 286

Câncer de esôfago, 91
Capilares, 28, 215
- pulmonares, 29
- sistêmicos, 29

Cápsula, 266
- adiposa, 262, 264, 269
- fibrosa, 264-266

Carcinoma(s)
- de colo, 177
- - de útero, 332
- de esôfago, 92, 95-96
- de estômago, 96, 154
- de intestino grosso, 115
- de próstata, 308
- de testículo, 301
- dos rins e das glândulas suprarrenais, 271
- pancreático, 197, 201, 209-210
- renais, 270
- retal, 286

Carcinomatose peritoneal, 127, 332
Cárdia, 123, 147, 152, 225
- óstio cárdico, 149

Carina da traqueia, 98
Cartilagem(ns)
- bronquiais, 76
- costal, 104, 108
- cricóidea, 76-77, 90
- tireóidea, 76-77, 90
- traqueal, 76-77, 98

Carúnculas himenais, 322, 347, 350
Cateter
- venoso central, 79, 99
- vesical, 282

Índice Alfabético

- - suprapúbico, 283
Cateterismo cardíaco, 70
Cauda
- do epidídimo, 294, 303-304, 309, 354
- do pâncreas, 132-133, 200, 202, 204, 206, 211, 213, 217, 222, 227
- equina, 220, 228-229, 262, 356
Cavernas do corpo cavernoso, 296
Cavidade(s)
- abdominal, 226, 227
- do pericárdio, 98
- do útero, 326-327, 330-331, 349, 355, 360
- glenoidal, 111
- nasal, 72
- pericárdica, 34, 42, 74, 104, 116
- peritoneal, 116, 119, 220-222, 225-229
- - da pelve, 321, 348-349
- pleural, 6, 107, 110, 226-227
- - direita, 8
- - esquerda, 8
- serosa do escroto, 304
- torácica, 7
- - corte frontal, 109-111
- - cortes transversais, 99-108
Ceco, 119, 122, 128-132, 140-142, 158, 160, 166-167, 169-170, 172-173, 177, 229, 326, 356
- com apêndice vermiforme, 169
Centro tendíneo, 8, 220, 224
Circulação
- aberta, 215
- colateral, 191
- - das veia(s)
- - - gástricas direita e esquerda, 191
- - - paraumbilicais, 191
- - - retais, 191
- - retroperitoneal para veia testicular, 191
- fechada, 215
- pós-natal, 37
- pré-natal, 36
- pulmonar, 29, 30
- sistêmica, 29
Cirrose hepática, 178, 182, 190-191
Cirurgia(s)
- abdominal, 184
- de carcinomas do canal anal, 288
Cisterna do quilo, 19, 23, 175, 242, 263
Cistocele, 345
Clavícula, 5-6, 12, 33, 99-100, 109, 111
Clitóris, 323, 340
Cloaca, 258
Coarctação da aorta, 39
Cóccix, 220, 317, 350, 355, 357, 359
Colecistectomia, 194, 196, 198
Colecistite, 194, 198
Colecistolitíase, 196, 197
Coleções de pus, 319
Colelitíase, 203
Colestase, 196, 197, 203
Colículo seminal, 278, 279
Colo, 128, 146, 160, 178, 200, 212, 256, 273, 284

- ascendente, 114, 117, 119, 122, 124-125, 128, 131-132, 142, 144, 153, 158, 166-167, 169-170, 172-174, 188, 218, 222, 229, 231-232, 277, 356
- da vesícula biliar, 161, 194-196, 199
- descendente, 117, 119, 124, 128, 131-132, 136, 142-143, 145, 153, 158, 166-167, 171, 173-174, 177, 188, 222, 228-229, 231-232, 277, 356
- do fêmur, 362
- do útero, 324, 328-330, 332, 334-335, 348-349, 355, 360-361
- - eixo, 334
- sigmoide, 122, 128, 130-133, 141-143, 145, 158, 166-167, 171, 173, 177, 220, 222, 229, 240, 242, 252-253, 285, 290-291, 331, 354-356, 364
- transverso, 116-117, 119, 122-123, 125, 127-128, 130-132, 141-142, 144-145, 158, 166-167, 170-171, 173, 177, 195, 220-222, 224-225, 228, 230-231
Colocação de um cateter vesical, 282
Coluna(s)
- anais, 287-289, 291, 293, 364
- renais, 265, 274
- vertebral, 254
Comissura
- anterior dos lábios, 322
- posterior dos lábios, 322
Complexo estimulante do coração, 58-60
Cone
- arterial, 44, 49, 64
- medular, 227
Constrição(ões)
- broncoaórtica, 89
- diafragmática, 89
- e divertículos do esôfago, 89
- faringoesofágica, 89
Controle de passagem no esôfago, 90, 91
Coração, 7, 28, 44-45, 62, 146, 160, 178, 200, 212, 256
- de boi, 32
Cordão umbilical, 37
Cordas tendíneas, 34, 50-51, 54, 55
Coroa da glande, 296-297, 354
Corona mortis, 247
Coronária esquerda, ramo interventricular anterior, 52
Corpo(s)
- adiposo pararrenal, 261-262, 273
- anococcígeo, 285, 316
- cavernoso
- - do clitóris, 322, 347, 355
- - do pênis, 279, 280, 295, 296, 299, 313, 354, 358
- - do reto, 288
- da bexiga, 278, 279
- da vesícula biliar, 161, 194-196, 199
- do clitóris, 355
- do epidídimo, 303, 304
- do esterno, 5, 98, 103, 104, 107
- do pâncreas, 127, 132, 139, 200, 202, 204-206, 211

- do períneo, 321, 344, 354
- do púbis, 221, 343
- do útero, 253, 327-328, 330, 335, 349
- - eixo, 334
- esponjoso, 363
- - do pênis, 279-280, 288, 295, 296, 299, 313, 317, 354
- estranhos deglutidos, 89
- gástrico, 110, 122-123, 126, 146-147, 149, 157, 223
- vertebral, 273
- - de L III, 229
Corpo-lúteo, 327
Corpúsculo renal, 266, 267
Córtex renal, 228, 254, 265, 266, 273, 274
Costela(s)
- I, 5, 12, 100, 103, 109, 111
- II, 5, 100
- III, 5, 103-104, 107, 108, 111
- IV, 5, 103, 109, 111
- V, 5, 193, 224
- VI, 108, 225, 226
- VII, 226
- VIII, 226, 228
- IX, 225, 226, 228
- X, 146, 226, 228
- XI, 20, 224, 228, 257, 260
- XII, 73, 164, 225, 228, 246, 257, 273
Criptorquidismo, 301
Crista
- ilíaca, 73, 238, 246, 257, 356
- supraventricular, 49
- terminal, 34, 48, 50, 54, 59
- uretral, 278, 279
Cruzamento
- sob a artéria uterina, 275
- sob artéria e veia ováricas, 275
- sobre o nervo genitofemoral, 275
- sobre os vasos ilíacos, 275
Cúpula da pleura, 73, 111
Curvatura
- maior, 147-149
- menor, 147-149

D

Defeito(s)
- com obstrução, 38
- de formação cardíacos, 38, 39
- de septo interventricular, 38
- - com shunt direita-esquerda, 38
- - com shunt esquerda-direita, 38
Deflexão positiva, 60
Derrame(s)
- pericárdico, 42
- pleural, 73
- - quiloso, 23
Descendente anterior esquerda, 68
Desembocadura
- do ducto
- - linfático direito, 26, 83
- - mesonéfrico (de Wolff), 259
- - torácico, 23, 27, 83

Índice Alfabético

- do ureter, 259
Desenvolvimento
- da região
- - inferior do abdome, 118, 119
- - superior do abdome, 116
- do coração, 34
- do fígado e da vesícula biliar, 179
- do pâncreas, 202, 203
- dos órgãos genitais
- - femininos
- - - externos, 323
- - - internos, 325
- - masculinos
- - - externos, 295
- - - internos, 301
- dos órgãos urogenitais, 259
- dos rins, 258
Designação clínica dos ramos arteriais, 68
Desvio (shunt) entre veia porta e veia hepática, 190
Dextroposição da aorta, 38
Diafragma, 2, 7-8, 12, 21, 25, 33, 88-89, 91-93, 96, 109-110, 123, 146, 151, 160, 178, 180, 192-193, 195, 200, 204, 212, 220, 223, 227, 230, 241, 247, 256, 273
- centro tendíneo, 87
- cúpula
- - direita, 85
- - esquerda, 85
- da pelve, 314
- - e musculatura do períneo no homem, 316
- - masculina, 314
- - na mulher, 342, 343, 344
- parte
- - costal, 227
- - lombar, 227, 263
- - direito, 227
Diástole, 57
Dilatação da artéria coronária estenosada por balão, 70
Disco interpúbico, 333
Disfagia, 98
Distúrbios do ritmo cardíaco, 60
Divertículo
- da ampola, 279
- de Meckel, 118, 119, 165
- de tração, 89
- de Zenker, 89, 90
- do íleo, 165
- epifrênico, 89
Dobras mucosas na incisura cárdica, 91
Doença
- de artéria coronária, 68
- de Crohn, 169
- renal policística, 264
Dor referida no ombro direito, 12
Dorsalgia, 210
Drenagem
- através dos troncos jugulares, 96
- da linfa, 175
- - do esôfago, 96
- - em direção caudal, 96
- - em direção cranial, 96
- de Bülau, 7
- de Monaldi, 7
- por troncos broncomediastinais, 96
- torácica, 7
- - de Monaldi, 7
Ducto(s)
- arterial, 36
- - persistente, 37
- biliares extra-hepáticos, 196
- bilífero interlobulares, 182
- cístico, 137, 161, 184, 186, 196, 198, 199, 204-205, 211, 227
- - de Heister, 194
- - prega espiral, 199
- colédoco, 138, 161, 174, 179-180, 184, 194, 196-199, 202-203, 205, 206, 211, 219, 221, 227
- da glândula bulbouretral, 279, 294, 315
- de Wirsung, 197, 203
- de Wolff, 325
- deferente, 221, 252, 278-279, 286, 294, 297-298, 300-301, 304-308, 310, 313, 316, 354, 357, 364
- - direito, 249
- - esquerdo, 249
- ejaculatório, 278-279, 294
- excretor(es), 205
- - do pâncreas, 206
- hepático
- - comum, 137, 161, 184, 186, 194, 196, 198-199, 204-205
- - direito, 194, 199, 211
- - esquerdo, 194, 199, 211
- - ramo, 182
- linfático direito, 23
- mesonéfrico (de Wolff), 258, 259
- pancreático, 161, 194, 196-197, 202-203, 205-206, 211, 221
- - acessório (de Santorini), 161, 196, 202-203, 206
- paramesonéfrico (de Müller), 259, 301
- torácico, 2, 22-25, 27, 63, 83-84, 103-104, 107-108, 175, 226-227, 263, 271
- - parte torácica, 9, 19-20
- venoso, 36
- vitelino, 118
Dúctulos
- eferentes do testículo, 301, 304
- prostáticos, 278, 279
Duodeno, 7, 21, 116-117, 119, 132-133, 146-148, 152-153, 157-158, 160, 163, 174, 178-179, 188, 196-197, 199-200, 202-203, 206, 211-212, 219, 221, 230-231, 256
- ampola, 161
- flexura duodenojejunal, 222
- parte
- - ascendente, 131, 160-161, 163-164, 167, 196, 200, 206
- - descendente, 147, 149, 160-161, 163-164, 167, 170, 196, 200, 204-206
- - horizontal, 129, 131, 133, 160-161, 163-164, 170, 196, 200, 204-206
- - superior, 132-133, 147, 160-161, 163-164, 170, 195, 196, 200, 205, 222
- - - ampola, 149
- técnicas de imagem, 164
Duodenoscopia, 164

E

Ecocardiografia transesofágica, 43, 98, 107
Edema, 28
Efusão ou derrame pleural, 6
Embolia, 28
- pulmonar, 3
Embotamento cardíaco relativo, 32
Eminência labioescrotal, 295, 323
Endométrio, 326, 327
Endotélio, 46
Entrada primitiva da laringe, 75
Enxerto
- arterial no ramo interventricular anterior, 70
- venoso
- - na artéria coronária direita, 70
- - no ramo
- - - circunflexo da artéria coronária esquerda, 70
- - - interventricular anterior da artéria coronária esquerda, 70
Epicárdio, 44, 46, 50, 54
Epidídimo, 294, 297, 300-301, 303-304, 306, 313
Episiotomia
- mediana, 350
- mediolateral, 350
Epispadia, 295
Epitélio, 77, 150
Escápula, 99, 103, 104, 111
Escavação
- retouterina, 40, 123, 132-133, 326, 329-330, 332-333, 355, 359
- retovesical, 40, 123, 132, 221, 283, 285, 287, 354
- vesicouterina, 133, 326, 329-330, 333, 349, 355
Escroto, 294-295, 300, 320, 354
Esfíncter
- de Oddi, 197
- esofágico
- - inferior, 91
- - superior, 90
Esofagite de refluxo, 86, 91, 147
Esôfago, 2, 8, 25, 43, 74, 84, 86-87, 91-92, 98-109, 114, 146-147, 153, 157-158, 174, 188, 218, 220, 236, 241, 246-247, 256, 272
- com varizes esofágicas, 191
- corte sagital mediano, 98
- de Barrett, 91
- esofagoscopia, 97
- parte
- - abdominal, 21, 87, 89, 93, 96, 147, 149

Índice Alfabético

- - cervical, 87, 88, 93, 96, 98
- - torácica, 9, 19-21, 87-89, 93, 96, 98, 110, 223
- túnica muscular, 148
Espaço(s)
- de Proust, 40
- do períneo
- - na mulher, 349
- - no homem, 321
- epidural, 226
- extraperitoneal da pelve, 321, 349
- morto anatômico, 76
- pleural, 193
- profundo do períneo, 283, 321, 348-349
- retropúbico, 329, 333, 354-355, 359
- retrorretal, 329
- subaracnóideo, 99
- superficial do períneo, 321, 348-349
Espinha
- da escápula, 73, 99
- ilíaca
- - anterossuperior, 146, 167, 238, 294, 333
- - posterossuperior, 238, 257, 342, 356
Esplenectomia, 216, 217
Esqueleto fibroso cardíaco, 53
Estágios de desenvolvimento do coração nas 3a a 5a semanas, 34
Esteatose hepática, 178
Estenose, 33, 57
- da valva pulmonar, 38
Esterno, 5, 11
- processo xifoide, 98, 108, 146, 333
Estômago, 7, 21, 74, 86, 91, 93, 114, 116-117, 124-125, 136-138, 146, 152-154, 158, 160, 167, 170-171, 174, 178-179, 186, 188, 191, 200, 212-213, 218, 221-222, 224-228, 230, 256, 269
- cárdia, 87, 89, 91, 110, 146, 220
- corpo, 91
- curvatura
- - maior, 122, 123, 126
- - menor, 123, 126, 164
- fórnice gástrico, 225
- gastroscopia, 157
- incisura angular, 164
- óstio cárdico, 110
- parede
- - anterior, 157
- - posterior, 157
- parte pilórica, 132, 146, 157, 161, 225
- 1º estreitamento ureteral, 275
- 2º estreitamento ureteral, 275
- 3º estreitamento ureteral, 275
Estrutura(s)
- anatômica
- - da traqueia e dos brônquios, 77
- - da vesícula biliar e das vias biliares extra-hepáticas, 194
- - do baço, 214, 215
- - do rim, 264
- da bexiga urinária, 278
- da glândula suprarrenal, 269
- da parede

- - do estômago, 150
- - do intestino delgado, 162
- do canal anal, 288
- do coração, 30
- do duodeno, 163
- do esôfago, 88
- do fígado, 182
- do intestino
- - delgado e projeção do duodeno, 160
- - grosso, 168
- do jejuno e do íleo, 165
- do órgão de continência, 289
- do pâncreas, 205
- do reto e do canal anal, 287
- do rim, 266
- e ligamentos suspensores, 328
- e localização
- - do útero e da vagina, 330
- - dos ovários, 331
- e relações topográficas do pâncreas, 204
- vasculonervosas do mesentério, 144, 145
Exame
- endoscópico da papila maior do duodeno, 204
- retal, 285
Excisão mesorretal total, 286
Extremidade
- acromial, 111
- do músculo serrátil anterior, 193
- uterina, 328

F

Face
- costal, 79
- diafragmática, 79, 123, 126, 180, 182, 214, 215
- gástrica, 215
- intestinal, 326
- lateral, 303
- mediastinal, 79
- renal, 215
- vesical, 326
- visceral, 123, 182, 214
Faringe, 72, 157
Fáscia(s), 261
- cremastérica, 297, 303-304, 306, 354
- de Buck, 298
- de Colles, 348
- de Denonvillier, 286
- de fusão de Toldt, 117
- de Gerota, 261, 263, 269
- de Toldt, 117, 133, 261
- de Waldeyer, 286
- do pênis, 298, 299, 320
- - profunda, 297
- - superficial, 297
- endotorácica, 193
- espermática
- - externa, 297, 304, 306, 320
- - interna, 297, 303, 304, 306
- mesorretal, 286
- obturatória, 317, 321, 350

- parietal da pelve, 286, 354, 355
- pélvica, 348
- pré-sacral, 286
- renal, 224-225, 260, 263, 273
- - lâmina anterior, 261, 269
- - lâmina posterior, 261, 262
- retovaginal, 330
- retroprostática, 285
- superficial do períneo, 348, 363
- torácica externa, 193
- toracolombar
- - lâmina profunda, 262
- - lâmina superficial, 262
- transversal, 261
- visceral da pelve, 286, 354, 355
Fascículo
- atrioventricular, 34, 53, 58, 59, 64
- lateral, 111
- medial, 111
- posterior, 111
Fase
- alveolar, 75
- canalicular, 75
- pseudoglandular, 75
Fechamento por extensão angiomuscular, 91
Feixe de His, 34, 53
Fêmur, 357, 362
- cabeça do fêmur, 357
- colo do fêmur, 359
- trocanter maior, 361
Fenda interglútea, 238
Fibras
- musculares lisas espirais na túnica muscular, 91
- nervosas
- - parassimpáticas pré-ganglionares, 156
- - simpáticas pós-ganglionares, 156
- pós-ganglionares, 136, 245
- pré-ganglionares, 136
- vasoconstritoras, 24
Fígado, 7, 36-37, 86, 98, 110, 114, 116, 125, 137, 146, 151, 153, 158, 160, 170, 174, 178-179, 186, 188, 200, 202, 211-212, 218, 230-231, 256, 273
- área nua, 220
- com cirrose hepática, 191
- lobo
- - caudado, 222
- - direito, 109, 193, 195, 222, 224, 226, 228, 273
- - esquerdo, 193, 211, 220-221, 225-226, 228
- - quadrado, 227
- técnicas de imagem, 192, 195
- visão geral, 180, 181
Fímbria(s)
- da tuba uterina, 326-328, 331
- ovárica, 327, 328
Fimose, 296
Fissura
- do ligamento redondo, 180
- horizontal, 73, 78, 79

385

Índice Alfabético

- - do pulmão direito, 109
- oblíqua, 73, 78-79, 103-104, 107-110
- umbilical, 183

Fístulas traqueoesofágicas, 74
Fixação do útero, 329
Flexura
- anorretal, 287
- direita do colo, 128, 166, 170, 177, 195, 261
- duodenojejunal, 130, 133, 145, 160, 163-164, 200, 206
- esquerda do colo, 109-110, 128, 166, 171, 177
- perineal, 284, 285
- sacral, 284, 285, 287

Foco de ausculta da valva
- da aorta, 56
- do tronco pulmonar, 56
- mitral, 56
- tricúspide, 56

Folículo(s), 327
- linfoide, 215
- - polpa branca, 215

Forame(s)
- da veia cava, 87
- das veias mínimas, 50, 54
- isquiático
- - maior, 342, 343
- - menor, 314, 342
- - omental, 123, 126
- oval, 34, 35, 36, 37
- - pérvio, 37
- papilares, 265

Formação
- das relações de posição do peritônio, 117
- de edema, 28
- de septos, 325

Fórnice
- da vagina, 327
- - parte anterior, 326, 332
- - parte posterior, 326, 330, 332, 355
- gástrico, 149, 220

Fossa
- do acetábulo, 363
- epigástrica, 5
- isquianal, 321, 361
- - extensão anterior, 321
- isquioanal, 317, 319, 321, 348-350, 352, 358-359, 361-362, 364
- - recesso anterior, 348
- jugular, 146
- navicular da uretra, 279, 280, 354
- oval, 48, 50, 54
- ovárica, 326
- paravesical, 363

Fovéolas gástricas, 150
Frênulo
- do clitóris, 322, 347
- do lábio do pudendo, 322, 347
- do óstio ileal, 169
- do prepúcio, 297

Fundo
- da bexiga, 278

- da vesícula biliar, 122, 129, 132, 161, 194-196
- de saco de Douglas, 326, 329-330, 332-333, 355, 359
- do útero, 133, 326-328, 330, 333, 335, 355, 360
- gástrico, 91, 109, 123, 147-149, 195

Funículo espermático, 285, 298, 303, 306, 316, 357

Fusão
- dos brotamentos pancreáticos dorsal e ventral, 202
- dos tubos endocárdicos emparelhados, 34

G

Gânglio(s)
- aorticorrenal, 176, 247, 272
- cardíaco, 61, 62, 63, 84
- celíaco, 136, 156, 176, 210, 219, 227, 272, 292
- - com plexo celíaco, 247
- cervical
- - inferior, 25, 84
- - médio, 61, 63, 84
- - superior, 61
- cervicotorácico, 21, 26, 61
- - estrelado, 25, 27
- do tronco simpático, 245, 292, 313, 340
- estrelado, 61
- ímpar, 246
- inferior, 245
- mesentérico
- - inferior, 136, 176, 246, 292
- - - com plexo mesentérico inferior, 247
- - superior, 136, 176, 210, 246, 272
- - - com plexo mesentérico superior, 247
- pélvicos, raiz parassimpática, 292, 313, 340
- pré-vertebral, 245
- sensitivo do nervo espinal, 24, 25, 263
- simpático parassimpático sensitivo do nervo espinal, 245
- torácico, 9, 21

Gastroscópio, 157
Glande
- do clitóris, 322, 347
- do pênis, 279, 294-297, 299, 313, 354

Glândula(s)
- anal, 288, 289
- bulbouretral, 279, 285, 294-296, 301, 307, 313, 315-317, 321
- de Brunner, 165
- duodenais, 163, 165
- esofágicas, 88
- gástricas, 150
- genitais acessórias masculinas, 307, 308
- intestinais, 168
- mamária, 104, 107, 108
- paratireoides, 255
- salivares, 86

- seminal, 220, 221, 249, 252, 279, 283, 285-286, 294, 296, 300-301, 307, 313, 316, 321, 357, 364
- - ducto de excreção, 308
- sudorípara, 245
- suprarrenal, 133, 136, 151, 204, 223, 231, 240-241, 255, 260, 263-264, 269, 271-272, 305, 310
- tireoide, 11-12, 63, 98, 255-256
- - lobo direito, 90, 96
- - lobo esquerdo, 90
- traqueais, 77
- vestibular maior, 322, 347, 349-350

Glomo
- carótico, 62
- coccígeo, 330, 355

Gubernáculo do testículo, 301

H

Hemicolectomia direita, 141
Hemorragia digestiva
- alta, 163
- baixa, 163

Hemorroidas, 288, 293
- do estágio IV, 293

Hermafroditismo, 325
Hérnia(s)
- de Treitz, 130
- inguinal congênita, 301
- internas, 127
- umbilical fisiológica, 118

Hiato
- anal, 343
- aórtico, 87
- do levantador, 343
- esofágico, 87-89, 96
- infrapiriforme, 314
- suprapiriforme, 314
- urogenital, 343

Hidrocele do testículo, 301, 304
Hilo
- do pulmão, 79
- esplênico, 214, 215, 227
- renal, 228, 264

Hímen, 322
Hipertensão, 61
- arterial sistêmica, 28
- porta, 95, 97, 182, 191, 291

Hipertrofia do coração direito, 38
Hipocôndrio, 4
Hipófise, 255
Hipospadia, 295
Hipotálamo, 255
Histerectomia, 277

I

Icterícia, 197
Íleo, 117, 122, 128-129, 132, 140-141, 145-146, 158, 160, 162, 165-169, 172, 178, 200, 212, 220-222, 229, 232, 256, 284, 356

Índice Alfabético

- parte terminal, 129
Ilhota pancreática, 205
Ílio, 222, 329, 343, 364
Impotentia
- *coeundi*, 313
- *generandi*, 313
Impressão
- cardíaca, 79
- cólica, 180
- duodenal, 180
- esofágica, 79, 180
- gástrica, 180
- renal, 180
- suprarrenal, 180
Incisura
- angular, 147, 149
- cardíaca, 6, 73, 78, 79
- - do pulmão, 32
- - - esquerdo, 10
- cárdica, 91, 147, 149
- do ligamento redondo, 180
- jugular, 5
Incontinência urinária e fecal, 345
Inervação
- autônoma
- - da cavidade pélvica, 247
- - do estômago, 156
- do coração, 61, 62
- do fígado e da vesícula biliar, 12
- do pâncreas, 210
- do reto e do canal anal, 292
- do rim e da glândula suprarrenal, 272
- dos intestinos, 176
- dos órgãos
- - do abdome, 136
- - genitais
- - - femininos, 340
- - - masculinos, 313
Infarto(s), 28
- da parede anterior, 69
- da parede posterior, 69
- do miocárdio, 31, 68
- esplênico, 217
Infecções ascendentes da bexiga urinária, 281
Inflamação, 28, 178
- aguda da vesícula biliar, 194
- da cavidade abdominal, 260
- do pâncreas, 201
Infundíbulo da tuba uterina, 326, 327, 328, 355
Inibição da agregação plaquetária, 70
Inibidores da fosfodiesterase, 299
Injeção intracardíaca, 32
Insuficiência
- da valva
- - atroventricular esquerda (mitral), 33
- - da aorta, 33
- do diafragma da pelve, 237, 343, 345
Interneurônio, 245
Intersexualidade, 325
Intestino, 245
- anterior, 34, 74

- delgado, 86, 116, 130, 136, 158, 212, 284, 354
- grosso, 86, 136, 158
- - técnicas de imagem, 177
- médio, 74
- posterior, 74
- primitivo, 119, 258
Intubação, 72
Isquemia, 28
Ísquio, 321, 348, 357, 362
Istmo
- da tuba uterina, 326, 327, 330, 355
- - fundo do útero, 328
- do útero, 326, 327, 328

J

Jejuno, 7, 117, 128-129, 131, 140-141, 144, 146, 158, 160-164, 172, 178, 200, 204, 212, 220, 222, 225, 228-230, 232, 256
Junção anorretal, 287, 289

L

Lábio
- anterior, 326
- maior do pudendo, 322-323, 355, 363
- menor do pudendo, 322-323, 340, 347, 349-350, 352-353, 355, 363
- posterior, 326
Lacerações do períneo, 350
Lacunas uretrais, 279
Lâmina
- anterior, 263
- muscular da mucosa, 150, 162
- parietal, 44, 98, 109, 297, 303, 306
- posterior, 263
- própria da mucosa, 150
- visceral, 44, 98, 109, 297, 306
Laparoscopia, 195
Laringe, 72, 89
Lesão(ões)
- da uretra, 280
- do nervo
- - frênico esquerdo, 14
- - laríngeo recorrente esquerdo, 14
Leucemia, 214
Ligamento(s)
- amarelo, 356
- anococcígeo, 285, 316-317, 319, 321, 350, 352, 354, 359
- anulares, 76, 77
- arterial, 9, 13, 37, 39, 40, 44-45, 84
- coronário, 116, 123, 133, 180-182
- da cabeça do fêmur, 357, 363
- da veia cava, 180, 181
- esplenorrenal, 116, 213-214, 217, 223, 269
- falciforme, 123, 132, 179, 180-181, 183, 184, 196, 221, 226-227
- - parte pilórica, 122
- frenicoesofágico, 91
- frenocólico, 123, 124, 218

- frenoesplênico, 225
- fundiforme do pênis, 298, 354
- gastrocólico, 122-127, 139, 218, 221, 225
- gastroesplênico, 116, 123-124, 127, 133, 213-214, 217, 223, 225, 269
- gastrofrênico, 133
- gonadal caudal, 259
- hepatoduodenal, 123, 125-126, 132-133, 184, 196, 213, 227
- hepatogástrico, 123, 125-126, 152, 213, 227
- inferior do epidídimo, 303
- infundibulopélvico, 335
- inguinal, 170-171, 238, 294, 342
- largo do útero, 326-328, 360
- lombocostal, 262
- longitudinal anterior, 19, 103
- púbico
- - inferior, 315, 342, 346
- - superior, 357, 359
- puboprostático, 280, 285, 316, 354
- pubovesical, 329, 355
- pulmonar, 8, 79
- - sulco aórtico, 79
- redondo
- - do fígado, 37, 122-123, 126, 132, 180, 183-184, 193, 211, 218, 227-228
- - do útero, 250, 325-326, 328-329, 331, 335, 339, 355, 360
- retouterino, 328, 329
- sacrococcígeo posterior superficial, 342
- sacroespinal, 248, 251, 319, 342
- sacroilíaco interósseo, 356
- sacrotuberal, 248, 317, 319, 342-343, 350
- superior do epidídimo, 303
- suspensor do
- - clitóris, 322, 347
- - ovário, 325-326, 328, 335, 355
- - pênis, 297, 298
- transverso
- - do colo, 328, 329
- - do períneo, 315, 346
- triangular
- - direito, 180
- - esquerdo, 133, 180, 222, 223
- umbilical(is)
- - mediais, 37
- - mediano, 278-279, 354-355
- útero-ovárico, 325-329, 331, 335
- venoso, 37, 180, 183
Limbo da fossa oval, 37, 50, 54
Limite de mucosa, 91
Linfoma, 214
Linfonodo(s), 111
- aórticos laterais, 251
- apical, 103
- axilar, 103
- broncopulmonar, 25, 79, 83-85, 104, 107-108
- celíacos, 155, 187, 208, 218
- cervicais
- - laterais, 109
- - profundos, 96

Índice Alfabético

- cístico, 187, 218
- cólicos
  - - direitos, 175
  - - esquerdos, 175
  - - médios, 175
- de Cloquet, 339
- de Rosenmüller, 339
- do pulmão, 83
- esplênicos, 154, 155, 208, 213, 216, 219, 223, 227
- frênico
  - - inferior, 22, 187, 242
  - - superior, 22, 40, 187
- gástricos, 155, 218
  - - direitos, 154
  - - esquerdos, 154, 242
- gastromentais, 155, 218, 227
  - - direitos, 154
  - - esquerdos, 154
- hepáticos, 154, 187, 208, 218
- hilares, 83
- ileocólicos, 175
- ilíacos
  - - comuns, 242, 251, 311-312, 338, 339
  - - externos, 242, 251-253, 311-312, 338-339
  - - internos, 175, 242, 251-253, 311-312, 338-339
- inguinais, 175, 242
  - - profundos, 311-312, 338-339
  - - superficiais, 242, 311, 312, 338, 339, 357
- intercostais, 22
- intrapulmonares, 83, 84
- justaesofágicos, 22, 25, 96, 108
- justaintestinais, 175
- laterais da aorta, 339
- lombares, 22, 175, 251, 263, 311-312, 338, 339
  - - direitos, 242
  - - esquerdos, 242
  - - intermédios, 242
- mediastinais
  - - anteriores, 11, 22, 27, 40
  - - posteriores, 96, 223
- mesentéricos
  - - inferiores, 145, 175
  - - superiores, 144, 175, 208, 219
- mesocólicos, 175
- pancreáticos, 228
  - - inferiores, 208
  - - superiores, 208, 219
- pancreaticoduodenais, 208, 219
- paracólicos, 175
- paraesternais, 22
- pararretais, 251, 286
- paratraqueais, 22, 26, 83, 103, 109, 111
- pericárdicos, 22
- pilóricos, 154, 155
- pré-aórticos, 229, 251, 339
- pré-caval, 251
- profundos, 242
  - - inferiores, 109

- retal superior, 251
- retroaórticos, 251
- sacrais, 311, 312, 338, 339
- superolaterais, 242
- superomediais e inferiores, 242
- supraclaviculares, 22
- torácicos, 109
- traqueobronquial(is), 9, 22, 79, 111
  - - inferiores, 25, 83-84, 96, 98, 108
  - - superiores, 83, 96, 98

Língua e dentes, 86
Língula do pulmão, 6, 32, 78, 79
- esquerdo, 10

Linha
- alba, 226, 227, 229, 354, 356
- anocutânea, 287, 288, 289
- axilar média, 73
- de dor pélvica, 341
- escapular, 73
- esternal, 73
- medioclavicular, 5, 73, 120
- paravertebral, 73
- pectinada, 287, 288, 289
- subcostal, 120
- terminal, 343
- Z, 91

Lobo
- caudado, 126, 180, 181, 227
- direito da próstata, 307
- esquerdo da próstata, 307
- hepático
  - - direito, 122-123, 126, 129, 132, 138, 154, 167, 180-181, 195-196, 223, 227
  - - esquerdo, 122-123, 126, 132, 152, 154, 180-181, 195-196, 223, 227
- inferior, 73, 79-80, 104, 108, 223
  - - do pulmão direito, 106
  - - face costal, 78
- médio, 79, 80
  - - da próstata, 307
  - - do pulmão direito, 73
  - - face costal, 78
- quadrado, 180
- renal, 265
- superior, 73, 78-80, 103, 108, 223
  - - face costal, 78

Lóbulos do testículo, 280, 303, 304

Localização
- do coração, 40
- do reto no mesorreto, 286

Lúmen do saco vitelino, 34
Lúnula das válvulas semilunares, 55

M

Macicez cardíaca absoluta, 32
Macrocirculação, 28
Malformações cardíacas congênitas, 38
Mama, 108
Manúbrio do esterno, 5, 102-103
Máquina de circulação extracorpórea, 43
Margem
- anterior, 78-79, 303

- direita do coração, 31
- esquerda do coração, 31
- inferior, 6, 78-79, 180, 182
- lateral, 264
- livre do omento menor, 202
- medial, 264
- mesovárica, 326, 328
- posterior, 78, 303
- superior, 264

Más rotações, 119
Mecanismos de fechamento da bexiga urinária, 283
Mediastino, 6, 8, 9
- do testículo, 303-304, 354
- inferior, 8
- posterior, 24-25, 110
- superior, 8

Medula
- espinal, 62, 98-99, 226, 262, 313, 340
- renal, 224, 228, 265-266, 273-274

Membrana
- do períneo, 315, 317, 321-322, 346-348, 350
- obturadora, 363

Mesentério, 119, 130-132, 162, 165, 220, 354
- do divertículo, 165
- dorsal, 179, 202
- ventral, 179

Mesoapêndice, 129-133
Mesocolo
- sigmoide, 133
- transverso, 126, 129, 131, 133, 139, 141, 143, 151, 168

Mesoderma, 119
Mesogastro dorsal, 116, 179
Mesonefro, 258, 259
Mesorreto, 286
Mesossalpinge, 326-328
Mesotélio, 46
Mesovário, 326, 328
Metanefro, 258
Metástases
- disseminadas nos linfonodos, 209
- em linfonodos, 311
- linfáticas, 339

Microcirculação, 28
Miocárdio, 34, 42, 50-51, 54
Miométrio, 326, 327, 360
Mononucleose, 214
Monte do púbis, 322
Morfologia interna do estômago, 149
Musculatura
- do coração, 47
- do estômago, 148
- do períneo
  - - na mulher, 346, 347, 348
  - - no homem, 315

Músculo(s)
- abdominais, 273
- adutor, 358
  - - curto, 358, 363
  - - longo, 358, 363

Índice Alfabético

- - magno, 358, 363
- - mínimo, 363
- bíceps
- - braquial, cabeça longa, tendão, 111
- - femoral, 364
- bulboesponjoso, 288, 316-317, 319, 321-322, 347, 349, 350, 352, 363
- constritor
- - inferior da faringe, 90
- - - parte cricofaríngea, 90
- - médio da faringe, 90
- - superior da faringe, 90
- coracobraquial axilar, 111
- corrugador do ânus, 288, 289
- cremaster, 297, 303, 304, 306, 316, 354
- da faringe, 89
- dartos, 297
- deltoide, 99, 111
- digástrico, ventre posterior, 90
- do canal anal, 288, 289
- eretor da espinha, 111, 221, 224-226, 228-229, 273, 356
- escaleno
- - anterior, 12, 26, 27, 99
- - médio, 109, 111
- esfíncter
- - da ampola, 197
- - da uretra, 285
- - do ducto colédoco, 197
- - do ducto pancreático, 197
- - do piloro, 149, 163, 206
- - externo
- - - da uretra, 283, 315-316, 346
- - - do ânus, 220, 285, 287-292, 316-317, 319, 321, 347, 350, 352, 354, 358, 362, 364
- - - do ânus, parte subcutânea, 322
- - interno
- - - da uretra, 283
- - - do ânus, 220, 287-289, 291, 354, 364
- - uretrovaginal, 283, 346
- esplênio da cabeça, 111
- esquelético, 245
- esterno-hióideo, 99
- esternocleidomastóideo, 99
- esternotireóideo, 103
- estilofaríngeo, 90
- glúteo
- - máximo, 221, 262, 314, 317, 319, 321, 350, 352, 356-357, 359, 362
- - médio, 356, 357
- grácil, 317, 363
- - do pudendo, 350
- ilíaco, 246, 314, 356, 359
- iliococcígeo, 221, 314, 343
- iliocostal do lombo, parte torácica, 227
- iliopsoas, 357, 359, 361-363
- infraespinal, 99, 103
- intercostal, 226
- - externo, 20, 103, 107-108, 193, 227
- - interno, 19, 20, 109, 111, 193, 227
- - íntimo, 193

- isquiocavernoso, 316-317, 319, 321-322, 347, 349-350, 352, 358, 362-363
- isquiococcígeo, 248-249, 314, 342-344
- isquiocrurais, 363
- latíssimo do dorso, 107-108, 226, 228-229, 261
- levantador do ânus, 220-221, 249-251, 285, 287-292, 314, 316-317, 319, 321, 329, 342-344, 348-350, 352, 357, 359, 361-364
- longuíssimo do tórax, 227
- multífidos, 227
- oblíquo
- - externo do abdome, 226, 229, 261, 356
- - interno do abdome, 229, 261, 356
- obturador
- - externo, 359, 363
- - interno, 248, 290-291, 314, 321, 343-344, 349, 357, 359, 361-364
- - - com fáscia obturatória, 342
- omo-hióideo, 99
- papilar, 34, 46
- - anterior, 49-52, 54-55, 59
- - posterior, 50-52, 54-55
- - septal, 50, 54
- pectíneo, 48, 50, 54, 357, 359
- peitoral
- - maior, 99-100, 103-104, 107-108
- - menor, 100, 103, 109
- piriforme, 221, 248-249, 314, 344
- próprios do dorso, 261
- psoas, 232
- - maior, 225, 229, 243, 260-261, 273, 277, 314, 356
- - - tendão, 359
- pubococcígeo, 220-221, 288, 314, 343
- puborretal, 288, 357, 364
- quadrado
- - do lombo, 224-225, 229, 243, 246, 260-261, 263
- - femoral, 358, 363
- redondo maior, 103, 104, 111
- reto
- - do abdome, 122, 225-229, 356-357, 361
- - femoral, 357, 359
- sartório, 357, 359
- semimembranáceo, 364
- semitendíneo, 364
- serrátil
- - anterior, 99, 103-104, 107-109, 111
- - posterior inferior, 227
- subclávio, 99, 109, 111
- subescapular, 100, 103, 111
- supraespinal, 99, 111
- suspensor do duodeno, 163
- tensor da fáscia lata, 357, 359
- transverso
- - do abdome, 227, 229, 243, 261, 356
- - do tórax, 108
- - profundo do períneo, 220, 283, 285, 288, 307, 315-317, 321, 346, 354, 363
- - superficial do períneo, 315, 317, 319, 321, 350, 352, 358, 362-363

- trapézio, 99, 103-104, 107, 111
- traqueal, 77
- vasto lateral, 359

N

Néfron de alça
- cortical, 267
- curta, 267
- longa, 267
Neoplasias esofágicas, 77
Nervo(s)
- ambíguo ventral, 62
- anal, 292
- - inferior, 318-320, 351-353, 358
- anococcígeo, 319, 352
- autônomos do retroperitônio, 244-246
- axilar, 111
- cardíaco
- - cervical
- - - inferior, 25-27, 61
- - - médio, 61, 63
- - - posterior, 63
- - - superior, 61
- - torácico, 61
- cavernoso, 313
- - do pênis, 236, 247, 286
- clúnios inferiores, 319, 352
- cutâneo femoral
- - lateral, 170-171, 243, 246
- - posterior, 319-320, 352-353, 359
- do mediastino posterior, 21
- do trato solitário, 62
- dorsal
- - do clitóris, 346, 351, 352
- - do pênis, 236, 247, 298, 315, 318-319
- escrotal
- - anterior, 320
- - posterior, 318-320
- espinal, 229, 245
- esplâncnico, 156, 245
- - ímo, 247
- - lombar, 244, 292
- - maior, 8, 9, 19-21, 24, 25, 84, 227, 236, 243-244, 246-247
- - - com ramos diretos para a glândula suprarrenal, 272
- - - direito, 176
- - - esquerdo, 176
- - - menor, 9, 20-21, 24-25, 176, 223, 227, 236, 244, 247, 272
- - - pélvico, 176, 236, 244, 247, 292, 313, 340
- - - sacral, 244
- femoral, 170-171, 241, 243, 246, 357, 359
- frênico, 8, 9-12, 20, 26-27, 41, 63, 108
- - direito, 103-104, 107-108, 272
- - esquerdo, 103-104, 107-108, 272
- - ramo(s)
- - - frenicoabdominais, 12, 244
- - - pericárdico, 12
- genitofemoral, 170-171, 243, 246, 257, 260, 275, 336

389

Índice Alfabético

- - ramo
- - - femoral, 243
- - - genital, 248, 298, 357
- glossofaríngeo, 62
- glúteo inferior, 359
- hipogástrico, 244, 247, 340
- - direito, 145, 176, 252-253, 292
- - esquerdo, 145, 176, 252-253, 313
- ílio-hipogástrico, 121, 170-171, 243, 246, 257, 260
- ilioinguinal, 121, 170-171, 243, 246, 257, 260, 298, 306, 320, 353
- intercostal, 8, 9, 19-21, 24, 103, 108, 121, 193, 226, 246
- - 1º nervo intercostal, 26, 27
- isquiático, 357-359
- labial
- - anterior, 353
- - posterior, 340, 351-353
- laríngeo
- - recorrente, 2, 11-12, 20-21, 24-27, 40-41, 61, 63, 84, 90
- - - nervo vago, 9
- - - ramos esofágicos, 20
- - superior, ramo interno, 90
- obturatório, 243, 246-248, 314, 344, 357, 359, 361, 363
- perineal, 315, 318-320, 351-353, 363
- pudendo, 236, 247-248, 292, 315, 318-321, 340, 349, 351-353, 359, 361, 363
- pulmonar, 25
- sacral, 340
- somáticos do retroperitônio, 243
- subcostal, 243, 246, 257, 260
- - ramo cutâneo anterior, 121
- - ramo cutâneo lateral, 121
- supraescapular, 99
- torácico, 8, 19-21, 227, 246
- - longo, 103-104, 107, 111
- - toracodorsal, 111
- vaginal, 340
- vago, 2, 9, 11-12, 20-21, 24-27, 40-41, 61-63, 84, 136, 245-246
- - direito, 99, 103, 104, 107, 108
- - esquerdo, 103, 104, 109
- - plexo
- - - esofágico, 8
- - - pulmonar, 8, 9
- - ramo(s)
- - - bronquiais, 20, 21
- - - cardíaco(s) torácico(s), 8, 9, 12
- - - cardíacos torácicos, 12

Neurônio(s)
- parassimpático
- - pós-ganglionar, 62
- - pré-ganglionar, 62
- simpático
- - pós-ganglionar, 62
- - pré-ganglionar do núcleo intermediolateral, 62
- sudomotores, 24

Nó
- atrioventricular, 34, 58, 59, 65
- sinoatrial, 34, 58, 59, 65
Nódulo(s)
- da irmã Maria José, 187
- das válvulas semilunares, 55
- linfático(s)
- - agregados, 165, 169
- - solitário, 150, 162, 165, 287
Núcleo
- do trato solitário, 245
- dorsal do nervo vago, 245

O

Oclusão do esôfago, 75
Omento
- maior, 110, 114, 116-117, 122-132, 137-138, 152, 154, 167-168, 186, 195, 218, 220-221, 224, 225, 227, 269, 354, 356
- menor, 116, 123, 125-126, 132, 152, 179, 227
Onda
- P, 60
- Q, 60
- R, 60
- S, 60
- T, 60
Onfalocele, 118
Organização do sistema
- circulatório, 28, 29
- urinário, 254
Órgãos
- de posição secundariamente retroperitoneal, 132
- do sistema digestório, 158
- do tórax, radiografia, 85
- e vasos sanguíneos do retroperitônio, 240
- genitais
- - femininos, 332
- - - externos, 322
- - - internos, 324
- - masculinos, 296
- - - externos, 294
- - - internos, 300
Óstio, 322, 347
- abdominal da tuba uterina, 328, 331
- atrioventricular
- - direito, 37, 50, 54
- - esquerdo, 51-52, 55, 107
- cárdico, 132-133, 222-223, 225
- da uretra, 281, 325
- da vagina, 322, 325, 347, 349-350
- da veia cava inferior, 59
- do apêndice vermiforme, 169
- do seio coronário, 37, 48, 50, 54, 64
- do ureter, 278, 280, 330, 354-355, 363
- do útero, 326-327, 330, 332-333, 355
- externo da uretra, 279-281, 283, 296-297, 322, 330, 347, 349, 350, 352, 354-355
- ileal, 160, 169
- interno da uretra, 278-281, 296, 329, 330, 354, 355, 363
- pilórico, 163
- primário, 35
- secundário, 35
- uterino, 327, 331
Ovário, 133, 167, 255, 324-325, 328, 331, 335, 340, 355
- direito, 170, 250, 360
- esquerdo, 250, 253
- extremidade tubária, 328
- face medial, 326, 328
- margem livre, 328
- ramos helicinos, 335

P

Palpação bimanual, 334
Pâncreas, 7, 86, 110, 114, 116-117, 124-126, 129-130, 136, 138, 143, 146, 151, 154, 158, 160, 170-171, 174, 178, 197, 200, 203, 206, 212, 218-219, 223, 228, 230-231, 255-256
- anular, 203
- cabeça, 160
- cauda, 160
- corpo, 160
- *divisum*, 203
- ducto pancreático, 220
- técnicas de imagem, 211
Pancreatite, 201, 203, 227
Papila
- ileal, 169
- maior do duodeno (de Vater), 161, 163, 194, 196-197, 203, 206
- mamária, 108
- menor do duodeno (de Santorini), 161, 196, 203, 206
- renal, 265-266, 274, 277
Paracisto, 329
Paradídimo, 294
Paramétrio, 329
Paraplegias, 12
Paraprocto, 329
Parede
- anterior do abdome, 123, 126, 151
- do coração, 46
- do duodeno, 197
- do saco vitelino, 34
- membranácea, 77
- posterior da cavidade peritoneal, 133
Parte
- abdominal da aorta, 17, 20-21, 37, 87, 134, 143, 192, 211, 223, 228-229, 236, 239-240, 242-244, 247-249, 251, 254, 257, 261, 268, 270-273, 290
- - com plexo aórtico abdominal, 292
- anterior, 182
- ascendente da aorta, 13-15, 17, 20-21, 39-40, 43, 50, 54, 59, 63-64, 70-71, 89, 98, 100, 105, 109
- costal do diafragma, 192, 224-226, 228

Índice Alfabético

- descendente da aorta, 2, 14-15, 25, 45, 89, 96, 100, 104-105, 107-108
- diafragmática, 223, 227
- esternal do diafragma, 98
- intrassegmentar, 111
- laríngea da faringe, 72
- lombar do diafragma, 20, 87, 98, 110, 138, 192, 220-221, 223, 228
- - pilar direito, 19
- - pilar esquerdo, 19, 226
- mediastinal da pleura parietal, 41
- membranácea, 77
- nasal da faringe, 72
- oral da faringe, 72
- pilórica, 21, 149
- subcutânea, 289
- torácica da aorta, 9, 14, 17-18, 20-21, 24, 36, 39, 43, 82, 87-89, 103, 110, 204, 226
- - ramos bronquiais, 20
- - ramos esofágicos, 20, 92

Passagem retossigmóidea, 360
Pécten anal, 287, 288, 289
Pele, 273, 287, 297, 299, 306, 364
Pelve
- corte sagital, 221
- feminina
- - corte mediano, 355
- - cortes frontais, 363
- - cortes transversais, 359-362
- maior, 342
- masculina
- - corte frontal, 363, 364
- - corte mediano, 354
- - cortes transversais, 356-358
- menor, 342
- renal, 254, 263-266, 273-275, 277, 336
- - técnicas de imagem, 277

Penicílios, 215
Pênis, 294, 296, 300, 301, 363
- corpo, 294
- dorso, 294

Percussão cardíaca, 32
Perfuração dos órgãos adjacentes, 151
Pericárdio, 2, 6, 10, 12, 25, 32, 40-42, 45, 84, 123, 225
- fibroso, 8-9, 11, 41-42, 96
- seroso, 44, 98
- - lâmina parietal, 41-42, 44-45, 63
- - lâmina visceral, 42, 45, 50-51, 54, 63

Pericardite, 42
Perimétrio, 326, 327, 328
Períneo, 317, 350
- rafe do períneo, 322
Peritôneo parietal, 261
Peritônio, 181, 348
- parietal, 91, 109, 119, 122, 195, 213, 217, 220, 226-229, 269, 283, 285, 289, 348-349, 355, 364
- sobre a bexiga urinária, 241
- urogenital, 287, 326, 363
- visceral, 91, 109, 119, 162, 220, 224, 226-227, 229, 289
- - túnica serosa, 162

Peritonite, 127, 260, 332
Peso
- crítico do coração, 45
- do coração, 32
Pilar direito, 87
Piloro, 127, 146-148, 152, 157, 161, 163-164, 230
Pirâmide renal, 254, 265-266, 273-274
Placa de arteriosclerose na túnica íntima, 68
Placenta, 36, 333, 334
Plano(s)
- horizontais do abdome, 120
- transverso do abdome, 120
Pleura
- com o plexo vascular subpleural, 82
- mediastinal, 63
- parietal, 42, 73, 99, 193, 223, 227
- - parte costal, 6, 8-9, 103, 109, 110, 224-228
- - parte diafragmática, 6, 12, 41, 226, 228
- - parte mediastinal, 8, 11, 41, 79
- visceral, 24, 99, 103, 109, 111, 193, 224-225
- - pulmonar, 110
Plexo(s)
- aórtico
- - abdominal, 145
- - torácico, 9, 21
- braquial, 11, 16, 26-27, 99, 103, 109, 111
- cardíaco, 9, 12, 21, 61-63
- celíaco, 176, 210, 218, 236, 292
- - com gânglios celíacos, 244, 246
- de Auerbach, 162
- de Meissner, 162
- deferencial, 306, 313
- esofágico, 21, 25, 43, 246
- esplênico, 176, 213, 216
- hepático, 176
- hipogástrico
- - inferior, 176, 236, 247, 252-253, 286, 292, 313, 340
- - - com gânglios pélvicos, 244
- - superior, 145, 176, 236, 244, 246-247, 252-253, 292, 313, 340
- intermesentérico, 176, 246
- lombar, 356
- mesentérico
- - inferior, 176, 246
- - - com gânglio mesentérico inferior, 244
- - superior, 176, 210, 236, 246
- - - com gânglio mesentérico superior, 244
- mioentérico, 162
- ovárico, 244, 340
- pampiniforme, 297-298, 304, 306, 309
- prostático, 247, 286, 313
- pulmonar, 2, 9, 25, 84
- renal, 176
- - com gânglios aorticorrenais, 244
- retal, 247, 286, 288, 292
- sacral, 246-248, 292, 318, 340
- submucoso, 162
- testicular, 244, 306, 313

- uretérico, 176
- uterovaginal, 340
- venoso
- - do útero, 361
- - esofágico, 91, 95
- - prostático, 321, 354
- - retal, 249-250, 286, 289, 291
- - subcutâneo, 289
- - submucoso, 94, 189
- - uterino, 250, 253, 337
- - vaginal, 250, 337
- - vertebral interno, 99
- - - posterior, 98
- - vesical, 249-250, 252-253, 321, 330, 349, 355, 357
- vesical, 247, 286

Pneumotórax, 73, 79, 99
Polo
- anterior, 214
- inferior, 273, 277, 303
- superior, 273, 303
- urinário, 266
Polpa
- branca, 215
- esplênica, 215
- vermelha, 215
Ponto
- de Lanz, 167
- de McBurney, 167
Porção
- supravaginal do colo do útero, 326, 327
- vaginal do colo do útero, 327, 330, 332-333, 355
Porta do fígado, 180
Posição do reto e do canal anal, 285
Prega(s)
- axilar anterior, 5
- cecal vascular, 129
- circulares, 149, 162-165, 206
- de Kohlrausch, 287, 289
- duodenal inferior, 131, 133
- espiral, 161, 194, 196
- gástricas, 149, 157
- gastropancreática, 126-127, 133
- genital, 295, 323
- hepatopancreática, 126-127, 133
- ileocecal, 129, 133
- interuretérica, 278
- longitudinal do duodeno, 206
- mucosas, 194
- neural, 34
- retouterina, 328, 330, 355
- semilunares do colo, 168-169
- transversa do reto, 220, 281, 287, 354
- - inferior, 289
- - média, 289
- - superior, 289
- umbilical
- - lateral, 249, 252-253
- - medial, 241, 249, 252-253, 326, 355
- - mediana, 252-253, 354-355
Prepúcio
- do clitóris, 322, 347

Índice Alfabético

- do pênis, 294, 296-297, 354
Primeira bulha cardíaca, 57
Primórdio
- do ovário, 259
- do prosencéfalo, 34
- do testículo, 259
- laringotraqueal, 75
Processo(s)
- coracoide, 111
- espinhoso, 273
- inflamatório crônico, 68
- papilar, recesso superior da bolsa omental, 227
- patológicos dos pulmões e da pleura, 85
- uncinado, 139, 205, 206
- xifoide, 5, 121
Projeção
- das valvas cardíacas, 56
- do baço, 212
- do coração, 32
- do esôfago, 86
- do estômago, 146
- do fígado e da vesícula biliar, 178
- do intestino
- - delgado e do intestino grosso, 159
- - grosso, 166
- do pâncreas, 200, 201
- do reto e do canal anal, 284
- do rim e da glândula suprarrenal, 256
- e pregas peritoneais do baço, 213
- e variações de posição do apêndice vermiforme, 167
Prolapso
- de ânus, 288
- de reto, 288
- vaginal, 332
Promontório, 220
Pronefro, 258
Próstata, 220-221, 236, 247, 278, 280, 282-283, 285-286, 288, 294, 296, 300-301, 307-308, 313, 316, 321, 354, 363
- face posterior, 279
Prova de docimasia, 74
Pseudo-hermafroditismo, 325
Pseudolóbulos, 190
Púbis, 220, 222, 285, 294, 316, 329, 355, 357, 359
- ramo inferior, 296, 346
- ramo superior, 346
Pulmão, 7, 28, 76, 78-79, 146, 160, 178, 193, 200, 212, 256
- desenvolvimento, 74
- direito, 2, 6, 10, 25, 32, 72, 84, 103-104, 108
- - ápice, 99, 100
- - lobo
- - - inferior, 10, 12, 32, 107-108, 110, 192, 221, 223-224
- - - médio, 10, 12, 32, 107, 108, 223
- - - superior, 10, 11, 12, 32, 104
- - margem anterior, 6

- esquerdo, 2, 11, 25, 72, 84, 103, 108, 110-111, 223
- - ápice, 99
- - lobo
- - - inferior, 6, 10, 32, 103, 108, 225
- - - superior, 6, 10, 12, 32, 103, 107-108
- - margem anterior, 6
Punção
- controlada por TC, 104
- do fundo de saco de Douglas, 332
- hepática, 178, 193

Q

Quilotórax, 23
Quimiorreceptor aferente, 62

R

Radiografia
- com meio de contraste, 164
- do coração, 33
Rafe
- do escroto, 297, 304, 306
- do períneo, 317, 350
- faríngea, 90
Raiz(ízes)
- anteriores, 292, 340
- do mesentério, 133
- do pênis, 363
- do pulmão direito, 18
Ramo(s)
- anterior, 207
- atrial, 65, 66
- - anterior, 65
- atrioventricular, 65, 66
- bronquial, 82, 84
- - aorta, 8
- - direito, 82
- - esquerdo, 82
- - nervo vago, 25
- cardíaco
- - cervical
- - - inferior, 61, 63
- - - posterior, 63
- - - superior, 61, 63
- - torácico, 61, 63
- celíaco, 156
- circunflexo, 44, 45, 64, 65, 66, 71
- cólico, 140, 142, 172, 173
- comprimidos das veia hepáticas, 190
- comunicante, 245, 313, 340
- - branco, 24
- - cinzento, 24
- cutâneos
- - anteriores, 121
- - laterais, 121
- da artéria
- - hepática própria, 190
- - ilíaca
- - - comum, 276
- - - interna, 276
- - renal, 276

- - retal
- - - média, 276
- - - superior, 286
- - testicular/ovárica, 276
- - uterina, 276
- - vaginal, 276
- - vesical
- - - inferior, 276
- - - superior, 276
- da parte abdominal da aorta, 276
- da veia porta do fígado, 190
- direito, 58, 59, 137
- do arco da aorta, 29
- do clitóris, 322, 347, 349, 363
- - músculo isquiocavernoso, 362
- do cone arterial, 65, 66
- do ísquio, 315, 346, 359, 362, 363
- do nó
- - atrioventricular, 65, 66
- - sinoatrial, 64, 65, 66
- do pênis, 296, 316, 321, 358
- do plexo hipogástrico inferior aos colos descendente e sigmoide, 176
- escrotal
- - anterior, 298, 318
- - posterior, 318
- esofágico, 17, 94, 124, 134
- esquerdo, 58, 59, 139, 137
- frenicoabdominal, 272
- gástrico, 156
- genital, 243
- helicino, 335
- hepático, 156
- ileal, 140, 172
- inferior do púbis, 363
- intercostal anterior, 39
- interganglionar, 340
- interventricular
- - anterior, 49, 63-66, 68-69, 108
- - posterior, 65-66, 69
- - septal, 66
- - - anteriores, 65, 67
- - - posteriores, 67
- labial
- - anterior, 351
- - posterior, 351, 353
- lateral, 65-66, 69
- marginal
- - direito, 64-66
- - esquerdo, 64-65
- muscular, 243
- obturatório, 248
- omental, 137-138, 186
- - da artéria gastromental
- - - direita, 124
- - - esquerda, 124
- ovárico, 335
- pancreático, 207
- perineal, 319-320, 352-353
- posterior, 207, 226
- - do ventrículo esquerdo, 65, 66
- posterolateral direito, 65, 66
- profundo da artéria dorsal da escápula, 39

- púbico, 248
- pulmonar (tronco simpático), 25, 84
- subendocárdico, 58
- superior do púbis, 314
- tubário, 335
- vaginal, 335
- ventricular, 65
- - direito e esquerdo, 34
Recesso(s)
- axilar, 111
- costodiafragmático, 6, 10, 12, 32-33, 73, 85, 109-110, 224-226, 228
- costomediastinal, 6, 10, 31-32, 103, 108
- duodenais superior e inferior, 130, 133
- esplênico, 126-127, 133, 227
- frenicomediastinal, 110
- ileocecal, 129
- - inferior, 130-131, 133
- - superior, 131, 133
- pneumoentérico, 116
- sigmóideo, 130, 133
- sub-hepático, 40, 123
- subfrênico, 40, 123
- - direito, 123
- - esquerdo, 123
- superior da bolsa omental, 133
- vertebromediastinal, 103, 107
Rede
- capilar dos alvéolos pulmonares, 82
- testicular, 259
Redução do fluxo sanguíneo, 28
Reflexão da pleura, 31
- no recesso costomediastinal, 56
Refluxo de bile, 197
Região(ões)
- anal, 317, 350
- axilar, 4
- cervical
- - anterior, 4
- - lateral, 4
- - posterior, 4
- deltóidea, 4
- do abdome, 120
- do estômago, 147
- epigástrica, 4
- escapular, 4
- esternocleidomastóidea, 4
- glútea, 238
- inferior do abdome, 128
- - com recessos da cavidade peritoneal, 129, 130
- infraescapular, 4
- inframamária, 4
- inguinal
- - direita, 238
- - esquerda, 238
- mamária, 4
- média do abdome, cortes transversais, 229
- peitoral, 4
- perineal, 317, 321, 349-350
- - na mulher, 350-353
- pré-esternal, 4

- pubiana, 238
- sacral, 238
- superior do abdome, 123
- - corte(s)
- - - frontal, 223
- - - sagital, 224, 225
- - - transversais, 226-228, 230-232
- - com a bolsa omental, 126, 127
- urogenital, 238, 317, 350
- vertebral, 4
Relações topográficas do estômago, 151
Remoção cirúrgica do baço, 216, 217
Respiração espontânea, 74
Ressonância magnética, 100
Reto, 86, 131-132, 136, 142-143, 146, 153, 158, 166, 173-174, 177, 188, 191, 200, 221, 236, 243, 246-247, 251, 256, 275, 282-284, 286, 288, 290, 292, 308, 314, 329, 332, 334, 336, 344, 348-349, 355, 357, 359-362
- flexura
- - anorretal, 285, 316
- - sacral, 285
- fundo do útero, 326
Retocele, 345
Rim, 7, 117, 123, 130, 132-133, 143, 146, 151, 160, 171, 179, 200, 204, 212-213, 219, 223-225, 227-228, 240, 256-257, 259, 260, 262-264, 269, 271-273, 275, 301, 305, 310, 325, 336
- cápsula
- - adiposa, 223, 227, 260-261, 273
- - fibrosa, 260, 261
- direito, 231, 254, 257, 261
- em ferradura, 258
- esquerdo, 211, 231, 254, 257, 277
- face
- - anterior, 273
- - posterior, 273
- glândula suprarrenal, 227
- pélvico, 258
- técnicas de imagem, 273
Rugas vaginais, 327, 332
Ruptura do baço, 217, 332

S

Sacro, 220-221, 286, 329, 343
- parte lateral, 356
- processo articular superior, 356
Saculações do colo, 168-169, 177
Salpingite, 328
Sangue
- pobre em CO_2 e rico em O_2, 29
- rico em CO_2 e pobre em O_2, 29
Segmentação hepática, 185
Segmento(s)
- anteroinferior, 268
- anterossuperior, 268
- broncopulmonares, 80, 81
- do baço e baço acessório, 217
- do duodeno, 161
- - derivado do intestino anterior, 179

- - derivado do intestino médio, 179
- do intestino grosso, 166
- e relações topográficas do rim, 268
- finais retos, 162
- hepáticos, 183-185
- inferior, 268
- posterior, 268
- superior, 268
Segunda bulha cardíaca, 57
Seio(s)
- anal, 287, 288, 293
- carótico, 62
- coronário, 45, 47, 62, 71
- da aorta, 52, 55, 108
- da veia cava, 71
- do epidídimo, 303
- do pericárdio, 43
- do tronco pulmonar, 47
- oblíquo do pericárdio, 41, 45, 62
- paranasais, 72
- prostático, 278
- renal, 228, 265-266, 273-274
- transverso do pericárdio, 41, 43, 45, 62, 98, 107
- urogenital, 259
Septo(s)
- do escroto, 297, 304, 306
- do pênis, 299
- espúrio, 35
- interatrial, 37, 50-51, 54
- interventricular, 36, 58, 107
- - parte membranácea, 52, 55
- - parte muscular, 50-51, 54
- primário, 35
- retovaginal, 355
- retovesical, 285-286, 354
- secundário, 35
- sinusal, 35
- transverso, 116
- traqueoesofágico, 75
Séptulos do testículo, 303-304
Shunt
- direita-esquerda, 38
- esquerda-direita, 38
Simpatectomia, 24
Simpaticotomia, 24
Sinal de Hegar, 334
Síndrome(s)
- adrenogenital, 323, 325
- da angústia respiratória, 74
- de Raynaud, 24
- de Wolff-Parkinson-White, 60
- do desfiladeiro torácico, 15
Sínfise
- púbica, 146, 222, 238, 248, 283, 314-315, 322, 329, 333-334, 342-343, 346-347, 354, 357, 359
- xifosternal, 5
Sinusoide venoso, 215
Sistema
- cardiorrespiratório, 28
- circulatório, 28
- de condução cardíaco, 58-60

Índice Alfabético

- endócrino, 255
- intraparenquimatoso de vasos linfáticos, 187
- respiratório, 28
- subperitoneal de vasos linfáticos, 187

Sístole, 57
Situs inversus, 119
Sons cardíacos, 57
Sulco
- coronário, 44-45, 47, 71
- da artéria subclávia, 79
- da veia braquiocefálica, 79
- intermamário, 5
- interventricular
- - anterior, 44, 47
- - posterior, 45, 47, 71
- terminal, 45
- uretral, 295, 323

Superfície de fusão do pâncreas com a parede do corpo, 116
Surfactante, 74

T

Tamponamento pericárdico, 42
Taquicardia, 60, 61
Tecido
- adiposo subepicárdico, 42
- conjuntivo intersegmentar, 82
Tela
- subcutânea, 287
- submucosa, 88, 150, 162-163, 168
- subserosa, 150, 162, 165, 168
Tendão
- da válvula da veia cava inferior, 48, 50, 53-54
- de Todaro, 48, 50, 54
- do músculo iliopsoas, 363
Tênia, 168
- livre, 122, 128, 168-169
- mesocólica, 168, 169
- omental, 122, 168, 169
Testículo, 255, 294, 300-301, 303-304, 313
- direito, 358
Tetralogia de Fallot, 38
Timo, 6, 8, 9, 10, 11, 32, 255
Tipos de irrigação pelas artérias coronárias, 66, 67
Tomografia computadorizada, 100
Topografia
- do intestino delgado e do intestino grosso, 170
- do intestino grosso, 171
- dos órgãos da região superior do abdome com as vias circulatórias, 218, 219
- dos rins e das glândulas suprarrenais, 260, 261
- e sistema de fáscias renais, 262, 263
Tórax, corte transversal, 8
Torção
- intestinal, 119
- testicular, 309
Trabécula(s)

- cárneas, 51
- esplênicas, 215
- septomarginal, 49, 54, 59, 67
Trajeto do ureter, 275
Transexualidade, 325
Transição duodenojejunal, 160
Transposição dos grandes vasos, 35
Traqueia, 11-12, 19-21, 26, 33, 72, 74-77, 82, 84, 87, 89, 92, 96, 99-103, 109, 256
- parede membranácea, 98
Tríade de Glisson, 182
Triângulo
- de Calot, 137, 186, 198
- de Killian, 90
- de Koch, 48, 50, 54, 58
- de Laimer, 90
Trígono
- cisto-hepático, 137, 186, 198
- clavipeitoral, 4
- da bexiga, 278
- do nó
- - atrioventricular, 50, 54, 58
- - sinoatrial, 48
- do pericárdio, 6
- do timo, 6, 10
- fibroso
- - direito, 53
- - esquerdo, 53
- pericárdico, 31, 56
- tímico, 32
Trocanter maior, 357
Trombose, 28
Tronco, 134
- arterioso, 34
- braquiocefálico, 11-17, 20, 39, 44-45, 87-88, 89, 96, 98, 101, 103
- broncomediastinal, 96
- - direito, 23, 26, 83
- - esquerdo, 23, 27, 63
- celíaco, 17, 92, 124, 134, 137-139, 152, 172, 179, 186, 204, 207, 210, 218-219, 231, 236, 239-241, 246-247, 268, 272, 292
- costocervical, 20, 26, 27
- gastropancreaticocólico [Henle], 144
- inferior, 26, 27
- intestinal, 23, 96, 175, 219, 242
- jugular, 96
- - direito, 23, 26, 63
- - esquerdo, 23
- lombar, 175, 263
- - direito, 23, 242
- - esquerdo, 23
- lombossacral, 243, 246, 247, 248
- pulmonar, 13, 15, 33, 36-40, 43-45, 47-49, 52, 55, 59, 62-64, 71, 85, 100, 104-105, 107, 109
- simpático, 9, 20-21, 24-27, 62-63, 103-104, 108, 176, 223, 226, 228-229, 236, 243-244, 246-247, 263, 272, 313
- - gânglio, 19, 20
- - - cervical médio, 21
- - - torácico II, 8, 21

- - ramo(s)
- - - cardíaco torácico, 9
- - - comunicantes, 8
- subclávio
- - direito, 23
- - esquerdo, 23, 27, 63
- tireocervical, 16, 26, 27
- vagal
- - anterior, 156, 176, 210, 218-219, 244, 247, 272
- - - ramos gástricos anteriores, 21
- - posterior, 2, 25, 156, 176, 210, 218, 244, 247, 272
- venoso de Henle, 174
Tuba uterina, 133, 170, 250, 253, 324, 325, 327-329, 331, 335, 340
- direita, 360
Túber isquiático, 317, 322, 342, 347, 350, 359, 364
Tubérculo
- genital, 259, 295, 323
- púbico, 238, 322, 347
Tubo
- cardíaco, 34
- endocárdico, 34
- endotelial, 34
Túbulo(s)
- coletor, 267
- de conexão, 267
- distal, 266, 267
- intermediário, 267
- proximal, 266, 267
Tumor(es)
- de testículo, 311
- renais, 309
Túnica(s)
- adventícia, 77, 88
- albugínea, 303, 304
- - do corpo cavernoso, 296, 299, 354
- dartos, 297, 304, 306, 354
- fibrosa, 215
- mucosa, 77, 88, 110, 150, 162, 168, 194, 278, 326, 327
- muscular, 88, 150, 162-163, 165, 168, 278-279, 326-327
- - camada
- - - circular, 148
- - - longitudinal, 148, 287
- - fibras oblíquas, 148
- serosa, 150, 162, 165, 168, 181, 194, 215, 326-328
- vaginal do testículo, 297, 303-304, 306

U

Úlcera(s)
- duodenais, 164
- gástrica, 150
- no estômago e no duodeno, 150
Ultrassonografia
- do fígado, 192
- dos rins, 273
- FAST, 40, 123, 132

Índice Alfabético

Umbigo, 294
Úmero, 103
Ureter, 133, 170-171, 219, 229, 236, 240-242, 250-254, 257, 259-260, 263-265, 268, 271-272, 274, 277, 279, 281, 285, 301, 305, 310, 313, 325-326, 328-329, 355-356, 361, 364
- com plexo uretérico, 247
- direito, 249, 254, 268
- esquerdo, 249-250, 254, 268
- parte
- - abdominal, 275, 336
- - pélvica, 275, 336
- técnicas de imagem, 277
Uretra, 254, 281-283, 296, 300, 323, 346, 358, 362
- parte
- - esponjosa, 280, 354
- - intramural, 280
- - membranácea, 280, 354
- - prostática, 280, 283, 308
Uretra
- feminina, 333, 346, 349, 363
- - óstio externo, 363
- masculina, 278, 279, 280, 307, 313, 315, 363
- - parte esponjosa, 299
- - parte prostática, 307
Útero, 167, 171, 250, 251, 275, 283, 324-325, 328, 329-332, 334, 336, 346, 348, 355
- didelfo, 325
- face vesical, 326
- na gravidez, 333
Utrículo prostático, 278
Úvula da bexiga, 278

V

Vagina, 250, 281, 283, 323-327, 330, 332-335, 344, 346, 349, 355, 359, 361-362
- dois terços superiores, 339
- eixo, 334
- parede anterior, 330
- parede posterior, 330
- terço inferior, 339
Vagotomia
- proximal seletiva, 156
- total, 156
Valva(s)
- aorta, 56
- atrioventricular, 57
- - direita, 37, 53, 108, 109
- - - valva tricúspide, 56, 98
- - - válvula anterior, 49, 50, 54
- - - válvula posterior, 54
- - - válvula septal, 50, 54
- - esquerda, 53, 106, 107, 108
- - - com estenose, 57
- - - com insuficiência, 57
- - - valva mitral, 56
- - - válvula anterior, 52, 55

- - - válvula posterior, 51, 55
- cardíaca, 53, 54, 55
- da aorta, 53, 62, 98, 107-109
- do tronco pulmonar, 53, 56, 62
- mitral, 108
- tricúspide, 37, 53, 108
Válvula(s)
- anais, 287, 288, 289
- anterior, 53
- comissural
- - direita, 53
- - esquerda, 53
- da valva
- - mitral, 34
- - tricúspide, 34
- da veia cava inferior, 35, 48, 50, 54, 59
- de Bauhin, 160
- de Gubaroff, 91
- de Kerckring, 162, 163
- do forame oval, 35, 51
- do(s) seio(s), 35
- - coronário, 35, 48, 50, 54, 59
- ileocecal, 160
- posterior, 53
- semilunar
- - anterior, 53
- - das valvas da aorta e do tronco pulmonar, 57
- - direita, 53, 55, 98
- - esquerda, 53, 55, 98
- - posterior, 53, 55, 98
- septal, 53
Varicocele, 309
Varizes esofágicas, 95, 153
Vasa
- privata, 82
- publica, 82
Vascularização
- do pênis, 299
- dos órgãos genitais masculinos internos, 310
- e inervação do pênis, 298
Vasos
- do coração, 71
- do mediastino superior, 15
- do rim e vias de drenagem linfática do rim e da glândula suprarrenal, 271
- do ureter, 276
- dos vasos coronarianos aórticos, 65
- ilíacos, 336
- linfáticos, 306
- - da pelve, 251
- - do esôfago, 96
- - do estômago, 154, 155
- - do fígado e da vesícula biliar, 187
- - do mediastino, 23
- - do pâncreas, 208, 209
- - do pulmão, 83
- - do retroperitônio, 242
- - dos intestinos, 175
- - dos órgãos genitais
- - - femininos, 338, 339
- - - masculinos, 311, 312

- - e linfonodo do mediastino, 22
- - peribronquiais, 83
- - septais, 83
- - subpleurais, 83
- retos
- - arteriais, 267
- - venosos, 267
- sanguíneos
- - da pelve
- - - feminina, 250
- - - masculina, 249
- - do mediastino superior, 13
- - do pulmão, 82
- - do retroperitônio, 241
- - do rim e da glândula suprarrenal, 270
- - do testículo e do epidídimo, 309
Veia(s), 28, 29, 135
- anterior, parte intrassegmentar, 109
- apendicular, 135, 144, 174, 188
- arqueada, 267
- axilar, 103, 109, 111
- - direita, 26
- - esquerda, 27
- ázigo, 8, 18-20, 24, 84, 93-96, 100, 103-108, 189
- braquial, 30
- braquiocefálica, 6, 9, 10, 32
- - direita, 8, 11-13, 15, 19, 23, 26, 45
- - esquerda, 11-13, 15, 19, 27, 45, 93, 98, 102
- bronquial, 8, 25, 84
- cardíaca
- - magna, 44-45, 49, 51, 71, 108
- - parva, 44, 71
- cardinal comum, 34
- cava
- - inferior, 13, 19, 29-30, 33, 36-37, 41, 45, 47-50, 54, 62, 71, 93, 94, 110, 116, 139, 153, 174, 180-181, 183-184, 188-189, 191-192, 204, 211, 219, 221-222, 226-232, 240-243, 254, 257, 260-263, 268, 272-273, 291
- - superior, 8, 11-13, 15, 19, 23, 29, 31, 33, 36-37, 40-41, 43-44, 47-48, 50, 54, 56, 58-59, 62-63, 65, 71, 84, 88, 93, 95-96, 102-105, 107, 109
- - - parte ascendente da aorta, 45, 104
- cavernosa, 299
- cefálica, 111
- central, 182
- circunflexa femoral
- - lateral, 363
- - medial, 357, 363
- cística, 135, 138, 174, 188, 195, 218
- cólica
- - direita, 135, 141, 144, 174, 188
- - - superior, 135, 144, 174
- - esquerda, 135, 141, 143, 145, 174, 188, 189
- - média, 135, 141, 143-145, 174, 188
- cremastérica, 298, 305-306, 310
- da polpa, 215
- da vesícula biliar, 188

395

Índice Alfabético

- do abdome, 135
- do bulbo
- - do pênis, 315
- - do vestíbulo, 352
- do canal anal, 291
- do esôfago, 93-95
- do estômago, 153
- do fígado, 188
- do intestino delgado e do intestino grosso, 174
- do mediastino posterior, 18, 19
- do reto, 291
- dorsal
- - profunda
- - - do clitóris, 330, 346, 355
- - - do pênis, 249, 298-299, 315, 354
- - superficial do pênis, 298-299, 354
- epigástrica
- - inferior, 189, 249, 252-253, 355
- - superficial, 189
- esofágica, 25, 93, 94-95, 135, 153, 174, 188-189, 191
- - ramos, 218, 219
- esplênica, 95, 124-125, 135, 139, 143, 153, 174, 188, 189, 191, 204-205, 211, 213-217, 219, 222-223, 226, 227-228, 230-231
- estelar, 267
- femoral, 357, 359, 361
- - profunda, 363
- frênica inferior, 93-94, 189, 219, 240, 241
- gástrica
- - curta, 95, 135, 152, 153, 174, 188, 219
- - direita, 95, 114, 125, 135, 152-153, 174, 188, 218
- - esquerda, 93-95, 114, 135, 138, 152-153, 174, 188-189, 218, 222, 227
- - - ramos esofágicos, 152
- - posterior, 219
- gastromental
- - direita, 114, 125, 135, 138-139, 152-153, 174, 188, 218
- - - ramos omentais, 152
- - esquerda, 93, 135, 138-139, 152, 153, 174, 188, 213, 218
- glútea
- - inferior, 291, 357
- - superior, 291, 356
- hemiázigo, 9, 18-19, 24, 93-95, 98, 189, 227
- - acessória, 9, 18-19, 24, 93
- hepática, 30, 36-37, 109, 174, 181-182, 188-189, 219, 240-241
- - direita, 110, 184, 192, 221, 226
- - esquerda, 184, 192, 221, 222
- - intermédia, 184, 192
- ileal, 135, 141, 174, 188, 229
- ileocólica, 135, 174, 188
- ilíaca
- - comum, 189, 221, 240-241, 275, 336, 242, 291, 344, 356
- - - direita, 220
- - - esquerda, 248
- - externa, 241, 249-250, 275, 291, 336, 355, 356, 360
- - interna, 189, 241, 249-250, 275, 291, 336-337, 356, 364
- iliolombar, ramo ilíaco, 241
- intercostal, 24, 107-108, 193
- - posterior, 8-9, 18-20, 93
- interlobar, 267
- interlobular, 267
- interventricular
- - anterior, 44, 71
- - posterior, 45, 71, 98
- jejunal, 135, 141, 143-144, 174, 188
- jugular
- - esquerda, 23
- - externa, 63
- - - direita, 15
- - interna, 12, 30, 63, 88, 93, 111
- - - direita, 15, 26, 83
- - - esquerda, 13, 15, 27, 83
- laríngea superior, 90
- lombar, 240, 241
- - ascendente, 19
- marginal direita, 71
- mesentérica
- - inferior, 135, 143, 145, 153, 171, 174, 188-189, 191, 219, 291
- - superior, 135, 139, 141, 143-144, 153, 170, 172, 174, 188-189, 191, 204-205, 219-222, 229, 231
- oblíqua do átrio esquerdo, 71
- obturatória, 249, 291, 314, 344, 357, 359, 361, 363
- ovárica, 250, 253, 275, 326, 328, 336, 355
- pancreática, 135
- pancreaticoduodenal, 135, 174, 188
- - superior posterior, 135, 174
- paraumbilical, 189, 218
- pericardicofrênica, 8, 9, 11-12, 41
- perineal, 315
- porta do fígado, 36-37, 94, 95, 114, 124, 135, 137-139, 152-153, 174, 180, 184, 186, 188-189, 198, 204-205, 211, 218-219, 221-222, 227-228, 230-231
- - ramo, 182
- - - direito, 135, 192, 222, 226, 227
- - - esquerdo, 211
- posterior do ventrículo esquerdo, 71
- pudenda
- - externa, 320, 361
- - - profunda, 298
- - interna, 250, 291, 315, 319-321, 352-353, 357, 359, 363-364
- - - próstata, 249
- - - ramos escrotais posteriores, 249
- pulmonar, 8, 29, 30, 48, 82, 85
- - direita, 15, 40, 45, 47, 51, 71, 79, 88, 108
- - - inferior, 41, 107
- - - superior, 41, 107, 109
- - esquerda, 2, 9, 25, 37, 45, 47, 71, 84, 88, 98
- - - inferior, 40-41, 51, 79, 107
- - - superior, 40-41, 51, 79, 104
- renal, 228, 240-241, 260, 264-266, 268-269
- - direita, 220, 221, 268, 270, 273
- - esquerda, 189, 211, 268, 270
- retal
- - inferior, 135, 189, 249-250, 291, 320, 353, 358
- - média, 135, 191, 249, 250, 291
- - superior, 135, 143, 174, 188-189, 191, 249-250, 291
- sacral mediana, 240, 291
- safena magna, 359
- sigmóidea, 135, 143, 174, 188-189, 291
- subclávia, 11-12, 19, 23, 30, 63, 88, 99-100
- - direita, 12-13, 15, 26, 83, 93, 101
- - esquerda, 13, 15, 27, 83, 101
- subcostal, 18, 19
- sublobular, 182
- suprarrenal, 241, 264, 269
- - direita, 240, 260, 270
- - esquerda, 240, 260, 268, 270
- testicular, 229, 240-241, 252, 298, 305, 309, 310
- - com artéria do ducto deferente, 305, 310
- - /ovárica, 189
- - - direita, 268
- - - esquerda, 268
- tireóidea inferior, 11, 15, 93
- torácica interna, 6, 10, 11, 32, 103
- trabecular, 215
- umbilical, 34, 36, 179, 333
- uterina, 250, 337
- vaginal, 337
- ventricular direita anterior, 48, 71
- vertebral, 93
- vesical, 252
- - inferior, 249
- - superior, 249
- vitelina, 34
Ventrículo, 40
- direito, 13, 29-31, 37-38, 40-45, 47-50, 54, 56, 63, 71, 106-109, 222
- - posterior, 34
- esquerdo, 13, 29-31, 33, 36-38, 40, 42, 44-45, 47, 49-51, 56, 63, 71, 85, 88, 106-109
- - posterior, 34
- primitivo, 34
Vênulas, 28
Vértebra(s)
- cervical VII, 73
- - processo espinhoso, 98
- L III, 229
- - processo espinhoso, 229
- L V, 262, 356
- - processo articular inferior, 356
- lombar, 261
- - I, 211, 228
- - III, 164
- torácica, 104, 110
- - II, 111

Índice Alfabético

- - - processo espinhoso, 103
- - III, processo espinhoso, 99
- - IV, 103
- - VI, 107
- - VII
- - - parte descendente da aorta, 108
- - - processo espinhoso, 108
- - VIII, 108
- - XI, 226
- - - processo articular superior, 226
- - XII, 164, 277
- - - processo espinhoso, 227
Vesícula biliar, 36, 86, 114, 123, 125-126, 137-138, 152-153, 158, 160, 167, 170, 174, 178-180, 183-184, 186, 188, 193, 196, 198-199, 202, 211-212, 218, 228, 230
- técnicas de imagem, 195, 199
Vestíbulo
- da bolsa omental, 126, 127
- da vagina, 281, 322, 330, 347

- do nariz, 72
Via(s)
- biliares extra-hepáticas técnicas de imagem, 199
- caudal de drenagem da linfa, 187
- circulatórias do baço, 216
- cranial de drenagem da linfa, 187
- de acesso cirúrgico, 260
- de acesso transperitoneal, 260
- de condução e inervação do pulmão, 84
- neurovasculares da região perineal no homem, 318, 319, 320
- pélvicas, 252, 253
- respiratórias, 28
Vítimas de traumatismo, 40
Vórtice do coração, 47

Z

Zona(s)

- anterior, 307, 308
- central, 308
- colunar, 288
- cutânea, 288, 289
- da dor cardíaca referida, 31
- de Head, 31
- - do baço, 212
- - do coração, 31, 86
- - do esôfago, 86
- - do estômago, 146
- - do fígado e da vesícula biliar, 178
- - do intestino delgado, 159
- - do sistema urinário, 274
- - do testículo, 302
- - dos rins, 256
- de transição, 307, 308
- externa, 308
- orbicular, 357
- periférica, 307
- periuretral, 307

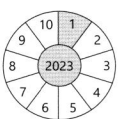

Sobotta

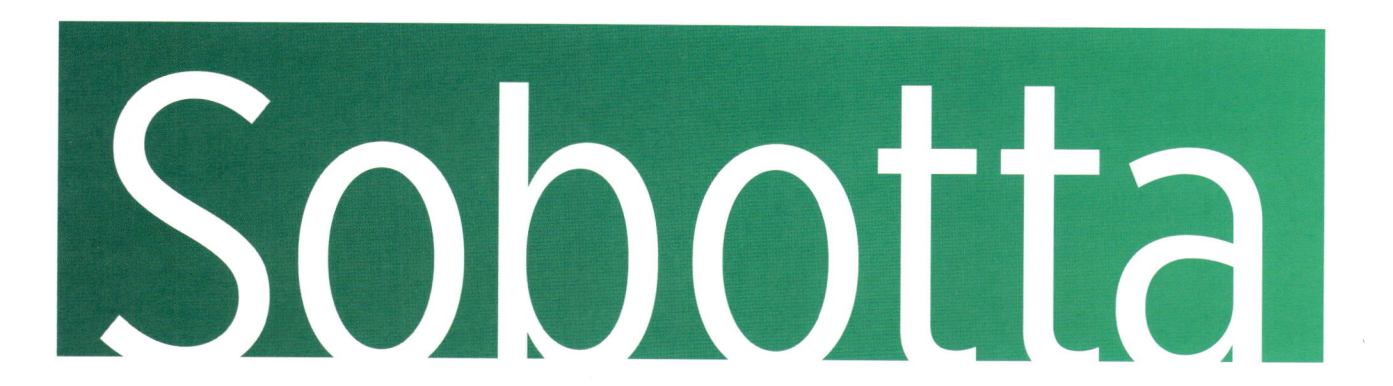

Atlas de Anatomia Humana

Quadros de Músculos, Articulações e Nervos

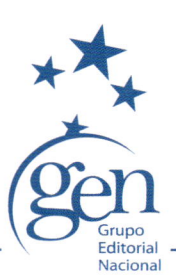

O GEN | Grupo Editorial Nacional – maior plataforma editorial brasileira no segmento científico, técnico e profissional – publica conteúdos nas áreas de ciências da saúde, exatas, humanas, jurídicas e sociais aplicadas, além de prover serviços direcionados à educação continuada e à preparação para concursos.

As editoras que integram o GEN, das mais respeitadas no mercado editorial, construíram catálogos inigualáveis, com obras decisivas para a formação acadêmica e o aperfeiçoamento de várias gerações de profissionais e estudantes, tendo se tornado sinônimo de qualidade e seriedade.

A missão do GEN e dos núcleos de conteúdo que o compõem é prover a melhor informação científica e distribuí-la de maneira flexível e conveniente, a preços justos, gerando benefícios e servindo a autores, docentes, livreiros, funcionários, colaboradores e acionistas.

Nosso comportamento ético incondicional e nossa responsabilidade social e ambiental são reforçados pela natureza educacional de nossa atividade e dão sustentabilidade ao crescimento contínuo e à rentabilidade do grupo.

Sobotta

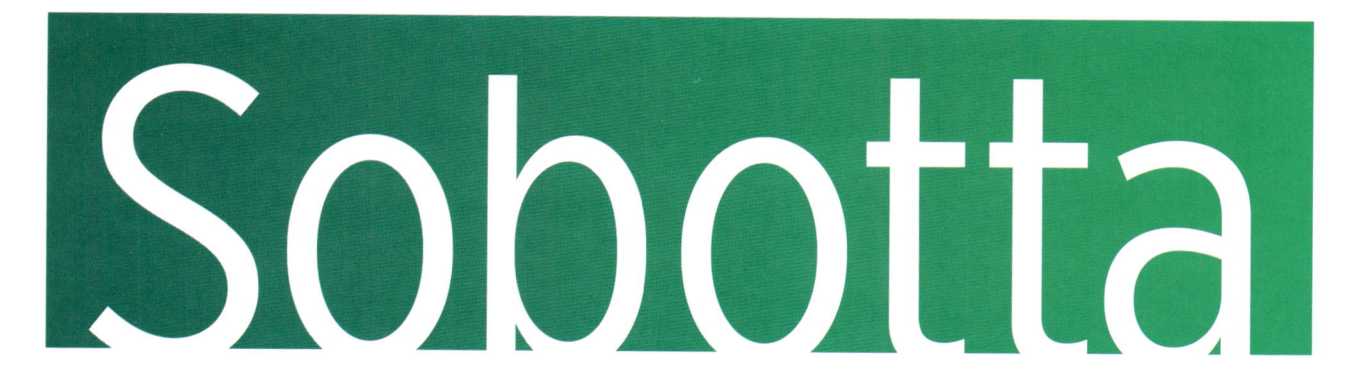

Atlas de Anatomia Humana

Quadros de Músculos, Articulações e Nervos

Origem – Inserção – Inervação – Função

4ª edição
Editado por
F. Paulsen e J. Waschke

Revisão Técnica
Marco Aurélio R. Fonseca Passos
Médico. Mestre em Anatomia pela Universidade Federal do Rio de Janeiro (UFRJ). Doutor em Ciências pela Universidade do Estado do Rio de Janeiro (UERJ). Chefe do Departamento de Anatomia da UERJ.

Tradução
Eliane Garcia Diniz
Maria de Fátima Azevedo
Mariana Villanova Vieira

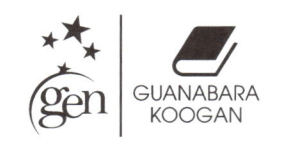

Sobotta

Quadros de Músculos, Articulações e Nervos

Editado por F. Paulsen e J. Waschke

Este livreto é parte integrante do Atlas de Anatomia Humana, 25ª edição, e não pode ser vendido separadamente.
As menções às figuras referem-se aos volumes 1 a 3 deste Atlas.
Abreviaturas: O = Origem, I = Inserção, F = Função.

All rights reserved
4. Auflage 2022
© Elsevier, Deutschland
ISBN 978-3-437-44160-8

Endereço dos editores:
Professor Dr. med. Friedrich Paulsen
Institut für Anatomie, Lehrstuhl Funktionelle und Klinische Anatomie
Friedrich-Alexander-Universität Erlangen-Nürnberg
Universitätsstraße 19
91054 Erlangen

Professor Dr. med. Jens Waschke
Anatomische Anstalt der LMU München
Lehrstuhl Anatomie I – vegetative Anatomie
Pettenkoferstraße 11
80336 München

Os autores deste livro e a editora empenharam seus melhores esforços para assegurar que as informações e os procedimentos apresentados no texto estejam em acordo com os padrões aceitos à época da publicação. Entretanto, tendo em conta a evolução das ciências, as atualizações legislativas, as mudanças regulamentares governamentais e o constante fluxo de novas informações sobre os temas que constam do livro, recomendamos enfaticamente que os leitores consultem sempre outras fontes fidedignas, de modo a se certificarem de que as informações contidas no texto estão corretas e de que não houve alterações nas recomendações ou na legislação regulamentadora.

Data do fechamento do livro: 17/11/2022

Os editores e a editora se empenharam para citar adequadamente e dar o devido crédito a todos os detentores de direitos autorais de qualquer material utilizado neste livro, dispondo-se a possíveis acertos posteriores caso, inadvertida e involuntariamente, a identificação de algum deles tenha sido omitida.

Atendimento ao cliente: (11) 5080-0751 | faleconosco@grupogen.com.br

Direitos exclusivos para a língua portuguesa
Copyright © 2023 by
GEN | Grupo Editorial Nacional S/A
Publicado pelo selo Editora Guanabara Koogan Ltda.
Travessa do Ouvidor, 11
Rio de Janeiro – RJ – CEP 20040-040
www.grupogen.com.br

Reservados todos os direitos. É proibida a duplicação ou reprodução deste volume, no todo ou em parte, em quaisquer formas ou por quaisquer meios (eletrônico, mecânico, gravação, fotocópia, distribuição pela Internet ou outros), sem permissão, por escrito, do GEN | Grupo Editorial Nacional Participações S/A.

Editoração eletrônica: Anthares

Ficha catalográfica

P357s
4. ed.

Paulsen, Friedrich

Sobotta : atlas de anatomia humana : quadros de músculos, articulações e nervos / editado por Friedrich Paulsen, Jens Waschke ; revisão técnica Marco Aurélio R. Fonseca Passos ; tradução Eliane Garcia Diniz. - 4. ed. - Rio de Janeiro : Guanabara Koogan, 2023.
: il.

Tradução de: Atlas der anatomie : tabellen zu muskeln, gelenken und nerven
Inclui Índice
ISBN 978-85-9515-953-2

1. Anatomia humana - Atlas. 2. Sistema musculoesquelético - Anatomia. I. Waschke, Jens. II. Passos, Marco Aurélio R. Fonseca. III. Diniz, Eliane Garcia. IV. Título.

22-80722

CDD: 611.7
CDU: 611.7

Meri Gleice Rodrigues de Souza- Bibliotecária- CRB-7/6439

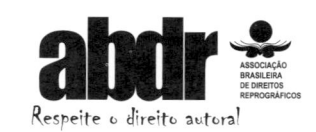

Para informações atualizadas acessar:
www.elsevier.de

Sumário

Cabeça

1 Músculos da Face 2
    1.1   Fronte, vértice, têmpora. 2
    1.2   Orelha. 2
    1.3   Pálpebras 3
    1.4   Nariz 4
    1.5   Boca 4
    1.6   Pescoço 6

2 Músculos Extrínsecos do Bulbo do Olho 7

3 Músculos da Língua 9
    3.1   Músculos intrínsecos da língua 9
    3.2   Músculos extrínsecos da língua 10

4 Músculos do Palato 11

5 Músculos da Mastigação 12

Pescoço

6 Músculos da Faringe. 14
    6.1   Mm. constritores 14
    6.2   Mm. levantadores 15

7 Músculos da Laringe. 16

8 Ramos e Áreas de Suprimento do Plexo Cervical 18

9 Músculos Laterais do Pescoço. 18

10 Músculos Supra-Hióideos 19

11 Músculos Infra-Hióideos. 20

12 Músculos Escalenos 21

13 Músculos Pré-Vertebrais 22

Tronco

14 Músculos da Parede Torácica. 24

15 Músculos Anteriores da Parede Abdominal 25

16 Músculos Laterais da Parede Abdominal 25

17 Músculos Dorsais da Parede Abdominal 26

18 Músculos Espinocostais. 26

19 Músculos Próprios do Dorso 27
    19.1   Trato lateral 27
    19.2   Trato medial 31
    19.3   Músculos próprios profundos da nuca 34

20 Movimentos das Articulações da Cabeça e da Coluna Vertebral Cervical 35

21 Diafragma 36
    21.1   Músculo 36
    21.2   Locais de passagem e pontos fracos no diafragma 36

22 Assoalho da Pelve e Músculos do Períneo e do Esfíncter Anal. 37
    22.1   Diafragma da pelve 37
    22.2   Músculos do períneo 37
    22.3   Músculos do esfíncter anal 38

Membro Superior

23 Articulações do Membro Superior **40**
    23.1 Articulações do cíngulo do membro superior. 40
    23.2 Articulações da parte livre membro superior 40
    23.3 Planos de movimento e eixos das articulações do braço. 41
24 Ramos e Áreas de Suprimento do Plexo Braquial **42**
25 Inervação Segmentar dos Músculos do Membro Superior, Músculos Importantes para Fins Diagnósticos **43**
26 Músculos Anteriores do Cíngulo do Membro Superior **43**
27 Músculos Anteriores do Ombro **44**
28 Músculos Laterais do Ombro **44**
29 Músculos Posteriores do Cíngulo do Membro Superior **45**
30 Músculos Posteriores do Ombro **46**
31 Músculos Anteriores do Braço **47**
32 Músculos Posteriores do Braço **48**
33 Músculos Anteriores Superficiais do Antebraço **49**
34 Músculos Anteriores Profundos do Antebraço **50**
35 Músculos Laterais (Radiais) do Antebraço **51**
36 Músculos Posteriores Superficiais do Antebraço **52**
37 Músculos Posteriores Profundos do Antebraço **53**
38 Músculos da Eminência Tenar **54**
39 Músculos da Palma da Mão **55**
40 Músculos da Eminência Hipotenar **56**

Membro Inferior

41 Articulações do Membro Inferior **58**
    41.1 Articulações dos ossos do cíngulo do membro inferior 58
    41.2 Articulações do membro inferior livre 58
    41.3 Movimentos e eixos das articulações do membro inferior 59
42 Ramos e Áreas de Suprimento do Plexo Lombossacral **61**
    42.1 Ramos e áreas de suprimento do plexo lombar. 61
    42.2 Ramos e áreas de suprimento do plexo sacral 61
43 Inervação Segmentar dos Músculos do Membro Inferior, Músculos Importantes para Fins Diagnósticos **63**
44 Músculos Anteriores do Quadril **63**
45 Músculos Posterolaterais do Quadril **64**
46 Músculos do Quadril (Pelvitrocantéricos) **65**
47 Músculos Anteriores da Coxa **66**
48 Músculos Mediais da Coxa (Adutores) **67**
49 Músculos Posteriores da Coxa (Músculos Isquiocrurais) **68**
50 Músculos Anteriores da Perna **69**
51 Músculos Laterais (Fibulares) da Perna **70**
52 Músculos Posteriores Superficiais da Perna **70**
53 Músculos Posteriores Profundos da Perna **71**
54 Músculos do Dorso do Pé **72**
55 Músculos Mediais da Planta do Pé **72**
56 Músculos da Planta do Pé **73**
57 Músculos Laterais da Planta do Pé **74**

Nervos Cranianos

58 Nervos Cranianos, Visão Geral	**76**
59 Nervos Cranianos, Funções	**76**
60 Nervos Cranianos	**77**
60.1 N. olfatório [I]	77
60.2 N. óptico [II]	77
60.3 N. oculomotor [III]	77
60.4 N. troclear [IV]	78
60.5 N. trigêmeo [V]	78
60.6 N. abducente [VI]	79
60.7 N. facial [VII]	79
60.8 N. vestibulococlear [VIII]	80
60.9 N. glossofaríngeo [IX]	80
60.10 N. vago [X]	80
60.11 N. acessório [XI]	81
60.12 N. hipoglosso [XII]	81
61 Organização Funcional do Isocórtex: Áreas Corticais Primárias e Secundárias	**82**
61.1 Área cortical primária	82
61.2 Área cortical secundária	82
62 Núcleos do Tálamo	**82**
Índice Alfabético	83

Crédito da imagem

A referência à respectiva fonte das ilustrações pode ser encontrada em todas as figuras da obra, no fim do texto da legenda, entre colchetes. Os caracteres especiais são entendidos da seguinte forma:
[...-...] = trabalho combinado com desenhista

Todos os gráficos e ilustrações que não estejam identificados:
© Elsevier GmbH, Munique.
L126 Dr. med. Katja Dalkowski, Buckenhof
S700 Sobotta-Archiv: Sobotta. Atlas der Anatomie des Menschen, div. Aufl . Elsevier/Urban & Fischer

Cabeça

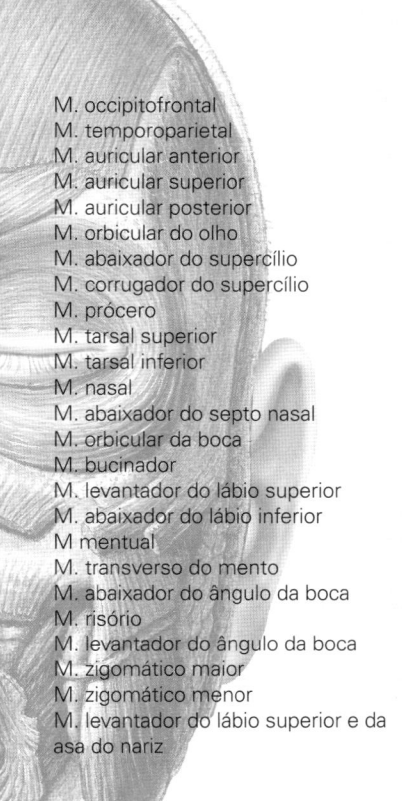

M. occipitofrontal
M. temporoparietal
M. auricular anterior
M. auricular superior
M. auricular posterior
M. orbicular do olho
M. abaixador do supercílio
M. corrugador do supercílio
M. prócero
M. tarsal superior
M. tarsal inferior
M. nasal
M. abaixador do septo nasal
M. orbicular da boca
M. bucinador
M. levantador do lábio superior
M. abaixador do lábio inferior
M mentual
M. transverso do mento
M. abaixador do ângulo da boca
M. risório
M. levantador do ângulo da boca
M. zigomático maior
M. zigomático menor
M. levantador do lábio superior e da asa do nariz

M. orbital
Platisma
M. reto superior
M. reto inferior
M. reto lateral
M. reto medial
M. oblíquo inferior da cabeça
M. oblíquo superior da cabeça
M. levantador da pálpebra superior
M. longitudinal superior
M. longitudinal inferior
M. transverso da língua
M. vertical da língua
M. genioglosso
M. hioglosso
M. estiloglosso
M. levantador do véu palatino
M. tensor do véu palatino
M. palatoglosso
M. palatofaríngeo
M. da úvula
M. temporal
M. masseter
M. pterigóideo medial
M. pterigóideo lateral

→ Tabela 1 Músculos da Face

1 Músculos da Face

Os músculos da expressão facial têm origem apenas parcial na área óssea circunscrita. Todos se irradiam para a pele.

1.1 Fronte, vértice, têmpora

Os Mm. occipitofrontal e temporoparietal são conjuntamente designados como M. epicrânico.

M. occipitofrontal
N. facial [VII]

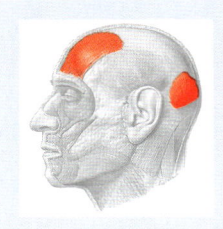

| **O:** **Ventre frontal:** Pele da fronte **Ventre occipital:** Linha nucal suprema | **I:** Aponeurose epicrânica | **F:** Fronte **Ventre frontal:** Cria rugas transversais na fronte, eleva os supercílios **Ventre occipital:** Suaviza rugas na fronte, traciona o couro cabeludo para trás |

M. temporoparietal
N. facial [VII]

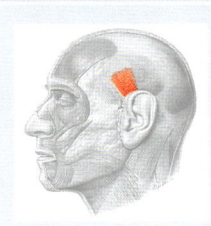

| **O:** Pele do vértice, fáscia temporal | **I:** Aponeurose epicrânica | **F:** Movimenta o couro cabeludo para baixo, distende a aponeurose epicrânica; sua função, entretanto, não é muito intensa |

1.2 Orelha

M. auricular anterior
N. facial [VII]

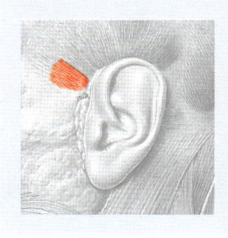

| **O:** Fáscia temporal | **I:** Espinha da hélice | **F:** Movimenta a orelha para a frente e para cima |

M. auricular superior
N. facial [VII]

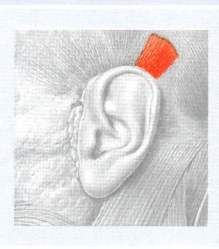

| **O:** Aponeurose epicrânica | **I:** Cartilagem da orelha | **F:** Movimenta a orelha para trás e para cima |

M. auricular posterior
N. facial [VII]

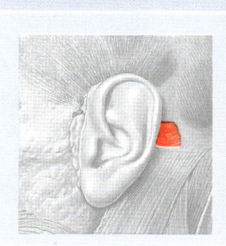

| **O:** Proc. mastoide do osso temporal | **I:** Parte posterior da raiz da orelha | **F:** Movimenta a orelha para trás |

→ Tabela 1 Músculos da Face

1.3 Pálpebras

M. orbicular do olho (circunda como um esfíncter o ádito da órbita)
N. facial [VII]

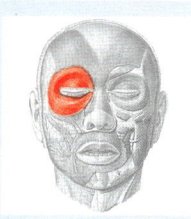

	O: Parte orbital: Crista lacrimal anterior, Proc. frontal da maxila, lacrimal, Lig. palpebral medial **Parte palpebral:** Lig. palpebral medial, saco lacrimal **Parte lacrimal (músculo de Horner):** Crista lacrimal posterior do lacrimal	**I: Parte orbital:** Lig. palpebral lateral **Parte palpebral:** Lig. palpebral lateral **Parte lacrimal:** Canalículo lacrimal, margens das pálpebras, parte posterior do septo orbital	**F: Parte orbital:** Fecha com força as pálpebras **Parte palpebral:** Fecha delicadamente as pálpebras, estabiliza a pálpebra inferior; local onde é feita cirurgia estética em pálpebras **Parte lacrimal:** Cria um mecanismo de pressão-sucção (bomba lacrimal, em inglês *lacrimal pump*) do líquido lacrimal pelos canalículos lacrimais para o saco lacrimal → promoção de lágrimas

M. abaixador do supercílio (separação da parte orbital do M. orbicular do olho)
N. facial [VII]

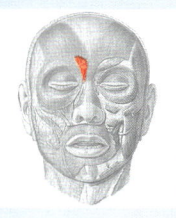

	O: Parte nasal do frontal, dorso do nariz	**I:** Terço medial da pele dos supercílios	**F:** Abaixa a pele da fronte e os supercílios

M. corrugador do supercílio
N. facial [VII]

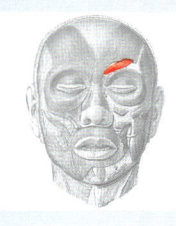

	O: Parte nasal do frontal	**I:** Terço medial da pele dos supercílios	**F:** Puxa a pele da fronte e os supercílios para a raiz do nariz, cria uma prega vertical na raiz do nariz; ajuda no fechamento vigoroso das pálpebras

M. prócero
N. facial [VII]

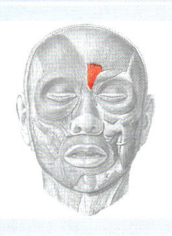

	O: Osso nasal	**I:** Pele da glabela	**F:** Traciona a área medial do supercílio para baixo, resultando, portanto, em pregas transversas na ponte do nariz (fungadela)

M. tarsal superior (músculo liso)
Simpático

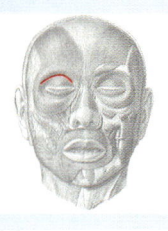

	O: Tendão do M. levantador da pálpebra superior, estrutura da pálpebra superior	**I:** Tarso superior	**F:** Alargamento da fissura palpebral, recolhimento vertical da pálpebra superior

M. tarsal inferior (músculo liso)
Simpático

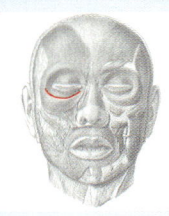

	O: Estrutura da pálpebra inferior	**I:** Tarso inferior	**F:** Alargamento da fissura palpebral, recolhimento vertical da pálpebra inferior

Cabeça

→ Tabela 1 Músculos da Face

Cabeça

1.4 Nariz

M. nasal
N. facial [VII]

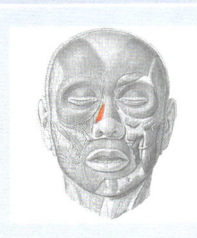

O: Parte alar: Maxila no nível dos dentes incisivos laterais **Parte transversa:** Maxila no nível dos dentes caninos	**I: Parte alar:** Asa do nariz, margem das narinas **Parte transversa:** Lâmina tendínea do dorso do nariz
F: Movimenta a asa do nariz e, com isso, o nariz **Parte alar:** Alarga a narina **Parte transversa:** Estreita a narina (assombro, hilaridade)	

M. abaixador do septo nasal
N. facial [VII]

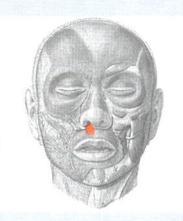

O: Maxila no nível dos dentes incisivos mediais
I: Cartilagem do septo nasal
F: Movimenta a asa do nariz para baixo, expande as narinas

1.5 Boca

M. orbicular da boca
N. facial [VII]

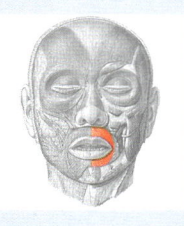

O: Parte marginal e **Parte labial:** Lateral do ângulo da boca
I: Pele dos lábios
F: Fecha os lábios, gerando tensão nos mesmos
Parte marginal: Move a parte interna (vermelha) dos lábios
Parte labial: Projeta para fora as margens dos lábios
→ Os músculos dos lábios superior e inferior podem agir de modo independente uns dos outros
→ Os músculos atuam na ingestão de alimentos, na articulação da fala e nas expressões faciais

M. bucinador
N. facial [VII]

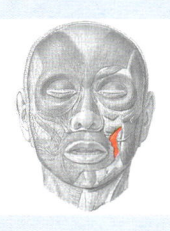

O: Maxila, rafe pterigomandibular, mandíbula
I: Ângulo da boca
F: Estica os lábios, retrai o ângulo da boca, por exemplo, ao soprar ou mastigar, pressiona as bochechas contra os dentes; evita que a pessoa morda a parede interna das bochechas durante a mastigação

M. levantador do lábio superior
N. facial [VII]

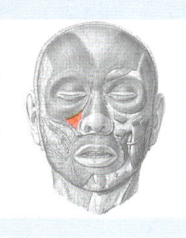

O: Maxila, abaixo do forame infraorbital
I: Lábio superior
F: Move o lábio superior lateral e superiormente, expande as narinas (insatisfação, choro)

→ Tabela 1 Músculos da Face

1.5 Boca (continuação)

M. abaixador do lábio inferior
N. facial [VII]

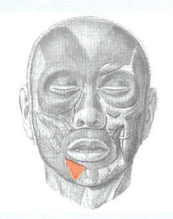

O: Base da mandíbula medial por baixo do forame mental	**I:** Lábio inferior	**F:** Move o lábio inferior lateral e inferiormente, projeta a parte interna (vermelha) dos lábios para fora (desprazer)

M. mentual
N. facial [VII]

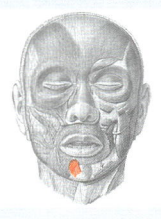

O: Fossa incisiva da mandíbula	**I:** Pele do mento	**F:** Eleva e enruga a pele do mento, elevando assim o lábio inferior (com o M. orbicular da boca, permite o assovio)

M. transverso do mento
N. facial [VII]

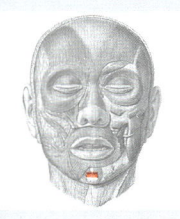

O: Separação transversal do M. mentual	**I:** Pele da protuberância do mento	**F:** Movimenta a pele do mento

M. abaixador do ângulo da boca
N. facial [VII]

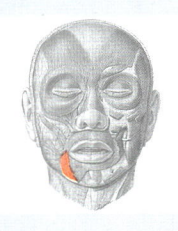

O: Base da mandíbula por baixo do forame mental	**I:** Ângulo da boca	**F:** Puxa o ângulo da boca para baixo (descontentamento, luto)

M. risório
N. facial [VII]

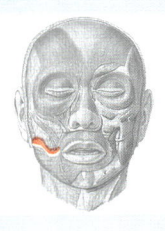

O: Fáscia parotídea, fáscia massetérica	**I:** Ângulo da boca	**F:** Alarga a rima da boca, cria a covinha do sorriso

→ Tabela 1 Músculos da Face

1.5 Boca (continuação)

M. levantador do ângulo da boca N. facial [VII]		
O: Fossa canina da maxila	**I:** Ângulo da boca	**F:** Move a rima da boca no sentido medial e superior

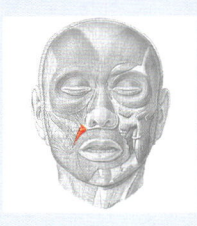

M. zigomático maior N. facial [VII]		
O: Zigomático	**I:** Ângulo da boca	**F:** Move a rima da boca no sentido lateral e superior (alegria, músculo do riso)

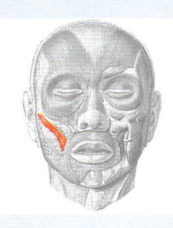

M. zigomático menor N. facial [VII]		
O: Zigomático	**I:** Ângulo da boca	**F:** Move a rima da boca lateralmente

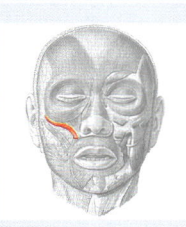

M. levantador do lábio superior e da asa do nariz N. facial [VII]		
O: Proc. frontal da maxila (parede medial da órbita)	**I:** Asas do nariz, ângulo da boca	**F:** Movimenta os lábios e as asas do nariz (dilatação das narinas, descontentamento, arrogância, farejamento)

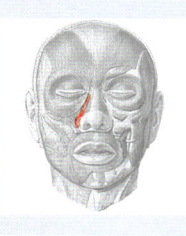

1.6 Pescoço

Platisma N. facial [VII]		
O: Base da mandíbula, fáscia parotídea	**I:** Pele abaixo da clavícula, fáscia peitoral	**F:** Alarga a rima da boca, puxa o ângulo da boca lateralmente, promove o retorno venoso do sangue para as veias superficiais do pescoço (medo, desgosto)

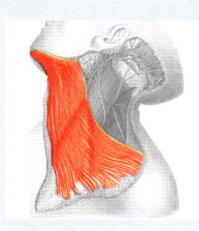

→ Tabela 2 Músculos Extrínsecos do Bulbo do Olho

2 Músculos Extrínsecos do Bulbo do Olho

M. reto superior
N. oculomotor [III], R. superior

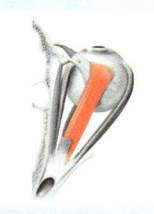

O: Porção superior do anel tendíneo comum	**I:** Superior, rostral ao equador do bulbo do olho	**F:** Elevação do eixo visual, adução e rotação medial do bulbo do olho

M. reto inferior
N. oculomotor [III], R. inferior

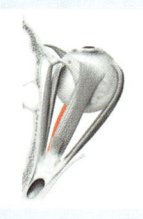

O: Porção inferior do anel tendíneo comum	**I:** Inferior, rostral ao equador do bulbo do olho	**F:** Abaixa o eixo visual, adução e e rotação lateral do bulbo do olho

M. reto lateral
Nervo abducente [VI]

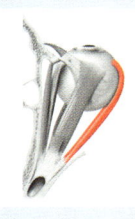

O: Porção lateral do anel tendíneo comum	**I:** Lateral, rostral ao equador no bulbo do olho	**F:** Abdução do bulbo do olho

M. reto medial
N. oculomotor [III], R. inferior

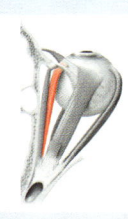

O: Porção medial do anel tendíneo comum	**I:** Medial, rostral ao equador no bulbo do olho	**F:** Adução do bulbo do olho

Tabela 2 Músculos Extrínsecos do Bulbo do Olho

M. oblíquo inferior
N. oculomotorius [III], R. inferior

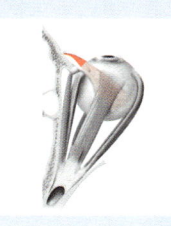

O: Porção medial do assoalho da órbita, posterior à margem da órbita; na maxila lateral ao sulco lacrimal

I: Quadrante lateral posterior do bulbo do olho

F: Elevação do eixo visual, abdução e rotação lateral do bulbo do olho

M. oblíquo superior
Nervo troclear [IV]

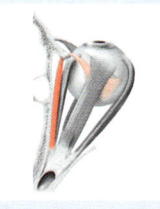

O: Corpo do esfenoide, superior e medial ao canal óptico

I: Quadrante lateral posterior do bulbo do olho

F: Abaixa o eixo visual, abdução e rotação medial do bulbo do olho

M. elevador da pálpebra superior
N. oculomotorius [III], R. superior

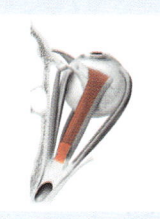

O: Asa menor do esfenoide, anterior ao canal óptico

I: Superfície anterior do tarso na pálpebra superior; fibras para a pele e para a conjuntiva do fórnice

F: Levanta a pálpebra superior

M. orbital (músculo de Müller, musculatura lisa)
Simpático

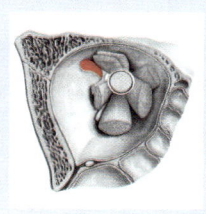

O: Periórbita abaixo da fissura infraorbital

I: Periórbita acima da fissura infraorbital

F: Função não totalmente compreendida, pilar elástico para o conteúdo orbital

→ Tabela 3 Músculos da Língua

3 Músculos da Língua

3.1 Músculos intrínsecos da língua

M. longitudinal superior
N. hipoglosso [XII]

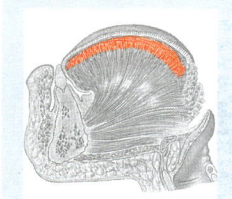

O: Raiz da língua	**I:** Ápice da língua	**F:** Encurta e alarga a língua, levanta a ponta da língua

M. longitudinal inferior
N. hipoglosso [XII]

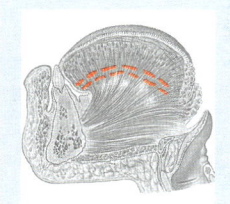

O: Raiz da língua	**I:** Ápice da língua	**F:** Encurta e alarga a língua, abaixa a ponta da língua

M. transverso da língua
N. hipoglosso [XII]

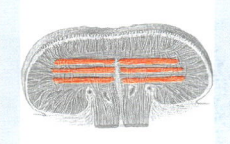

O: Margem lateral da língua, septo da língua	**I:** Margem lateral da língua, aponeurose da língua	**F:** Estreita a língua; estende a língua (com o M. vertical da língua)

M. vertical da língua
N. hipoglosso [XII]

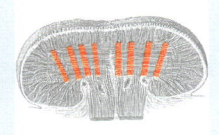

O: Raiz da língua	**I:** Aponeurose da língua	**F:** Alarga a língua

→ Tabela 3 Músculos da Língua

3.2 Músculos extrínsecos da língua

M. genioglosso
N. hipoglosso [XII]

O: Espinha geniana superior da mandíbula	**I:** Aponeurose da língua	**F:** Puxa a língua anterior e inferiormente, projeta a língua para fora da boca

M. hioglosso
N. hipoglosso [XII]

O: Corno maior e corpo do hioide	**I:** Aponeurose da língua	**F:** Puxa a língua posterior e inferiormente, abaixa a língua para o mesmo lado por contração unilateral

M. estiloglosso
N. hipoglosso [XII]

O: Proc. estiloide do temporal	**I:** Aponeurose da língua	**F:** Puxa a língua posterior e superiormente, a contração unilateral resulta em inclinação do mesmo lado, com inclinação da língua para o lado oposto

→ Tabela 4 Músculos do Palato

4 Músculos do Palato

M. levantador do véu palatino
Rr. faríngeos do N. glossofaríngeo [IX] e do N. vago [X] (= Plexo faríngeo)

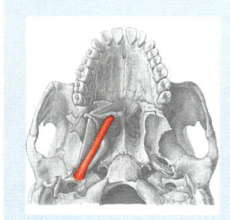

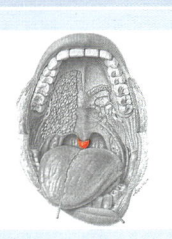

| | **O:** Face inferior da parte petrosa do temporal, cartilagem da tuba auditiva | **I:** Aponeurose palatina | **F:** Estica e eleva o véu palatino, alarga o lúmen da tuba auditiva |

M. tensor do véu palatino (circunda o hâmulo pterigóideo como ponto de apoio)
Nervo para o músculo tensor do véu palatino, ramo do N. mandibular [V_3]

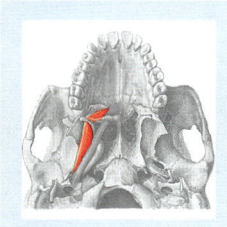

| | **O:** Fossa escafóidea no Proc. pterigoide, parte membranácea da tuba auditiva | **I:** Aponeurose palatina | **F:** Distende (e eleva) o véu palatino, alarga o lúmen da tuba auditiva |

M. palatoglosso
N. glossofaríngeo [IX]

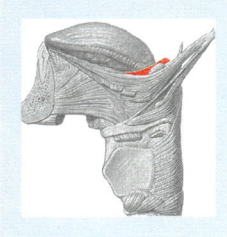

| | **O:** Aponeurose palatina | **I:** Irradia-se dos músculos intrínsecos, margem da raiz da língua | **F:** Abaixa o véu palatino, e ao mesmo tempo a base da língua, e estreita o istmo das fauces |

M. palatofaríngeo
Plexo faríngeo (N. glossofaríngeo [IX], N. vago [X])

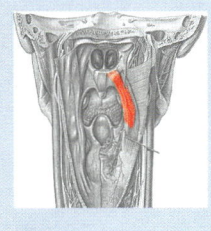

| | **O:** Aponeurose palatina, hâmulo pterigóideo, lâmina medial do Proc. pterigoide | **I:** Parede lateral da faringe, parte superior da cartilagem tireóidea | **F:** Traciona o palato mole; traciona a parede da faringe anterior, superior e medialmente durante a deglutição de alimentos; atua junto com o músculo contralateral |

M. da úvula (músculo ímpar)
Rr. faríngeos do N. glossofaríngeo [IX] e do N. vago [X] (= Plexo faríngeo)

| | **O:** Aponeurose palatina | **I:** Estroma e ponta da úvula | **F:** Encurta a úvula e, assim, aumenta sua espessura |

→ Tabela 5 Músculos da Mastigação

5 Músculos da Mastigação

O M. masseter pode ser palpado através da pele em seu trajeto do ângulo da mandíbula até o zigomático. Cerrando os dentes, percebe-se também o ventre do M. temporal na fossa temporal. Por dentro do ramo da mandíbula está situado o M. pterigóideo medial. Da articulação temporomandibular para diante, estende-se o M. pterigóideo lateral.

M. temporal
Nn. temporais profundos (N. mandibular (V_3))

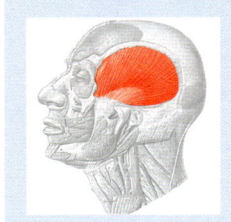

	O: Temporal abaixo da linha temporal inferior, lâmina profunda da fáscia temporal	I: Proc. coronoide da mandíbula	F: Bilateral: • Fecha a mandíbula (o músculo mais forte da mandíbula) → adução • Parte anterior: puxa a mandíbula anteriormente (= protrusão) • Parte posterior: retrai a mandíbula (= retrusão) Unilateral: • Lado ativo: estabilização da cabeça da mandíbula (parte posterior) • Lado do equilíbrio: deslocamento anterior da cabeça da mandíbula, rotação contralateral; a parte posterior do músculo mantém a cabeça da mandíbula na posição de repouso na fossa mandibular

M. masseter
N. massetérico (N. mandibular [V_3])

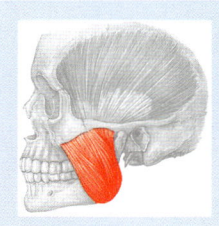

	O: **Parte superficial:** Margem inferior do arco zigomático **Parte profunda:** Face interna do arco zigomático	I: **Parte superficial:** Ângulo da mandíbula (tuberosidade massetérica) **Parte profunda:** Margem inferior da mandíbula	F: Fecha a mandíbula (adução) **Parte superficial:** Puxa a mandíbula anteriormente (= protrusão)

M. pterigóideo medial
N. pterigóideo medial (N. mandibular [V_3])

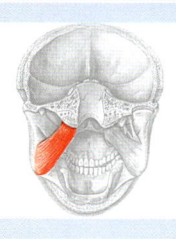

	O: Fossa pterigóidea	I: Margem inferior da mandíbula, (tuberosidade pterigóidea)	F: Bilateral: • Adução da mandíbula, protrusão da mandíbula Unilateral: • Movimento de trituração - Lado de equilíbrio: desloca a cabeça da mandíbula anteriormente e gira para o outro lado

M. pterigóideo lateral
N. pterigóideo lateral (N. mandibular [V_3])

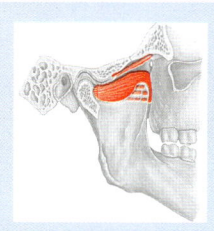

	O: **Cabeça superior:** Crista infratemporal do esfenoide **Cabeça inferior:** Lâmina lateral do Proc. pterigoide	I: **Cabeça superior:** Disco e cápsula da articulação temporomandibular **Cabeça inferior:** Fóvea pterigóidea do Proc. condilar da mandíbula	F: **Cabeça superior:** • Bilateral: início da abertura da boca pela tração do disco articular para frente • Unilateral: movimento de trituração Lado de equilíbrio: a cabeça da mandíbula é movida para frente **Cabeça inferior:** • Bilateral: fixação da cabeça da mandíbula no tubérculo durante adução • Unilateral: movimento de trituração Lado ativo: estabiliza o côndilo inativo durante o movimento rotatório

Pescoço

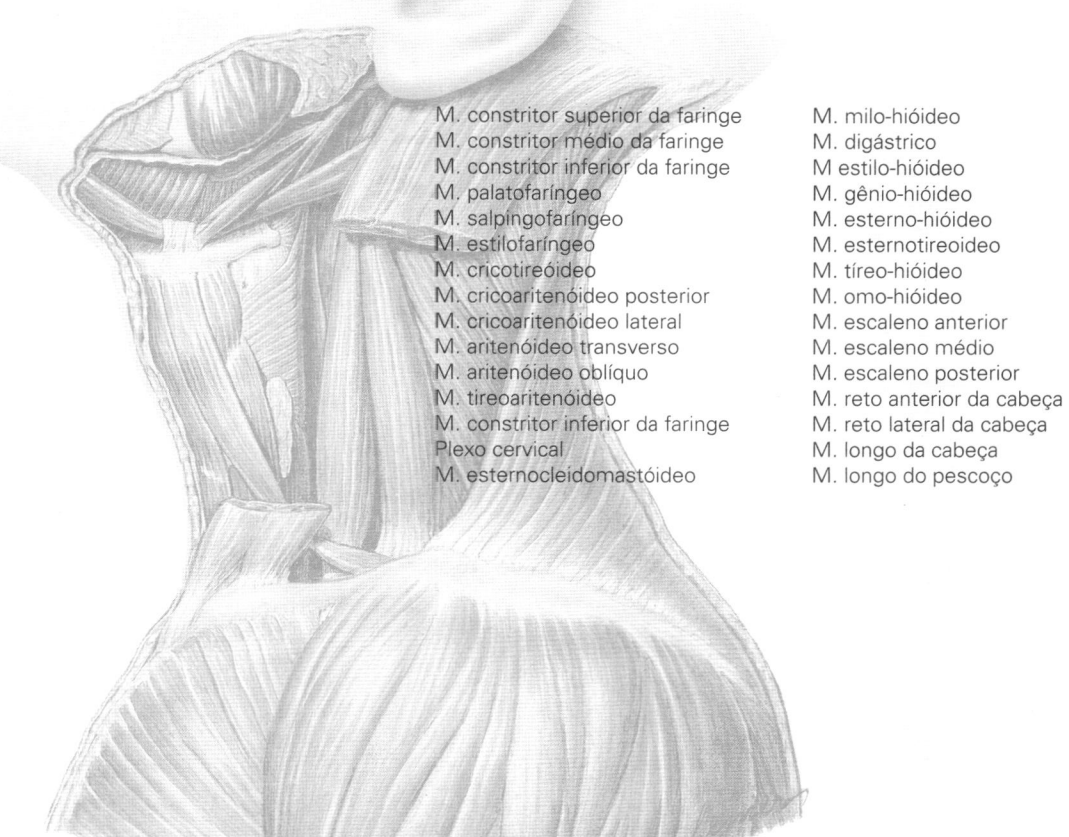

M. constritor superior da faringe
M. constritor médio da faringe
M. constritor inferior da faringe
M. palatofaríngeo
M. salpingofaríngeo
M. estilofaríngeo
M. cricotireóideo
M. cricoaritenóideo posterior
M. cricoaritenóideo lateral
M. aritenóideo transverso
M. aritenóideo oblíquo
M. tireoaritenóideo
M. constritor inferior da faringe
Plexo cervical
M. esternocleidomastóideo

M. milo-hióideo
M. digástrico
M estilo-hióideo
M. gênio-hióideo
M. esterno-hióideo
M. esternotireoideo
M. tíreo-hióideo
M. omo-hióideo
M. escaleno anterior
M. escaleno médio
M. escaleno posterior
M. reto anterior da cabeça
M. reto lateral da cabeça
M. longo da cabeça
M. longo do pescoço

→ Tabela 6 Músculos da Faringe

6 Músculos da Faringe

Os músculos da faringe são divididos em músculos constritores da faringe (superior, médio e inferior) e músculos levantadores (Mm. estilofaríngeo, salpingofaríngeo e palatofaríngeo).

6.1 Mm. constritores

M. constritor superior da faringe
Rr. faríngeos do N. glossofaríngeo [IX] (= Plexo faríngeo)

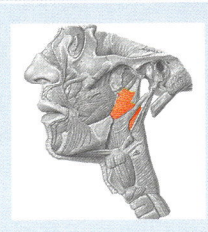

| O: **Parte pterigofaríngea:** Lâmina medial do Proc. pterigoide, hâmulo pterigóideo **Parte bucofaríngea:** Rafe pterigomandibular **Parte milofaríngea:** Linha milo-hióidea da mandíbula **Parte glossofaríngea:** M. transverso da língua | I: Membrana faringobasilar, rafe da faringe | F: Coopera na deglutição, constringe a crista palatofaríngea (de Passavant), a partir da orofaringe |

M. constritor médio da faringe
Rr. faríngeos do N. glossofaríngeo [IX] e do N. vago [X] (= Plexo faríngeo)

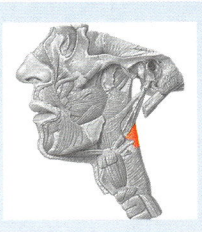

| O: **Parte condrofaríngea:** Corno menor do hioide **Parte ceratofaríngea:** Corno maior do hioide | I: Rafe da faringe | F: Coopera na deglutição, estreitando a faringe por trás. A contração ondulatória para baixo ajuda o transporte do alimento ingerido até o esôfago (onda peristáltica) |

M. constritor inferior da faringe
Rr. faríngeos do N. vago [X] (= Plexo faríngeo)

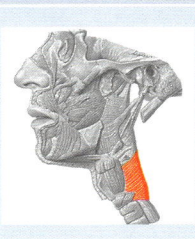

| O: **Parte tireofaríngea:** Cartilagem tireóidea **Parte cricofaríngea:** Face lateral da cartilagem cricóidea | I: Rafe da faringe | F: Constringe o ádito da laringe pelo levantamento da laringe. Constrige a crista palatofaríngea a partir de baixo; a contração ondulatória para baixo ajuda o transporte do alimento ingerido até o esôfago (onda peristáltica) |

→ Tabela 6 Músculos da Faringe

6.2 Mm. levantadores

M. palatofaríngeo (pertence, por sua função, também aos Mm. do palato)
Rr. faríngeos do N. glossofaríngeo [IX] (= Plexo faríngeo)

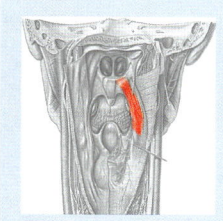

O: Aponeurose palatina, hâmulo pterigóideo, lâmina medial do Proc. pterigoide	**I:** Parede lateral da faringe, margem superior da cartilagem tireóidea	**F:** Tensiona o palato mole; puxa a parede da faringe anterior, superior e medialmente durante a deglutição; atua junto com o músculo contralateral

M. salpingofaríngeo
Rr. faríngeos do N. glossofaríngeo [IX] (= Plexo faríngeo)

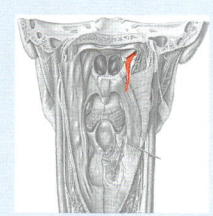

O: Cartilagem da tuba auditiva	**I:** Irradia-se na parede lateral da faringe	**F:** Eleva a faringe, abre a tuba auditiva, atua junto com o músculo contralateral

M. estilofaríngeo
R. do músculo estilofaríngeo do N. glossofaríngeo [IX]

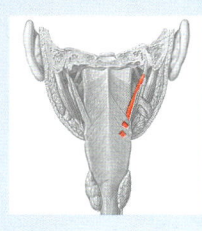

O: Proc. estiloide do temporal	**I:** Cartilagem tireóidea, irradia-se na parede lateral da faringe	**F:** Eleva a faringe. Fibras de orientação horizontal estendem a área da garganta; atua junto com o músculo contralateral

Pescoço

7 Músculos da Laringe

M. cricotireóideo (Parte reta: superficial, Parte oblíqua: profunda)
R. externo do N. laríngeo superior do N. vago [X]

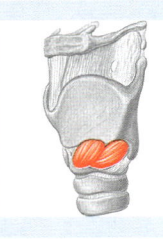

O: Parte interna: Face anterior da cartilagem cricóidea
Parte reta e **parte oblíqua:** Face anterior da cartilagem cricóidea

I: Face interna da cartilagem cricóidea e cone elástico
Parte reta: Margem inferior da cartilagem cricóidea
Parte oblíqua: Corno inferior da cartilagem cricóidea

F: Tensiona a prega vocal através do basculamento da cartilagem cricóidea ao redor do eixo transversal (→ tensão)

M. cricoaritenóideo posterior
N. laríngeo recorrente do N. vago [X]

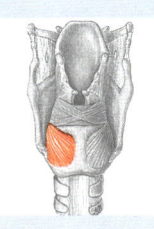

O: Parte posterior da lâmina da cartilagem cricóidea

I: Proc. muscular da cartilagem aritenóidea

F: Alarga a rima da glote ao girar para fora a cartilagem aritenóidea, ao longo do eixo longitudinal, e basculá-la lateralmente

---

M. cricoaritenóideo lateral
N. laríngeo recorrente do N. vago [X]

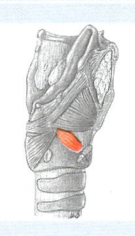

O: Margem superior lateral do arco da cartilagem cricóidea

I: Proc. muscular da cartilagem aritenóidea

F: Fecha a parte intermembranácea da rima da glote por rotação interna e discreta elevação da cartilagem aritenóidea, abre a parte cartilagínea → suspiro ("triângulo do suspiro")

M. aritenóideo transverso
N. laríngeo recorrente do N. vago [X]

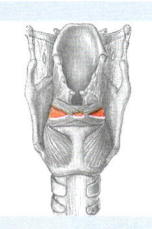

O: Margem lateral e face posterior da cartilagem aritenóidea

I: Margem lateral e face posterior da cartilagem aritenóidea do lado oposto

F: Fecha a rima da glote da parte intercartilagínea pela aproximação das cartilagens aritenóideas

---

M. aritenóideo oblíquo
N. laríngeo recorrente do N. vago [X]

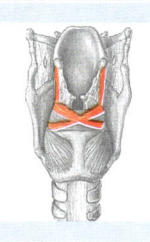

O: Base da face posterior da cartilagem aritenóidea
Parte ariepiglótica: Ápice da cartilagem aritenóidea

I: Ápice e face posterior do Proc. muscular do lado oposto
Parte ariepiglótica: Margem lateral da cartilagem epiglótica

F: Estreita a parte intercartilagínea da rima da glote, ao promover a báscula medial da cartilagem aritenóidea, além de promover uma leve abertura na parte intramembranosa

→ Tabela 7 Músculos da Laringe

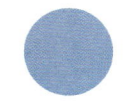

M. tireoaritenóideo
N. laríngeo recorrente do N. vago [X]

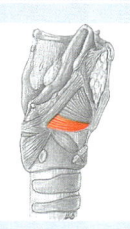	**O: Parte externa:** Face interna da lâmina da cartilagem tireóidea	**I:** Proc. muscular e face anterior da cartilagem aritenóidea	**F:** Aproximação e abaixamento do processo vocal, resultando em fechamento da parte intermembranácea da rima da glote
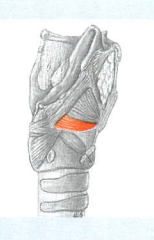	**O: Parte tireoepiglótica:** Face interna da cartilagem tireóidea	**I:** Margem da epiglote e prega vestibular	**F:** Estreita o ádito da laringe
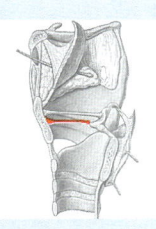	**O: Parte interna (M. vocal):** Face interna do 1/3 inferior da cartilagem tireóidea sobre o ligamento de Broyles	**I:** Parte tireovocal: Proc. vocal Parte tireoepiglótica: fóvea oblonga da cartilagem aritenóidea	**F:** Contração isotônica: fecha a parte intermembranácea da rima da glote por alongamento ou encurtamento das pregas vocais. Contração isométrica: regula a tensão nas pregas vocais → regula a vibração das pregas vocais

M. constritor inferior da faringe
Rr. faríngeos do N. vago [X] (= Plexo faríngeo)

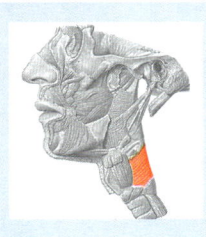	**O: Parte tireofaríngea:** Parede lateral da cartilagem tireóidea	**I:** Rafe da faringe	**F:** Eleva a laringe durante a deglutição, fortalece as pregas vocais; → Tabela 6 Músculos da faringe
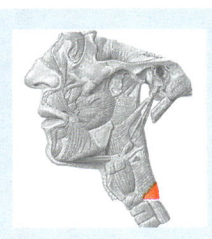	**O: Parte cricofaríngea:** Parte posterior da face externa da cartilagem tireóidea	**I:** Rafe da faringe	**F:** Relaxamento das pregas vocais (questionável); → Tabela 6 Músculos da faringe

Pescoço

→ Tabela 8 Ramos e Áreas de Suprimento do Plexo Cervical

8 Ramos e Áreas de Suprimento do Plexo Cervical

	Motores	Sensitivos
Alça cervical Raiz superior Raiz inferior	Mm. infra-hióideos	
Rr. musculares	M. longo do pescoço, M. longo da cabeça, Mm. retos anterior e lateral da cabeça, Mm. intertransversários anteriores do pescoço, M. trapézio, M. levantador da escápula, Mm. escalenos, M. gênio-hióideo	
Ramos do ponto "nervoso" do pescoço N. auricular magno		Pele da parte superior do pescoço, na região do ângulo da mandíbula, anterior e posterior à orelha, a maior parte da orelha
N. cervical transverso		Pele na parte anterior e superior do pescoço
N. occipital menor		Pele da região occipital
Nn. supraclaviculares mediais, intermédios, laterais		Pele em uma faixa infraclavicular
N. frênico	Diafragma	Pleura parietal, pericárdio, peritônio

9 Músculos Laterais do Pescoço

O M. esternocleidomastóideo e o M. trapézio compartilham a mesma inervação. O M. esternocleidomastóideo estende-se obliquamente do Proc. mastoide para a frente e para baixo e está integrado na lâmina superficial da fáscia cervical.

M. esternocleidomastóideo
N. acessório [XI]; Plexo cervical

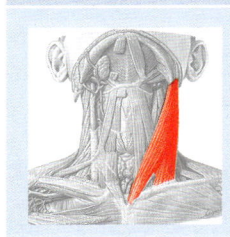

O: Cabeça esternal: Tendão longo da face ventral do esterno
Cabeça clavicular: Tendão curto do terço esternal da clavícula

I: Proc. mastoide, margem lateral da linha nucal superior

F: Contração unilateral: inclina a cabeça para o mesmo lado e gira a face para o lado oposto
Contração bilateral: retifica a cabeça e flexiona a coluna cervical. Com a cabeça fixada, atua como músculo respiratório auxiliar

→ Tabela 10 Músculos Supra-Hióideos

10 Músculos Supra-Hióideos

Os músculos supra-hióideos formam o assoalho da cavidade oral e são antagonistas dos músculos infra-hióideos. Superficialmente, localiza-se o ventre anterior do M. digástrico. O M. milo-hióideo fecha, como uma larga lâmina, o assoalho da cavidade oral por baixo. Internamente a ele situa-se o M. gênio-hióideo como um tirante arredondado. O ventre posterior do M. digástrico e o M. estilo-hióideo situam-se posteriormente.

M. milo-hióideo (os músculos direito e esquerdo formam juntos uma lâmina fechada abaixo da cavidade da boca)
N. milo-hióideo (N. mandibular [V_3])

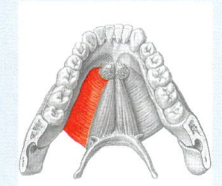

O: Linha milo-hióidea da mandíbula	I: Rafe milo-hióidea, corpo do hioide	F: Contração bilateral com a mandíbula fixa: • Levantamento da língua durante a deglutição Contração bilateral: • Abaixa a mandíbula (abertura da boca) com o hioide fixado • Eleva o hioide durante a deglutição com mandíbula fixa Contração unilateral: • Movimento de trituração – move para o mesmo lado com fixação do hioide

M. digástrico (o ventre posterior e o ventre anterior são ligados por um tendão intermediário, que é fixado a um corno menor do hioide)
Ventre anterior: N. milo-hióideo (N. mandibular [V_3]);
Ventre posterior: R. digástrico (N. facial [VII])

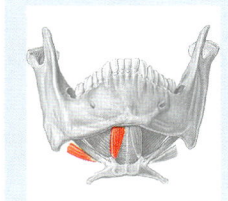

O: Incisura mastóidea do temporal	I: Fossa digástrica da mandíbula	F: Contração bilateral com a mandíbula fixa: • Elevação do hioide durante a deglutição **Ventre anterior:** • Contração bilateral: abdução da mandíbula (abertura da boca) com fixação do hioide • Contração unilateral: movimento de trituração • Lado de equilíbrio: move a cabeça da mandíbula para frente e para o mesmo lado

M. estilo-hióideo
R. estilo-hióideo (N. facial [VII])

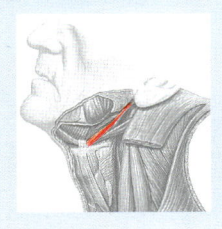

O: Proc. estiloide do temporal	I: Corpo do hioide com duas faixas parciais que abarcam o tendão intermédio do M. digástrico	F: Contração bilateral: • Fixação do hioide e deslocamento superior e posterior do mesmo durante a deglutição

M. gênio-hióideo (os músculos de ambos os lados são separados somente por um septo fibroso delgado)
Rr. ventrais de C1-C2

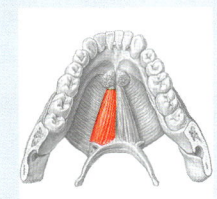

O: Tendão curto da espinha geniana inferior da mandíbula	I: Corpo do hioide	F: Contração bilateral com o hioide fixo: • Abdução da mandíbula (abertura da boca) Contração unilateral com o hioide fixo: • Movimento de trituração dos alimentos para o mesmo lado Contração bilateral com a mandíbula fixa: • Eleva o hioide para frente

→ Tabela 11 Músculos Infra-Hióideos

11 Músculos Infra-Hióideos

Os músculos infra-hióideos são opostos aos supra-hióideos. Superficialmente está localizado o M. esterno-hióideo. Profundamente a ele seguem o M. esternotireóideo e o M. tíreo-hióideo. Mais distante lateralmente se encontra o M. omo-hióideo.

M. esterno-hióideo
Alça cervical (Plexo cervical)

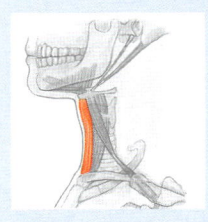

O: Face interna do manúbrio do esterno, cápsula da articulação esternoclavicular, extremidade esternal da clavícula	**I:** Corpo do hioide	**F:** Puxa o hioide para baixo, fixa o hioide para a abertura da boca e o movimento de trituração durante contração isométrica

M. esternotireóideo
Alça cervical (Plexo cervical)

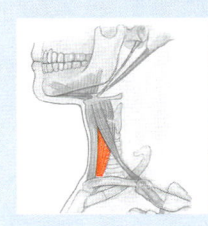

O: Face interna do manúbrio do esterno, cartilagem costal I e costela II	**I:** Linha oblíqua, da lâmina da cartilagem tireóidea, tubérculo tireóideo superior e tubérculo tireóideo inferior	**F:** Aproxima o hioide e a laringe, fixa a laringe por contração isométrica durante a fonação

M. tíreo-hióideo
Alça cervical (Plexo cervical)

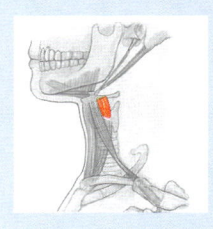

O: Face externa da lâmina da cartilagem tireóidea, tubérculo tireóideo superior e tubérculo tireóideo inferior	**I:** Corpo do hioide e corno maior do hioide	**F:** Aproxima o hioide e a laringe, eleva a laringe (deglutição) com o hioide fixo, rebaixa o hioide com a laringe fixa e, assim, influencia a fonação

M. omo-hióideo (ventre inferior e ventre superior ficam contínuos com a bainha carótica graças ao tendão intermédio)
Alça cervical (Plexo cervical)

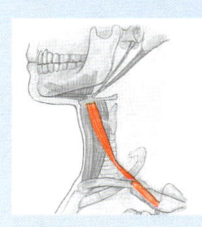

O: Ventre inferior: Margem superior da escápula, base do Proc. coracoide	**I: Ventre superior:** Corpo do hioide	**F:** Estica a fáscia cervical através da aderência de seu tendão intermédio com a bainha carótica, mantém a V. jugular interna aberta, puxa o hioide caudalmente, fixa o hioide

→ Tabela 12 Músculos Escalenos

12 Músculos Escalenos

Os três músculos escalenos (anterior, médio e posterior) formam, lateralmente à coluna vertebral cervical, uma lâmina muscular de três lados e puxam as costelas superiores. Os músculos escalenos anterior e médio limitam o hiato interescalênico (passagem para o plexo braquial e a A. subclávia).

M. escaleno anterior
Ramos diretos do Plexo cervical e Plexo braquial

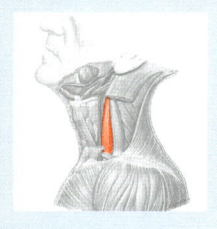

O: Tubérculos anteriores dos Procc. transversos da 3ª a 6ª vértebras cervicais

I: Tubérculo do músculo escaleno anterior da primeira costela

F: Coluna cervical fixa:
- Bilateral: eleva a primeira costela e, com isso, o tórax (músculo auxiliar da respiração: inspiração)

Tórax fixo:
- Bilateral: flexiona a coluna cervical
- Unilateral: flexão lateral da coluna cervical para o mesmo lado, rotação para o lado oposto

M. escaleno médio
Ramos diretos do Plexo cervical e Plexo braquial

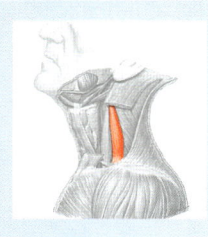

O: Tubérculos dos Procc. transversos da 3ª a 7ª vértebras cervicais

I: Primeira costela, posterior ao sulco da artéria subclávia

F: Coluna cervical fixa:
- Bilateral: eleva a primeira costela e, com isso, o tórax (músculo auxiliar da respiração: inspiração)

Tórax fixo:
- Unilateral: flexão lateral da coluna vertebral cervical para o mesmo lado

M. escaleno posterior
Ramos diretos do Plexo cervical e Plexo braquial

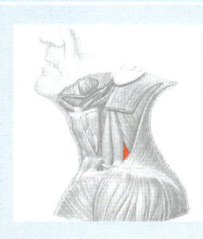

O: Tubérculos posteriores dos Procc. transversos da 5ª e 6ª vértebras cervicais

I: Segunda costela

F: Coluna cervical fixa:
- Bilateral: levanta a segunda e terceira costelas e, com isso, o tórax (músculo auxiliar da respiração: inspiração)

Tórax fixo:
- Unilateral: ligeira inclinação

Pescoço

→ Tabela 13 Músculos Pré-Vertebrais

13 Músculos Pré-Vertebrais

Os músculos pré-vertebrais estão situados à direita e à esquerda dos corpos vertebrais cervicais e torácicos superiores e estão cobertos pela lâmina pré-vertebral da fáscia cervical. Na parte anterior lateral do atlas e do áxis ligam-se o curto M. reto anterior da cabeça e o M. reto lateral da cabeça.

M. reto anterior da cabeça e M. reto lateral da cabeça
Rr. ventrais do Plexo cervical

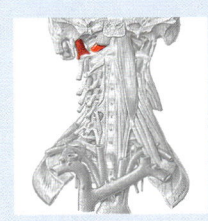

O: Proc. transverso e massa lateral do atlas

I: Parte basilar do occipital

F: Flexão lateral e anterior da cabeça, rotação ipsilateral da cabeça, inclinação lateral da cabeça, ajuste fino dos movimentos da articulação atlanto-occipital

M. longo da cabeça
Ramos diretos do Plexo cervical

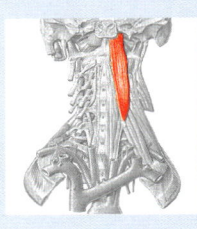

O: Tubérculos anteriores dos Procc. transversos das 3ª a 6ª vértebras cervicais

I: Parte basilar do occipital

F: Flexão anterior da cabeça, rotação ipsilateral da cabeça, inclinação lateral da cabeça

M. longo do pescoço
Ramos diretos do Plexo cervical

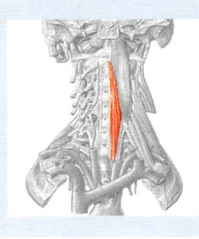

O: Corpos da 5ª vértebra cervical até a 3ª vértebra torácica, tubérculos anteriores dos Procc. transversos da 2ª a 5ª vértebras cervicais

I: Procc. transversos da 5ª a 6ª vértebras cervicais, corpos da 2ª a 4ª vértebras cervicais, tubérculo anterior do atlas

F: Flexão anterior da cabeça, rotação ipsilateral da cabeça, inclinação lateral da cabeça

Tronco

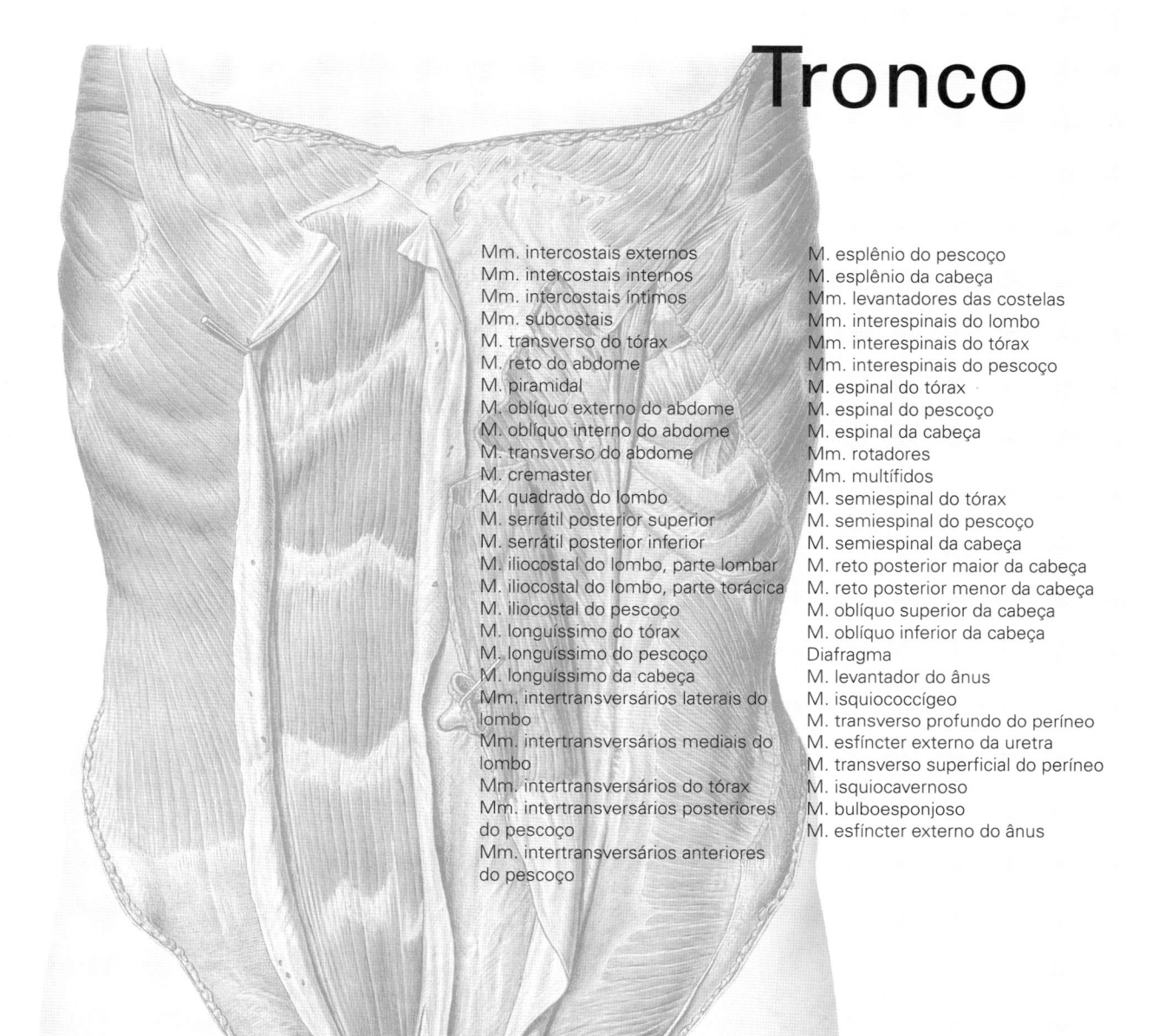

Mm. intercostais externos
Mm. intercostais internos
Mm. intercostais íntimos
Mm. subcostais
M. transverso do tórax
M. reto do abdome
M. piramidal
M. oblíquo externo do abdome
M. oblíquo interno do abdome
M. transverso do abdome
M. cremaster
M. quadrado do lombo
M. serrátil posterior superior
M. serrátil posterior inferior
M. iliocostal do lombo, parte lombar
M. iliocostal do lombo, parte torácica
M. iliocostal do pescoço
M. longuíssimo do tórax
M. longuíssimo do pescoço
M. longuíssimo da cabeça
Mm. intertransversários laterais do lombo
Mm. intertransversários mediais do lombo
Mm. intertransversários do tórax
Mm. intertransversários posteriores do pescoço
Mm. intertransversários anteriores do pescoço

M. esplênio do pescoço
M. esplênio da cabeça
Mm. levantadores das costelas
Mm. interespinais do lombo
Mm. interespinais do tórax
Mm. interespinais do pescoço
M. espinal do tórax
M. espinal do pescoço
M. espinal da cabeça
Mm. rotadores
Mm. multífidos
M. semiespinal do tórax
M. semiespinal do pescoço
M. semiespinal da cabeça
M. reto posterior maior da cabeça
M. reto posterior menor da cabeça
M. oblíquo superior da cabeça
M. oblíquo inferior da cabeça
Diafragma
M. levantador do ânus
M. isquiococcígeo
M. transverso profundo do períneo
M. esfíncter externo da uretra
M. transverso superficial do períneo
M. isquiocavernoso
M. bulboesponjoso
M. esfíncter externo do ânus

→ Tabela 14 Músculos da Parede Torácica

14 Músculos da Parede Torácica

O relevo superficial da parte superior da parede torácica é marcado pelo M. peitoral maior; profundamente está localizado o M. peitoral menor. Juntamente com o M. subclávio, pertencem ao grupo de músculos ventrais do ombro (→ Tabela 26).
Os espaços intercostais são preenchidos pelos Mm. intercostais externo e interno. Internamente à parede torácica ficam os Mm. subcostais e o M. transverso do tórax.

Mm. intercostais externos
Nn. intercostais (Nn. torácicos)

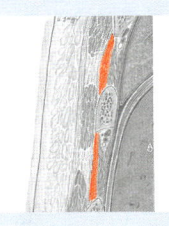

- **O:** Margem inferior das costelas, do tubérculo das costelas até o limite entre cartilagem e osso
- **I:** Margem superior da costela adjacente profunda mais próxima
- **F:** Elevam as costelas, inspiração

Mm. intercostais internos (para dentro são delimitados os Mm. intercostais íntimos, os vasos intercostais posteriores e o N. intercostal)
Nn. intercostais (Nn. torácicos)

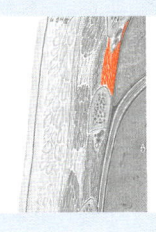

- **O:** Margem superior das costelas, anteriormente ao ângulo das costelas
- **I:** Margem inferior da costela próxima mais posterior
- **F:** Abaixam as costelas, expiração

Mm. intercostais íntimos (a parte mais interna dos Mm. intercostais internos, referidos frequentemente como músculos distintos)
Nn. intercostais (Nn. torácicos)

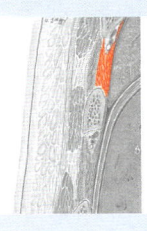

- **O:** Margem superior da costela, anterior ao ângulo da costela
- **I:** Margem inferior da costela superior seguinte
- **F:** Abaixam as costelas, expiração

Mm. subcostais (músculos inconstantes)
Nn. intercostais (Nn. torácicos)

- **O:** Margem superior das costelas inferiores, entre o tubérculo e o ângulo das costelas
- **I:** Margem inferior das costelas inferiores, saltando uma costela
- **F:** Abaixam as costelas, expiração

M. transverso do tórax
Nn. intercostais (Nn. torácicos)

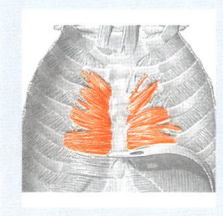

- **O:** Face interna do corpo do esterno e do Proc. xifoide
- **I:** Cartilagem costal das costelas II a VI
- **F:** Reforçam a parede torácica na expiração profunda

→ Tabela 15 Músculos Anteriores da Parede Abdominal

15 Músculos Anteriores da Parede Abdominal

Os músculos anteriores da parede abdominal, os Mm. reto do abdome e piramidal, estão localizados na bainha do músculo reto do abdome.

M. reto do abdome
Nn. intercostais (Nn. torácicos)

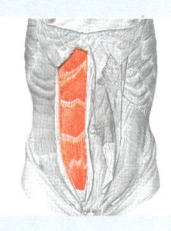

O: Face externa da cartilagem costal das costelas V a VII, Ligg. costoxifóideos

I: Sínfise púbica

F: Flexão do tronco, compressão abdominal, expiração (respiração abdominal)

M. piramidal (músculo inconstante)
Nn. intercostais inferiores (Nn. torácicos)

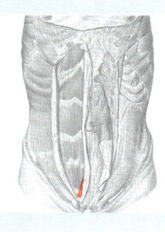

O: Sínfise púbica anterior ao M. reto do abdome

I: Linha alba

F: Tensiona a linha alba

16 Músculos Laterais da Parede Abdominal

Os músculos laterais da parede abdominal são os Mm. oblíquo externo do abdome, oblíquo interno do abdome e o transverso do abdome. O limite deles é a bainha do M. reto do abdome. No homem, o M. cremaster separa-se do M. oblíquo interno do abdome e do M. transverso.

M. oblíquo externo do abdome
Nn. intercostais inferiores (Nn. torácicos)

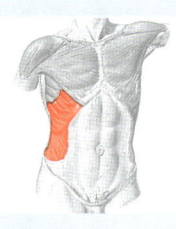

O: Face externa das costelas V a XII

I: Lábio externo da crista ilíaca, Lig. inguinal, faz parte da lâmina anterior da bainha do músculo reto do abdome

F: Contração unilateral:
- Gira o tórax para o lado contralateral
- Flexão ipsilateral da coluna vertebral

Contração bilateral:
- Flexão do tronco
- Compressão abdominal
- Expiração (respiração abdominal)

M. oblíquo interno do abdome
Nn. intercostais inferiores (Nn. torácicos); N. ílio-hipogástrico; N. ilioinguinal (Plexo lombar)

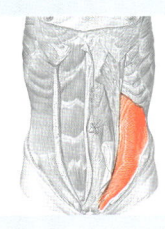

O: Lâmina profunda da aponeurose toracolombar, linha intermédia da crista ilíaca, Lig. inguinal

I: Margem inferior da cartilagem costal das costelas IX a XII, acima da linha arqueada, forma as lâminas anterior e posterior da bainha do músculo reto do abdome, abaixo todas as fibras tendíneas passam na lâmina anterior

F: Contração unilateral:
- Gira o tórax para o lado ipsilateral
- Flexão ipsilateral da coluna vertebral

Contração bilateral:
- Flexão do tronco
- Compressão abdominal
- Expiração (respiração abdominal)

→ Tabela 16 Músculos Dorsais da Parede Abdominal

M. transverso do abdome
Nn. intercostais inferiores (Nn. torácicos); N. ílio-hipogástrico; N. ilioinguinal (Plexo lombar); N. genitofemoral

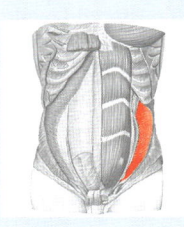

O: Face interna da cartilagem costal das costelas VII-XII, aponeurose toracolombar (lâmina profunda), lábio interno da crista ilíaca, Lig. inguinal

I: Acima da linha arqueada, forma a lâmina posterior da bainha do músculo reto do abdome, e abaixo, forma a lâmina anterior

F: Compressão abdominal, expiração (respiração abdominal)

M. cremaster
N. genitofemoral

O: Deriva do M. oblíquo interno e do M. transverso do abdome

I: Envolve o funículo espermático; nas mulheres, envolve o Lig. redondo do útero

F: Traciona os testículos para cima (regulação térmica)

17 Músculos Dorsais da Parede Abdominal

O M. quadrado do lombo forma a base da parede posterior do abdome. A parte medial é fechada pelo M. psoas maior.

M. quadrado do lombo
Nn. intercostais inferiores; Rr. musculares (Plexo lombar)

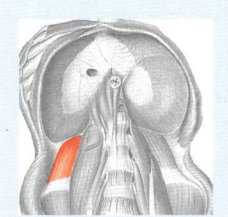

O: Lábio interno da crista ilíaca

I: Região medial da costela XII, Proc. costal das vértebras L IV-L I

F: Abaixa as costelas na expiração, flete a coluna vertebral ipsilateralmente

18 Músculos Espinocostais

Os músculos espinocostais, M. serrátil posterior superior e M. serrátil posterior inferior, são tênues e pouco funcionais, situando-se sobre os músculos próprios do dorso.

M. serrátil posterior superior
Nn. intercostais superiores (Nn. torácicos)

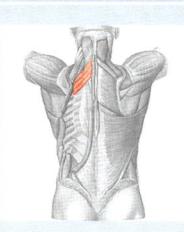

O: Proc. espinhoso das vértebras C VI e C VII e vértebras T I e T II

I: Costelas II a V, sempre lateralmente ao ângulo das costelas

F: Eleva as costelas (inspiração)

M. serrátil posterior inferior
Nn. intercostais inferiores (Nn. torácicos)

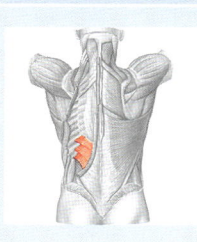

O: Proc. espinhosos das vértebras T XI e T XII e vértebras L I e L II

I: Margem inferior das costelas IX a XII

F: Abaixa as costelas IX a XII, como antagonista da tração do diafragma é também ativo na inspiração forçada

19 Músculos Próprios do Dorso

19.1 Trato lateral

O trato lateral da musculatura própria do dorso cobre, no pescoço e na região lombar, o trato medial, e, por essa razão, deve ser designado também como parte superficial dos músculos próprios do dorso. Eles incluem os Mm. iliocostal, longuíssimo e intertransversários. Os Mm. esplênios correm obliquamente em direção superior (espinotransversais). Os músculos levantadores das costelas correm obliquamente para baixo, para as costelas.

a Sistema sacroespinal

M. iliocostal do lombo, Parte lombar
Rr. posteriores dos Nn. lombares

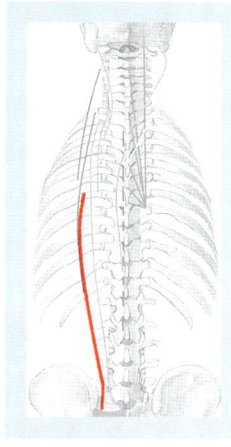

- **O:** Comum com M. longuíssimo do tórax do: lábio externo da crista ilíaca, face posterior do sacro, aponeurose toracolombar
- **I:** Ângulo das costelas XII a V
- **F:** Contração unilateral:
  - Flexão lateral
  Contração bilateral:
  - Extensão
  - Ajuda na manutenção da postura ereta

M. iliocostal do lombo, Parte torácica
Rr. posteriores dos Nn. torácicos

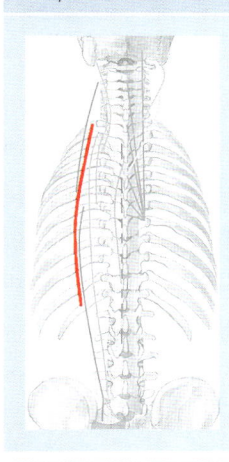

- **O:** Costelas XII a VII medialmente ao ângulo das costelas
- **I:** Ângulo das costelas VII (VI) a I
- **F:** Contração unilateral:
  - Flexão lateral
  Contração bilateral:
  - Extensão
  - Ajuda na manutenção da postura ereta

M. iliocostal do pescoço
Rr. posteriores dos Nn. cervicais

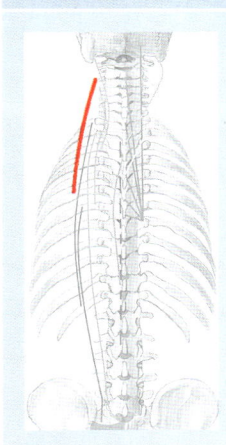

- **O:** Costelas VII a IV (III) medialmente ao ângulo das costelas
- **I:** Tubérculo posterior do Proc. transverso da 6ª a 3ª (4ª) vértebras cervicais
- **F:** Contração unilateral:
  - Flexão lateral
  Contração bilateral:
  - Extensão
  - Ajuda na manutenção da postura ereta

Tabela 19 Músculos Próprios do Dorso

a Sistema sacroespinal (continuação)

M. longuíssimo do tórax
Rr. posteriores dos Nn. espinais

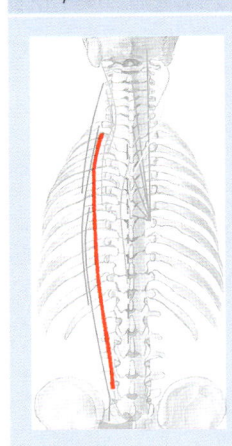

O: Procc. espinhosos das vértebras lombares, face dorsal do sacro, frequentemente do Proc. mamilar da 2ª e 1ª vértebras lombares, bem como do Proc. transverso da 12ª a 6ª vértebras torácicas

I: Parte medial: Proc. mamilar da 5ª vértebra lombar, Proc. acessório da 4ª a 1ª vértebras lombares, Procc. transversos da vértebra torácica;
Parte lateral: Proc. costal da 4ª a 1ª vértebras lombares, lâmina profunda da aponeurose toracolombar, costelas XII a II medialmente ao ângulo das costelas

F: Contração unilateral:
- Flexão lateral

Contração bilateral:
- Extensão
- Ajuda na manutenção da postura ereta

M. longuíssimo do pescoço
Rr. posteriores dos Nn. espinais

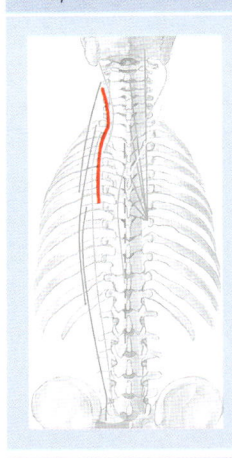

O: Proc. transverso da 6ª a 1ª vértebras torácicas e da 7ª a 3ª vértebras cervicais

I: Tubérculo posterior do Proc. transverso da 5ª a 2ª vértebras cervicais

F: Contração unilateral:
- Flexão lateral

Contração bilateral:
- Extensão
- Ajuda na manutenção da postura ereta

M. longuíssimo da cabeça
Rr. posteriores dos Nn. espinais

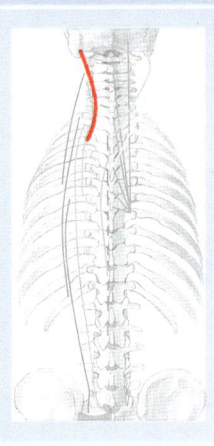

O: Proc. transverso da 3ª vértebra torácica até a 3ª vértebra cervical

I: Margem posterior do Proc. mastoide

F: Contração unilateral:
- Flexão lateral

Contração bilateral:
- Extensão
- Ajuda na manutenção da postura ereta

→ Tabela 19 Músculos Próprios do Dorso

b Sistema intertransversário

Mm. intertransversários laterais do lombo (não são, a rigor, Mm. próprios, mas sim de origem anterior [ventral].)
Rr. anteriores dos Nn. espinais

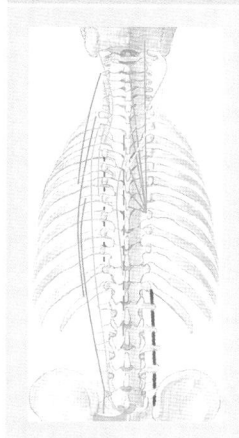

O: Tuberosidade ilíaca, Proc. costal e Proc. acessório da 5ª a 1ª vértebras lombares, Proc. transverso da 12ª vertebra torácica	**I:** Proc. costal da 5ª a 1ª vértebras lombares, tuberosidade ilíaca	**F:** Contração unilateral: • Flexão lateral Contração bilateral: • Extensão

Mm. intertransversários mediais do lombo
Rr. posteriores dos Nn. espinais

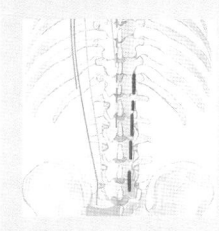

O: Proc. acessório da 4ª a 1ª vértebras lombares	**I:** Proc. acessório e Proc. mamilar da 5ª a 2ª vértebras lombares	**F:** Contração unilateral: • Flexão lateral Contração bilateral: • Extensão

Mm. intertransversários do tórax
Rr. posteriores dos Nn. espinais

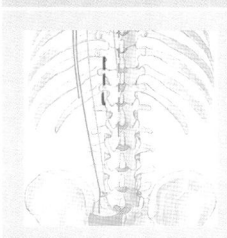

O: Proc. transverso da 12ª a 10ª vértebras torácicas	**I:** Proc. acessório e Proc. mamilar da 1ª vértebra lombar até o Proc. transverso da 11ª vértebra torácica	**F:** Contração unilateral: • Flexão lateral Contração bilateral: • Extensão

Mm. intertransversários posteriores laterais do pescoço
Rr. posteriores dos Nn. espinais

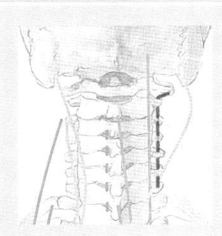

O: Tubérculo posterior do Proc. transverso da 4ª a 1ª vértebras cervicais	**I:** Tubérculo posterior do Proc. transverso da 5ª a 2ª vértebras cervicais	**F:** Contração unilateral: • Flexão lateral Contração bilateral: • Extensão

Mm. intertransversários anteriores do pescoço (Eles não são, a rigor, Mm. próprios, mas sim de origem anterior [ventral].)
Rr. anteriores dos Nn. espinais

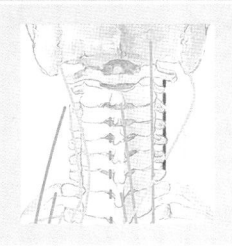

O: Tubérculo anterior do Proc. transverso da 6ª a 1ª vértebras cervicais	**I:** Tubérculo anterior do Proc. transverso da 7ª a 2ª vértebras cervicais	**F:** Contração unilateral: • Flexão lateral Contração bilateral: • Extensão

→ Tabela 19 Músculos Próprios do Dorso

c Sistema espinotransversal

M. esplênio do pescoço
Rr. posteriores dos Nn. cervicais

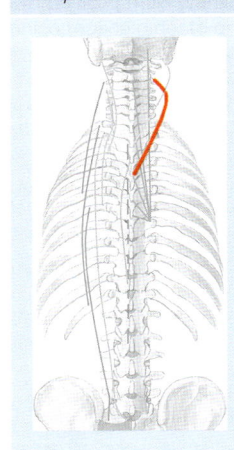

O: Proc. espinhoso da 3ª vértebra torácica até a 6ª vértebra cervical, Lig. supraespinal

I: Tubérculo posterior do Proc. transverso da 2ª e 1ª vértebras cervicais

F: Contração unilateral:
- Flexão lateral
- Rotação da coluna vertebral cervical e da cabeça para o lado (ipsilateral)

Contração bilateral:
- Extensão da coluna vertebral cervical
- Ajuda na manutenção da posição da parte cervical da coluna vertebral

M. esplênio da cabeça
Rr. posteriores dos Nn. cervicais

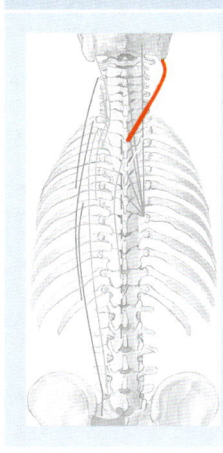

O: Proc. espinhoso da 3ª a 7ª vértebras cervicais, Lig. supraespinal, Lig. nucal

I: Proc. mastoide (linha nucal superior)

F: Contração unilateral:
- Flexão lateral
- Rotação da coluna vertebral cervical e da cabeça para o lado (ipsilateral)

Contração bilateral:
- Extensão da coluna vertebral cervical
- Ajuda na manutenção da posição da parte cervical da coluna vertebral

d Mm. levantadores das costelas

Mm. levantadores das costelas
(Os 12 pares dos Mm. levantadores das costelas são músculos do dorso que não podem ser atribuídos a um grupo específico. Eles são inervados pelos Rr. posteriores dos nervos espinais e também por pequenos ramos dos Rr. anteriores dos nervos intercostais. Assume-se que eles migraram dos processos transversos para as costelas. Na literatura, eles são, portanto, às vezes considerados entre os músculos secundários da musculatura do dorso. Os Mm. levantadores longos das costelas ultrapassam sempre a costela imediatamente inferior, os Mm. levantadores curtos das costelas puxam a costela imediatamente inferior.)
Rr. posteriores do N. cervical [C8] e do N. torácico [T1-T10]

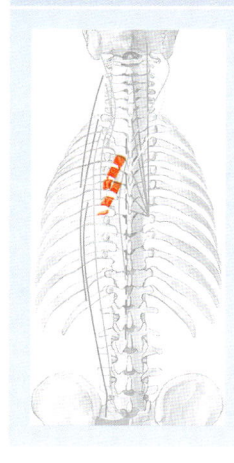

O: Proc. transverso da 11ª vértebra torácica até a 7ª vértebra cervical

I: Costelas XII a I sempre lateralmente ao ângulo das costelas

F: Elevam as costelas, flexão lateral e rotação da coluna vertebral

→ Tabela 19 Músculos Próprios do Dorso

19.2 Trato medial

O trato medial da musculatura própria do dorso fica abaixo (profundamente) do trato lateral e, por isso, deve ser também designado como parte mais profunda da musculatura própria do dorso. Estão incluídos os Mm. interespinais e o M. espinal, que correm longitudinalmente. Os Mm. rotadores, multífidos e semiespinal correm obliquamente, convergindo para medial e superiormente ·transversoespinais).

a Sistema interespinal

Mm. interespinais do lombo
Rr. posteriores dos Nn. espinais

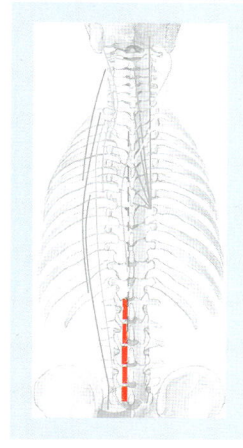

| O: Proc. espinhoso da 5ª a 1ª vértebras lombares | I: Margem superior da crista mediana do sacro, Proc. espinhoso da 5ª a 2ª vértebras lombares | F: Extensão segmentar, estabilização e ajuste fino dos segmentos em movimento |

Mm. interespinais do tórax
Rr. posteriores dos Nn. espinais

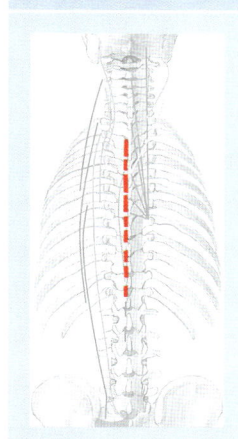

| O: Proc. espinhoso da (12ª) 11ª a 2ª (1ª) vértebras torácicas | I: Proc. espinhoso da (1ª vértebra lombar) 12ª a 3ª (2ª) vértebras torácicas | F: Extensão segmentar, estabilização e ajuste fino dos segmentos em movimento |

Mm. interespinais do pescoço
Rr. posteriores dos Nn. espinais

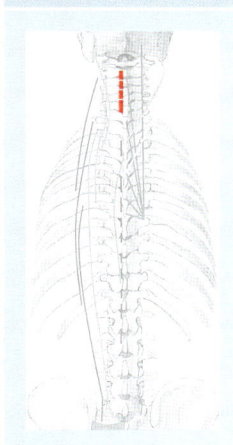

| O: Proc. espinhoso da 7ª a 2ª vértebras cervicais | I: Proc. espinhoso da 1ª vértebra torácica até a 3ª vértebra cervical | F: Extensão segmentar, estabilização e ajuste fino dos segmentos em movimento |

Tabela 19 Músculos Próprios do Dorso

a Sistema interespinal (continuação)

M. espinal do tórax (Ele fica, em sua origem, preso ao M. longuíssimo do tórax, em sua inserção muito próximo dos Mm. multífidos.)
Rr. posteriores dos Nn. espinais

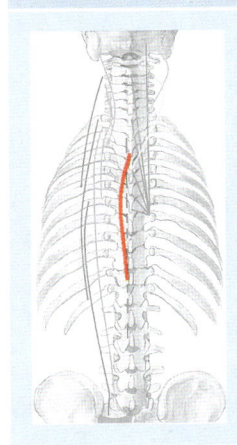

O: Proc. espinhoso da (3ª) 2ª, 1ª vértebras lombares e 12ª a 10ª vértebras torácicas

I: Proc. espinhoso da (10ª) 9ª a 2ª vértebras torácicas

F: Contração unilateral: flexão lateral
Contração bilateral: extensão

M. espinal do pescoço
Rr. posteriores dos Nn. espinais

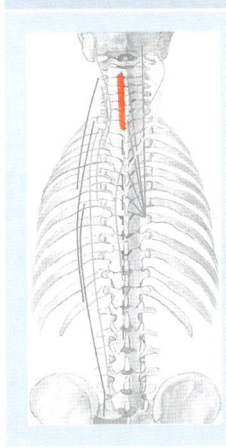

O: Proc. espinhoso da (4ª) 3ª a 1ª vértebras torácicas e 7ª a 6ª vértebras cervicais

I: Proc. espinhoso da (6ª) 5ª a 2ª vértebras cervicais

F: Contração unilateral: flexão lateral
Contração bilateral: extensão

M. espinal da cabeça (Músculo inconstante, sua inserção está muito próximo ao M. semiespinal da cabeça.)
Rr. posteriores dos Nn. espinais

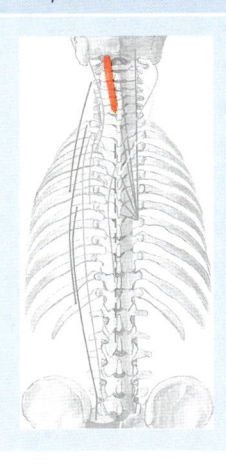

O: Proc. espinhoso da 3ª a 1ª vértebras torácicas e 7ª a 6ª vértebras cervicais

I: Escama do occipital entre a linha nucal suprema e a linha nucal superior, próximo da protuberância occipital externa

F: Contração unilateral: flexão lateral
Contração bilateral: extensão

→ Tabela 19 Músculos Próprios do Dorso

b Sistema transversoespinal

Mm. rotadores (São subdivididos em Mm. rotadores do pescoço, rotadores do tórax e rotadores do lombo, que são inconstantes. Como Mm. rotadores curtos vão para a vértebra acima mais próxima, como Mm. rotadores longos sempre "saltam" uma vértebra.)
Rr. posteriores dos Nn. espinais

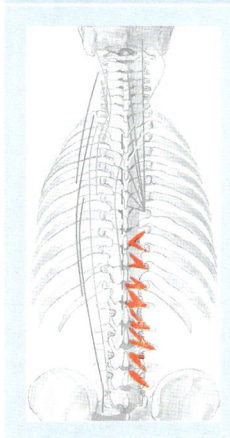

O: Procc. mamilares das vértebras lombares, Procc. transversos das vértebras torácicas, Procc. articulares inferiores das vértebras cervicais

I: Raiz do Proc. espinhoso da 3ª a 1ª vértebras lombares; 12ª a 1ª vértebras torácicas e 7ª a 2ª vértebras cervicais

F: Contração unilateral:
- Flexão lateral segmentar
- Rotação

Contração bilateral:
- Extensão segmentar
- Estabilização dos segmentos em movimento

Mm. multífidos (São especialmente fortes na região lombar, e sempre "saltam" duas até quatro vértebras.)
Rr. posteriores dos Nn. espinais

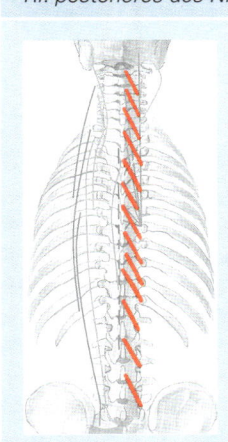

O: Face posterior do sacro, Lig. sacroilíaco posterior, parte posterior da crista ilíaca, Procc. mamilares das vértebras lombares, Procc. transversos das vértebras torácicas, Proc. articular inferior da 7ª a 4ª vértebras cervicais

I: Proc. espinhoso da 5ª a 1ª vértebras lombares, 12ª a 1ª vértebras torácicas e 7ª a 2ª vértebras cervicais

F: Contração unilateral:
- Flexão lateral segmentar
- Rotação

Contração bilateral:
- Extensão segmentar
- Restrição e estabilização da coluna vertebral

M. semiespinal do tórax (Suas fibras sempre "saltam" cinco até sete vértebras.)
Rr. posteriores dos Nn. espinais

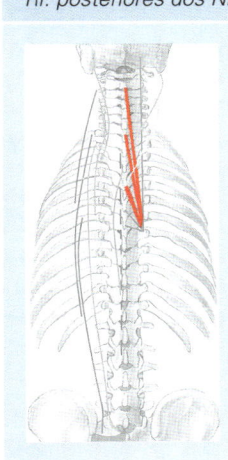

O: Proc. transverso da (12ª) 11ª a 7ª (6ª) vértebras torácicas

I: Proc. espinhoso da (4ª) 3ª vértebra torácica até a 6ª vértebra cervical

F: Contração unilateral:
- Rotação da coluna vertebral e cabeça para o lado contralateral

Contração bilateral:
- Extensão
- Restrição e estabilização da parte torácica da coluna vertebral

→ Tabela 19 Músculos Próprios do Dorso

b Sistema transversoespinal (continuação)

M. semiespinal do pescoço
Rr. posteriores dos Nn. espinais

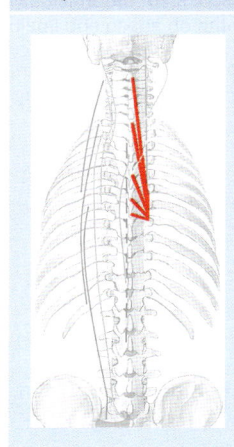

O: Proc. transverso da (7ª) 6ª vértebras torácicas até a 7ª vértebra cervical	**I:** Proc. espinhoso da 6ª a 3ª vértebras cervicais	**F:** Contração unilateral: • Rotação contralateral da coluna vertebral e da cabeça Contração bilateral: • Extensão • Restrição e estabilização das partes cervicais e torácica da coluna vertebral

M. semiespinal da cabeça
Rr. posteriores dos Nn. espinais

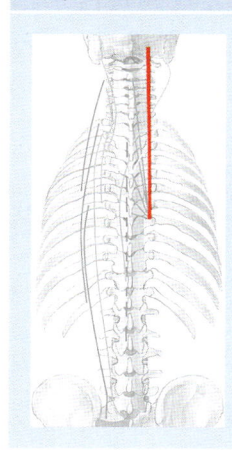

O: Proc. transverso da (8ª) 7ª vértebras torácicas até a 3ª vértebra cervical	**I:** Escama do occipital entre a linha nucal suprema e a linha nucal superior, região medial	**F:** Contração unilateral: • Rotação contralateral da coluna vertebral e da cabeça Contração bilateral: • Extensão • Restrição e estabilização das partes cervicais e torácica da coluna vertebral

19.3 Músculos próprios profundos da nuca

M. reto posterior maior da cabeça
N. suboccipital (Ramo posterior do N. cervical [C1])

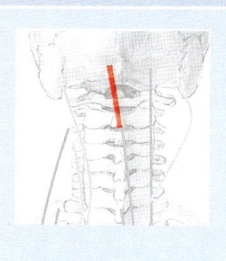

O: Proc. espinhoso do áxis	**I:** Terço médio da linha nucal inferior	**F:** Contração unilateral: • Vira e inclina a cabeça para o lado (ipsilateral) Contração bilateral: • Trabalham em conjunto na regulação da posição e da cinemática da articulação da cabeça • Extensão, ajuste fino dos movimentos da cabeça na articulação atlantoccipital

M. reto posterior menor da cabeça
N. suboccipital (Ramo posterior do N. cervical [C1])

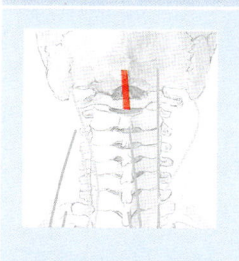

O: Tubérculo posterior do arco posterior do atlas	**I:** Terço médio da linha nucal inferior	**F:** Contração unilateral: • Vira e inclina a cabeça para o lado (ipsilateral) Contração bilateral: • Trabalham em conjunto na regulação da posição e da cinemática da articulação da cabeça • Extensão, ajuste fino dos movimentos da cabeça na articulação atlantoccipital

19.3 Músculos próprios profundos da nuca (continuação)

M. oblíquo superior da cabeça
N. suboccipital (Ramo posterior do N. cervical [C1])

- **O:** Proc. transverso do atlas
- **I:** Terço lateral da linha nucal inferior
- **F:** Contração unilateral:
  - Vira e inclina a cabeça para o lado (ipsilateral)

  Contração bilateral:
  - Trabalham em conjunto na regulação da posição e da cinemática da articulação da cabeça
  - Extensão

M. oblíquo inferior da cabeça
N. suboccipital (Ramo posterior do N. cervical [C1])

- **O:** Proc. espinhoso do áxis
- **I:** Proc. transverso do atlas
- **F:** Contração unilateral:
  - Vira e inclina a cabeça para o lado (ipsilateral)

  Contração bilateral:
  - Trabalham em conjunto na regulação da posição e da cinemática da articulação da cabeça
  - Extensão

20 Movimentos das Articulações da Cabeça e da Coluna Vertebral Cervical

Movimento	Músculos envolvidos no movimento
Articulação C0-C1	
Flexão	M. longo da cabeça, M. reto anterior da cabeça
Extensão	M. reto posterior da cabeça, M. semiespinal da cabeça, M. esplênio da cabeça, M. oblíquo superior da cabeça, M. esternocleidomastóideo, M. trapézio
Flexão lateral	M. reto lateral da cabeça, M. esplênio da cabeça, M. semiespinal da cabeça, M. esternocleidomastóideo (mesmo lado), M. trapézio (mesmo lado)
Articulação C1-C2	
Rotação – contração ipsilateral	M. oblíquo superior da cabeça, M. oblíquo inferior da cabeça, M. reto posterior da cabeça, M. esplênio da cabeça, M. longuíssimo da cabeça
Rotação – contração contralateral	M. esternocleidomastóideo, M. semiespinal da cabeça
C2 a C7	
Flexão	M. esternocleidomastóideo, Mm. escalenos, M. longo da cabeça, M. reto anterior da cabeça
Extensão	M. esplênio da cabeça, M. semiespinal da cabeça, M. semiespinal do pescoço, M. esplênio do pescoço, M. semiespinal do tórax, M. reto posterior da cabeça, M. oblíquo da cabeça
Flexão lateral	Mm. escalenos, M. longo da cabeça, M. reto lateral da cabeça, M. longo do pescoço, M. semiespinal da cabeça, M. semiespinal do pescoço, M. semiespinal do tórax
Rotação	M. esternocleidomastóideo, M. esplênio da cabeça, M. longo da cabeça, M. longo do pescoço, M. reto posterior da cabeça, M. oblíquo da cabeça, M. semiespinal do tórax, M. semiespinal da cabeça, M. semiespinal do pescoço, M. esplênio do pescoço

21 Diafragma

O diafragma separa a cavidade torácica da cavidade abdominal. Suas cúpulas formam o assoalho das regiões pleuropulmonares direita e esquerda. Sua parte lombar compõe o limite posterior do retroperitônio e, a rigor, a parede posterior do abdome.

21.1 Músculo

Diafragma
N. frênico (Plexo cervical)

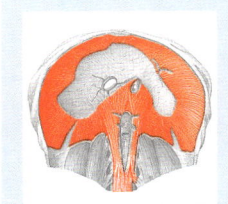

O: Parte esternal: Face interna do Proc. xifoide, bainha do M. reto do abdome e aponeurose do M. transverso do abdome
Parte costal: Face interna da cartilagem costal das costelas XII a VI
Parte lombar: Pilares direito e esquerdo divididos conforme a seguir
- Parte medial: Corpo das vértebras L IV a L I e os discos intervertebrais (Lig. longitudinal anterior, Lig. arqueado mediano)
- Parte inermediária: superfície lateral da vértebra L II
- Parte lateral: Ligg. arqueados mediais (arco do M. psoas) e laterais (arco do M. quadrado do lombo) e Proc. costal de LI e costela XII

I: Todas as partes juntam-se no centro tendíneo

F: Respiração abdominal (inspiração), compressão abdominal

21.2 Locais de passagem e pontos fracos no diafragma

Nome	Localização	Estruturas
Hiato aórtico	Parte lombar, entre o pilar direito, o pilar esquerdo e a coluna vertebral	• Aorta • Ducto torácico
Hiato esofágico	Parte lombar, pilar esquerdo próximo da linha média	• Esôfago • Nn. vagos • N. frênico esquerdo: R. frenicoabdominal esquerdo
Forame da veia cava	Centro tendíneo	• V. cava inferior • N. frênico direito: R. frenicoabdominal direito
Trígono esternocostal [espaço de Larrey]	Entre a parte esternal e a parte costal	A. e V. epigástricas superiores
Trígono lombocostal	Entre a parte lombar e a parte costal	
Sem nome	Parte lombar (parte medial)	• Nn. esplâncnicos maior e menor • V. ázigo • V. hemiázigo
Sem nome	Parte lombar, entre a parte medial e a parte lateral	Tronco simpático
Sem nome	Centro tendíneo	N. frênico esquerdo: R. frenicoabdominal esquerdo

→ Tabela 22 Assoalho da Pelve e Músculos do Períneo e do Esfíncter Anal

22 Assoalho da Pelve e Músculos do Períneo e do Esfíncter Anal

O diafragma da pelve é formado pelo M. levantador do ânus e pelo M. isquiococcígeo (coccígeo). Os músculos do períneo estão localizados abaixo do diafragma pélvico.

22.1 Diafragma da pelve

M. levantador do ânus
(Constituído pelos Mm. pubococcígeo e iliococcígeo. Do M. pubococcígeo saem as fibras do puborretal, formando uma alça em torno do reto.)
Ramos do N. sacral [S3 e S4], M. puborretal através do N. pudendo

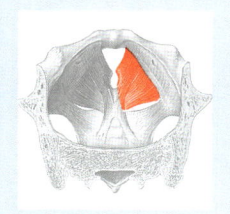

	O: M. pubococcígeo: face externa do púbis próximo da sínfise **M. iliococcígeo:** arco tendíneo do músculo levantador do ânus	**I:** Centro tendíneo do períneo, cóccix, sacro, forma alças com fibras atrás do ânus (M. puborretal)	**F:** Estabiliza os órgãos da pelve, mantendo, assim, a continência urinária e a continência fecal (M. puborretal)

M. isquiococcígeo
Ramos do N. sacral [S3 e S4]

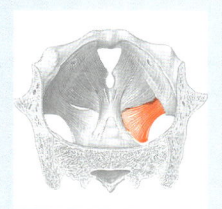

	O: Espinha isquiática, Lig. sacroespinal	**I:** Sacro, cóccix	**F:** Como M. levantador do ânus

22.2 Músculos do períneo

M. transverso profundo do períneo
N. pudendo (Plexo sacral)

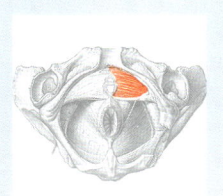

	O: Ramo inferior do púbis	**I:** Centro tendíneo do períneo	**F:** Protege o levantador

M. esfíncter externo da uretra (parte do M. transverso profundo do períneo)
N. pudendo (Plexo sacral)

	O: Músculo esfíncter, fibras do M. transverso profundo do períneo	**I:** Tecido conjuntivo em volta da uretra (parte membranácea), parede vaginal (M. esfíncter uretrovaginal)	**F:** Fechamento da uretra, "isolamento" da bexiga urinária durante a ejaculação

M. transverso superficial do períneo (músculo inconstante)
N. pudendo (Plexo sacral)

	O: Ramo do ísquio	**I:** Centro tendíneo do períneo	**F:** Dá suporte ao M. transverso profundo do períneo

→ Tabela 22 Assoalho da Pelve e Músculos do Períneo e do Esfíncter Anal

22.2 Músculos do períneo (continuação)

M. isquiocavernoso
N. pudendo (Plexo sacral)

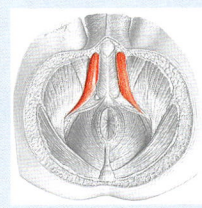

| **O:** Ramo do ísquio | **I:** Ramo do pênis/clitóris | **F:** Age na ejaculação bem como no orgasmo |

M. bulboesponjoso (no homem, envolve o bulbo do pênis e, na mulher, o bulbo do vestíbulo)
N. pudendo (Plexo sacral)

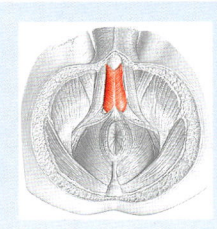

| **O:** Centro tendíneo do períneo, no homem adicionalmente na rafe do pênis | **I:** Envolve o bulbo do pênis/bulbo do vestíbulo | **F:** Age na ejaculação bem como no orgasmo |

22.3 Músculos do esfíncter anal

M. esfíncter externo do ânus
N. pudendo (Plexo sacral)

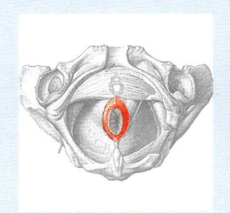

| **O: Parte subcutânea:** derme e tela subcutânea ao redor do ânus
Partes superficial e profunda: centro tendíneo do períneo | **I:** Derme e tela subcutânea e hipoderme ao redor do ânus, Lig. anococcígeo | **F:** Fechamento do ânus |

Membro Superior

Plexo braquial
M. peitoral menor
M. subclávio
M. serrátil anterior
M. peitoral maior
M. deltoide
M. supraespinal
M. trapézio
M. levantador da escápula
M. romboide menor
M. romboide maior
M. infraespinal
M. redondo menor
M. redondo maior
M. subescapular
M. latíssimo do dorso
M. bíceps braquial
M. coracobraquial
M. braquial
M. tríceps braquial
M. ancôneo
M. pronador redondo
M. flexor radial do carpo
M. palmar longo
M. flexor superficial dos dedos
M. flexor ulnar do carpo

M. flexor profundo dos dedos
M. flexor longo do polegar
M. pronador quadrado
M. braquiorradial
M. extensor radial longo do carpo
M. extensor radial curto do carpo
M. extensor dos dedos
M. extensor do dedo mínimo
M. extensor ulnar do carpo
M. supinador
M. abdutor longo do polegar
M. extensor curto do polegar
M. extensor longo do polegar
M. extensor do indicador
M. abdutor curto do polegar
M. flexor curto do polegar
M. oponente do polegar
M. adutor do polegar
Mm. lumbricais I a IV
Mm. interósseos palmares I a III
Mm. interósseos dorsais I a IV
M. palmar curto
M. abdutor do dedo mínimo
M. flexor curto do dedo mínimo
M. oponente do dedo mínimo

→ Tabela 23 Articulações do Membro Superior

23 Articulações do Membro Superior

23.1 Articulações do cíngulo do membro superior

Articulação	Tipo de articulação	Movimentos possíveis
Articulação esternoclavicular	Articulação com faces articulares irregulares. Funcionalmente: esferóidea, (particularidade: disco articular)	• Rotação ao redor de um eixo sagital (no levantamento do ombro) • Rotação ao redor de um eixo longitudinal (ao levar o ombro para a frente e para trás) • Rotação ao redor do eixo longitudinal da clavícula (ao pendular o braço)
Articulação acromioclavicular	Articulação sinovial plana, com funcionalidade de articulação: esferóidea (particularidade: disco articular variável e incompleto)	• Rotação em torno de um eixo sagital (no levantamento do ombro) • Rotação em torno de um eixo transversal (no movimento de oscilação dos braços) • Rotação em torno de um eixo longitudinal (movimento para frente e para trás do ombro)

23.2 Articulações da parte livre membro superior

Articulação		Tipo de articulação	Movimentos possíveis
Articulação do ombro		Articulação esferóidea	• Anteversão (flexão) • Retroversão (extensão) • Abdução • Adução • Rotação medial • Rotação lateral • Circundação: movimento combinado de anteversão, abdução, retroversão e adução
Articulação do cotovelo	Articulação umeroulnar	Gínglimo	• Flexão • Extensão
	Articulação umerorradial	Articulação esferóidea (funcionalmente restrita: nenhuma abdução)	• Flexão • Extensão • Rotação
	Articulação radiulnar proximal	Articulação trocóidea	• Pronação e supinação
Articulação radiulnar distal		Articulação trocóidea	
Articulações da mão	Articulação radiocarpal	Articulação elipsóidea	• Adução ou desvio ulnar, abdução ou desvio radial • Flexão • Extensão
	Articulação mediocarpal	Gínglimo	
Articulação carpometacarpal do polegar		Articulação selar	• Abdução • Adução • Oposição • Reposição
Articulações carpometacarpais II-V		Articulações planas	Movimentos passivos muito diferentes
Articulações metacarpofalângicas		Articulações esferóideas funcionalmente restritas	• Flexão • Extensão • Abdução (relacionada ao dedo médio) • Adução (relacionada ao dedo médio)
Articulações interfalângicas da mão		Gínglimo	• Flexão • Extensão

→ Tabela 23 Articulações do Membro Superior

23.3 Planos de movimento e eixos das articulações do braço

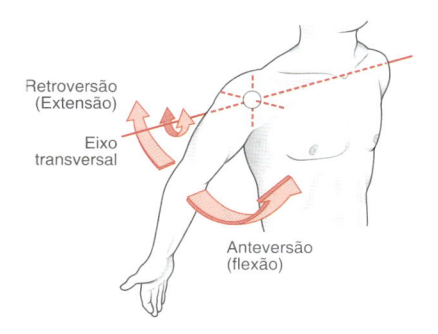

Figura 1 Articulação do ombro; movimento no plano sagital. [S700-L126]

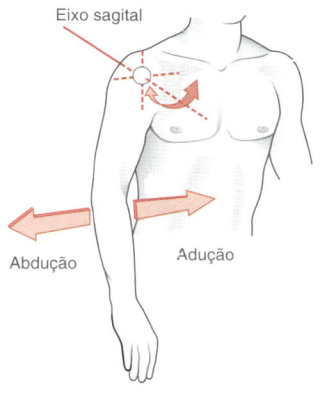

Figura 2 Articulação do ombro; movimento no plano frontal. [S700-L126]

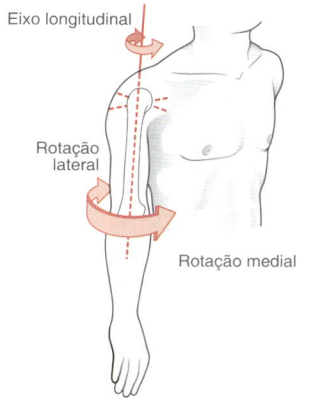

Figura 3 Articulação do ombro; movimento no plano transversal. [S700-L126]

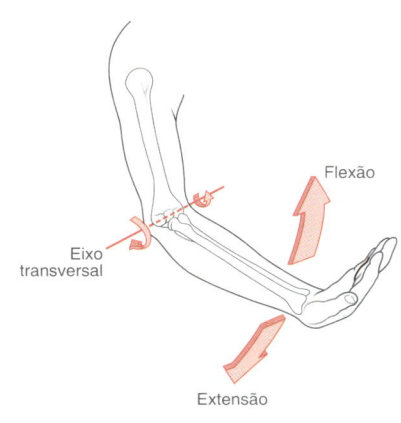

Figura 4 Articulação do cotovelo; movimento no plano sagital. [S700-L126]

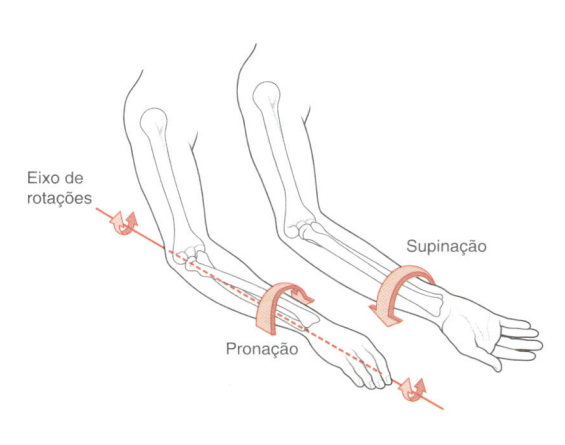

Figura 5 Articulação do cotovelo; movimento giratório da mão. [S700-L126]

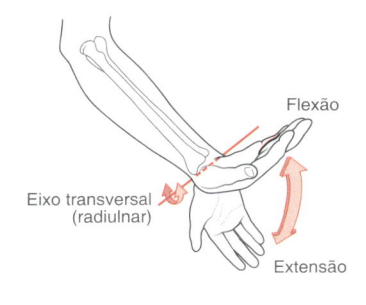

Figura 6 Articulação da mão; movimento no plano sagital (movimentos planos). [S700-L126]

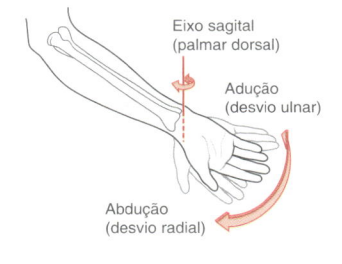

Figura 7 Articulação da mão; movimento no plano frontal (movimentos marginais). [S700-L126]

Na articulação da mão, a flexão palmar é também designada como flexão, e a flexão dorsal, como extensão.

24 Ramos e Áreas de Suprimento do Plexo Braquial

O **plexo braquial** é formado pelos Rr. anteriores dos nervos espinais dos segmentos da medula espinal **C5 a T1** (variavelmente também de C3 e C4 e T2). Deve-se notar que nem todos os segmentos da medula espinal que enviam fibras para os nervos individuais do plexo braquial estão igualmente envolvidos na inervação de todos os músculos. Como os segmentos individuais predominam na inervação de alguns músculos, como mostra o → Tabela 25, estes podem ser usados como músculos de referência no diagnóstico clínico.

Ramo	Motor	Sensitivo
N. dorsal da escápula C3–C5	Mm. levantador da escápula e romboides	
N. supraescapular C4–C6	Mm. supraespinal e infraespinal	
Nn. subescapulares C5–C7	M. subescapular, (M. redondo maior)	
N. subclávio C5, C6	M. subclávio	
N. torácico longo C5–C7	M. serrátil anterior	
Nn. peitorais C5–T1	Mm. peitoral maior e peitoral menor	
N. toracodorsal C6–C8	Mm. latíssimo do dorso e redondo maior	
Rr. musculares	Mm. longo do pescoço e longo da cabeça	
N. musculocutâneo C5–C7	Mm. coracobraquial, bíceps braquial e braquial	Pele na face anterior e lateral do antebraço
N. mediano C6–T1	Mm. pronador redondo, flexor radial do carpo, palmar longo, flexor superficial dos dedos, flexor longo do polegar, flexor profundo dos dedos (parte radial), pronador quadrado, flexor curto do polegar (cabeça superficial), oponente do polegar e lumbricais I e II	Pele da face palmar dos 3 1/2 dedos laterais, pele da face dorsal da falange distal dos 3 1/2 dedos laterais
N. ulnar C8–T1	Mm. flexor ulnar do carpo, flexor profundo dos dedos (parte ulnar), palmar curto, flexor do dedo mínimo, oponente do dedo mínimo, abdutor do dedo mínimo, flexor curto do polegar (cabeça profunda), adutor do polegar, lumbricais III e IV e interósseos	Pele do lado ulnar da mão (palmar: 1 1/2 dedo, dorsal: 2 1/2 dedos), pele da falange distal dorsal (1 1/2 dedo)
N. cutâneo medial do braço C8–T1		Pele da face anterior e medial do braço
N. cutâneo medial do antebraço C8–T1		Pele da face anterior e medial do antebraço
N. axilar C5–C6	Mm. deltoide e redondo menor	Pele do ombro
N. radial C5–T1	Mm. tríceps braquial, ancôneo, braquiorradial, extensor radial longo do carpo, extensor radial curto do carpo, supinador, extensor dos dedos, extensor longo do polegar, abdutor longo do polegar, extensor curto do polegar, extensor do indicador e extensor ulnar do carpo	Pele do lado dorsal do braço, antebraço e mão (2 1/2 dedos radiais, com exceção da falange distal)

→ Tabela 25 Inervação Segmentar dos Músculos do Membro Superior

25 Inervação Segmentar dos Músculos do Membro Superior, Músculos Importantes para Fins Diagnósticos

Os músculos em negrito são usados clinicamente como indicadores do respectivo segmento

Inervação segmentar dos músculos do membro superior, músculos importantes para fins diagnósticos

M. supraespinal	C4–C5	M. abdutor longo do polegar	C6–C8
M. redondo menor	C4–C5	M. extensor curto do polegar	C7–T1
M. deltoide: C5	C5–C6	M. extensor longo do polegar	C6–C8
M. infraespinal	C4–C6	M. extensor dos dedos	C6–C8
M. subescapular	C5–C6	M. extensor do indicador	C6–C8
M. redondo maior	C5–C7	M. extensor ulnar do carpo	C6–C8
M. bíceps braquial: C6	C5–C6	M. extensor do dedo mínimo	C6–C8
M. braquial	C5–C6	M. flexor superficial dos dedos	C7–T1
M. coracobraquial	C5–C7	M. flexor profundo dos dedos	C7–T1
M. tríceps braquial: C7	C6–C8	M. flexor ulnar do carpo	C7–T1
M. braquiorradial	C5–C6	M. abdutor curto do polegar	C7–T1
M. extensor radial longo do carpo	C5–C7	M. flexor curto do polegar	C7–T1
M. extensor radial curto do carpo	C5–C7	M. oponente do polegar	C6–C7
M. supinador	C5–C6	M. flexor do dedo mínimo	C7–T1
M. pronador redondo	C6–C7	M. adutor do polegar	C8–T1
M. flexor radial do carpo	C6–C7	**M. abdutor do dedo mínimo: C8**	C8–T1
M. flexor longo do polegar	C6–C8	**Mm. interósseos: C8**	C8–T1

26 Músculos Anteriores do Cíngulo do Membro Superior

Na região do ombro, existem dois grupos musculares. Os **músculos do cíngulo** inserem-se na escápula ou na clavícula, movimentam principalmente o cíngulo do membro superior e, consequentemente, movimentam o braço apenas indiretamente. Por sua vez, os **músculos do ombro** têm sua inserção no úmero e, por isso, movimentam o membro superior diretamente. Entre os músculos anteriores do cíngulo do membro superior estão incluídos os Mm. serrátil anterior, peitoral menor e subclávio.

M. peitoral menor
Nn. peitorais mediais e laterais (Plexo braquial, Parte infraclavicular)

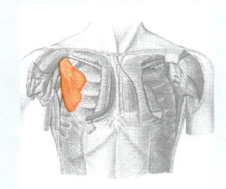

O: Costelas (II) III a V próximo do limite osso-cartilagem

I: Ápice do Proc. coracoide

F: Cíngulo do membro superior:
- Abaixa

Tórax:
- Eleva o esterno e as costelas superiores
- Inspiração: músculo respiratório auxiliar)

M. subclávio
N. subclávio (Plexo braquial, Parte supraclavicular)

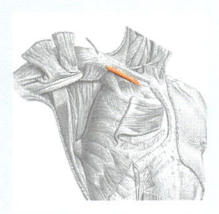

O: Limite osso-cartilagem da costela I

I: Terço lateral da clavícula

F: Cíngulo do membro superior:
- Estabiliza a articulação esternoclavicular
- Protege os vasos subclávios

As fibras do M. subclávio estão aderidas à túnica adventícia da V. subclávia e, assim, conservam sua perviedade

M. serrátil anterior (a paralisia do M. serrátil anterior ou do M. romboide resulta em escápula alada)
N. torácico longo (Plexo braquial, Parte supraclavicular)

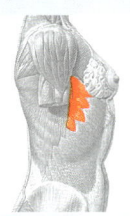

O: Costelas I a IX

I: Parte superior: Ângulo superior da escápula
Parte média: Margem medial da escápula
Parte inferior: Ângulo inferior da escápula

F: Cíngulo do membro superior:
- Traciona a escápula anterolateralmente, pressiona, junto com os Mm. romboides, a escápula contra o tórax
- **Parte superior:** Eleva a escápula
- **Parte média:** Abaixa a escápula
- **Parte inferior:** Abaixa a escápula e gira seu ângulo inferior para fora para abdução do braço acima da horizontal, juntamente com o M. trapézio

Tórax:
- Eleva as costelas com a escápula fixada (inspiração)

→ Tabela 27 Músculos Anteriores do Ombro

27 Músculos Anteriores do Ombro

O M. peitoral maior é o único músculo anterior do ombro. Ele é o responsável pelo relevo superficial da parede anterossuperior do tórax.

M. peitoral maior (As fibras convergem lateralmente para um amplo tendão em forma de uma bolsa achatada aberta para cima.)
Nn. peitorais medial e lateral (Plexo braquial, Parte infraclavicular)

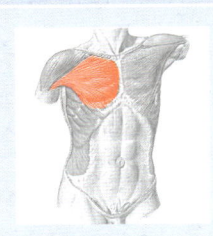

O: Parte clavicular: Metade esternal da clavícula **Parte esternocostal:** Manúbrio e corpo do esterno, cartilagens costais das costelas II a VII **Parte abdominal:** Lâmina anterior da bainha do músculo reto do abdome	**I:** Crista do tubérculo maior do úmero	**F:** Articulação do ombro: • Adução (músculo mais importante) • Rotação medial • Flexão (anteversão) (músculo mais importante) • Extensão (retroversão) a partir da posição de anteversão Tórax: • Com o cíngulo do membro superior fixado, eleva o esterno e as costelas superiores • (Inspiração: músculo respiratório auxiliar)

28 Músculos Laterais do Ombro

O M. deltoide determina marcadamente o relevo do ombro. O M. supraespinal fica separado dele pela bolsa subdeltóidea.

M. deltoide
N. axilar (Plexo braquial, Parte infraclavicular)

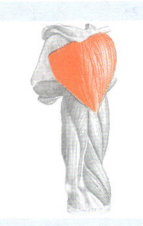

O: Parte clavicular: Terço acromial da clavícula **Parte acromial:** Acrômio **Parte espinal:** Espinha da escápula	**I:** Tuberosidade deltóidea	**F:** Articulação do ombro: • Abdução (músculo mais importante) • **Parte clavicular:** Adução (abdução progressiva a partir de aproximadamente 60 graus), rotação medial, flexão (anteversão) • **Parte acromial:** Abdução até o plano horizontal • **Parte espinal:** Adução (abdução progressiva a partir de aproximadamente 60 graus), rotação lateral, extensão (retroversão)

M. supraespinal
N. supraescapular (Plexo braquial, Parte supraclavicular)

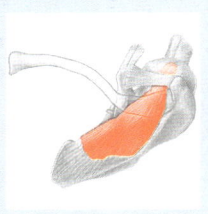

O: Fossa supraespinal da escápula, fáscia supraespinal	**I:** Faceta proximal do tubérculo maior do úmero	**F:** Articulação do ombro: • Abdução até o plano horizontal • Discreta rotação lateral • Reforço da cápsula articular (**manguito rotador**)

→ Tabela 29 Músculos Posteriores do Cíngulo do Membro Superior

29 Músculos Posteriores do Cíngulo do Membro Superior

Os Mm. trapézio, levantador da escápula, romboide maior e romboide menor pertencem, por sua posição, aos músculos superficiais do dorso; por suas origens e inervação podem, sem objeção, ser designados músculos do dorso.

M. trapézio
N. acessório [XI] e Ramos do Plexo cervical

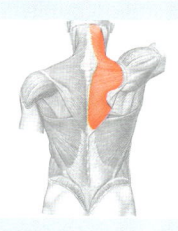

| O: **Parte descendente:** Escama do occipital entre a linha nucal suprema e a linha nucal superior, Procc. espinhosos das vértebras cervicais
Parte transversa: Procc. espinhosos das vértebras cervicais inferiores e das vértebras torácicas superiores
Parte ascendente: Procc. espinhosos das vértebras torácicas | I: **Parte descendente:** Terço acromial da clavícula
Parte transversa: Acrômio
Parte ascendente: Espinha da escápula | F: **Parte descendente:**
• Impede o abaixamento do cíngulo do membro superior e do braço (p. ex., ao carregar malas)
• Eleva a escápula e gira o seu ângulo inferior lateralmente para a elevação do braço acima da horizontal, em conjunto com o M. serrátil anterior
• Com o cíngulo do membro superior fixado, vira a cabeça para o lado contralateral
• Estende a coluna cervical pela contração bilateral
Parte transversa:
• Puxa a escápula medialmente
Parte ascendente:
• Abaixa a escápula e vira-a para baixo |

M. levantador da escápula
Ramos diretos do Plexo cervical e N. dorsal da escápula (Plexo braquial, Parte supraclavicular)

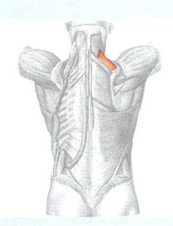

| O: Tubérculos posteriores dos Procc. transversos da 1ª a 4ª vértebras cervicais | I: Ângulo superior da escápula | F: Cíngulo do membro superior:
• Eleva a escápula |

M. romboide menor
N. dorsal da escápula (Plexo braquial, Parte supraclavicular)

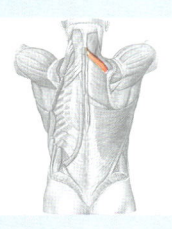

| O: Procc. espinhosos da 6ª e 7ª vértebras cervicais | I: Margem medial da escápula cranial à espinha da escápula | F: Traciona a escápula medialmente e para cima; fixa, conjuntamente com o M. serrátil anterior, a escápula ao tronco |

M. romboide maior
N. dorsal da escápula (Plexo braquial, Parte supraclavicular)

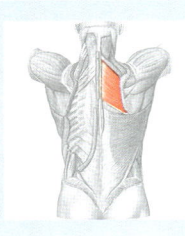

| O: Procc. espinhosos das quatro vértebras torácicas superiores | I: Margem medial da escápula abaixo da espinha da escápula | F: Puxa a escápula medialmente e para cima; fixa, conjuntamente com o M. serrátil anterior, a escápula ao tronco |

→ Tabela 30 Músculos Posteriores do Ombro

30 Músculos Posteriores do Ombro

Em posição mais cranial, encontra-se o M. infraespinal. Mais inferiormente, seguem-se os Mm. redondo menor e redondo maior. O M. subescapular é o único músculo deste grupo sobre a face anterior da escápula. O M. latíssimo do dorso recobre a parte inferior dos músculos próprios do dorso.

M. infraespinal
N. supraescapular (Plexo braquial, Parte supraclavicular)

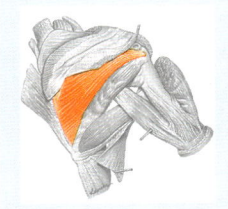

O: Fossa infraespinal, fáscia infraespinal	**I:** Faceta média do tubérculo maior, cápsula articular da articulação do ombro	**F:** Articulação do ombro: • Parte cranial: rotação lateral (principal músculo) • Reforço da cápsula articular (**manguito rotador**)

M. redondo menor
N. axilar (Plexo braquial, Parte infraclavicular)

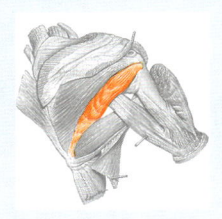

O: Terço medial da margem lateral	**I:** Faceta posterior distal, do tubérculo maior, cápsula articular da articulação do ombro	**F:** Articulação do ombro: • Rotação lateral • Adução no plano escapular • Reforço da cápsula articular (**manguito rotador**)

M. redondo maior
N. toracodorsal (Plexo braquial, Parte infraclavicular)

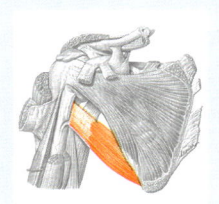

O: Ângulo inferior	**I:** Crista do tubérculo menor medial ao M. latíssimo do dorso	**F:** Articulação do ombro: • Rotação medial • Adução • Extensão (retroversão)

M. subescapular (Inferiormente à inserção proximal situa-se a bolsa subtendínea do músculo subescapular.)
Nn. subescapulares (Plexo braquial, Parte infraclavicular)

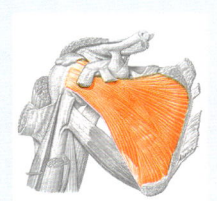

O: Fossa subescapular	**I:** Tubérculo menor, cápsula articular da articulação do ombro	**F:** Articulação do ombro: • Rotação medial (principal músculo) • Reforço da cápsula articular (**manguito rotador**)

M. latíssimo do dorso
N. toracodorsal (Plexo braquial, Parte supraclavicular)

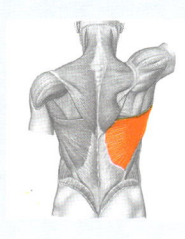

O: Procc. espinhosos das seis vértebras torácicas inferiores e das vértebras lombares (sobre a aponeurose toracolombar), face dorsal do sacro, terço posterior do lábio externo da crista ilíaca, costelas IX a XII, dentes de origem do ângulo inferior da escápula	**I:** Crista do tubérculo menor	**F:** Articulação do ombro: • Adução, rotação medial, extensão (retroversão) (músculo mais importante)

→ Tabela 31 Músculos Anteriores do Braço

31 Músculos Anteriores do Braço

O M. bíceps braquial forma o relevo lateral anterior do braço. Em íntima relação com a sua cabeça curta encontra-se o M. coracobraquial. Mais profundamente está localizado o M. braquial.

M. bíceps braquial (O tendão da cabeça longa estende-se livremente pela articulação do ombro.)
N. musculocutâneo (Plexo braquial, Parte infraclavicular)

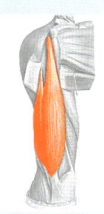

O: Cabeça longa: Tubérculo supraglenoidal **Cabeça curta:** Ápice do Proc. coracoide	**I:** Tuberosidade do rádio e, através da aponeurose do músculo bíceps braquial, na fáscia do antebraço	**F:** Articulação do ombro: • **Cabeça longa:** Abdução, flexão (anteversão), rotação medial • **Cabeça curta:** Adução, flexão (anteversão), rotação medial Articulação do cotovelo: • Flexão (principal músculo) • Supinação (principal músculo com o cotovelo fletido)

M. coracobraquial (É, normalmente, atravessado pelo N. musculocutâneo.)
N. musculocutâneo (Plexo braquial, Parte infraclavicular)

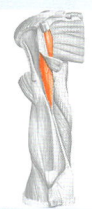

O: Proc. coracoide	**I:** Face anterior e medial do úmero, distalmente à crista do tubérculo menor	**F:** Articulação do ombro: • Rotação medial • Adução • Flexão (anteversão)

M. braquial
N. musculocutâneo (Plexo braquial, Parte infraclavicular)

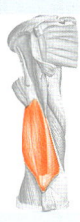

O: Face anterior do úmero (metade inferior)	**I:** Tuberosidade da ulna	**F:** Articulação do cotovelo: • Flexão • Tensiona a cápsula articular

→ Tabela 32 Músculos Posteriores do Braço

32 Músculos Posteriores do Braço

A massa muscular posterior do braço é formada pelas três cabeças do M. tríceps braquial. O M. ancôneo situa-se na transição do antebraço para o lado ulnar e continua com a cabeça medial.

M. tríceps braquial
N. radial (Plexo braquial, Parte infraclavicular)

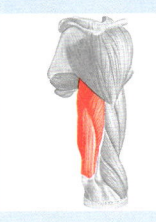

O: Cabeça longa: Tubérculo infraglenoidal **Cabeça medial:** Medialmente na face posterior do úmero e distal ao sulco do nervo radial **Cabeça lateral:** Face posterior do úmero, lateralmente e proximal ao sulco do nervo radial	**I:** Olécrano	**F:** Articulação do ombro: • **Cabeça longa:** Adução, retroversão Articulação do cotovelo: • Extensão (principal músculo)

M. ancôneo (Próximo à parte lateral da cabeça medial do M. tríceps braquial.)
N. radial (Plexo braquial, Parte infraclavicular)

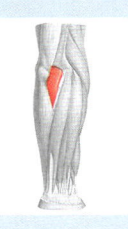

O: Epicôndilo lateral do úmero	**I:** Face posterior da ulna, olécrano	**F:** Articulação do cotovelo: • Extensão

→ Tabela 33 Músculos Anteriores Superficiais do Antebraço

33 Músculos Anteriores Superficiais do Antebraço

O grupo dos músculos anteriores superficiais do antebraço é constituído, de radial para ulnar, pelos Mm. pronador redondo, flexor radial do carpo, palmar longo e flexor ulnar do carpo. O M. flexor superficial dos dedos forma a camada média.

M. pronador redondo
N. mediano (Plexo braquial, Parte infraclavicular)

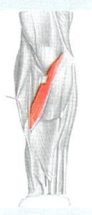

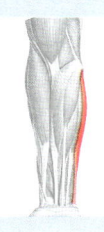

O: Cabeça umeral: Epicôndilo medial do úmero **Cabeça ulnar:** Proc. coronoide	**I:** Terço médio da face lateral do rádio (tuberosidade para o M. pronador)	**F:** Articulação do cotovelo: • Pronação (principal músculo) • Flexão

M. flexor radial do carpo
N. mediano (Plexo braquial, Parte infraclavicular)

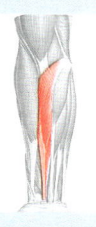

O: Epicôndilo medial do úmero, fáscia do antebraço	**I:** Face palmar da base do metacarpal II	**F:** Articulação do cotovelo: • Flexão • Pronação Articulação da mão: • Flexão • Abdução

M. palmar longo (músculo inconstante)
N. mediano (Plexo braquial, Parte infraclavicular)

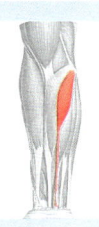

O: Epicôndilo medial do úmero	**I:** Aponeurose palmar	**F:** Articulação do cotovelo: • Flexão Articulação da mão: • Flexão • Tensiona a aponeurose palmar

M. flexor superficial dos dedos
(Os tendões deste músculo são atravessados perto da sua inserção pelos tendões do M. flexor profundo dos dedos.)
N. mediano (Plexo braquial, Parte infraclavicular)

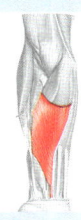

O: Cabeça umeroulnar: Epicôndilo medial do úmero, Proc. coronoide **Cabeça radial:** Face anterior do rádio	**I:** Com quatro tendões longos na base da falange média dos 2º ao 5º dedos	**F:** Articulação do cotovelo: • Flexão Articulação da mão: • Flexão Articulações interfalângicas proximais (II a V): • Flexão (principal flexor)

M. flexor ulnar do carpo
N. ulnar (Plexo braquial, Parte infraclavicular)

O: Cabeça umeral: Epicôndilo medial do úmero **Cabeça ulnar:** Olécrano, dois terços superiores da margem posterior da ulna	**I:** Sobre o pisiforme e os Ligg. pisometacarpal e piso-hamato na base do metacarpal V e do hamato	**F:** Articulação do cotovelo: • Flexão • Pronação Articulação da mão: • Flexão • Abdução

→ Tabela 34 Músculos Anteriores Profundos do Antebraço

34 Músculos Anteriores Profundos do Antebraço

Medialmente, está localizado o M. flexor profundo dos dedos; lateral a ele, o M. flexor longo do polegar. O M. pronador quadrado cobre o quarto distal dos ossos do antebraço.

M. flexor profundo dos dedos
N. ulnar para a parte ulnar, N. interósseo anterior do antebraço do N. mediano para a parte radial (Plexo braquial, Parte infraclavicular)

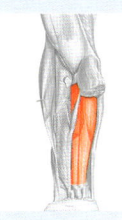

O: Face anterior da ulna, membrana interóssea

I: Falange distal do 2º ao 5º dedos

F: Articulação da mão:
- Flexão

Articulações interfalângicas (II a V):
- Flexão (principal flexor das articulações interfalângicas distais)

M. flexor longo do polegar
N. interósseo anterior do antebraço do N. mediano (Plexo braquial, Parte infraclavicular)

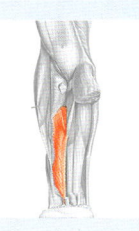

O: Face anterior do rádio

I: Falange distal do polegar

F: Articulação da mão:
- Flexão

Articulação carpometacarpal do polegar:
- Flexão
- Oposição

Articulação do polegar:
- Flexão

M. pronador quadrado
N. interósseo anterior do antebraço (N. mediano, Plexo braquial, Parte infraclavicular)

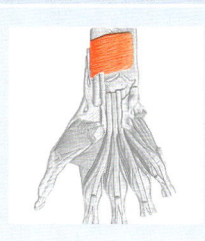

O: Parte distal da face anterior da ulna

I: Face anterior do rádio

F: Articulação radiulnar:
- Pronação

→ Tabela 35 Músculos Laterais (Radiais) do Antebraço

35 Músculos Laterais (Radiais) do Antebraço

O grupo dos músculos radiais do antebraço é formado, de lateral para medial, pelos Mm. braquiorradial, extensor radial longo do carpo e extensor radial curto do carpo.

M. braquiorradial
N. radial (Plexo braquial, Parte infraclavicular)

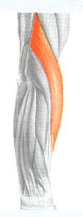

	O: Margem lateral do úmero	**I:** Proximal ao Proc. estiloide do rádio	**F:** Articulação do cotovelo: • Flexão (por causa do braço de alavanca virtual especialmente robusto na posição intermediária entre a pronação e a supinação) • Pronação ou supinação (partindo de posições opostas)

M. extensor radial longo do carpo
N. radial (Plexo braquial, Parte infraclavicular)

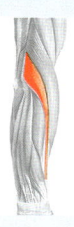

	O: Crista supraepicondilar lateral até o epicôndilo lateral	**I:** Dorsalmente ao metacarpal II	**F:** Articulação do cotovelo: • Flexão • Fraca pronação (da posição final de supinação para adiante) Articulação da mão: • Extensão • Abdução

M. extensor radial curto do carpo
N. radial (Plexo braquial, Parte infraclavicular)

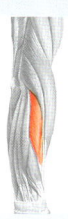

	O: Epicôndilo lateral do úmero	**I:** Dorsalmente ao metacarpal II	**F:** Articulação do cotovelo: • Flexão • Fraca pronação (da posição final de supinação para adiante) Articulação da mão: • Extensão • Abdução

→ Tabela 36 Músculos Posteriores Superficiais do Antebraço

36 Músculos Posteriores Superficiais do Antebraço

O grupo dos músculos posteriores superficiais do antebraço é constituído, de radial para ulnar, pelos Mm. extensor dos dedos, extensor do dedo mínimo e extensor ulnar do carpo.

M. extensor dos dedos
R. profundo do N. radial (Plexo braquial, Parte infraclavicular)

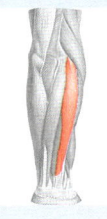

O: Epicôndilo lateral do úmero, fáscia do antebraço

I: Aponeurose dorsal do 2º ao 5º dedo

F: Articulação do cotovelo:
- Extensão

Articulação da mão:
- Extensão

Articulações interfalângicas (II a V):
- Extensão (extensor principal para as articulações metacarpofalângicas e interfalângicas)

M. extensor do dedo mínimo
R. profundo do N. radial (Plexo braquial, Parte infraclavicular)

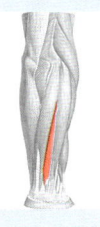

O: Epicôndilo lateral, Ligg. colateral radial e anular do rádio, fáscia do antebraço

I: Na assim chamada aponeurose dorsal do 5º dedo

F: Articulação do cotovelo:
- Extensão

Articulação da mão:
- Extensão

Articulação interfalângica (V):
- Extensão (principal extensor para as articulações metacarpofalângica e interfalângica do dedo mínimo)

M. extensor ulnar do carpo
R. profundo do N. radial (Plexo braquial, Parte infraclavicular)

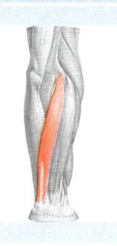

O: Cabeça umeral: Epicôndilo lateral do úmero
Cabeça ulnar: Olécrano, face posterior da ulna, fáscia do antebraço

I: Dorsalmente ao metacarpal V

F: Articulação do cotovelo:
- Extensão

Articulação da mão:
- Extensão
- Abdução

→ Tabela 37 Músculos Posteriores Profundos do Antebraço

37 Músculos Posteriores Profundos do Antebraço

O rádio é revestido, no seu terço superior, pelo M. supinador. Distalmente ficam, de lateral (radial) para medial (ulnar), os Mm. abdutor longo do polegar, extensor curto do polegar, extensor longo do polegar e extensor do indicador.

M. supinador (É atravessado, no sentido longitudinal do antebraço, pelo R. profundo do N. radial. No local de entrada do nervo no "túnel do M. supinador" [arcada de Frohse-Fränkel] é formado um pequeno arco tendíneo.)
R. profundo do N. radial (Plexo braquial, Parte infraclavicular)

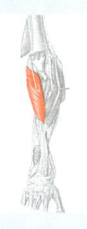

O: Epicôndilo lateral do úmero, crista do músculo supinador da ulna, Ligg. colateral radial e anular do rádio

I: Face anterior do rádio (terço proximal)

F: Articulação radiulnar:
- Supinação (principal músculo com o cotovelo estendido)

M. abdutor longo do polegar
R. profundo do N. radial (Plexo braquial, Parte infraclavicular)

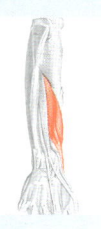

O: Face posterior da ulna e do rádio membrana interóssea

I: Base do metacarpal I

F: Articulação da mão:
- Extensão

Articulação carpometacarpal do polegar:
- Abdução

M. extensor curto do polegar
R. profundo do N. radial (Plexo braquial, Parte infraclavicular)

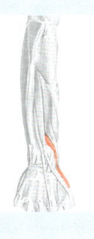

O: Face posterior e da ulna do rádio, membrana interóssea

I: Articulação interfalângica do polegar

F: Articulação da mão:
- Extensão

Articulação carpometacarpal do polegar:
- Abdução
- Reposição

Articulação metacarpofalângica do polegar:
- Extensão

M. extensor longo do polegar
R. profundo do N. radial (Plexo braquial, Parte infraclavicular)

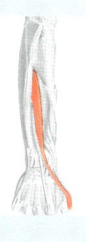

O: Metade distal da face posterior da ulna, membrana interóssea

I: Articulação interfalângica do polegar

F: Articulação da mão:
- Extensão

Articulação carpometacarpal do polegar:
- Extensão
- Reposição

Articulação interfalângica do polegar:
- Extensão

M. extensor do indicador
R. profundo do N. radial (Plexo braquial, Parte infraclavicular)

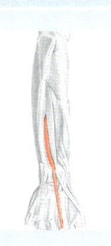

O: Quarto distal da face posterior da ulna, membrana interóssea

I: Aponeurose dorsal do dedo indicador

F: Articulação da mão:
- Extensão

Articulação interfalângica (II):
- Extensão
- Adução

Membro Superior

→ Tabela 38 Músculos da Eminência Tenar

38 Músculos da Eminência Tenar

A eminência tenar é constituída, de lateral para medial, pelos Mm. abdutor curto do polegar, flexor curto do polegar e adutor do polegar. O M. oponente do polegar encontra-se sob o M. abdutor curto do polegar.

M. abdutor curto do polegar
N. mediano (Plexo braquial, Parte infraclavicular)

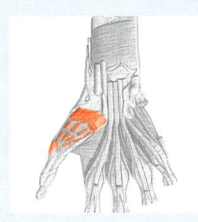

O: Retináculo dos músculos flexores, eminência radial do carpo	**I:** Osso sesamoide radial da articulação metacarpofalângica do polegar, falange proximal do polegar	**F:** Articulação carpometacarpal do polegar: • Abdução • Oposição Articulação metacarpofalângica do polegar: • Flexão

M. flexor curto do polegar
Cabeça superficial: N. mediano; Cabeça profunda: R. profundo do N. ulnar (Plexo braquial, Parte infraclavicular)

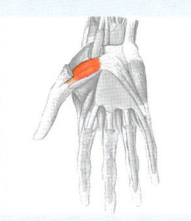

O: Cabeça superficial: Retináculo dos músculos flexores **Cabeça profunda:** Capitato, trapézio	**I:** Osso sesamoide radial da articulação metacarpofalângica do polegar, articulação interfalângica do polegar	**F:** Articulação carpometacarpal do polegar: • Oposição • Adução Articulação metacarpofalângica do polegar: • Flexão

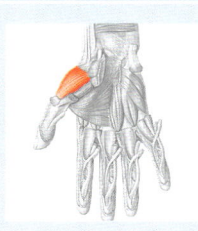

M. oponente do polegar
N. mediano e N. ulnar (Plexo braquial, Parte infraclavicular)

O: Retináculo dos músculos flexores, eminência radial do carpo	**I:** Metacarpal I	**F:** Articulação carpometacarpal do polegar: • Oposição

M. adutor do polegar
R. profundo do N. ulnar (Plexo braquial, Parte infraclavicular)

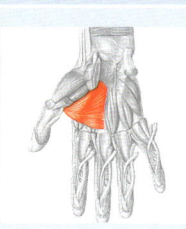

O: Cabeça oblíqua: Hamato, Metacarpais II-IV **Cabeça transversa:** Metacarpal III	**I:** Osso sesamoide ulnar da articulação metacarpofalângica do polegar, falange proximal do polegar	**F:** Articulação carpometacarpal do polegar: • Adução • Oposição Articulação metacarpofalângica do polegar: • Flexão

→ Tabela 39 Músculos da Palma da Mão

39 Músculos da Palma da Mão

Os Mm. lumbricais ficam acondicionados nos tendões do M. flexor profundo dos dedos. Os Mm. interósseos palmares e interósseos dorsais preenchem os espaços entre os metacarpais.

Mm. lumbricais I a IV
N. mediano (I, II); N. ulnar (III, IV) (Plexo braquial, Parte infraclavicular)

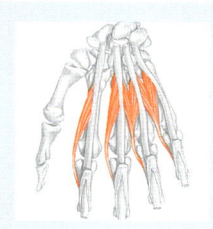

O: Tendões II a IV do M. flexor profundo dos dedos (I + II do lado radial; III + IV dos lados opostos, virados um para o outro)	**I:** Seguem daí para a parte radial da aponeurose dorsal dos dedos II a V	**F:** Articulações metacarpofalângicas (II a V): • Flexão Articulações interfalângicas (II a V): • Extensão (via principal para as articulações interfalângicas distais)

Mm. interósseos palmares I a III
R. profundo, N. ulnar (Plexo braquial, Parte infraclavicular)

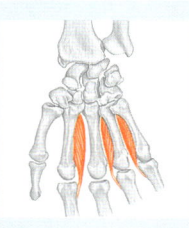

O: Lado ulnar do metacarpal II, lado radial dos metacarpais IV e V	**I:** Articulações interfalângicas e aponeurose dorsal (trato lateral) dos dedos II, IV e V	**F:** Articulações metacarpofalângicas (II, IV, V): • Flexão (principal flexor!) • Adução (em relação ao eixo do dedo médio) Articulações interfalângicas (II, IV, V): • Extensão

Mm. interósseos dorsais I a IV (duas cabeças)
R. profundo, N. ulnar (Plexo braquial, Parte infraclavicular)

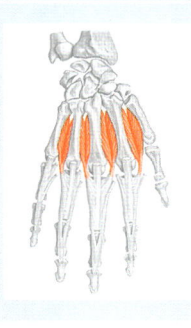

O: Lados opostos, virados um para o outro, dos metacarpais I-V	**I:** Articulações interfalângicas e aponeurose dorsal dos dedos II-IV	**F:** Articulações metacarpofalângicas (II a IV): • Flexão (principal flexor!) • Abdução Articulações interfalângicas (II a IV): • Extensão

→ Tabela 40 Músculos da Eminência Hipotenar

40 Músculos da Eminência Hipotenar

De ulnar para radial, a eminência hipotenar é constituída pelos Mm. abdutor do dedo mínimo, flexor curto do dedo mínimo e oponente do dedo mínimo. Além disso, como músculo cutâneo, inclui o M. palmar curto.

M. palmar curto
R. superficial do N. ulnar (Plexo braquial, Parte infraclavicular)

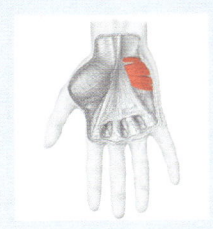

| **O:** Aponeurose palmar | **I:** Pele da eminência hipotenar | **F:** Estica a pele na região da eminência hipotenar |

M. abdutor do dedo mínimo
R. profundo do N. ulnar (Plexo braquial, Parte infraclavicular)

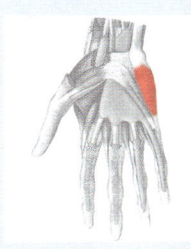

| **O:** Pisiforme, Retináculo dos músculos flexores | **I:** Falange proximal | **F:** Articulação carpometacarpal (V):
• Oposição
Articulação metacarpofalângica (V):
• Abdução |

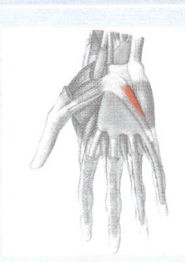

M. flexor curto do dedo mínimo
R. profundo do N. ulnar (Plexo braquial, Parte infraclavicular)

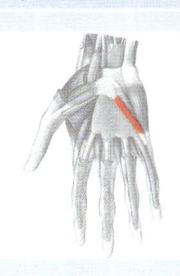

| **O:** Retináculo dos músculos flexores, hâmulo do hamato | **I:** Articulação interfalângica do 5º dedo | **F:** Articulação carpometacarpal (V):
• Oposição
Articulação metacarpofalângica (V):
• Flexão |

M. oponente do dedo mínimo
R. profundo do N. ulnar (Plexo braquial, Parte infraclavicular)

| **O:** Retináculo dos músculos flexores, hâmulo do hamato | **I:** Metacarpal V | **F:** Articulação carpometacarpal (V):
• Oposição |

Membro Inferior

Plexo lombossacral
M. ilíaco
M. psoas maior
M. psoas menor
M. glúteo máximo
M. glúteo médio
M. glúteo mínimo
M. tensor da fáscia lata
M. piriforme
M. obturador interno
M. gêmeo superior
M. gêmeo inferior
M. quadrado femoral
M. obturador externo
M. quadríceps femoral
M. sartório
M. pectíneo
M. grácil
M. adutor curto
M. adutor longo
M. adutor magno
M. bíceps femoral
M. semitendíneo
M. semimembranáceo
M. tibial anterior
M. extensor longo do hálux
M. extensor longo dos dedos
M. fibular terceiro
M. fibular longo
M. fibular curto
M. tríceps sural
M. plantar
M. poplíteo
M. tibial posterior
M. flexor longo dos dedos
M. flexor longo do hálux
M. extensor curto dos dedos
M. extensor curto do hálux
M. abdutor do hálux
M. flexor curto do hálux
M. adutor do hálux
M. flexor curto dos dedos
M. quadrado plantar
Mm. lumbricais do pé I a IV
Mm. interósseos plantares do pé I a III
Mm. interósseos dorsais do pé I a IV
M. abdutor do dedo mínimo
M. flexor curto do dedo mínimo
M. oponente do dedo mínimo

41 Articulações do Membro Inferior

41.1 Articulações dos ossos do cíngulo do membro inferior

Classificação	Tipo	Movimentos possíveis
Articulação sacroilíaca	Anfiartrose	
Ligg. sacroilíacos anteriores Ligg. sacroilíacos posteriores Ligg. sacroilíacos interósseos Lig. sacrotuberal Lig. sacroespinal		Mobilidade bidimensional e rotação de alguns milímetros em conexão com a deformação de pelve quando na sustentação de cargas variáveis
Sínfise púbica	Cartilaginosa com disco interpúbico	
Lig. púbico superior Lig. púbico inferior		

41.2 Articulações do membro inferior livre

Articulação	Tipo de articulação	Movimentos possíveis
Articulação do quadril	Articulação esferóidea	• Flexão (anteversão) • Extensão (retroversão) • Adução • Abdução • Rotação medial • Rotação lateral
Articulação do joelho	Articulação trocóidea Gínglimo	• Flexão • Extensão • Rotação medial (só possível na posição fletida) • Rotação lateral (só possível na posição fletida)
Articulação tibiofibular	Anfiartrose	Diminuto deslocamento nas direções transversal e vertical, bem como possível diminuta rotação
Sindesmose tibiofibular	Articulação fibrosa	Fixação do encaixe maleolar; na dorsiflexão na articulação tibiofibular o encaixe maleolar cede um pouco separadamente
Articulação talocrural	Gínglimo	• Flexão plantar • Flexão dorsal (dorsiflexão)
Articulação talotarsal a) Articulação talocalcaneonavicular (= divisão anterior) b) Articulação talocalcânea (subtalar)	Articulação trocóidea atípica Articulação esferóidea Articulação talocalcânea	• Rotação medial • Rotação lateral • Juntamente com as articulações de Chopart e Lisfranc • Levanta a margem medial do pé (= inversão) Levanta a margem lateral do pé (= eversão)
Articulação transversa do tarso (Articulação de Chopart) a) Articulação talocalcaneonavicular b) Articulação calcaneocubóidea	Anfiartroses	• Torção do antepé medial • Movimentos diminutos plantar e dorsal • Dá suporte ao arco longitudinal do pé
Articulações do tarso a) Articulação cuneonavicular b) Articulações intercuneiformes c) Articulação cuneocubóidea	Anfiartroses	Diminuto movimento pela deformação do pé na sua adaptação ao solo, como, por exemplo, no caminhar
Articulações tarsometatarsais (Articulações de Lisfranc)	Anfiartroses	• Torção do antepé medial • Movimentos plantar e dorsal muito diminutos

→ Tabela 41 Articulações do Membro Inferior

41.2 Articulações do membro inferior livre (continuação)

Articulação	Tipo de articulação	Movimentos possíveis
Articulações intermetatarsais	Anfiartroses	Movimento involuntário na torção da parte anterior do pé
Articulações metatarsofalângicas	Articulação esferóidea funcionalmente limitada	• Flexão • Extensão • Abdução • Adução
Articulações interfalângicas do pé	Gínglimo	• Flexão dos dedos • Extensão dos dedos

41.3 Movimentos e eixos das articulações do membro inferior

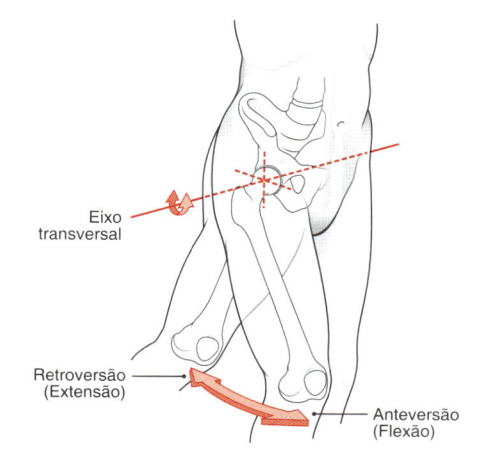

Figura 8 Articulação do quadril; movimento no plano sagital [S700-L126]

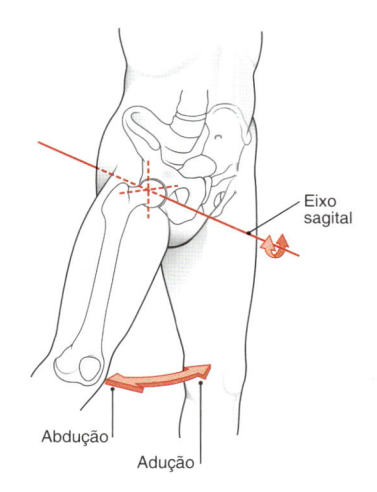

Figura 9 Articulação do quadril; movimento no plano frontal. [S700-L126]

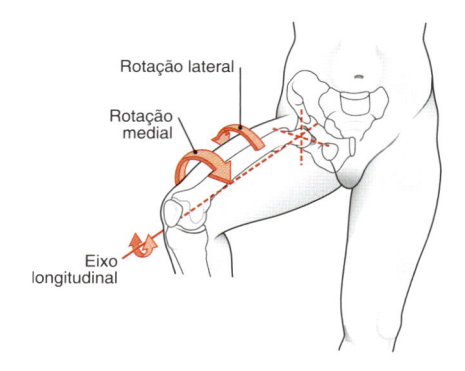

Figura 10 Articulação do quadril; movimento no plano transversal. [S700-L126]

→ Tabela 41 Articulações do Membro Inferior

41.3 Movimentos e eixos das articulações do membro inferior (continuação)

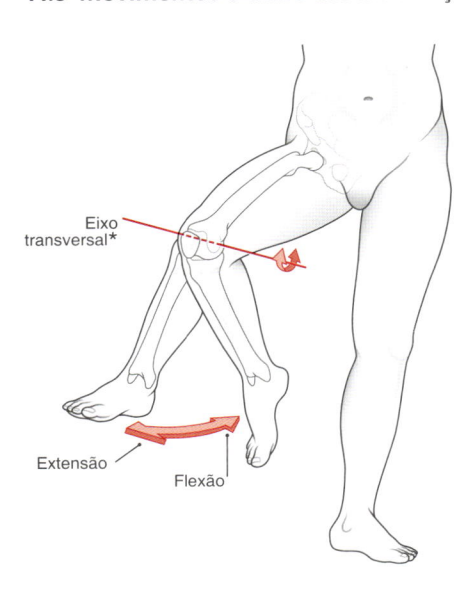

Figura 11 Articulação do joelho;
movimento no plano sagital. [S700-L126]
* Devido à curvatura assimétrica dos côndilos do fêmur, este eixo muda sua posição durante a movimentação [eixo instantâneo].

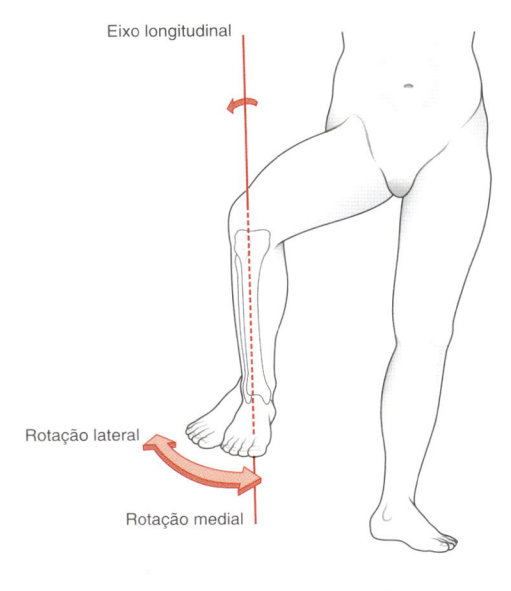

Figura 12 Articulação do joelho;
movimento no plano transverso. [S700-L126]

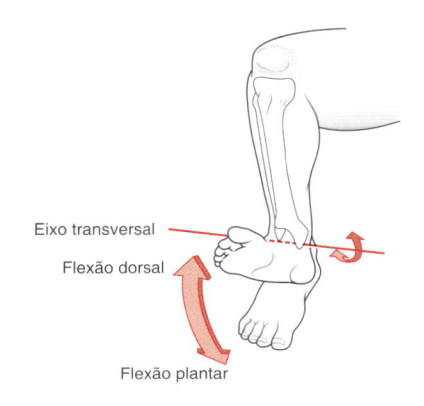

Figura 13 Articulação talocrural (ATC);
movimento no plano sagital. [S700-L126]
Os movimentos de flexão dorsal e plantar ocorrem principalmente na articulação talocrural.

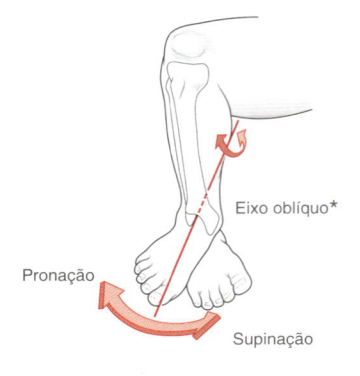

Figura 14 Articulação talocalcaneonavicular (ATCN);
movimento de rotação do pé. [S700-L126]
A partir da flexão plantar, a pronação na articulação talocalcaneonavicular também é denominada eversão (movimento lateral), e a supinação, inversão (movimento medial).
*Este eixo corre da parte medial do colo do tálus em direção posteroinferior para o Proc. lateral da tuberosidade do calcâneo, um pouco mais agudamente do que o aqui representado para fins didáticos.

→ Tabela 42 Ramos e Áreas de Suprimento do Plexo Lombossacral

42 Ramos e Áreas de Suprimento do Plexo Lombossacral

O **plexo lombossacral** é composto pelo plexo lombar e pelo plexo sacral, cujas fibras nervosas participam conjuntamente no desenvolvimento de nervos individuais. O tronco lombossacral transfere as fibras nervosas de L4-5 do plexo lombar para o plexo sacral. O **plexo lombar** é formado pelos Rr. anteriores dos nervos espinais dos segmentos medulares T12–L4, e o **plexo sacral**, de L4–S5 e Co1. Deve-se notar que nem todos os segmentos da medula espinal que enviam fibras para os nervos individuais do plexo lombossacral estão igualmente envolvidos na inervação de todos os músculos. Como os segmentos individuais predominam em alguns músculos, como mostra a → Tabela 43, estes podem ser usados como músculos de referência no diagnóstico clínico.

42.1 Ramos e áreas de suprimento do plexo lombar

Ramos	Motores	Sensitivos
Rr. musculares T12–L4	Mm. iliopsoas e quadrado do lombo	
N. ílio-hipogástrico [N. iliopúbico] [T12], L1 • R. cutâneo lateral • R. cutâneo anterior	Mm. reto do abdome, oblíquo externo do abdome (T12), oblíquo interno do abdome, transverso do abdome, piramidal, cremaster	Pele sobre o quadril Pele acima do anel inguinal superficial e monte do púbis
N. ilioinguinal [T12], L1 • Nn. escrotais anteriores • Nn. labiais anteriores	Mm. reto do abdome, oblíquo interno do abdome, transverso do abdome, piramidal, cremaster	Pele da região inguinal, da raiz do pênis e do escroto, bem como dos lábios maiores do pudendo
N. genitofemoral L1, L2 • R. genital • R. femoral		Envoltórios do testículo (inclusive a túnica dartos) Pele sobre o hiato safeno
N. cutâneo femoral lateral L2, L3		Pele da face anterior e lateral da coxa até o joelho

N. obturatório
 L2–L4
 • R. anterior
   – R. cutâneo
 • R. posterior
   – Rr. musculares
	M. obturador externo,
	 M. pectíneo,
	 M. adutor longo,
	 M. adutor curto,
	 M. adutor magno,
	 M. grácil
		Cápsula da articulação do quadril
		 Pele do lado medial da coxa acima do joelho, cápsula da articulação do quadril, periósteo da parte posterior do fêmur

N. femoral
 L2–L4
 • Rr. musculares
 • Rr. cutâneos anteriores
 • N. safeno
   – R. infrapatelar
   – Rr. cutâneos mediais da perna
	Mm. iliopsoas, pectíneo, sartório, quadríceps femoral	Cápsula da articulação do quadril
		 Pele dos lados medial e lateral da coxa até o joelho, periósteo de lado anterior do fêmur
		 Pele dos lados medial e anterior do joelho, bem como do lado medial da perna e do pé

42.2 Ramos e áreas de suprimento do plexo sacral

Ramos	Motores	Sensitivos
N. para o músculo obturador interno L5–S2	M. obturador interno, M. gêmeo superior	
N. para o músculo piriforme S1, S2	M. piriforme	
N. para o músculo quadrado femoral L4–S1	M. quadrado femoral, M. gêmeo inferior	
N. glúteo superior L4–S1	Mm. glúteos médio e mínimo, tensor da fáscia lata	
N. glúteo inferior L5–S2	M. glúteo máximo	

→ Tabela 42 Ramos e Áreas de Suprimento do Plexo Lombossacral

42.2 Ramos e áreas de suprimento do plexo sacral (continuação)

Ramos	Motores	Sensitivos
N. cutâneo femoral posterior S1–S3 • Nn. clúnios inferiores • Nn. perineais		Pele do lado dorsal da coxa e da perna Pele sobre as nádegas Períneo, pele do escroto, bem como dos lábios maiores do pudendo
N. isquiático L4–S3	Mm. isquiocrurais, todos os músculos da perna e do pé	
N. fibular comum L4–S2 • N. cutâneo sural lateral • R. fibular comunicante	M. bíceps femoral, cabeça curta	Cápsula da articulação do joelho Pele da sura até o maléolo lateral Ramo de ligação para o N. sural
N. fibular superficial L4–L2 • Rr. musculares • N. cutâneo dorsal medial • N. cutâneo dorsal intermédio • Nn. digitais dorsais do pé	Mm. fibulares longo e curto	Pele da perna e do dorso do pé até o 1º–3º dedo Pele da da perna e do dorso do pé entre 3º e 5º dedos Pele do dorso dos dedos do pé, com exceção do 1º espaço interdigital e do lado lateral do 5º dedo
N. fibular profundo L4–L2 • Rr. musculares • Nn. digitais dorsais do pé	Mm. tibial anterior, extensor longo dos dedos, extensor longo do hálux, extensor curto dos dedos e extensor curto do hálux	Periósteo dos ossos da perna e cápsula da articulação talocrural Pele do 1º espaço interdigital

N. tibial
L4–S3
• Rr. musculares
• N. interósseo da perna
• N. cutâneo sural medial
• N. sural
  – N. cutâneo dorsal lateral
  – Rr. calcâneos laterais
  – Rr. calcâneos mediais
• N. plantar medial
  – Nn. digitais plantares comuns
    – Nn. digitais plantares próprios
• N. plantar lateral
  – R. superficial
    – Nn. digitais plantares comuns
    – Nn. digitais plantares próprios
  – R. profundo
	Mm. tríceps sural, plantar, poplíteo, tibial posterior, flexor longo dos dedos, flexor longo do hálux
	Mm. abdutor do hálux e flexor curto dos dedos, flexor curto do hálux (cabeça medial), lumbricais do pé I (II)
	Mm. abdutor do dedo mínimo, quadrado plantar
	Mm. flexor curto do dedo mínimo, oponente do dedo mínimo, interósseos
	Mm. lumbricais do pé II–IV, adutor do hálux (cabeça transversa)
		Cápsula da articulação do joelho
		Periósteo dos ossos da perna e cápsula da articulação talocrural
		Pele da sura até o maléolo medial reunido com o N. cutâneo sural lateral para formar o N. sural
		Pele da margem lateral do pé até a margem lateral do dedo mínimo do pé
		Pele lateral do calcanhar
		Pele medial do calcanhar
		Pele da planta medial do pé
		Pele do lado plantar dos 3 1/2 dedos mediais e suas regiões ungueais
		Pele do lado plantar do 1 1/2 dedo lateral e suas regiões ungueais

N. cutâneo perfurante S2-S3		Perfura o Lig. sacrotuberal e inerva a pele acima dele

N. pudendo
S2–S4
• Nn. anais inferiores S3, S4
• Nn. perineais
  – Nn. escrotais posteriores
  – Nn. labiais posteriores
  – Rr. musculares
  – N. dorsal do pênis
  – N. dorsal do clitóris
	Mm. transversos profundo e superficial do períneo, bulboesponjoso e isquiocavernoso, esfíncter externo do ânus	Pele da região anal e do períneo
		M. esfíncter da uretra, pele dorsal do escroto, bem como da região posterior dos lábios maiores e menores do pudendo, túnica mucosa da uretra, vestíbulo da vagina
		Pele do pênis, glande/clitóris, prepúcio

Rr. musculares S3, S4	M. levantador do ânus, M. isquiococcígeo	
N. anococcígeo S5–Co1		Pele sobre o cóccix, bem como entre o cóccix e o ânus

→ Tabela 43 Inervação Segmentar dos Músculos do Membro Inferior

43 Inervação Segmentar dos Músculos do Membro Inferior, Músculos Importantes para Fins Diagnósticos

Os músculos em negrito são identificados clinicamente como os músculos usados para cada segmento.

Inervação segmentar dos músculos do membro inferior, músculos importantes para fins diagnósticos

M. iliopsoas: L1, L2	T12–L3	**M. tibial anterior: L4**	L4–L5
M. tensor da fáscia lata	L4–L5	**M. extensor longo do hálux: L5**	L4–S1
M. glúteo médio	L4–S1	M. poplíteo	L4–S1
M. glúteo mínimo	L4–S1	**M. extensor longo dos dedos: L5**	L4–S1
M. glúteo máximo	L4–S2	M. sóleo ⎫ S1	L4–S2
M. obturador interno	L5–S1	M. gastrocnêmio ⎭	L5–S1
M. piriforme	L5–S1	M. fibular longo	L5–S1
M. sartório	L2–L3	M. fibular curto	L5–S2
M. pectíneo	L2–L3	**M. tibial posterior: S1**	L5–S3
M. adutor longo	L2–L3	M. flexor longo dos dedos	L5–S3
M. quadríceps femoral: L3	L2–L4	M. flexor longo do hálux	L4–S1
M. grácil	L2–L4	M. extensor curto do hálux	L4–S1
M. adutor curto	L2–L4	M. extensor curto dos dedos	L5–S1
M. obturador externo	L3–L4	M. flexor curto dos dedos	L5–S1
M. adutor magno	L3–L4	M. abdutor do hálux	L5–S3
M. semitendíneo	L4–S1	M. flexor curto do hálux	S1–S2
M. semimembranáceo	L4–S1	M. adutor do hálux	
M. bíceps femoral	L4–S2		

44 Músculos Anteriores do Quadril

Neste grupo só deve ser contado o M. iliopsoas constituído pelo M. ilíaco e M. psoas maior que, com referência ao esqueleto da perna, é o único que cruza a articulação do quadril. Os outros músculos que cruzam a articulação do quadril, cruzam também a articulação do joelho e devem, por isso, ser reunidos com os músculos da coxa.

M. ilíaco (parte do M. iliopsoas)
Rr. musculares (Plexo lombar)

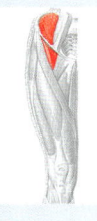

O: Fossa ilíaca

I: Trocanter menor

F: Coluna vertebral lombar:
- Flexão lateral

Articulação do quadril:
- Flexão (principal músculo)
- Rotação medial a partir da posição de rotação lateral)

M. psoas maior (parte do M. iliopsoas)
Rr. musculares (Plexo lombar)

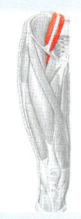

O: Camada superficial: Parte lateral dos corpos da 12ª vértebra torácica (T XII) até à 4ª vértebra lombar (L IV), discos intervertebrais
Camada profunda: Proc. costal da 1ª a 4ª vértebras lombares

I: Trocanter menor e região vizinha do lábio medial da linha áspera

F: Coluna vertebral lombar:
- Flexão lateral

Articulação do quadril:
- Flexão (principal músculo)
- Rotação medial a partir da posição de rotação lateral)

M. psoas menor (parte do M. iliopsoas; músculo inconstante, corre frequentemente para um tendão achatado longo)
Rr. musculares (Plexo lombar)

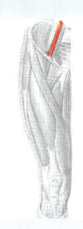

O: Parte lateral dos corpos da 12ª vértebra torácica (T XII) e 1ª vértebra lombar (L I)

I: Fáscia do M. iliopsoas, arco iliopectíneo

F: Coluna vertebral lombar:
- Flexão lateral

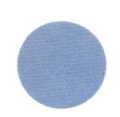

→ Tabela 45 Músculos Posterolaterais do Quadril

45 Músculos Posterolaterais do Quadril

O M. glúteo máximo define o relevo da região glútea e cobre quase completamente os músculos restantes desse grupo.
Na parte anterior e superior aparece um pouco o M. glúteo médio, que, por sua vez, cobre o M. glúteo mínimo. Em direção caudal sucedem-se, na face profunda, o M. piriforme, o M. gêmeo superior, o M. obturador interno, o M. gêmeo inferior, o M. quadrado femoral e o M. obturador externo. Os Mm. obturador interno, gêmeo superior e gêmeo inferior são músculos pélvico-trocantéricos. Mais lateralmente encontra-se o curto ventre muscular do M. tensor da fáscia lata, que se funde ao trato iliotibial.

M. glúteo máximo
N. glúteo inferior (Plexo sacral)

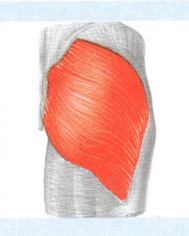

| O: Face glútea do ílio dorsal à linha glútea posterior, face posterior do sacro, aponeurose toracolombar, Lig. sacrotuberal | I: Parte superior: trato iliotibial; parte inferior: tuberosidade glútea | F: Articulação do quadril:
• Extensão (principal músculo)
• Rotação lateral (principal músculo)
• Parte superior: abdução
• Parte inferior: adução
Articulação do joelho:
• Estabilização na posição de extensão
• Banda de tensão do fêmur |

M. glúteo médio
N. glúteo superior (Plexo sacral)

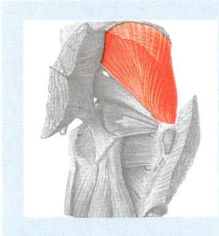

| O: Face glútea do ílio entre as linhas glúteas anterior e posterior | I: Ápice do trocanter maior | F: Articulação do quadril:
• Abdução (principal músculo)
Parte anterior:
• Flexão
• Rotação medial (principal músculo)
• Parte posterior:
• Extensão
• Rotação lateral |

M. glúteo mínimo
N. glúteo superior (Plexo sacral)

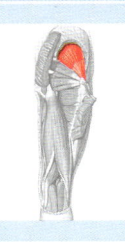

| O: Face glútea do ílio entre as linhas glúteas anterior e inferior | I: Ápice do trocanter maior | F: Articulação do quadril:
• Abdução
Parte anterior:
• Flexão
• Rotação medial
Parte posterior:
• Extensão
• Rotação lateral |

M. tensor da fáscia lata
N. glúteo superior (Plexo lombar)

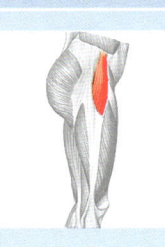

| O: Espinha ilíaca anterossuperior | I: Tíbia, abaixo do côndilo lateral (sobre o trato iliotibial) | F: Articulação do quadril:
• Flexão
• Abdução
• Rotação medial
Articulação do joelho:
• Estabilização na flexão
• Banda de tensão do fêmur |

→ Tabela 46 Músculos do Quadril

46 Músculos do Quadril (Pelvitrocantéricos)

M. piriforme
[Rr. musculares] (Plexo sacral)

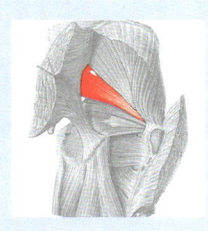

| | O: Face pélvica do sacro | I: Ápice do trocanter maior | F: Articulação do quadril:
• Rotação lateral
• Abdução |

M. obturador interno
[Rr. musculares] (Plexo sacral)

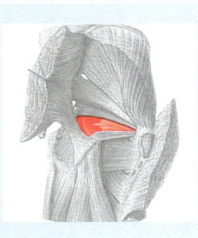

| | O: Circunferência do forame obturado, parte medial da membrana obturadora | I: Ápice do trocanter maior | F: Articulação do quadril:
• Rotação lateral |

M. gêmeo superior
[Rr. musculares] (Plexo sacral)

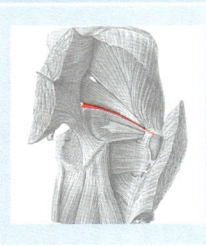

| | O: Espinha isquiática | I: Tendão do M. obturador interno | F: Articulação do quadril:
• Rotação lateral |

M. gêmeo inferior
[Rr. musculares] (Plexo sacral)

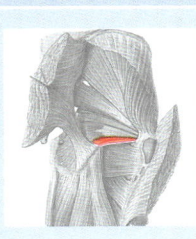

| | O: Túber isquiático | I: Tendão do M. obturador interno | F: Articulação do quadril:
• Rotação lateral |

M. quadrado femoral
[Rr. musculares] (Plexo sacral)

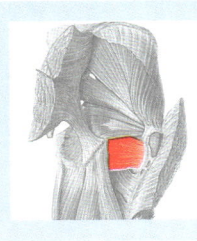

| | O: Túber isquiático | I: Crista intertrocantérica | F: Articulação do quadril:
• Rotação lateral
• Adução |

Membro Inferior

→ Tabela 46 Músculos do Quadril

M. obturador externo
N. obturatório (Plexo lombar)

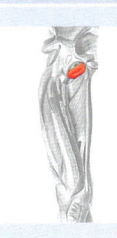

O: Circunferência do forame obturado, parte lateral da membrana obturadora	**I:** Fossa trocantérica	**F:** Articulação do quadril: • Rotação lateral • Adução

47 Músculos Anteriores da Coxa

O M. sartório tem um trajeto espiralado de superior lateral para inferior medial, na coxa. A maior parte da massa muscular anterior da coxa consiste no M. quadríceps femoral.

M. quadríceps femoral
N. femoral (Plexo lombar)

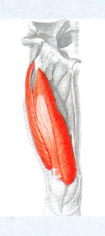

O: M. reto femoral: Espinha ilíaca anteroinferior, margem cranial do acetábulo **M. vasto medial:** Lábio medial da linha áspera **M. vasto lateral:** Trocanter maior, lábio lateral da linha áspera **M. vasto intermédio:** Face anterior do fêmur	**I:** Patela, tuberosidade da tíbia pelo Lig. da patela, região lateral à tuberosidade da tíbia pelos retináculos da patela	**F:** Articulação do quadril: (apenas M. reto femoral): • Flexão Articulação do joelho: • Extensão (única fonte!)

M. sartório
N. femoral (Plexo lombar)

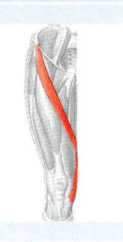

O: Espinha ilíaca anterossuperior	**I:** Face medial da tuberosidade da tíbia ("pata de ganso superficial")	**F:** Articulação do quadril: • Flexão • Rotação lateral • Abdução Articulação do joelho: • Flexão • Rotação medial

→ Tabela 48 Músculos Mediais da Coxa (Adutores)

48 Músculos Mediais da Coxa (Adutores)

Mais medialmente encontra-se o M. grácil. De proximal para distal estão dispostos os Mm. pectíneo, adutor curto, adutor longo e adutor magno.

M. pectíneo
N. femoral e N. obturatório (Plexo lombar)

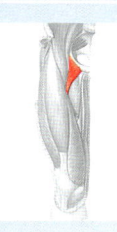

O: Linha pectínea do púbis	**I:** Trocanter menor e linha pectínea do fêmur	**F:** Articulação do quadril: • Adução • Flexão • Rotação lateral

M. grácil
N. obturatório (Plexo lombar)

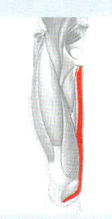

O: Corpo do púbis, ramo inferior do púbis	**I:** Superficial ao côndilo medial da tíbia ("parte superficial da pata de ganso")	**F:** Articulação do quadril: • Adução • Flexão • Rotação lateral Articulação do joelho: • Flexão • Rotação medial

M. adutor curto
N. obturatório (Plexo lombar)

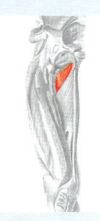

O: Ramo inferior do púbis	**I:** Terço proximal do lábio medial da linha áspera	**F:** Articulação do quadril: • Adução • Flexão • Rotação lateral

M. adutor longo
N. obturatório (Plexo lombar)

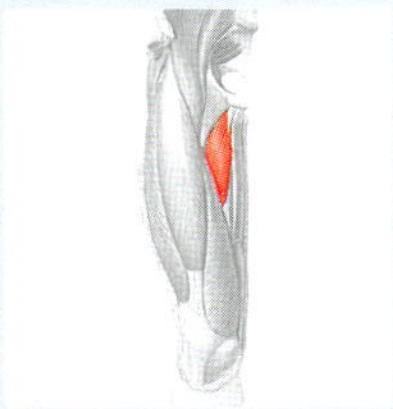

O: Púbis até a sínfise	**I:** Terço proximal do lábio medial da linha áspera	**F:** Articulação do quadril: • Adução • Flexão • Rotação lateral

M. adutor magno (Uma separação incompleta proximal do M. adutor magno é denominada M. adutor mínimo.)
Parte principal: *N. obturatório (Plexo lombar);* **parte posterior:** *parte tibial do N. isquiático (Plexo sacral)*

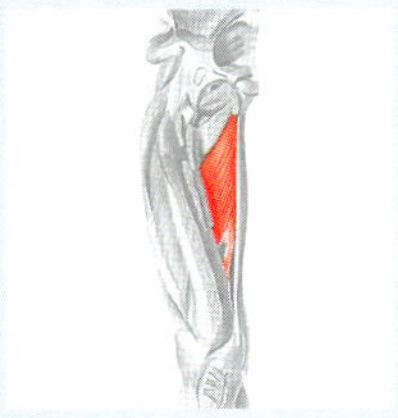

O: Parte principal: ramo inferior do púbis, ramo do ísquio **Parte posterior:** túber isquiático	**I:** Dois terços proximais do lábio medial da linha áspera, epicôndilo medial do fêmur, septo intermuscular do M. adutor magno	**F:** Articulação do quadril: • Adução • Rotação lateral • **Parte principal:** Flexão • **Parte posterior:** Extensão

Membro Inferior

→ Tabela 49 Músculos Posteriores da Coxa (Músculos Isquiocrurais)

49 Músculos Posteriores da Coxa (Músculos Isquiocrurais)

Os músculos posteriores da coxa consistem, em sequência, de lateral para medial, em M. bíceps femoral, M. semitendíneo e M. semimembranáceo.

M. bíceps femoral (cabeça longa: biarticular; cabeça curta: monoarticular)
Cabeça longa: *N. isquiático, parte tibial (Plexo sacral)*
Cabeça curta: *N. isquiático, parte fibular (Plexo sacral)*

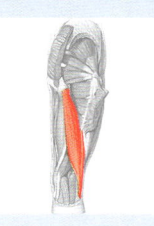

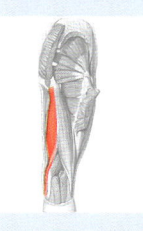

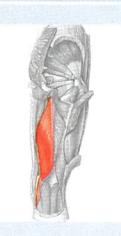

O: Cabeça longa: Túber isquiático **Cabeça curta:** Terço medial do lábio lateral da linha áspera	**I:** Cabeça da fíbula	**F:** Articulação do quadril: • Extensão • Rotação lateral • Adução Articulação do joelho: • Flexão • Rotação lateral (mais importante, porque é o único músculo)

M. semitendíneo
N. isquiático, Parte tibial (Plexo sacral)

O: Túber isquiático	**I:** Côndilo medial da tíbia ("parte superficial da pata de ganso")	**F:** Articulação do quadril: • Extensão • Rotação medial Articulação do joelho: • Flexão • Rotação medial

M. semimembranáceo
N. isquiático, Parte tibial (Plexo sacral)

O: Túber isquiático	**I:** Côndilo medial da tíbia ("parte superficial da pata de ganso")	**F:** Articulação do quadril: • Extensão • Rotação medial Articulação do joelho: • Flexão (principal músculo) • Rotação medial (principal músculo)

50 Músculos Anteriores da Perna

O M. tibial anterior corre superficial e medialmente. Segue lateralmente o M. extensor longo dos dedos. Da margem lateral do m. extensor longo dos dedos, frequentemente sai o M. fibular terceiro. Mais profundamente está o M. extensor longo do hálux.

M. tibial anterior
N. fibular profundo (N. isquiático)

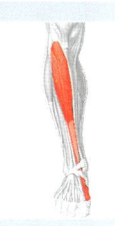

O: Face lateral da tíbia, fáscia da perna, membrana interóssea	**I:** Metatarsal I, cuneiforme medial	**F:** Articulação talocrural: • Flexão dorsal ou dorsiflexão (principal músculo) Articulação talocalcaneonavicular: • Supinação (fraca)

M. extensor longo do hálux
N. fibular profundo (N. isquiático)

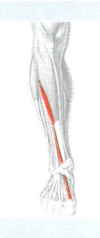

O: Face medial da fíbula, membrana interóssea, fáscia da perna	**I:** Falange distal do hálux	**F:** Articulação talocrural: • Flexão dorsal Articulação talocalcaneonavicular: • Supinação (fraca) Articulação do hálux: • Extensão

M. extensor longo dos dedos
N. fibular profundo (N. isquiático)

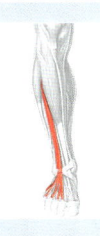

O: Côndilo lateral da tíbia, margem anterior da fíbula, membrana interóssea da perna, fáscia da perna	**I:** Aponeurose dorsal do 2º ao 5º dedo do pé	**F:** Articulação talocrural: • Flexão dorsal Articulação talocalcaneonavicular: • Pronação Articulação dos dedos do pé: • Extensão

M. fibular terceiro (músculo inconstante)
N. fibular profundo (N. isquiático)

O: Separação distal do M. extensor longo dos dedos	**I:** Metatarsal V	**F:** Articulação talocrural: • Flexão dorsal Articulação talocalcaneonavicular: • Pronação

→ Tabela 51 Músculos Laterais (Fibulares) da Perna

51 Músculos Laterais (Fibulares) da Perna

O M. fibular longo é mais superficial e lateral e, abaixo dele, encontra-se o M. fibular curto.

M. fibular longo
N. fibular superficial (N. isquiático)

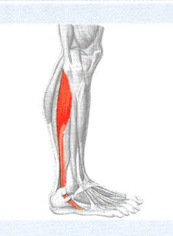

O: Cabeça da fíbula, dois terços proximais da fáscia da perna

I: Tuberosidade do metatarsal I, cuneiforme medial

F: Articulação talocrural:
- Flexão plantar
Articulação talocalcaneonavicular:
- Pronação (principal músculo)

M. fibular curto
N. fibular superficial (N. isquiático)

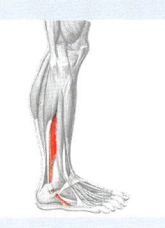

O: Metade distal da fíbula

I: Tuberosidade do metatarsal V

F: Articulação talocrural:
- Flexão plantar
Articulação talocalcaneonavicular:
- Pronação

52 Músculos Posteriores Superficiais da Perna

O relevo da sura é marcado pelas cabeças do M. gastrocnêmio. Ele fica sobre o M. sóleo e forma, junto com ele, o M. tríceps sural. O diminuto M. plantar pode ser entendido como a quarta cabeça desses músculos.

M. tríceps sural (O largo tendão do M. tríceps sural é denominado tendão do calcâneo [de Aquiles].)
N. tibial (N. isquiático)

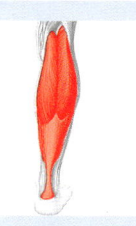

O: M. gastrocnêmio, cabeça medial: Côndilo medial do fêmur
M. gastrocnêmio, cabeça lateral: Côndilo lateral do fêmur
M. sóleo: Terço proximal da fíbula, face posterior da tíbia (linha do músculo sóleo), arco tendíneo do músculo sóleo

I: Tuberosidade do calcâneo

F: Articulação do joelho (apenas o M. gastrocnêmio e o M. plantar):
- Flexão
Articulação talocrural:
- Flexão plantar (principal músculo)
Articulação talocalcaneonavicular:
- Supinação (principal músculo)

M. plantar
N. tibial (N. isquiático)

O: Côndilo lateral do fêmur

I: Tuberosidade do calcâneo

F: Articulação do joelho:
- Flexão
Articulação talocrural:
- Flexão plantar
Articulação talocalcaneonavicular:
- Supinação

→ Tabela 53 Músculos Posteriores Profundos da Perna

53 Músculos Posteriores Profundos da Perna

O mais proximal possível, estende-se obliquamente o M. poplíteo, de lateral para a articulação do joelho. Entre os músculos que seguem para o pé, encontra-se o M. tibial posterior. Medialmente está localizado o M. flexor longo dos dedos e, lateralmente, o M. flexor longo do hálux.

M. poplíteo
N. tibial (N. isquiático)

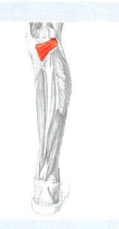

- **O:** Côndilo lateral do fêmur, corno posterior do menisco lateral
- **I:** Face posterior da tíbia acima da linha do músculo sóleo
- **F:** Articulação do joelho:
  - Rotação medial
  - Impede o aprisionamento do menisco

M. tibial posterior
N. tibial (N. isquiático)

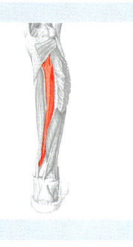

- **O:** Membrana interóssea, tíbia e fíbula
- **I:** Tuberosidade do navicular, parte plantar dos cuneiformes I a III, metatarsais II a IV
- **F:** Articulação talocrural:
  - Flexão plantar

  Articulação talocalcaneonavicular:
  - Supinação (principal músculo junto com o M. tríceps sural)

M. flexor longo dos dedos
N. tibial (N. isquiático)

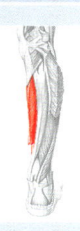

- **O:** Face posterior da tíbia
- **I:** Falange distal do 2º ao 5º dedo do pé
- **F:** Articulação talocrural:
  - Flexão plantar

  Articulação talocalcaneonavicular:
  - Supinação

  Articulações dos dedos do pé:
  - Flexão

M. flexor longo do hálux
N. tibial (N. isquiático)

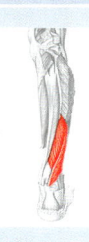

- **O:** Dois terços distais da face posterior da fíbula, membrana interóssea
- **I:** Falange distal do hálux
- **F:** Articulação talocrural:
  - Flexão plantar

  Articulação talocalcaneonavicular:
  - Supinação

  Articulação do hálux:
  - Flexão

→ Tabela 54 Músculos do Dorso do Pé

54 Músculos do Dorso do Pé

Ambos os músculos do dorso do pé salientam-se pouco abaixo da pele. De uma pequena área de origem, o M. extensor curto do hálux dirige-se para o hálux, e o M. extensor curto dos dedos, para os dedos restantes.

M. extensor curto dos dedos
N. fibular profundo (N. isquiático)

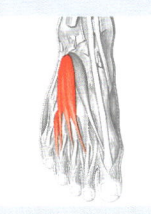

O: Face posterior do calcâneo

I: Aponeurose dorsal do 2º ao 4º dedos do pé

F: Articulação dos segundo ao quarto dedos do pé II–IV:
- Extensão

M. extensor curto do hálux
N. fibular profundo (N. isquiático)

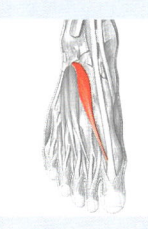

O: Face posterior do calcâneo

I: Falange proximal do hálux

F: Articulação do hálux:
- Extensão

55 Músculos Mediais da Planta do Pé

O contorno da margem medial do pé, a eminência plantar medial, é formado em primeiro lugar pelo M. abdutor do hálux. Ele abrange o M. flexor curto do hálux; lateralmente, segue-se o M. adutor do hálux.

M. abdutor do hálux
N. plantar medial (N. tibial)

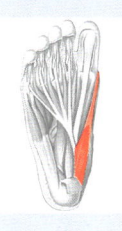

O: Proc. medial da tuberosidade do calcâneo, aponeurose plantar, retináculo dos músculos flexores

I: Sesamoide medial da cápsula da articulação do hálux, falange proximal do hálux

F: Articulação do hálux:
- Abdução
- Flexão
Sustentação do arco longitudinal medial do pé

M. flexor curto do hálux
Cabeça medial: *N. plantar medial (N. tibial)*
Cabeça lateral: *N. plantar lateral (N. tibial)*

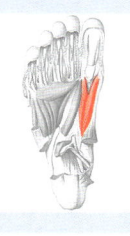

O: Face plantar dos cuneiformes, Lig. plantar

I: Cabeça medial: Sesamoide medial da cápsula da articulação do hálux, falange proximal do hálux
Cabeça lateral: Sesamoide lateral da articulação do hálux, falange proximal do hálux

F: Articulação do hálux:
- Flexão, sustentação do arco longitudinal do pé

M. adutor do hálux
N. plantar lateral (N. tibial)

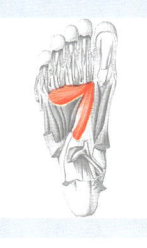

O: Cabeça oblíqua: Cuboide, cuneiforme lateral, Lig. plantar
Cabeça transversa: Cápsulas da articulação metatarsofalângica do 3º ao 5º dedos do pé, Lig. metatarsal transverso profundo

I: Sesamoide lateral da cápsula da articulação metatarsofalângica do hálux, falange proximal do hálux

F: Articulação do hálux:
- Adução do 2º dedo do pé
- Flexão
Sustentação dos arcos longitudinal e transverso do pé

→ Tabela 56 Músculos da Planta do Pé

56 Músculos da Planta do Pé

Aderente à aponeurose plantar proximal está o M. flexor curto dos dedos. Abaixo dele corre o M. quadrado plantar unido ao tendão principal do M. flexor longo dos dedos. De suas quatro ramificações tendíneas nascem os Mm. lumbricais do pé I a IV. Os Mm. interósseos plantares I a III e os Mm. interósseos dorsais do pé I a IV preenchem o espaço entre os metatarsais.

M. flexor curto dos dedos (Os tendões desses músculos são perfurados perto de sua inserção pelos tendões do M. flexor longo dos dedos.)
N. plantar medial (N. tibial)

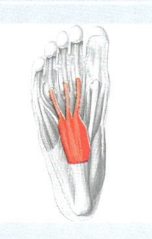

O: Face plantar da tuberosidade do calcâneo, aponeurose plantar	**I:** Falange média do 2º ao 5º dedo do pé	**F:** Articulações metatarsofalângica e interfalângica dos dedos do pé: • Flexão Sustentação do arco longitudinal do pé

M. quadrado plantar
N. plantar lateral (N. tibial)

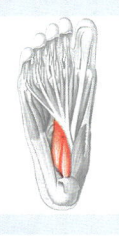

O: Face plantar do calcâneo, Lig. plantar longo	**I:** Margem lateral do tendão do M. flexor longo dos dedos	**F:** Apoio do M. flexor longo dos dedos

Mm. lumbricais do pé I a IV
Nn. plantares medial (I) e lateral (II-IV) (N. tibial)

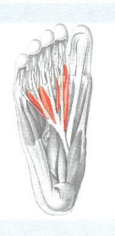

O: M. lumbrical do pé: Tendão do M. flexor longo dos dedos I: uma cabeça II a IV: duas cabeças	**I:** Lado medial da falange proximal do 2º ao 5º dedo do pé	**F:** Articulações interfalângicas dos dedos do pé: • Flexão • Adução

Mm. interósseos plantares do pé I a III
N. plantar lateral (N. tibial)

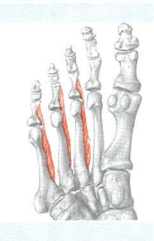

O: Face plantar dos metatarsais III a V, Lig. plantar longo	**I:** Lado medial da base da falange proximal do 3º ao 5º dedo do pé	**F:** Articulações interfalângicas dos dedos do pé: • Flexão • Adução dos dedos do pé

Mm. interósseos dorsais do pé I a IV (músculos com duas cabeças)
N. plantar lateral (N. tibial)

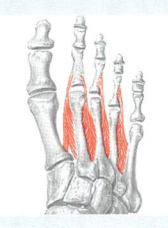

O: Lados opostos, virados um para o outro, dos metatarsais I a V, Lig. plantar longo	**I:** Falange proximal do 2º ao 4º dedo do pé (2º dedo de ambos os lados, 3º e 4º dedos, lateral dos dedos do pé)	**F:** Articulações interfalângicas dos dedos do pé: • Flexão • Abdução do 2º dedo do pé para medial, do 3º e do 4º dedo do pé para lateral

→ Tabela 57 Músculos Laterais da Planta do Pé

57 Músculos Laterais da Planta do Pé

Ao longo da margem lateral do pé estende-se o M. abdutor do dedo mínimo. Abaixo de sua face plantar, estendem-se o M. flexor curto do dedo mínimo e o M. oponente do dedo mínimo.

M. abdutor do dedo mínimo
N. plantar lateral (N. tibial)

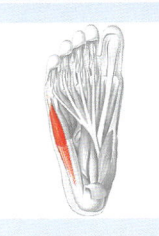

- **O:** Proc. lateral da tuberosidade do calcâneo, aponeurose plantar
- **I:** Tuberosidade do metatarsal V, falange proximal do 5º dedo do pé
- **F:** Articulação interfalângica do 5º dedo do pé:
  - Abdução
  - Flexão
  Sustentação do arco longitudinal do pé

M. flexor curto do dedo mínimo
N. plantar lateral (N. tibial)

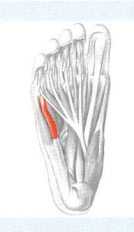

- **O:** Base do metatarsal V, Lig. plantar longo
- **I:** Falange proximal do 5º dedo do pé
- **F:** Articulação interfalângica do 5º dedo do pé:
  - Flexão
  Sustentação do arco longitudinal do pé

M. oponente do dedo mínimo (músculo inconstante)
N. plantar lateral (N. tibial)

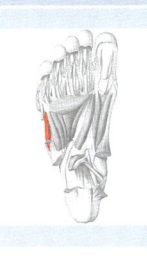

- **O:** Base do matatarsal V, Lig. plantar longo
- **I:** Metatarsal V
- **F:** Articulação interfalângica do 5º dedo do pé:
  - Oposição
  Sustentação do arco longitudinal do pé

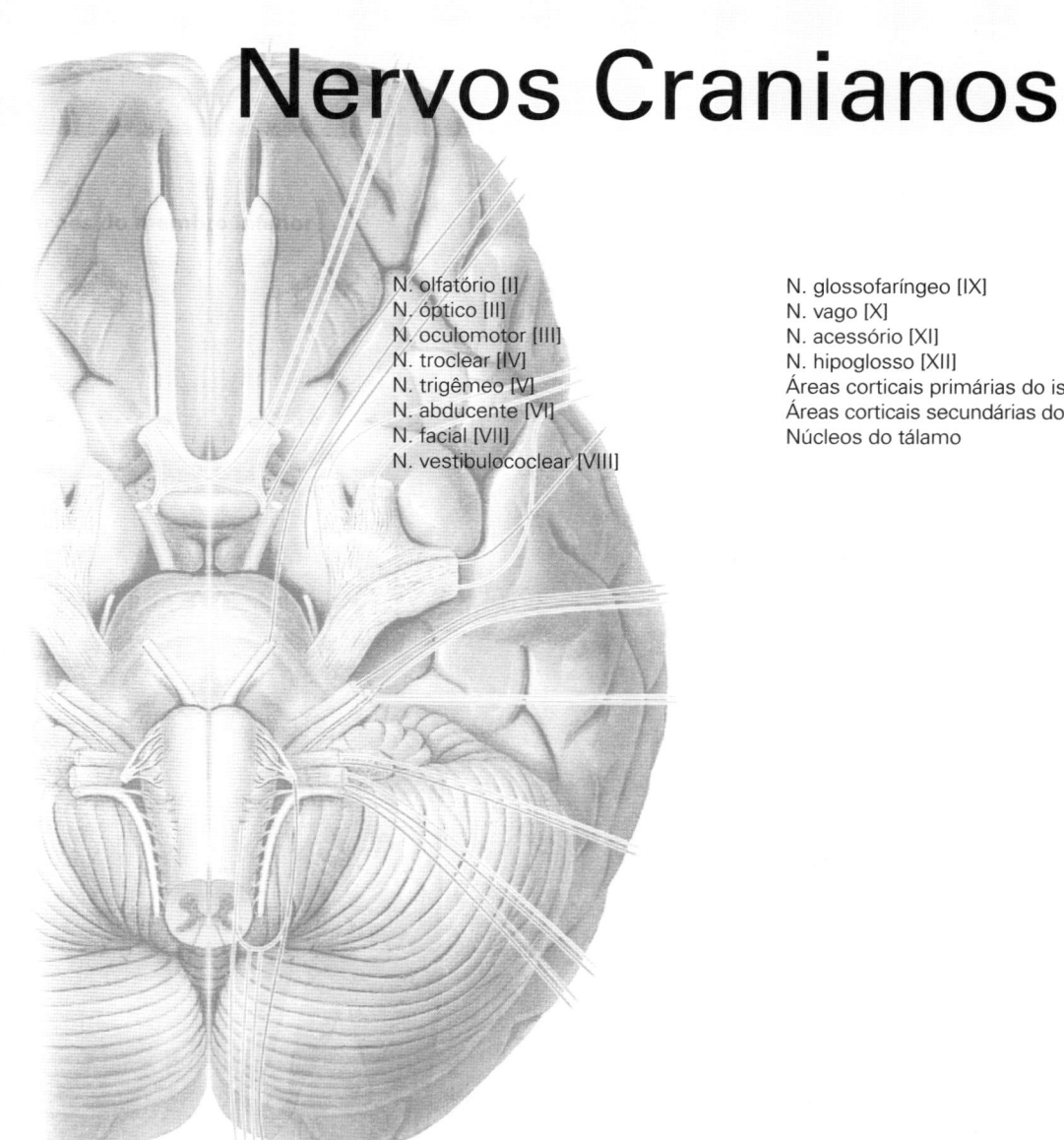

Nervos Cranianos

N. olfatório [I]
N. óptico [II]
N. oculomotor [III]
N. troclear [IV]
N. trigêmeo [V]
N. abducente [VI]
N. facial [VII]
N. vestibulococlear [VIII]

N. glossofaríngeo [IX]
N. vago [X]
N. acessório [XI]
N. hipoglosso [XII]
Áreas corticais primárias do isocórtex
Áreas corticais secundárias do isocórtex
Núcleos do tálamo

58 Nervos Cranianos, Visão Geral

a	**N. olfatório [I]**
b	**N. óptico [II]**
c	**N. oculomotor [III]**
d	**N. troclear [IV]**
e	**N. trigêmeo [V]** • N. oftálmico [V_1] • N. maxilar [V_2] • N. mandibular [V_3]
f	**N. abducente [VI]**
g	**N. facial [VII]**
h	**N. vestibulococlear [VIII]**
i	**N. glossofaríngeo [IX]**
j	**N. vago [X]**
k	**N. acessório [XI]**
l	**N. hipoglosso [XII]**

59 Nervos Cranianos, Funções

(ESG)	Eferente somática geral: Inervação da musculatura esquelética **(III, IV, VI, XII)**
(EVG)	Eferente visceral geral: Inervação da musculatura das vísceras e vasos **(III, VII, IX, X)**
(EVE)	Eferente visceral especial: Inervação da musculatura da expressão facial, músculos da mastigação, laringe, faringe, esôfago, M. esternocleidomastóideo, M. trapézio **(V, VII, IX, X, XI)**
(AVG)	Aferente visceral geral: Informações das vísceras, dos vasos sanguíneos etc. **(IX, X)**
(AVE)	Aferente visceral especial: Gustação **(VII, IX, X)**
(ASG)	Aferente somático geral: Dores, temperatura e informações dos mecanorreceptores da pele e do sistema locomotor **(V, VII, IX, X)**
(ASE)	Aferente somático especial: Olfação, visão, audição, equilíbrio **(I, II, VIII)**

→ Tabela 60 Nervos Cranianos

60 Nervos Cranianos

60.1 N. olfatório [I]

O N. olfatório é o somatório dos filamentos olfatórios. Eles representam o neurônio periférico da condução olfatória.

Origem	Células olfatórias da região olfatória
Passagem através da base do crânio	Lâmina cribriforme
Trajeto pela dura-máter	Lâmina cribriforme
Entrada no encéfalo	Bulbo olfatório
Território	Túnica mucosa (= área olfatória) na região do recesso epitimpânico da cavidade nasal, concha nasal superior e partes mais superiores do septo nasal

60.2 N. óptico [II]

Na verdade, o N. óptico não é um nervo periférico, mas sim uma parte do diencéfalo.

Origem	Estrato ganglionar da retina
Trajeto na dura-máter	Bainha do nervo óptico
Passagem através da base do crânio	Canal óptico
Trajeto visível mais amplo	Quiasma óptico, continuação das fibras contínuas no trato óptico, corpo geniculado lateral
Território	Retina

60.3 N. oculomotor [III]

Núcleo	• Núcleo do N. oculomotor (principal par e núcleo acessório ímpar) (ESG) • Núcleo acessório do N. oculomotor (EVG) → Gânglio ciliar
Local de emergência no encéfalo	Fossa interpeduncular do mesencéfalo
Local no espaço subaracnóideo	Cisterna interpeduncular
Entrada na dura-máter	Teto do seio cavernoso
Saída da dura-máter	Fissura orbital superior
Passagem através da base do crânio	Fissura orbital superior (parte medial, inferior ao anel tendíneo)
Território	**Motor:** M. levantador da pálpebra superior, Mm. retos superior, médio e inferior, M. oblíquo inferior **Parassimpático:** M. ciliar, M. esfíncter da pupila (pelo gânglio ciliar)
Justaposições nervosas	**Sensitivas:** Fibras do N. nasociliar (V_1) **Simpáticas:** Fibras do plexo oftálmico

→ **Tabela 60 Nervos Cranianos**

60.4 N. troclear [IV]

Núcleo	Núcleo do N. troclear (ESG)
Local de emergência no encéfalo	Posterior/caudal ao colículo inferior (teto do mesencéfalo)
Local no espaço subaracnóideo	Cisterna circundante (*ambiens*), cisterna interpeduncular
Entrada na dura-máter	Ângulo entre as pregas petroclinóideas anterior e posterior
Trajeto na dura-máter	Parede lateral do seio cavernoso
Saída da dura-máter	Fissura orbital superior
Passagem através da base do crânio	Fissura orbital superior (parte lateral)
Território	**Motor:** M. oblíquo superior

60.5 N. trigêmeo [V]

Núcleo	• Núcleo mesencefálico do N. trigêmeo (ASG) • Núcleo principal do N. trigêmeo (ASG) • Núcleo espinal do N. trigêmeo (ASG) • Núcleo motor do N. trigêmeo (EVE)
Local de emergência do encéfalo	Margem lateral da ponte
Local no espaço subaracnóideo	Cavidade trigeminal
Entrada na dura-máter	Como gânglio trigeminal na parede lateral do seio cavernoso
Divisão em três ramos:	• N. oftálmico [V_1] • N. maxilar [V_2] • N. mandibular [V_3]

– N. oftálmico [V_1]

Trajeto na dura-máter	Parede lateral do seio cavernoso
Saída da dura-máter	Fissura orbital superior
Saída na base do crânio	Fissura orbital superior • N. nasociliar: Parte medial • N. frontal: Parte lateral • N. lacrimal: Parte lateral
Território	**Sensitivo:** Dura-máter da fossa anterior do crânio, foice do cérebro, tentório do cerebelo, fronte, pálpebra, dorso do nariz, esclera, córnea, células etmoidais anteriores, seio esfenoidal, cavidade nasal (parte anterior)

– N. maxilar [V_2]

Trajeto na dura-máter	Parede lateral do seio cavernoso
Saída da dura-máter	Forame redondo
Saída na base do crânio	Forame redondo
Território	**Sensitivo:** Dura-máter da fossa média do crânio, bochecha, pálpebra inferior, parte lateral do nariz, lábio superior, dentes e gengiva da maxila, células etmoidais posteriores, seio esfenoidal, seio maxilar, conchas nasais média e superior, palato, tonsila palatina, faringe (teto)
Justaposições nervosas	**Fibras parassimpáticas (secretoras)** dividido em Rr. nasais para as <u>glândulas nasais</u>, Nn. palatinos para as <u>glândulas palatinas</u>, bem como pelo N. zigomático para a <u>glândula lacrimal</u> (do núcleo salivatório superior sobre o N. facial, N. petroso maior e Rr. ganglionares do gânglio pterigopalatino, N. zigomático, R. comunicante com N. zigomático [anastomose no ducto lacrimonasal], N. lacrimal)

→ Tabela 60 Nervos Cranianos

– N. mandibular [V₃]	
Trajeto na dura-máter	Parede lateral do seio cavernoso
Saída da dura-máter	Forame oval
Saída na base do crânio	Forame oval
Território	**Motor:** Músculos da mastigação, Mm. tensor do véu palatino, milo-hióideo, digástrico (ventre anterior) e tensor do tímpano **Sensitivo:** Dura-máter da fossa média do crânio, células mastóideas, pele da mandíbula, têmpora, bochecha, orelha externa (parte superior), meato acústico (externo), dentes e gengiva da mandíbula, 2/3 anteriores da língua, istmo das fauces, articulação temporomandibular
Justaposições nervosas	**Sensitivo:** 2/3 anteriores da língua (do N. facial [VII] pelo corda do tímpano para o N. lingual) **Fibras parassimpáticas (secretoras)** a) para o N. lingual para as glândulas submandibular e sublingual (do núcleo salivatório superior sobre o N. facial e corda do tímpano do gânglio submandibular) b) para o N. auriculotemporal para glândula parótida (do núcleo salivatório inferior sobre o N. glossofaríngeo, N. timpânico, plexo timpânico e N. petroso menor para o gânglio ótico)

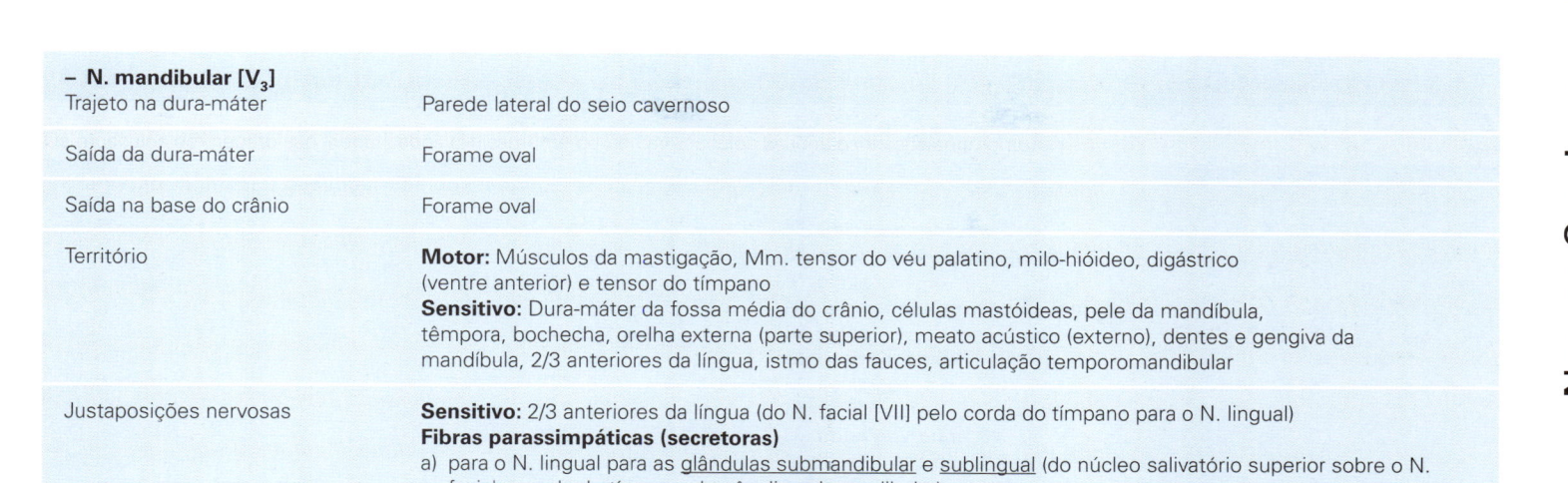

60.6 N. abducente [VI]

Núcleo	Núcleo do N. abducente (ESG)
Local de emergência do encéfalo	Entre a ponte e a pirâmide
Local no espaço subaracnóideo	Cisterna interpeduncular
Entrada na dura-máter	Terço superior do clivo
Trajeto na dura-máter	Livre pelo seio cavernoso, lateral à A. carótida interna
Saída da dura-máter	Fissura orbital superior
Passagem através da base do crânio	Fissura orbital superior, parte medial (abaixo do anel tendíneo comum)
Território	**Motor:** M. reto lateral

60.7 N. facial [VII]

Núcleo	• Núcleo do N. facial (EVE) • Núcleo salivatório superior (EVG) – Gânglio pterigopalatino – Gânglio submandibular • Núcleo solitário (AVE) • Núcleo espinal do N. trigêmeo (ASG)
Local de emergência do encéfalo	Ângulo pontocerebelar
Local no espaço subaracnóideo	Cisterna interpeduncular, cisterna pontocerebelar
Entrada na base do crânio	Poro → Meato acústico interno
Passagem através da dura-máter	Fundo do meato acústico interno
Trajeto abaixo da base do crânio	Canal do N. facial
Saída da base do crânio	Forame estilomastóideo
Território	**Motor:** Musculatura da expressão facial, Mm. auriculares, M. digástrico (ventre posterior), M. estilo-hióideo, M. estapédio **Sensitivo:** 2/3 anteriores da língua (pelo corda do tímpano para o N. lingual) **Parassimpático:** Glândula lacrimal, glândulas nasais, glândulas palatinas (sobre o gânglio pterigopalatino), glândula submandibular, glândula sublingual (sobre o gânglio submandibular)
Justaposições nervosas	**Fibras sensitivas** do N. trigêmeo com os ramos faciais do N. facial

→ Tabela 60 Nervos Cranianos

60.8 N. vestibulococlear [VIII]

Núcleo	• Núcleos cocleares anterior e posterior (ASE) • Núcleos vestibulares medial, lateral, superior e inferior (ASE)
Local de emergência do encéfalo	Ângulo pontocerebelar
Local no espaço subaracnóideo	Cisterna interpeduncular, cisterna pontocerebelar
Entrada na base do crânio	Poro → Meato acústico interno
Saída da dura-máter	Fundo do meato acústico interno
Trajeto abaixo da base do crânio	Direto para o labirinto da parte petrosa do temporal
Território	**Sensitivo:** N. coclear, órgão espiral da cóclea (= órgão de Corti) **Sensitivo:** N. vestibular, órgãos vestibulares (do equilíbrio)

60.9 N. glossofaríngeo [IX]

Núcleo	• Núcleo ambíguo (EVE) • Núcleo solitário (AVE e AVG) • Núcleo salivatório inferior (EVG) → Gânglio ótico • Núcleo espinal do N. trigêmeo (ASG)
Local de emergência do encéfalo	Bulbo: sulco retro-olivar
Local no espaço subaracnóideo	Cisterna interpeduncular
Passagem através da dura-máter	Forame jugular
Passagem através da base do crânio	Forame jugular
Território	**Motor:** Músculos da faringe (parte cranial), M. levantador do véu palatino, M. palatoglosso, M. palatofaríngeo, M. estilofaríngeo **Sensitivo:** Túnica mucosa da faringe (parte cranial), tonsila palatina, terço posterior da língua, plexo timpânico, membrana timpânica (interna), seio carótico **Sensitivo:** Língua (terço posterior) **Parassimpático:** Glândula parótida (sobre o gânglio ótico), glândulas da língua (posteriores)

60.10 N. vago [X]

Núcleo	• Núcleo ambíguo (EVE) • Núcleo solitário (AVE, AVG) • Núcleo posterior do nervo vago (EVG, AVG) • Núcleo espinal do nervo vago (ASG)
Local de emergência do encéfalo	Bulbo: sulco retro-olivar
Local no espaço subaracnóideo	Cisterna interpeduncular
Passagem através da dura-máter	Forame jugular
Passagem através da base do crânio	Forame jugular
Território	**Motor:** Músculos da faringe (parte caudal), M. levantador do véu palatino, M. da úvula, músculos da laringe **Sensitivo:** Dura-máter da fossa posterior do crânio, fundo do meato acústico externo, membrana timpânica (externamente) **Sensitivo:** Base da língua **Parassimpático:** Órgãos do pescoço, do tórax e do abdome até o ponto de Cannon-Böhm (na flexura esquerda do colo)

→ Tabela 60 Nervos Cranianos

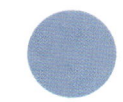

60.11 N. acessório [XI]

Núcleo	• Núcleo ambíguo (EVE) • Núcleo do nervo acessório (EVE)
Local de emergência do encéfalo	Raízes cranianas: Bulbo: sulco retro-olivar → N. vago [X] Raízes espinais: Medula cervical (lateral)
Local no espaço subaracnóideo	Cisterna interpeduncular
Entrada na base do crânio	Forame magno (Raízes espinais)
Passagem através da dura-máter	Forame jugular
Passagem através da base do crânio	Forame jugular
Território	**Motor:** Mm. esternocleidomastóideo e trapézio (junto com o plexo cervical)

60.12 N. hipoglosso [XII]

Núcleo	Núcleo do nervo hipoglosso (ESG)
Local de emergência do encéfalo	Bulbo: sulco anterolateral
Local no espaço subaracnóideo	Cisterna interpeduncular
Passagem através da dura-máter	Canal do nervo hipoglosso
Passagem através da base do crânio	Canal do nervo hipoglosso
Território	**Motor:** Músculos intrínsecos da língua, M. estiloglosso, M. hioglosso, M. genioglosso

→ Tabela 61 Organização Funcional do Isocórtex: Áreas Corticais Primárias e Secundárias

61 Organização Funcional do Isocórtex: Áreas Corticais Primárias e Secundárias

61.1 Área cortical primária

Área cortical primária*	Localização	Área(s) de Brodmann (o córtex dos hemisférios cerebrais está dividido em 52 áreas/campos corticais, segundo parâmetros histológicos)
Córtex somatomotor primário	Giro pré-central, lobo frontal	4
Córtex somestésico primário	Giro pós-central, lobo parietal	1, 2 e 3
Córtex gustatório primário	Região inferior do giro pós-central (correspondente à área de representação cortical sensitiva da língua), na região da parte opercular e nas regiões do córtex insular	43
Córtex visual primário	Na região do sulco calcarino, no lobo occipital	17
Córtex auditivo primário	Giros temporais transversos (giros transversos de Heschl), e o giro temporal superior no lobo temporal	41

*A área olfatória primária (córtex pré-piriforme) e as numerosas áreas vestibulares primárias do isocórtex não estão listadas.

61.2 Área cortical secundária

Área cortical secundária*	Localização	Área(s) de Brodmann (o córtex dos hemisférios cerebrais está dividido em 52 áreas/campos corticais, segundo parâmetros histológicos)
Área motora secundária (córtex pré-motor e córtex motor suplementar)	Anteriormente ao córtex motor primário no lobo frontal	6, 8
Córtex somestésico secundário	Parte posterior do córtex somestésico primário no lobo parietal	5
Córtex visual secundário	Adjacente ao córtex visual primário no lobo occipital	18, 19
Córtex auditivo secundário	Adjacente ao córtex auditivo primário no lobo temporal	42

* Estão listadas apenas as principais áreas corticais secundárias.

62 Núcleos do Tálamo

Grupo	Núcleo	Função
Núcleos sensitivos específicos	Núcleo ventral posterolateral	Sensibilidade derivada dos nervos espinais
	Núcleo ventral posteromedial	Sensibilidade da cabeça e paladar
	Núcleo do corpo geniculado medial	Parte da via auditiva
	Núcleo do corpo geniculado lateral	Parte da via visual
Núcleos motores específicos	Núcleos ventrais anterior e intermédio	Coordenação pelo cerebelo e pelo sistema motor basal
Núcleos de associação	Núcleos pulvinares	Integração das diferentes percepções sensitivas
	Núcleos mediais	Correlação com a área cortical pré-frontal ("personalidade")
	Núcleos anteriores	Parte do sistema límbico
Núcleos inespecíficos	Núcleos intralaminares (centromediano e parafascicular)	Partes do sistema reticular, importantes para a vigília e a consciência
	Núcleos medianos	Integração sensitiva

Índice Alfabético

A

Alça cervical, 18, 20
Arcada de Frohse-Fränkel, 53
Área cortical
- primária, 82
- secundária, 82

Articulação(ões)
- acromioclavicular, 40
- C0-C1, 35
- C1-C2, 35
- carpometacarpal(is)
- - II-V, 40
- - do polegar, 40
- da mão, 40, 41
- da parte livre membro superior, 40
- do cíngulo do membro superior, 40
- do cotovelo, 40, 41
- do joelho, 58, 60
- do membro
- - inferior, 58
- - - livre, 58, 59
- - superior, 40
- do ombro, 40, 41
- do quadril, 58, 59
- do tarso, 58
- dos ossos do cíngulo do membro inferior, 58
- esternoclavicular, 40
- interfalângicas
- - da mão, 40
- - do pé, 59
- intermetatarsais, 59
- metacarpofalângicas, 40
- metatarsofalângicas, 59
- radiulnar distal, 40
- sacroilíaca, 58
- talocalcaneonavicular, 60
- talocrural, 58, 60
- talotarsal, 58
- tarsometatarsais, 58
- tibiofibular, 58
- transversa do tarso, 58

Assoalho da pelve, 37

B

Boca, 4-6

D

Diafragma da pelve, 36, 37

E

Espaço de Larrey, 36
Extensão, 35

F

Flexão, 35
- lateral, 35
Forame da veia cava, 36
Fronte, 2

H

Hiato
- aórtico, 36
- esofágico, 36

I

Inervação segmentar dos músculos do membro
- inferior, 63
- superior, 43

L

Locais de passagem e pontos fracos no diafragma, 36

M

Movimentos
- das articulações da cabeça e da coluna vertebral cervical, 35
- e eixos das articulações do membro inferior, 59, 60

Músculo(s)
- abaixador
- - do ângulo da boca, 5
- - do lábio inferior, 5
- - do septo nasal, 4
- - do supercílio, 3
- abdutor
- - curto do polegar, 54
- - do dedo mínimo, 56, 74
- - do hálux, 72
- - longo do polegar, 53
- adutor
- - curto, 67
- - do hálux, 72
- - do polegar, 54
- - longo, 67
- - magno, 67
- ancôneo, 48
- anteriores
- - da coxa, 66
- - da parede abdominal, 25
- - da perna, 69
- - do braço, 47
- - do cíngulo do membro superior, 43
- - do ombro, 44
- - do quadril, 63
- - profundos do antebraço, 50
- - superficiais do antebraço, 49
- aritenóideo
- - oblíquo, 16
- - transverso, 16
- auricular
- - anterior, 2
- - posterior, 2
- - superior, 2
- bíceps
- - braquial, 47
- - femoral, 68
- braquial, 47
- braquiorradial, 51
- bucinador, 4
- bulboesponjoso, 38
- constritor, 14
- - inferior da faringe, 14, 17
- - médio da faringe, 14
- - superior da faringe, 14
- coracobraquial, 47
- corrugador do supercílio, 3
- cremaster, 26
- cricoaritenóideo
- - lateral, 16
- - posterior, 16
- cricotireóideo, 16
- da eminência
- - hipotenar, 56
- - tenar, 54
- da face, 2, 6
- da faringe, 14, 16
- da língua, 9, 10
- da mastigação, 12
- da palma da mão, 55
- da parede torácica, 24
- da planta do pé, 73
- da úvula, 11
- de Müller, 8
- deltoide, 44
- digástrico, 19
- do dorso do pé, 72
- do esfíncter anal, 38
- do palato, 11
- do períneo, 37, 38
- - e do esfíncter anal, 37
- dorsais da parede abdominal, 26
- elevador da pálpebra superior, 8
- escaleno(s), 21
- - anterior, 21
- - médio, 21
- - posterior, 21
- esfíncter externo
- - da uretra, 37
- - do ânus, 38
- espinal
- - da cabeça, 32
- - do pescoço, 32
- - do tórax, 32
- espinocostais, 26
- esplênio
- - da cabeça, 30
- - do pescoço, 30
- esterno-hióideo, 20
- esternocleidomastóideo, 18
- esternotireóideo, 20
- estilo-hióideo, 19
- estilofaríngeo, 15
- estiloglosso, 10
- extensor
- - curto
- - - do hálux, 72
- - - do polegar, 53
- - - dos dedos, 72
- - do dedo mínimo, 52

Índice Alfabético

- - do indicador, 53
- - dos dedos, 52
- - longo
- - - do hálux, 69
- - - do polegar, 53
- - - dos dedos, 69
- - radial
- - - curto do carpo, 51
- - - longo do carpo, 51
- - ulnar do carpo, 52
- extrínsecos
- - da língua, 10
- - do bulbo do olho, 7
- fibular
- - curto, 70
- - longo, 70
- - terceiro, 69
- flexor
- - curto
- - - do dedo mínimo, 56, 74
- - - do hálux, 72
- - - do polegar, 54
- - - dos dedos, 73
- - longo
- - - do hálux, 71
- - - do polegar, 50
- - - dos dedos, 71
- - profundo dos dedos, 50
- - radial do carpo, 49
- - superficial dos dedos, 49
- - ulnar do carpo, 49
- gêmeo
- - inferior, 65
- - superior, 65
- gênio-hióideo, 19
- genioglosso, 10
- glúteo
- - máximo, 64
- - médio, 64
- - mínimo, 64
- grácil, 67
- hioglosso, 10
- ilíaco, 63
- iliocostal
- - do lombo
- - - parte lombar, 27
- - - parte torácica, 27
- - do pescoço, 27
- infra-hióideos, 20
- infraespinal, 46
- intercostais
- - externos, 24
- - internos, 24
- - íntimos, 24
- interespinais
- - do lombo, 31
- - do pescoço, 31
- - do tórax, 31
- interósseos
- - dorsais
- - - do pé I a IV, 73
- - - I a IV, 55
- - palmares I a III, 55
- - plantares do pé I a III, 73
- intertransversários

- - anteriores do pescoço, 29
- - do tórax, 29
- - laterais do lombo, 29
- - mediais do lombo, 29
- - posteriores laterais do pescoço, 29
- intrínsecos da língua, 9
- isquiocavernoso, 38
- isquiococcígeo, 37
- laterais
- - da parede abdominal, 25
- - da planta do pé, 74
- - do ombro, 44
- - do pescoço, 18
- - (fibulares) da perna, 70
- - (radiais) do antebraço, 51
- latíssimo do dorso, 46
- levantador(es), 15
- - da escápula, 45
- - das costelas, 30
- - do ângulo da boca, 6
- - do ânus, 37
- - do lábio superior, 4
- - - e da asa do nariz, 6
- - do véu palatino, 11
- longitudinal
- - inferior, 9
- - superior, 9
- longo
- - da cabeça, 22
- - do pescoço, 22
- longuíssimo
- - da cabeça, 28
- - do pescoço, 28
- - do tórax, 28
- lumbricais do pé I a IV, 55, 73
- masseter, 12
- mediais
- - da coxa (adutores), 67
- - da planta do pé, 72
- mentual, 5
- milo-hióideo, 19
- multífidos, 33
- nasal, 4
- oblíquo
- - externo do abdome, 25
- - inferior, 8
- - - da cabeça, 35
- - interno do abdome, 25
- - superior, 8
- - - da cabeça, 35
- obturador
- - externo, 66
- - interno, 65
- occipitofrontal, 2
- omo-hióideo, 20
- oponente
- - do dedo mínimo, 56, 74
- - do polegar, 54
- orbicular
- - da boca, 4
- - do olho, 3
- orbital, 8
- palatofaríngeo, 11, 15
- palatoglosso, 11
- palmar

- - curto, 56
- - longo, 49
- pectíneo, 67
- peitoral
- - maior, 44
- - menor, 43
- piramidal, 25
- piriforme, 65
- plantar, 70
- poplíteo, 71
- posteriores
- - da coxa (músculos isquiocrurais), 68
- - do braço, 48
- - do cíngulo do membro superior, 45
- - do ombro, 46
- - profundos
- - - da perna, 71
- - - do antebraço, 53
- - superficiais
- - - da perna, 70
- - - do antebraço, 52
- posterolaterais do quadril, 64
- pré-vertebrais, 22
- prócero, 3
- pronador
- - quadrado, 50
- - redondo, 49
- próprios
- - do dorso, 27, 30, 32, 34
- - profundos da nuca, 34, 35
- psoas
- - maior, 63
- - menor, 63
- pterigóideo
- - lateral, 12
- - medial, 12
- quadrado
- - do lombo, 26
- - femoral, 65
- - plantar, 73
- quadríceps femoral, 66
- redondo
- - maior, 46
- - menor, 46
- reto
- - anterior da cabeça, 22
- - do abdome, 25
- - inferior, 7
- - lateral, 7
- - - da cabeça, 22
- - medial, 7
- - posterior maior da cabeça, 34
- - posterior menor da cabeça, 34
- - superior, 7
- risório, 5
- romboide
- - maior, 45
- - menor, 45
- rotadores, 33
- salpingofaríngeo, 15
- sartório, 66
- semiespinal
- - da cabeça, 34
- - do pescoço, 34
- - do tórax, 33

Índice Alfabético

- semimembranáceo, 68
- semitendíneo, 68
- serrátil
- - anterior, 43
- - posterior
- - - inferior, 26
- - - superior, 26
- subclávio, 43
- subcostais, 24
- subescapular, 46
- supinador, 53
- supra-hióideos, 19
- supraespinal, 44
- tarsal
- - inferior, 3
- - superior, 3
- temporal, 12
- temporoparietal, 2
- tensor
- - da fáscia lata, 64
- - do véu palatino, 11
- tibial
- - anterior, 69
- - posterior, 71
- tíreo-hióideo, 20
- tireoaritenóideo, 17
- transverso
- - da língua, 9
- - do abdome, 26
- - do mento, 5
- - do tórax, 24
- - profundo do períneo, 37
- - superficial do períneo, 37
- trapézio, 45
- tríceps
- - braquial, 48
- - sural, 70
- vertical da língua, 9
- zigomático
- - maior, 6
- - menor, 6

N

Nariz, 4
Nervo(s)
- abducente [VI], 7, 76, 79
- acessório [XI], 18, 45, 76, 81
- anococcígeo, 62
- axilar, 42, 44, 46
- cranianos, 76-78
- - funções, 76
- cutâneo
- - femoral
- - - lateral, 61
- - - posterior, 62
- - medial
- - - do antebraço, 42
- - - do braço, 42
- - perfurante, 62
- dorsal da escápula, 42, 45
- facial [VII], 2-6, 76, 79
- femoral, 61, 66, 67
- fibular

- - comum, 62
- - profundo, 62, 69, 72
- - superficial, 62, 70
- frênico, 18, 36
- genitofemoral, 26, 61
- glossofaríngeo [IX], 11, 76, 80
- glúteo
- - inferior, 61, 64
- - superior, 61, 64
- hipoglosso [XII], 9, 10, 76, 81
- ílio-hipogástrico, 25, 26, 61
- ilioinguinal, 25, 26, 61
- iliopúbico, 61
- intercostais, 24, 25
- - inferiores, 25, 26
- - superiores, 26
- interósseo anterior do antebraço, 50
- - do nervo mediano, 50
- - - para a parte radial, 50
- isquiático, 62, 70
- - parte fibular, 68
- - parte tibial, 68
- laríngeo recorrente do nervo vago [X], 16, 17
- mandibular [V_3], 12, 19, 76, 79
- massetérico, 12
- maxilar [V_2], 76, 78
- mediano, 42, 49, 54
- milo-hióideo, 19
- musculocutâneo, 42, 47
- obturatório, 61, 66, 67
- oculomotor [III], 76, 77
- - ramo inferior, 7, 8
- - ramo superior, 7, 8
- oftálmico [V_1], 76, 78
- olfatório [I], 76, 77
- óptico [II], 76, 77
- para o músculo
- - obturador interno, 61
- - piriforme, 61
- - quadrado femoral, 61
- - tensor do véu palatino, ramo do nervo mandibular, 11
- peitorais, 42
- plantar
- - lateral, 72
- - medial, 72, 73
- pterigóideo
- - lateral, 12
- - medial, 12
- pudendo, 37, 38, 62
- radial, 42, 48, 51
- subclávio, 42
- subescapulares, 42, 46
- suboccipital, 34, 35
- supraescapular, 42, 44, 46
- temporais profundos, 12
- tibial, 62, 71
- torácico(s), 25
- - longo, 42
- toracodorsal, 42, 46
- trigêmeo [V], 76, 78
- troclear [IV], 8, 76, 78
- ulnar, 42, 49
- - para a parte ulnar, 50

- vago [X], 11, 76, 80
- vestibulococlear [VIII], 76, 80
Núcleos
- de associação, 82
- do tálamo, 82
- inespecíficos, 82
- motores específicos, 82
- sensitivos específicos, 82

O

Orelha, 2
Organização funcional do isocórtex, 82

P

Pálpebras, 3
Pescoço, 6
Planos de movimento e eixos das articulações do braço, 41
Platisma, 6
Plexo
- braquial, 21
- - parte infraclavicular, 44, 46-49, 51-53
- - parte supraclavicular, 44-46
- cervical, 18, 20, 36
- faríngeo, 11, 14, 15, 17
- lombar, 25, 26
- lombossacral, 61
- sacral, 37, 38

R

Ramo(s)
- anteriores dos nervos espinais, 29
- diretos do plexo cervical, 21
- - e nervo dorsal da escápula, 45
- do plexo cervical, 45
- do ponto "nervoso" do pescoço, 18
- e áreas de suprimento do plexo
- - braquial, 42
- - cervical, 18
- - lombar, 61
- - lombossacral, 61
- - sacral, 61, 62
- externo do nervo laríngeo superior do nervo vago [X], 16
- faríngeos do nervo glossofaríngeo [IX], 14, 15
- - e do nervo vago [X], 11, 14
- faríngeos do nervo vago [X], 14, 17
- musculares, 18, 42, 61-63, 65
- posteriores dos nervos
- - cervicais, 27, 30, 34, 35
- - espinais, 28, 29, 31, 32
- - lombares, 27
- - torácicos, 27
- profundo do nervo
- - radial, 52, 53
- - ulnar, 56
Rotação, 35
- contração
- - contralateral, 35
- - ipsilateral, 35

Índice Alfabético

S

Simpático, 3, 8
Sindesmose tibiofibular, 58
Sistema
- espinotransversal, 30
- interespinal, 31, 32
- intertransversário, 29
- sacroespinal, 27, 28
- transversoespinal, 33, 34

T

Têmpora, 2
Trato
- lateral, 27
- medial, 31
Trígono
- esternocostal, 36
- lombocostal, 36

V

Vértice, 2

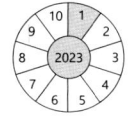